高等院校药学与制药工程专业规划教材

Pharmaceutics

药 剂 学

- 主　编　李向荣
- 副主编　马凤森　赵应征
　　　　　胡巧红　刘利萍
- 主　审　梁文权

ZHEJIANG UNIVERSITY PRESS
浙江大学出版社

内容简介

本教材以药剂学基本理论、制剂单元操作、剂型各论、新技术新剂型的方式划分章节,突出制药工程特色;以概述,处方,制备流程、工艺及影响因素或常见问题及解决方法,质量评价和举例进行编排,使其更具实用性和创新性。

全书分为绪论、药物制剂的设计、药物制剂的稳定性、表面活性剂、制剂单元操作、液体制剂、注射剂、固体制剂、半固体制剂、眼用制剂、中药制剂、制剂新技术、缓释控释制剂、靶向给药系统、经皮给药制剂和生物技术药物制剂等 20 章。

本教材主要适用于药学、制药工程及药物制剂等专业的本科学生,也可作为医药相关人员的参考用书。

高等院校药学与制药工程专业规划教材

审稿专家委员会名单

（以姓氏拼音为序）

蔡宝昌（南京中医药大学）　　程　怡（广州中医药大学）

樊　君（西北大学）　　　　　傅　强（西安交通大学）

梁文权（浙江大学）　　　　　楼宜嘉（浙江大学）

沈永嘉（华东理工大学）　　　宋　航（四川大学）

孙铁民（沈阳药科大学）　　　温鸿亮（北京理工大学）

徐文方（山东大学）　　　　　徐　溢（重庆大学）

姚日生（合肥工业大学）　　　姚善泾（浙江大学）

尤启冬（中国药科大学）　　　于奕峰（河北科技大学）

虞心红（华东理工大学）　　　张　珩（武汉工程大学）

章亚东（郑州大学）　　　　　郑旭煦（重庆工商大学）

周　慧（吉林大学）　　　　　朱世斌（中国医药教育协会）

宗敏华（华南理工大学）

序

  我国制药产业的不断发展、新药的不断发现和临床治疗方法的巨大进步,促使医药工业发生了非常大的变化,对既具有制药知识,又具有其他相关知识的复合型人才的需求也日益旺盛,其中,较为突出的是对新型制药工程师的需求。

  考虑到行业对新型制药工程师的强烈需求,教育部于1998年在本科专业目录上新增了"制药工程专业"。为规范国内制药工程专业教学,教育部委托教育部高等学校制药工程专业教学指导分委员会正在制订具有专业指导意义的制药工程专业规范,已经召开过多次研讨会,征求各方面的意见,以求客观把握制药工程专业的知识要点。

  制药工程专业是一个化学、药学(中药学)和工程学交叉的工科专业,涵盖了化学制药、生物制药和现代中药制药等多个应用领域,以培养从事药品制造,新工艺、新设备、新品种的开发、放大和设计的人才为目标。这类人才必须掌握最新技术和交叉学科知识、具备制药过程和产品双向定位的知识及能力,同时了解密集的工业信息并熟悉全球和本国政策法规。

  高等院校药学与制药工程专业发展很快,目前已经超过200所高等学校设置了制药工程专业,包括综合性大学、医药类院校、理工类院校、师范院校、农科院校等。专业建设是一个长期而艰巨的任务,尤其在强调培养复合型人才的情况下,既要符合专业规范要求,还必须体现各自的特色,其中教材建设是一项主要任务。由于制药工程专业还比较年轻,教材建设显得尤为重要,虽然经过近10年的努力已经出版了一些比较好的教材,但是与一些办学历史比较长的专业相比,无论在数量、质量,还是在系统性上都有比较大的差距。因此,编写一套既能紧扣专业知识要点、又能充分显示特色的教材,将会极大地丰富制药工程专业的教材库。

  很欣慰,浙江大学出版社已经在做这方面的尝试。通过多次研讨,浙江大学出版社与国内多所理工类院校制药工程专业负责人及一线教师达成共识,编写了一套适合于理工类院校药学与制药工程专业学生的就业目标和培养模式的系列教材，以知识性、应用性、实践性为切入点，重在培养学生的创新能力和实践能力。目前，这套由全国二十几所高校的一线教师共同研究和编写的、名为"高等院校药学与制药工程专业规划教材"正式出版，非常令人鼓舞。这套教材体现了以下几个特点：

1. 依照高等学校制药工程专业教学指导分委员会制订的《高等学校制药工程专业指导性专业规范》（征求意见稿）的要求，系列教材品种主要以该规范下的专业培养体系的核心课程为基本构成。

2. 突出基础理论、基本知识、基本技能的介绍，融科学性、先进性、启发性和应用性于一体，深入浅出、循序渐进，与相关实例有机结合，便于学生理解、掌握和应用，有助于学生打下坚实的制药工程基础知识。

3. 注重学科新理论、新技术、新产品、新动态、新知识的介绍，注意反映学科发展和教学改革成果，有利于培养学生的创新思维和实践能力、有利于培养学生的工程开发能力和综合能力。

相信这套精心策划、认真组织编写和出版的系列教材会得到从事制药工程专业教学的广大教师的认可，对于推动制药工程专业的教学发展和教材建设起到积极的作用。同时这套教材也有助于学生对新药开发、药物制造、药品管理、药物营销等知识的了解，对培养具有不断创新、勇于探索的精神，具有适应市场激励竞争的能力，能够接轨国际市场、适应社会发展需要的复合型制药工程人才做出应有的贡献。

姚善泾

浙江大学教授

教育部高等学校制药工程专业教学指导分委员会副主任

前　言

药剂学是药学、制药工程及药物制剂等专业的主干课程,是以剂型为中心研究其处方设计、配制理论、制备工艺、质量控制和合理使用等内容的综合性、应用性学科。

本教材以药剂学基本理论、制剂单元操作、剂型各论、新技术新剂型的方式划分章节,突出制药工程特色;以概述,处方,制备流程、工艺及影响因素或常见问题及解决方法,质量评价和举例进行编排,使其更具实用性和创新性。

全书分为绪论、药物制剂的设计、药物制剂的稳定性、表面活性剂、制剂单元操作、液体制剂、注射剂、固体制剂、半固体制剂、眼用制剂、中药制剂、制剂新技术、缓释控释制剂、靶向给药系统、经皮给药制剂、生物技术药物制剂等20章。

本教材在编写过程中坚持理论联系实际、突出应用性和实用性的原则,既有原理的阐述,又有实例的分析,以阐明剂型和制剂处方设计与组成、制备工艺、质量控制的基本理论、基本知识和基本技术为重点,同时介绍有关的新进展,对必要的设备以介绍工作原理为重点。在内容的阐述上,重视教材的科学性、先进性、逻辑性、启发性、实用性和教学适用性。

本教材第1章绪论、第15章中药制剂由浙江大学城市学院李向荣教授编写;第2章药物制剂的设计、第14章眼用制剂由浙江工业大学药学院马凤森教授编写;第3章药物制剂的稳定性、第7章液体制剂由绍兴文理学院刘利萍教授编写;第4章表面活性剂,第13章气雾剂、粉雾剂与喷雾剂由华中科技大学同济药学院斯陆勤博士编写;第5章流变学与粉体学简介由湖州师范学院刘春冬老师编写;第6章制剂单元操作中第1节空气净化技术、第5节灭菌与无菌技术、第6节过滤由杭州国光药业沈贡民高级工程师编写;第6章制备单元操作中第2节粉碎、过筛与混合,第3节制粒,第4节干燥,第9章固体制剂-1由中国计量学院葛建博士、林芳高级实验师编写;第8章注射剂由浙江工业大学药学院王文喜老师编写;

第10章固体制剂-2由浙江科技学院黄娟博士、浙江工业大学药学院王建伟博士编写;第11章半固体制剂、第19章经皮给药新制剂由广东药学院胡巧红教授编写;第12章膜剂与涂膜剂,第17章缓释、控释制剂由郑州大学药学院赵永星副教授编写;第16章制剂新技术、第18章靶向给药系统由温州医学院药学院赵应征教授编写;第20章生物技术药物制剂由温州医学院赵应征教授、鲁翠涛副教授编写。浙江大学药学院博士生导师梁文权教授担任主审。

参加编写的人员都是多年从事药剂学教学与研究工作,具有丰富教学经验的中青年教授、博士及具有制药企业生产第一线丰富实际经验的双师型教授和生产技术人员,使教材更具有实用性和应用性。浙江大学药学院梁文权教授在百忙中抽出时间审阅了全书,并提出了许多宝贵的修改建议,在此表示衷心的感谢。本书的编写、出版得到了浙江省"十一五"重点教材建设项目的资助。在编写过程中得到所有参加本教材编写的同仁和浙江大学出版社的大力支持,在此表示衷心的感谢。对书中引用的其他药学工作者的资料,在此也表示衷心的感谢。

本教材适合药学、制药工程及药物制剂等专业的本科教学使用,也可作为医药相关人员的参考用书。由于编写时间仓促,又限于编者水平,书中难免有不当甚至错误之处,殷切希望广大师生在使用过程中提出宝贵意见,以便进一步修改。

编 者

2010 年 1 月

目　　录

第1章

绪　　论

➤ 本章要点

　　药剂学是药学、制药工程及药物制剂等专业的主干课程之一。药剂学的宗旨是制备安全、有效、稳定、使用方便的药物制剂。本章主要介绍药剂学的基本概念、药物剂型的作用与分类、药典与药品标准、处方药与非处方药,对药剂学的基本任务及分支学科、药品管理规范以及药剂学的历史和发展作一般介绍。

1.1　概　　述

1.1.1　药剂学的概念和任务

1. 药剂学的概念

　　药剂学(pharmaceutics)是研究药物制剂的处方设计、基本理论、制备工艺、质量控制和合理使用等内容的综合性、应用性学科。

　　药物(drugs)是指防治疾病以及对机体生理功能有影响的物质,包括中药与天然药物、化学药物、生物技术药物三大类。任何一种药物,在用于临床之前,都必须制成适合于诊断、治疗或预防应用的给药形式,称为药物剂型(drug dosage forms),简称剂型,例如颗粒剂、片剂、胶囊剂、注射剂、溶液剂、软膏剂、栓剂、气雾剂等。各种剂型中的具体药品称为药物制剂(pharmaceutical preparations),简称制剂,例如阿司匹林片、头孢克洛胶囊、维生素 C 注射液、醋酸氟轻松软膏、甲硝唑栓、盐酸异丙肾上腺素气雾剂等。因此,剂型为集体名词,而制剂为单一品种的名称,根据药品命名原则,原料药名称加上剂型等于制剂名称。研究制剂生产工艺和理论的科学称为制剂学。由于医药工业的发展和药品管理的规范化,制剂生产已成为主导,因此近来药剂学与药物制剂学的含义基本一致。药物传递系统(drug delivery system,DDS)是指药物制剂新剂型、新制剂的总称,但同时也包含有新技术的概念。

药剂学以数学、化学、物理化学、生物化学、微生物学、药理学、化工原理及机械设备等学科的理论为基础,结合药物的性质和临床要求,应用药剂学的方法与手段,制成符合临床治疗需要的各种药物制剂,是综合性、应用性学科,属于与药物的实际应用有关的研究领域。

2. 药剂学的任务

药剂学的基本任务是将药物研制成适宜的剂型,制备出安全、有效、稳定、使用方便的药物制剂应用于临床,发挥防病、治病和诊断的作用,并产生较好的经济效益和社会效益。

药剂学的主要任务可分述如下:

(1) 研究药剂学的基本理论:药剂学基本理论的研究对提高药剂的生产技术,制备安全、有效、质量可控、顺应性好的制剂具有重要意义。如利用增加难溶性药物的溶解度来提高药物生物利用度的研究;利用药物微粉化、微囊与微球化及固体分散法等促进和控制药物的溶解、释放与吸收;利用片剂的压缩成型理论及粉末直接压片技术生产新型片剂;利用流变学性质对乳剂、混悬剂和软膏剂等剂型进行质量控制;利用生物药剂学和药物动力学理论正确评价制剂质量,为合理制药、用药提供重要依据;表面活性剂在药剂中的重要作用等对研究开发新剂型、新技术、新产品及提高产品质量都有着重要的指导意义。

(2) 研究与开发药物新剂型:随着科学技术的发展、社会的进步,片剂、胶囊剂、溶液剂、注射剂等普通制剂已很难满足高效、长效、低毒、缓释、控释和靶向释放等临床要求。研究与开发新剂型是药剂学的一个重要任务,也是国外药物制剂的研究重点。纳米乳和纳米粒等靶向制剂可提高局部病灶部位或病变细胞的药物浓度,降低全身的毒副作用,是目前新剂型研究的热点之一。

(3) 研究与开发新技术:开发新剂型需要应用新技术。固体分散技术、微囊化技术、包合技术、脂质体技术、包衣技术、纳米技术等近几年发展很快,这些新技术的应用为新剂型的开发和制剂质量的改善提供了技术基础,但有些技术仍需不断完善和进一步发展。

(4) 研究与开发药用新辅料:辅料是生产药品和调配处方时所用的赋形剂和附加剂,是除主药外的所有成分。辅料是制剂生产中必不可少的重要组成部分,新辅料的开发对新剂型与新技术的发展起着极为重要的作用。如泊洛沙姆、磷脂、聚氧乙烯蓖麻油等的出现,为静脉乳的制备提供了更好的选择;乙基纤维素(EC)、丙烯酸树脂系列、醋酸纤维素等高分子的出现,促进了缓、控释制剂的发展;体内可降解辅料聚乳酸(PLA)、聚乳酸聚乙醇酸共聚物(PLGA)等的出现开发了长时间缓释微球注射剂;微晶纤维素(MCC)、可压性淀粉等辅料的开发使粉末直接压片成为可能。为了适应现代药物剂型和制剂的发展,药用辅料将继续向安全性、功能性、适应性、高效性等方向发展。

(5) 研究与开发中药新剂型:中医药是我国的宝贵遗产。除继承、发展、改进中药传统剂型(丸、丹、膏、散等)外,在中医药理论指导下,运用现代科学技术和方法,实现中药制剂现代化是中药制剂发展的必然方向。颗粒剂、片剂、胶囊剂、注射剂、滴丸剂、栓剂、软膏剂、气雾剂等20多个新中药剂型的上市,对提高药效、扩大临床的应用范围具有重要意义。近年来,中药新剂型和新品种不断地在开发或研究中,如缓释制剂和中药靶向给药的微球制剂等,但研究与开发中药新剂型和新品种仍然是药剂学的一项长期而重要的任务。

(6) 研究与开发生物技术药物制剂:近十几年来,生物技术在医药方面取得了惊人的成就,已有不少生物技术药物应用于临床,例如,预防乙肝的基因重组疫苗、治疗糖尿病的人胰岛素、治疗侏儒症的人生长激素、治疗血友病的凝血因子等生物技术药物的新产品。基因、多肽、蛋白质等生物技术药物具有活性强、剂量小、可治疗各种疑难病症的优点,但同时也存在相对分子质量大、性质不稳定、体内吸收差、半衰期短等问题。研究与开发适合于生物技术药物,安全、有效、稳定、使用方便的新剂型和新制剂是我国药剂工作者的艰巨任务。

(7) 研究与开发制剂新机械和新设备:制药机械和设备是药物制剂生产的重要工具,研究和开发新机械和新设备,对发展新剂型、新制剂等都具有重要意义。目前,药物制剂生产向封闭、高效、多功能、连续化和自动化的方向发展。与传统的摇摆式制粒机相比,流化床制粒机的使用大大缩短了工艺过程,减少了物料与人接触的机会。搅拌流化制粒机、挤出滚圆制粒机、离心制粒机等的开发和应用使制粒物更加致密和球形化。高效全自动压片机的问世使片剂的质量和产量大大提高。入墙层流式注射灌装生产线、高效喷淋式加热灭菌器、粉针灌封机与无菌室组合整体净化层流装置等大大减少了注射剂生产受污染的机会,提高和保证了制剂的质量。纳米技术与相应设备的应用将大大改善药物制剂的生物利用度。

1.1.2　药物剂型的作用与分类

1. 药物剂型的作用

剂型是药物适合于临床使用的给药形式,对药效的发挥极为重要,适宜的药物剂型不仅可以发挥良好的药效,而且可以降低药物的不良反应。而同一种药物可制成多种剂型,用于多种给药途径。不同剂型的给药方式不同,药物在体内的行为也不尽相同。

药物剂型的重要性主要表现在以下几个方面:

(1) 可改变药物的作用性质:多数药物改变剂型后其作用性质不变,但有些药物能改变作用性质,例如硫酸镁口服剂型有致泻作用,但 5% 注射液静脉滴注能抑制大脑中枢神经,有镇静、解痉作用;又如依沙吖啶(ethacridine,即利凡诺)1% 注射液用于中期引产,0.1% ~ 0.2% 溶液局部涂抹有杀菌作用。

(2) 可改变药物的作用速率:注射剂、吸入气雾剂、舌下片等剂型起效快,常用于急救治疗;缓控释制剂、植入剂等作用缓慢,常用于慢性疾病的治疗。

(3) 可降低药物的毒副作用:氨茶碱治疗哮喘病效果很好,但有引起心跳加快的毒副作用,若制成栓剂则可消除这种毒副作用;缓、控释制剂能保持血药浓度平稳,避免血药浓度的峰谷现象,从而降低药物的毒副作用;红霉素在胃酸中分解,刺激性较大,制成肠溶制剂后可减轻其对胃黏膜的影响。

(4) 可产生靶向作用:脂质体、微球、微囊等微粒给药系统的静脉注射剂,进入血液循环后,被网状内皮系统的巨噬细胞所吞噬,从而使药物浓集于肝、脾等器官,起到肝、脾的被动靶向作用;乳剂经肌内或皮下注射后易浓集于淋巴系统,具有淋巴定向性。

(5) 可影响药物的治疗效果:片剂、颗粒剂、丸剂等的不同制备工艺会对药效产生显著的影响,特别是药物的晶型、粒子的大小发生变化时直接影响药物的释放,从而影响药物的治疗效果。

2. 药物剂型的分类

药物剂型的种类繁多,目前有以下几种分类方法:

(1) 按形态分类:将药物剂型按物质形态分类,可分为固体剂型(如散剂、丸剂、片剂、胶囊剂等),半固体剂型(如软膏剂、栓剂、凝胶剂等),液体剂型(如洗剂、合剂、溶液剂、注射剂等)和气体剂型(如气雾剂、喷雾剂等)。形态相同的剂型,制备特点比较类似,例如液体剂型制备时多需溶解,固体剂型制备时多需粉碎、混合,半固体剂型制备时大多需熔化和研匀。不同形态的制剂对机体起效的速率和作用时间往往不同,一般液体制剂较快,固体制剂则较慢。

这种分类法比较简单,对制备、贮藏、运输有一定的指导意义,但缺少剂型间的内在联系。

(2) 按分散系统分类:① 溶液型:是指药物以分子或离子状态(直径小于 1nm)分散在分散介质中形成均匀分散体系的液体制剂,如糖浆剂、溶液剂、醑剂、滴剂及注射剂等;② 胶体溶液型:是指主要以高分子药物(直径在 $1\sim100nm$ 之间)分散在分散介质中形成均匀的分散系统的液体制剂,如胶浆剂、涂膜剂等;③ 乳剂型:是指液体分散相分散在液体分散介质中组成不均匀分散系统的液体制剂,如乳剂、静脉乳剂、部分搽剂等;④ 混悬型:是指固体药物分散在液体分散介质中组成不均匀分散系统的液体制剂,如洗剂、合剂、混悬剂等;⑤ 气体分散型:是指液体或固体药物分散在气体分散介质中形成不均匀分散系统的制剂,如气雾剂、喷雾剂等;⑥ 固体分散型:是指固体药物以集聚体状态存在的分散体系,如散剂、丸剂、片剂等;⑦ 微粒分散型:是指药物以不同大小微粒呈液体或固体状态分散,如微囊、微球制剂,纳米囊、纳米球制剂等。

这种分类方法按分散特性分类,便于运用物理化学原理说明各种类型制剂的特点,但不能反映给药途径对剂型的要求,甚至出现一种剂型分到几个分散系统中去的情况,如注射剂中有溶液型、混悬型、乳剂型及粉针型等。

(3) 按给药途径分类:将给药途径相同的剂型归为一类。

1) 经胃肠道给药的剂型:是指药物制剂口服给药后,进入胃肠道,经吸收发挥疗效的剂型,如溶液剂、糖浆剂、乳剂、混悬剂、散剂、片剂、丸剂、胶囊剂等。口服给药方法简单,但易受胃肠道中的胃酸或酶破坏的药物一般不考虑这类简单剂型。

2) 非经胃肠道给药的剂型:① 注射给药:如注射剂,包括静脉注射、肌内注射、皮下注射、皮内注射及腔内注射等;② 呼吸道给药:如喷雾剂、吸入气雾剂、吸入粉雾剂等;③ 皮肤给药:如外用溶液剂、洗剂、搽剂、软膏剂、糊剂、贴剂等;④ 黏膜给药:如滴眼剂、滴鼻剂、含漱剂、舌下片剂、粘贴片及贴膜剂等;⑤ 腔道给药:如栓剂、气雾剂、滴剂等,用于直肠、阴道、尿道、鼻腔等。

这种分类方法与临床用药关系比较密切,并能反映给药途径对于剂型制备的特殊要求;缺点是一种剂型由于给药途径的不同,可能多次出现,使剂型分类复杂化。

上述各种分类方法各有优缺点。本教材根据医疗、生产实践、教学等长期沿用的习惯,采用综合分类法。

1.1.3 药剂学的分支学科

随着药剂学和相关学科的不断发展,逐渐形成了工业药剂学、物理药剂学、药用高分子材料学、生物药剂学与药物动力学等分支学科。这些学科的出现和不断完善对药剂学的整体发展具有重大影响。

1. 工业药剂学

工业药剂学(industrial pharmaceutics)是研究剂型及制剂生产的基本理论、工艺技术、生产设备和质量管理,为临床提供安全、有效、稳定和方便使用的优质产品的一门分支学科。它在研究剂型的基础上,加强了粉碎、混合、制粒、压片、干燥、过滤、灭菌、空气净化等制剂单元操作技术和设备,吸收和融合了材料科学、机械科学、粉体工程学、化学工程学等学科的理论和实践,为新剂型、新制剂提供新工艺和新方法,创造新的机械与设备,并使之适合工业化生产。

2. 物理药剂学

物理药剂学(physical pharmaceutics)是应用物理化学的基本原理、方法和手段,研究药剂学中有关剂型、制剂的处方设计、制备工艺、质量控制等内容的边缘学科。物理药剂学的出现使药物制剂的剂型设计、制备、质量控制等向理论化、科学化迈进。

3. 药用高分子材料学

药用高分子材料学(polymers in pharmaceutics)研究各种药用高分子材料的合成、结构、功能及应用。它吸收高分子物理、高分子化学和高分子材料工艺学的有关内容。药用高分子材料在药物制剂中是一类不可缺少的药用辅料,对创造新剂型、新制剂和提高制剂质量起着极其重要的推动作用。了解和掌握药用高分子材料的基本原理、性能及应用具有重要意义。

4. 生物药剂学与药物动力学

生物药剂学(biopharmaceutics)是研究药物及其剂型在体内的吸收、分布、代谢与排泄过程,阐明药物的剂型因素、机体生物因素和药物疗效之间相互关系的边缘学科。本学科着重于研究药物及其剂型在人体内的行为,结合药理学、药效学、生理学、生物化学及工业药剂学等学科知识和理论,对药物新剂型和新制剂的合理设计、处方与生产工艺及临床合理用药具有指导意义,使药物发挥最佳的治疗作用。

药物动力学(pharmacokinetics)是应用动力学原理与数学的处理方法,研究药物在机体内的动态变化规律的学科,为指导合理安全用药、剂型和剂量设计等提供量化指标。近 20 年来药物动力学发展十分迅速,其研究成果已经对指导新药设计,优选给药方案,改进药物剂型,提供高效、速效、长效、低毒、低副作用的药剂,发挥了重要作用,是药剂学的重要基础学科和边缘学科。

5. 临床药剂学

临床药剂学(临床药学)(clinical pharmaceutics)是一门与临床治疗学紧密联系的新学科。其内容主要阐述特定患者所需药品的药效、不良反应等资料、药物制剂在疾病治疗中的作用及评价、药物剂量的临床监控、药物配伍变化、相互作用及指导合理用药等。该学科与病理学、药理学和药效学关系密切。

1.2　药物制剂的质量标准与药品分类

1.2.1　药典

1. 概述

药典(pharmacopoeia)是一个国家记载药品标准、规格的法典,由国家药典委员会组织编纂,并由政府颁布、执行,具有法律约束力。药典中收载的品种是疗效确切、副作用小、质量稳定的常用药品及其制剂,并明确规定其质量标准、制备要求、鉴别、杂质检查与含量测定等,作为药品生产、检验、供应与使用的依据。一个国家的药典在一定程度上反映了这个国家的药品生产、医疗和科学技术的水平。药典在保证人民用药安全有效,促进药物研究和生产方面起到重要的作用。

由于医药科技水平的不断提高,新的药物和制剂不断被研制开发出来,对药物及制剂的质量要求也更加严格,所以药品的检验方法也在不断更新。因此,各国的药典经常需要修订,一般每隔 5 年修订一次。在新版药典中,不仅增加新的品种,而且增设一些新的检验项目或方法,同时对有问题的药品进行删除。在修订出版新版药典前,国家药典委员会往往编辑出版增补本,以利于新药和新制剂尽快地应用于临床,这种增补本与药典具有相同的法律效力。

2. 中华人民共和国药典

《中华人民共和国药典》(Pharmacopoeia of the People's Republic of China,Ch. P.),简称《中国药典》。

第一部《中国药典》于 1953 年出版。1953 年版药典共收载药品 531 种,其中化学药 215种,植物药与油脂类 65 种,动物药 13 种,抗生素 2 种,生物制品 25 种,各类制剂 211 种。

1963 年版《中国药典》,共收载药品 1310 种,分一、二两部,各有凡例和有关的附录。一部收载中医常用的中药材 446 种和中药成方制剂 197 种;二部收载化学药品 667 种。此外,一部记载药品的"功能与主治",二部增加了药品的"作用与用途"。

1977 年版《中国药典》共收载药品 1925 种,并增加了冲剂、气雾剂、滴丸剂和滴耳液等剂型。一部收载中草药材(包括少数民族药材)、中草药提取物、植物油脂以及一些单味药材制剂等 882 种,成方制剂(包括少数民族药成方)270 种,共 1152 种;二部收载化学药品、生物制品等 773 种。

1985 年版《中国药典》共收载药品 1489 种。一部收载中药材、植物油脂及单味制剂 506种,中药成方制剂 207 种,共 713 种;二部收载化学药品、生物制品等 776 种。1988 年 10 月,第一部英文版《中国药典》1985 年版正式出版。同年还出版了药典二部注释选编。

1990 年版《中国药典》共收载药品种 1751 种。一部收载 784 种,其中中药材、植物油脂等509 种,中药成方及单味制剂 275 种;二部收载化学药品、生物制品等 967 种。对药品名称,根据实际情况作了适当修订。二部品种项下规定的"作用与用途"和"用法与用量",分别改为"类别"和"剂量",并分别于 1993 年和 1996 年出版了与之相配套的《药典注释》和《临床用药须知》,为 1990 年版《中国药典》提供了重要的参考资料。

1995 年版《中国药典》共收载品种 2375 种,新增品种 641 种。一部收载 920 种,其中中药材、植物油脂等 522 种,中药成方及单味制剂 398 种;二部收载 1455 种,包括化学药、抗生素、生化药、放射性药品、生物制品及辅料等。首次规定了栓剂和阴道用片的融变时限标准和检查方法,首次明确了控释制剂和缓释制剂的定义等。二部药品外文名称改用英文名,取消拉丁名;中文名称只收载药品法定通用名称。1995 年版《中国药典》英文版于 1997 年出版。

2000 年版《中国药典》共收载药品 2691 种,一部收载 992 种,二部收载 1699 种。一、二两部共新增品种 399 种,修订品种 562 种。这版药典的附录作了较大幅度的改进和提高,一部新增附录 10 个,修订附录 31 个;二部新增附录 27 个,包括凝胶剂、透皮贴剂等 7 个制剂通则,修订附录 32 个,包括气(粉)雾剂和喷雾剂等 11 个制剂通则。二部附录中首次收载了药品标准方法验证、缓控释制剂等 6 项指导原则。2000 年版《中国药典》英文版与中文版同步出版。

2005 年版《中国药典》共收载品种 3214 种,其中新增品种 525 种。一部收载品种 1146种,收载附录 98 个;二部收载 1967 种,收载附录 137 个;三部收载品种 101 种,收载附录 140个;三部收载生物制品,首次将《中国生物制品规程》并入《中国药典》。本版药典在标准要求、形式内容等方面与 2000 年版相比均有较大改进和提高,更加符合当前我国药品生产、经营和管理的实际情况。同年出版 2005 年版《中国药典》英文版。

2010 年版《中国药典》编制工作已完成,将于 2010 年面世。新版药典在药品安全性、药品有效性与可控性上得到大幅提升,现代技术得到更广泛应用。

3. 其他国家药典

世界上约有 40 个国家编制了自己国家的药典,世界卫生组织(WHO)也组织编制了《国际药典》,主要有《美国药典》、《英国药典》、《日本药局方》、《欧洲药典》、《国际药典》等。国际药典是 WHO 综合世界各国药品质量标准和质量控制方法编写的,不具有法律约束力,仅供各国在编纂各自的药品规范时作为参考标准。

《美国药典》(Pharmacopoeia of the United States, U. S. P.)第一版于 1820 年出版,1950年以后改为每 5 年修订一次。《美国药典》是目前世界上规模最大的一部药典,其官方网站为:http://www. usp. org/。

《英国药典》(British Pharmacopoeia, B. P.)第一版于 1864 年出版。《英国药典》出版周期不定,而是根据需要不定期地修订出版。其官方网站为:http://www. Pharmacopoeia. org. uk/。

《日本药局方》(Pharmacopoeia of Japan, J. P.)第一版于 1886 年出版,至 2006 年已经出版第 15 版。第 15 版与《美国药典》、《英国药典》进行协调,文本中注明与英国/美国药典统一的部分等,推动了药典国际协调进程。《日本药局方》的日文版和英文版已在网上公布,均可免费访问。网站地址:

日文版:http://www. mhlw. go. jp/topics/bukyoku/iyaku/yakkyoku/index. html

英文版:http://www. mhlw. go. jp/topics/bukyoku/iyaku/yakkyoku/english. html

《欧洲药典》(European Pharmacopoeia, E. P.)由欧盟(欧洲共同体)各国共同协议编订。第一版《欧洲药典》于 1969 年开始出版,分 3 卷陆续出版发行,1980 年到 1996 年出版第二版,1997 年出版第三版,随后的每一年出版一部增补本,第四版于 2002 年出版,最新版为第五版(简称 EP5.0),增补版 EP5.1 和 EP5.2 于 2005 年出版,现增补版 EP5.8 于 2006 年 12 月出版,2007 年 6 月开始执行。网站地址:http://www. pheur. org/。

《国际药典》(Pharmacopoeia Internationalis, Ph. Int.)由联合国世界卫生组织主持编订,第一版于 1951 年和 1955 年分两卷用英、法、西班牙文出版,第二版于 1967 年用英、法、俄、西班牙文出版,第三版于 1979 年、1981 年、1988 年、1994 年和 2003 年分 5 卷出版,第 1 卷为一般分析方法,第 2、3 两卷为质量规格,第 4 卷为药品原料、辅料的一般要求和质量说明等,第 5 卷为剂型通则、制剂各论以及药品原料和质量标准等。

1.2.2 国家药品标准

《中华人民共和国药品管理法》规定:药品必须符合国家药品标准。国家药品标准是指《中国药典》和国家食品药品监督管理局(State Food and Drug Administration, SFDA)颁布的《药品标准》。药品标准是国家对药品的质量、规格和检验方法所作的技术规定。药品标准是判断药品质量合格或不合格的法定依据,是药品生产、销售、使用、检验等部门必须遵循的法律法规。

1.2.3 处方药和非处方药

1. 处方的种类

处方是医疗和生产部门用于药剂调制的一项重要书面文件。

(1)法定处方:系指国家药品标准收载的处方,具有法律约束力。

(2)医师处方:系指医师对患者治病用药的书面文件,具有法律、技术和经济意义。由处方而造成的医疗事故,医师或药剂人员均负有法律责任。医师处方由处方前记、处方正文和处方后记组成。处方的正文内容主要有药物的名称、规格、数量、用法与用量等。处方应妥善保存一定时间,以备考查。

(3) 协议处方:系指医师与药房根据临床需要,互相协商所制定的处方。协议处方药剂的制备必须经上级主管部门批准,并只限本单位使用。

2. 处方药与非处方药

我国自 2000 年 1 月 1 日起实行处方药与非处方药分类管理。药品分类管理制度的实施将对我国药品监督管理、医药卫生保健事业和医药产业产生重要的影响。

(1) 处方药(prescription drugs):是指必须凭执业医师或执业助理医师处方才可调配、购买和使用的药品;这类药品一般专用性强或不良反应大,如麻醉药品、精神药品及激素等。处方药不得在大众媒体上发布广告,可以在得到批准的医药专业媒体上发布广告。

(2) 非处方药(nonprescription drug):是指不需要凭执业医师或执业助理医师处方即可自行判断、购买和使用的药品;国际上又称之为可在柜台上买到的药品(over the counter,OTC)。这类药品具有安全、有效、稳定、价廉、使用方便的特点,如维生素、抗酸药及解热镇痛药等。非处方药主要用于治疗各种消费者容易自我诊断、自我治疗的常见轻微疾病。国家食品药品监督管理局负责非处方药的遴选、批准及公布。非处方药的包装上必须印有国家指定的非处方药专有标识,其标签上还必须印有"请仔细阅读说明书并按说明使用或在药师指导下购买和使用"的忠告语,标签内容不得超出其非处方药说明书的内容范围。

处方药和非处方药不是药品本质的属性,而是管理上的界定。无论是处方药还是非处方药都是经过国家食品药品监督管理局批准的,其安全性和有效性是有保障的。

1.3　药品管理规范

1.3.1　药品生产质量管理规范

《药品生产质量管理规范》(Good Manufacturing Practice of Drug,GMP)是在药品生产过程中,用科学、合理、规范化的条件和方法来保证生产优良药品的一整套系统的、科学的管理规范,是药品生产和质量管理的基本准则。适用于药品制剂生产的全过程和原料药生产中影响成品质量的关键工序,也是新建、改建和扩建医药企业的依据。

我国于 1982 年由中国医药工业公司颁发了《药品生产管理规范(试行本)》,这是我国医药工业第一部试行的 GMP。1988 年我国卫生部制定并颁布了《药品生产质量管理规范》,经过几年的实践,于 1992 年重新修订,规范药品生产的人员、管理结构、厂房、设备、卫生、原辅料及包装材料、生产管理、包装和标签、生产管理和质量管理文件、质量管理部门、自检、销售记录、用户意见和不良反应报告等内容,制定了 14 章 78 条具体的标准和要求,使 GMP 的管理规范得到了进一步完善和发展。1999 年,国家食品药品监督管理局最终修订并颁发了《药品生产质量管理规范(1998 年修订)》,并规定于 1999 年 8 月 1 日起全面施行。

为确保 GMP 的贯彻执行,国家食品药品监督管理局组织实施了 GMP 的认证工作。目前我国的制药企业已经基本全面实施 GMP 认证,并且按 GMP 组织生产。《药品 GMP 证书》有效期为 5 年。药品生产企业应在《药品 GMP 证书》有效期届满前 6 个月,按 GMP 认证规定重新申请。

在药物制剂生产过程中推行和实施 GMP 管理,能使人为产生的错误减小到最低,防止对医药品的污染和低质量药品的生产,保证产品高质量的系统设计及用药安全有效,从整体上提高我国制药企业的素质,克服药品生产低水平重复。为进一步加强药品生产质量监管,提高药品质量保证水平,2009 年国家食品药品监督管理局对我国现行《药品生产质量管理规范》进行了修订。新修订的《药品生产质量管理规范》将于 2010 年颁布。

1.3.2　药物非临床研究质量管理规范

药物的非临床研究是指非人体研究,也称为临床前研究。非临床研究,系指为评价药物安全性,在实验室条件下,用实验系统进行的各种毒性试验,包括单次给药的毒性试验、反复给药的毒性试验、生殖毒性试验、遗传毒性试验、致癌试验、局部毒性试验、免疫原性试验、依赖性试验、毒代动力学试验及与评价药物安全性有关的其他试验。1999 年 11 月 1 日起国家食品药品监督管理局发布施行《药物非临床研究质量管理规范》(Good Laboratory Practice ,GLP)。2003 年开始对药物非临床安全性评价研究机构进行 GLP 认证。目前已有部分药物非临床安全性评价的研究机构通过 GLP 认证。GLP 认证是指国家食品药品监督管理局对药物非临床安全性评价研究机构的组织管理体系、人员、实验设施、仪器设备、试验项目的运行与管理等进行检查,并对其是否符合 GLP 作出评定。

为进一步推进药物非临床研究实施 GLP,从源头上提高药物研究水平,保证药物研究质量,自 2007 年 1 月 1 日起,未在国内上市销售的化学原料药及其制剂、生物制品,未在国内上市销售的从植物、动物、矿物等物质中提取的有效成分、有效部位及其制剂和从中药、天然药物中提取的有效成分及其制剂,中药注射剂的新药非临床安全性评价研究必须在经过 GLP 认证,符合 GLP 要求的实验室进行;否则,其药品注册申请将不予受理。

1.3.3　药物临床试验管理规范

临床试验(clinical trial)是指任何在人体(病人或健康志愿者)上进行药物的系统性研究,以证实或揭示试验药物的作用、不良反应及(或)试验药物的吸收、分布、代谢和排泄,目的是确定试验药物的疗效与安全性。1999 年 9 月 1 日起国家食品药品监督管理局发布施行《药物临床研究质量管理规范》(Good Clinical Practice,GCP)。

GCP 是临床试验全过程的标准规定,包括方案设计、组织实施、监查、稽查、记录、分析总结和报告;其目的是为保证药物临床试验过程规范,结果科学可靠,保护受试者的权益并保障其安全;凡进行各期临床试验、人体生物利用度或生物等效性试验,均须按 GCP 执行。临床试验方案需经伦理委员会审议同意并签署批准意见后方可实施。

1.4　药剂学的沿革与发展

1.4.1　药剂学的历史

药剂学是祖国医药宝库的重要组成部分,在漫长的中医药发展进程中,伴随着古今药方及剂型的演变而形成和发展,同时随着科学技术的发展和进步,药剂学与其他学科一样,其制备理论、工艺技术水平、新剂型与新技术等不断发展、完善和涌现。

汤剂是我国应用最早的中药剂型,始于商代(公元前 1766 年)。夏商周时期医书《五十二病方》、《甲乙经》、《山海经》已有汤剂、酒剂、散剂、丸剂、膏剂等剂型记载。东汉末年(公元142—219年)张仲景的《伤寒论》和《金匮要略》中收载了栓剂、糖浆剂、洗剂等 10 余种剂型及其制备方法。两晋、南北朝时期,史籍记载的药学专著已达 110 种,这时中药学逐渐形成独立的学科。晋代葛洪、唐代孙思邈对中药的理论、加工、剂型、质量问题等都有专门论述。唐代(公元 659 年)由政府组织编撰并颁布了《新修本草》,它是我国第一部、也是世界最早的国家药典。宋代(公元 1080 年)政府颁布了《太平惠民和济局方》,精选方剂 297 首,在每一方中详列主治疾病、药物的炮制方法等,是我国历史上第一部官方颁布的制剂规范。明代李时珍(公元1518—1593年)编著的《本草纲目》总结了 16 世纪以前我国劳动人民的医药实践经验,收载药物 1892 种,剂型近 61 种,附方 11096 则。《本草纲目》在国内有 60 多种版本,译成多国文字,对世界医药学的发展也作出了重大贡献。

希腊人希波克拉底(Hippocrates,公元前 460—370 年)创立了医药学。罗马籍希腊人格林(Galen,公元 131—201 年)被西方各国认为是药剂学的鼻祖,由他制备的各种植物药浸出制剂(称为格林制剂,Galenicals),至今仍在一些国家应用。1498 年由佛罗伦萨学院出版的《佛罗伦萨处方集》,被视为欧洲第一部法定药典。1843 年 William Brockedon 发明了压片机;1847 年 Murdock 发明了硬胶囊;1886 年 Limousin 发明了安瓿;19 世纪的工业革命给世界带来翻天覆地的变化,生产力极大发展,推动了科学技术的飞跃发展和进步,制药机械的发明使药物制剂生产的机械化、自动化得到迅速发展。以剂型和制备为中心的药剂学也成了一门独立的学科。20 世纪 50 年代物理化学理论的应用,使药剂学的剂型设计、制备、质量控制等迈向科学化和理论化。自 20 世纪 60 年代以来,人们对药品的质量与疗效有了新的认识,药效不仅与药物本身的化学结构有关,而且还受到剂型等因素的影响,有的甚至有很大的影响。生物药剂学与药物动力学的发展为新剂型的开发及临床合理用药提供了理论依据。新辅料、新技术和新设备的不断涌现,也为新剂型的制备、质量提高奠定了十分重要的物质基础。

1.4.2　药剂学的发展

现代药物制剂的发展可分为四个时代:片剂、注射剂、胶囊剂与气雾剂等为第一代,缓释制剂、肠溶制剂等为第二代,控释制剂、靶向制剂为第三代,由体内反馈情报靶向于细胞水平的给药系统为第四代。其中,后三者又属于药物传递系统。

20 世纪 90 年代以来,随着科学技术的飞速发展,各学科之间的相互渗透以及新技术的不断涌现大大促进了药物新剂型与新技术的发展和完善,使药物剂型和制剂研究进入 DDS 时代,缓控释、靶向、大分子药物给药系统及基因转导系统已逐渐成为其发展主流。近年来国内外在现代药剂学研究领域中的新进展主要有:

1. 缓控释给药系统

(1) 口服缓控释给药系统:口服缓控释制剂由于服药方便、研发周期短、资金投入少而备受制药企业青睐。目前主要有择速、择位、择时控制释药 3 大类技术。新型口服缓控释制剂头孢噻肟脂质体纳米混悬液、阿伐他丁自微乳胶囊、非诺贝特胶束溶液等,不仅可达到缓慢释放药物的目的,而且还能保护药物不被胃肠道酶降解,促进药物胃肠道吸收,提高药物的生物利用度。

（2）注射缓控释给药系统：缓控释注射剂可分为液态注射系统（混悬剂、乳剂和油剂等）和微粒注射系统（微囊、脂质体、微球、毫微粒、胶束等），后者相对前者疗效持续时间更长，可显著减少用药次数，提高患者的顺应性。无针注射给药系统已引起人们的广泛关注，该技术具有无痛、无交叉感染、便捷、微量、高效、安全等特点，被认为是最有前景的新型给药系统之一。该类制剂技术目前适合于蛋白多肽类药物以及疫苗类药物。无针注射剂已有部分药物上市，如Bioject 公司生产的胰岛素无针注射剂，部分仍处于临床研究阶段。

2. 透皮给药系统

随着现代医药科技的发展，人们对精确给药及给药方式的便捷性、耐受性等方面提出了更高的要求，使透皮给药系统成为新一代药物制剂的研究热点。但由于大多数药物难以透过皮肤达到有效治疗作用，近年来通过药剂学手段、化学手段、物理学手段及生理手段等促进药物的吸收，如透皮促进剂、脂质体、前体药物、离子导入、微针透皮释药技术和腧位透皮等。

3. 靶向给药系统

靶向给药系统剂型包括脂质体、脂质纳米粒（微乳、复乳、脂肪乳）、聚合物纳米粒（PLA、PLGA、壳聚糖、海藻酸等）、微球、前体药物、结肠定位技术等。

（1）脂质体：脂质体是目前研究较为成熟的靶向载体，具有优良的生物相容性和生物可降解性。随着载体材料的改进和修饰，相继出现了多种类型的脂质体靶向制剂，如长循环脂质体、免疫脂质体、磁性脂质体、pH 和热敏感脂质体等。pH、温度敏感脂质体结合抗体、受体介导技术和磁性定位技术，制备兼具生物靶向和物理靶向的复合脂质体，可极大提高脂质体的靶向性。

（2）载药脂肪乳：近年来，将脂肪乳作为药物载体的研究日趋广泛 。鉴于脂肪乳油相和卵磷脂组分对人体无毒，安全性好，因而是部分难溶性药物的有效载体，载药量较脂质体高，具有缓控释和靶向特征；粒径小，稳定性好，质量可控，易于工业化大生产等优势，脂肪乳作为新型给药载体已得到了广泛认同，该类制剂技术的应用前景十分广阔。目前，脂肪乳已被广泛应用于各种药物载体，如地西泮、薏米仁油和紫杉醇等。

（3）靶向前体药物：利用组织的特异酶（如肿瘤细胞含较高浓度的磷酸酯酶和酰胺酶、结肠含葡聚糖酶和葡糖醛酸糖苷酶、肾脏含 γ-谷氨酸转肽酶等）制备前体药物是目前研究靶向前体药物的重要思路之一；另外，将药物与单抗、配基、PEG、小肽交联达到主动靶向（甚至细胞核内靶向）以及抗体定向酶-前体药物、基因定向酶-前体药物已成为目前靶向给药系统新的研究思路。

4. 智能型释药系统

依据病理变化信息，实现药物在体内的择时、择位释放，发挥治疗药物的最大疗效，最大限度地降低药物不良反应而出现的智能型释药系统，是现代剂型重要发展方向之一。目前，研究较多的是脉冲式释药技术，如 Tanna 等制备的葡萄糖敏感的葡聚糖-刀豆球蛋白 A 聚合物可控制胰岛素的释放。pH 敏感-膜破裂聚合物是近年来智能型释药系统的一个研究热点，主要针对仅在靶细胞的细胞质或细胞核起作用的药物（如蛋白质、肽类、反义寡核苷酸等）由于进入细胞质有限而影响药效发挥的问题而设计。

5. 大分子给药系统

随着生物技术的发展，多肽和蛋白质类药物制剂的研究与开发已成为药剂学研究的重要领域，也给药物制剂的设计带来新的挑战。国内外学者将脂质体、微球、纳米粒等制剂新技术广泛应用于多肽、蛋白质类药物给药系统的研究，以达到给药途径多样化，提高蛋白质、肽类的稳定性，促进吸收，长期缓释，靶向给药等目的，为此类药物的临床应用奠定了一定的基础。但它仍是世界性难题，很多工作还处于实验室研究、动物实验或少量制备水平，不同文献来源的结果也有差异，一些问题仍有待探究。目前，基因治疗也受到广泛的关注，如采用纳米粒或纳米囊包裹基因或转基因细胞是生物材料领域中的新动向。

　　药剂学的发展能使新剂型在临床应用中沿着高效、速效、延长作用时间和减少副作用的方向发展，并且使制备过程更加顺利、方便。

【思考题】

　　1. 何谓药剂学、药物剂型及药物制剂？
　　2. 药物传递系统的含义是什么？
　　3. 简述药物剂型的重要性。
　　4. 药物剂型有哪几种分类方法？
　　5. 简述药典的性质与作用。
　　6. 处方药与非处方药有哪些区别？

第2章

药物制剂的设计

→ **本章要点**

　　本章主要介绍药物制剂设计的概念,设计决定质量的理念。针对不同给药途径和剂型的特点,制剂设计在遵循安全、有效、顺应、稳定、可控和合理经济的原则下,通过检索资料和试验获取尽可能详细而全面的药物各种性质的参数和知识产权状态;根据临床需要、药物理化性质和生物活性、辅料和包材的性能特点与相互作用等研究试验数据,筛选合适的制剂处方工艺;通过初步稳定性试验和体内药效及药物动力学研究,判断处方和制剂工艺的可行性,并用适宜方法优化处方和制备工艺,进而研究工艺小试、中试和大生产的可行性和重复性。不稳定、难溶和有异味药物需要特别设计。对按照所研究处方和工艺批量制备所获得的制剂进行全面的工艺评价、质量评价、稳定性试验和药效、生物利用度、药物动力学、毒性等体内生物活性综合评价后,符合要求的药物制剂可申报新药临床研究,进而注册为新药。

2.1　药物制剂设计的基础

2.1.1　引言

　　药物治疗是医疗中最常用、最主要的手段之一,而制剂是常规给药的必要"形式"。所有药物,有的由于剂量极小,有的因有局部刺激作用,有的需与其他药物配合使用,或由于取用不便、贮放不稳定、治疗指数低等多种原因而不能直接给药。制剂就是为了解决上述各种给药困难问题而设计成各种剂型以满足不同医疗目的、不同用药部位、不同给药方法以及不同药物性能等的要求。

　　药物制剂设计是新药研究开发的起点,是决定药品的安全性、有效性、可控性、稳定性和顺应性的重要环节。药物制剂的设计目的是根据临床用药的需要及药物的理化和生物学性质,确定合适的给药途径和药物剂型。通过对药物化学性质、物理性质和生物学性质的充分调查研究,确定新制剂技术或工艺设计中应该重点解决的问题或应该达到的目标,选择合适的辅料、制备工艺,筛选制剂的最佳处方和工艺条件,确定包装,最终形成适合工业生产和临床应用的制剂产品。

药物制剂的设计贯穿于制剂研发的整个过程,主要包括以下几方面内容:① 对处方前工作包括理化性质、药理学、药动学有一个较全面的认识,如果某些参数尚未具备而又是剂型设计所必需的,应先进行试验,获得足够的数据以后,再进行处方设计;② 根据药物自身性质和治疗需要,结合各项临床前研究工作,确定最佳给药途径,并综合各方面因素,选择合适的剂型;③ 根据所确定剂型的特点,选择适合该剂型的辅料和包材,通过各种测定方法考察制剂的各项指标;④ 优化处方和制备工艺:在考察制剂各项指标的基础上,采用实验设计优化法对处方和制备工艺进行优选。

2.1.2　设计决定质量

1. 药物设计缺陷(design defect)

新药经批准而大批量工业化生产后投入市场,一旦因药物设计缺陷造成不良反应,受害者往往人数众多,发生率高,即人们常说的“药害事件”,可能引发集体诉讼和社会恐慌,如1965—1972 年日本发现氯碘喹啉(clioquinol)引起亚急性脊髓视神经病(SMON 病),造成上千人失明或下肢瘫痪,1966—1972 年美国发现己烯雌酚(diethylstilbestrol, DES)导致妇女乳腺癌,1956—1961 年发生波及 17 国的“反应停事件”,造成上万名“海豹胎”,以及我国近年来发生的“龙胆泻肝丸事件”、“贺普丁事件”、“息斯敏事件”、“万络事件”、“鱼腥草注射液事件”、“欣弗事件”等。这些药物不良事件的发生,使药品质量越来越成为药品研发、生产、评价、监管、使用等各环节关注的焦点。如何对药品设计生产全过程进行良好的质量控制,从而获得高品质的药品,保障使用安全并满足临床需要,是药品研发者、生产者及监管者共同关心的问题。事实上,药品质量不仅仅是生产出来的,更是设计出来的,70% 的质量问题隐藏于研发设计阶段,这就要求药学研究者在产品设计和研发阶段就必须注重产品质量的设计。

药物设计缺陷,是指生产者在预先制定产品生产方案时,由于对产品的结构、处方等问题缺乏充分考虑,致使产品存在着对人身财产的危险。设计缺陷是产品的先天性不足,在产品的生产和销售过程中难以克服。药物制剂的设计缺陷,主要来自剂型、处方和工艺。

如果将药品的疗效视为对人体的利益,而将药物不良反应视为风险的话,那么药物设计就是一个趋利避害、利益最大化并且风险最小化的过程。我国和世界各国推行的药品临床前研究、临床研究和生产质量管理规范(即 GLP、GCP、GMP)也都是围绕这个目的而建立的。可以说,防范药品的设计缺陷,就是在现有的科学技术条件下,药品的设计者最大程度地降低药品的使用风险(如不良反应),使生产出的药品质量可控、安全有效。在药物不良事件频发、药品安全成为社会关注问题的大背景下,中国医药企业为了解决药品不良事件,越来越关注质量源于设计(quality by design,QbD)这一理念。

2. QbD 的概念

美国制药业自 2005 年开始重视 QbD,之前 QbD 在半导体行业多年运用的成功经历使医药界对它的前景普遍看好。2006 年美国制药业正式启动 QbD,在美国 FDA 的试点项目里,辉瑞、默克、礼来等国际大公司开始了运用 QbD 进行研究的探索。美国 FDA 对 QbD 的描述是:QbD 是 GMP 的基本组成部分,是科学的、基于风险的、全面主动的药物开发方法,从产品概念到工业化均予以精心设计,是对产品属性、生产工艺与产品性能之间关系的透彻理解。QbD 是基于对研发产品的了解及对质量风险的评估建立合理的处方、稳定的工艺、适宜的包材,从而从产品设计之初就全方位地保证产品质量。

由此,药品质量控制形成了"检验决定质量"模式→"生产决定质量"模式→"设计决定质量"模式的逐级递进,所折射的是人类对药品质量管理理念的转变和思想的不断丰富。根据 QbD 概念,药品从研发开始就要考虑最终产品的质量,在处方设计、工艺路线确定、工艺参数选择、物料控制等各个方面都要进行深入的研究,积累丰富的数据,在透彻理解的基础上,确定最佳的产品配方和生产工艺。QbD 强调通过设计提高产品质量,实现药品生产企业降低成本、监管机构弹性监管、患者获得质量更优药品的三方共赢。

经 QbD 设计的产品,不论是在重要控制参数上,还是在关键工艺控制点的确定方面,较传统过程都有了明显的变化,控制参数的数量也将大幅度增加,同时这些变化以批记录的形式得以体现。药物设计的外在表现形式为药品的设计方案,最终体现为药品的生产方案和质量控制方案,从而真正保障了药品的质量,使药品达到预期的安全性和有效性。

2.1.3　给药途径、剂型和药物吸收

药物制剂的设计目的是为了满足临床治疗和预防疾病的需要。临床疾病有轻重缓急,种类繁多,有的要求全身用药,而有的要求局部用药,避免全身吸收;有的要求快速吸收,而有的要求缓慢吸收。因此,疾病的不同种类和特点要求有不同的给药途径和相应的剂型和制剂。正常人体的胃肠道、黏膜、腔道、皮肤、肌肉、组织和血管等部位均可以成为用药途径(图 2-1)。不同给药途径或部位的生理及解剖特点不同,给药后的体内转运过程也有很大差异。例如,口服给药后,药物作用的发挥很大程度上依赖于胃肠道对该药的吸收,要求药物制剂在胃肠道内能够按照治疗需要溶解或释放出药物。通过血管直接注射的药物,则不存在吸收的问题,其药效的发挥仅与药物在血液及体内组织中的分布有关。适宜的剂型和制剂,对发挥药效、减少药物毒副作用、方便患者用药、方便医护人员使用具有重要意义。

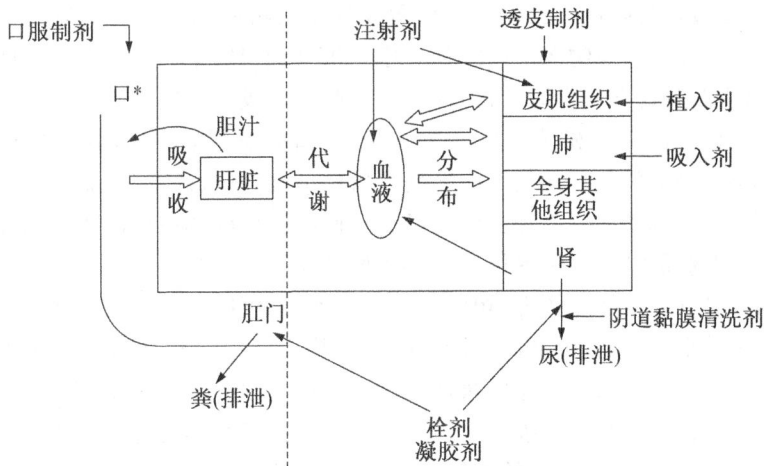

图 2-1　不同制剂、给药途径比较(马凤森,2009)

*注:1. 作用于五官消化道的还包括各种局部用药制剂、清洗剂、舌下和结肠直肠给药制剂(无肝脏首过效应);2. 透皮(黏膜)制剂和吸入剂包括各种适宜的固体半固体制剂、液体和气体制剂。

1. 剂型与药物吸收

药物剂型是指为满足治疗或预防的需要而制备的不同给药形式。合适的药物剂型可以发挥良好的药效。药物从制剂中释放出并溶解于体液后才能通过生物膜吸收。药物的吸收程度和速率是决定药理作用强弱快慢的主要因素之一。剂型因素对药物的吸收及生物利用度有很大的影响,主要表现在药物的起效时间、作用强度、作用持续时间、毒副作用等。同一药物不同剂型间吸收差异很大,因此生物利用度也不同(表 2-1)。药物从制剂中溶出释放受剂型和辅料因素的影响,而药物通过生物膜的吸收则受药物本身性质和生理因素的影响。当药物透过生物膜的性能没有被改变时,药物的吸收取决于制剂中药物的溶出释放速率与数量。

表 2-1　不同剂型和给药途径硝酸甘油的剂量和药物动力学特征

剂　型	常用剂量(mg)	起效时间(min)	达峰时间(min)	持续时间
注射剂(静脉)	1.25～5.0	20s 内	—	滴注中及滴注结束后 30min
舌下片	0.3～0.8	2～5	4～8	10～30min
口颊片	1～3	2～5	4～10	30～300min*
口服制剂	6.5～19.5	20～45	45～120	2～6h**
软膏(2%)	0.4	15～60	30～120	3～8h
贴片	5～10	30～60	60～180	长达 24h 或以上

* 与片剂完整存留有关。** 硝酸甘油口服生物利用度极低,普通口服制剂现已不用;口服缓释制剂的剂量为 2.5～6.5mg,持续时间可达 24～32h。

2. 常见药物剂型的生物药剂学特征

(1) 固体、半固体制剂与吸收

1) 固体口服制剂(片、丸、胶囊、颗粒、散剂、粉剂、干混悬剂等):固体制剂最常见的给药途径是口服,另外可用于各种腔道给药。在体内一般须经崩解、分散、溶出过程,药物从制剂内释放出并溶解于体液才可以被生物膜吸收。固体制剂中药物吸收的速率主要受药物的溶出溶解过程及跨膜转运过程的限制。药物跨膜转运吸收跟药物的相对分子质量、脂/水溶性、药物的浓度等有关。一般地,当药物溶出或溶解速率足够快时,跨膜转运是药物吸收的限速过程,但当药物的溶出或溶解速率较慢时,溶出释放或溶解可能成为药物吸收的限速过程。

溶出度(dissolution rate)和释放度(release rate)试验是判断固体药物制剂性能的重要方法。溶出度也称溶出速率,是指在规定的溶剂和条件下,药物从片剂、胶囊剂、颗粒剂等固体制剂中溶出的速率和程度,其测定方法主要有浆法和篮法。释放度系指药物从缓释制剂、控释制剂、肠溶制剂及透皮贴剂等介质中释放的速率和程度。

药物本身的理化性质,如溶解度、相对分子质量大小等可影响固体药物的吸收。一般溶解度大、相对分子质量小的药物易于溶出或释放,吸收快。同一种药物的不同固体剂型,其溶出与吸收也有很大的差异,根据溶出速率快慢排列为:包衣片＜片剂＜胶囊剂＜散剂(颗粒剂)＜干混悬剂。缓、控释固体制剂的吸收时间可以很长。近年发展起来的速释技术以及制剂新技术的应用使传统的片剂有了极大的发展,如出现了利用固体分散技术的高效片、速释片,冷冻干燥或压制制成的快速崩解片,均在一定程度上加快了药物的崩解或溶出,使吸收加快,吸收量增加。固体制剂中药物的溶出还受处方组成或添加剂的影响,片剂中崩解剂、黏合剂、填充剂的种类与用量是影响崩解的主要因素,其他因素如润滑剂的用量、片剂的硬度等亦会影响崩解。对于难溶性药物的溶出,添加一定量的润湿剂或增溶剂,如十二烷基硫酸钠、泊洛沙姆等将会大大促进药物的溶出。因而不同片剂的溶出和释放药物速率也各不相同,一般来说口腔速溶片或各类速释片＞分散片＞普通片。

2) 固体与半固体非口服制剂:包括软膏、贴膏、凝胶、栓剂、膜剂、贴片等,均为透皮或透黏膜吸收,可起局部或全身作用,其药物吸收性能取决于药物自身的透皮性能、制剂的促渗透性能和给药部位的生理特点。

(2) 液体制剂与吸收:液体制剂不存在崩解、分散过程,溶液型制剂甚至没有溶出过程,因此药物的吸收相对较快。总体来说,吸收速率:溶液型＞胶体型＞乳浊型＞混悬型。

1) 注射液:静脉注射剂不存在吸收过程,作用快,生物利用度为 100%,药物直接进入体循环内。由于肌肉组织的血流量大,因此注射药物吸收迅速;其吸收速率的快慢主要取决于注射部位或注射部位的血管分布。

2) 非注射液(口服溶液、五官科用滴剂洗剂、外用溶液剂等):口服的液体制剂,其生物利用度大于固体制剂。混悬剂与乳剂中的药物存在溶出过程,粒子越小,药物的溶出越快,吸收也越快,但这种制剂的吸收一般比溶液剂慢,然而乳剂粒子小到一定程度,可被胃肠道的巨噬细胞所吞噬,故吸收量大大增加。液体制剂的黏度影响药物的吸收,如糖浆剂,其高浓度蔗糖阻滞了药物的扩散,会使药物吸收变慢。应用于眼部的溶液剂,由于眼睑和鼻泪管的清除作用,多数药物未被吸收就已溢出,如果增加滴眼剂的黏度,可延长药物在眼部的停留时间以及与角膜的接触时间,可增加吸收。

(3) 气体制剂与吸收:气体制剂包括气雾剂、粉雾剂和喷雾剂,是通过特殊的给药装置将小分子的脂溶性、吸湿性的液体或固体药物以大小在 $0.55\mu m$ 微滴或微粒状态分散并给药的药物分散体系,药物进入呼吸道深部、腔道黏膜或皮肤等体表发挥全身或局部作用。其优点是:能使药物迅速到达作用部位、起效快;避免药物在胃肠道中降解,无首过效应;给药剂量小,副作用小;无需饮水,使用方便,有助于提高病人的顺应性。当口服或注射给药呈现不规则的药动学特征,或通过其他给药途径会产生顺应性等问题时,可改用气雾剂、粉雾剂或喷雾剂。

3. 常见给药途径及其特点

表 2-2 概括了常用的临床给药途径及相应的剂型,并分别列举了一些不同特点的药物制剂。从表中可以看出,一种药物可以制备成多种不同的剂型,适合于不同的使用目的,满足多种给药途径需要,对发挥药效、减少药物毒副作用、方便应用具有重要意义。不同给药途径、不同剂型及制剂的体内过程不同,对药物作用的快慢、作用的强弱以及毒副作用等产生很大差别。一般说来,药物吸收速率与给药途径的关系是:静脉注射＞吸入＞舌下＞肌注＞皮下＞直肠＞口服＞皮肤。

表 2-2　临床常用给药途径及相应剂型

临床常用给药 途径及给药部位	常用剂型	制剂举例
注射给药 (皮下、肌肉、静脉、皮内、组织或器官内、眼内、颅内关节腔、脊椎腔)	注射液	吗啡阿托品注射液、聚肌胞注射液、葡萄糖氯化钠注射液、醋酸地塞米松注射液
	注射用无菌粉末	注射用青霉素、注射用头孢哌酮
	注射用浓溶液	山梨醇注射液、注射用多西紫杉醇浓溶液
	埋植剂	卡莫司汀植入剂、左旋18-甲基炔诺酮植入剂

续　表

临床常用给药途径及给药部位	常用剂型	制剂举例
口服给药	片剂、胶囊剂、颗粒剂、丸剂、散剂	多元维生素片、氨苄西林胶囊、复方锌布颗粒、联苯双酯滴丸、乳酶生散
	溶液剂、混悬剂、乳剂	葡萄糖酸锌钙口服溶液、布洛芬干混悬剂、月见草油乳
黏膜及腔道给药（眼、鼻、耳、喉、肺、舌下、颊部、直肠、阴道）	溶液剂	滴眼液、滴耳液、漱口液、滴鼻液、阴道清洗液、灌肠清洗液
	吸入粉雾剂及气雾剂	亚硝酸异戊酯吸入剂、丙酸氟替卡松鼻喷雾剂、丙酸倍氯米松鼻喷雾剂
	栓剂、片剂	盐酸左旋咪唑栓、比沙可啶栓、双氯芬酸钠栓、乳酸环丙沙星阴道泡腾片、硝酸甘油舌下片
	软膏剂及凝胶剂	红霉素眼膏、更昔洛韦眼用凝胶
皮肤给药（皮肤、创面）	软膏剂	倍他米松软膏、诺氟沙星乳膏、莫匹罗星软膏
	凝胶剂	吡罗昔康凝胶、布洛芬凝胶
	贴剂	复方辣椒贴片、可乐定贴片
	溶液剂	聚维酮碘溶液、双氧水溶液
	喷雾剂及气雾剂	硝酸益康唑喷雾剂、云南白药气雾剂
	硬膏剂	吲哚美辛硬膏、伤湿止痛膏
	凝胶膏剂（巴布剂）	复方消炎镇痛巴布膏、麝香壮骨巴布膏

（1）口服给药：口服给药是最常用的给药途径之一，被认为是最自然、最简单、最方便和最安全的给药方式。患者依从性好，适合于长期或短期用药。药物经口腔吞咽进入胃肠道，通过胃肠上皮细胞吸收进入全身血液循环，分布到组织器官，对各种全身性疾病或局部组织疾病发挥治疗作用。口服结肠靶向释药系统或称口服结肠定位（或专属）释药系统（oral colon-specific drug delivery system，OCDDS）可使药物经口服后避免在胃、十二指肠、空肠和回肠前端释药，完整运送至回盲部后释放至结肠而发挥局部或全身治疗作用，近年来受到国内外研究者的关注，有望在蛋白质多肽等大分子药物的口服给药方面获得应用。

多数情况下口服给药需要的剂量较大且起效较慢（相对于注射等非胃肠道给药方式）。药物吸收会受到食物数量和种类以及消化液和肠道微生物的影响而可能使药物吸收不规则，进而影响治疗效果；药物的全身分布也影响某些局部疾病（如皮肤病等）的治疗效果。此外，少数全身性疾病治疗药物在胃肠道吸收少甚至不吸收，一些药物在胃肠道及肝脏被强烈代谢灭活，还有一些药物对胃肠道产生强烈刺激性等，这些药物一般不宜采用口服途径给药。

适用于口服给药的常用剂型有片剂、胶囊剂、颗粒剂、丸剂等固体制剂以及溶液、混悬液和乳状液等液体制剂，其中片剂是目前临床应用最为广泛的口服剂型。口服剂型设计时一般要求：① 在胃肠道内吸收良好：良好的崩解、分散、溶出性能以及吸收是发挥疗效的重要保证；② 避免对胃肠道的刺激作用；③ 克服首过效应；④ 具有良好的外部特征，如芳香气味、可口的味觉、适宜的大小及给药方法；⑤ 适用于特殊用药人群，如老人与儿童常有吞咽困难，应采用液体剂型或易于吞咽的小体积剂型。现已上市的口腔崩解片（orally disintegrating tablet）因其在口腔内接触唾液后即在极短的时间内崩解，不仅受到吞咽困难患者的欢迎，而且非常适合于无水情况下服药。

（2）注射给药：注射给药途径有皮内、皮下、肌肉、血管内注射等。为了提高局部药物浓度等，尚可在脊髓腔、关节腔、腹腔、眼内、颅内等组织或腔道内注射。注射给药剂量准确，注射后组织迅速吸收药物或经血液循环分布至组织器官，起效迅速，发挥作用快，受生理因素及外界因素的影响少，适用于各类人群，特别适合于各种急性疾病的短期治疗，例如急性细菌性感染和病毒性感染、手术麻醉、迅速镇痛、抢救生命等，也用于一些慢性疾病的长期治疗，特别是对于口服吸收无效或吸收不好的药物，例如用于治疗糖尿病的胰岛素目前只能经皮下注射给药。

注射给药的缺点是患者的顺应性较差，在多数情况下不仅有疼痛感或不适感，而且需要医护人员的帮助。注射给药后，药物瞬间到达体内，产生的血药浓度高峰有可能超过其治疗窗，造成毒副反应。由于注射给药直接进入组织或血液，用药的不安全因素增加，与固体剂型比较，较多出现稳定性问题。研发注射剂型应对注射给药的安全性、刺激性和稳定性问题给予特别的关注。另外，注射剂要求无菌、无热原、刺激性小等，对生产条件的要求较高，其生产工艺较复杂，生产成本较高且贮运较不方便。

注射给药的剂型有多种，包括注射液、用于临时配制注射液的注射用无菌可溶性或不溶性粉末、注射用浓溶液等。输液一般是指单个包装不小于 100mL 的供静脉滴注用的注射液；供肌肉或皮下注射的是小容量注射液；注射液也包括混悬型注射液和乳浊型注射液。对于在溶液中不稳定的药物，可考虑制成冻干制剂或无菌粉末，注射用可溶性无菌粉末应易于溶解，不溶性无菌粉末应符合稳定悬浮及粒径的要求。溶液型注射液有利于迅速发挥作用；混悬型注射液一般具有长效作用；注射用脂质体、注射用微球等一些特殊的混悬型注射剂，具有靶向、长效或缓释作用，例如阿霉素脂质体注射剂经静脉给药对皮肤卡波西瘤有很好的治疗作用，并大大降低药物对心脏的毒性；醋酸亮丙瑞林注射用微球经肌内注射可以缓慢释放药物，维持 1～3 个月的治疗。

（3）植入给药：植入剂（implants），是植入控释给药系统（inserted controlling release drug delivery system，ICRDDS ）的简称，系一类经手术植入皮下或经穿刺针导入皮下的无菌控释药物制剂。将载药药丸（片、膜、棒）、药管或药粉植于皮下组织，在组织液中缓慢释药而起长效作用。主要有宫内埋植系统、阴道内埋植系统和皮下埋植系统，常与缓释、控释技术合用。按其释药机制可分为膜控型、骨架型和渗透压驱动释放型。

植入剂可以看作是注射剂的一种特殊形式，具有以下特点：① 长效作用。应用控释给药方式，血药浓度比较平稳且持续时间可长达数月甚至数年，避免一些药物的迅速代谢，延长其体内半衰期。② 恒释作用。由于聚合物骨架的阻滞作用，系统中的药物呈现恒定释放，有效避免药物突释，消除因间歇给药和药量不均匀而产生的峰、谷现象，可以维持恒定的血药浓度，释药速率甚至可以接近零级，减少了药物的毒副作用。③ 减毒作用。采用立体定位技术，能将植入剂植入病灶部位，使药物更接近于靶组织，可在局部达到有效的药物浓度，一次给药在局部形成的治疗强度相当于静脉化疗的几十至几百倍，而机体其他部位的血药浓度很低，也减少了对机体的毒害作用；皮下组织较疏松，富含脂肪，神经分布较少，对于异物的反应性较低，植入药物后的刺激、疼痛较小，可避免某些剂型给药后引起的不适、痛苦等。④ 高生物利用度。用皮下植入方式给药，药物很容易吸收进入体循环，因而生物利用度高；难以用其他途径给药的药物可通过植入途径给药。⑤ 可及时中止给药。若发现有严重的过敏反应或副作用可随时中止给药,一旦取出植入物,机体可很快恢复,这种可逆性在计划生育实践中非常有用。

植入剂的缺点在于:需手术植入给药,患者不能自主用药,非生物降解型埋植剂在药物释放完成后仍需手术取出,另外,埋植剂的价格也较高。但应用生物降解材料如聚乳酸、聚氨基酸、聚糖酸等制备植入剂,骨架材料可以在体内酶的作用下降解成单体小分子而被机体吸收,毋需再将其取出。植入剂由当初的避孕治疗扩展到抗肿瘤、戒毒、胰岛素给药、心血管疾病、眼部疾病、抗结核、骨髓炎、疫苗等多种治疗领域。我国已批准植入用缓释氟尿嘧啶、醋酸戈舍瑞林缓释植入剂、左炔诺孕酮硅胶棒、依托孕烯植入剂等多种新药上市。

(4) 皮肤给药和肺部给药:皮肤用药的目的主要有:① 皮肤浅表部位疾病的治疗,例如由细菌、真菌或病毒引起的浅表性脓疡、湿疹、疤疹等;② 肌肉或关节等局部炎症或疼痛的治疗,如各种肌肉拉伤、扭伤等的对症治疗以及由类风湿关节炎等引起的疼痛的辅助治疗;③ 通过皮肤透入皮下组织,经毛细血管转运进入血液循环,发挥全身性治疗作用,如硝酸甘油(抗心绞痛)、雌二醇(雌激素补充)、盐酸可乐定(抗高血压)和东莨菪碱(止吐/抗晕动)等。

药物经皮肤和黏膜表面吸收,均要穿越细胞类脂膜疏水区域。药物穿透生物膜的被动扩散,与药物的脂溶性有密切关系,油/水分配系数大,则脂溶性大,有利于药物跨膜转运。药物的被动吸收速率与药物的扩散系数有关,相对分子质量大的药物,其扩散阻力大,扩散速率慢,难以穿透皮肤、肺泡表面生物膜、鼻腔黏膜等,因此透皮给药的药物相对分子质量不宜超过1000,否则需要考虑加入促透剂,或采用离子导入等方法来促进吸收。生物膜的生理状态,如部位、结构、健康状态等均对药物的吸收造成影响,破损的皮肤或去除角质层的皮肤、角质层较薄的部位,药物的穿透阻力较小,吸收较快。

皮肤给药方便、安全,特别适合于皮肤及肌肉、关节等局部疾病的治疗。作用于全身给药途径时,主要对慢性疾病发挥缓释及长效作用。透黏膜或透皮制剂适用于不能或不愿吞服药物的患者,还可避免肝脏的首过效应,减少对肝脏的毒性和副作用。除非采用离子导入、电致孔等特殊设备或手段显著提高药物的透皮速率,透皮给药不适用于需要快速发挥作用的疾病的治疗。

肺部给药可以看作是透皮给药的特殊形式。肺部的表面积高达 $70m^2$,远大于鼻腔等除胃肠道以外的其他途径的吸收面积,与小肠的有效吸收面积接近,而且肺泡毛细血管丰富,上皮细胞间隙较大,肺泡由单层上皮细胞构成,药物通过空气血液途径交换的距离很短,速率也很快,所以肺泡表面药物的吸收迅速,远远快于透皮吸收,可高效递送相对分子质量较大的蛋白质和多肽类药物。肺部给药可避免药物的首过效应,提高药物的生物利用度。但药物肺部吸收干扰较多,吸收不完全且个体差异性大。

(5) 黏膜及腔道给药:眼、鼻腔、口腔、耳道、阴道及直肠等黏膜部位或腔道的许多病变常采用局部给药,口腔、眼、直肠和阴道也用作全身吸收的用药部位。局部作用的如对症治疗青光眼及眼部感染、鼻炎、口腔溃疡、中耳炎、阴道霉菌感染、痔疮等。全身吸收作用的如口腔或鼻腔吸入硫酸沙丁胺醇粉雾剂或气雾剂治疗支气管哮喘,舌下含服硝酸甘油片预防冠心病的发作,鼻腔给药增加维生素 B_{12} 的吸收,直肠给予对乙酰氨基酚用于解热镇痛,阴道给予雌二醇凝胶用以补充雌激素以预防及治疗老年骨质疏松等。

黏膜给药或腔道给药的特点有:① 用药面积小,一般只能容纳较小体积的药物,如眼内仅能容纳几十微升的液体,所以不宜使用大体积、大剂量的药物制剂;② 黏膜及腔道组织柔嫩,具有重要的生理功能,对外来异物敏感,容易受损,故一般不适宜长期用药,更不宜应用刺激性及有损正常生理功能的药物及制剂。③ 一些腔道和黏膜组织,如直肠黏膜和口腔黏膜等,因为细胞间隙较大,药物代谢酶较少,血液转运不通过肝脏,作为全身给药具有其特殊优势,适合作为一些口服吸收差的药物、吞咽困难的患者及儿童患者的用药途径等。

根据黏膜及腔道的特点,对于眼、鼻、耳等部位的给药剂型主要是小体积、小剂量、刺激性小的液体制剂或半固体制剂,如各种滴眼液、眼膏、滴鼻液和滴耳液。气雾剂、粉雾剂、喷雾剂等则主要用于小剂量药物的口腔或鼻腔吸入,一般需要有特殊设计的可计量容器及装备辅助以控制剂量。直肠、阴道以及口腔内给药剂型则以栓剂、片剂、胶囊剂、溶液剂以及凝胶剂为主。腔道用制剂应能够迅速溶解或熔化,并且容易与黏膜组织相亲和。

2.2　药物制剂设计的基本原则

一般在给药途径及剂型确定后,针对药物的基本性质及制剂的基本要求,选择适宜的辅料和制备工艺,将其制成质量可靠、使用方便、成本低廉的药物制剂。药物制剂直接用于患者,无论经哪个途径用药,都应把质量放在最重要的位置,稍有不慎,轻者贻误疾病治疗,重者给患者带来生命危害,产生群体性社会问题,同时也将给生产者带来严重的信誉和经济损失。药品的质量构成包括安全性、有效性、可控性、稳定性和顺应性。良好的制剂设计应提高或不影响药物的药理活性,减少药物的刺激性、毒副作用或其他不良反应。

2.2.1　人体和疾病治疗角度的考虑——安全、有效、顺应

1. 安全性

药品的安全性(safety)应作为新药开发的首要考虑。药物制剂的安全性问题来源于药物本身,也可能来源于辅料,这与药物剂型和制剂的设计有关。任何药物在对疾病进行有效治疗的同时,也可能具有一定的毒副作用。有些药物在口服给药时毒副作用不明显,但在注射给药时可能产生刺激性或毒副作用,例如布洛芬、诺氟沙星的口服制剂安全有效,但在设计成肌肉注射液时却出现了严重刺激性。一些药物在规定的剂量范围内毒副作用不明显,但在超剂量用药或制剂设计不合理使药物吸收过快时将产生严重后果,这类情况对于像茶碱、洋地黄、地高辛、苯妥英钠等治疗指数(最低中毒浓度与最低有效浓度之比值,LD_{50}/ED_{50})较小、药理作用及毒副作用都很强的药物更需要引起注意,临床上要求对这类药物进行血药浓度监测,就是为了尽量减少事故的发生。药物制剂的设计应能提高药物治疗的安全性,降低刺激性或毒副作用。治疗指数低的药物宜设计成控释制剂,以减小峰谷波动,维持较稳定的血药浓度水平,降低毒副作用。某些药物的新剂型及新制剂在设计过程中由于改变了剂型、采用新辅料或新工艺而提高了药物的吸收及生物利用度时,需要对制剂的剂量以及适应证予以重新审查或修正,对于毒性很大的药物或治疗指数很低的药物一般不将其制备成缓释制剂,也不宜采用微粉化工艺加速其溶解吸收。

2. 有效性

在保证安全性的同时,药物制剂的有效性(effectiveness)是新药开发的最根本目的。药品的有效性与药物本身的给药途径、剂型和剂量有关,当然也与服药者的生理病理条件有关。给药途径对药效的影响前已述及,如硝酸甘油通过透皮、舌下和颊黏膜吸收等取得不同的治疗或

预防效果。即使采取同一给药途径,不同的剂型也可能产生不同的治疗效果。溶液剂、分散片、口溶片等制剂能够较快地起效,迅速地起到抗菌、镇痛、退热、止咳等作用,但往往维持时间较短,需要频繁用药,如布洛芬分散片、布洛芬颗粒剂等,将其设计成缓释制剂时则能够维持更长的作用时间,每天 1～2 次即可维持全天的镇痛作用。像高血压、精神焦虑等慢性、长期性疾病的治疗以及预防性治疗等选择缓释剂型具有优越性。

在保证用药安全的前提下,通过合理的制剂处方及工艺设计可以提高药物治疗的有效性。增强药物的治疗作用可从药物本身的特点或治疗目的出发,采用制剂的手段克服其弱点,充分发挥其作用。如将在水中难溶的药物制备口服制剂时,可采用在处方中加入增/助溶剂、制成固体分散体、微粉化、制成乳剂或微乳剂等方法提高其溶解度和溶解速率,促进吸收,提高其生物利用度。

3. 顺应性

顺应性(compliance)指患者或医护人员对所用药物的接受程度。难以为患者接受的给药方式或剂型,不利于治疗。处方中含有刺激性成分,注射时有强烈疼痛感的注射剂长期应用是难以接受的;体积硕大的口服固体制剂对于老人、儿童及有吞咽困难的患者是不利的。从顺应性出发,只要口服给药安全有效,则在剂型选择上一般总是以口服制剂为首选。

顺应性的范围包括剂型及制剂的使用方法、外观、大小、形状、色泽、嗅味等多个方面。较小的体积、较少的数量、明快的色彩、良好的口味会受到更多患者的欢迎。解决一些药物的苦味和难闻嗅味是颗粒剂、咀嚼片、液体制剂处方设计和工艺设计中的专门技术。细腻、洁白、水性、涂展性好等优点使乳剂较油膏剂更为普遍。缓释制剂发展的原因之一就是减少了患者每天用药的次数,许多这类制剂只需一日一服,大大方便了患者。

2.2.2　药物属性的考虑——稳定、可控

1. 可控性

药品的质量是决定其有效性与安全性的重要保证,因此制剂设计必须做到质量可控。可控性(controllability)主要体现在制剂质量的可预知性与重现性。按已建立的工艺技术制备的合格制剂,应完全符合质量标准的要求,所建立的制剂生产全过程的质量控制方法准确可行,所选择的含量控制指标能反映药品中起治疗作用的成分高低。重现性指的是质量的稳定性,即不同批次生产的制剂均应达到质量标准的要求,不应有大的变异,应处于允许的变异范围内。质量可控要求我们在制剂设计时应选择较成熟的剂型、给药途径与制备工艺,以确保制剂质量符合标准。

2. 稳定性

稳定性(stability)是保证药物制剂安全性和有效性的基础。在处方设计的开始就要将稳定性纳入考虑范围,不仅要考虑处方本身的配伍稳定性和工艺过程中的药物稳定性,而且还要考虑制剂在贮存和使用期间的稳定性。既要考查药物的性状、含量等理化稳定性指标,也要考查真菌、细菌、病毒等生物学指标;为了保证制剂安全有效地用于治疗,稳定性研究不仅要考查药物的体外稳定性、溶媒稳定性及制剂配伍稳定性,还要考察其在消化液、血清内的稳定性和代谢(肝微粒体)稳定性。

药物制剂的化学不稳定性导致有效剂量降低,形成新的未知(或已知)毒副作用的有关物质;药物制剂的物理不稳定性导致液体剂型的沉淀、沉降、分层等,以及固体制剂的变形、破碎、

软化、液化等性状改变;药物制剂的生物学不稳定性导致制剂的污损、霉变、染菌等严重安全隐患。这些问题轻者影响患者及医护人员的顺应性,重者影响用药的安全性和有效性。

2.2.3　药物经济学的考虑——合理、经济

在制剂设计中除了需考虑上述原则外,药品生产成本和疾病治疗的经济性(economy)也是需要考虑的重要因素。可以说,药品的安全性、有效性本身也已经包含了药品的经济性。在保证质量和达到相同治疗目的的情况下,选择适宜的剂型、辅料及工艺以降低成本,无论对生产者,还是对患者以及对于全社会均具有重要意义。同时,制剂设计时要考虑差异性和必要性,为新剂型研究开发寻找合理性,不要违反药物性质特点和安全性原则而开发某一剂型。在药物研制设计、生产及应用中要有药物经济学(pharmacoeconomics)的考虑,必要时需作成本效用等综合评价。

以研究为目的的制剂剂型和处方设计考虑,侧重于其研究方法或结果的创新性和探索性,可以相对不考虑原辅料的成本等因素。但以生产为目的的制剂剂型和处方设计考虑,则必须时刻牢记所研究的处方工艺的现实可行性,包括原辅料的规范来源与成本、工艺的稳定性和可控性、批量生产的难易程度、生产周期、综合制造成本等方面因素,以达到能够批量生产、工艺合理可行、产品质量稳定和经济合理等目标。

2.3　药物制剂处方前研究

2.3.1　处方设计前研究的内容和要求

药物制剂的处方前研究是指在设计制剂处方前对药物的一系列基本的物理性质、化学性质和制剂性质的了解、分析、利用或改进。其目的是使药物稳定、有效,并符合工业化生产中制剂处方和制剂工艺的要求。处方前研究在新药的剂型设计和药物的剂型改进中逐步成为常规化的研究项目。设计制备一个安全、有效和稳定的制剂需要了解以下内容:① 文献资料检索,尽量全面地收集所研究药物在国内外的研究情况及有关数据,以便做到心中有数;② 药物的物理化学性质、理化常数、光谱资料,为建立质量控制、含量测定方法奠定基础;③ 药物的稳定性和与辅料及包材的相容性研究,为制剂的剂型、制备工艺条件、处方组成等提供科学依据。④ 药物的生物药剂学和药代动力学研究,全面了解药物的 ADMET(吸收、分布、代谢、排泄、毒性),为设计更好的治疗特定临床适应证的制剂处方和剂型提供思路和依据。

处方前工作包括通过实验研究或从文献资料中获得所需的科学情报资料,如药物的物理性状、熔点、沸点、溶解度、溶出速率、多晶型、pK_a、分配系数、物理化学性质等。这些可作为研究人员在处方设计和生产开发中选择最佳剂型、工艺和质量控制的依据,使药物不但能保持物理化学和生物学的稳定性,而且在药物制剂用于人体时,能获得较高的生物利用度和最佳药效。其中有些实验很费时间,例如稳定性研究中分析方法的确定往往需要相当长的时间,而稳定性试验又十分重要,因此分析方法研究应与处方前工作同时进行。所有处方设计前工作都要有一定的灵活性。

2.3.2 信息检索与知识产权保护

1. 信息检索

对于一个创新药物,主要了解原料研制过程中对该药所做的研究工作,特别是该药物的理化性质测定的结果。若为仿制国外或国内已批准或正在准备上市的药物,则可通过文献检索,了解该药的各种信息,包括原料的理化性质、制剂开发情况、药理药效毒性及临床应用情况等。主要可通过如下联机检索工具:

(1) 药学相关国外文摘和全文检索:可重点通过 SCI(科学引文索引,Science Citation Index)、SciFinder Scholar(CA 网络版,涵盖 CA 和 MEDLINE)、BP(生命科学文摘数据库,BIOSIS Previews)、MEDLINE 和 PharmaProjects 等数据库来检索题录、文摘及链接的全文。也可从 Ovid 高影响因子核心药学电子期刊(http://ovidsp. ovid. com/autologin. html)、ProQuest(http://202.120.13.45/umi)等获得全文。上述及类似数据库检索均为有偿提供,一般可通过图书馆完成。Pubmed(http://www. ncbi. nlm. nih. gov/pubmed,免费;部分链接全文也免费)是 MEDLINE 的网络版,但只有检索功能而不具备 MEDLINE 的分析功能,例如对某项研究的研究者、研究机构等进行排名等。其他的还可以检索国际药学文摘 IPA 数据库(International Pharmaceutical Abstracts),Drugs & Pharmacology (D&P)数据库,Ensemble 数据库等。也可通过 Ovid、Dialog、Thomson Pharma 等大型综合性数据库检索。

(2) 药学相关国内文摘和全文检索:可重点通过中国期刊网、万方数据、维普资讯等检索中文文献的文摘和全文,包括期刊、会议文献和论文等,除搜索功能外,这些数据库的文摘和全文检索下载全为收费服务。

(3) 药学相关专利检索:可通过中国知识产权局网站检索中国专利文献检索系统、专利说明书全文,可以通过药物在线网站或丁香园网站打包下载专利全文;通过欧洲专利网(http://ep. espacenet. com)检索欧洲、美国及日、中(延迟一个月)的全部专利,但某些专利全文下载时要收费,另外,德温特专利数据库还提供世界各国申请的同族全部专利。

(4) Internet 开放性药学相关资源:除 Scirus(http://www. scirus. com)、CNKI 知识搜索等专业学术搜索引擎和百度、谷歌、雅虎等通用搜索引擎外,比较实用的一些互联网药学网站资源,包括政府网站资源(如 WHO、FDA、国家食品药品监督管理局、国家药品审评中心和中国药品生物制品检定所等),药学专业网站如中国药网、中国医药经济信息网、药物在线、药品资讯网、丁香园、小木虫、西部药学论坛及其 BBS 等。外文的还可查 Medical Matrix(http://www. medmatrix. org/index. asp),有机小分子生物活性数据 PubChem(http://pubchem. ncbi. nlm. nih. gov),网上处方药物索引 Rxlist-The Internet Drug Index(http://www. Rxlist. com),虚拟药学图书馆 Virtual Library Pharmacy(http://www. Pharmacy. org)等。

信息检索还可以通过各国(中、美、欧、英、日)药典、国家药品标准(处方)集、药物和辅料类的大全或手册及其他医学药学专业工具书等进行。以中国药典为例,其附录的制剂通则和相应的制剂研究及质量研究指导原则,是每个制剂工作者都需要认真学习和参考的,通过药典在线这个网站可以方便浏览各国药典。

2. 知识产权保护

我国加入 WTO 之后,医药领域的知识产权问题变得越来越突出。制剂工作者不仅要学会尊重他人的知识产权,创新并保护使用好自己的知识产权,还要理清专利申请与新药注册的关系。药物制剂专利与新药注册相比，在满足的条件、保护期限、主体要求等方面存在着许多不同之处。美国 FDA 在药品注册中对药品专利信息进行了系统的掌握，将所有已经批准的药品及其专利信息列入橙皮书(orange book)，并对专利声明进行程序性规定，较好地解决了药品注册与专利链接问题。在我国，国家食品药品监督管理局也在其官方网站设立了"药品注册相关专利信息公开公示"信息栏，并要求新药申报人在提交新药注册资料时，必须同时提交关于专利及行政保护检索证明和声明专利不侵权及承担相应法律责任的文件。

药物制剂专利申请重要的授权条件是新颖性、创造性和实用性。在保护期限上，药物制剂发明专利的保护期限为 20 年，远远长于新药的监测期(最长不得超过 5 年)，因而是保护新药或制剂处方和制剂技术等知识产权的最有效手段。这就需要在制剂设计前充分了解已有相关专利及其权属范围，细致、巧妙和灵活地运用好专利战术来最大限度地保护所发明的专利，并以此获取最大、最持久的利益回报，例如授权、嫁接、交叉许可、回避设计等策略。需要注意的是，专利强调新颖性，但并不能说明专利技术或产品一定具有成药性、安全性和有效性。有专利的产品并不代表一定能开发成为上市药品。制剂设计前除了了解专利保护相关信息外，还需要了解行政保护(新药监测期、中药品种保护)和商标等其他相关的知识产权问题，例如我国对中药一级保护品种的保护期限分别为 30 年、20 年、10 年，中药二级保护品种的保护期限为 7 年，期满后符合条件的可申请延长。

目前我国药物制剂专利申请中存在的最突出问题就是创新性不够。对 2005 年国内申请的药物制剂专利进行初步分析后发现，大量的专利申请集中在注射剂、软胶囊、滴丸、口崩片等剂型转换上，其目的仅仅是为了增加一种新的剂型，所带来的有益效果也仅由剂型本身的特点所决定。例如，将注射液改成冻干粉针剂，解决药物不稳定问题；将片剂改成软胶囊，以提高脂溶性药物的生物利用度；将普通片剂改成口腔崩解片，使患者方便服用等，创造性高度不够。有的申请本身是具有一定的创造性，然而由于撰写经验不足，在申请文件中没有公开证明专利申请具备创造性的有力证据，如实验效果数据，体现不出发明的创造性，或在公开技术方案时隐藏技术诀窍，使得技术方案公开不充分，获得相应保护的程度就低，最后反而造成更大的损失。另外，国内申请人提交的药品制剂专利申请的授权率都远低于国外申请人在我国提交的，说明国内企业在药物制剂技术原始创新和专利申请的数量和质量提升方面都还大有空间。

2.3.3　药物的理化性质

药物的理化性质是药物制剂设计的基本要素之一。全面地把握药物的理化性质，找出该药物在研发制剂中应重点解决的难点，才能有目的地选择适宜的剂型、辅料、制剂技术或工艺。药物的许多理化性质直接影响制剂的质量和生产，例如药物的溶解度和油/水分配系数的大小与剂型的选择和胃肠道吸收有直接的联系，容易吸湿的药物则需要十分注意其制剂的包装、贮存及稳定性等。制剂的研发人员可以从公开的科学文献中检索到现有药物的理化性质及其在已有制剂中的特点，一些新原料药物的理化性质以及一些现有药物在特定剂型和特定工艺过程中的性质则需要进行实验研究。通过综合分析文献信息和实验研究结果，最终确定制剂设计的方向和主要内容。

新药的理化性质研究主要包括溶解度和 pK_a、油/水分配系数、化学稳定性、多晶型、吸湿性和润湿性、熔点、粉体学特性、表面特性等的测定分析。其中前 3~4 项是几乎所有剂型设计时都必须考虑的，后几项主要针对固体半固体制剂(包括混悬剂)和粉针剂。

1. 溶解度和 pK_a

(1) 药物的溶解度：药物的重要物理化学性质是溶解度，特别是在水中的溶解度，以及溶解度与溶液 pH 值和温度的关系。溶解是药物吸收的前提条件。药物必须具有一定的水溶性才能进入循环系统并产生治疗效果，所以开始进行处方前工作时，必须首先测定溶解度和 pK_a。溶解度在一定程度上决定药物能否成功制成注射剂或溶液剂。药物的 pK_a 值可帮助研究人员应用已知的 pH 变化解决溶解度问题或选用合适的盐，以提高制剂稳定性。对于难溶性药物的剂型和制剂的研发常需要考虑其溶解以及与之密切相关的吸收问题。在 pH 1～7 和 37℃条件下，如果药物在水中的溶解度小于 1％(10mg/mL)，就有可能出现吸收问题，所以在片剂、胶囊剂等口服固体制剂设计过程中，需要考虑难溶性药物是否能顺利地在胃肠体液中溶解，以避免发生吸收不完全或生物利用度差等问题。像环孢素 A、尼莫地平和硝苯地平等药物均有此类问题发生。在进行注射液的处方设计时则需要考虑在规定体积的水性注射用溶剂中是否能够溶解至少一个剂量的药物，而且一般应保证在实际贮藏温度范围内不析出。部分药物在生产条件下有符合要求的溶解度，但在运输贮存过程(气温骤变)中析出，某些液体制剂因为该原因而无法使用，这也是制剂设计时需要注意的。

关于药物溶解度的其他内容可参阅本书"7.3 药物的溶解度及溶解速率"，关于难溶药物的制剂设计请参阅本章"2.4.3. 特殊药剂的设计"。

(2) 药物的 pK_a 值：很多药物是在水中可以解离的弱碱或弱酸，它们的解离受溶剂系统及其 pH 值的影响。与在水中的溶解度相比较，弱碱性药物在酸性溶液中有更大的溶解度；相反，弱酸性药物在碱性溶液中有更大的溶解度。在酸性溶液或碱性溶液中都有较大溶解度的药物往往具有两性离子的性质。一些在水中难溶的可解离药物在制备液体制剂或注射剂时，往往在生理许可范围内通过调节 pH 值即可方便地达到溶解目的。在制备口服固体制剂时，一些可解离药物虽然在水中溶解度较小，但容易溶解在胃液或肠液中，或者可以将其制备成可溶性盐而优化吸收或提高其生物利用度。一般而言，解离型药物不能很好地通过生物膜被吸收，而非解离型药物往往可有效地通过类脂性的生物膜。

分别测定药物在酸性溶液和碱性溶液中的溶解度，可以由此计算出该药物的解离常数，即 pK_a 值。如弱酸性药物阿司匹林和苯唑青霉素的 pK_a 值分别为 3.49 和 2.76，弱碱性药物阿扑吗啡和红霉素的 pK_a 值分别为 7.0 和 8.8。一些药物是多元的弱酸与弱碱，具有多级解离常数，如弱酸性药物四环素的 pK_a 值分别为 3.3，7.68 和 9.69；弱碱性药物茶碱的 pK_a 值分别为 5.2 和 0.7。具有两性离子性质的药物，如蛋白质及多肽类药物，当溶液 pH 值与其等电点 (pI)接近时，阳离子及阴离子的浓度相等(或两性离子浓度最大)，故溶解度最小，这一原理常被用于这些药物的分离提纯。例如胰岛素的 pI 为 5.3，在 pH 4.5～6.5 范围的溶液中几乎不溶解(室温下小于 10μg/mL)。一些药物液体制剂在中间品或终产品中出现混浊，就可能与溶液 pH 值控制有关，应避免把溶液 pH 值控制在其等电点附近。

溶液 pH 和药物的 pK_a 以及药物的溶解度之间的关系可以用 Handerson-Hasselbach 公式来说明：

$$\text{对弱酸性药物：} pH = pK_a + \lg\{[A^-]/[HA]\}$$

$$\text{对弱碱性药物：} pH = pK_a + \lg\{[B]/[BH^+]\}$$

式中，[B]、[BH$^+$]分别为未解离和解离弱碱性药物的浓度；[HA]、[A$^-$]分别为未解离和解离弱酸性药物的浓度。上述两式可用来解决如下问题：① 根据不同 pH 值所对应的药物溶解度测定 pK_a 值。② 如果已知 [HA] 或 [B] 和 pK_a，则可预测任何 pH 条件下药物的溶解度（非解离型和解离型溶解度之和）。③ 有助于选择药物的合适盐。④ 预测盐的溶解度和 pH 值的关系。⑤ 从方程中可大致认为，pH 值每改变 1 个单位，药物溶解度将有 10 倍的改变，因此液体制剂需要特别注意选择缓冲剂，控制并保持溶液 pH 值变化处于合适范围内。

pK_a 通常可以用滴定法测定，也可以通过专用测定仪方便地测定药物的解离常数、油/水分配系数。

2. 油/水分配系数

（1）分配系数的定义及测定：一个药物药效的产生首先要求药物分子通过生物膜。生物膜相当于类脂屏障，这种屏障作用与被转运分子的亲脂性有关。油/水分配系数（例如辛醇/水，氯仿/水）是分子亲脂特性的度量。

分配系数（partition coefficient，P）是指物质在两个不相混溶的溶剂中溶解并达平衡时浓度的比值。

$$P = 药物在溶剂 1 中的浓度/药物在溶剂 2 中的浓度$$

分配系数常用摇瓶法测定。测定时可选择油、水相互溶解度比较小的有机溶剂，正辛醇因其溶解度参数与生物膜整体的溶解度参数很接近，常被用作求分配系数时模拟生物膜相的溶剂。实际测定时如产生乳状液不好分离，影响准确测定，可改用其他溶剂，如正己烷、氯仿等。测定药物分配系数的简便方法是：量取体积分别为 V_1 和 V_2 的药物饱和水溶液和不相混溶的有机溶剂，在恒定温度下振摇至平衡，测定实验前后水相中药物浓度 C_0 与 C_1，或者分别测定水相及溶剂相中的药物浓度 C_1 及 C_2，即可计算出该药物的分配系数，即

$$P = (C_0 - C_1)V_1/C_1V_2 \quad 或 \quad P = C_2/C_1$$

在很多情况下，所应用的两相溶剂或多或少有一定的互溶度，故实际测得的分配系数并非真实分配系数，而是表观分配系数。因此，如果溶剂完全不互溶，分别测定药物在两相中的溶解度即可计算出在该系统中的分配系数。在测定油/水分配系数时，有很多有机溶剂可选用，其中 n-辛醇用得最多，其主要原因是由于辛醇的极性和溶解性能比其他惰性溶剂好。因此，药物分配进入辛醇比分配进入惰性溶剂（如烃类）容易，则容易测得结果。注意：测定方法或溶剂不同，P 值差别很大，这一点在查阅文献数据时需要注意。

（2）分配系数的意义：分配系数不同，药物在体内的吸收转运量和速率就会不同。因此，分配系数是剂型和给药途径选择的重要依据，对研究开发包含两相溶剂系统的制剂更具有实际意义。剂型确定后，通过分配系数的测定可以指导处方或工艺条件的设计。例如，在乳剂处方设计过程中测定药物或防腐剂在脂肪油与水中的分配系数，在采用薄膜蒸发法制备脂质体时测定药物在氯仿及缓冲溶液中的分配系数等。乳剂中应选择油/水分配系数较小的防腐剂并适当增加用量以保证其在水相中的抑菌效果。一些在水中不稳定、需要增加吸收或改变体内分布的药物的水包油型乳剂，应选择对药物溶解能力强的油相，尽可能减少药物在水中的溶解。在薄膜蒸发法制备脂质体以及乳化法制备微球等过程中，选择适宜的有机相和适宜的水相及其用量比，对提高微粒载体的载药量和包封率等具有重要意义。

有许多研究表明，口服药物经胃肠上皮细胞膜的转运、眼用药物经角膜的转运、药物经皮肤角质层的转运以及药物经血液循环对血-脑屏障的转运等均与药物分配系数有一定相关性，

这对于简化和指导药物的筛选与预测药物的透过或吸收有指导意义。药物分配系数的大小是反映药物经生物膜转运的重要物理参数。细胞膜是具有亲脂性的脂质双分子层,一般而言,具有较大油/水分配系数的药物更容易穿透细胞膜转运和吸收,但分配系数过大的药物则相对不易分配进入水性体液。例如,水难溶性的药物虽然具有较大的分配系数,但由于不能在胃肠水性黏液层中充分溶解,故难以进入细胞膜转运。因此对于分配系数较小即水溶性较大的药物而言,影响药物向体内转运的限速过程主要是从水性体液向细胞膜分配的过程。相反,对于分配系数较大即难溶性的药物,影响药物转运的限速过程主要是在水性体液中的溶解。

对于弱碱性或弱酸性物质,在解离状态下具有较小的油/水分配系数,在非解离状态下具有较大的油/水分配系数,故通过调节 pH 值可以改变解离型与非解离型药物的比例,进而改变药物的分配行为。例如在研究透皮药物制剂时,常选择药物的碱基而不选择药物的盐,或者调节制剂的 pH 值以增加非解离型药物的比例,从而提高药物对皮肤脂性角质层的透过性能。

3. 药物的化学不稳定性

药物的化学不稳定性是指药物在光、热、水分及空气等外界因素作用下发生降解,出现化学结构的改变或产生新的物质。常见的药物化学不稳定性类型有水解、氧化、光化、聚合或缩合、异构化(包括光学异构化和几何异构化)、脱羧等。伴随药物降解的进行,原来的药理作用可能发生变化、药效下降、毒副作用增加或者发生外观、色泽等性状的变化。这些变化均严重影响药物的有效性及安全性,影响患者及医护人员对药品使用的信任和顺应性。一些药物本身不稳定,另一些药物只是在溶液状态时不稳定,例如多数头孢类的抗生素,如药物以固态存在,具有较好稳定性,而在溶液状态下,即使以低温保存,也存在因聚合反应产生高分子聚合物的可能,而聚合物是主要过敏原之一,故开发其滴眼液和输液是不可行的。

许多药物在不同条件下发生对稳定性产生不同影响力的降解反应。例如利血平是一种结构相当复杂的生物碱,在水溶液中发生三种不同的降解反应,即氧化、差向异构和水解。在碱性条件下主要是水解,在 pH 值为 3 的酸性溶液中,主要是氧化反应生成 3-脱氢利血平,水解反应速率很小,也可以发生轻微的差向异构反应形成无生理活性的 3-异利血平。pH 3 以下,氧化变色加快,故在生产上将 pH 值控制为 3.0~3.4。

因此,制剂设计时要充分了解和掌握药物在各种环境介质和生产存贮条件下的稳定性,并根据药物原有稳定性特点,合理选择剂型、设计处方和制备工艺,以保证制剂产品质量稳定、安全有效。有关药物稳定性的影响因素及解决办法,请详见第 3 章和本章第 5 节的特殊药物设计内容。

4. 多晶型

(1) 多晶型概述:处方中药物的晶型或无定形是个重要因素。药物常存在一种以上的晶型,称为多晶型(polymorphism)。药物的多晶型是一种很普遍的物理现象,有机化合物中至少 1/3 存在多晶型。如一个化合物具有多晶型,其中只有一种晶型是稳定的,其他的晶型都不太稳定,为亚稳定型(metastable form)或不稳定型,它们最终都会转变成稳定型,这种转变可能需要几分钟到几年的时间。稳定型具有较高的熔点、较好的稳定性、较低的溶解度和溶出速率。相反,亚稳定型是药物存在的一种高能状态,稳定性较差,通常有较低的熔点、较高的溶解度和溶出速率。有些药物也可以形成无定形粉末(amorphous particles),与亚稳定晶型相比,无定形的分子间力更弱,常有更低的熔点、密度和硬度,更高的溶解度和溶出速率。未知的药物晶型信息可以通过 X-射线衍射法、红外吸收光谱法、熔点法和热台显微镜法、差示热分析法、偏光显微镜法、核磁共振法、扫描隧道显微镜法和溶解度法等研究了解。

很多药物的不同晶型在物理性质,如外观、晶格能、密度、熔点、溶解度、溶出速率、硬度等,稳定性和生物有效性等方面差异不大,但某些药物的不同晶型之间的这些属性可能会有显著差异,从而影响药物的稳定性、生物利用度及疗效,该种现象在口服固体制剂方面表现得尤为明显。药物多晶型现象是影响药品质量与临床疗效的重要因素之一,因此制剂设计时,应对药物晶型的分析和多晶型差异性予以特别的关注。

(2) 晶型差异:有些药物会因晶型不同或晶型转变造成制剂中药物溶解度变化,例如结晶析出等,进而导致药物稳定性差和生物利用度低等问题发生。特别是难溶性药物,不同晶型溶解度和溶解速率的差异,容易导致其口服制剂在胃肠道内吸收速率和吸收程度的差异。例如,棕榈氯霉素(无味氯霉素)有 A 和 B 两种晶型,其中 A 型为稳定型,B 型为亚稳定型。B 型的溶解度是 A 型的 4 倍,在水中的溶解速率也比 A 型快得多,容易为酯酶水解而吸收,口服后血药浓度为 A 型的 7 倍。类似的例子还有,无环鸟苷的两种晶型、西咪替丁的 5 种晶型、醋酸泼尼松及泼尼松龙的稳定型与亚稳定型等的溶解度或溶解速率都有显著差异。各国药典中指定晶型的药物还有如甲苯咪唑(B 晶型)、头孢呋辛酯(无定形)等,均是因为指定的晶型具有更好的溶解度、溶解速率和生物利用度。

还有一些药物晶型之间的化学或物理稳定性也会出现明显差异,从而影响生产及贮存的稳定性。如无定形的利福平容易发生氧化、水解及转化,而亚稳定晶型的化学稳定性则显著提高。同样,无定形青霉素 G 的稳定性也低于其结晶型的盐。以亚稳定型药物配制的饱和溶液或混悬液在放置过程中可因稳定晶型的产生及溶解度降低而有结晶从溶液中析出或混悬粒子粗化长大现象。一些药物的粉末压片成型的性能与晶型差异也有关,例如巴比妥的三种晶型分别压片,片剂的抗拉强度以 III 型为最高。

(3) 多晶型引起的问题:如果对药物的多晶型研究不透和处理不当,在制剂工作中可能出现许多问题:① 混悬液和霜剂中结晶的生成使产品的均匀度、外观和(或)生物利用度降低。例如,制备注射用醋酸可的松混悬剂,如果用错了多晶型物,就会结块。某些注射用混悬剂长期存放,也可能由于晶型转变而产生结块。② 不易溶解的多晶型物从液体剂型中结晶析出或沉淀。③ 由于不易溶解的多晶型物使药物生物利用度降低,例如植入大鼠体内的稳定态氟氢泼尼松植入剂比亚稳态的吸收率低。④ 药物化学稳定性差,例如,无定形青霉素 G 的稳定性比其结晶性盐低。⑤ 由于受制剂生产过程中热、湿、水分、溶剂等外界环境,喷雾干燥、加热灭菌、冷冻干燥、研磨或湿法制粒、压片等工艺过程因素的影响,药物晶型间可能发生转变,使制剂的物理性质与生物学性质发生变化,例如头孢菌素、棕榈氯霉素、消炎痛、甲氰咪胍在研磨过程中均会发生晶型转变。

5. 吸湿性和润湿性

药物和制剂中的辅料均对空气或溶剂中的水有不同程度的亲和力,喷雾干燥乳糖、二水硫酸钙、磷酸氢钙等一些辅料在空气中能长期保持干燥状态或者含水量仅有少量的增加,而蛋白质、淀粉、蔗糖、氯化钠、聚维酮等一些物质在空气中则很容易吸湿,造成凝集、膨胀、结块或发生潮解甚至溶解现象。固体药物溶解都需要先润湿,如片剂、胶囊剂,要求其具有良好的亲水性以有利于润湿、崩解和溶解,但对其吸湿性又有一定限制,以保证制剂在各种气候条件下的稳定性。一些制剂如干粉注射剂、非包衣片、泡腾片、分散片和颗粒剂等,因主药和辅料或制剂形态对水分有强亲和力,尤其需要在生产过程中和成品包装上严格控制水分,否则很容易导致装量不准、流动性不佳、黏冲等严重产品质量问题发生。因此制剂设计时必须充分了解并考虑药物和辅料本身的吸湿性和润湿性，采用合适的处方工艺和包装材料，以使制剂既具有优良的溶出、溶解吸收性能，又有优良的生产过程稳定性和贮存稳定性。

有关内容可参阅本书第5章和《中国药典》的相关规定。

6. 粉体学性质

药物的粉体学性质主要包括粒子形状、大小、粒度分布、表面积、孔隙率、可压性、粉体密度、附着性、流动性、润湿性和吸湿性等。无疑，它们对药物制剂的处方设计、制剂工艺和制剂产品产生很大影响，如流动性、含量、均匀度、稳定性、颜色、味道、溶出速率和吸收速率等无不受药物粉体学性质的影响。用于固体制剂的辅料如填充剂、崩解剂、润滑剂等的粉体性质也可改变或改善主药的粉体性质以提高药物制剂的质量，如果选择不当，也可能影响药物的质量。药物粉末的孔隙率、孔隙径及孔隙的形状对于水是否能快速透入固体制剂有影响，因此对其崩解、溶出乃至吸收有影响。粉体学研究药物本身的粉体性质及改变其粉体性质的方法及技术，如微粉化、表面改性、辅料配伍、设备、粉体加工过程理论等。粉体学性质影响药物及制剂的溶解度、溶出速率、分散均一性及各种加工性质。有关内容可参阅本书第5章。

2.3.4　药物的生物学性质

1. 药效学性质

单方制剂设计时需要根据药物的治疗目的来设计处方计量和给药途径。通过对药物效应（pharmacodynamics，PD）研究数据的分析，了解到达作用部位（受体）的药物浓度与药理作用之间的关系，有针对性地设计药物处方。

某些药物在体内可有多种作用即适应证较广，例如硫酸镁用于导泻时宜设计成口服片剂或溶液剂，用于镇静、解痉、降压作用时设计成注射液；胰酶用于助消化时宜设计成肠溶片，若用于胸腔积液、血栓性静脉炎和毒蛇咬伤治疗则将其制备成注射液；西米替丁用于消化道溃疡治疗时宜设计成片剂或注射剂，用于带状疱疹辅助治疗则做成片剂。有的药物虽然体内药效单一不变，但为了满足不同用途的需要而设计成不同剂型，如环丙沙星用于全身性细菌感染治疗时可设计成各种固体口服剂型和注射剂型，而用于局部抗菌治疗时则可设计成洗液、滴眼液、软膏等不同剂型。治疗目的不同，药效学研究的结果也会不同，有时还会差别很大，所以制剂设计时必须根据药物的治疗目的来针对性地合理设计给药途径和处方工艺，通过药效试验和临床研究确定不同的给药剂量和治疗周期。

还有的药物治疗窗比较窄，即治疗剂量（浓度）与中毒量（浓度）接近，如茶碱、环孢素、格列苯脲等，制剂设计时尤其要注意其含量均匀度和释药平缓性，防止因药品不均一或突释引起药物中毒。

复方制剂设计时，还需要考虑处方中不同药物药效学的相互作用以及不良反应的相互作用：协同（两药合用的效应大于单药效应的代数和）、相加（两药合用的效应等于它们分别作用的代数和）或拮抗（两药合用的效应小于它们分别作用的总和）等特征，尽量通过制剂设计更有效地提高疗效而减少副作用。

2. 生物利用度和生物药剂学性质

制剂设计必须足够重视生物药剂学（biopharmaceutics）研究，通过生物药剂学研究可以获取以下药物特征参数：① 制剂中药物的稳定性和药物在生理环境下的稳定性（血清稳定性、体液稳定性、代谢稳定性);② 制剂中药物的溶出释放和在体液中的溶解性能;③ 药物透过生物膜进入体内(组织内、细胞内、细胞器内)的性能和药物在特定给药途径下的局部和全身吸收性能;④ 制剂处方和工艺及给药方式对药物吸收性能的影响;⑤ 不同给药部位、给药方式、给药对象对制剂处方和工艺的不同要求;⑥ 药物吸收性能与个体年龄、性别、种族、生理病理状况的关系等。这些特征参数归结为最核心和最重要的参数,即生物利用度(bioavailability),就是药物被全身利用的程度,是药物成分或治疗成分从制剂中释放并到达体内作用部位的速率和程度。

药物的生物利用度总是与药物剂型和给药途径联系考虑,同一种药物如果制成不同剂型和通过不同的途径给药,其生物利用度存在差别甚至重大差别(表 2-1);同一药物采用不同辅料和制剂技术制成同一制剂,彼此间也会有生物利用度的差异,有时也会相差很大。因此,制剂设计时必须了解药物的生物利用度特征,以便根据药物本身的特点和临床治疗需要有针对性地通过处方和制剂技术解决好影响药物生物利用度的限速步骤(rate-limiting step),例如溶解或透过生物膜,以改善药物的生物利用度,使之更加符合临床治疗需要。生物利用度是制剂剂型和给药途径选择的重要参考因素。

3. 药代动力学和毒理学性质

药物的药代动力学和毒理学性质及药物的 ADMET 特征,是指药物通过各种途径(如静脉注射、口服给药等)进入体内的吸收(absorption)、分布(distribution)、代谢(metabolism)、消除(elimination)和毒性(toxicity),以及这些过程的"量-时"变化或"血药浓度-时"变化,这些主要归属药代动力学(pharmacokinetics,PK)和毒理学(toxicology)学科研究。

获取药物 ADMET 特征数据可以通过实验(新药或新给药途径、新剂型),或查询检索文献资料,详细了解药物在体内每一个环节的具体特征,获取相应数据。对于全新的药物剂型和原来不熟悉的给药剂型(比如纳米制剂),需要非常严格仔细地研究药物在该剂型和相应给药途径下的体内 ADMET 性能,为临床使用提供足够数据和安全保证。复方制剂设计时还需了解药物在胃肠道内的相互作用(包括物理化学的相互作用、胃肠道运动功能的改变、菌丛改变、黏膜功能改变)、对血流量的影响、对酶的诱导和抑制及通过排泄途径发生的药物相互作用等。

剂型、给药途径和给药方式不同,药物的 ADMET 特征会有差异,有时还是重大差异。因此,制剂设计时需要根据药物本身的 ADMET 特征设计处方和剂型,以使药物发挥符合需要的体内效应。

药物生物学性质对制剂研究有重要指导作用。如药代动力学研究结果提示药物口服能被有效吸收,可以优先考虑设计成口服制剂,否则,要考虑注射制剂或透皮制剂或通过辅料和制剂工艺来改善其口服释放吸收性能。某些药物存在肠肝循环,即由肝脏排泄的药物,随胆汁进入肠道再吸收而重新经肝脏进入全身循环的过程。具有肠肝循环的药物其作用时间一般较长,如洋地黄毒苷,属长效强心苷。雌激素在体内代谢生成无生理活性的葡萄糖醛酸结合物随胆汁排出,在肠道中,受细菌的作用,结合物分解产生游离的雌激素而得以重新吸收,因而有较长的作用。若同期服用广谱抗生素,则因菌群改变而使雌激素的肠肝循环受阻,致使口服避孕药降效而发生意外怀孕或突破性出血。

药物的体内分布是确定药物适应证的重要依据。根据药物在体内相对优势分布的组织或器官,可以有针对性地选择相应疾病的治疗;药物的体内代谢情况则更为复杂,有的药物需要通过体内代谢才能产生活性(前体药物、某些酯类药物),多数药物在体内被代谢后失活,部分药物的代谢产物也有生物活性,这也是药物副作用发生的重要原因之一,还有的药物在体内会被很快代谢,可能影响其效用的发挥,需要通过制剂技术来改善。

药物在体内消除缓慢或难以消除,就可能产生毒性蓄积;某些药物还存在后遗效应(after effect),即使停药后血药浓度已降至最低有效浓度以下,存在的生物效应仍多与不良反应有关。后遗效应可以是短暂的,例如服用司可巴比妥等催眠药后次晨的宿醉现象;也可以是较长久的,例如长期应用糖皮质激素,由于对垂体前叶的负反馈作用引起肾上腺皮质分泌减少,甚至萎缩,一旦停药后肾上腺皮质功能低下,数月内难以恢复;还有的是永久性器质性损害,如链霉素可以引起永久性耳聋。许多抗生素也存在停药后效应。药物制剂设计时需要综合考虑和利用这些因素。

与药物化学改变或不同药物组成复方对药物的 ADMET 特征可能造成的影响相比,制剂设计对药物 ADMET 的影响相对要弱一些,主要影响其释放吸收。例如,吲哚美辛常规制剂体内释药会出现血药浓度曲线尖峰,以脱乙酰壳多糖(chitosan)为材料,将其制备成凝胶骨架微粒,填入胶囊后进行体内药物动力学研究,表明该法可避免血药浓度的尖峰,可平稳地维持较长时间,单次剂量药效可维持 24h,起到较好的缓释效果,并克服了传统制剂副作用大、服药次数多的缺点。

根据药物 ADMET 特征开展的药物设计工作主要有三个方面:① 选择合理给药途径,以使药物的体内效用与疾病治疗更好地匹配;② 设计合适剂型,以使药物在确定的给药途径下有最好的体内效果;③ 选择合适辅料和制剂工艺,改善提高优化药物的 ADMET 性能,主要是药物释放吸收和毒性方面。

2.3.5 药物与辅料的相互作用研究

药用辅料(pharmaceutical excipient)是指在制剂处方设计时,为了有利于制剂形态的形成,使制备过程顺利进行,提高药物的稳定性,调节有效成分的作用或改善生理要求,而加入处方中除主药以外的一切药用物料的统称,是制剂生产中必不可少的重要组成部分,它不仅赋予药物一定剂型,而且与提高药物的疗效、降低不良反应有很大的关系,其质量可靠性和多样性是保证剂型和制剂先进性的基础,可以说"没有辅料就没有制剂"。药物制剂处方设计过程实际就是依据药物特性与剂型要求,筛选与应用药用辅料的过程。

在处方筛选和制剂设计过程中,考虑到药物与辅料、辅料与辅料、辅料与药包材之间会产生相互作用,如电荷、吸附、螯合、包合、络合、溶解作用等,辅料本身存在均一性(批内和批间差异)和质量等问题,这些使得添加辅料后的可变因素大大增加,给制剂设计和药品生产带来困难。同时部分辅料的体内生物活性尚不明确,也给药品的临床应用带来疗效和不良反应的不确定性;其次使用不必要的辅料还会增加生产成本。因此在设计制剂处方时,应该精选辅料,尽量少添加辅料,同时要关注辅料的生物活性和安全性,加强辅料研究,开发性能好、用量少、更安全的药用辅料。

1. 辅料在制剂中的作用与分类

(1) 与药物溶解、理化稳定性有关的溶剂、增溶剂、助溶剂、pH 调节剂、缓冲剂、螯合剂、包衣剂、表面活性剂、抗氧剂及抗氧增效剂、空气置换剂、稳定剂、保湿剂、干燥剂等。

(2) 与药物制剂生物学稳定性有关的化学灭菌剂、病毒灭活剂、防腐剂(抑菌剂)等。

(3) 与改善药物制剂气味、味道和调节人体感觉有关的调香剂、芳香剂、矫味剂、矫臭剂、甜味剂、包合剂、包衣材料、离子交换树脂、等渗和等张调节剂、局部疼痛减轻剂等。

（4）与药物制剂状态形成和体内释放吸收有关的各种制剂基质,片剂的崩解剂、黏合剂、助流剂等,注射剂的冻干用赋形剂等,透皮制剂的渗透促进剂等,以及缓控释材料、固体分散载体材料、中药炮制辅料等。

有关各类具体剂型的辅料种类与作用,请参见本书片剂、液体制剂、半固体制剂以及制剂新技术等篇章的内容。

2. 辅料的理化性质和药理活性

辅料理化性质包括相对分子质量及其分布、取代度、黏度、性状、粒度及其分布、流动性、水分、pH 值等的变化将影响制剂的质量,例如,稀释剂的粒度、密度变化可能对固体制剂的含量均匀性产生影响,缓释、控释制剂中使用的高分子材料的相对分子质量或黏度变化可能对药物释放行为有较显著的影响。辅料理化性质的变化可能是辅料生产过程造成的,也可能与辅料供货来源改变有关,因此需要根据制剂的特点及药品的给药途径,分析处方中可能影响制剂质量的辅料理化性质,如果研究证实这些参数对保证制剂质量非常重要,为保证辅料质量的稳定,应制订或完善相应的质控指标,注意选择适宜的供货来源,明确辅料的规格、型号。

有很多辅料只能用于口服或外用制剂,供注射剂配方用的辅料有更高的纯度和安全性等的要求。了解辅料在上市药品中的给药途径及其合理用量范围是处方前研究工作的一项重要内容,这些信息可以为处方设计提供科学的依据。可以通过检索国内外权威数据库,了解所考察的辅料在上市药品中的合理使用情况。对某些具有生理活性的辅料,或是超出常规用量且无文献支持的辅料,或改变给药途径的辅料,需进行必要的安全性试验,必要时还需要对辅料精制。

辅料本身的药理活性主要可分为三类:无活性、有独立活性和与主药有协同活性。前者是多数情况下我们期望的,传统也认为药用辅料应是化学和生理惰性的,后者有时会给制剂设计和药品安全性带来新的问题。部分与主药有协同作用的辅料,可能本身也可以作为药物,例如滴眼液中广泛使用的辅料透明质酸钠。一些辅料如胆酸钠、羟丙基倍他环糊精(HP-β-CD)、丙二醇、聚乙二醇(PEG)等,可以促进难溶性药物的口服吸收;很多辅料如克列莫佛(Cremphor,即聚氧乙烯蓖麻油)EL 和 RH40,吐温 20 和 80,司盘 20,D-α-生育酚琥珀酸聚乙二醇酯(TPGS),聚氧乙烯十二烷醚(Brij30),卖泽 52(Myrj52),月桂酸聚乙二醇甘油酯(Gelucire44/14)等可以显著抑制 P-糖蛋白(P-GP)的外排作用,提高药物的吸收。此外,很多药用辅料对注射剂的药代动力学也有很大影响,如环糊精可以和体内脂质如脂蛋白、胆固醇相互作用,它与药物的结合及水中的释放对药物血液药代动力学影响较大。同时,更值得注意的是,一些药用辅料还具有辅助治疗作用,例如油酸、亚麻酸可以抑制乳癌基因 Her-2/neu 的表达,因此,油酸和亚麻酸分别用在贺赛汀(Herceptin)、群司珠(Trastuzumab)这两个抗乳腺癌单抗新药的处方中。

部分辅料的某些药理活性可能是制剂不良反应的根源,这并不是制剂设计时所期望的。如吐温类非离子型表面活性剂可使心率减慢、血压下降;溶血和促进癌细胞生长与扩散,是鱼腥草注射液不良反应发生的重要原因之一;注射剂用抗氧化剂亚硫酸氢盐抑制尿激酶溶解纤维蛋白的活性,延长凝血时间和过敏反应等;非离子型表面活性剂克列莫佛作为难溶性药物的增溶剂静脉给药,可产生严重的过敏反应;苯甲醇作为药物的增溶剂、防腐剂(0.5%～1.0%)及局部止痛剂(1%～4%),其不良反应包括溶血、低血压、局部刺激等。眼用制剂抑菌剂如苯扎氯铵可导致眼部炎症、过敏、纤维化和干眼症,硫柳汞可引起明显的点状角膜上皮损伤,可使隐形眼镜变色等。这类因素需要在制剂设计时给予特别关注。

若辅料自身具有一定的有利于主药疗效的生理活性,制剂设计时,需要预先进行辅料空白或缺味、主药和处方制剂成品的药效对比试验,以确认辅料选择的合理性。

3. 辅料与药物的相互作用

如上所述,使用辅料是为了有利于药物制剂形态的形成,使制备过程顺利进行,提高药物的稳定性,调节有效成分的作用或改善生理要求等目的。但实际上,某些辅料与药物之间可能存在电荷作用、酸碱反应、生色反应、催化分解或沉淀等理化相互作用,这些辅料所起的作用与上述有利作用完全相反,即辅料与药物存在配伍禁忌。另外,辅料对药物释放吸收性能的影响也需要考虑,例如用作稀释剂的乳糖与氯霉素共制胶囊时,会降低氯霉素的吸收,因乳糖溶解性强于主药优先溶解,局部饱和了溶液,增加黏稠度而阻碍水分扩散向药物,影响主药溶解;而苯妥英钠胶囊若用乳糖取代硫酸钙,因前者溶解性远好于后者,则可使药物吸收增加,出现中毒事件;杜米芬含片用滑石粉作润滑剂,其抑菌效力比用硬脂酸镁时的增加约 25 倍,滑石粉也能影响非那西丁、维生素 B 族等药物的体内吸收。

因此药物与辅料配伍研究或相容性研究,要在文献检索的基础上,考察辅料与辅料间、辅料与药物间乃至辅料与包材之间的相互作用、配伍禁忌情况,以避免处方设计时选择不合适的辅料,在处方设计上消除这些可能影响制剂外在和内在质量的因素。

遇水不稳定的药物制成固体口服制剂时,微量水分的存在或与不适宜的辅料配伍时,能发生固-固相互作用或者促进药物降解的进行。例如质子泵抑制剂奥米拉唑对酸不稳定,故不宜与酸性辅料配伍,羟丙基-L-半胱氨酸与蔗糖、微晶纤维素配伍时导致变色等。又如阿司匹林在有微量水分存在时即可发生水解,当分别与滑石粉或硬脂酸镁配伍时,后者能显著地加速阿司匹林的降解速率,这主要是碱性的硬脂酸盐的催化作用。当加入酒石酸、苹果酸或马来酸等有机酸时可以阻止或延缓其降解反应的发生,这些有机酸的酸性 pH 以及有机酸对润滑剂中金属离子的结合降低了阿司匹林的降解速率。含水量也是促使阿司匹林降解的重要因素之一,当选用三硅酸镁为润滑剂时,阿司匹林的降解速率大于使用硬脂酸钙、硬脂酸镁和氢氧化铝等作为润滑剂时的降解速率,其原因就是因为三硅酸镁的含水量较高。

已知的其他部分辅料与药物相互作用的情况如下:① 羧甲基纤维素钠与强酸溶液、可溶性铁盐以及一些其他金属如铝、汞和锌等有配伍禁忌,如果在乳膏剂配方中其他物料含有超标的可溶性铁盐,会引起乳膏颜色的改变;在制剂中如与 95% 的乙醇混合时,会产生沉淀;另外,羧甲基纤维素钠吸湿性较强,制备对水敏感的药物片剂时需要慎重使用。② 低取代羟丙纤维素与碱性物质可发生反应,因此片剂处方中如含有碱性物质,在经过长时间的贮藏后,崩解或溶出时间有可能延长。③ 羟丙甲纤维素(HPMC)和一些氧化剂有配伍禁忌,并可与金属盐或离子化有机物形成不溶性沉淀。④ 硬脂酸镁由于其呈疏水性并能阻滞药物从固体剂型中溶出,因此在处方中应尽量使其浓度最低,尤其是在直接压片处方中,硬脂酸镁的使用量不得超过 0.5%,否则会使片剂产生软化效应;在硬脂酸镁和片剂颗粒混合时,混合时间增加会引起片剂溶出速率和脆碎度降低,因此硬脂酸镁的混合时间应谨慎控制;由于硬脂酸镁与强酸、强碱和铁盐有配伍禁忌,故在含有阿司匹林、一些维生素、大多数生物碱盐的药物制剂中不得使用。⑤ 乳糖与含伯胺或仲胺的药物易发生 Maillard 缩合反应,因此以阿司匹林、茶碱、青霉素、苯巴比妥为原料的药物制剂应避免使用乳糖;另外,酸性较强的药物如对氨基水杨酸钠、水杨酸钠等能使淀粉胶化而影响制剂的崩解性能,因此酸性较强的药物应尽量避免使用淀粉;糊精在药物检测中影响药物提取以致干扰其含量测定,故含量较低的药物制剂应慎重使用。⑥ 法莫替丁、盐酸多巴胺、环磷腺苷、环磷腺苷葡胺、氨甲苯酸、盐酸精氨酸、盐酸赖氨酸、阿昔洛韦等与葡萄糖配伍不稳定,在常温或制剂高温灭菌条件下发生 Maillard 反应,故不宜与葡萄糖配伍制成注射液。⑦ 多种抑菌剂在滴眼液中与药物存在配伍禁忌。

4. 制剂中辅料使用的基本原则

药用辅料在制剂的使用中,需要注意以下原则:第一,是与主药无配伍禁忌;第二,在有效的浓度范围内对人体无毒性;第三,不影响主药的性质和疗效;第四,不干扰主药和药品成分检测;第五,自身性质稳定,在制剂加工和贮存过程中不会分解失效或危害主药和制剂质量与安全性;第六,不影响内包材的性能,并不会被包材吸附结合而失效,或与包材反应或促进包材中对药物疗效和药品质量有不良影响的物质溶出释放到药物处方中;第七,应符合相应制剂要求的药用标准,例如注射剂必须使用注射用的辅料,这个要求要明显高于口服液;第八,在可满足需要的前提下,辅料的种类和用量应尽可能少,尽可能采用常用的辅料(尤其是注射用的);第九,还要关注辅料的不同供应商之间、批间和批内的可能差异性。

5. 固体制剂的主药与辅料配伍研究

对于固体制剂而言,可供选择的辅料种类很多,常用的有稀释剂、崩解剂、润滑剂、助流剂、黏合剂等,每类辅料中都有许多不同品种,具有各自的化学及物理特点,选择适宜的辅料与药物配伍,对于制剂加工成型、外观、有效性及安全性等具有重要意义。

对于可能出现上述配伍问题的药物,应避免应用具有催化作用的辅料或具有引湿性的辅料。同样,对于易发生光化或氧化的药物,都需要针对不同情况,选择具有蔽光、抗氧或抗湿作用的辅料以减少此类现象的发生。此外,还需要针对不同固体制剂的特点,从给药途径、用途、用量、嗅味、外观、加工性质以及成本等方面进行考虑。口服片剂所用辅料用量不宜过大,以免不易吞咽,颗粒剂一般需要用水溶解后服用,故需要选择适当的矫味剂、甜味剂等。

对于缺乏相关研究数据的,可考虑进行相容性研究。例如口服固体制剂,可选若干种辅料,若辅料用量较大的(如稀释剂等),可按主药∶辅料＝1∶5 的比例混合,若用量较小的(如润滑剂等),可按主药∶辅料＝20∶1 的比例混合,取一定量,参照药物稳定性指导原则中影响因素的实验方法或其他适宜的实验方法,重点考察性状、含量、有关物质等等,必要时,可用原料药和辅料分别做平行对照实验,以判别是原料药本身的变化还是辅料的影响。如处方中使用了与药物有相互作用的辅料,需要用实验数据证明处方的合理性。

热分析方法可以简便、快速地研究和预测药物与辅料之间物理化学的相互作用。通过比较药物与辅料的混合物、药物、辅料的热分析曲线,从熔点的改变、峰形和峰面积、峰位移等变化了解药物与辅料间理化性质的变化。

6. 液体制剂的主药与辅料配伍研究

液体制剂中的注射剂(以及粉针剂)通过直接注射进入血液循环系统,辅料选择应具有更高的安全性,因而正确地选择注射剂中的辅料尤为重要,是保证药品安全的基础。液体制剂的主药与辅料配伍研究首先需要进行物理配伍研究,观察处方的各种物理形态变化是否符合设计要求;还要进行化学配伍研究,观察处方各成分的含量变化和测定干扰;必要时需要进行初步的生物学研究,以了解处方在生物体内的药效和安全性,后者包括过敏性(局部、全身和光敏毒性)、溶血性和局部(血管、皮肤、黏膜、肌肉等)刺激性和毒性等。

试验药物在溶液中的稳定性,可将药物置于含有特定附加剂的溶液中,附加剂通常是重金属盐(同时含有或不含有螯合剂)或抗氧剂,在含氧或充氮的环境条件下,观察药物对光照、氧气和重金属的敏感性;初步试验药物在溶液中的稳定性后,主药与辅料配伍处方的初步稳定性试验,是将制剂置于强光、高温和低温条件下,进行 5 天和 10 天的试验,观察所试处方制剂的初步稳定性,为制剂处方筛选和工艺研究提供依据。

注射剂等液体制剂的处方中常常含有多种辅料,包括溶剂和增溶剂、渗透压调节剂、pH值调节剂、抑菌剂、抗氧剂、乳化剂、稳定剂、助悬剂、缓冲剂、赋形剂等,口服液中还包括着色剂、矫味剂等。药物和辅料具有各自的物理化学特性,因此在注射剂的处方设计中,对两种或多种成分的每一组合,都必须细致评价。在掌握有关药物的相对分子质量、溶解度、纯度和化学反应性等基本资料以后,还必须研究药物与所要采用的每种助剂以及各种助剂之间的相互作用,了解其对药物及其剂型稳定性的影响。此外,还要了解辅料剂量的安全性,如吐温-80、克列莫佛、丙二醇等增溶剂。

2.3.6 复方制剂的药物配伍研究

为了改善患者用药的顺应性,根据某些疾病的治疗需要,必要时可将两种以上药物制备成复方制剂供临床治疗应用。但多种药物的物理、化学和药理性质相互影响,常可产生各种各样的配伍变化。因此在研制复方药物制剂时,应研究各复方药物的理化性质和药理作用,研究配伍在同一制剂中药物与药物的药理、化学和物理等方面的变化,研究其产生的原因和正确的处理或防止方法,保证用药的安全性和有效性,防止医疗、生产质量事故。发现药物与药物之间具有不良相互作用,又不能通过制剂学方法予以克服的,不能制备成复方制剂。

1. 药理和药代动力学的配伍研究

药理的配伍是指药物在体内可能相互影响产生的药理作用及作用强度、副作用、毒性等的变化,比较配伍药物的药代动力学参数相互之间以及与复方制剂所需达到的治疗作用是否相匹配。将多种药物制备成复方制剂的重要目的之一是期望药物产生协同作用、加和作用或拮抗作用,以提高疗效、减少副作用、减少或延缓耐药性的发生等。例如许多抗高血压药物与氢氯噻嗪的复方片或胶囊,磺胺二甲基嘧啶和甲氧苄氨嘧啶(TMP)片,氨苄青霉素与克拉维酸片,抗细菌药物、抗厌氧菌药物与质子泵抑制剂或胃黏膜保护剂等的配伍是增效、协同作用的常见例子。为了预防或治疗一些疾病的合并症也常用复方药物制剂,扑热息痛与伪麻黄碱、扑尔敏、金刚烷胺、愈创木酚甘油醚等分别组成或共同组成的解除感冒症状的复方制剂是该类最常见的制剂。

药理的配伍研究通常须经过严格的药效学研究来选择药物及它们的剂量配比,完成其毒性研究以及在制剂学方面的配伍研究等。

2. 物理的配伍研究

复方制剂中的几种药物混合时常可能发生分散状态或其他物理性质的改变,这些改变有些可能是在制剂过程中可预期或可利用的,有的则是不合适的配伍。如苯酚与樟脑或苯酚、麝香草酚与薄荷脑混合共研产生共熔液化现象,利用这一特殊的配伍性质,可将其制备成牙科常用的消炎止痛液体滴牙剂。在乳膏剂的制备过程中,加有樟脑与薄荷脑的处方也常利用这一共熔液化性质提高分散均一性。在由幽门螺杆菌引起的胃溃疡和十二指肠溃疡的治疗中,临床上联用抗生素、抗厌氧菌药物和黏膜保护剂等有很好的效果。但在研制其复方制剂中,则发现药物之间可因电荷相互作用而发生团聚现象,影响了粉末填充胶囊时的流动性和均一性,需要采用分别制粒或包衣的方法予以克服。吸附性较强的物质如活性炭、白陶土、碳酸钙等不应与剂量较小的生物碱配伍,否则后者被吸附而在机体中释放不完全。

溶解度改变是药物在液体制剂中配伍时须注意的问题。一些药物相互作用可形成不溶性复合物而析出沉淀。于某些饱和溶液中加入其他物质时可能发生分层或沉淀。例如芳香水中加入一定量的盐可使挥发油分离出来。混悬剂、乳剂中分散相的粒径可因与其他药物配伍,在贮存中发生粗化、聚结或凝聚,最终析出或分层,导致使用不便或分剂量不均,甚至使药物的吸收下降。

3. 化学的配伍研究

药物配伍引起氧化、还原、聚合、分解等反应时,可产生有色化合物或发生颜色变化。如烟酰胺与维生素 C 混合,即使是干燥粉末,也会产生橙红色。含有酚羟基的药物,如水杨酸盐,与碱性药物配伍时容易变红。这种变色现象在光照射、高温、高湿环境中反应更快。

又如溴化铵、氯化铵或乌洛托品与强碱性药物配伍、溴化铵和利尿素配伍时,可分解产生氨气,而乌洛托品与酸类或酸性药物配伍时可分解产生甲醛。次硝酸铋与碳酸氢钠溶液配伍时,次硝酸铋水解产生的硝酸与碳酸氢钠作用而产生二氧化碳。

一些药物组分的相互作用可导致降解反应。例如阿司匹林与对乙酰氨基酚相互作用,产生了乙酰基转移反应,促使阿司匹林降解,对乙酰氨基酚也同时直接发生水解反应。当 37℃时,含对乙酰氨基酚的复方阿司匹林片剂中测出游离水杨酸量明显增加。阿司匹林与可待因和后马托品配伍时也可发生类似反应,但如果将水分控制在一定限度内则可阻止或延缓反应的发生。阿司匹林还可能与胺类药物及含羟基药物配伍发生降解反应,例如与去羟肾上腺素配伍时,由于相互作用产生乙酰化反应,生成 N-单乙酰去羟肾上腺素。

2.3.7　药物处方成分与药包材的相容性研究

药品的包装指用于药品包装的材料,包括原材料和容器。包装是药品质量的重要保证,药品包装的重要性越来越受到重视,这是因为包装材料和容器既是影响药物稳定性的重要因素,也是影响药品的安全性以及患者对药品的接受性等的重要因素。直接接触药品的包装材料(内包材)的选择应考虑以下几点:① 能有效保护制品不受周围环境的影响;② 不与制剂起作用;③ 本身无味且不使制剂的气、味改变;④ 必须无毒(包括在极端生产工艺条件和贮存运输条件下);⑤ 本身质量均一、稳定,能满足制剂生产工艺需要;⑥ 经药监部门批准应用。药品包装的主要目的是为了保证药物在贮存、运输及使用过程中的质量与稳定性,这是评价药物包装效果的基本依据。

设计药品包装的重要考虑因素之一是包装的安全性和相容性,对材料的稳定性、防潮性、气密性、遮光性、耐热性等性能进行选择。同时包装容器应保证患者方便地使用或防止误用,在达到相同目的的前提下,对包装从药物经济学上进行比较和取舍。

传统包装使用得最多的是玻璃制品。药用玻璃有很好的化学稳定性、耐热、易灭菌、防湿、阻隔空气性能、光洁透明;制造时加入氧化铁即成棕色玻璃,具有蔽光作用,但因含铁,某些药物不宜使用。根据制剂要求,可选用普通玻璃(钠-钙硅酸盐玻璃)、中性玻璃(硼硅酸盐玻璃和表面经中性化处理的钠-钙玻璃)以及一些特殊性质的玻璃等。普通玻璃在长期与水溶液接触的过程中可释放出碱性物质和脱落不溶性玻璃碎片,特别在包装酸、碱性较强的溶液时更容易出现此类现象。普通钠-钙玻璃可用于口服液等的包装。中性玻璃具有较好的抗酸、抗碱、抗水性能及热稳定性,通常用作注射液的包装材料。用于输液包装的必须是耐水性最好的Ⅰ型玻璃(含10％氧化硼的硼硅酸盐玻璃,又称国际中性玻璃)或Ⅱ型玻璃(表面涂极薄富硅层的钠-钙硅酸盐玻璃,仅供一次性生产使用)。目前国内多供应低硅硼玻璃(含6％氧化硼),较之国际中性玻璃和3.3硅硼玻璃(含13％氧化硼)在质量上还有差距。因玻璃生产过程的需要,其中可含有As、Sb、Pb、Cd等重金属元素,其含量控制是国内也是国际药用玻璃行业的大课题。

玻璃的缺点是易碎、贮运不便、不易加工成特殊要求的容器,或成本较高,除在注射剂品种中仍占主导地位外,在药品包装总销售额中已下降到十分之一以下。随着高分子材料工业的发展,越来越多的玻璃包装逐渐被塑料包装所替代,广泛用于包括注射剂在内的各类剂型的容器、瓶盖、瓶封、泡罩包装、注射器和安瓿等的生产,在欧美等国已占80％以上。常用的塑料有聚乙烯(PE)、聚丙烯(PP)、聚偏二氯乙烯(PVDC)、聚酯(PET)、聚酰胺(PA)、聚苯乙烯(PS)等。塑料包装价格低廉、加工方便、品种类型多,可以根据制剂性质和要求选择。例如,高密度聚乙烯的气密性优于低密度聚乙烯;聚偏二氯乙烯(PVDC)则具有良好的气密性、防潮性、耐油性以及化学反应惰性,可以用作输液的软包装,但对氨及有机胺类物质的耐受性则较差;双向拉伸聚丙烯(BOPP)具有良好的透明性、耐热性和阻隔性,常与低密度聚乙烯、PVDC等制成复合膜,获得更加出众的包材性能。

药用包装塑料必须符合有关法规,在塑料中不得添加有毒的增塑剂、稳定剂、防老剂等附加剂,必须控制高分子材料合成过程中的引发剂、催化剂、单体及副产物的用量。例如,氯乙烯单体的残留量应在 $10\mu g/kg$ 以下。

与玻璃相比,塑料的不足在于其透气性、对溶液中药物的吸附性以及塑料中添加剂的溶出性等。塑料的吸附性和溶出性限制了它们在液体制剂及注射液包装中应用。液体制剂常添加的少量防腐剂可以被聚酰胺这类材料吸附,在注射液的包装材料中,目前仅能采用 PVDC和 PE 等少数品种,但在欧美和日本,目前除营养输液仍用玻璃瓶包装外,常规输液包装已由优质塑料瓶、软管、软包装等替代。

对于片剂和胶囊剂,塑料瓶及泡罩包装是一种很流行的包装形式,但对于泡腾片这类对水分特别敏感的药品和硝酸甘油这类极易挥发的药品以及易氧化药品,采用塑料包装尤其是简单薄膜类包装往往不能满足要求,水分的透入、药品的挥发以及与外界空气的交换均可使药品变质。厚度为 0.03mm 的聚氯乙烯薄膜在 40℃,90％RH 条件下透湿速率为 $100g/(m^2 \cdot d)$,所以在泡罩包装中,通常采取聚氯乙烯(PVC)、PP 及铝箔等制备的多层复合膜以减少透气性和透湿性。近年来,双铝塑包装更进一步提高了药品的防湿性能。

除玻璃和塑料两大类包装材料外,橡胶是制备胶塞、垫圈、滴头等的主要材料,与塑料的性质类似,透气性、吸附性和溶出性是这类材料的主要问题。天然橡胶、氯丁橡胶和聚异戊二烯橡胶都具有很高的透气性和潜在的化学反应性,目前在注射剂包装中应用的胶塞材料主要是丁基橡胶。金属包装价格相对较高,但对于气雾剂等需承受压力的制剂、可折叠管、无针头注射器、气密防潮容器等仍然是最佳的选择。

各国药典对包装材料和容器都有明确的要求或规定,例如对玻璃容器碱性的检查,对棕色玻璃透光性的检查以及对注射玻璃容器的各项检查等。对于一些具特殊用途的容器,如输液用塑料容器规定有详尽的检查项目,包括不挥发物、重金属、氨、pH 值、毒性、热原与溶血等。对注射用胶塞也有类似的要求,还要测定其穿刺性、落屑、再封闭性以及热压灭菌的影响等。我国也对各种药品包装容器从规格、材料和质量等方面颁发国家标准和检测标准。国家食品药品监督管理局特别规定了新药注册申请中应提供包装材料及容器选择及设计的相关文件，已上市药品更改内包装材料或容器应进行相应稳定性试验。

2.3.8　药品规格设计

制剂规格设计是一个事关患者使用和医生给药准确性和便利性的问题，但在药品开发中容易被忽视。

1. 制剂规格设计的基本要素

规格是指一个剂量单位中含活性成分的量。通常情况下，对于一个创新药而言，其规格的设计应满足用药剂量和药剂学技术两个方面的基本要求。从用药剂量的角度来看，在临床试验阶段，通常设计多个规格来满足对有效性剂量的探索。从药剂学角度来看，主药的含量应依据给药剂量设计，只有在一些药剂学无法实现的情况下，方可考虑设计小规格以满足药剂学技术要求。常规规格的确定应以成年人的标准体重（体表面积）为依据（如 60kg），这样得到的规格具有较为普遍的适应性，是方便临床使用的。对于以千克体重和（或）速率给药的药品，如某些心血管药物，在派生出制剂规格时需要考虑其合理性和必要性。

2. 儿童用药规格亟待改善与重视

占我国人口 1/4 的儿童，专用药品仅百种（含中成药），占全国制剂品种的 1%～2%，儿童大多采用成人药品"酌减"使用，存在诸多缺陷：① 剂量上，根据成人用药折算，一些片剂、丸剂、胶囊剂、颗粒剂等难以确保剂量分配的准确性，尤其是药理作用剧烈、安全范围小的药品，疗效和安全性都难以保证；不管儿童用药是按照千克体重、年龄还是体表面积折算，都需要经过复杂的换算，很多时候使用者是无法实现的；在儿科用药中超剂量使用的情况比较突出，容易导致药物不良反应，甚至损害儿童发育和健康；另一方面，多数化学药物的儿童用法用量是参照国外同类产品，本国这类研究数据奇缺。这种照搬方法并未考虑国内外儿童种族和发育状况的差异。② 剂型上，儿童用药从成人药品中折算分药，常常会破坏原制剂的剂型特点，影响药物的正常效用，例如为掩盖不良嗅味而制成的包衣片、胶囊，须在肠道发生作用的酶类药物、微生态制剂、肠溶制剂，为减轻对胃的刺激而制备的肠溶片，还有缓释制剂、控释制剂等等，这些都是不适合拆分服用的药物剂型。

儿童专用剂型和规格必须引起足够的关注和重视，在欧盟，欧洲药品评价局（EMEA）专门设有儿科用药委员会负责儿童药品的注册评价。应根据儿童年龄和发育特点设计药物剂型和规格，在安全有效的前提下，尽可能设计嗅、味、形等符合儿童需要的制剂，并在制剂规格设计时更多地为儿童服用提供易分剂量，适合于按患儿年龄、体重或体表面积准确给药的其他便利方式。

2.4　药物制剂的设计

2.4.1　概述

通过处方前的工作了解药物和辅料的所有物理、化学和生物学性质后，接下来的工作是剂型选择和处方设计。优化技术对处方和工艺因素提供深入的了解，并确定其最佳范围。一般地，先通过适当的预试验来选择一定的辅料和制备工艺，然后采用优化技术对处方和工艺进行优化设计。

设计一个处方,常常要求制剂的各种特性符合规定的控制限度,使制剂的物理化学稳定性、生物利用度、成本等都能达到最佳设计要求。描述制剂特性的参数为应变量,如片剂硬度、崩解度、溶出度等,决定制剂特性的因素为自变量。药学工作者的任务常常涉及确定一个或几个自变量,使产品符合每一个制剂特性的限制条件和要求。

优化过程包括:① 选择可靠的优化设计方案以适应线性或非线性模型拟合;② 建立效应与因素之间的数学关系式,并通过统计学检验确保模型的可信度;③ 优选最佳化工艺条件。

一般地,优化技术的进行从制剂处方和工艺开始,通过改变某些因素观察制剂特性的变化,根据实际数据建立数学模型,获得制剂的特性变化,然后对其进行优化,均达到各因素的最佳水平。采用优化技术有如下优点:① 省时,降低成本以达到产品的设计要求;② 提高最佳或近似最佳产品设计的可靠性;③ 提高和保证最终产品的质量。

2.4.2 一般药物的制剂设计

一般地,稳定性、溶解性好的药物,而且无特殊要求的制剂,如片剂、胶囊剂、注射剂等,只要选择适宜辅料和生产工艺就可以做出合理的设计。

需要注意的是,不管是一般的药物还是性能特殊的药物,处方设计时应该更多地关注药物的溶解度、溶出速率、吸收性能、稳定性、体内药理药效和临床使用需要等因素之间的平衡。例如,一种药物制备成液体制剂时需要将 pH 值控制在较酸或碱性范围内以增加其溶解度,但并未同时考虑该 pH 条件下药物透过生物膜的性能和对药物的稳定性、刺激性及临床应用(如口味)等的影响,反之,适合药物呈现优良透过生物膜性能的 pH 条件,可能是药物很不稳定的条件;同样,为获得制剂中药物良好的溶出性能而选择更有效的稀释剂或崩解剂,可能并未考虑制剂体内释药行为改变带来的药理毒理变化等。这些因素间的平衡最终是以人体应用和疾病治疗为优先考虑条件的。

药物剂型种类很多,制剂工艺也各有特点,研究中会面临许多具体情况和特殊问题。但制剂研究的总体目标是一致的,即通过一系列的研究工作,保证剂型选择的依据充分,处方合理,工艺稳定,生产过程能得到有效控制,适合工业化生产。制剂研究的基本内容一般包括以下方面:

1. 剂型的选择

通过对原料药理化性质及生物学性质的考察,根据临床治疗和应用的需要,选择适宜的剂型。

2. 处方研究

根据药物的理化性质、稳定性试验结果和药物吸收等情况,结合所选剂型的特点,确定适当的指标,选择适宜的辅料,进行处方筛选和优化,初步确定处方。

以下以片剂为例说明处方研究和工艺研究,其他制剂的工艺研究要求基本类似。

辅料可根据需要选择:赋形剂或填充剂如乳糖、微晶纤维素、预胶化淀粉,崩解剂如羧甲基淀粉钠(CMS)、交联聚乙烯吡咯烷酮(PVPP)、交联羧甲基纤维素钠等,黏合剂如 HPMC、聚乙烯吡咯烷酮(PVP)等,润湿剂如水、乙醇,助流剂如微粉硅胶,润滑剂如硬脂酸镁、聚乙二醇等。薄膜包衣材料如 HPMC、欧巴代等,肠溶材料如聚丙烯酸树脂Ⅱ、Ⅲ号或 Eudragit L-100、S-100、邻苯二甲酸羟丙基甲基纤维素酯(HPMCP)等,缓释材料如高黏度 4000～15000cps HPMC、聚丙烯酸树脂类、蜡类、乙基纤维素等,增塑剂如柠檬酸二乙酯、PEG 等,色素如苋菜红、柠檬黄、胭脂红、日落黄等。

处方设计时需要考虑：① 药物的理化性质：多晶型、热湿的敏感性、难溶性、难渗透性、体内的不稳定性；② 辅料的理化性质：物理稳定性、吸湿性、与药物相容性、流动性、化学性质、生物学性质；③ 给药途径：口服、肺部给药、透皮制剂、口腔或直肠；④ 药物的释放特性：速释、缓释、控释（如肠溶）；⑤ 药物的剂量：高剂量、低剂量；⑥ 制备工艺：直接压片、湿法制粒、干法制粒、流化床制粒包衣、喷雾干燥等因素。

3. 制剂工艺研究

根据剂型的特点，结合药物的理化性质和稳定性等情况，考虑生产条件和设备，进行工艺研究，初步确定实验室样品的制备工艺，并建立相应的过程控制指标。

制剂工艺研究是制剂研究的一项重要内容，对保证药品质量稳定有重要作用，是药品工业化生产的重要基础。制剂工艺研究可以单独进行，也可结合处方研究进行。制备工艺研究包括工艺设计、工艺研究和工艺放大三部分，工艺研究和工艺放大还需要经过验证。

（1）工艺设计：可根据剂型的特点，结合已掌握的药物理化性质和生物学性质，设计几种基本合理的制剂工艺。如实验或文献资料明确显示药物存在多晶型现象，且晶型对其稳定性和（或）生物利用度有较大影响的，可通过 IR、粉末 X-射线衍射、DSC 等方法研究粉碎、制粒等过程对药物晶型的影响，避免药物晶型在工艺过程中发生变化。例如，对湿不稳定的原料药，在注意对生产环境的湿度进行控制的同时，制备工艺宜尽量避免水分的影响，可采用干法制粒、粉末直接压片工艺等。工艺设计还需充分考虑与工业化生产的可衔接性，主要是工艺、操作、设备在工业化生产中的可行性，尽量选择与生产设备原理一致的实验设备，避免制剂研发与生产过程脱节。

（2）工艺研究：工艺研究的目的是保证生产过程中药品的质量及重现性。制剂工艺通常由多个关键步骤组成，涉及多种生产设备，均可对制剂生产造成影响。工艺研究的重点是确定影响制剂生产的关键环节和因素，并建立生产过程的控制指标和工艺参数。

1）工艺研究和过程控制：首先考察工艺过程各主要环节对产品质量的影响，可根据剂型及药物特点选择有代表性的检查项目作为考察指标，根据工艺过程各环节的考察结果，分析工艺过程中影响制剂质量的关键环节。如对普通片剂，原料药和辅料粉碎、混合，湿颗粒的干燥以及压片过程均可能对片剂质量产生较大影响。对于采用新方法、新技术、新设备的制剂，应对其制剂工艺进行更详细的研究。

在初步研究的基础上，应通过研究建立关键工艺环节的控制指标。可根据剂型与制剂工艺的特点，选择有代表性的检查项目作为考察指标，研究工艺条件、操作参数、设备型号等变化对制剂质量的影响。根据研究结果，对工艺过程中的关键环节建立控制指标，这是保证制剂生产和药品质量稳定的重要方法，也是工艺放大及向工业化生产过渡的重要参考指标。指标的制订宜根据剂型及工艺的特点进行。指标的允许波动范围应由研究结果确定，并随着对制备工艺研究的深入和完善不断修订，最终根据工艺放大和工业化生产有关数据确定合理范围。

2）工艺重现性研究：工艺重现性研究的主要目的是保证制剂质量的一致性，一般至少需要对连续三批样品的制备过程进行考察，详细记录制备过程的工艺条件、操作参数、生产设备型号等，以及各批样品的质量检验结果。

3）研究数据的汇总和积累：制剂工艺研究过程提供了丰富的实验数据和信息。这些数据的分析，对确定制剂工艺的关键环节，建立相应的控制指标，保证制剂生产和药品质量的重现性具有重要意义。这些数据可为制剂工艺放大和工业化生产提供依据。

工艺研究数据主要包括以下方面：① 使用的原料药及辅料情况(如货源、规格、质量标准等)；② 工艺操作步骤及参数；③ 关键工艺环节的控制指标及范围；④ 设备的种类和型号；⑤ 制备规模；⑥ 样品检验报告。

(3) 工艺放大：工艺放大是工艺研究的重要内容，是实验室制备技术向工业化生产转移的必要阶段，是药品工业化生产的重要基础，同时也是制剂工艺进一步完善和优化的过程。由于实验室制剂设备、操作条件等与工业化生产的差别，实验室建立的制剂工艺在工业化生产中常常会遇到问题。如工业化生产胶囊剂采用的高速填装设备与实验室设备不一致，实验室确定的处方颗粒的流动性可能并不完全适合生产的需要，可能导致重量差异变大；对于缓释、控释等新剂型，工艺放大研究更为重要。

研究重点主要有两方面，一是考察生产过程的主要环节，进一步优化工艺条件；二是确定适合工业化生产的设备和生产方法，保证工艺放大后产品的质量和重现性。研究中需要注意对数据的翔实记录和积累，发现前期研究建立的制备工艺与生产工艺之间的差别，包括生产设备方面(设计原理及操作原理)存在的差别。如这些差别可能影响制剂的性能，则需要考虑进行进一步的研究或改进。

4. 药品包装材料(容器)的选择

主要侧重于药品内包装材料(容器)的考察。可通过文献调研或制剂与包装材料相容性研究等实验，初步选择内包装材料(容器)，并通过加速试验和长期留样试验继续进行考察。

5. 质量研究和稳定性研究

对所设计的处方和工艺，参照中国药典有关规定和国家颁布的其他药品质量研究和稳定性研究有关指导原则，研究考察数据是否符合要求。

制剂研究的各项工作既有其侧重点和需要解决的关键问题，彼此之间又有着密切联系。剂型选择是以对药物的理化性质、生物学特性及临床应用需求等综合分析为基础的，而这些方面也正是处方及工艺研究中的重要问题。质量研究和稳定性考察是处方筛选和工艺优化的重要科学基础，同时，处方及工艺研究中获取的信息为药品质量控制(中控指标和质量标准)中项目的设定和建立提供了参考依据。因此，研究中需要注意加强各项工作间的协调统一，对研究结果进行全面、综合的分析。

制剂研究是一个循序渐进、不断完善的过程，制剂研发中需注意制剂研究与相关研究工作的紧密结合。在研发初期，根据药物的理化性质、稳定性试验结果和体内药物吸收情况等数据，初步确定制剂处方及制备工艺。随着研究的进展，在完成有关临床研究(如药代动力学试验、生物利用度比较研究)以及后期工艺放大研究后，处方、工艺可能需要进行必要的调整。如这些调整可能影响药品的体内外行为，除重新进行有关体外研究工作(如溶出度检查)外，必要时还需要进行有关临床研究。

2.4.3 特殊药剂的设计

1. 难溶性与疏水性药物的剂型与制剂的设计

目前上市的药物中约有10%溶解性较差，而几乎有40%的新化合物实体(NCE)因溶解性问题而影响其实用性。提高难溶性与疏水性药物的溶解度与溶出速率，制成合适剂型，是剂型设计中的一个难题，也是在实际工作中首先要解决的问题。

（1）将难溶性药物制成注射液或液体制剂的方法：采用乙醇、丙二醇、PEG400 等非水溶媒；弱酸或弱碱性药物可加碱或酸制成盐；药物采用羟丙基-β-环糊精（HP-β-CD）制成包合物用于注射，如伊曲康唑（itraconazole）、青蒿素等；加入克列莫佛、吐温等增溶剂；制成混悬型注射液或油注射液，如醋酸可的松注射液（混悬型）、黄体酮注射液（油剂）；制成乳剂型注射液或脂质体，我国在 2003 年就批准注射用紫杉醇脂质体新药上市；制成纳米粒，FDA 已批准白蛋白结合紫杉醇纳米粒注射混悬液上市，商品名为 ABRAXANE,由美国生命科学（American Bioscience）公司开发；制成水溶胶（hydrosol），粒径为 1～1000nm,悬浮于溶液中，与脂质体不同，不会靶向于单核细胞而被吞噬，呈现与溶液剂相同的药理学特征，例如已上市的维 A 醇和金注射用胶体制剂；制成口服混悬剂，如对乙酰氨基酚口服混悬液。

（2）难溶性或疏水性固体制剂提高溶出速率与溶解度的方法：药物的溶解度低于 1‰ 和溶出速率小于 $1.0mg/(min\cdot cm^2)$ 时就存在吸收和生物利用度障碍，需要通过剂型研究改善提高。药物的溶出速率与其总表面呈比例关系。可通过微粉化或制成固体分散剂、成盐等方法增加药物表面积，提高溶解度和溶出速率。① 通过微粉化提高溶出速率，如螺内酯未微粉化吸收只有 10% 左右，每片含主药 100mg,微粉化后体内吸收和血药浓度也大为提高，每片只需主药 20mg,我国药典已规定螺内酯需检查粒度，含 $10\mu m$ 以下的粒子不得少于 90%。格列本脲、呋喃妥因、醋酸氢化可的松、醋酸泼尼松龙、甲睾酮、洋地黄毒苷、利血平、磺胺嘧啶、苯巴比妥等其他难溶性药物藉此易大大改善溶出吸收；② 将难溶性药物以分子或极细微粒分散到水溶性高分子聚合物 PEG、PVP 中，制成固体分散体，如已上市的联苯双酯滴丸、硝苯地平PVP 固体分散体等；③ 采用溶剂共沉淀技术，即将难溶性药物溶解在其可溶性溶剂中，然后沉积于载体的表面，制成溶剂共沉淀物，以增大表面积，提高溶出速率，如硝苯地平、尼莫地平等可以采用这项技术制备片剂，使溶出度大为提高，此法有利于工业化生产；④ 将难溶性药物溶解在低毒性但能与水混溶的溶剂（如 PEG400）中，再分散在能提供很大表面积的微粉硅胶上，制成粉状溶液，药物以分子状态分散在固体粉末上，有利于药物的溶解，如利尿药泊利噻嗪（polythiazide）粉末溶液的制备；⑤ 那格列奈、醋酸甲羟孕酮这类难溶性药物可通过加入十二烷基硫酸钠或吐温 80 等表面活性剂与 PVPP、CMS 等高效崩解剂；⑥ 制成软胶囊：已上市的硝苯地平软胶囊即是将硝苯地平溶于甘油、薄荷油与 PEG400 的混合溶媒中，制成软胶囊，使难溶的主药溶出速率与生物利用度均大为提高；⑦ 制成盐：在制剂生产工艺过程中将弱酸性或碱性药物制成盐，也是提高难溶性药物的有效方法，如抗高血压药替米沙坦在制备片剂时，先将替米沙坦溶于氢氧化钠与葡甲胺的碱性溶液中，制成盐后再加辅料制粒压片。青霉素 V是具有羧基的弱酸，制成钾盐，口服后胃中迅速游离析出大量青霉素 V 微粉，与消化液的接触面积增大，溶解迅速，易于吸收。新生霉素、甲苯磺丁脲钠等也可通过将其制成盐来提高溶解度。

2. 不良气味、味道药物的制剂设计

绝大多数药物味苦，当其制成液体制剂、颗粒剂、咀嚼片时，患者难以接受，特别是儿童制剂更是如此。解决制剂口感，儿童乐意接受，已成为制剂设计中首先要考虑的问题。

（1）包裹掩盖法：制备成胶囊、微囊、微球、熔融制粒、喷射冷凝制粒，制成糖胶片、包衣片，药物与离子交换树脂结合，用环糊精包合，用吸附剂吸附等。

1）包衣：是掩盖药物苦味的最常用方法，它是在固体药物表面上包以适当的衣层。常用的薄膜包衣材料有丙烯酸树脂、羟丙基纤维素（HPC）、乙基纤维素（EC）、醋酸丙酸纤维素

(CAP)、HPMC、HPMCP、PEG、PVP 等系列产品。① 用包衣剂的混合物进行包衣。抗胆碱药溴丙胺太林颗粒剂包衣时如选 Pharmacoat 包衣掩盖苦味,则必须使用大量包衣材料才能达到完全包衣的目的,而若用 HPMCP 则会使有效组分在胃液中的正常释放受到阻碍。经试验选用 HPMCP(HP-50)与 Pharmacoat 606 的配比为 7:3 的包衣材料,可使溶出2.3%的溴丙胺太林所需时间延长为 45s,从服药后至感到苦味所需时间为 44s(此时间大于 30s,即不会感觉苦味),颗粒在模拟胃液中溶出 75%所需时间为 19min,这些都符合临床要求。② 无味扑热息痛颗粒剂(0.3g/2g、0.1g/g)采用熔融法并结合包衣法制备,很好地掩盖了扑热息痛的苦味,又获得了令人满意的溶出效果,与市售进口的乙酰氨基酚颗粒剂相比,溶出速率有明显的优势。③ 用氢化油和表面活性剂的混合物作包衣液,采用流化床法对抗心律失常药盐酸茚洛秦微粒进行包衣,包衣后用蜂蜡加热处理,加热温度比衣层的熔融温度稍高,使表面活性剂在包衣中重新分布,这样药物熔化后能均匀扩散入包衣层,有利于药物的溶出,保证了生物利用度,又能有效地掩盖了药物的苦味。

2) 制备微囊:将固体或液体药物包裹,提高药物稳定性,防止药物在胃内失活和对胃产生刺激。例如,用明胶作囊材,用单凝聚法制备黄连素微囊,掩盖了药物的苦味,便于儿童服用。又如,止吐药瑞莫必利(remoxipride)微囊混悬剂,在水中的溶出度减少,从而减少口服时药物对口腔黏膜的刺激,但其释放特性和生物利用度与胶囊剂对照,均符合要求。

3) 制备微球:微球是药物溶解或分散在高分子材料基质中所形成的骨架型微小球状固体,能达到与微囊类似的效果。例如,用聚丙烯酸树脂Ⅱ号(肠溶)作囊材,采用相分离-凝聚法成功制成克拉霉素微球,掩盖了药物的苦味,适于儿童服用。

4) 熔融制粒:采用低熔点的辅料作为熔合剂,与其他辅料和药物一起搅拌、加热、熔融,药物粉末被黏结,包封于颗粒中,其不良苦味可被掩蔽。低熔点辅料包括硬脂酸、十八烷醇、聚乙二醇和各种蜡类。例如,将丙烯酸Ⅳ号树脂溶于 95%乙醇后,加至克拉霉素分散于熔融的单硬脂酸甘油酯中的混合物,于 85~100℃搅拌至乙醇挥发完,冷却后粉碎得颗粒。将上述颗粒与甘露醇、可压性淀粉、阿司帕坦混匀,用 HPMC 溶液作黏合剂,湿法制粒,所得颗粒剂具有极好的掩蔽苦味效果,但单硬脂酸甘油酯会减慢药物的体内溶出,有待改进。

5) 喷射冷凝熔融制粒法:所得混悬药物的熔融物可用喷射冷凝制成颗粒剂。例如,将硬脂酸熔融,在搅拌下依次缓慢加入丙烯酸Ⅳ号树脂及克拉霉素,趁热将熔融物用喷枪喷入冷水中,取出颗粒,干燥。再与甜味剂、填充剂、黏合剂制粒,所得颗粒剂具有较好的掩蔽苦味的效果。又如,采用单硬脂酸甘油酯和丙烯酸树脂控制药物释放的速率和释放部位,通过改变药物与这两种辅料的配比进行控制,得出最佳处方,所得制剂的口味与普通包衣颗粒相比明显改善。

6) 喷雾凝固与喷雾包衣:采用这项技术掩盖味苦的药物有单硝酸硫胺、核黄素、盐酸吡多辛和烟酰胺等,它们可用脂肪酸或食用的脂肪酸单甘油酯和二甘油酯等材料采用喷雾凝固技术包衣,制成流动性好的颗粒。但应注意,在喷雾凝固制剂中,主药接近 1/3,对于小剂量的药物如维生素,这种方法是适合的。但也要考虑包衣对药物生物利用度的影响,相对分子质量在 4000 至 20000 的 PEG,也可用作包衣材料。

喷雾包衣是包衣材料溶液中溶剂蒸发的过程,使药物颗粒外包上一层包衣膜。一些香料油、维生素 A 和 D 及双氯西林钠(sodium dicloxacilin)可采用这项技术包衣,防止药物的不良气味。双氯西林钠类抗生素或其他四环素类药物可将其与乙基纤维素、鲸蜡的二氯甲烷溶液混合,微粉化的抗生素混悬在上述溶液中,喷雾干燥,形成自由流动的颗粒。维生素 A、D 是脂溶性维生素,由于其油性、易氧化性,不适于直接用其压制咀嚼片,故常将醋酸纤维素 A 或 A 与 D$_2$用明胶、蔗糖和棉籽油(骨架材料)以 2,6 -二叔丁基对甲酚(BHT)、丁基羟基茴香醚(BHA)与焦亚硫酸钠为稳定剂制成流动性的细颗粒,或将醋酸纤维素 A 与 D$_2$(500A/40D)用明胶、蔗糖、预胶化淀粉为骨架材料,以 BHT、BHA、羟苯甲酯与丙酯及山梨酸钾为稳定剂制成流动性的小珠(beadlets)类粉末。应该指出,以上抗生素主要解决口感问题,而维生素 A 与 D 主要提高稳定性。

　　7) 吸附:味道不好的药物可以通过吸附剂吸附药物进入载体,降低唾液中的药物浓度,在口中防止其对味蕾的刺激,而在胃肠中药物又能释放。例如,氢溴酸右美沙芬用三硅酸镁吸附就可降低或避免其苦味。应用吸附剂时,一般与 10%药物微粉化,除右美沙芬外,溴离子也是味道不良的因素。常用吸附剂有皂土、硅胶、硅酸镁铝(Veegum)等。一般将药物溶解在适宜的溶剂中,蒸发除去溶剂,则药物分子就吸附在吸附剂中。

　　8) 离子交换树脂结合:与吸附法类似,采用基质为树脂(阳离子树脂或阴离子树脂),理论上药物对于相反电荷的树脂具有亲和力,当在咀嚼与唾液 pH 条件下,可以抑制药物的解离。这种方法也可改进药物稳定性,如与树脂结合的维生素 B$_{12}$片,可以避免其在酸性环境中降解。

　　9) 制成糖胶片:目前上市的口香糖剂型有尼古丁戒烟剂(Nicorette)。它们以口香糖胶质作为主要赋形剂,是可咀嚼的固体制剂,但不能吞服。它们既能治疗口腔疾病,又可经口腔黏膜吸收或咽下溶解或分散的药物治疗全身性疾病。国内已有研究者制备了苯海拉明的口香糖剂型。

　　(2) 应用氨基酸:一般是酸性氨基酸。用氨基酸或其盐与青霉素类药物结合可掩盖药物的不良气味。常用的氨基酸有肌氨酸(sarcosine)、丙氨酸、牛磺酸、谷氨酸等,尤以甘氨酸最为常用。氨苄青霉素上市产品,就是用其与甘氨酸以常规方法制成颗粒,然后与另外的甘氨酸、淀粉、润滑剂、助流剂、甜味剂和香料混合压片而得。

　　(3) 加入苦味阻滞剂:腺苷酸等核苷酸是高效的苦味阻滞剂(bitter blockers),可以阻断苦味信号的神经传导。在制剂中的添加量按重量比通常占制剂总重的 0.0001%～10%,较佳用量为 0.0025%～0.5%。

　　(4) 加入甜味剂或矫味剂:可用天然或合成的甜味剂,用糖浆或糖精钠掩盖苦味,再加 0.5%谷氨酸钠来减少残留苦味,也可加甜味剂和氯化钠,用甜咸两味混合掩盖苦味。药物的咸味较难掩盖,一些糖浆对咸味掩蔽能力较好,对服用氯化铵后的不快味道,甘草和复盆子糖浆的掩盖作用较明显。加入适量矫味剂(flavoring agent),也能掩盖一些药物的不良气味,常用的有苹果香精、橘子香精、樱桃香精、香蕉香精、枸橼酸及一些植物的挥发油如草莓油、薄荷油、橙皮油、柠檬油等。芳香剂主要用于改善制剂的气味。儿童可能更喜欢巧克力、水蜜桃等香味。还可以利用胶浆剂矫味,常用的有淀粉、阿拉伯胶、西黄蓍胶、羧甲基纤维素钠、海藻酸钠、琼酯、明胶等。此外,还有卡拉胶、卡波姆、氧化镁、氢氧化铝等胶浆具有黏稠、缓和的性质,减少药物与味蕾的接触而矫味,运用于酸味药物,可减轻酸味、涩味的刺激作用。对刺激性药物可合用甜味剂和胶浆剂。卡拉胶、卡波姆可用于干混悬剂。卡波姆是带有活性羧基的乙烯基聚合物,用碱性物质中和时可成盐,羧基负离子的相互作用可使分子链伸展并具有黏性。氧化镁、氢氧化铝可在水中形成胶体,有较大的碱性。

　　例如,将阿奇霉素与蔗糖、甘露醇、预胶化淀粉和氧化镁掺合,以羟丙基纤维溶液制粒,干燥、筛分,加阿司帕坦、樱桃、香精、奶油味香精、草莓香精,再加硬脂酸镁后压片,制成可咀嚼片。据报道,氧化镁作胶浆剂可干扰味觉,掩盖苦味。这里还可加醛糖酸盐,如葡糖酸钙。如将阿奇霉素与蔗糖、甘露醇、预胶化淀粉和氧化镁掺合,加阿司帕坦、樱桃香精、奶油味香精、草莓香精掺合,再加硬脂酸镁可得到苦味被掩盖的悬浮液。

(5) 暂时、可逆地麻痹味蕾:泡腾剂由碳酸氢盐与有机酸(如柠檬酸或酒石酸)加辅料香精或甜味等制成,遇水后生成 CO_2 溶于水成酸性,能麻痹味蕾而矫味。薄荷脑或薄荷油也有局部麻痹的作用,对苦味盐类(如硫酸镁合剂)可改善其苦味、涩味、咸味,从而改善患者的顺应性。

制剂设计举例:多种维生素咀嚼片因所设计的制剂主要供儿童服用,口感味道需要特别重视。各种维生素原有的气味各不相同,需要先考察、分析,然后采取相应的措施。处方成分的维生素和微量元素中,基本无味的有维生素 A 醋酸盐、维生素 D_2 和维生素 E 醋酸盐,很苦、苦、微苦的有烟酰胺、维生素 B_1、泛酸钙、维生素 B_6(同时微咸),酸、微酸的有维生素 C、抗坏血酸钠,无味的有维生素 B_{12}、叶酸;铁盐有金属味,甘油磷酸锰、氧化锌、氧化镁、磷酸二氢钙实际没有金属味。设计多种维生素咀嚼片主要解决口味不良及稳定性问题。实际上多种维生素与微量元素组合的处方,其原味为苦、咸酸、金属味。酸味可以通过加入甘露醇及糖精使之降低,进一步调节抗坏血酸与抗坏血酸钠的比例,可以使酸性减缓或加入柠檬香精调节至所选择的相应酸度。而富马酸亚铁与焦磷酸铁及其他铁盐比较,味道要好一些。富马酸亚铁可以采用饱和脂肪单甘油酯或双单甘油酯以喷雾凝固法包衣。维生素 B 类药较苦,采用食用脂肪酸单甘油酯和双单甘油酯用喷雾凝固法分别包衣,包衣产品的维生素与脂肪酸之比为 1:3,烟酰胺也可用这种包衣形式。维生素 A 与 D 用喷雾凝固或喷雾包衣制备为自由流动的结晶或小珠。维生素 E 以二氧化硅吸附的干粉或将其制成微珠使用。为了较好地掩盖其不良气味,可加入适量的香料,如柠檬香精、薄荷、樱桃香精、橘子香精等。据此形成的处方可以直接压片,也可用异丙醇湿法制粒,但不能用水。处方中抗坏血酸与抗坏血酸钠混合物可用乙基纤维素包衣的抗坏血酸代替(抗坏血酸 97%,乙基纤维素 3%),在制备过程中要特别注意各成分及产品稳定性。

3. 不稳定药物的制剂设计

(1) 抑制水解:有几种可用于增加易受水解降解药物剂型稳定性的方法,其中,去除制剂中的水分是最有效的方法。即使遇水稳定的药物的固体剂型也必须避免接触大气中的湿气,这可将片剂、颗粒包防潮衣或将药品密封保存在完全密封的容器中。某些药物也可以制成干混悬剂。通常在液体剂型的处方中使用替代液体(如甘油、丙二醇和乙醇等)来代替或降低水含量。在某些注射剂中,脱水莱油可以用作药物的溶剂以降低水解破坏的可能性。因水解而不稳定药物的大多数制剂建议在冰箱中贮存。和温度一样,pH 对有水解降解趋向的药物是一个主要的决定性因素。大多数药物的水解取决于氢氧根和氢离子的相对浓度,可容易地测定每一种药物的最稳定 pH 值。大多数可水解药物的最稳定 pH 值在偏酸性范围,即 pH5~6。所以,通过合理使用缓冲剂可增加不稳定药物的稳定性。

(2) 除氧:对氧敏感的药物在干燥状态下有氧存在、暴露在光线下或没有适当考虑到它们会受氧化影响而与其他化学物质在处方中合用极可能发生氧化反应。在药物制剂中化学物质的氧化通常会伴有制剂颜色的变化,也可导致沉淀或制剂正常嗅味的改变。水溶液制剂的抗氧剂是亚硫酸钠、亚硫酸氢钠、次磷酸和抗坏血酸;在油溶液制剂中(油或油性物质)常应用 α-生育酚、BHA 和抗坏血酸棕榈酸酯等抗氧剂,可提供比被保护药物易被自由基接受的质子或氢原子,具有防止氧化链式反应的作用。在制备和贮存过程中隔离氧气,是增加易氧化药物稳定性的重要方法,对氧敏感的药物可用除氧剂、空气置换剂(如惰性气体氮气等),并密闭包装。另外,药物、溶剂、容器或塞子带有的痕量金属离子是难于制备易氧化药物的稳定溶液的关键。某些金属离子的存在将使氧化反应大大增加。因此,必须注意制剂起始物料和制备过程中金属离子的有效控制,必要时制剂中还需要添加 EDTA 等螯合剂。

(3)避光:光也能对氧化反应起催化作用。通过光催化作用,光波将它们的能量转移给药物分子,增加药物分子的能量,使后者更具有反应性。为了避免氧化过程的加速,敏感药物的制剂应该使用避光或不透明的包装容器。由于大多数药物的降解过程随温度的升高而明显加快,因此建议将易氧化药物保存在较低温度的环境下。影响药物在溶液中稳定性的另一个因素是制剂中的 pH 值,每一种药物在溶液中都有使它保持最稳定状态的 pH 值,合适的缓冲剂可以维持药液 pH 值的稳定。

关于特殊药物制剂的设计,也可参见本书第 3 章第 3.2 节关于药物稳定化方法和第 5 章第 5.10 节关于特殊固体制剂处方工艺的有关内容,也可以参阅有关文献。

4. 生物大分子药物制剂设计

多肽蛋白质类药物,含多组分的生物活性提取物或细胞制剂,由于其相对分子质量较大,结构较复杂,本身就是生物活性成分,易变性失活或在体内被降解失活,其制剂设计有许多方面与常规小分子化学药物不同,主要需考虑其体外和体内稳定性。

多肽蛋白质类药物一般设计成注射剂(溶液、干粉)。注射给药可以制成前体药物注射液(如腺苷酸脱氨酶(ADA)与 PEG 连结用于治疗免疫缺损综合征已为 FDA 批准)、注射用微球(如已上市的肌注曲普瑞林-聚丙交酯-乙交酯微球、醋酸亮丙瑞林、布会瑞林和 Meterelin 肌注微球等);也可以设计成静脉注射用脂质体,用脂质体包理 TNF-α 可明显提高其细胞毒活性,对非敏感的抗性细胞也有活性,表明脂质体对靶细胞有敏化作用;一些疫苗可以制成控释制剂(类毒素疫苗,如白喉、破伤风、气性坏疽、霍乱疫苗等,病毒疫苗,乙肝疫苗等,以及核酸疫苗和人工合成疫苗等)或在处方中添加合适的冻干稳定剂来提高制剂的热稳定性;多肽类药物因在血液中的半衰期一般很短,可采用微粒递释系统等缓释控释技术,例如加入高分子聚合物(如透明质酸),将多肽包裹在脂质体或固体微粒中,使多肽缓慢释放。适于制备微粒的生物可降解材料有聚乳酸、丙交酯和乙交酯共聚物(PLCA)、聚己内酯、聚氨基酸、聚原酸酯、聚酐、聚腈基丙烯酸烷基酯等。例如,美国 Genetech 公司的研究人员成功制备了连续释放一个月的 rhGH 和 IFN-γ 微囊制剂。

多肽蛋白质药物也可以通过非注射给药途径,文献报道的有鼻腔、肺部、眼、舌头、口服、直肠、结肠、阴道、皮肤等,其中研究最多的是鼻腔给药、肺部给药和口服给药。但因其相对分子质量大,脂溶性差,难以透过生物膜,需要在克服渗透障碍、酶水解障碍和肝清除障碍等方面先取得突破性进展,才能设计出实用的剂型。

含多组分的生物活性提取物制剂设计和细胞制剂,需要根据具体品种有针对性地选择剂型、设计处方和制剂技术,以使制剂稳定、安全、有效。

5. 中药制剂设计

中药制剂均存在着一定的传统制剂的缺点,如剂量大、外观差、见效慢、疗效有时不显著等。近年来经过制药工作者的努力,除注射剂外已逐步开发出疗效好、剂量小、口服方便的新剂型和新品种,如微丸、滴丸、薄膜包衣片、无糖颗粒剂、分散剂、速释剂、凝胶型敷剂等。另外,针对许多中药固体制剂溶出困难、易潮解的缺点,运用新型高效崩解剂、分散剂、药用包材和新制剂工艺,并把制剂工艺的优化改进工作提前到原料药的提取处理阶段,大量应用新型先进高效提取分离工艺技术,使浸膏提取物的有效成分含量更高,杂质更少,更好地满足后期的制剂需要,通过这些工作逐步改善中药制剂的原有不足。因此,有针对性地根据制剂处方工艺设计的要求改善优化前期的原料提取炼制工艺,或根据原料浸膏提取物的特点来选择辅料、设计处方和制剂工艺,两者有机结合、扬长避短,是中药制剂,乃至一些多组分生物提取制剂设计的重要特点。

软胶囊原适宜灌装油性的液状药物,但在内容物配方中加硅胶或二氧化硅,可克服高含水量内容物对胶壳的影响,使软胶囊保持稳定。该技术已在中药软胶囊制剂开发上得到应用。类似的还有滴丸剂,适合剂量小的药物。其制备工艺简单,系将固体或液体药物与基质一起加热熔化混匀后,滴入不相混溶的冷凝液中形成小丸。目前,已有复方丹参滴丸、苏冰滴丸、满山红滴丸、牡荆油滴丸、速效救心丸等大量生产。剂量小的中药有效部位还可制成口腔贴剂,具有一定的优点。β-环糊精包合物已广泛应用于中药挥发油成分,可减少其副作用和刺激性,特别适用于有效成分不稳定的中药有效成分;结构改性后的β-CD还用于中药注射液的增溶稳定和减少刺激性等。固体分散技术已用于制备苏冰滴丸等,其起效时间明显短于原粉填充的胶囊。

凝胶膏剂(即巴布剂)系指药材提取物、药材或(和)化学药物与适宜的亲水性基质混匀后,涂布于背衬材料上制成的贴膏剂。与传统贴膏(橡胶膏剂或贴剂)相比,凝胶膏剂有透气性好、对皮肤生物相容性好、耐汗、贴敷舒适、可反复粘贴、对皮肤无刺激性、载药量大、透皮效果好、长效缓释、给药剂量准确、吸收面积小、血药浓度稳定、释药量大等特点,且不需易燃易爆有机溶剂(如汽油等),生产制造更环保,尤其适用于各类中药浸膏制剂,可用于局部或全身性疾病的治疗。凝胶膏剂、贴膏剂和喷雾剂等,与软胶囊剂、滴丸剂一样,是传统特色中药及现代植物药制剂研究开发的一个重要方向。

2.4.4　制剂处方设计与辅料包材和设备设计

1. 制剂处方设计与辅料设计

药用辅料的更新换代越来越成为药剂工作者关注的热点。为了适应现代化药物剂型和制剂的发展,药用辅料将继续向安全性、功能性、适应性、高效性等方向发展,并在实践中不断得以广泛应用。各种新型辅料已经广泛应用于各种制剂新技术中。利用辅料制成前体药物制剂、缓释制剂、控释制剂、靶向制剂、定时定速制剂等新制剂,达到增强主药的作用,提高疗效,降低毒副反应的目的。

没有优良的辅料就没有优质的制剂,开发出一种优良的新辅料,可促进开发一类新剂型、新系统和一批新制剂,带动一大批制剂产品质量的提高,其社会和经济效益并不亚于开发一种新药。造成我国今天制剂出口的弱势,辅料行业的落后是原因之一。我国绝大多数中、小型药品生产企业仍在沿用20世纪四五十年代的传统老辅料,致使制剂产品难以达到国际通行的制剂标准要求,直接影响了产品出口及市场竞争能力。因此在开发新药制剂的同时,需要关注新药用辅料的研究开发。

新辅料的研发可重点关注几个方面:首先是研发改善药物成药性的新辅料,例如解决疏水性药物的溶解度等;其次是研发改善制剂性能(如溶释性、穿透性、可压性、流动性、润滑性)的新辅料;第三是研发能改善制剂的质量、成品率和生产效率的新辅料。例如,聚乳酸(PLA)作为新型药用辅料,无毒,与组织无反应,生物可降解,降解产物不滞留体内,可用作微囊化材料、微球载体、纳米囊和纳米球、植入剂的载体,类似的新型功能性高分子材料已经越来越多地被应用到靶向、缓控释、经皮和定时定速定位等新药物输送系统中。另外,新辅料的研发还有一个趋势,即产品的系列化拓展,例如,纤维素系列产品、丙烯酸树脂系列产品等。多功能辅料也是今后的重要发展方向,这可以减少辅料的使用。如低取代羟丙基纤维素(L-HPC)作为片剂崩解剂,同时可减低裂片;氢化植物油以及纯化单甘酯作为润滑剂还可以延缓药物释放;微晶纤维素作为填充剂可以增加可压性、颗粒流动性、崩解性;预胶化淀粉作为崩解剂同时可以降低引湿性药物的吸湿。

新药用辅料的研究开发和注册申报可参照国家有关规定(http：//www.sfda.gov.cn/WS01/CL0055/10409.html)。

2. 制剂处方设计与内包材设计

内包材是药物制剂产品化必不可少的元素,内包材的质量直接影响药物质量。制剂设计时,不能忽视内包材的设计。以固体口服制剂为例,塑料瓶、铝塑、双铝、SP(strip packaging)复合膜等内包材的使用,已经对新的药物制剂设计产生重要影响。针对药物制剂选择、寻找最合适的内包材,与根据内包材的性能特点有针对性地设计制剂处方工艺,两者同样重要。

过去一直使用动物明胶作为囊壳材料,现在已经开发出植物胶囊。植物胶囊即以植物多糖替代传统的动物骨明胶制造的胶囊,目前常用的有海藻多糖、普鲁兰多糖、HPMC等。植物胶囊的含水量低,抗湿及吸湿性更强,且没有明胶中氨基酸交联反应的风险,与药物兼容性更好。某些药物或其处方易吸湿或对水分敏感,在选择内包材时需要特别注意。颗粒剂特别是中药颗粒剂引湿性强,某些酯类药物为防水解也对水分有严格要求,所以颗粒剂用内包材的种类和质量,很多时候就成为决定制剂保质期和质量的决定因素。

输液剂行业则以非 PVC 多层复合软袋(例如 PVDC 材质)取代玻璃瓶的趋势越来越明显。更多的自身更稳定、与药物兼容性好、更能有效保持药物稳定性的新型药用内包材正不断被开发应用。这些新型内包材的开发应用,对制剂设计开发将产生多方面的积极作用。

新药用内包材的研究开发和注册申请,可参照国家颁布的《直接接触药品的包装材料和容器管理办法》(http：//www.sfda.gov.cn/WS01/CL0053/24499.html)。

3. 制剂处方设计与制剂设备设计

可以说任何一种制剂的规模化生产都离不开制药机械,制药机械总是在机械工业发展和制剂生产需要的共同推动下不断发展,同时又反过来进一步推动制剂工艺的多样化、精细化和过程智能化,进而满足多种先进制剂的生产需要。没有制药设备的发展,就不可能有制剂工业的发展。这种相辅相成的关系,就如制剂与辅料、制剂与包材的关系一样。

至目前,我国生产制药装备的企业已发展到 800 余家,产品品种规格超过 3000 种,据不完全统计,年产值约 150 亿元人民币,产品除充分满足国内 6000 余家中西药厂、动物药厂及保健化妆品厂需求外,还远销 60 多个国家和地区。但目前我国的制药设备在质量和技术上与国际先进国家和地区相比差距大约还在 10 年以上。制药装备是一个特殊的专业领域,它集制药工艺、化工机械设计、机械制造工艺、包装机械、自动化控制、计算机运用等技术于一体,涉及药学、传质、传热、力学、电学、声学、光学、制冷等专业知识,需要跨学科协作和多专业复合人才来实现提升、突破。

对于一个新药研究开发和研究制剂工艺的药学工作者,不仅需要掌握本学科的相关专业知识,也需要了解,有时甚至需要精通制药机械的工作原理。如果所设计的药物需要专用设备的话,在设计开发药物的同时,也设计开发相应的制药机械。

制剂生产逐步向封闭、高效、多功能、连续化和自动化的方向发展。固体制剂生产中使用的流化床制粒机在一个机器内可完成混合、制粒、干燥，甚至包衣，因此被人们称作一步制粒机，与传统的摇摆式制粒机相比大大缩短了工艺过程，减少了物料与人接触的机会。继后开发出的搅拌流化制粒机、挤出滚圆制粒机、离心制粒机等，使制粒物更加致密、球形化，在制剂生产中得到了广泛的应用；高效全自动压片机的问世，使片剂的质量和产量大大提高；多列小袋包装机大大推动了颗粒剂的发展。在注射剂的生产方面，入墙层流式注射灌装生产线、高效喷淋式加热灭菌器、粉针灌封机与无菌室组合整体净化层流装置等减少了人员走动和污染机会，高度联动和自动化的吹灌封（BFS）三合一无菌灌装系统为液体制剂的生产开创了崭新的局面。纳米技术与相应设备能提高难溶性药物的溶解度或溶出速率，从而在提高药物的生物利用度方面将产生重要影响。欧美及日本等制剂发达国家，利用微片技术经特制的压片机模冲压生产直径介于 2~3mm 的微型片剂（效果似微丸，但与微丸相比，具有药物分散性好、药片个体差异小、具有理想的释药速率、生物利用度高、能减少对胃肠道的刺激、给药途径多、片重和尺寸精确可控、生产重现性好、给药个体化等独特优点），已陆续有商品上市，如胰液素微片等。

新制药机械的设计开发必须严格按照国家 GMP 管理的有关要求。

4. 制剂设计与器械组合

把药物与器械组合，不管是以药物治疗为主，还是在原来医疗器械基础上的改进，都是药物制剂创新的重要方式，已受到国内外越来越多的关注。

气雾剂、粉雾剂可以算是我们熟悉的药物与器械组合的普通例子，其实这类例子还有很多，例如胰岛素的自调式给药系统（self-regulater drug delivery system）就是由葡萄糖传感器及胰岛素释放控制器两部分组成；美国等地多家公司开发成功的各种血管内涂药金属支架（也称药物释放支架或药物洗脱支架，涂药为雷帕霉素 RAPA 等），使得冠状动脉支架术后的再狭窄率从裸金属支架的 35% 降到大约 5%，由此不难想象这种复合产品的巨大潜在市场；中医广泛使用的神奇疗法——温针灸（针刺与艾灸相结合的一种方法，又称针柄灸，即在留针过程中，将艾绒搓团捻裹于针柄上点燃，通过针体将热力传入穴位，达到综合治疗的作用），也是药物与器械相结合的典型实例。

目前已经成熟运用的器械与药物组合使用多见于透皮给药。例如离子导入技术（iontophoresis）不仅已成功用于心得安、异搏定等 200 余种药物的导入治疗，我国还成功将其运用于全身疾病的中草药导入治疗；无针注射系统利用超高速无针注射系统经皮导入固体药物，把固体药物粉末通过皮肤释放到体内，药物在皮内形成药物贮藏室，缓慢释放和吸收药物至全身循环，起到治疗疾病的作用。既避免由注射针头带来的病毒、微生物等物质的感染，同时又可以把不易透过皮肤的大分子物质、蛋白质类、固体粉末直接导入到皮肤中产生吸收；电致孔（electroporation，EP）技术在肽类药物的透皮给药方面已取得了较大进展；微针（microneedles）阵列技术作为一种新型的药物转递方法，具有无痛、准确、高效的特点，能使药物透入量增加上万倍，将微针与其他促渗透手段联用，可以达到更好地控制药物释放的目的。

新器械与药物组合研究开发新产品时，新的药物或其制剂按照新药申报注册，新的器械按照新医疗器械申报注册，后者可参照国家颁布的《医疗器械注册管理办法》（http：//www.sfda.gov.cn/WS01/CL0053/25844.html）。

2.4.5　处方工艺优化和试验设计

一般先通过适当的预实验方法选择一定的辅料和制备工艺,然后采用优化技术对处方和工艺进行优化设计。其目的是使最终产品各方面如制剂的物理化学稳定性、生物利用度、成本等都符合最佳设计要求。优化技术是一类适合各行各业、具有普遍意义的应用数学方法,因此,将药物制剂处方工艺设计的实践知识和成熟的经验与这些数学方法结合,是保证优化设计成功的关键。在进行优化设计之前,应确定优化设计的几个要素:① 制剂的目标参数;② 各目标参数对该制剂的重要性;③ 辅料或工艺种类的实用性;④ 辅料用量及工艺参数的适宜范围;⑤ 辅料、工艺相互间的影响。

制剂的目标参数是指制剂应达到的特性,也即优化设计中的应变量。例如对片剂的要求,包括崩解时限或溶出度、脆碎度、片重差异或含量均匀性以及片剂的外观等。要求优化方案达到的目标参数越多,设计的方案中所考虑的辅料及工艺因素就越多,设计方案就越复杂,实验的次数随之增加。因此,只选择重点的目标参数,而忽略一般的目标参数或者将它们留待优化后解决,可以简化设计,抓住主要问题。例如,某个难溶性药物的片剂处方的优化设计,主要以溶出度为目标参数,针对性地选择辅料及工艺,而对于脆碎度、片重差异等很可能不是主要问题,则可以在取得优化结果后再考虑。

在优化方案中,需要确定优化的因素及水平,多因素试验是建立在多个单因素试验的基础上的。优化的因素通常是指作为自变量存在、对处方目标参数有重要作用或影响的辅料或工艺的种类,优化的水平则是指对于每个因素可能选择的几个不同的范围。同一个药物的处方有很多辅料可供选择,但在一个方案内不可能选择太多种辅料或工艺,某些辅料或工艺只能作为固定不变的因素存在,所以需要确定哪些是在方案中作为变量的因素(辅料或工艺),哪些是不作为变量的因素而在方案中是需要固定的辅料或工艺。另外,在应用优化技术设计处方及工艺时还需要注意因素之间的相互影响以及同一因素对不同的目标参数可能同时存在的正反两方面的影响。例如在选择表面活性剂助溶时,可能减弱防腐剂的效力,此时就需要把两者的相互作用列入考虑范围。所有这些都需要方案的设计者除了对目标参数的了解,还应具备一定的经验,需要熟悉不同辅料的性质、应用范围,各种工艺的特点以及实用性等,才能作出恰到好处的选择,在必要时需要进行一些初步的摸索,否则,优化的结果可能并非好结果。

常用的试验设计和优化技术有析因设计(factorial design,又称因子分析法,factor analysis)、正交设计(orthogonal design)、均匀设计(uniform design)、单纯形优化法(simplex optimization method)、拉氏优化法(Lagrangian)、效应面优化法(response surface methodology)等。所有这些方法都是应用多因素数学分析的手段,按照一定的数学规律进行设计,根据试验得到的数据或结果,建立一定的数学模型或应用现有数学模型对试验结果进行客观的分析和比较,综合考虑各方面因素的影响,以较少的试验次数及较短的试验时间确定其中最优的方案或者确定进一步改进的方向。近年来,随着计算机技术的发展,专家系统、人工智能神经网络(artificial neural network,ANN)等优化设计技术得到了迅速的发展。有关试验设计和优化技术的原理和应用实例已有大量的数理统计学专著及教材可资参阅借鉴。

1. 正交试验设计

正交试验设计是一种用正交表安排多因素、多水平的试验,并用普通的统计分析方法分析实验结果,推断各因素的最佳水平(最优方案)的科学方法。用正交表安排多因素、多水平的实验,因素间搭配均匀,不仅能把每个因素的作用分清,找出最优水平搭配,而且还可考虑到因素的联合作用,可大大减少试验次数。正交设计的特点是在各因素的不同水平上使试验点"均匀分散、整齐可比"。

正交设计的关键是表头设计,事先要理清所考察的因子数和各因子的水平数,水平相等的表头设计查一般的正交设计表,水平不等的表头设计要查混水平正交设计表。各因素间如有相互作用,须采用交互作用正交表。正交设计可以有多个考察指标,分清每个因素的作用,一般单指标数据处理用方差分析法,多指标的可用综合平衡法或综合评分法,找出最优水平搭配,如还考虑因素的联合作用,总试验次数可以大大减少。另外,在应用正交试验设计法寻求最优化方案时,还可利用已有的试验数据,求出因素与指标之间的关系式,即回归方程式(回归正交试验),然后再根据所得的回归方程进一步优化(调优正交试验)获得最佳参数。

2. 均匀设计法

均匀设计法也是一种多因素试验设计方法,它具有比正交试验设计法试验次数更少的优点,可以通过相应软件便捷设计。进行均匀设计时必须采用均匀设计表和均匀设计使用表。每个均匀设计表都配有一个使用表,指出不同因素数应选择哪几列以保证试验点分布均匀。均匀设计完全采用均匀性,从而使得试验次数大大减少。该设计对于水平数较大的试验,优势更突出,其试验次数仅需与水平数相当,最多比水平数多一次。均匀设计也采用设计表安排试验,均匀设计由两部分组成:第一部分是查适合水平、适当因素的均匀设计使用表 $U_n(t^s)$,n 为试验次数,t 为水平数,s 为因子数;第二部分就是设计表。

3. 单纯形优化法

单纯形优化法是一种动态调优的方法,方法易懂,计算简便,不需要建立数学模型,并且不受因素个数的限制。基本原理是:若有 n 个需要优化试验的因素,单纯形则由 $n+1$ 维空间多面体所构成,空间多面体的各顶点就是试验点。比较各试验点的结果,去掉最坏的试验点,取其对称点作为新的试验点,该点称为"反射点"。新试验点与剩下的几个试验点又构成新的单纯形,新单纯形向最佳目标点进一步靠近。如此不断地向最优方向调整,最后找出最佳目标点。

4. 效应面优化法

效应面优化法又称响应面优化法,是通过一定的实验设计考察自变量,即影响因素对效应的作用,并对其进行优化的方法。效应与考察因素之间的关系可用函数 $y=f(x_1,x_2,\cdots,x_k)+\varepsilon$ 表示(ε 为偶然误差),该函数所代表的空间曲面就称为效应面(response surface)。效应面优化法的基本原理就是通过描绘效应对考察因素的效应面,从效应面上选择较佳的效应区,从而回推出自变量取值范围即最佳实验条件的优化法。该方法是一种新的集数学与统计学于一体,利用计算机技术进行数据处理的优化方法。

响应面法对于低维和简单函数的逼近具有较好的结果,随着输入变量的增加,多项式方程的系数将迅速增加,计算的复杂性增加,而且由于二次拟合的限制,预测精度不佳。响应面法的这些不足将妨碍其在控释制剂处方设计中的应用。

5. 人工神经网络辅助设计

人工神经网络辅助设计是利用计算机来模拟生物神经网络的某些结构和功能的一种新型信息处理技术。人工神经网络由类似于神经细胞的相互紧密联系的处理单元组成,这种按一定拓扑结构组织起来的、由大量的神经单元构成的网络系统体现出很强的集体运算能力和自适应能力,不仅具有并行性、容错性、非线性、自学习性和自组织性等特点,还有模式识别、系统优化、结果预测乃至联想、记忆等方面的能力。人工神经网络不但计算简单、预测准确、应用灵活，而且还能和优化算法相结合实现神经网络结构优化和药物设计处方优化，因此人工神经网络可代替响应面法处理缓控释制剂处方设计过程中的非线性问题。缓控释制剂优化时，很难定量地确定处方和过程变量与质量检查指标之间的关系，不能简单地根据药物和辅料的理化性质来定量地预测制剂的性质。缓控释制剂处方设计可以看成是一个多因素多响应的非线性问题。

　　药物制剂的优化设计不仅应用于处方的物理特性，而且还应用于产品的生物特性和体内特点、动力学参数、峰时、时滞、吸收速率常数、消除速率常数等。应用优化技术成功的关键在于实验设计，通过合理设计实验和结果分析，不仅能获得最佳处方和工艺，而且可阐明独立变量影响产品性能和质量的机制。实验设计中自变量由设计者选择，这样，有制剂实践经验就很重要，可以选择出最有影响的因素，找出实验的关键，较快地获得最佳处方和工艺。

2.5　制剂评价和新药注册

2.5.1　制剂工艺评价

　　制剂工艺评价包括三个方面：工艺设计、工艺研究和工艺放大。工艺研究阶段和放大生产阶段都需要对工艺进行验证。

　　1. 工艺设计主要看是否把药物理化生物学性质与工艺的特点充分、有机、合理地结合；是否充分考虑研究试验的工艺与工业化生产在工艺、操作、设备等方面的有效衔接。

　　2. 工艺研究主要看是否建立有效、完善、合理、可行的工艺研究和过程控制体系，包括建立关键工艺环节的控制指标参数和关键指标，研究工艺条件、操作参数、设备型号等的变化对制剂质量的影响，并根据工艺放大和工业化生产有关数据确定过程控制各关键参数的合理范围等；是否根据上述关键工艺控制指标和工艺参数进行工艺验证和工艺重现性研究，工艺研究数据是否涵盖该制剂生产质量保证和控制的所有方面。

　　3. 工艺放大主要看是否进一步考察生产过程的主要环节的优化工艺条件，是否确定适合工业化生产的设备和生产方法且已经进行工艺验证，确认放大生产后所用工艺是否可生产出合格产品，工艺是否稳定，是否可控。

2.5.2　制剂的稳定性评价

　　药物制剂稳定性是指某一特定包装的处方制剂保持其物理、化学、微生物稳定性，以及保持其疗效和体内安全性的能力。它是确定处方组成、制备工艺条件、贮藏条件、保证用药安全的重要依据。药物的稳定性评价是研究热、氧气、水分、光照等因素对药物稳定性的影响，同时也可用来确定合适的保管和贮存药物的技术和方法。有关稳定性试验的系统介绍和详细方法，请参照本书第 3 章内容，也可以参阅附录文献中的研究指导原则。

　　制剂处方筛选和制备工艺研究过程中要进行为期 10 天的影响因素考察，即在高温或低温、高湿和强光照射条件下考察处方及制备工艺对药物稳定性的影响，用以筛选更为稳定的处方与制备工艺。待制剂处方和制备工艺初步确定，并生产出批量制剂后，还需要进行 6 个月的加速试验和 6 个月以上的长期留样观察等稳定性试验，以判断和推算药物的稳定性和有效期。

通常情况下,绝大多数产品需要 2 年或 2 年以上的有效期。

对于患者可以多次使用的部分药物,例如滴眼液等,还需要测定开启使用后的保质期,重点研究药物暴露于空气后的变化,如主药含量变化、抑菌剂有效性变化和药品形态改变(混浊、沉淀、变色、变味、长菌等),取得相应试验数据,并在药品使用说明书中提醒使用者注意开启后的保管和有效期,以保证用药安全。

2.5.3　制剂的质量控制评价

1. 制剂质量控制方法的可行性

建立完善有效的制剂质量控制方法,是新药研究的重要内容。与制剂处方筛选相关的制剂质量控制工作特别需要关注辅料对主药的测定影响和药物组分之间的测定干扰。

2. 制剂质量评价

质量评价按照拟定的制剂质量标准和中国药典制剂通则的有关规定,对筛选处方工艺所得的制剂进行理化微生物等的全面质量评价,判断优劣和是否符合试验设计和相关要求。

3. 制剂工艺质量控制的可行性

工艺过程中进行制剂质量控制的可行性:重点考察制剂生产过程中进行及时、准确(中间)产品质量控制监测的可行性;质量控制关键指标参数及范围的确定;动态即时控制与静态系统控制的有机结合等。

工艺过程对制剂质量的影响评估:重点考察各种生产工艺条件对药品和主药质量的影响的种类、性质、程度和可补救方法。

2.5.4　制剂的生物学评价

在制剂的研制过程中,必须对制剂的生物学性能进行评价,以确保应用于临床后尽可能地发挥疗效,降低毒性。制剂新药有关评价的具体要求可参见有关文献。

1. 毒理学评价

新制剂应进行毒理学研究,包括急、慢毒性,遗传毒性和生殖毒性,有时还要进行致畸、致突变等实验。

2. 药效学评价

根据新制剂的适应证进行相应的体内外药效学评价,以证明该制剂的有效性。

3. 药代动力学与生物利用度

药代动力学与生物利用度研究是药物制剂评价的一个重要方面。生物利用度反映药物被机体吸收和利用的程度。一般单纯改变剂型的制剂不要求进行临床试验,但要求进行新制剂与参比制剂之间的生物等效性试验。在取得临床研究批文后,在 18~24 名健康志愿者中进行生物利用度的研究,求得各药动学参数等,进行生物等效性比较。对于控缓释制剂,《中华人民共和国药典》2010 版规定应在临床前进行动物体内的与普通制剂单次和多次给药的比较研究。药代动力学参数 t_{max},C_{max},AUC 等是反映药物制剂在机体内释放、吸收、分布、消除的最基本参数,可以指导优选给药方案,改进药物剂型和处方工艺。

2.5.5　药物经济学和社会药学评价

药物制剂设计不仅决定药品的质量和疗效,同时也决定了药品的成本,需要运用最小成本分析(minimum-cost analysis,CMA)、成本效果分析(cost-effectiveness analysis,CEA)、成本效用分析(cost-utility analysis,CUA)、成本效益分析(cost-benefit analysis,CBA)、成本效率分析(cost-efficiency analysis)和效益风险分析(benefit-risk analysis)等药物经济学研究方法评价其自身价值、社会价值和合理性。

新药研发投入的资金很大,其研究周期长、风险大、成功率低,这几个因素决定了新药在研发过程中需要从经济学的角度来评价。许多跨国制药企业设有"产业发展部",对研发过程中的新药进行监控,到一定阶段后,就要进行药物经济学评价,以决定是否进一步追加投入。如果新的药物制剂开发成功,也上市了,但却缺乏药物经济学价值,难以替代现有市场上的药品,那这个药物开发就失去了上市的意义,意味着更大的损失。目前,约 1/3 的上市新产品就因为出现上述问题而不成功。

对新药物制剂进行社会药学(social pharmacy)评价,主要是评价其对医护人员和患者的依从性和顺应性,医护人员和患者对良好的药物制剂(包括给药方式、制剂的形、色、味和较好的药效与较低的不良反应)具有依从性和顺应性,可以增加治疗效果,减少额外支出(如依从性差引起的治疗失败或因副反应引起的其他治疗);同时药物制剂设计时是否考虑药物在使用过程中由于不能正确使用等引起的误服、药物不良反应、耐药性、抗药性、依赖性等后果。

2.5.6　制剂新药注册

我国的制剂新药的注册申请分为新药申请、仿制药申请、进口药品申请和补充申请四大类。新药申请是指未曾在中国境内上市销售药品的注册申请,已上市药品改变剂型、改变给药途径的,按照新药管理;仿制药申请是指生产由国家食品药品监督管理局已批准上市的已有国家标准的药品的注册申请;进口药品申请是指在境外生产的药品在中国上市销售的注册申请;补充申请是指新药申请、已有国家标准药品的申请或者进口药品申请经批准后,改变、增加或取消原批准事项或内容的注册申请。

1. 制剂设计与新药研究开发

新药研究包括临床前研究(preclinical studies)和临床研究两个主要阶段,完成临床前研究并申请临床试验(investigational new drug,IND),获得批准并完成临床试验,最后才可提出新药注册申请(new drug application,NDA)。新药的临床前研究包括药学研究和药理学研究两大部分,新药的药理学研究包括一般药理、药效、药动和毒理等的研究。新药的临床研究分为 I、II、III、IV 期。

新药的药学研究包括处方和工艺研究、质量研究和稳定性研究三个部分。制剂设计以及处方和工艺研究是新药临床前研究的重要内容之一。

2. 制剂新药注册分类

我国的新药是指未曾在中国境内上市销售的药品,按照注册要求分为三类:中药和天然药物、化学药物和生物制品。

以化学新药为例,我国对化学新药制剂的注册分类如下:

(1)未在国内外上市销售的药品:① 通过合成或者半合成的方法制得的原料药及其制剂;② 从天然物质中提取或者通过发酵提取的新的有效单体及其制剂;③ 用拆分或者合成等方法制得的已知药物中的光学异构体及其制剂;④ 由已上市销售的多组分药物制备为较少组分的药物;⑤ 新的复方制剂;⑥ 已在国内上市销售的制剂增加国内外均未批准的新适应证。

（2）改变给药途径且尚未在国内外上市销售的制剂。

（3）已在国外上市销售，但尚未在国内上市销售的药品：① 已在国外上市销售的原料药及其制剂；② 已在国外上市销售的复方制剂和（或）改变该制剂的剂型，但不改变给药途径的制剂；③ 改变给药途径并已在国外上市销售的制剂。

（4）改变已上市销售盐类药物的酸根、碱基（或者金属元素），但不改变其药理作用的原料药及其制剂。

（5）改变国内已上市销售药品的剂型，但不改变给药途径的制剂。

另外，把已有国家药品标准的原料药或者制剂（即仿制药）划为第6类。前4类均可申请新药证书，第5类只有靶向、缓控释制剂等新型制剂（即制剂体内性能与原有制剂相比有重大改进的制剂）等才可申请新药证书。新药可享受自批准之日起最长不超过5年的新药监测期。监测期内的新药，国家食品药品监督管理局不批准其他企业生产、改变剂型和进口。其他药品批准生产时只发给产品注册证（即生产批文）。

3. 制剂新药注册资料要求

制剂新药申报资料一般包括以下四大部分：

（1）综述资料：1号资料——药品名称；2号资料——证明性文件；3号资料——立题目的与依据；4号资料——对主要研究结果的总结及评价；5号资料——药品说明书；6号资料——包装标签设计样稿。

（2）药学研究资料：7号资料——药学研究资料综述；8号资料——原料药生产工艺的研究资料及文献资料、制剂处方及工艺的研究资料及文献资料；9号资料——确证化学结构或者组分的试验资料及文献资料；10号资料——质量研究工作的试验资料及文献资料；11号资料——药品标准草案及起草说明，并提供标准品或者对照品；12号资料——样品的检验报告书；13号资料——原料药、辅料的来源及质量标准、检验报告书；14号资料——药物稳定性研究的试验资料及文献资料；15号资料——直接接触药品的包装材料和容器的选择依据及质量标准。

（3）药理毒理研究资料16号～27号：提供药理、主要药效学、药代动力学、毒理试验研究资料及其综述等。

（4）临床研究资料28号～32号：提供国内外临床研究资料综述、研究方案、研究者手册、知情同意书样稿、伦理委员会批准件、临床研究报告等。

对于制剂研究者而言，主要工作集中在前两部分，其中2号资料的证明文件内容涉及许多方面，包括原料、辅料和包材的合法来源证明文件（生产企业营业执照、生产许可证、产品注册证、产品质量标准、产品检验报告书、购销合同和正式商业发票等）、专利证明或知识产权查索证明和不侵权保证书等，这些证明文件必须在时间、有效期、数量等方面相互吻合并符合要求。

注册申报类别不同，申报资料提交的内容要求也不同，具体可参照药品注册管理办法的有关规定。

4. 已上市药品改变剂型和制剂处方工艺的研究注册

已上市药品需要改变剂型，按照上述药品注册第5类的要求申报。与全新的制剂（带原料药）申报的广泛严格要求有所不同，对于简单改剂型的新药申报，许多药理毒理资料可以用现有文献资料代替试验资料（靶向、缓控释制剂等除外），而须重点考察处方制备工艺和质量研究、稳定性、溶出度或释放度试验和生物利用度等。

　　已上市药品需要改变制剂辅料和制备工艺的,包括处方变更(变更辅料种类、用量、来源、型号或级别,变更原料药来源)和工艺变更(变更药品生产工艺、生产设备、生产过程质量控制方法及限度)等,必须提交相应的研究资料提出补充申请,获得批准后才可以按照改变后的处方工艺生产制剂,并对初始批号的产品质量进行密切控制跟踪,积累数据,为保障产品上市的安全有效提供依据。根据国家药品注册管理办法的有关规定,变更辅料和制备工艺可能对制剂质量有重大影响时,其研究和监督管理参照新药的有关要求和《关于开展注射剂类药品生产工艺和处方核查工作的通知》(国食药监办[2007]504 号)的要求。

【思考题】

1. 你知道哪些药物因为剂型和给药途径不同而药效不同吗?

2. 你是怎样理解"设计决定质量"的?

3. 药物制剂设计的基本原则有哪几个主要方面? 有哪些主要内容?

4. 制剂处方前研究包括哪些工作?

5. 药物的多晶型与药物制剂设计有什么关系?

6. 药物制剂时应该怎样利用药物的油/水分配系数? 请举例说明。

7. 药物辅料对药物可能有哪些影响?

8. 你认为儿童制剂应该怎样设计?

9. 药物制剂设计有哪些优化方法?

10. 难溶药物的制剂应怎样设计? 你还了解哪些其他设计?

11. 不稳定药物的制剂应该怎样设计? 你还知道哪些其他技术?

12. 苦味药物应该怎样设计制剂? 你还熟悉哪些其他方法?

13. 复方制剂设计要注意哪些问题?

14. 制剂评价的主要内容有哪些?

15. 制剂新药研究的基本内容主要有哪些?

第 3 章

药物制剂的稳定性

➡ **本章要点**

　　药物制剂的稳定性包括化学、物理、生物学、药效学和毒理学五个方面。本章主要针对药物制剂的化学稳定性,讨论影响药物制剂稳定性的因素、稳定化措施、稳定性的试验方法以及如何预测药品的有效期,为药物制剂的稳定性研究奠定理论基础。药物制剂的稳定性研究主要是考察处方因素(如辅料、pH 值等)和环境因素(如湿度、温度、光线等)对药物制剂稳定性的影响,从而筛选出最佳处方,为临床提供安全、稳定、有效的药物制剂。

3.1　概　　述

3.1.1　药物制剂稳定性的意义

　　药物制剂的稳定性(stability)是指药物在体外的稳定性,制备的药品应在一定时间内保持制备时所规定的药品质量标准,从而保证药品从生产到患者使用期内不变质。药剂学的宗旨是制备安全、有效、稳定、使用方便的药物制剂。药物若分解变质,不仅使药效降低,而且有些变质的物质甚至可产生毒副作用,故药物制剂的稳定性对保证制剂安全有效是非常重要的。药物制剂的生产已实现机械化规模化生产,若产品不稳定而变质,则会在经济上造成巨大损失。因此,研究药物制剂的稳定性,对于保证产品的质量、安全以及疗效具有重要意义。

　　一个制剂产品,从原料合成、剂型设计到制剂生产,稳定性研究贯穿始终。在我国,新药申报必须提供药物制剂的稳定性资料。因此,为了合理地进行处方设计,提高制剂质量,保证药品安全与药效,提高经济效益,必须重视和研究药物制剂的稳定性。

　　美国药典记载的药物稳定性包括五个方面:化学稳定性、物理稳定性、生物学稳定性、药效学稳定性和毒理学稳定性。其中,药物制剂的化学、物理和生物学稳定性是其药效学与毒理学稳定性的基础,在多数情况下,药物稳定性讨论主要是指前三者。化学稳定性是指药物在光、热、水分及空气等外界因素作用下发生水解、氧化等化学降解反应,使药物含量(或效价)、色泽产生变化,甚至可能产生有毒、有害的物质。物理稳定性主要是指制剂的物理性状发生变化,如混悬剂中药物颗粒结块、结晶生长,乳剂的分层、破裂,胶体制剂的老化,片剂崩解度、溶出速率的改变等。生物学稳定性一般是指药物制剂由于受微生物的污染而使产品变质、腐败。本章主要讨论药物的化学降解稳定性,而物理与生物学稳定性将在其他章节介绍,本章不再赘述。

药物制剂稳定性研究的任务就是探讨影响药物制剂稳定性的内外因素、提高制剂稳定化的措施以及研究药物制剂稳定性的试验方法,从而为制订药品的有效期、保证药品的质量提供稳定性依据。

3.1.2　药物制剂稳定性研究的化学动力学基础

从 20 世纪 50 年代初期 Higuchi 等用化学动力学原理来评价药品的稳定性以来,化学动力学的基本原理在药品稳定性的预测中已得到广泛应用。

1. 反应级数与反应物浓度对反应速率的影响

研究药物降解的速率,首先遇到的问题是药物浓度对反应速率的影响。反应级数是用来阐明反应物浓度与反应速率之间的关系,反应级数有零级反应(zero-order reaction)、一级反应(first-order reaction)、伪一级反应(pseudo first-order reaction)及二级反应(second-order reaction);此外还有分数级反应。在药物制剂的各类降解反应中,尽管有些药物的降解反应机制十分复杂,但多数药物及其制剂可按零级、一级或伪一级反应处理。

零级反应速率方程的积分式为:

$$C = -kt + C_0 \tag{3-1}$$

一级反应速率方程的积分式为:

$$\lg C = -\frac{kt}{2.303} + \lg C_0 \tag{3-2}$$

式中:C_0 为 $t=0$ 时反应物的浓度;C 为 t 时反应物的浓度;k 为速率常数。

如果以化学稳定性为考察指标,根据药物降解反应动力学可以计算出药品的有效期。药品有效期($t_{0.9}$)是指药品在规定容器或包装中并在标签指定的贮存条件下,药品的主药含量不得低于药品标示量的 90% 所对应的时间。例如,某药物制剂以一级反应速率降解,其在 25℃ 的一级降解反应速率常数为 $k_{25℃}$,若在贮存期内要求其主药含量不得低于药品标示量的 90%,则在 25℃ 的条件下其有效期为:

$$t_{0.9} = 0.1054/k_{25℃} \tag{3-3}$$

对于零级反应,有效期($t_{0.9}$)与浓度 C_0 有关,为:

$$t_{0.9} = 0.1C_0/k_{25℃} \tag{3-4}$$

这些公式在预测药物稳定性时经常使用。从上述基本公式也可导出药物降解半衰期的公式,如一级降解反应的半衰期为 $t_{0.5} = 0.693/k$。

值得注意的是,实际工作中并不能简单地根据主药的标示量限度确定药物的有效期,还需要考虑其他影响药品质量的相关因素,在贮存过程中制剂的吸潮、结块、溶出度下降、霉变、产生的降解物质或相关物质等均是有效期确定的重要参考因素。有些制剂的主药含量在有效期内仍保持在规定标示量范围内,但降解物质的量却超过了限度。如阿司匹林片中阿司匹林的标示量可能保持在药典规定的 $90\%\sim105\%$ 范围,但如果游离水杨酸在有效期内超过了限度,则该产品也必须从货架上撤除,不能继续使用。

2. 温度对反应速率的影响

温度对反应速率的定量影响关系可以用 Arrhenius 公式表示:

$$k = Ae^{-\frac{E}{RT}} \tag{3-5}$$

式中:k 为降解速率常数;A 为频率因子;E 为反应活化能;R 为气体常数;T 为热力学温度。该指数方程是预测药物稳定性的主要理论依据,具体方法参见本章 3.3.4。

3.2　影响药物制剂稳定性的因素及稳定化方法

3.2.1　制剂中药物化学降解的途径

水解和氧化是药物化学降解的两条主要途径,在某些药物中也有发生如异构化、聚合、脱羧等反应,有时一种药物还可能同时发生两种或两种以上的反应。

1. 水解反应

水解(hydrolysis)是药物降解的主要途径,属于这类降解的药物主要有酯类(包括内酯)、酰胺类(包括内酰胺)等。

(1) 酯类(包括内酯)药物的水解:含有酯键药物,如盐酸普鲁卡因、盐酸丁卡因、盐酸可卡因、普鲁本辛、硫酸阿托品、氢溴酸后马托品、阿司匹林等的水溶液,在 H^+ 或 OH^- 或广义酸碱的催化下会发生水解反应。特别在碱性溶液中,由于酯分子中氧的负电性比碳大,故酰基被极化,亲核性试剂 OH^- 易于进攻酰基上的碳原子,而使酰氧键断裂,生成醇和酸,酸与 OH^- 反应,使水解进行完全。酯类水解后往往使溶液的 pH 下降,有些酯类药物灭菌后 pH 下降,即提示药物可能发生了水解。在酸碱催化下,酯类药物的水解通常可用一级或伪一级反应进行处理。

例如,盐酸普鲁卡因可水解生成对氨基苯甲酸与二乙胺基乙醇,此分解产物无明显的麻醉作用。

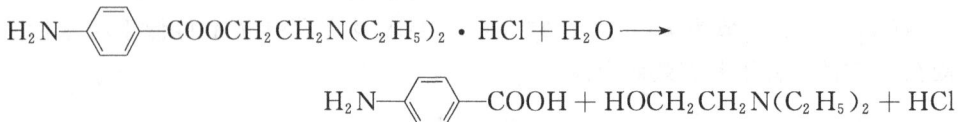

$$H_2N-\langle\ \rangle-COOCH_2CH_2N(C_2H_5)_2 \cdot HCl + H_2O \longrightarrow$$

$$H_2N-\langle\ \rangle-COOH + HOCH_2CH_2N(C_2H_5)_2 + HCl$$

含有内酯结构的药物如硝酸毛果芸香碱、华法林钠等在碱性条件下也易水解开环。

(2) 酰胺类(包括内酰胺)药物的水解:常见的有氯霉素、青霉素类、头孢菌素类、巴比妥类等,此外如利多卡因、对乙酰氨基酚(扑热息痛)等也属于此类药物。这类药物水解后生成酸与胺。

氯霉素水解反应如下式。在 pH2~7 范围内,pH 对水解速率影响不大,在 pH6 时最稳定,在 pH2 以下 8 以上水解作用加速,而且在 pH>8 时还有脱氯的水解作用。目前常用的氯霉素制剂主要是氯霉素滴眼液,处方有多种,其中氯霉素的硼酸-硼砂缓冲液的 pH 值为 6.4,

其有效期为 9 个月。氯霉素溶液可用 100℃、30min 灭菌,水解约 3％～4％,但以同样时间 115℃热压灭菌,水解则达 15％,故不宜采用。

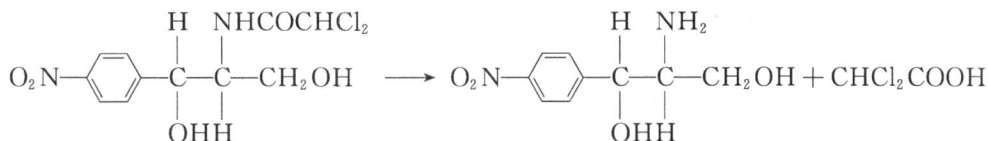

$$O_2N\text{—}\underset{OH}{\overset{H}{\underset{|}{\overset{|}{C}}}}\text{—}\underset{H}{\overset{NHCOCHCl_2}{\underset{|}{\overset{|}{C}}}}\text{—}CH_2OH \longrightarrow O_2N\text{—}\underset{OH}{\overset{H}{\underset{|}{\overset{|}{C}}}}\text{—}\underset{H}{\overset{NH_2}{\underset{|}{\overset{|}{C}}}}\text{—}CH_2OH + CHCl_2COOH$$

青霉素类药物的分子中存在着不稳定的 β-内酰胺环,在 H^+ 或 OH^- 影响下,很易裂环失效。如氨苄青霉素在中性和酸性溶液中水解为 α-氨苄青霉酰胺酸,其水溶液最稳定的 pH 值为 5.8。在 pH6.6 时,$t_{0.5}$ 仅有 39d,因此,本品宜制成固体剂型(注射用无菌粉末)。注射用氨苄青霉素钠在临用前可用 0.9％氯化钠注射液溶解后输液,但 10％葡萄糖注射液对本品有一定的影响,最好不要配合使用。乳酸钠注射液对本品水解也有显著的催化作用,两者不能配合使用。头孢菌素类药物的应用日益广泛,由于分子中同样含有 β-内酰胺环,易于水解。如头孢唑啉钠(头孢菌素 V,cefazolin)在酸与碱中都易水解失效,水溶液 pH4～7 较稳定,本品在生理盐水和 5％葡萄糖注射液中,室温放置 5d 仍然符合要求。

(3)其他药物的水解:阿糖胞苷在酸性溶液中脱氨水解为阿糖脲苷;在碱性溶液中,嘧啶环破裂,水解速率加速。常制成注射粉针剂使用。

2. 氧化反应

氧化(oxidation)也是药物变质的主要途径之一。药物的氧化分解通常是在大气中氧的影响下自动缓慢进行。易被氧化的药物多与其化学结构有关,如含有不饱和键、羟基、酚羟基、氨基等的药物就容易在空气中氧的作用下转变为饱和烃或羰基等。药物氧化后,不仅效价损失,而且可能产生颜色或沉淀,严重影响药品的质量。光、氧、金属离子对氧化过程有促进作用,因此,要特别注意这些因素对易氧化药物的影响。

(1)酚类药物:这类药物分子中具有酚羟基,如肾上腺素、左旋多巴、吗啡、阿朴吗啡(去水吗啡)、水杨酸钠等。用于治疗震颤麻痹症的左旋多巴氧化后形成有色物质,最后产物为黑色素,因此,处方设计中应采取防止氧化的措施。

(2)烯醇类药物:维生素 C 是这类结构药物的代表。在有氧条件下,先氧化成去氢抗坏血酸,然后水解为 2,3-二酮古罗糖酸,此化合物进一步氧化为草酸与 L-丁糖酸。在无氧条件下,发生脱水作用和水解作用生成呋喃甲醛和二氧化碳,由于 H^+ 的催化作用,在酸性介质中脱水作用比在碱性介质中快。

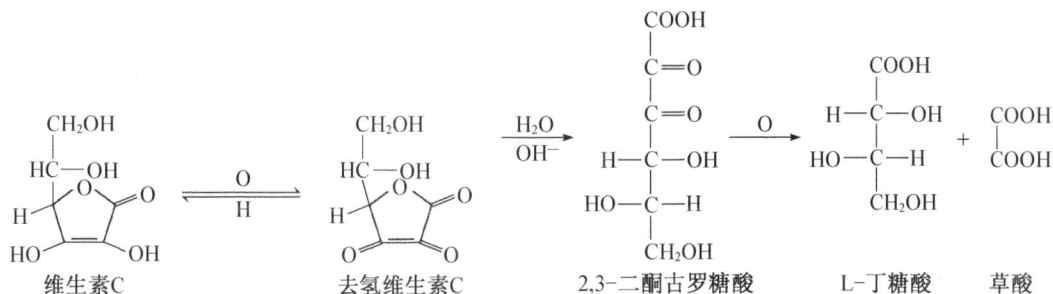

(3)其他类药物:芳胺类如磺胺嘧啶钠,吡唑酮类如氨基比林、安乃近,噻嗪类如盐酸氯丙嗪、盐酸异丙嗪等,这些药物都易氧化,其中有些药物的氧化过程极为复杂,常生成有色物质。

3. 异构化

异构化（isomerization）分为光学异构（opitical isomerization）和几何异构（geometric isomerization）两种。通常药物的异构化会使其生理活性降低,甚至失去活性。

维生素 A 是全反式（all-trans）结构,即使贮于暗处或氮气中,时间长后仍有部分发生异构化,生成两个顺式异构体,其生理活性下降。左旋肾上腺素具有生理活性,外消旋以后只有 50％ 的活性,本品水溶液在 pH4 左右产生外消旋化作用。四环素在 pH2～6 的酸性条件下,在 4 位的碳原子出现差向异构,在 pH4 时异构化速率最快。四环素差向异构体的抑菌活性下降,同时伴随毒性增加。

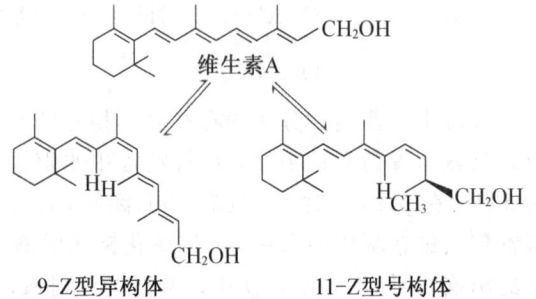

维生素A

9-Z型异构体　　　　　　　11-Z型号构体

4. 聚合反应

聚合（polymerization）是两个或多个分子结合在一起形成复杂分子的过程。维生素 A 在日光照射下,生成无活性的二聚体——鲸醇。氨苄西林的浓水溶液在贮存过程中能发生聚合反应,一个分子的 β-内酰胺环裂开与另一个分子反应形成二聚物,此过程可继续下去形成高聚物,据报告这类聚合物能诱发氨苄西林产生过敏反应。塞替派在水溶液中也易聚合失效,以聚乙二醇 400 为溶剂制成注射液可使本品在一定时间内稳定而避免聚合。

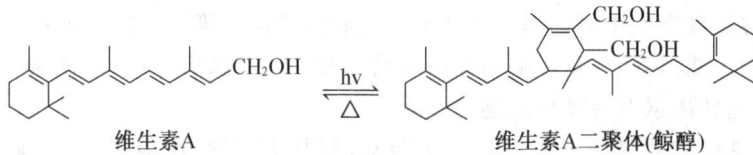

维生素A　　　　　　　　　　　维生素A二聚体(鲸醇)

5. 脱羧反应

在光、热、酸、碱等条件下,一些羧基化合物可失去羧基放出 CO_2,称为脱羧（decarboxylation）。例如,抗结核药对氨基水杨酸钠脱羧生成间氨基酚,并可进一步氧化变色。普鲁卡因水解产物对氨基苯甲酸,也可慢慢脱羧生成苯胺,苯胺在光线影响下氧化生成有色物质,这就是盐酸普鲁卡因注射液变黄的原因。

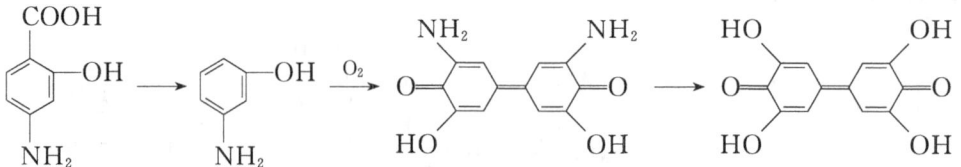

对氨基水杨酸的脱羧及氧化

3.2.2　处方因素对药物制剂稳定性的影响及解决方法

处方的组成对任何一种制剂的稳定性都会产生很大的影响。pH 值、广义酸碱、溶剂、离子强度、表面活性剂等因素,均可影响易于水解药物的稳定性。半固体、固体制剂的某些赋形剂或附加剂,有时对主药的稳定性也有影响,都应加以考虑。

1. pH 值

许多酯类、酰胺类药物常受 H^+ 或 OH^- 的催化水解,这种催化作用也叫专属酸碱催化 (specific acid-base catalysis)或特殊酸碱催化,此类药物的水解速率,主要由 pH 值决定。pH 值对速率常数 k 的影响可用下式表示:

$$k = k_0 + k_{H^+}[H^+] + k_{OH^-}[OH^-] \tag{3-6}$$

式中:k_0 表示参与反应的水分子的催化速率常数;k_{H^+} 和 k_{OH^-} 分别表示 H^+ 和 OH^- 离子的催化速率常数。在 pH 值很低时主要是酸催化,则上式可表示为:

$$\lg k = \lg k_{H^+} - pH \tag{3-7}$$

以 $\lg k$ 对 pH 值作图得一直线,斜率为 -1。设 K_w 为水的离子积,即 $K_w = [H^+][OH^-]$。在 pH 值较高时主要是碱催化,则:

$$\lg k = \lg k_{OH^-} + \lg K_w + pH \tag{3-8}$$

以 $\lg k$ 对 pH 值作图得一直线,斜率为 $+1$,在此范围内主要由 OH^- 催化。这样,根据上述动力学方程可以得到反应速率常数与 pH 关系的图形,如图 3-1 所示,这样的图形叫 pH -速率图。在 pH -速率曲线图最低点对应的横坐标,即为最稳定 pH 值,以 pHm 表示。

pH -速率图有各种形状,一种是 V 型图,如图 3-1 所示。药物水解的典型 V 型图是不多见的。硫酸阿托品、青霉素 G 在一定 pH 值范围内的 pH -速率图与 V 型相似。硫酸阿托品水溶液最稳定 pH 值为 3.7,因其 k_{OH^-} 比 k_{H^+} 大,故 pHm 在酸性一侧,本品 0.05%、pH6.54 的水溶液 120℃ 30min 灭菌后分解 3.4%,而在 pH7.3 的磷酸盐缓冲液中,同样的温度和时间,分解达 51.8%。《中国药典》2005 年版规定硫酸阿托品注射液的 pH 值为 3.5～5.5,实际生产控制在4.0～4.5。青霉素 G 的 k_{H^+} 与 k_{OH^-} 值相近,其 pHm 值为 6.5。

某些药物的 pH -速率图呈 S 型。盐酸普鲁卡因 pH-速率图有一部分呈 S 型,如图 3-2 所示,这是因为 pH 值不同,普鲁卡因以不同的形式(即质子型和游离碱型)存在,pH 值 2.5 以下主要为质子型普鲁卡因的专属酸催化,而在 pH 值 5.5～8.5 时,是质子型的碱催化。曲线 S 型部分是由普鲁卡因去质子后形成游离碱的结果,在 pH 值 12 以上是游离碱的专属碱催化。

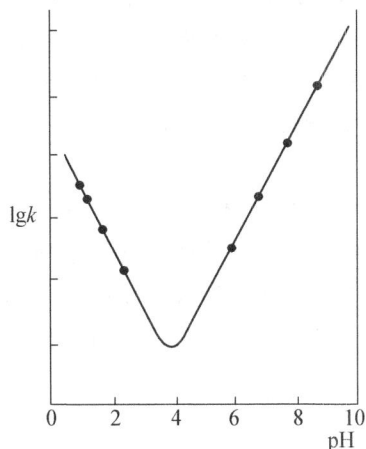

图 3-1　pH -速率图　　　　　　　　　　图 3-2　37℃普鲁卡因 pH -速率图

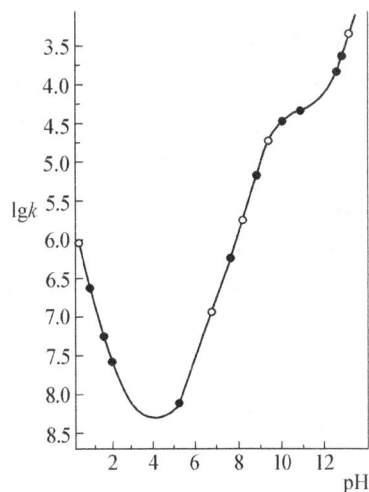

确定最稳定的 pH 值是溶液型制剂的处方设计中首先要解决的问题。pHm 可以通过下式计算：

$$pHm = \frac{1}{2}pK_w - \frac{1}{2}lg\frac{k_{OH^-}}{k_{H^+}} \tag{3-9}$$

一般可通过如下实验方法求得：保持处方中其他成分不变，配制一系列不同 pH 值的溶液，在较高温度（恒温，例如 60℃）下进行加速试验。求出各种 pH 溶液的速率常数（k），然后以 lg$k$ 对 pH 值作图，就可求出最稳定的 pH 值。在较高恒温下所得到的 pHm 一般也适用于室温。三磷酸腺苷注射液最稳定的 pHm 为 9，就是用这种方法确定的。

调节溶液 pH 值时，应同时考虑药物的稳定性、溶解度和药效三个方面。如大部分生物碱在偏酸性溶液中比较稳定，故注射剂常调节在偏酸范围内。但将它们制成滴眼剂时，就应调节在偏中性范围内，以减少刺激性。一些药物最稳定的 pH 值见表 3-1 所示。

表 3-1　一些药物的最稳定 pH 值

药　物	最稳定 pH 值	药　物	最稳定 pH 值
盐酸丁卡因	3.8	苯氧乙基青霉素	6
盐酸可卡因	3.5～4.0	毛果芸香碱	5.12
溴本辛	3.38	氯氮	2.0～3.5
溴化内胺太林	3.3	氯洁霉素	4.0
三磷酸腺苷	3.3	地西泮	5.0
羟苯甲酯	9.0	氢氯噻嗪	2.5
羟苯乙酯	4.0	维生素 B₁	2.0
羟苯丙酯	4.0～5.0	吗啡	4.0
乙酰水杨酸	4.0～5.0	维生素 C	6.0～6.5
头孢噻吩钠	2.5	对乙酰氨基酚（扑热息痛）	5.0～7.0
甲氧苯青霉素	3.0～8.0		

2. 广义酸碱催化

按照 Brönsted-Lewis 酸碱理论，给出质子的物质叫广义酸，接受质子的物质叫广义碱。有些药物也可被广义的酸碱催化水解，这种催化作用叫广义酸碱催化（general acid-base catalysis）或一般酸碱催化。许多药物处方中，往往需要加入缓冲剂。常用的缓冲剂如醋酸盐、磷酸盐、枸橼酸盐、硼酸盐均为广义的酸碱。HPO_4^{2-} 对青霉素 G 钾盐、苯氧乙基青霉素均有催化作用。

为了观察缓冲液对药物的催化作用，可用增加缓冲剂的浓度，但保持盐与酸的比例不变（即 pH 值恒定）的方法，配制一系列不同浓度的缓冲溶液，然后观察药物在这一系列缓冲溶液中的分解情况。如果分解速率随缓冲剂浓度的增加而增加，则可确定该缓冲剂对药物有广义的酸碱催化作用。为了减少这种催化作用的影响，在实际生产处方中，应用尽可能低浓度的缓冲剂或选用没有催化作用的缓冲系统。

3. 溶剂

溶剂对药物稳定性的影响比较复杂。对于水解的药物，有时采用非水溶剂，如乙醇、丙二醇、甘油等，使其稳定。含有非水溶剂的注射液，如苯巴比妥注射液、地西泮注射液等。下述方程可以说明非水溶剂对易水解性药物稳定性的影响：

$$\lg k = \lg k_\infty - \frac{KZ_AZ_B}{\varepsilon} \tag{3-10}$$

式中：k 为速率常数；ε 为介电常数；k_∞ 为溶剂介电常数 ε 趋向无穷大时的速率常数；Z_A、Z_B 为离子或药物所带的电荷；对于一个给定系统，在固定温度下 K 是常数。此式表示溶剂介电常数对药物稳定性的影响，适用于离子与带电荷药物之间的反应，以 $\lg k$ 对 $1/\varepsilon$ 作图得一直线，如图 3-3 所示。

如果药物离子与攻击的离子电荷相同，如 OH^- 催化水解苯巴比妥阴离子，则 $\lg k$ 对 $1/\varepsilon$ 作图所得直线的斜率为负，在处方中采用介电常数低的溶剂将降低药物分解的速率，故苯巴比妥钠注射液用介电常数低的溶剂，例如 60% 丙二醇可使注射液稳定性提高，25℃时的 $t_{0.9}$ 可达 1 年左右。相反，若药物离子与进攻离子的电荷相反，如专属碱对带正电荷的药物催化，则采取介电常数低的溶剂，就不能达到稳定药物制剂的目的。

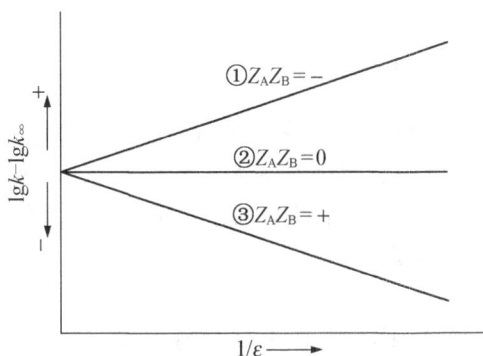

图 3-3　溶剂介电常数对反应速率的影响　　　　图 3-4　离子强度对反应速率的影响

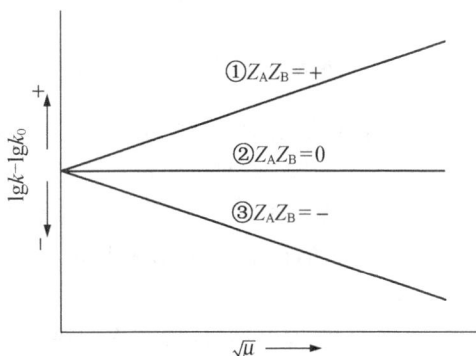

4. 离子强度

在制剂处方中，往往加入电解质调节等渗，或加入盐（如一些抗氧剂）防止氧化，加入缓冲剂调节 pH 值。因而存在离子强度对降解速率的影响，这种影响可用下式说明：

$$\lg k = \lg k_0 + 1.02Z_AZ_B\sqrt{\mu} \tag{3-11}$$

式中：k 为降解速率常数；k_0 为溶液无限稀（$\mu=0$）时的速率常数；μ 为离子强度；Z_A、Z_B 为溶液中药物所带的电荷。以 $\lg k$ 对 $\sqrt{\mu}$ 作图可得一直线，其斜率为 $1.02Z_AZ_B$，外推到 $\mu=0$ 可求得 k_0，如图 3-4 所示。

5. 表面活性剂

一些容易水解的药物加入表面活性剂可使其稳定性增加。如苯佐卡因易受碱催化水解，30℃时的 $t_{0.5}$ 为 64min，但在 5% 的十二烷基硫酸钠溶液中，$t_{0.5}$ 增加到 1150min。这是因为表面活性剂在溶液中形成了胶束，苯佐卡因增溶于胶束内，即在药物周围形成了一层"屏障"，阻碍了 OH^- 进入胶束对药物酯键的攻击，因而增加了苯佐卡因的稳定性。但要注意，表面活性剂有时反而使某些药物分解速率加快，如聚山梨酯 80 使维生素 D 稳定性下降。故需通过实验，正确选用表面活性剂。

6. 处方中的基质或赋形剂

一些半固体制剂,如软膏剂、霜剂中药物的稳定性与制剂处方的基质有关。有人考察了一系列商品基质对氢化可的松稳定性的影响,结果聚乙二醇能促进该药物的分解,有效期只有 6 个月。栓剂基质聚乙二醇也可使乙酰水杨酸分解,产生水杨酸和乙酰聚乙二醇。维生素 U 片采用糖和淀粉为赋形剂,则产品变色;若应用磷酸氢

表 3-2 30℃ 时一些润滑剂对乙酰水杨酸水解的影响

润滑剂	pH	每小时产生的水杨酸 mg 数
硬脂酸	2.62	0.133
滑石粉	2.71	0.133
硬脂酸钙	3.75	0.986
硬脂酸镁	4.14	1.314

钙,再辅以其他措施,产品质量则有所提高。一些片剂的润滑剂对乙酰水杨酸的稳定性有一定影响,硬脂酸钙、硬脂酸镁可能与乙酰水杨酸反应形成相应的乙酰水杨酸钙及乙酰水杨酸镁,提高了系统的 pH 值,使乙酰水杨酸溶解度增加,分解速率加快,见表 3-2 所示。因此,生产乙酰水杨酸片时不应使用硬脂酸镁这类润滑剂,常用影响较小的滑石粉或硬脂酸。

3.2.3 外界因素对药物制剂稳定性的影响及解决方法

外界因素包括温度、光线、空气(氧)、金属离子、湿度和水分、包装材料等,这些因素对于制定药品的生产工艺条件和包装设计都是十分重要的。其中温度对各种降解途径(如水解、氧化等)均有较大影响,而光线、空气(氧)、金属离子对易氧化药物的氧化有加速作用,湿度、水分主要影响固体药物的稳定性,包装材料是各种产品都必须考虑的问题。

1. 温度

一般来说,温度升高,反应速率加快。根据 Van't Hoff 规则,温度每升高 10℃,反应速率约增加 2~4 倍。温度对于反应速率常数的影响可参考 Arrhenius 方程。

药物制剂在制备过程中,往往需要加热溶解、灭菌等操作,此时应考虑温度对药物稳定性的影响,制定合理的工艺条件。有些产品在保证完全灭菌的前提下,可降低灭菌温度,缩短灭菌时间。那些对热特别敏感的药物,如某些抗生素、生物制品,应根据药物性质,设计合适的剂型(如固体剂型),生产中采取特殊的工艺,如冷冻干燥、无菌操作等,同时产品要低温贮存,以保证产品质量。

2. 光线

在制剂生产与产品的贮存过程中,还必须考虑光线的影响。光是一种辐射能,光线波长越短,能量越大,故紫外线更易激发化学反应。如前所述,光能激发氧化反应,加速药物的分解。有些药物分子受辐射(光线)作用使分子活化而发生分解,此种反应叫光化降解(photodegradation),其速率与系统的温度无关,这种易被光降解的物质叫光敏感物质。硝普钠是一种强效、速效降压药,临床效果肯定,本品对热稳定,但对光极不稳定,临床上用 5% 的葡萄糖配制成 0.05% 的硝普钠溶液静脉滴注,在阳光下照射 10min 就分解 13.5%,颜色也开始变化,同时 pH 下降。室内光线条件下,本品半衰期仅为 4h。

光敏感的药物还有氯丙嗪、异丙嗪、核黄素、氢化可的松、强的松、叶酸、维生素 A、维生素 B、辅酶 Q_{10}、硝苯吡啶等;药物结构与光敏感性可能有一定的关系,如酚类和分子中有双键的药物,一般对光敏感。

光敏感的药物制剂,在制备过程中要避光操作,选择包装甚为重要。有人对抗组胺药物用

透明玻璃容器进行加速试验,8 周含量下降 36％,而用棕色瓶包装几乎没有变化。因此,这类药物制剂宜采用棕色玻璃瓶包装或容器内外衬垫黑纸,避光贮存。

3. 空气(氧)

大气中的氧是引起药物制剂氧化的主要因素。大气中的氧进入制剂的主要途径有:① 氧在水中有一定的溶解度,平衡时,0℃ 为 10.19mL·L^{-1},25℃ 为 5.75mL·L^{-1},50℃ 为 3.85mL·L^{-1},100℃ 水中几乎没有氧;② 在药物容器的空间中也存在着一定量的氧。各种药物制剂几乎都有与氧接触的机会,因此,除去氧气对于易氧化的品种是防止氧化的根本措施。生产上一般在溶液中和容器空间通入惰性气体,如二氧化碳或氮气,置换其中的空气。在水中通 CO_2 至饱和时,残存氧气仅为 0.05 mL·L^{-1},通氮气至饱和时约为 0.36mL·L^{-1}。若通气不够充分,对成品的质量影响很大。有时同一批号注射液的色泽深浅不同,可能就与通入气体的多少有关。对于固体药物,还可采取真空包装等措施隔绝空气。

为了防止易氧化药物的自动氧化,在制剂中常加入抗氧剂(antioxidant)。一些抗氧剂本身为强还原剂,它首先被氧化而保护主药免遭氧化,在此过程中抗氧剂逐渐被消耗(如亚硫酸盐类);另一些抗氧剂是链反应的阻化剂,能与游离基结合,中断链反应的进行,在此过程中其本身不被消耗。抗氧剂可分为水溶性抗氧剂与油溶性抗氧剂两大类,这些抗氧剂的名称、分子式和用量见表 3-3,其中油溶性抗氧剂具有阻化剂的作用。

表 3-3　常用抗氧剂

抗氧剂	分子式(结构式)	常用浓度(%)
水溶性抗氧剂		
亚硫酸钠	Na_2SO_3	0.1～0.2
亚硫酸氢钠	$NaHSO_3$	0.1～0.2
焦亚硫酸钠	$Na_2S_2O_5$	0.1～0.2
甲醛合亚硫酸氢钠	$HCHONaHSO_3$	0.1
硫代硫酸钠	$Na_2S_2O_3$	0.1
硫脲	$NH_2\!-\!\underset{\underset{S}{\|\|}}{C}\!-\!NH_2$	0.05～0.1
维生素 C	$\begin{matrix} HO-C=C-OH \\ \quad OH \\ CH-CH\ \ C=O \\ \| \qquad \diagdown\,O\diagup \\ CH_2OH \end{matrix}$	0.2
半胱氨酸	$HSCH_2-CH(NH_2)COOH$	0.00015～0.05
蛋氨酸	$CH_3-S-(CH_2)-CH(NH_2)COOH$	0.05～0.1
硫代乙酸	$HS-CH_2-COOH$	0.005
硫代甘油	$HS-CH-CHOH-CH_2OH$	0.005

续 表

抗氧剂	分子式(结构式)	常用浓度(%)
油溶性抗氧剂		
叔丁基对羟基茴香醚 (BHA)	CH_3O——⟨苯环⟩——OH，C_4H_9	0.005～0.02
二丁甲苯酚(BHT)	HO——⟨苯环⟩——CH_3，C_4H_9、C_4H_9	0.005～0.02
培酸丙酯(PG)	HO、HO、HO——⟨苯环⟩——COO—C_3H_7	0.05～0.1
生育酚		0.05～0.5

焦亚硫酸钠和亚硫酸氢钠常用于弱酸性药液中,亚硫酸钠、硫代硫酸钠常用于偏碱性药液中,如磺胺类注射液。油溶性抗氧剂如 BHA、BHT 等,用于油溶性维生素类(如维生素 A、D)制剂有较好效果。另外,维生素 E、卵磷脂为油脂的天然抗氧剂,精制油脂时若将其除去,就不易保存。使用抗氧剂时,还应注意主药是否与此发生相互作用。有报道,肾上腺素与亚硫酸氢钠在水溶液中可形成无光学与生理活性的磺酸盐化合物。近年来,氨基酸抗氧剂已引起药剂科学工作者的重视,有人用半胱氨酸配合焦亚硫酸钠使 25% 的维生素 C 注射液的贮存期得以延长。此类抗氧剂的优点是毒性小、本身不易变色,但价格稍贵。

此外,枸橼酸、酒石酸等物质能显著增强抗氧剂的抗氧效果,通常称为协同剂(synergist)。

4. 金属离子

制剂中微量金属离子主要来自原辅料、溶剂、容器以及操作过程中使用的工具等。微量金属离子对自动氧化反应有显著的催化作用,如 0.0002mol·L^{-1} 的铜能使维生素 C 氧化速率增大 1 万倍。铜、铁、钴、镍、锌、铅等离子都有促进氧化的作用。

要避免金属离子的影响,应选用纯度较高的原辅料,操作过程中不要使用金属器具,同时还可加入螯合剂,如依地酸盐、枸橼酸、酒石酸、磷酸、二巯乙基甘氨酸等附加剂,有时螯合剂与亚硫酸盐类抗氧剂联合应用,效果更佳。其中依地酸二钠常用量为 0.005%～0.05%。

5. 湿度和水分

空气中湿度与物料中含水量对固体药物制剂的稳定性有重要影响。水是化学反应的媒介,固体药物吸附了水分以后,在表面形成一层液膜,分解反应就在液膜中进行。无论是水解反应,还是氧化反应,微量的水均能加速乙酰水杨酸、青霉素 G 钠盐、氨苄青霉素钠、对氨基水杨酸钠、硫酸亚铁等的分解。药物是否容易吸湿,取决于其临界相对湿度(CRH)的大小。氨苄青霉素的临界相对湿度仅为 47%,如果在相对湿度(RH)75% 的条件下放置 24h 可吸收水分约 20%,同时药物粉末溶解。这些原料药物的水分含量必须特别注意,一般水分含量在 1% 左右比较稳定,水分含量越高分解越快。

湿度和水分对于氨基水杨酸钠的影响也有报道。实验测定其临界相对湿度虽然较高(约

89%），但人为地添加微量水（约 0.53%），其变色速率就显著增加。若在 70℃进行加速试验，当水蒸气压强为 6.9kPa(52.3mmHg)时，速率常数为 0.118mol·h^{-1}，而在水蒸气压强为 19.2kPa(144mmHg)时，速率常数则为 0.305mol·h^{-1}，分解速率明显加快。

6. 包装材料

药物贮藏于室温环境中，主要受热、光、水汽及空气（氧）的影响。包装设计要排除这些因素的干扰，同时也要考虑包装材料是否与药物制剂发生相互作用。常用的包装容器材料有玻璃、塑料、橡胶及一些金属。

玻璃的理化性能稳定，不易与药物相互作用，气体不能透过，为目前应用最多的一类容器。但有些玻璃会释放碱性物质或脱落不溶性玻璃碎片等，这些问题在注射剂一章中已有讨论。棕色玻璃能阻挡波长小于 470nm 的光线透过，故光敏感的药物可用棕色玻璃瓶包装。

塑料是聚氯乙烯、聚苯乙烯、聚乙烯、聚丙烯、聚酯、聚碳酸酯等一类高分子聚合物的总称。为了便于成型或防止老化等原因，常常在塑料中加入增塑剂、防老剂等附加剂。有些附加剂具有毒性，药用包装塑料应选用无毒塑料制品。但塑料容器也存在三个问题：① 有透气性，制剂中的气体可以与大气中的气体进行交换，致使盛于聚乙烯瓶中的四环素混悬剂变色、变味，乳剂可能发生脱水氧化变质；② 有透湿性，如聚氯乙烯膜厚度为 0.03mm 时，在 40℃、90% 相对湿度条件下透湿速率为 100g·m^{-2}·d^{-1}；③ 有吸附性，塑料中的物质可以迁移进入溶液，而溶液中的物质（如防腐剂）也可被塑料吸附，如尼龙就能吸附多种抑菌剂。高密度聚乙烯的刚性、表面硬度及拉伸强度大，熔点、软化点高，水蒸气与气体透过速率慢，常用于片剂、胶囊剂的包装。

由于包装材料与药物制剂稳定性关系较大，通常在产品试制过程中进行"装样试验"，以选择合适的包装材料。

3.2.4　药物制剂稳定化的其他方法

增加药物制剂的稳定性还可采用提高药物自身稳定性和新工艺等方法。

1. 制成难溶性盐

一般地，药物混悬液降解只决定于其在溶液中的浓度，而不是产品中的总浓度。所以将容易水解的药物制成难溶性盐或难溶性酯类衍生物，可增加其稳定性。水溶性越低，稳定性越好。例如青霉素 G 钾盐，可制成溶解度小的普鲁卡因青霉素 G（水中溶解度为 1∶250），稳定性显著提高。青霉素 G 还可以与 N,N-双苄乙二胺生成苄星青霉素 G（长效西林），其溶解度进一步减小（1∶6000），故稳定性更佳，可以口服。

2. 制成复合物

酯键在 OH^- 作用下水解时加入咖啡因（caffeine）可增加药物的稳定性，如苯佐卡因（benzocaine）（对氨基苯甲酸乙酯）在咖啡因的存在下形成复合物，使其水解反应速率大大降低，并且随着咖啡因浓度的增加，稳定性显著提高。

3. 制成前体药物

利用化学修饰的方法制备前体药物，增加药物的稳定性。氨苄青霉素（ampicillin）是碱性药物，非常不稳定，如果与酮反应生成酮氨苄青霉素（hetacillin），药物稳定性显著增加。这种前体药物适用于长时间的点滴注射。

4. 改进药物剂型或采用制剂新工艺

(1) 制成固体制剂：在水溶液中不稳定的药物，一般可制成固体制剂。口服的可做成片剂、胶囊剂、颗粒剂等；注射的则可做成注射用无菌粉末，从而提高药物制剂的稳定性。

(2) 制成微囊或包合物：某些药物制成微囊可增加药物的稳定性，延缓氧化。如维生素 A、维生素 C、硫酸亚铁制成微囊后稳定性都有很大提高。也可采用环糊精包合技术提高药物稳定性。详见本书第 16 章。

(3) 采用粉末直接压片或包衣工艺：一些对湿热不稳定的药物，可以采用粉末直接压片或干法制粒工艺。包衣是解决片剂稳定性的常规方法之一，如氯丙嗪、异丙嗪、对氨基水杨酸钠等，均做成包衣片。个别对光、热、水很敏感的药物，如酒石麦角胺采用联合式压制包衣机制成包衣片，效果良好。

3.3　药物稳定性试验方法

稳定性试验的目的是考察原料药或药物制剂在温度、湿度、光线的影响下随时间变化的规律，为药品的生产、包装、贮存、运输条件提供科学依据，同时通过试验确定药品的有效期。《中国药典》2005 年版，将稳定性试验的指导原则分为两部分，第一部分是原料药，第二部分是药物制剂。

稳定性试验包括影响因素试验、加速试验与长期试验。稳定性试验的基本要求是：① 影响因素试验适用于原料药的考察，用一批原料药进行；加速试验与长期试验适用于原料药与药物制剂，要求用三批供试品进行。② 原料药供试品应是一定规模生产的，其合成工艺路线、方法、步骤应与大生产一致；药物制剂的供试品应是一定规模生产的，如片剂(或胶囊剂)至少在 1 万～2 万片(或粒)，其处方与生产工艺应与大生产一致。③ 供试品的质量标准应与各项基础研究及临床验证所使用的供试品质量标准一致。④ 加速试验与长期试验所用供试品的容器和包装材料及包装应与上市产品一致。⑤ 研究药物的稳定性，要采用专属性强、准确、精密、灵敏的药物分析方法与降解产物的检测方法，并对方法进行验证，以保证药物稳定性结果的可靠性。

3.3.1　影响因素试验

影响因素试验(强化试验，stress testing)是在比加速试验更激烈的条件下进行的。原料药要求进行此项试验，其目的是探讨药物的固有稳定性，了解影响其稳定性的因素及可能的降解途径与降解产物，为确定制剂生产工艺、包装、贮存条件与建立有关物质分析方法提供科学依据。供试品可以用一批原料药进行，将供试品置于适宜的开口容器中(如称量瓶或培养皿)，摊成≤5mm厚的薄层，疏松原料药摊成≤10mm厚的薄层，进行以下试验。

1. 高温试验

供试品开口置于适宜的洁净容器中，在 60℃温度下放置 10d，于第 5、10 天取样，按稳定性重点考察项目进行检测，同时准确称量试验前后供试品的质量，以考察供试品风化失重的情况。若供试品有明显变化(如含量下降 5％)，则改在 40℃条件下用同法进行试验。

2. 高湿度试验

供试品开口置于恒湿密闭容器中，在 25℃温度下分别于相对湿度 90％±5％条件下放置

10d,于第 5、10 天取样,按稳定性重点考察项目进行检测,同时准确称量试验前后供试品的质量,以考察供试品的吸湿潮解性能。若吸湿增重 5% 以上,则改在相对湿度 75%±5% 条件下用同法进行试验。恒湿条件可在密闭容器如干燥器的下部放置饱和盐溶液,根据不同相对湿度的要求,可以选择 NaCl 饱和溶液(相对湿度 75%±1%,15.5~60.0℃),KNO₃ 饱和溶液(相对湿度92.5%,25℃)。

3. 强光照射试验

供试品开口放置在光照仪器箱内,于照度为 4500±500lx 的条件下放置 10d,于第 5、10 天取样,按稳定性重点考察项目进行检测,特别要注意供试品的外观变化。

对于药物制剂,首先查阅原料药稳定性的有关资料,了解温度、湿度、光线对原料药稳定性的影响,然后在药物制剂的处方筛选与工艺设计过程中,根据主药与辅料的性质,参考原料药影响因素试验的方法,进行必要的影响因素试验。

3.3.2 加速试验

加速试验(accelerated testing)是在超常条件下进行的,其目的是通过加速药物的化学或物理变化,为制剂设计、包装、运输及贮存提供必要的资料。供试品要求三批,按市售包装,在温度 40±2℃,相对湿度为 75%±5% 的条件下放置 6 个月。所用设备应能控制温度±2℃,相对湿度±5%,并能对真实温度与湿度进行监测。在试验期间的第 1、2、3、6 个月取样一次,按稳定性重点考察项目进行检测。在上述条件下,如 6 个月内供试品经检测不符合制定的质量标准,则应在中间条件即在温度 30±2℃,相对湿度 60%±5% 的情况下(可用 Na₂CrO₄ 饱和溶液,30℃,相对湿度 64.8%)进行加速试验,时间仍为 6 个月。

乳剂、混悬剂、软膏剂、乳膏剂、糊剂、凝胶剂、眼膏剂、栓剂、气雾剂、泡腾片及泡腾颗粒宜直接采用温度 30±2℃,相对湿度 65%±5% 的条件下放置 6 个月。

对于包装在半透性容器内的药物制剂,则应在温度 40±2℃、相对湿度 20%±2%(CH₃COOK·1.5H₂O 的饱和溶液)的条件下进行试验。

加速试验在恒温、恒湿箱中进行,也可采用隔水式电热恒温培养箱(20~60℃),箱内放置具有一定相对湿度的饱和溶液的干燥器,设备应能控制所需温度,且设备内各部分温度应该均匀,并适合长期使用。

对温度特别敏感的药物制剂,预计只能在冰箱 4~8℃ 内保存,此类药物制剂的加速试验,可在温度 25±2℃、相对湿度 60%±5% 的条件下进行,时间为 6 个月。

3.3.3 长期试验

长期试验(long-term testing)是在接近药品的实际贮存条件下进行的,其目的是为制定药物的有效期提供依据。供试品三批,市售包装,在温度 25±2℃、相对湿度 60%±10% 的条件下放置 12 个月,每 3 个月取样一次,分别于第 0、3、6、9、12 个月取样,按稳定性重点考察项目进行检测。12 个月以后,如仍需继续考察,分别于第 18、24、36 个月取样进行检测。将结果与 0 月比较以确定药品的有效期。由于实测数据的分散性,一般应按 95% 的可信限进行统计分析得出合理的有效期,若未取得足够数据(如只有 18 个月),则应进行统计分析,以确定药品的有效期。如 3 批统计分析结果差别较小,则取其平均值为有效期限;若差别较大,则取其最短的为有效期。如果数据表明,测定结果变化很小,说明是很稳定的药品,不作统计分析。

对温度特别敏感的药品,长期试验可在温度 $6\pm2℃$ 的条件下放置 12 个月,按上述时间要求进行检测,12 个月以后,仍需按规定继续考察,制定在低温贮存条件下的有效期。

原料药进行加速试验与长期试验所用包装应采用模拟小桶,但所用材料与封装条件应与大桶一致。

3.3.4 经典恒温法

药物稳定性预测有多种方法,其中用得最多是经典恒温法。该方法的理论依据是 Arrhenius 的指数定律 $k=Ae^{-E/(RT)}$,其对数形式为:

$$\lg k=-\frac{E}{2.303RT}+\lg A \qquad (3-12)$$

以 $\lg k$ 对 $1/T$ 作图得一直线,由直线的斜率可计算出活化能 E。若将直线外推至室温,就可求出室温时的降解速率常数($k_{25℃}$),由 $k_{25℃}$ 可以求出分解 10% 所需的时间,即药品有效期($t_{0.9}$)。

实验时,首先设计实验温度与取样时间。设计好后,将样品放入各种不同温度的恒温装置中,定时取样测定其浓度(或含量),求出各温度下不同时间药物的浓度变化。以药物浓度或浓度的其他函数对时间作图,判断反应级数。若以 $\lg C$ 对 t 作图得一直线,则为一级反应。再由直线斜率求出各温度的速率常数 k,然后按前述方法求出活化能 E 和 $t_{0.9}$。

要想得到预期的结果,除了精心设计实验外,很重要的问题是对实验数据进行正确的处理。化学动力学参数(如反应级数、k、E、$t_{0.9}$)的计算,有图解法和统计学方法,后一种方法比较准确、合理,在稳定性研究中广泛应用。

【例 3.1】 银黄注射液制剂稳定性的预测。在不同温度下进行加速试验,以黄芩苷的含量作为产品的质量指标。设置不同的取样时间点测定样品中黄芩苷的含量,每一实验温度内,将 $\lg C$ 对 t 作线性回归,确定为一级反应,由回归方程的斜率求出各温度对应的速率常数,结果见表 3-4 所示。

表 3-4 银黄注射液中黄芩苷加速试验稳定性数据及动力学处理结果

实验温度 $T/℃$	取样时间 t/h	样品含量 $C/\%$	$\lg C$	回归结果
	0	100	2	
	3	82.50	1.9165	
100	6	71.90	1.8567	$\lg C=-0.0277t+2.0073$
	9	60.00	1.7782	$k_{100℃}=6.385\times10^{-2}\,\mathrm{h^{-1}}$
	12	45.00	1.6533	
	0	100	2	
	6	84.09	1.9247	
90	12	68.00	1.8325	$\lg C=-0.0130t+1.9982$
	18	58.10	1.7642	$k_{90℃}=2.988\times10^{-2}\,\mathrm{h^{-1}}$
	24	49.00	1.6910	
	0	100	2	
	12	92.30	1.9652	
80	24	80.01	1.9031	$\lg C=-2.9125\times10^{-3}t+1.9934$
	36	76.40	1.8831	$k_{80℃}=6.708\times10^{-3}\,\mathrm{h^{-1}}$
	48	73.50	1.8663	

续　表

实验温度 T/℃	取样时间 t/h	样品含量 C/%	lg$C$	回归结果
70	0	100	2	$\lg C = -9.9040\times 10^{-4}t + 2.0060$
	24	95.86	1.9816	$k_{70℃} = 2.281\times 10^{-3}\,\mathrm{h^{-1}}$
	48	92.06	1.9641	
	72	89.06	1.9497	
	96	78.91	1.8971	

再将实验温度由摄氏温度改为热力学温度 T,调整如表 3-5 所示。

根据 Arrhenius 指数定律以 lg$k$ 对 $1/T$ 作线性回归,得直线方程:

$$\lg k = -64031/T + 16.02$$

将室温 25℃($T=298\mathrm{K}$)代入直线方程,得室温反应速率常数:

$$k_{25℃} = 3.556\times 10^{-6}\,\mathrm{h^{-1}}$$

代入有效期计算公式:

$$t_{0.9} = 0.1054/k_{25℃} = 29637\mathrm{h} = 3.38\ \text{年}$$

这表明若以黄芩苷作为指标,银黄注射液制剂于 25℃温度下的有效期为 3.38 年。

表 3-5　各实验温度下的反应速率常数 k 值

T/K	$1/T$	k/$\mathrm{h^{-1}}$	lg$k$
373	2.681×10^{-3}	6.384×10^{-2}	-1.1949
363	2.755×10^{-3}	2.989×10^{-2}	-1.5244
353	2.833×10^{-3}	6.708×10^{-3}	-2.1734
343	2.915×10^{-3}	2.281×10^{-3}	-2.6419

3.3.5　固体药物制剂稳定性试验的特殊要求和特殊方法

1. 固体药物与固体药物制剂稳定性的一般特点

对固体药物及其固体制剂稳定性的研究不多,原因在于:第一,固体药物一般分解较慢,需要较长时间和精确的分析方法;第二,固体状态的药物分子相对固定,不像溶液那样可以自由移动和完全混合,因此具有系统的不均匀性,含量等分析结果重现性差;第三,一些易氧化药物的氧化作用往往限于固体表面,而将内部分子保护起来,以致表里变化不一。固体剂型又是多相系统,常包括气相(空气和水汽)、液相(吸附的水分)和固相,当进行实验时,这些相的组成和状态常发生变化。这些特点说明了研究固体药物剂型的稳定性是一件十分复杂的工作。

(1)药物晶型与稳定性的关系:物质在结晶析出晶体时受各种因素的影响,造成分子间的键合方式和相对排列发生变化,形成不同的晶体结构。药物晶型不同,其理化性质如溶解度、熔点、密度、蒸汽压、光学和电学性质也会不同,从而稳定性出现差异。但应注意,晶态与晶型是不同的概念,晶体的外部形态称为晶态(crystal habit),晶体的内部结构称为晶型(crystalline)。

一些药物,如利福平、氨苄西林钠、维生素 B_1 等的稳定性与晶型有很大关系。利福平有无定型(熔点 172~180℃)、晶型 A(熔点 183~190℃)和晶型 B(熔点 240℃)。无定型在 70℃加速试验 15d,含量下降 10% 以上,室温贮存半年含量则明显下降,而晶型 A 和晶型 B 在同样条件下(70℃)加速试验,含量下降为 1.5%~4%,室温贮藏 3 年含量仍在 90% 以上。

另外,制剂工艺如粉碎、加热、冷却、湿法制粒等都可能导致药物晶型发生变化。因此在设计制剂时,要对晶型作必要的研究,弄清药物有几种晶型,何种晶型稳定,何种晶型有效。研究晶型的方法有差热分析、差示扫描量热分析、X 射线粉末衍射、红外光谱、核磁共振谱、热显微镜、溶出速率等。

（2）固体药物之间的相互作用：固体剂型中各组分之间的相互作用会导致组分的分解，由于非那西丁的某些毒副作用，故逐渐用对乙酰氨基酚（扑热息痛）代替非那西丁生产复方乙酰水杨酸片剂（APC）。但实验发现，乙酰水杨酸与对乙酰氨基酚之间可发生乙酰转移反应，对乙酰氨基酚也会发生水解，反应如下式。含有对乙酰氨基酚的片剂在 37℃ 时的加速试验，游离水杨酸增加的情况见图 3-5 所示。

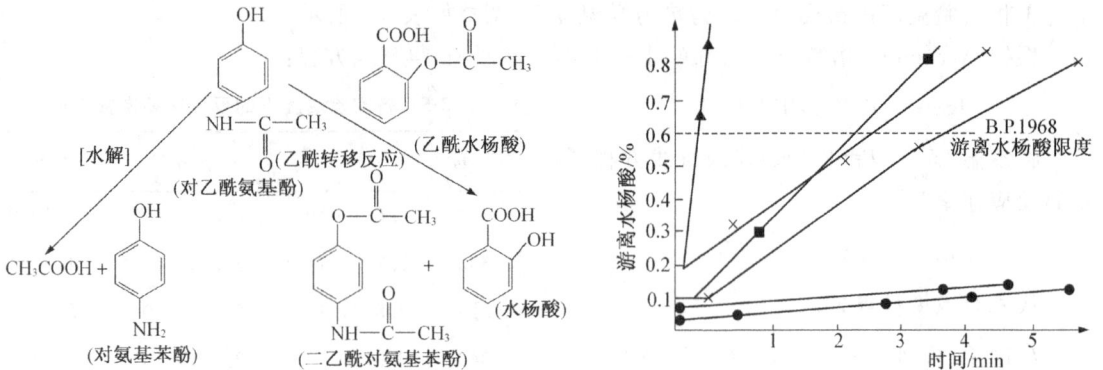

图 3-5　复方乙酰水杨酸片 37℃ 加速试验

●乙酰水杨酸＋非那西丁＋可待因　▲乙酰水杨酸＋对乙酰氨基酚＋可待因＋硬脂酸镁
×乙酰水杨酸＋对乙酰氨基酚＋可待因　■乙酰水杨酸＋对乙酰氨基酚＋可待因＋滑石粉

由图 3-5 可以看出：含有对乙酰氨基酚的处方与含有非那西丁的处方相比，前者使片剂游离水杨酸明显增加。将加有 1% 滑石粉与加有 0.5% 硬脂酸镁的处方相比，后者使片剂中的乙酰水杨酸分解显著加速。在处方设计与生产中对这些问题应予以充分注意。

（3）固体药物分解中的平衡现象：虽然固体药物分解动力学与溶液不同，然而温度对于反应速率的影响，一般仍可用 Arrhenius 方程处理。但在固体分解中可能出现平衡现象，如杆菌肽（bacitracin）的热分解实验，在 40℃ 温度下贮存 18 个月残存效价为 64%，以后不再继续下降，即达到平衡。此种情况则不宜再用 Arrhenius 公式，而要用以下 Van't Hoff 方程处理：

$$\ln K = -\frac{\Delta H}{RT} + \alpha \qquad (3-13)$$

式中：ΔH 为反应热；α 为常数。以平衡常数的对数 $\ln K$ 对 $1/T$ 作图得一直线。将直接外推至室温，可求出室温时的平衡常数及平衡浓度，从而估计药物在室温时的分解限度。在此类问题中，如果最后达到平衡，速率常数对预测稳定性就没有什么重要意义。

2. 固体剂型稳定性试验的特殊要求

根据固体药物稳定性的特点，对固体制剂进行稳定性试验时应注意：① 如水分对固体药物稳定性影响较大，则每个样品必须测定水分，加速试验过程中也要测定；② 样品必须用密封容器，但为了考察材料对药物的影响，可以用开口容器与密封容器同时进行，以便比较；③ 测定含量和水分的样品，都要分别单次包装；④ 固体剂型要使样品含量尽量均匀，以避免测定结果的分散性；⑤ 药物颗粒的大小对结果也有影响，故样品要用一定筛号的筛过筛，并测定其粒度，固体的比表面是微粉的重要性质，必要时可用 BET 方法测定；⑥ 实验温度不宜过高，以

60℃以下为宜。

此外还需注意赋形剂对药物稳定性的影响,通常可用下述方法设计实验:药物与赋形剂以1∶5配料,药物与润滑剂按 20∶1 配料。配好料后,其中一半用小瓶密封,另一半吸入或加入 5％水后用小瓶密封,然后在 5、25、50、60℃温度和 4500lx 光照下进行加速试验,定期取样测含量或进行热分析、薄层分析,并观察外观、色泽等变化,以判断赋形剂是否影响药物的稳定性。

3. 热分析法在研究固体药物稳定性中的应用

热分析法以差示热分析法(differential thermal analysis,DTA)和差示扫描量热法(differential scanning calorimetry,DSC)为常用。差热分析是在程序控制温度下,测量试样与参比物之温差随温度变化而变化的一种技术。试样发生某些物理或化学变化时将放热或吸热,使试样温度暂时升高或降低,故在 DTA 曲线上产生放热峰或吸热峰,两组分混合后,其混合后的 DTA 曲线与单个组分的 DTA 曲线进行比较,就能判断是否有相互作用发生。如有相互作用发生,则混合物的 DTA 曲线与药物、赋形剂本身原来的 DTA 曲线不同,可能出现一个或几个吸热峰或放热峰或药物原来的峰形消失、改变、位移。通常放热峰说明发生了分解、离解、氧化等化学反应,熔解、升华、蒸发、失去结晶水等相变过程出现吸热峰。

头孢环己烯胺(C)(cephradine)欲制成粉针剂,加入某些试剂使之成盐而增加其溶解度。该头孢菌素为有机羧酸,分别选用 N-甲基葡胺(N)、三羟甲基氨基甲烷(T)、磷酸钠($Na_3PO_4 \cdot 12H_2O$)(P)、无水碳酸钠(S)等碱性物质。先将头孢环己烯胺及各种辅料分别进行DTA 试验,得如图 3-6 所示的 DTA 曲线,然后将头孢环己烯胺分别与上述碱性物质混合均匀,同样进行 DTA 试验,得图 3-7。结果表明,头孢环己烯胺只可与无水碳酸钠配合,因两者混合的 DTA 曲线仍有头孢环己胺的特征放热峰。与其他碱性物质配伍,其特征放热峰消失,故不宜配伍。

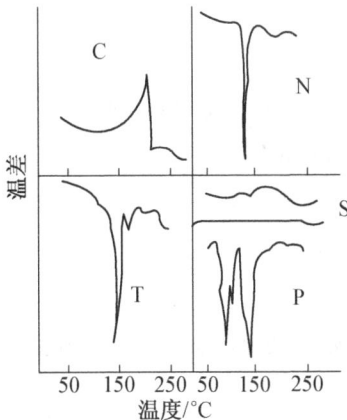

图 3-6　各物质 DTA 曲线

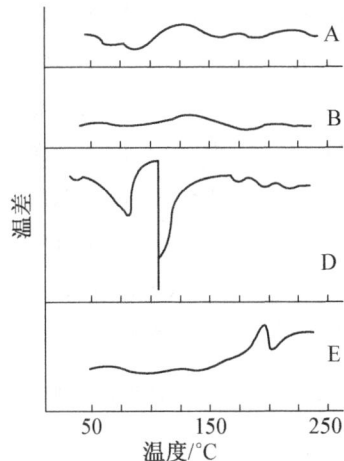

图 3-7　各混合物 DTA 曲线
A.(C+N)　B.(C+T)
D.(C+P)　E.(C+S)

DSC 与 DTA 的原理基本相似。DSC 是指在过程控制温度下测量输入到参比物和样品的能量随温度变化的一种分析方法。它比 DTA 反应灵敏、重现性好、分辨率高而较准确。

3.3.6　稳定性重点考察项目

药物稳定性重点考察项目见表 3-6 所示。

表 3-6　原料药及药物制剂稳定性重点考察项目表

剂　型	稳定性重点考察项目
原料药	性状、熔点、含量、有关物质、吸湿性以及根据品种性质选定的考察项目
片剂	性状，如为包衣片应同时考察片芯、含量、有关物质、崩解时限或溶出度
胶囊剂	性状、含量、有关物质、崩解时限、溶出度或释放度、水分,软胶囊需要检查内容物有无沉淀
注射剂	外观、色泽、含量、pH 值、澄明度、有关物质、应考察无菌度
栓剂	性状、含量、软化、融变时限、有关物质
软膏剂	性状、均匀性、含量、粒度、有关物质
乳膏剂	性状、均匀性、含量、粒度、有关物质、分层现象
糊剂	性状、均匀性、含量、粒度、有关物质
凝胶剂	性状、均匀性、含量、粒度、有关物质,乳胶剂应检查分层现象
眼用制剂	如为溶液,应考察性状、澄明度、含量、pH 值、有关物质;如为混悬液,还应考察粒度、再分散性;洗眼剂还应考察无菌度;眼丸剂应考察粒度与无菌度
丸剂	性状、含量、色泽、有关物质、溶散时限
糖浆剂	性状、含量、澄明度、相对密度、有关物质、pH 值
口服溶液剂	性状、含量、澄明度、有关物质
口服乳剂	性状、含量、分层现象、有关物质
口服混悬剂	性状、含量、沉降体积比、有关物质、再分散性
散剂	性状、含量、粒度、有关物质、外观均匀度
气雾剂	泄漏率、每瓶主药含量、有关物质、每瓶总揿次、每揿主药含量、雾粒分布
粉雾剂	排空率、每瓶总揿次、每吸主药含量、有关物质、雾粒分布
喷雾剂	每瓶总吸次、每吸喷量、每吸主药含量、有关物质、雾粒分布
颗粒剂	性状、含量、粒度、有关物质、溶化性或溶出度、释放度
贴剂(透皮贴剂)	性状、含量、有关物质、释放度、黏附力
冲洗剂、洗剂、灌肠剂	性状、含量、有关物质、分层现象(乳状型)、分散性(混悬型),冲洗剂还应考察无菌度
搽剂、涂剂、涂膜剂	性状、含量、有关物质、分层现象(乳状型)、分散性(混悬型),涂膜剂还应考察成膜性
耳用制剂	性状、含量、有关物质,耳用散剂、喷雾剂与半固体制剂分别按相关剂型要求检查
鼻用制剂	性状、pH 值、含量、有关物质,鼻用散剂、喷雾剂与半固体制剂分别按相关剂型要求检查

注：有关物质(含降解产物及其他变化所生成的产物)应说明其生成产物的数目及量的变化;如有可能,应说明有关物质中何者为原料中的中间体,何者为降解产物,稳定性试验重点考察降解产物。

3.3.7　有效期的统计计算方法

在确定有效期的统计分析过程中,一般选择可以定量的指标进行处理,通常根据药物含量变化进行计算,按照长期试验测定的数值,以标示量(%)对时间进行直线回归,获得回归方程,求出各时间点标示量的计算值(y'),然后计算标示量(y')95%单侧可信限的置信区间 $y' \pm z$,式中:

$$z = t_{N-2} \cdot S \cdot \sqrt{\frac{1}{N} + \frac{(X_0 - \overline{X})^2}{\sum (X_i - \overline{X})^2}} \tag{3-14}$$

式中:t_{N-2} 为当概率为 0.05、自由度为 $N-2$ 时的 t 单侧分布值,见表 3-7 所示;N 为数组;X_0 为给定自变量;$\overline{X}$ 为自变量 X 的平均值。

$$S = \sqrt{\frac{Q}{N-2}} \tag{3-15}$$

式中:$Q = L_{yy} - bL_{xy}$,b 为直线斜率;

$L_{yy} = \sum y^2 - (\sum y)^2/N$,$L_{yy}$ 为 y 的离差平方和;

$L_{xy} = \sum xy - (\sum x)(\sum y)/N$,$L_{xy}$ 为 xy 的离差乘积之和。

将有关点连接可得出分布于回归线两侧的曲线。取质量标准中规定的含量低限(根据各品种实际规定限度确定)与置信区间下界线相交点对应的时间,即为药物的有效期。

表 3-7　t 单侧分布表($P=0.05$)

$N-2$	1	2	3	4	5	6	7	8
t 值	6.31	2.92	2.35	2.13	2.02	1.94	1.89	1.86

表 3-8　供试品各时间的标示量

时间/月	0	3	6	9	12	18
标示量/%	99.3	97.6	97.3	98.4	96.0	94.0

【例 3.2】　某药物在温度 25 ± 2℃、相对湿度 $60\% \pm 10\%$ 的条件下进行长期实验,得各时间对应的标示量,如表 3-8 所示。

以时间为自变量(x),标示量(%)为因变量(y)进行回归,得回归方程 $y = 99.18 - 0.26x$,$r = 0.8970$。查 t 单侧分布表,当自由度为 4,$P = 0.05$ 时得 $t_{N-2} = 2.13$。

$$S = \sqrt{\frac{Q}{N-2}} = \sqrt{\frac{3.444}{4}} = 0.9279$$

$$\sum (X_i - \overline{X})^2 = 210$$

当 $X_0 = 0$ 时(即 0 月),

$$z = t_{N-2} \cdot S \cdot \sqrt{\frac{1}{N} + \frac{(X_0 - \overline{X})^2}{\sum (X_i - \overline{X})^2}}$$

$$= 2.132 \times 0.9279 \times \sqrt{\frac{1}{6} + \frac{(0-8)^2}{210}}$$

$$= 1.356$$

按回归方程计算 0 月时的 y' 值为 99.18%,则 y' 值置信区间 $y' \pm z$ 为:

$$99.18 + 1.356 = 100.54$$

$$99.18 - 1.356 = 97.82$$

其他各时间（3、6、9、12、18 月）的 y' 值及置信区间按同法计算，结果见表 3-9 所示。

表 3-9　稳定性数据表

时间(月)	实测标示量 $y/\%$	计算标示量 $y'/\%$	下界值 $y'-z$	上界值 $y'+z$
0	99.3	99.18	97.82	100.54
3	97.6	98.40	97.34	99.45
6	97.3	97.62	96.77	98.47
9	98.4	96.84	96.02	97.66
12	96.0	96.06	95.08	97.04
18	94.0	94.50	92.92	96.09
24		92.94	90.61	95.27
30		91.38	88.27	94.49
36		89.82	85.91	93.72

用时间与 y'、$y'-z$、$y'+z$ 作图，得图 3-8。从标示量 90％处画一条直线与置信区间下界线相交，自交点作垂线与时间轴相交处，即有效期为 25.5 个月。

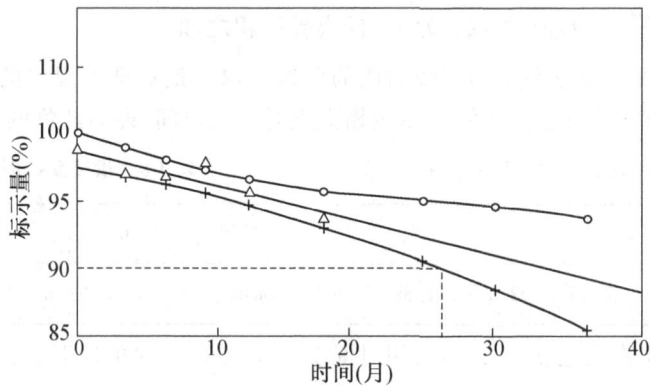

图 3-8　药物制剂产品的有效期估算图
△实验点　＋置信区间下界限　—回归线　○置信区上界限

【思考题】

1. 延缓药物制剂中有效成分水解的方法有哪些？

2. 延缓药物制剂中易氧化药物成分的方法有哪些？

3. 影响药物制剂稳定性的因素有哪些？如何增强药物制剂的稳定性？

4. 请指出如何利用 Arrhenius 方程预测药物的有效期。

5. 新药研究中制剂稳定性试验一般包括哪些项目？所对应的实验条件和内容是什么？

6. 固体药物与固体剂型的稳定性有何特点？

7. 阿糖胞苷水溶液 pH 值为 6.9，在 60℃、70℃、80℃ 三个恒温水浴中进行加速试验，求得一级速率常数分别为 $3.50\times10^{-4}h^{-1}$、$7.97\times10^{-4}h^{-1}$、$1.84\times10^{-3}h^{-1}$，求活化能及药品有效期。

8. 磺胺乙酰钠在 120℃ 及 pH7.4 时的一级反应速率常数为 $9\times10^{-6}s^{-1}$，活化能为 $95.72kJ\cdot mol^{-1}$，求有效期。

第4章

表面活性剂

> **➡️ 本章要点**
>
> 　　表面活性剂由于同时含亲水基团和亲油基团,能显著降低液体表面张力,具有增溶、乳化、润湿、去污、杀菌、起泡和消泡等多种作用,在药剂学中常被用作增溶剂、乳化剂、润湿剂、抑菌剂、吸收促进剂等。本章重点介绍表面活性剂的分类、基本性质(如临界胶束浓度、亲水亲油平衡值、Krafft 点与昙点等)、配伍性质及应用等,为合理使用表面活性剂奠定基础。

4.1　概　　述

4.1.1　表面活性剂的概念

　　表面张力是指一种使表面分子具有向内运动的趋势,并使表面自动收缩至最小面积的力。在一定条件下,任何纯液体都具有表面张力,如 20℃时,水的表面张力为 $72.75\text{mN} \cdot \text{m}^{-1}$,苯的表面张力为 $28.88\text{mN} \cdot \text{m}^{-1}$,无水乙醇的表面张力为 $22.32\text{mN} \cdot \text{m}^{-1}$。当溶剂中加入不同溶质溶解时,溶液的表面张力会发生变化。例如,无机盐和不挥发性酸、碱及多羟基有机物(蔗糖、甘油)等使水的表面张力略有增加,一些低级醇使水的表面张力略有下降,而洗衣粉和肥皂可使水的表面张力显著下降。使液体表面张力降低的性质即为表面活性,然而只有那些具有很强的表面活性、能使液体的表面张力显著下降的物质才称为表面活性剂(surfactant,surface active agent)。

4.1.2　表面活性剂的结构特征

　　表面活性剂具有显著降低液体表面张力的性质,这由其两亲性的结构特点所决定,即分子结构中同时具有亲油性的非极性基团和亲水性的极性基团。其中,非极性基团通常为 8 个碳原子以上的烃链、含杂环或芳香族基团的碳链。极性基团既可以是可解离的羧酸、磺酸、硫酸酯、磷酸酯基、氨基或胺基及其盐等离子基团,也可以是不解离的羟基、酰胺基、醚键、羧酸酯基等亲水基团。例如,肥皂是脂肪酸类(R・COO⁻)表面活性剂,其结构中的脂肪酸碳链(R—)为亲油基团,解离的脂肪酸根(—COO⁻)为亲水基团。

4.1.3 表面活性剂的吸附性

表面活性剂的两亲性结构使其在两相界面发生定向排列,从而改变两相界面的性质,可起到润湿、乳化、增溶、起泡或消泡等作用。

1. 表面活性剂在溶液表面的正吸附

当在水中溶入很低浓度的表面活性剂时,表面活性剂分子在水-空气界面呈单分子层定向吸附,极性基团留在液体中,而非极性基团透过界面穿向气相。由于溶液表面层的表面活性剂浓度远远高于溶液内部的浓度,使溶液的表面张力降低至纯水表面张力以下。表面活性剂在溶液表层聚集的现象称为正吸附,如图 4-1a 所示。正吸附使溶液表面的最外层表现出非极性烃链性质,表面张力较低,具有较好的润湿、乳化、起泡等性能。如果表面活性剂浓度越低,而表面张力降低越显著,则其表面活性越强,越容易形成正吸附。

2. 表面活性剂在固体表面的吸附

表面活性剂溶液与固体接触时,其分子也可在固体表面发生吸附,使固体表面性质发生改变。极性固体物质对离子表面活性剂的吸附在低浓度下其吸附曲线为"S"形,形成表面活性剂分子的疏水链伸向空气的单分子层。当表面活性剂溶液浓度达到临界胶束浓度时,为双层吸附,吸附达饱和,此时表面活性剂分子的排列方向与第一层相反,亲水基团指向空气。对于非极性固体,一般只发生单分子层吸附,疏水基吸附在固体表面而亲水基指向空气,使固体表面呈现一定的亲水性,表面活性剂起到润湿的作用。

4.2 常用表面活性剂

表面活性剂的种类繁多,通常根据表面活性剂的分子组成和极性基团的解离性质,分为离子型表面活性剂和非离子型表面活性剂,离子型表面活性剂又可进一步分为阴离子表面活性剂、阳离子表面活性剂和两性离子表面活性剂。本节按照该分类方法介绍常用的表面活性剂品种。

4.2.1 离子型表面活性剂

1. 阴离子表面活性剂

分子中起表面活性作用的是阴离子部分。

(1)高级脂肪酸盐:系肥皂类(soaps),其通式为(RCOO⁻)ₙMⁿ⁺。脂肪酸烃链(R—)一般在 $C_{11} \sim C_{17}$ 之间,以月桂酸(C_{12})、棕榈酸(C_{16})、硬脂酸(C_{18})和油酸(C_{18}不饱和酸)等较常见。根据金属离子的不同,又可分为碱金属皂(一价皂)、碱土金属皂(二价皂)和有机胺皂(三乙醇胺皂)等。这类表面活性剂使用时易被酸、镁盐、钙盐等破坏,且具有一定的刺激性,一般只用于外用制剂。

1)碱金属皂:为可溶性皂,是脂肪酸的碱金属盐类,一般为钠盐或钾盐,如常用的硬脂酸钾又称钾肥皂或软肥皂。碱金属皂降低水相的表面张力强于降低油相的表面张力,具有良好的乳化性能和分散油的能力,常用作 O/W 型乳化剂;使用时易被镁盐、钙盐等破坏造成破乳或乳剂类型发生改变。

2) 碱土金属皂:为不溶性皂,是脂肪酸的二价或三价金属皂,以 Ca^{2+}、Mg^{2+}、Zn^{2+}、Al^{3+} 等为主,该类皂的亲油性强于亲水性,常用作 W/O 型乳化剂。

3) 有机胺皂:是脂肪酸和有机胺(主要是三乙醇胺)反应生成的皂类,如硬脂酸三乙醇胺,常用作软膏剂的乳化剂。

(2) 硫酸化物(sulfates):主要有硫酸化油和高级脂肪醇硫酸酯类,通式为 $R \cdot O \cdot SO_3^- M^+$,其中脂肪烃链 R 在 $C_{12} \sim C_{18}$ 之间。硫酸化油的代表是硫酸化蓖麻油(土耳其红油,sulfated castor oil),为黄色或橘黄色黏稠液,有微臭,约含 48.5% 的总脂肪油,可溶于水,是无刺激性的去污剂和润湿剂,可代替肥皂洗涤皮肤,也用于增溶挥发油或水不溶性杀菌剂。高级脂肪醇硫酸酯类中常用的有十二烷基硫酸钠(sodium dodecyl sulfate,SDS,又称月桂醇硫酸钠,sodium lauryl sulfate,SLS)、十六烷基硫酸钠(鲸蜡醇硫酸钠)、十八烷基硫酸钠(硬脂醇硫酸钠)等。该类表面活性剂的乳化能力很强,比肥皂类稳定,受酸和钙盐、镁盐的影响小;与某些阳离子高分子药物可发生相互作用而产生沉淀;其对黏膜有一定的刺激性,主要用作外用软膏的乳化剂,有时在含疏水性药物的固体制剂(如片剂)中加入少量作为润湿或增溶剂使用,可提高药物的溶出,促进药物吸收。

(3) 磺酸化物(sulfonates):系指脂肪酸或脂肪醇经磺酸化后,再用碱中和所得的化合物,通式为 $R \cdot SO_3^- M^+$。磺酸化物在酸性水溶液中稳定,水溶性及耐酸、钙、镁盐能力比硫酸化物略差。常用的品种有二己基琥珀酸磺酸钠(阿洛索-18)、二辛基琥珀酸磺酸钠(阿洛索-OT)、十二烷基苯磺酸钠等,后者是目前广泛应用的洗涤剂。另外,属于此类的还有甘胆酸钠、牛磺胆酸钠等胆酸盐,常用作胃肠道中脂肪的乳化剂和单硬脂酸甘油酯的增溶剂。

2. 阳离子表面活性剂

这类表面活性剂起作用的是阳离子部分,为铵离子的四个氢原子都被烃基取代后形成的季铵阳离子的盐,故又称为季铵化物,通式为 $(R_1 R_2 N^+ R_3 R_4) X^-$。其特点是水溶性大,在酸性与碱性溶液中均较稳定,但易与阴离子高分子药物结合而失去活性;除具有良好的表面活性作用外,还具有抑菌、杀菌作用。此类表面活性剂毒性较大,只能外用,临床上常用于皮肤、黏膜、手术器械的消毒,有的品种还可作为抑菌剂用于眼用溶液。常用品种有苯扎氯铵(洁尔灭)和苯扎溴铵(新洁尔灭)和氯化苯甲烃铵等。

3. 两性离子表面活性剂

这类表面活性剂的分子结构中同时具有正、负电荷基团,在不同 pH 的介质中可表现出阳离子或阴离子表面活性剂的性质。

(1) 天然的两性离子表面活性剂:主要有卵磷脂(lecithin),其主要来源是大豆和蛋黄,分别称为豆磷脂和蛋磷脂。卵磷脂的组成十分复杂,除各种甘油磷脂,如脑磷脂、磷脂酰胆碱、磷脂酰乙醇胺、丝氨酸磷脂、肌醇磷脂、磷脂酸外,还有糖脂、中性脂、胆固醇和神经鞘脂等,其基本结构如右所示:

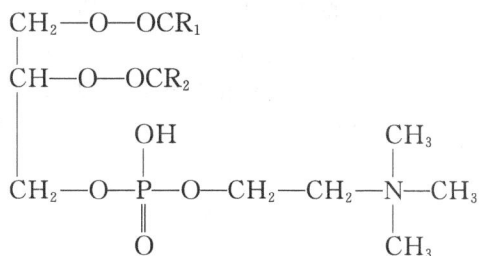

$$
\begin{array}{l}
CH_2-O-OCR_1 \\
| \\
CH-O-OCR_2 \\
| \\
\quad\quad OH \quad\quad\quad\quad\quad\quad CH_3 \\
| \quad\quad\quad | \quad\quad\quad\quad\quad\quad\quad\quad | \\
CH_2-O-P-O-CH_2-CH_2-N-CH_3 \\
\quad\quad\quad || \quad\quad\quad\quad\quad\quad\quad\quad\quad | \\
\quad\quad\quad O \quad\quad\quad\quad\quad\quad\quad\quad\quad CH_3
\end{array}
$$

不同来源和经过不同制备过程所得的卵磷脂,各组分的比例相差悬殊,会影响其使用性能,例如磷脂酰胆碱含量高时,可作 O/W 型乳化剂,而肌醇磷脂含量高时,则可作 W/O 型乳化剂。卵磷脂外观为透明或半透明黄色或黄褐色油脂状,不溶于水,可溶于乙醚、氯仿、石油醚等有机溶剂;对热非常敏感,在 60℃ 以上放置数天即变为不透明褐色,在酸、碱或酯酶作用下易发生水解;常用作注射用乳剂的乳化剂或脂质体的主要辅料。

(2) 合成的两性离子表面活性剂:其阴离子部分主要为羧酸盐,也可以是磺酸盐或磷酸盐(酯);阳离子部分为胺盐或季铵盐,如由胺盐构成者又称氨基酸型($R \cdot {}^+NH_2 \cdot CH_2CH_2 \cdot COO^-$),由季铵盐构成者则为甜菜碱型$[R \cdot {}^+N \cdot (CH_3)_2 \cdot CH_2 \cdot COO^-]$。其中氨基酸型在等电点时亲水性减弱,可能产生沉淀,而甜菜碱型在酸性、中性及碱性溶液中均易溶。

两性离子表面活性剂的性质受到溶液 pH 的影响。在碱性水溶液中,呈阴离子表面活性剂的特性,具有良好的起泡、去污作用;而在酸性溶液中则呈阳离子表面活性剂的性质,杀菌能力很强。"Tego"是常用的一类氨基酸型两性离子表面活性剂,其中 Tego103G(MHG)[十二烷基双(氨乙基)-甘氨酸盐酸盐,又称 Dodecin HCl] 1‰水溶液的喷雾消毒能力强于同浓度的苯扎溴铵、醋酸氯己啶(洗必泰)及 70% 的乙醇,但毒性小于阳离子表面活性剂。

4.2.2 非离子型表面活性剂

这类表面活性剂分子中,构成亲水基团的有甘油、聚乙二醇和山梨醇等多元醇,构成亲油基团的有烷基或芳基以及长链脂肪酸(醇)等,两者以酯键或醚键结合。这类表面活性剂在水中不解离,不受溶液 pH 的影响,能与大多数药物配伍使用,毒性低,广泛用于外用、内服制剂和注射剂。

1. 脂肪酸甘油酯型

由甘油和高级脂肪酸缩合而成,主要有脂肪酸单甘油酯和脂肪酸二甘油酯,如单硬脂酸甘油酯(glyceryl monostearate,GMS)等。根据不同的纯度,脂肪酸甘油酯为外观呈褐色、黄色或白色的油状、脂状或蜡状物质,熔点在 30~60℃ 之间,不溶于水,在酸、碱、水、热及酶等作用下易发生水解。其表面活性较弱,HLB 值为 3~4,主要用作 W/O 型辅助乳化剂。

2. 多元醇型

(1) 蔗糖脂肪酸酯:蔗糖脂肪酸酯是蔗糖与脂肪酸反应生成的一类多元醇型非离子表面活性剂,简称蔗糖酯。根据与脂肪酸反应生成酯的取代数不同,有单酯、二酯、三酯及多酯。改变取代脂肪酸及酯化度,可得到一系列不同 HLB 值(5~13)的产品。

蔗糖脂肪酸酯为白色至黄色粉末,随着脂肪酸含量的增加,可呈蜡状、膏状或油状,在室温下稳定,高温时会分解或蔗糖发生焦化,在酸、碱或酶的作用下可水解成游离脂肪酸和蔗糖。蔗糖脂肪酸酯不溶于水,也不溶于油,但可溶于丙二醇、乙醇等有机溶剂,在水和甘油中加热可形成凝胶。主要用作分散剂、O/W 型乳化剂、高脂肪酸含量的蔗糖酯,也用作缓控释制剂中的阻滞剂。

(2) 脂肪酸山梨坦:商品名为司盘(Span),是失水山梨醇脂肪酸酯,由山梨糖醇及其单酐或二酐与脂肪酸反应生成的酯类化合物的混合物。根据脂肪酸的不同,可分为司盘 20(月桂山梨坦)、司盘 40(棕榈山梨坦)、司盘 60(硬脂山梨坦)、司盘 65(三硬脂山梨坦)、司盘 80(油酸山梨坦)和司盘 85(三油酸山梨坦)等。其结构如下:

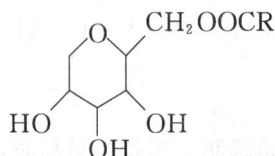

其中:RCOO—为脂肪酸根

山梨醇为六元醇,因脱水而环合。脂肪酸山梨坦为黏稠、白色至黄色的油状液体或蜡状固体,不溶于水,易溶于乙醇,在酸、碱和酶的作用下易水解。其 HLB 值从 1.88.6 不等,常用作 W/O 型乳化剂。司盘 20 和司盘 40 也常与吐温配伍用作 O/W 型乳剂的混合乳化剂。

（3）聚山梨酯:商品名为吐温（Tween）,美国药典名为 Polysorbate,即聚氧乙烯失水山梨醇脂肪酸酯,是由失水山梨醇脂肪酸酯与环氧乙烷反应生成的亲水性化合物的混合物。与司盘的命名相对应,根据脂肪酸不同,有吐温 20（聚氧乙烯失水山梨醇单月桂酸酯）、吐温 40（聚氧乙烯失水山梨醇单棕榈酸酯）、吐温 60（聚氧乙烯失水山梨醇单硬脂酸酯）、吐温 65（聚氧乙烯失水山梨醇三硬脂酸酯）、吐温 80（聚氧乙烯失水山梨醇单油酸酯）、吐温 85（聚氧乙烯失水山梨醇三油酸酯）等多种型号。其基本结构如下:

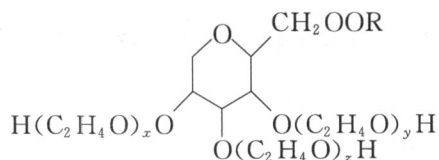

$$\text{H}(\text{C}_2\text{H}_4\text{O})_x\text{O} \quad \overset{\text{O} \quad \text{CH}_2\text{OOR}}{\underset{\text{O}(\text{C}_2\text{H}_4\text{O})_z\text{H}}{\bigg|}} \quad \text{O}(\text{C}_2\text{H}_4\text{O})_y\text{H}$$

其中:—$(\text{C}_2\text{H}_4\text{O})_x$,—$(\text{C}_2\text{H}_4\text{O})_y$,—$(\text{C}_2\text{H}_4\text{O})_z$ 为聚氧乙烯基,x、y、z 为聚氧乙烯基聚合度,约为 20。聚山梨酯为黏稠的黄色液体,不溶于油,易溶于水和乙醇及多种有机溶剂,对热稳定,但在酸、碱和酶作用下会发生水解。常见种类的 HLB 值范围为 9.616.7,常用作O/W 型乳化剂,也可用作分散剂、润湿剂和增溶剂。

3. 聚氧乙烯型

（1）聚氧乙烯脂肪酸酯:通式为 $\text{R} \cdot \text{COO} \cdot (\text{CH}_2\text{CH}_2\text{O})_n\text{H}$,商品名为卖泽（Myrij）。其亲水和亲油性因聚乙二醇部分的聚合度和脂肪酸种类不同而有差别。这类表面活性剂具有较强的水溶性,常为 O/W 型乳化剂,乳化能力强。常用的有聚氧乙烯 40 硬脂酸酯（Myrij 52,40 指分子中乙氧基大约的单位数）等。

（2）聚氧乙烯脂肪醇醚:系由聚乙二醇与脂肪醇缩合而成的醚,通式为 $\text{R} \cdot \text{O} \cdot (\text{CH}_2\text{CH}_2\text{O})_n\text{H}$。该类表面活性剂商品种类很多。如由月桂醇与不同相对分子质量聚乙二醇形成的缩合物为苄泽（Brij）类,如苄泽 30 和苄泽 35;平平加 O（Peregal O）是 15 个单位的氧乙烯与油醇的缩合物;西土马哥（Cetomacrogol）是聚乙二醇与十六醇的缩合物;埃莫尔弗（Emolphor）是由 20 个单位以上的氧乙烯与油醇缩合而成的一类聚氧乙烯蓖麻油化合物,聚氧乙烯蓖麻油甘油醚（Cremophor EL）中乙氧基的单位为 35～40。该类表面活性剂具有较强的亲水性质,常用作增溶剂和 O/W 型乳化剂。

（3）聚氧乙烯-聚氧丙烯共聚物:本品又称泊洛沙姆（Poloxamer）,商品名为普朗尼克（Pluronic）,由聚氧乙烯和聚氧丙烯聚合而成,通式为 $\text{HO}(\text{C}_2\text{H}_4\text{O})_a$—$(\text{C}_3\text{H}_6\text{O})_b$—$(\text{C}_2\text{H}_4\text{O})_c\text{H}$。根据聚合度与比例的不同,有各种不同相对分子质量的产品,见表 4-1 所示。泊洛沙姆以聚氧丙烯为亲油基,以聚氧乙烯为亲水基,随聚氧丙烯比例的增加,水溶性下降,亲油性增强;反之,则水溶性增加,亲水性增强。本品具有润湿、分散、乳化、起泡和消泡等多种优良性能,但增溶能力较弱。目前,实际应用的有几十种,其中最常用的是 F68（Poloxamer188）,所制备的乳剂能够耐受热压灭菌和低温冰冻,它是极少数可用于静脉乳剂的合成乳化剂之一。

表 4-1　常用泊洛沙姆及对应普朗尼克型号及其相对分子质量

Poloxamer	Pluronic	熔点(℃)	平均相对分子质量	$a+c$	b
124	L44	16	2090~2360	12	20
188	F68	52~57	7680~9510	80	27
237	F87	49	6840~8830	64	37
338	F108	57	12700~17400	141	44
407	F127	52~57	9840~14600	101	56

4.3　表面活性剂的基本性质

4.3.1　表面活性剂胶束

1. 临界胶束浓度

当表面活性剂的正吸附达到饱和后,如继续加入表面活性剂,则表面活性剂分子将转入溶液中,因其亲油基团的存在,水分子与表面活性剂分子相互间的排斥力远大于吸引力,导致表面活性剂分子自身依赖范德华力相互聚集,形成亲油基团向内、亲水基团向外,大小在胶体粒子范围(1~100nm)的缔合体,称为胶束(micelle)或胶团,如图 4-1b 所示。表面活性剂分子缔合形成胶束的最低浓度即为临界胶束浓度(critical micelle concentration,CMC)。不同表面活性剂的 CMC 不同,通常在 0.02%~0.50%之间,常用表面活性剂的 CMC 值见表 4-2 所示。

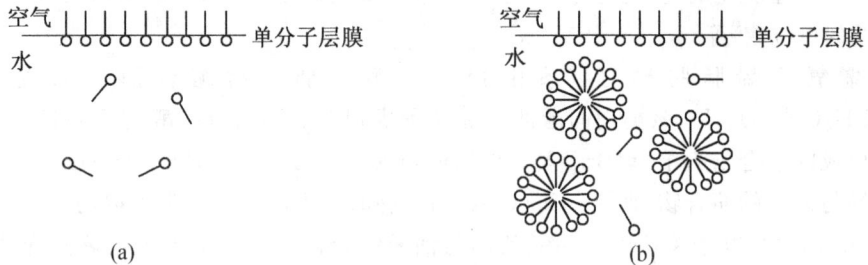

图 4-1　胶束的形成
（a）临界胶束浓度以下的溶液　（b）大于临界胶束浓度的溶液

在一定温度和浓度范围内,表面活性剂胶束的分子缔合数较稳定,但因表面活性剂不同而异。离子型表面活性剂的缔合数约在 10~100,少数大于 1000。非离子表面活性剂的缔合数一般较大,例如月桂醇聚氧乙烯醚在 25℃时的缔合数为 5000。具有相同亲水基的同系列表面活性剂,若亲油基团越大,则 CMC 越小。在 CMC 时,溶液的表面张力基本上达到最小值。在达到 CMC 后,胶束数量与表面活性剂的总浓度基本成正比,如图 4-2 所示,这

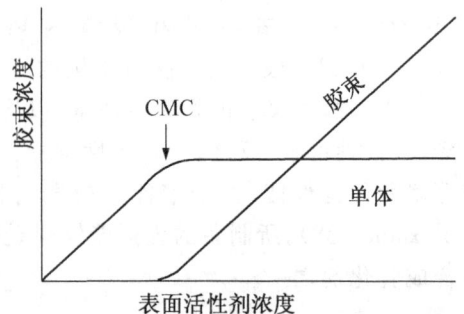

图 4-2　表面活性剂浓度与胶束浓度示意图

时继续增加表面活性剂浓度,只会增加溶液中胶束的数目或每个胶束的分子聚集数,并不能使表面张力进一步降低。

表 4-2 常用表面活性剂的 CMC 值

名称	测定温度(℃)	CMC(mol·L^{-1})	名称	测定温度(℃)	CMC(mol·L^{-1})
硬脂酸钾	50	$4.50 \times 10^{-4.5}$	对-十二烷基苯磺酸钠	25	1.4×10^{-2}
油酸钾	50	1.20×10^{-3}	月桂酸蔗糖酯		2.38×10^{-6}
月桂酸钾	25	1.25×10^{-2}	棕榈酸蔗糖酯		9.5×10^{-5}
辛烷基磺酸钠	25	1.50×10^{-1}	硬脂酸蔗糖酯		6.6×10^{-5}
辛烷基硫酸钠	40	1.36×10^{-1}	月桂醇聚氧乙烯(6)醚	25	8.71×10^{-5}
十二烷基磺酸钠	25	9.0×10^{-3}	月桂醇聚氧乙烯(9)醚	25	1.0×10^{-4}
十二烷基硫酸钠	40	8.60×10^{-3}	月桂醇聚氧乙烯(12)醚	25	1.4×10^{-4}
十四烷基硫酸钠	40	2.40×10^{-3}	吐温 20	25	6.0×10^{-2}
十六烷基硫酸钠	40	5.80×10^{-4}			(g·L^{-1},下同)
十八烷基硫酸钠	40	1.70×10^{-4}	吐温 40	25	3.1×10^{-2}
氯化十二烷基铵	25	1.6×10^{-2}	吐温 60	25	2.8×10^{-2}
氯化十六烷基三甲基铵	25	1.6×10^{-2}	吐温 65	25	5.0×10^{-2}
溴化十六烷基三甲基铵		9.12×10^{-5}	吐温 80	25	1.4×10^{-2}
丁二酸二辛基磺酸钠	25	1.24×10^{-2}	吐温 85	25	2.3×10^{-2}

2. 胶束的结构

在一定浓度范围的表面活性剂溶液中,胶束呈球形结构,如图 4-3 所示,其亲油基团无序缠绕在一起构成内核,具非极性液态性质。亲油基团上的一些与亲水基相邻的次甲基形成整齐排列的栅状层。亲水基分布在胶束表面,水分子通过与亲水基的相互作用,可深入到栅状层内。对于离子型表面活性剂,则有反离子吸附在胶束表面。

随着溶液中表面活性剂浓度的增加(20%以上),胶束不再保持球形

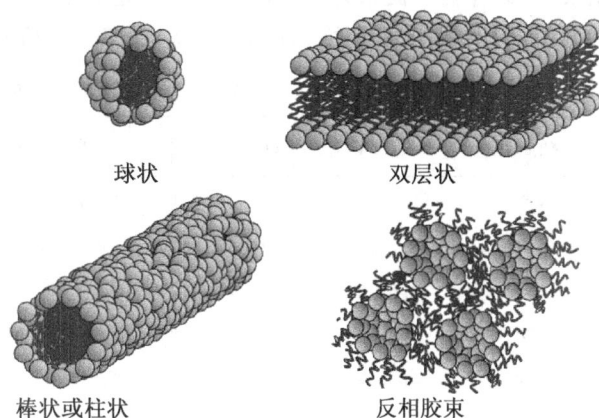

球状　　双层状

棒状或柱状　　反相胶束

图 4-3 胶束的形态

结构,转变成具有更高分子缔合数的棒状胶束;表面活性剂浓度更大时,形成层状结构。与此同时,完成了从液态向液晶态的转变,亲油基团由分布紊乱转变为排列规整,表现出明显的光

学各向异性性质,在层状结构中,表面活性剂分子的排列接近于双分子层结构。

在高浓度的表面活性剂水溶液中,如有少量的非极性溶剂存在,则可能形成反向胶束,即亲水基团向内,亲油基团朝向非极性液体。油溶性表面活性剂如钙肥皂、丁二酸二辛基磺酸钠和司盘类表面活性剂在非极性溶剂中也可形成类似反向胶束。

3. 临界胶束浓度的测定

到达临界胶束浓度时,溶液的物理化学性质便会发生突变,如分散系统由真溶液变成胶体溶液,同时表面张力基本上为最低值,其增溶作用增强,起泡性能和去污力加大,渗透压、黏度等会增大及出现丁达尔(Tyndall)现象等,如图 4-4 所示。利用这些性质的变化可推测表面活性剂的 CMC,但测定的性质或采用的方法不同,得到的结果可能会有差异。另外,温度、浓度、电解质、pH 等因素也会影响测定结果。

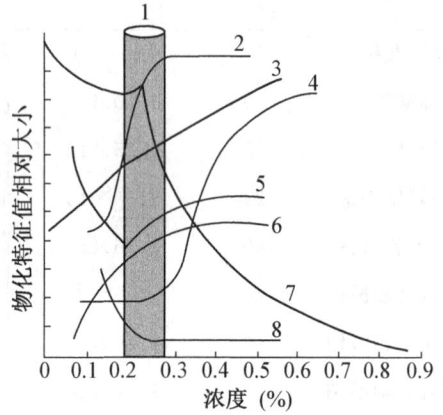

图 4-4 溶液物理化学性质与表面活性剂浓度的关系
1. 临界胶束浓度 2. 去污力 3. 密度 4. 导电性
5. 表面张力 6. 渗透压 7. 电导 8. 界面张力

4.3.2 亲水亲油平衡值

1. HLB 值的概念

表面活性剂分子中亲水和亲油基团对油或水的综合亲和力称为亲水亲油平衡值(hydrophile-lipophile balance value,HLB)。根据经验,将表面活性剂的 HLB 值范围定为 $0\sim40$,非离子表面活性剂的 HLB 值范围定为 $0\sim20$,规定疏水性最大、完全由碳氢基团组成的石蜡为 0,完全由亲水性基团组成的聚氧乙烯为 20,既有碳氢链又有氧乙烯链的表面活性剂的 HLB 值则介于两者之间。因此,亲水性表面活性剂有较高的 HLB 值,亲油性表面活性剂的 HLB 值则较低。亲油性或亲水性很大的表面活性剂易溶于油或易溶于水,在溶液界面的正吸附量较少,故降低表面张力的作用较弱。一些常用表面活性剂 HLB 的值列于表 4-3 中。表面活性剂的 HLB 值与其应用性质密切相关,见表 4-4 所示。

表 4-3 常用表面活性剂的 HLB 值

表面活性剂	商品名	HLB 值	表面活性剂	商品名	HLB 值
卵磷脂		3.0	阿拉伯胶		8.0
蔗糖酯		$5\sim13$	明胶		9.8
三油酸山梨坦	Span 85	1.8	西黄蓍胶		13.0
三硬脂酸山梨坦	Span 65	2.1	聚氧乙烯 8 硬脂酸酯	Myrij 45	11.1
油酸山梨坦	Span 80	4.3	聚氧乙烯 20 硬脂酸酯	Myrij 49	15.0
硬脂山梨坦	Span 60	4.7	聚氧乙烯 30 硬脂酸酯	Myrij 51	16.0
棕榈山梨坦	Span 40	6.7	聚氧乙烯 40 硬脂酸酯	Myrij 52	16.9
月桂山梨坦	Span 20	8.6	聚氧乙烯 4 月桂醇醚	Brij30	9.7

续　表

表面活性剂	商品名	HLB 值	表面活性剂	商品名	HLB 值
油酸三乙醇胺	FM	12.0	聚氧乙烯 23 月桂醇醚	Brij35	16.9
聚山梨酯 61	Tween 61	9.6	聚氧乙烯十六醇醚	西土马哥	16.4
聚山梨酯 81	Tween 81	10.0	聚氧乙烯烷基酚醚	Lgepal CA-630	12.8
聚山梨酯 65	Tween 65	10.5	聚氧乙烯脂肪醇醚	乳白灵 A	13.0
聚山梨酯 85	Tween 85	11.0	聚氧乙烯壬烷基酚醚	乳化剂 OP	15.0
聚山梨酯 21	Tween 21	13.3	十二烷基硫酸钠	月桂硫酸钠	40.0
聚山梨酯 60	Tween 60	14.9	泊洛沙姆 188	Pluronic F68	16.0
聚山梨酯 80	Tween 80	15.0	阿特拉斯 G-263		25～30
聚山梨酯 40	Tween 40	15.6	聚氧乙烯 35 蓖麻油	Cremophor EL	12～14
聚山梨酯 20	Tween 20	16.7	聚氧乙烯 40 氢化蓖麻油	Cremophor RH40	12～18

表 4-4　表面活性剂 HLB 值与用途

HLB 值	用途	HLB 值	用途
1.0～3.0	消泡剂	8～18	O/W 型乳化剂
3～8	W/O 型乳化剂	13～16	去污剂
7～9	润湿剂	15～18	增溶剂

2. HLB 值的理论计算方法

表面活性剂的 HLB 值可看作是分子中亲水和(或)亲油基团贡献的总和。每个基团对 HLB 值的贡献用数值表示,这些数值称为 HLB 基团数。根据以下经验式,可用亲水、亲油基团数来近似计算表面活性剂的 HLB 值。表面活性剂的一些常见基团及其 HLB 基团数列于表 4-5 中。

$$HLB = \sum(亲水基团的 HLB 基团数) - \sum(亲油基团的 HLB 基团数) + 7 \quad (4-2)$$

如十二烷基硫酸钠的 $HLB = 38.7 - (0.475 \times 12) + 7 = 40.0$。

表 4-5　计算 HLB 值的基团数

亲水基团	基团数	亲油基团	基团数
—SO$_4$Na	38.7	—CH—	0.475
—SO$_3$Na	37.4	—CH$_2$—	0.475
—COOK	21.1	—CH$_3$	0.475
—COONa	19.1	=CH—	0.476
—N=	9.4	苯环	1.662
酯(自由)	2.4	—CF$_2$—	0.870
酯(失水山梨醇环)	6.8	—CF$_3$	0.870
—COOH	2.1	—(CH$_2$CH$_2$O)—	0.33
—O—	1.3	—CH$_2$CH$_2$CH$_2$O—	0.15
—OH(自由)	1.9	—CH(CH$_3$)CH$_2$O—	0.15
—OH(失水山梨醇环)	0.5	—CH$_2$CH(CH$_3$)O—	0.15

3. 混合乳化剂 HLB 值的计算

制备乳剂时,对于给定的油相,选用不同的乳化剂进行乳化时,必有一个最合适的 HLB 值,此时形成的乳剂最稳定。当一种表面活性剂不能满足要求时,可采用混合乳化剂以获得最佳的 HLB 值。非离子型表面活性剂的 HLB 值具有加和性,可按下式计算混合乳化剂的 HLB 值:

$$HLB_{AB} = \frac{HLB_A \times W_A + HLB_B \times W_B}{W_A + W_B} \qquad (4-2)$$

其中,HLB_A 和 HLB_B 分别表示 A、B 两种非离子型表面活性剂的 HLB 值,W_A 和 W_B 分别为两者用量,HLB_{AB} 为两者混合后的 HLB 值。上式不适用于混合离子型表面活性剂 HLB 值的计算。

【例 4.1】　用聚山梨酯 20(HLB 为 16.7)和司盘 80(HLB 为 4.3)制备 HLB 为 9.5 的混合乳化剂 100g,问两者各需多少克?

解　设聚山梨酯 20 为 A,司盘 80 为 B。

因 $W_A + W_B = 100g$,所以 $W_B = 100 - W_A$,

代入公式,得 $9.5 = \dfrac{16.7 \times W_A + 4.3 \times (100 - W_A)}{100}$,

整理计算得　$W_A = 42g$, $W_B = 100 - W_A = 58g$。

答:42g 聚山梨酯 20 和 58g 司盘 80 可制得 HLB 为 9.5 的混合乳化剂 100g。

4.3.3　Krafft 点和昙点

1. Krafft 点

一般来说,表面活性剂的溶解度随温度升高而增大,当温度升高至某一值时,其溶解度急剧增加,此时的温度称为 Krafft 点,又称克氏点,其对应的溶解度即为该表面活性剂的临界胶束浓度。Krafft 点是离子型表面活性剂的特征值,同时也是表面活性剂使用温度的下限,即只有在温度高于该点时,表面活性剂才能更大程度地发挥作用。例如,十二烷基硫酸钠和十二烷基磺酸钠的 Krafft 点分别约为 8℃ 和 70℃,因此,后者的表面活性在室温下不够理想。

2. 起昙与昙点

聚氧乙烯类非离子表面活性剂的溶解度一般随温度升高而增大,但达到某一温度后,溶解度急剧下降并析出,溶液出现混浊,这种现象称为起昙或起浊,相应的温度称为昙点(cloud point)。这是由于聚氧乙烯链与水之间形成的氢键断裂,聚氧乙烯链发生强烈脱水和收缩,使表面活性剂溶解度下降而析出。因此,昙点是聚氧乙烯类非离子型表面活性剂的特征值。一般来说,聚氧乙烯链相同时,昙点随碳氢链的增长而下降;而碳氢链相同时,昙点随聚氧乙烯链增长而升高。表面活性剂的昙点大部分在 70～100℃ 之间,如聚山梨酯 20 为 90℃,聚山梨酯 60 为 76℃,聚山梨酯 80 为 93℃,但在常压下,有些聚氧乙烯类非离子表面活性剂观察不到起昙现象,即没有昙点,如泊洛沙姆 108、泊洛沙姆 188 等。

若制剂中含有能起昙的表面活性剂,当温度达到昙点后,表面活性剂会析出,其增溶作用及乳化能力均下降,甚至可能使被增溶物析出或乳剂破坏,因此,这类制剂在加热或灭菌时应特别注意。另外,盐类电解质和一些碱性物质因可与表面活性剂竞争水分子也会降低其昙点。

4.3.4　表面活性剂的生物学性质

1. 对药物吸收的影响

表面活性剂通过影响药物的溶解度及溶解速率、生物膜的结构特性，甚至机体的胃排空速率、肠道蠕动状况等，进而促进或降低药物的吸收。当药物被增溶在胶束内时，从胶束内向外扩散的速率以及胶束与胃肠生物膜融合的难易程度也可能影响药物的吸收。如药物能顺利地扩散或胶束可迅速与胃肠黏膜融合，则促进吸收；反之，可能降低吸收。因此，表面活性剂的使用浓度常常是影响吸收的重要因素，如 0.01% 的吐温 80 可明显促进司可巴比妥的吸收，而 1% 的吐温 80 却使药物吸收下降。表面活性剂还能溶解生物膜脂质，增加上皮细胞的通透性，增加药物吸收，如十二烷基硫酸钠可增加四环素、氨基苯磺酸、磺胺脒的吸收；但类脂质的长期损失可能造成肠黏膜损伤。因此，需特别注意表面活性剂的毒性和用量。

2. 与蛋白质的相互作用

离子型表面活性剂可与蛋白质发生静电结合。蛋白质分子中由于含有—COOH 和 —NH$_2$，在等电点以上可带负电荷，在等电点以下则带正电荷，可分别与阳离子表面活性剂或阴离子表面活性剂发生电性结合。此外，表面活性剂还可破坏蛋白质二维结构中的氢键、盐键和疏水键，使蛋白质各残基间的交联作用减弱，螺旋结构受到破坏，蛋白质内部呈无序的疏松状态，最终使蛋白质变性而失去活性。

3. 毒性

一般而言，阳离子表面活性剂的毒性最大，其次是阴离子型，两者一般仅用于外用制剂；两性离子表面活性剂的毒性小于阳离子表面活性剂，非离子表面活性剂毒性最小，用于口服制剂一般认为无毒性，例如成人每天口服吐温 80 4.5～6.0g，连服 28d，也有人服用 4 年之久，都未见明显的毒性反应。

表面活性剂用于静脉给药的毒性远大于口服，应特别注意溶血现象。其中阴离子表面活性剂和阳离子表面活性剂都有较强的溶血作用，例如，0.001% 十二烷基硫酸钠溶液即有强烈的溶血作用。非离子表面活性剂的溶血作用较轻微，其溶血顺序为：聚氧乙烯烷基醚＞聚氧乙烯烷芳基醚＞聚氧乙烯脂肪酸酯＞吐温类。吐温类的溶血作用顺序为：吐温 20＞吐温60＞吐温 40＞吐温 80。目前吐温类表面活性剂仍只用于某些肌内注射液中。可供静脉注射用的 Poloxamer188 毒性很低，麻醉小鼠可耐受静脉注射 10% 该溶液 10mL。一些表面活性剂的口服和静脉注射的半数致死量见表 4-6。

表 4-6　一些表面活性剂的半数致死量(mg · kg^{-1}小鼠)

品　名	类　型	静脉注射	口　服
脂肪酸磺酸钠	阴离子型	60～350	1600～6500
苯扎氯铵	阳离子型	30	350
蔗糖单脂肪酸酯	非离子型	56～78	20000
吐温 20	非离子型	3750	＞25000
吐温 80	非离子型	5800	＞25000
泊洛沙姆 188	非离子型	7700	15000
聚氧乙烯甲基蓖麻油醚	非离子型	6640	

4.4　表面活性剂的应用

表面活性剂在药剂学中的应用非常广泛，常用作溶液剂中的增溶剂、乳剂中的乳化剂、混悬剂中的润湿剂等,具有增加药物的溶解度、提高药物或制剂的稳定性、促进药物的吸收等作用。阳离子表面活性剂还可用于消毒、防腐及杀菌。

4.4.1　增溶剂

1. 增溶机理

增溶(solubilization)是指表面活性剂在水溶液中达到临界胶束浓度(CMC)后,能显著增加一些水不溶性或微溶性物质的溶解度,并形成透明胶体溶液的作用。其中,起增溶作用的表面活性剂称为增溶剂(solubilizer),被增溶的物质称为增溶质。一定温度下,表面活性剂用量为 1g 时增溶药物达到饱和的浓度即为最大增溶浓度(maximum additive concentration, MAC)。在药剂学中,一些脂溶性维生素、挥发油、类固醇激素等难溶性药物常利用表面活性剂的增溶作用,提高药物溶解度而形成溶液。但增溶过程与溶解过程不同,是多个溶质分子一起进入胶束中,增溶发生后胶束体积可增至几倍以上,但溶液的依数性不会有明显变化。

表面活性剂增溶药物的形式主要有以下几种:苯和甲苯等非极性药物以全部进入胶束的非极性内核而被增溶;半极性药物如脂肪酸、水杨酸、甲酚等则以其极性部分(如羧基、酚羟基等)进入胶束的栅状层和亲水基团中,非极性部分(如烃链、苯环等)进入胶束的非极性内核而被增溶;极性药物如对羟基苯甲酸,由于分子两端均含有极性基团,可完全被胶束外层的亲水基团所吸附而被增溶。

表面活性剂增溶体系是由溶剂、增溶剂和增溶质组成的三元体系,在一定的温度和压力下,选择合适的配比可以得到澄清溶液,并在稀释过程中仍保持澄清。为确定溶剂、增溶剂、增溶质的正确配比,可通过实验制作三元相图。图 4-5 是薄荷油-吐温 20 -水的三元相图,两曲线上的各点均为出现混浊或由浊变清的比例点,以曲线为分界线,表明在Ⅱ、Ⅳ区域内的任一比例,均不能制得澄清溶液;而在Ⅰ、Ⅲ区域内的任一比例,均可制得澄清溶液,但只有在沿曲线的切线上方区域内的任意配比,如 A 点(代表 7.5％薄荷油,42.5％吐温 20 和 50％水),在加水稀释时才不会出现混浊。

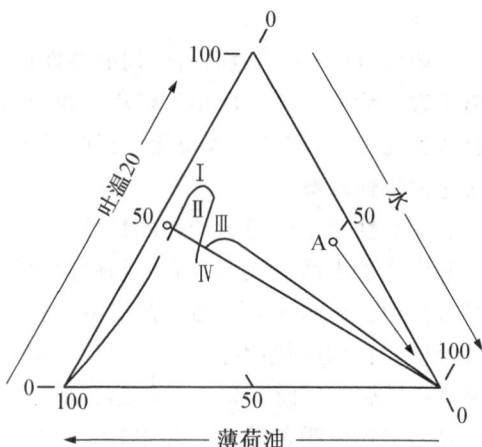

图 4-5　薄荷油-吐温 20 -水三元相图(20℃)

2. 影响增溶作用的因素

在一定条件下(如温度),表面活性剂对药物的增溶作用主要受以下因素的影响:

(1) 增溶剂的性质:表面活性剂种类与相对分子质量的差异均会影响增溶效果,表面活性剂同系物中碳链越长,增溶量越大;同碳原子数增溶剂直链结构的增溶量大于支链结构;当增溶剂碳链中含有不饱和键和极性基团时,增溶作用减弱。

在实际应用中,组分的加入顺序也会影响增溶剂的增溶能力,一般认为,将增溶剂与增溶质先行混合的增溶效果优于将增溶剂先溶于溶剂中。此外,增溶药物达到平衡时往往需要较长时间。

(2) 增溶质的性质:被增溶药物的极性、结构、解离等均会影响增溶效果。

1) 增溶质的极性：对于非极性和强极性药物,非离子表面活性剂的 HLB 值越大,增溶效果越好,而对极性低的药物则正好相反。例如随着 HLB 值的增大,聚山梨酯类对非极性的维生素 A 的增溶作用逐渐增强,但对弱极性的维生素 A 棕榈酸酯却逐渐减弱。

2) 相对分子质量与结构：由于胶束的体积一定,因此,药物的相对分子质量和分子结构均会影响增溶效果。如同系物随烃链增加,被增溶效果下降;同分异构体间羟基苯甲酸和对羟基苯甲酸能被聚山梨酯 20 和聚山梨酯 40 增溶,而邻羟基苯甲酸则不能。

3) 解离度的影响：不解离的药物易被表面活性剂增溶,而解离的药物由于水溶性,进一步增溶的可能性较小。当解离型药物与带有相反电荷的表面活性剂混合时,在不同配比时可能出现增溶、形成可溶性或不溶性复合物的情况。当解离型药物与非离子表面活性剂合用时,pH 值明显影响药物的增溶量。一般来说,弱酸性药物在偏酸性环境中有较大程度的增溶;而弱碱性药物,则在碱性条件下有更多的增溶;作为两性离子药物则在等电点时有最大增溶量。但上述情况只发生在增溶位置是胶束烃核时,如果增溶位置发生改变,有可能与上述规律相反。例如,四环素为两性离子,应该在 pH5.6(等电点)处呈现最大脂溶性,但事实上,随着表面活性剂溶液的 pH 从 2 增加到 5.6,增溶量反而减少,可能是因为两性离子的大小及形状等因素阻止其进入胶束烃核。

4) 多组分增溶质的增溶：当制剂中存在多种组分时,表面活性剂对主药的增溶效果取决于各组分与表面活性剂的相互作用。若多种组分与主药竞争同一增溶位置,则增溶量减小;如某一组分吸附或结合表面活性剂分子,也会造成主药的增溶量减小;但某些组分也可扩大胶束体积而增加对主药的增溶。如羟苯甲酯在聚氧乙烯脂肪醇醚溶液中,苯甲酸可增加其溶解度,而二氯酚则减少其溶解度。

5) 抑菌剂的增溶：抑菌剂或其他抗菌药物在表面活性剂溶液中往往被增溶而降低活性,在这种情况下为保证抑菌活性,必须增加抑菌剂的用量。羟苯丙酯和丁酯的抑菌浓度比甲酯或乙酯低得多,但是在表面活性剂溶液中,却需要更高的浓度才能达到相同的抑菌效果,因为丙酯和丁酯更容易在胶束中增溶,从而导致抑菌活性降低很多。

3. 表面活性剂对药物稳定性的影响

药物被增溶后如包藏在胶束内部,一定程度上隔绝了外界因素的影响,可防止或延缓药物的分解、氧化,增加药物的稳定性。如极易氧化的维生素 A 和 D,用非离子型表面活性剂增溶后,分子中易被氧化的不饱和基团被包藏在胶束内部,使稳定性增大。

药物增溶后的稳定性还与胶束表面的性质、结构和胶束缔合体的反应性、药物本身的降解途径、介质的离子强度和 pH 值等多种因素有关。如酯类药物在碱性溶液中易发生水解,其中间产物为阴离子,所以阳离子表面活性剂可加速反应,阴离子表面活性剂则相反。聚氧乙烯型表面活性剂中的聚氧乙烯基可发生部分水解和自氧化,生成的过氧化物将促进药物氧化降解,如聚氧乙烯脂肪醇醚增溶的苯佐卡因极容易氧化变黄。

4. 表面活性剂的复配

表面活性剂相互间或与其他化合物的配合使用称为复配。选择合适的配伍,可减少表面活性剂的用量,提高表面活性剂的作用性能。常与表面活性剂配伍使用的有无机盐、有机物、水溶性高分子材料及其他表面活性剂。

(1) 中性无机盐：离子型表面活性剂与可溶性的中性无机盐复配时,反离子起主要作用,反离子浓度和结合率越高,表面活性剂 CMC 降低越显著,可增加烃类增溶质的增溶量。相反,由于无机盐降低了胶束栅状层分子间的电斥力,使分子排列更紧密,有效增溶空间减少,故对极性物质的增溶量降低。当溶液中存在较多 Ca^{2+}、Mg^{2+} 等多价反离子时,阴离子表面活性剂的溶解度降低,可能产生盐析现象。无机盐对非离子表面活性剂的影响较小,但在高浓度($>0.1mol \cdot L^{-1}$)时可破坏聚氧乙烯等亲水基团与水分子的结合,使昙点降低。

一些不溶性无机盐如硫酸钡能吸附阴离子表面活性剂,使溶液中的表面活性剂浓度下降。季铵盐类阳离子表面活性剂可与带负电荷的皂土、白陶土、滑石粉等生成不溶性复合物,存在配伍禁忌。

(2) 有机添加剂:脂肪醇与表面活性剂分子可形成混合胶束,使烃核体积增大,烃类化合物的增溶量增加,一般 C_{12} 以下的脂肪醇有较好效果。一些多元醇如果糖、木糖醇、山梨醇等也有类似效果,但某些 $C_1 \sim C_6$ 的短链醇不仅不能与表面活性剂形成混合胶束,还可能破坏胶束的形成。

某些极性有机物如尿素、N-甲基乙酰胺、乙二醇等可与水分子发生强烈竞争性结合,且对表面活性剂具有助溶作用,因此,可能会升高表面活性剂的CMC。例如,尿素可使十二醇聚氧乙烯醚的CMC升高10倍。

(3) 水溶性高分子:一些常用的水溶性高分子材料如明胶、聚乙二醇、聚乙烯醇及聚维酮等对表面活性剂分子有吸附作用,使游离表面活性剂分子数量减少,CMC升高。含羧基的羧甲基纤维素钠、果胶、海藻酸、阿拉伯胶以及含磷酸根的核糖核酸、去氧核糖核酸等可与阳离子表面活性剂生成不溶性复凝聚物,影响表面活性剂的增溶效果。但在含高分子的溶液中,一旦有胶束形成,其增溶效果显著提高,其原因可能是两者疏水链相互结合使胶束烃核增大,也可能是电性效应,如聚乙二醇中醚氧原子的未成键电子对与水中的 H^+ 结合后带正电荷,易与阴离子表面活性剂结合。

(4) 表面活性剂混合体系:两种或两种以上表面活性剂联合应用时,其综合表面活性受表面活性剂种类、配比等影响。

1) 同系物混合体系:两种同系物等量混合体系的表面活性介于各组分表面活性之间,但更趋于活性较高的组分,即碳氢链更长的同系物。混合体系的CMC不等于简单加和平均值,也不与各组分摩尔分数呈线性关系。对于离子型表面活性剂,两种同系物混合时的CMC可用下列关系式表示:

$$\frac{1}{C_{12}(1+K_0)}=\frac{X_1}{C_1(1+K_0)}+\frac{X_2}{C_2(1+K_0)} \qquad (4-3)$$

式中:C_{12} 为混合体系的CMC,C_1 和 C_2 为两组分各自的CMC;K_0 为与胶束反离子结合度有关的常数;X_1,X_2 为两组分的摩尔分数。

对于非离子型表面活性剂,式中 $K_0=0$,上式简写为:

$$\frac{1}{C_{12}}=\frac{X_1}{C_1}+\frac{X_2}{C_2} \qquad (4-4)$$

2) 非离子型与离子型表面活性剂混合体系:这两类表面活性剂更易形成混合胶束。混合后,原来带有同种电荷的离子型表面活性剂分子间的排斥力减弱,非离子型表面活性剂因诱导偶极作用产生分子正负电荷中心,对离子型表面活性剂产生定向静电吸引,增强了分子间的相互作用,因此更容易形成胶束。混合体系的CMC介于两种表面活性剂之间或低于其中任意一种,且与两组分的种类及配比有关。一般来说,对于阴离子型表面活性剂-聚氧乙烯型非离子表面活性剂体系,随着聚氧乙烯数的增加,协同作用增强,但如加入电解质,协同作用可减弱。疏水基团相同的聚氧乙烯型表面活性剂,与阴离子型表面活性剂配伍的协同作用强于与阳离子表面活性剂的配伍。

3) 阳离子表面活性剂与阴离子表面活性剂混合体系:在水溶液中,带相反电荷的两种离子表面活性剂经适当配伍后,形成的分子复合物具有很高的表面活性。当等量混合时,相反电荷的强烈吸引可产生很强的表面活性,即使加入无机盐,对其表面活性也不会有影响。例如溴化辛基三甲铵($C_8H_{17}N^+(CH_3)_3)Br^-$ 与辛基硫酸钠($C_8H_{17}SO_4Na$)以 1∶1 配伍时,复合物的临界胶束浓度是 $7.5×10^{-3}mol·L^{-1}$,仅为两种表面活性剂临界胶束浓度的 1/20～1/35。两种离子型表面活性剂的碳氢链长度越相近以及碳氢链越长,增溶作用越强,表现出非离子表面活性剂的性质。若两者碳链长度不等,则体系的 CMC 取决于两者碳原子数之和,碳原子数越大,CMC 越小;但当两种表面活性剂分子的碳氢链长度相差较大,且一种表面活性剂的疏水链碳原子数少于 6 个时,增溶作用会大大降低。

应特别注意的是,并非阴、阳离子表面活性剂的任意混合比例都能增加表面活性,除有严格的比例外,混合方法也非常重要,否则由于带相反的电荷,配伍时可反应生成沉淀。此外,阴离子表面活性剂与许多带正电荷的药物如局部麻醉剂、生物碱、许多拟交感神经药、安定剂、拟胆碱药及抗抑郁药等均可发生反应,使药物效价或生物利用度降低。

4.4.2　乳化剂

表面活性剂分子在油-水界面可定向排列,降低界面张力,并在分散相液滴周围形成保护膜,防止分散相液滴的聚集合并,此时表面活性剂起乳化剂(emulsifier)的作用。药用乳化剂以往多用阿拉伯胶、西黄蓍胶、琼脂等天然乳化剂。目前合成表面活性剂常用作乳化剂,如阴离子表面活性剂常用作外用乳剂的乳化剂,非离子表面活性剂不仅可用于外用乳剂、口服乳剂,而且还可用作静脉注射用乳剂的乳化剂,如 Pluronic F68。

表面活性剂的 HLB 值可决定乳剂的类型。通常 HLB 值在 3～8 的表面活性剂亲油性较强,可作为 W/O 型乳化剂,例如司盘类表面活性剂。HLB 值在 8～18 的表面活性剂可作为 O/W 型乳化剂,这类表面活性剂有吐温类、肥皂类等。当单一乳化剂无法满足要求时,可使用复合乳化剂。例如,在亲水性较好的十二烷基硫酸钠中加入少量亲油性的十二醇,可得到很稳定的 O/W 型乳剂。

4.4.3　润湿剂

表面活性剂可在固-液界面发生定向吸附,排除固体表面所吸附的气体,降低液体和疏水性固体药物之间的界面张力,减小固体与液体之间的接触角,使固体易于分散在液体中或液体易于吸附在固体表面。能促进液体在固体表面铺展或渗透的作用叫润湿作用(wetting),能起润湿作用的表面活性剂叫润湿剂(wetters)。润湿剂最适宜的 HLB 值通常为 7～9,并应有适宜的溶解度。一般来说,非离子型表面活性剂有较好的润湿效果,阳离子表面活性剂的润湿性能较弱。直链脂肪族表面活性剂以 8～12 个碳原子为宜;对于烷基硫酸盐以硫酸根处于碳氢链中部为佳。常用的润湿剂有磷脂类、聚山梨酯类、聚氧乙烯脂肪醇醚类、聚氧乙烯蓖麻油类、泊洛沙姆等。

表面活性剂作为润湿剂,广泛用于药物制剂的研究及新产品中。制备混悬型液体药剂时,在不加润湿剂的情况下,常发生疏水性药物漂浮或下沉的情况,很难均匀分散,如升华硫磺为强疏水性药物,通过添加润湿剂可制得符合要求的洗剂。在片剂颗粒中加入适量润湿剂,可加快片剂的润湿、崩解和疏水性药物的溶出。在软膏基质中加入少量的表面活性剂,能使药物与皮肤接触更加紧密,增加基质的吸水性,并可乳化皮肤分泌物,增加药物的分散度,有利于药物的释放和穿透。

4.4.4　起泡剂和消泡剂

1. 起泡剂

泡沫是气体在液体中的分散体系,气体被包裹在一层很薄的液膜中。起泡剂(foaming agent)是指可产生泡沫作用的表面活性剂,通常亲水性较强,HLB 值较高,通过降低液体的表面张力使泡沫稳定。表面活性剂起泡能力的大小与其 CMC 有关,一般 CMC 越低的表面活性剂,起泡效率越高,如肥皂、十二烷基磺酸钠、两性离子表面活性剂等。起泡剂主要用于皮肤、黏膜及腔道给药制剂中,通过形成泡沫使药物在用药部位分散均匀、不易流失,并可减少对创面的刺激性。

2. 消泡剂

消泡剂(antifoaming agent)是指用来消除泡沫的物质。一些表面张力和水溶性均较小的表面活性剂具有较强的消泡作用,通常 HLB 值为 1～3,其亲油性较强,可取代原来的起泡剂争夺液膜表面,但并不能形成稳定的液膜,而使泡沫被破坏。较常用的消泡剂有聚氧乙烯甘油、聚氧乙烯丙烯甘油等。消泡剂在抗生素生产过程中常用来消除因发酵产生的泡沫。此外,在药剂生产中,一些中药材的浸出液由于含有蛋白质、皂苷、树胶以及其他高分子物质,当剧烈搅拌或蒸发浓缩时,易产生稳定的泡沫导致操作困难,可通过加入消泡剂加以克服。另外,加入少量的辛醇、戊醇、醚类、硅酮等也可起到类似作用。

4.4.5　去污剂

用于除去污垢的表面活性剂称为去污剂,又称洗涤剂(detergent),其 HLB 值一般为 13～16。常用的去污剂有油酸钠和其他脂肪酸的钠皂、钾皂以及十二烷基硫酸钠或烷基磷酸钠等阴离子表面活性剂。去污作用的机理比较复杂,包括对污物表面的润湿、渗透、乳化、增溶、分散等多种作用。如肥皂的成分为硬脂酸钠($C_{17}H_{35}COONa$),肥皂分子能够渗透到织物与油污之间,形成定向排列的肥皂单分子膜,减弱织物与油污之间的附着力,并在机械力的作用下,较容易地将油污从织物上拉下来,再经乳化后被分散在水中,从而达到去污的目的。

4.4.6　消毒剂和杀菌剂

大多数阳离子表面活性剂和两性离子表面活性剂都可用作消毒剂,少数阴离子表面活性剂也有类似作用,如甲酚皂、甲酚硝酸钠等。表面活性剂与细菌生物膜蛋白质的强烈相互作用使之变性或破坏,从而产生消毒或杀菌作用。这些消毒剂在水中有较大的溶解度,根据需要使用不同浓度的消毒剂,分别用于手术前皮肤消毒、伤口或黏膜消毒、器械消毒和环境消毒等,如苯扎溴铵为一种常用广谱杀菌剂,皮肤消毒、局部湿敷和器械消毒分别用其 0.5% 醇溶液、0.02% 水溶液和 0.05% 水溶液(含 0.5% 亚硝酸钠)。

4.4.7　其他用途

除上述用途外,表面活性剂还可用于抗静电、靶向给药、促进药物吸收等药剂学的多个方面。如阳离子表面活性剂和两性离子表面活性剂具有较非离子和阴离子表面活性剂更好的抗静电作用,它们能在一些具负电荷的表面产生良好的吸附并中和电荷。又如吐温、司盘和聚氧乙烯脂肪酸醚类等表面活性剂可用作制备胶束或囊泡的材料,也可用作某些抗癌药物、疫苗、激素等的载体材料,以提高药物的靶向性。

【思考题】

1. 何谓表面活性剂? 其分子结构特征是什么?
2. 表面活性剂分为哪几类? 指出下列表面活性剂的类型:

硬脂酸钠	硬脂酸镁	三乙醇胺皂	月桂醇硫酸钠
硬脂醇硫酸钠	十二烷基苯磺酸钠	苯扎溴铵	鲸蜡醇硫酸钠
卵磷脂	司盘 80	聚山梨酯 80	Pluronic F68

3. 试说明表面活性剂起增溶作用的机理。
4. 试述 HLB 值的概念与意义。
5. 表面活性剂对药物的吸收有何影响?
6. 试举例说明表面活性剂在药剂中的作用。

第 5 章

流变学与粉体学简介

> **本章要点**
>
> 　　流变学和粉体学是药剂学的基本理论,对制剂的处方设计、质量评价、制备工艺以及质量控制等具有重要的指导意义,目前已成为制剂研究和生产的重要理论基础和手段。本章主要介绍流变学、粉体学中与药物制剂密切相关的内容,主要涉及流体的流变性质和粉体粒子性质与粉体性质,及其相关理论在药剂学中的应用。

5.1　流变学简介

5.1.1　流变学概述

　　流变学(rheology)是力学的一个分支学科,是介于物理学、化学、力学、医学、生物和工程技术之间的一门边缘交叉学科。它主要研究物理材料在应力、应变、温度、湿度、辐射等条件下与时间因素有关的变形和流动的规律。1928 年,为研究材料流动及变形规律,美国物理化学家 E. C. Bingham 正式提出流变学这一概念。变形是指对某一物体施加外力时,它的几何形状和尺寸发生变化的过程。固体在外应力作用下产生固体变形,当去除应力时恢复原状的现象称为弹性(elasticity)。流动是液体的主要性质,液体的流动主要与其本身的黏性(viscosity)有关。实际材料往往表现复杂的力学性质,它们既能流动,又能变形;既有黏性,又有弹性。对于这类材料,仅用经典弹性理论、塑性理论和牛顿流体理论已无法全面描述其复杂力学响应规律,必须用流变学理论对其进行研究。20 世纪 20 年代以后,流变学逐渐为世界各国所承认并得到发展,并在化工、石油、水利、食品材料、医药等领域得到广泛应用。

　　在药剂学中,流变学原理在混悬剂、乳剂、软膏剂、栓剂等剂型中得到广泛应用,为这些剂型的开发研究和质量控制提供了重要的理论基础。下面以混悬剂、乳剂及软膏剂为例加以说明。

混悬剂的各种性质,如稳定性,经振荡后从容器中倒出的难易,在皮肤上铺展时能否自由流动等都与流变学性质有关。混悬剂在贮藏过程中若剪切速率小,则显示较高的黏性;若剪切速率大,则显示较低的黏性。因此混悬剂在振摇、倒出及铺展时能自由流动是形成理想的混悬剂的最佳条件,具有假塑性流动特性的西黄蓍胶、海藻酸钠、羧甲基纤维素钠等物质具有上述性能,可以用作理想的助悬剂。卡波姆应用于口服混悬剂的历史已有多年,其主要功能是增稠,改善体系流变性,悬浮组分和提供生物黏附性。研究发现,卡波姆在较宽的黏度范围内均能提供较高的屈服值,甚至在其用量相当少的情况下也是如此,这样能用少量的卡波姆制备稳定性很好的混悬液。例如 0.5％的磺胺二甲嘧啶仅需 0.3％卡波姆作助悬剂,卡波姆所能提供的屈服值或悬浮能力是纤维素或其他天然胶类的 1050 倍,所以用卡波姆制备混悬剂可保持长期稳定。

乳剂的处方设计、制备方法、质量控制等均需用流变学理论指导。例如,为了使皮肤科用的制剂达到其质量标准,必须调节和控制好制剂的铺展性。另外,为了使注射用乳剂容易通过注射用针头,或使乳剂的特性适合于工业化生产工艺的需要,掌握制剂处方对乳剂流动性的影响非常重要。绝大部分乳剂表现出非牛顿流体的性质,稀乳剂表现为牛顿流动,而随着浓度的增大,乳剂通常显示假塑形的特性,浓度更大的乳剂的性质则呈塑性并有明显的屈服值。乳剂的制备中,最关键的是其稳定性,所以其流变性研究多集中于此,改变乳剂的浓度、黏度、乳化剂的种类和用量等因素,均可引起产品的稳定性差异,必须通过流变学方法加以研究确定。

软膏剂多属非牛顿流体,除黏度外,常需测定塑变值、塑性黏度、触变指数等流变性指标,这些因素的总和称为稠度,可用插度计测定。软膏剂处方设计、涂抹性、附着性等,用流变学理论加以指导,可大大提高产品质量。

5.1.2　流变性质

物质在外力作用下的变形与流动性质称为流变性质。根据流体变形和流动的不同规律,可以将其分成牛顿流体和非牛顿流体两类。

1. 弹性形变和黏性流动

给物体施加外力时,物体就变形,当外力撤销后,物体能恢复原状,则这样的形变叫做弹性形变(elastic deformation),如弹簧的形变等;当外力撤去后,物体不能恢复原状,这样的形变则叫做塑性形变,如橡皮泥的形变等。在外力的作用下物体内分子之间的距离会发生变化从而引起物体内分子间相互作用力的变化,这种内力的变化会带来物体体积的变化。为了从宏观上描述这种内力的变化与物体形状变化之间的关系,引入了应力(stress)的概念。应力即为"单位面积上所承受的力"。当物体受外力作用时其长度、形状及体积都可能发生变化,这种变化与物体原来的长度、形状及体积之比称为应变。每一种应力都有一个对应的应变,我们把物体受张应力作用引起的应变称为张应变,物体受剪应力作用产生的应变叫做切应变。

液体受应力作用产生的变形即流动,这种变形的速率即流速,流速与液体本身的黏性有关。如图 5-1 所示,将两块平板平行相对,板间充满黏性流体,在力 *F* 作用下使 *ab* 板沿水平方向移动。紧贴 *ab* 板的一层流体以与 *ab* 板相同的速率移动,紧贴 *cd* 板的一层流体的速率为零,两板中间所夹的各层流体,其流

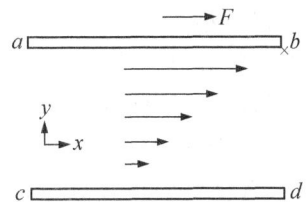

图 5-1　牛顿流体流动示意图

动速率沿 y 轴方向逐渐增大。各液层间产生相对运动的外力叫剪切力,单位液层面积所承受的剪切力称为剪切应力,单位为 N·m^{-2},用 S 表示;沿 y 轴方向的速率梯度称为剪切速率,单位为 S^{-1},用 D 表示,公式如下:

$$D = \frac{\mathrm{d}v}{\mathrm{d}y} \tag{5-1}$$

2. 黏度

将流动着的液体看作许多相互平行移动的液层,各层速率不同,形成速率梯度(dv/dx),这是流动的基本特征。由于速率梯度的存在,流动较慢的液层阻滞较快液层的流动,因此,液体产生运动阻力,为使液层维持一定的速率梯度运动,必须对液层施加一个与阻力相反的作用力。黏度是测量流体内在摩擦力所获得的数值,当某一层流体的移动受到另一层流体移动的影响时,此摩擦力显得极为重要,摩擦力愈大,我们就必须施予更大的力量以造成流体的移动,高黏度的流体需要比低黏度的流体更大的力量才能造成流体的流动。剪切发生的条件为当流体发生物理性地移动或分散,如倾倒、散布、喷雾、混合等。因此,黏度总是和速率梯度相联系的,只有在流体运动时才显示出来,在讨论流体静力学时就不考虑黏度这个因素。

牛顿首先定量研究了流体的流动性质,认为切变速率与所施加的应力成正比,其比值即黏度系数(dynamic viscosity),或称动力黏度,简称黏度 η。这是牛顿 1687 年提出的著名的牛顿定律:

$$S = \frac{F}{A} = \eta D \tag{5-2}$$

式中:S 为切应力,F 为 A 面积上施加的外力,η 为黏度系数,在国际单位制中 η 的单位是 Pa·s,1Pa·s＝10p(泊)。除了用动力黏度描述流体特征外,运动黏度 V 也是常用的流体特征参数。运动黏度 V 与动力黏度之间的关系为:

$$V = \frac{\eta}{\rho} \tag{5-3}$$

式中:ρ 为流体密度,η 为动力黏度,运动黏度的国际单位制的单位为 m^2·s^{-1},物理单位制的单位为 cm^2·s^{-1},后者又称为斯,1 斯＝100 厘斯＝10^{-4} m^2·s^{-1}。

黏度的测定有许多方法,如转桶法、落球法、阻尼振动法、杯式黏度计法、毛细管法等等。对于黏度较小的流体,如水、乙醇、四氯化碳等,常用毛细管黏度计测量;而对黏度较大的流体,如蓖麻油、变压器油、机油、甘油等透明(或半透明)液体,常用落球法测定;对于黏度为0.1～100Pa·s范围的液体,也可用转筒法进行测定。黏度的大小取决于流体的性质与温度,温度升高,黏度将迅速减小。因此,要测定黏度,必须准确地控制温度的变化才有意义。黏度参数的测定,对于预测产品生产过程的工艺控制、输送性以及产品在使用时的操作性,具有重要的指导价值,在药剂学中有着重要的意义。表 5-1 列出几种常用药用溶剂的黏度。

表 5-1　几种常用药用溶剂的黏度(20℃)

溶剂	黏度(Pa·s)	溶剂	黏度(Pa·s)
水	1.002	氯仿	0.58
乙醇	1.20	蓖麻油	986
甘油	1490	橄榄油	84

黏度为物性常数之一,随物质种类和状态而变。同一物质,液态黏度比气态黏度大得多。

如常温下的液态苯和苯蒸气的黏度分别为 $0.74\times10^{-3}\text{Pa}\cdot\text{s}$ 及 $0.72\times10^{-5}\text{Pa}\cdot\text{s}$。液体的黏度是内聚力的体现,其值随温度升高而减小,气体的黏度是分子热运动时互相碰撞的表现,其值随温度升高而增大。工程中一般忽略压强对黏度的影响。

3. 牛顿流动

服从牛顿定律的液体称为牛顿流体,它的流动形式称为牛顿流动,例如纯液态物质(水)、植物油、低分子溶液等。牛顿流体的黏度 η 可以由直线的斜率求出,η 表明在切应力作用下,产生一定的切变速率,其大小随切应力增大而成比例地增大。根据公式 $5-2$,牛顿流体的切变速率与切应力之间呈线性关系,且直线通过原点,斜率为 $1/\eta$,如图 5-2 所示。这是判断牛顿流体的重要特征。

牛顿流体的黏度 η 与体系的温度有关,它是温度的函数,其大小随着温度的升高而减小,黏度 η 与温度 T 的关系可用阿伦尼乌斯方程表示:

图 5-2　牛顿流体的切变速度与切应力的关系

$$\eta = Ae^{-\frac{E}{RT}} \tag{5-4}$$

式中:E 表示流动活化能,即使流体开始流动所需的能量,A 为常数,R 为气体常数,T 为绝对温度。

斯托克斯于 1845 年在牛顿实验定律的基础上,作了应力张量是应变率张量的线性函数、流体各向同性、流体静止时应变率为零的三项假设,从而导出了广泛应用于流体力学研究的线性本构方程,以及现被广泛应用的纳维-斯托克斯方程(简称纳-斯方程)。后来人们在进一步研究中知道,牛顿黏性实验定律(以及在此基础上建立的纳-斯方程)对于描述像水和空气这样低相对分子质量的流体是适合的,而对描述具有高相对分子质量的流体就不合适了,那时剪应力与剪切应变率之间已不再满足线性关系。牛顿当时假设所有的材料在固定温度下,黏度与切变速率是不相关的,亦即两倍的外力可以帮助流体移动两倍的速率。也就是说,不论你所使用的黏度计型号、转子、转速为何,流体的黏度皆为一定值。事实上,牛顿的假设只有部分是正确的,对于大多数流体而言这个假设是不成立的,即不符合牛顿流体定律。

为区别起见,人们将剪应力与剪切应变率之间满足线性关系的流体称为牛顿流体,而把不满足线性关系的流体称为非牛顿流体。早在人类出现之前,非牛顿流体就已存在,因为绝大多数生物流体都属于现在所定义的非牛顿流体。人身上的血液、淋巴液、囊液等多种体液以及像细胞质那样的"半流体"都属于非牛顿流体。现在去医院作血液测试的项目之一,已不再说是"血黏度检查",而是"血液流变学检查"(简称血流变),这就是因为对血液而言,剪应力与剪切应变率之间不再是线性关系,已无法只给出一个斜率(即黏度)来说明血液的力学特性。

4. 非牛顿流动

实际上大多数流体不符合牛顿定律,即切应力与切变速率之间不满足线性关系,这样的流体称为非牛顿流体,它的流动形式称为非牛顿流动。主要的非牛顿流体性态可归结为:① 在剪切流中该流体具有剪薄或剪厚的能力;② 在剪切流中存在非零法向应力差;③ 该流体具有产生应力的能力;④ 该流体具有呈现应力松弛的能力;⑤ 该流体具有蔓延的能力。在自然界和工程技术界,还存在一系列形形色色的非牛顿流体,比如石油、油漆、蜂蜜、牙膏、果酱、泥浆、

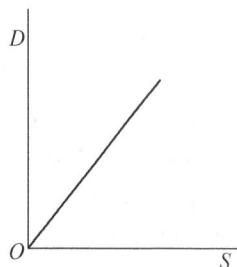

沥青和火山熔岩等。在药剂学中,多数药用液体的流动也不符合牛顿定律,如乳剂、混悬剂、软膏剂、糊剂及凝胶剂等均属此类。

为方便研究非牛顿流体切变速率、切应力、黏度及温度之间的关系,通常采用流变曲线来描述。流变曲线就是一些用来表征流体特性的曲线,常见的有剪切速率与剪切应力之间的关系曲线、黏度与剪切速率之间的关系曲线、黏度或剪切应力与温度的关系曲线等等。其中把切变速率 D 随切应力 S 而变化的规律绘制成曲线即得流体黏度曲线或流动曲线,如图 5-3 所示。

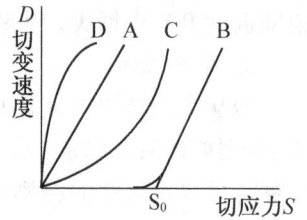

图 5-3 各种流体的流动曲线

图中 A 线为牛顿流体流动曲线,B、C、D 线均为非牛顿流体流动曲线。非牛顿流体流动曲线有的不经过原点,且大部分为曲线,切变速率与对应的切应力须一一测定才能绘制出曲线。在药剂学中经常遇到的非牛顿流体的流动性质主要有以下几种类型。

(1)塑性流动:塑性流动(plastic flow)的流动曲线如图 5-3 中 B 线所示,曲线不经过原点,它的起点是沿 S 轴方向相切的某点开始,形成一段向上弯的曲线,达到 S_0 点以后切变速率呈直线增加。当切应力低于 S_0 点时,流体不发生流动,不表现为液体的性质,而表现为弹性固体性质;而当切应力超过 S_0 点时,流体开始流动,且切变速率与切应力呈直线关系,表现出与牛顿流体类似的性质。流体的这种性质称为塑性,引起流动的最低切应力 S_0 称为屈服值(yield value)。塑性流体的流动称为塑性流动,其流动公式为:

$$\eta_{pl} = \frac{S - S_0}{D} \tag{5-5}$$

式中:η_{pl} 为塑性黏度,S_0 为屈服值。

流动曲线的斜率即为塑性黏度的倒数,称为流体的淌度。在药剂学中,较高浓度的乳剂和混悬剂往往表现出塑性流动性质。

(2)假塑性流动:假塑性流动(pseudoplastic flow)的流动曲线如图 5-3 中 C 线所示,其曲线从原点开始。假塑性流动没有屈服值,因此只要一加应力,流体即开始流动。随着切变速率的增大,曲线开始上升,并形成向下突起的上升曲线。假塑性流体的黏度随着切变速率的增大而下降,表现为切变速率越大,流体越稀,这种现象称为切变稀化。曲线无直线部分,说明其黏度不是定值,即不能用单一数值代替流体的黏度,可以用曲线上任意一点的切线斜率表示该切变速率下的表观黏度(apparent viscosity)。假塑性流体的流动公式为:

$$D = \frac{S^n}{\eta_a} \ (n > 1) \tag{5-6}$$

式中:η_a 为表观黏度,n 为假设性指数。当 n 接近 1 时,流动接近牛顿流动,n 越大,非牛顿性越强。

在药剂学中,一些高分子溶液如西黄蓍胶、海藻酸钠、甲基纤维素、聚乙烯吡咯烷酮等均表现出典型的假塑性流体性质。在溶液中,这些长链高分子物质经常与溶剂交联在一起,当施加切应力时,相互交联着的分子容易解开,并沿着流动方向排列成直线,使得流动阻力减小,从而表现出切变稀化的特性。

(3)胀性流动:与假塑性流动相反,胀性流动(dilatant flow)的黏度随着切变速率的增加而增大,其流动曲线如图 5-3 中 D 线所示,曲线经过原点,随着切变速率的增大,形成向上突起的上升曲线。由于这种流体在切变过程中体积增加,故称为胀性流体。随着切变速率的增大,胀性流体的流动速率逐渐减小,流动阻力逐渐增大,与假塑性流动相反表现出切变稠化的特性。胀性流动的流动公式为:

$$D = \frac{S^n}{\eta_a} \ (n < 1) \tag{5-7}$$

式中:η_a 为表观黏度,n 为假设性指数。当 n 接近 1 时,流动接近牛顿流动,n 越小,非牛顿性越强。

　　含有高浓度固体微粒的分散体系,静止时微粒紧密排列,间隙很小,分散剂均匀充满空间,外观表现为很湿的状态。此时若施加较小的外加应力,微粒很容易流动,对抗外力的阻力小,表现出表观黏度较小。随着切变速率的增大,微粒紧密排列的状态被破坏,表观体积开始膨胀,对抗外力的阻力增大,流动性变差,表现出表观黏度也增大,外观表现出较干燥的状态。但这种作用是可逆的,当切应力去除时,胀性流体又表现出具有很好的流动性。药剂学中,高浓度的混悬剂如 50% 的淀粉混悬剂、阿拉伯胶溶液通常表现出典型的胀性流动特性。

　　(4) 触变性:在一部分非牛顿流体中,在剪切作用下可由黏稠状态变为流动性较大的状态,而剪切作用取消后,要滞后一段时间才恢复到原来的状态。这种随着切应力增大时,黏度下降,切应力消除后黏度在等温条件下缓慢地恢复原来状态的现象称为触变性(thixotropy)。前面所讲到的塑形流体、假塑形流体、胀性流体中很多都具有触变性。当切变速率增加时流动曲线表现为向上的流动曲线,称上行线;当切变速率减少时则形成向下的流动曲线,称下行线。上行线和下行线两条曲线不重合而包围成一定面积,这种现象称为滞后现象,上行线和下行线所包围的面积称为滞后面积。若是塑性或假塑性流体,则下行曲线在上行曲线的左边,如图 5-4所示;若是胀性流体,则其下行曲线在上行曲线的右边,如图 5-5 所示。

　　产生触变性的原因是触变流体通常由大分子组成,这种大分子能形成疏松的立体网状结构。当系统不受切应力作用时,流体呈胶状;当对系统施加切应力后,液体内部絮凝网状结构被破坏。当应力消除后,结构会逐渐恢复,但即使已破坏的结构是完全可逆的,也不能立即恢复到原来的状态,而是需要较长的恢复时间,才能重新形成原来的网状结构。

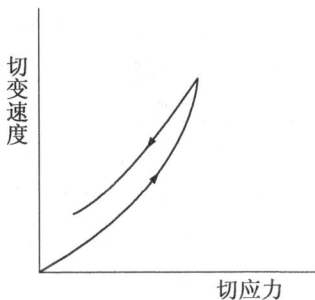

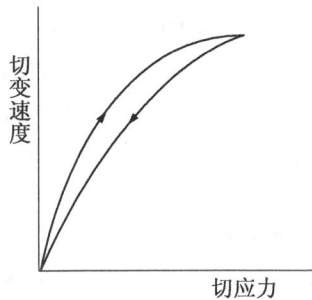

图 5-4　假塑性流体的触变性　　　　　　　　图 5-5　胀性流体的触变性

　　反映流体在切应力作用下网状结构被破坏后恢复原有结构的能力好坏可用触变指数来描述。触变指数可以通过积分方法计算滞后面积得出,也可以采用如下测定办法得到:首先给体系施加一定的剪切应力并持续一定的时间,然后静置一段时间后再给体系施加一定的剪切作用,观察体系应力的变化。由于触变性,体系被剪切后结构会受到破坏,当静置一段时间后体系本身结构会有不同程度的恢复,其恢复程度与静置时间有关,静置时间越长,结构恢复越完全。静置过后再给体系施加作用,会出现应力的峰值,这个峰值与体系的触变性大小有关,持续施加作用后体系会达到动态平衡状态,此时的应力为稳态值。对峰值与稳态值之差的平方根与静置时间的平方根作图,则得到一条直线,直线斜率的平方为触变指数。

　　利用触变流体的触变性,即凝胶与溶胶恒温转变的性质,静置时形成凝胶防止微粒沉降,振摇时变为溶胶有利于倒出。使用触变性助悬剂有利于混悬剂的稳定,例如单硬脂酸铝溶解于植物油中可形成典型的触变胶。一些具有塑性流动和假塑性流动的高分子化合物水溶液常具有触变性,可选择使用。

5.2　粉体学简介

5.2.1　粉体学概述

　　粉体(powder)是指固体细小粒子集合体。粉体是由粒子组成的整体,粒子是粉体运动的最小单元,通常粒子间存在着一定的相互作用,这使得粉体的性质与粒子性质不完全相同,而表现为粒子整体的性质。传统上将物质分为三态,固态、液态和气态,但是这里所说的粉体具有与传统意义上的三态不完全相同的性质,主要表现在粉体兼有固体的抗变形能力、液体的流动性以及气体的压缩性。因此,有人将粉体视为物质的第四态。粉体学(micromeritics)就是以粉体为对象,研究其性质、制备、加工和应用的综合性科学。随着科学技术的发展,粉体技术被广泛应用在化工、医药、食品、环境、能源等领域,已经引起了人们的广泛关注。

　　粉体学是药剂学的基础理论,对固体制剂的处方设计、生产过程控制、质量控制、包装等提供重要的理论依据和试验方法。一些重要的单元操作,如粉碎、混合、造粒、干燥等都涉及粉体学相关理论。固体制剂的重量差异、均匀度、硬度等多与粉体操作有关。近年来,随着 GMP 规范的广泛实施,粉体学理论不断地被引入固体制剂的各单元操作中,使固体制剂的研究、开发从经验模式步入量化控制的科学化、现代化轨道。例如,在片剂生产过程中,通过测定颗粒的粒度分布、密度、休止角,以及与片剂的硬度、脆碎度和片重差异的相关性,考察粉体性质对压片质量的影响。结果表明,若粒度分布标准偏差小,颗粒休止角小,则颗粒的流动性好,片重差异小;若颗粒的堆密度和真密度相差小,则颗粒内部的孔隙较小;若颗粒的压缩度小,则流动性好,所得到的片剂的硬度和脆碎度结果好。通过控制颗粒的粉体学参数,可以得到质量符合要求的片剂。另外,药用辅料的粉体学性质对制剂工艺和制剂质量均有重要影响,例如,在控释制剂中,辅料的粒度分布、密度及弹塑性会影响制片的孔隙率和孔径分布,进而影响不溶性骨架片的药物释放。在制剂过程中,通过研究辅料的粉体学性质与制剂间的关系可以寻找到适宜辅料,优化药物处方。

5.2.2　粉体粒子的性质

　　粒子(particle)是指粉体中不能再分的最小单位。习惯上,经常将小于 $100\mu m$ 的粒子叫

"粉",大于 $100\mu m$ 的粒子叫"粒"。通常说的"粉末"、"粉粒"或"粒子"都属于粉体学的研究范畴。

1. 粉体粒子大小

粉体粒子大小是粉体的基础性质,对粉体的比表面积、溶解度、吸附性、密度、孔隙率、流动性等有重要影响。因此,粉体粒子大小是粉体的一个重要的基本性质,是固体制剂制备中的重要影响因素。

(1)粒径:粒径即粒子大小,是粉体粒子的基础性质。组成粉体粒子的大小,对粉体的性质有重要的影响。药剂学中所遇到的粉体粒子一般不会是规则的圆形或正方体等形状,很难用球的直径或立方体边长表示其粒径。针对实际中粉体粒子的不规则形态,可采取多种方法测定其粒径。通常,用不同的测定方法测量同一粉体粒子的粒径会有不同的结果。常用的粒径测定和表示方法有以下几种:

1)几何学粒径:根据粒子几何尺寸所确定的粒径,一般用光学显微镜或电子显微镜测定得到,如图 5-6 所示。

① 长径:粒子最长两点间的距离。

② 短径:粒子最短两点间的距离。

③ 厚度:在投影平面的垂直方向测定粒子的厚度。

④ 定向接线径:在一定方向上将粒子的投影面外接的平行线之间的距离。

⑤ 定向等分径:在一定方向上将粒子的投影面分割为两等分的长度。

⑥ 定向最大径:在一定方向上分割粒子投影面最大的长度。

⑦ 投影面积径:与粒子投影面积相等的圆的直径。

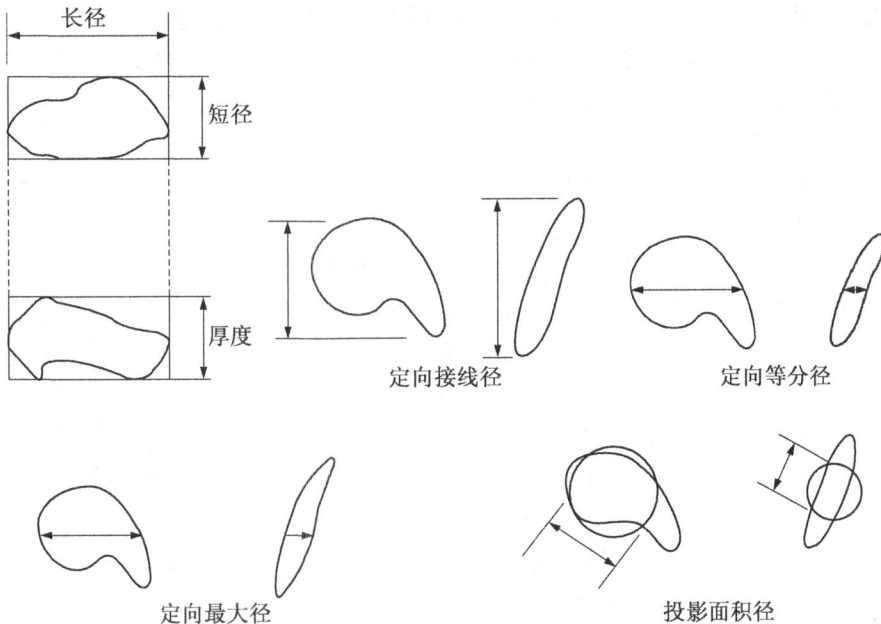

图 5-6　各种直径的表示方法

2)体积等价径:与粒子体积相等的球的直径,通常用库尔特计数器测定。

3)比表面积径:与粒子的表面积相等的直径,用吸附法或透过法测定粉体的比表面积后推算出的粒径,这种方法求得的粒径为平均径,不能求粒度分布。

4)沉降速率相当径:又称 Stokes 径,指在液相中与粒子的沉降速率相等的球形粒子的直径,该粒径根据 Stokes 方程计算所得,

$$d = \sqrt{\frac{18\eta V}{(\rho_1 - \rho_2)g}} \tag{5-8}$$

式中:d 为粒子的 Stokes 径,V 为沉降速率,ρ_1 为粒子密度,ρ_2 为分散介质密度,η 为介质黏度,常用以测定混悬剂的粒径。

5)筛分径:即用筛分法测得的粒径。当粒子通过粗筛网且被阻挡在细筛网时,可以用粗、细筛孔直径的算术平均径或几何平均值来表示粒径。

算术平均径计算公式:

$$D_A = \frac{a + b}{2} \tag{5-9}$$

几何平均径计算公式:

$$D_A = \sqrt{ab} \tag{5-10}$$

式中:D_A 为筛分平均径,a 为粗筛网直径,b 为细筛网直径。

(2)粒径的测定方法

1)显微镜法:将粒子放在显微镜下,根据投影像可以测得粒子的几何学粒径。测定时,取待测样品适量,用力摇匀,黏度较大者可加适量甘油溶液稀释,置载玻片上,覆以盖玻片,轻压使颗粒分布均匀,立即在 50100 倍显微镜下检视盖玻片全部视野,应无凝聚现象,再在 200-500 倍的显微镜下检视规定视野内的总粒数及规定大小的粒数。近年来,随着显微镜技术的发展,显微镜法已经可以精确测定 nm 级的粉体粒子,并广泛应用于混悬剂、乳剂、软膏剂、散剂等剂型粒径的测定。

2)库尔特计数法:库尔特计数器(Coulter counter)是 20 世纪 50 年代中期由华莱士·H·库尔特和他的兄弟小约瑟夫·R·库尔特共同发明的测定仪器,最初是为了实现血细胞自动化技术的需求。目前,库尔特原理已经成为测量显微颗粒体积的重要方法之一,广泛应用于各个行业。库尔特计数器的基本传感元件是小孔管,小孔管下端有小孔,孔两侧各有一电极,电极间加有一定的电压(图 5-7)。

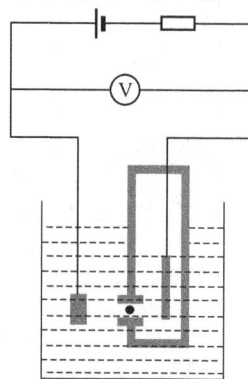

图 5-7　库尔特计数器原理示意图

工作时,将小孔管浸入由待测样品与适宜电解质溶液组成的混悬液中,由于存在液面差,待测样品粒子随电解质溶液通过小孔,当粒子通过小孔时,因为粒子不导电,两电极间电阻瞬间增大,产生一个与该粒子体积相关的电压脉冲。经过对数据的处理和换算可以求得粒子的体积和粒径。库尔特计数器可以将粒子的数目和粒径分布直接显示出来,并可打印绘制出若干粒径组的分布数据或分布曲线。水不溶性的粉体,可制成 2% 氯化钠混悬液进行测定,水溶性粉体可选用适宜的非水溶剂制成混悬剂用该法进行测定。通常混悬剂、乳剂、脂质体、粉末药物等制剂都可以用该方法方便快捷地测定其粒子大小。

3) 沉降法：液体中颗粒的沉降速率与颗粒的大小有关,大颗粒沉降速率快,小颗粒沉降速率慢,因此颗粒的沉降速率与颗粒的粒度密切相关。该方法即通过测量颗粒的沉降速率,根据 Stokes 方程可以求出颗粒的粒径。根据测量的需要,可选用的常见沉降法有 Andreasen 吸管法、离心法、比浊法、沉降天平法、光扫描快速粒度测定法等。对于较粗的样品,我们可以选择较大黏度的液体做介质来控制颗粒在重力场中的沉降速率;对于较小的颗粒,在重力作用下的沉降速率很慢,加上布朗运动、温度以及其他条件变化的影响,测量误差将增大。为克服这些不利因素,常用离心手段来加快细颗粒的沉降速率。现在常用的沉降式粒度仪中,一般都采用重力沉降和离心沉降相结合的方式,这样既可以利用重力沉降测量较粗的样品,也可以用离心沉降测量较细的样品。

4) 比表面积法：物体的比表面积随颗粒的减小而迅速增加,因此,利用粉体的比表面积与粒径的关系可以求得平均粒径。本法通过测定重量比表面积,可测定粒度范围为 $100\mu m$ 以下的粒径。比表面积可用吸附法和透过法测定。

5) 筛分法：筛分法是用筛孔孔径表示粒径的方法,具有简单、快速、测量方便的优点,广泛应用于粒径和粒径分布的测量。测量时,将筛子按筛孔由粗到细的顺序上下排列,将待测粉体样品置于最上层筛中,振动一定时间,分别称量各个筛号上的粉体重量,求得各筛号上粉体重量百分比,用前述办法可求得该层粉体的筛分径。

筛的孔径规格各国有自己的标准,我国有中国药典标准和工业标准。工业筛的标准接近于国际上比较流行的泰勒标准;《中国药典》(2005 年版)所用药筛,选用国家标准的 R40/3 系列,如表 5-2 所示。

表 5-2 《中国药典》(2005 年版)标准筛规格表

筛　号	筛孔平均内径(μm)	筛目（孔/吋）
一号筛	2000 ± 70	10 目
二号筛	850 ± 29	24 目
三号筛	355 ± 13	50 目
四号筛	250 ± 9.9	65 目
五号筛	180 ± 7.6	80 目
六号筛	150 ± 6.6	100 目
七号筛	125 ± 5.8	120 目
八号筛	90 ± 4.6	150 目
九号筛	75 ± 4.1	200 目

表 5-3 工业筛规格表

目数	筛孔内径(μm) 锦纶纳纶	镀锌铁丝	铜丝	钢丝
10		1980		
12	1600	1660	1660	
14	1300	1430	1375	
16	1170	1211	1270	
18	1060	1096	1096	
20	920	954	995	960
30	520	613	614	575
40	380	441	462	
60	270		271	300
80	210			210
100	150		172	170
120			140	140
140			110	

我国工业用标准筛常用"目"(mesh)数表示筛号,即以每一英寸(25.4mm)长度上的筛孔数目表示,如每英寸长度上有 100 个孔的筛号标为 100 目筛,能通过 100 目筛的粉末称 100 目粉。筛目数越大,粉末越细。筛线的直径不同,筛孔的大小也不同,因此必须注明孔径的具体大小,常用 μm 表示。我国常用的一些工业用筛的规格见表 5-3 所示。

（3）粒度分度

粒度分布（particle size distribution）表示某一粒径范围的粒子群在粉体中所分布的情况。粒度分布对粉体粒子的均匀性，粉体的相对密度、流动性都有影响，并且粉体药物的粒度分布还与药物溶出度和生物利用度有关。因此，粒度分布也是粉体的重要基本性质。

粒度分布的表示方法有频率分布和累积分布。频率分布表示各粒径的粒子群在粉体中的比例，累积分布表示小于或大于某粒径的粒子群在粉体中的比例。如在用筛分法测定累积分布时，以筛下粒径累积的分布叫筛下分布，以筛上粒径累积的分布叫筛上分布。粉体的粒度分布常用表格法和图示法来表示。表格法即用表格的形式列出粒子的粒径范围和各粒径范围的粒子数。图示法可分为粒度分布直方图和粒度分布曲线，如图 5-8 所示。一般情况下，粉体的粒度分布表现出正态分布规律。粒度的累积分布也可用图示法来表示，如图 5-9 所示。

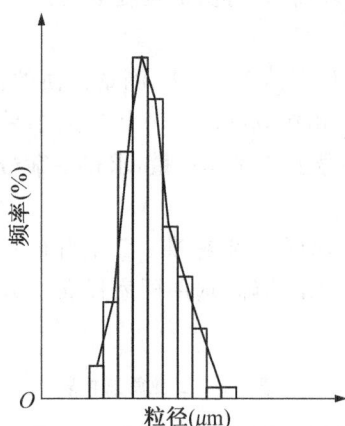

图 5-8　粒度分布直方图和粒度分布曲线

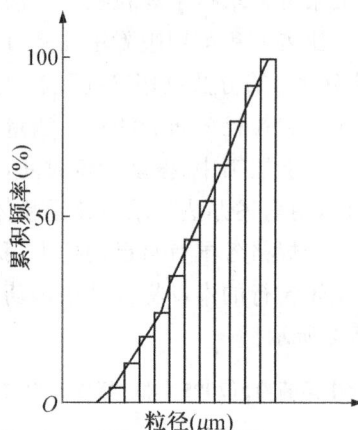

图 5-9　累积分布图

2. 粒子形态

粒子的形状是指粒子的轮廓或表面上各点所构成的图像，粒子形态对粉体的性质有重要影响。粉体的粒子形态很复杂，通常粒子的形态可以用球形、立方形、片状、粒状、针状、纤维状、海绵状等术语粗略地描述，这些术语大致反映了粒子形态的特征，但不能精确地描述粒子的形态。为了能定量地描述粒子的形状，可以引入形态系数来精确反映粒子的实际形态偏离理想形态的程度，形态系数愈大，偏离理想形态愈远，形态愈不规则。常见的形态系数如下：

（1）表面形态系数 Φ_S

$$\Phi_S = \frac{S}{d^2} \qquad (5-11)$$

式中：Φ_S 为表面形态系数，S 为粒子的表面积，d 为粒子的平均粒径。显然，理想球体的表面形态系数为 π，理想立方体的表面形态系数为 6。

（2）体积形态系数 Φ_V

$$\Phi_V = \frac{V}{d^3} \qquad (5-12)$$

式中：Φ_V 为体积形态系数，V 为粒子的实际体积，d 为粒子的平均粒径。理想球体的体积形态系数为 $\pi/6$，理想立方体的体积形态系数为 1。

（3）比表面形态系数 Φ

$$\Phi = \frac{\Phi_S}{\Phi_V} \tag{5-13}$$

式中：Φ 为比表面形态系数，Φ_S 为表面形态系数，Φ_V 为体积形态系数。显然，球体的比表面形态系数为 6，立方体的比表面形态系数为 6。粒子的比表面形态系数越接近 6，则该粒子越接近于球体或立方体，而不对称粒子的比表面形态系数大于 6，常见粒子的比表面形态系数在 68 范围内。

3. 粒子的比表面积

比表面积是粉体粒子的重要基本性质，对粉体的吸附作用、溶解速率等都有重要影响。大多数粉粒表面粗糙、有裂缝和孔隙，比表面积应包括粒子表面的面积，也包括裂缝和孔隙的表面积。一般来讲，如果比表面积大，具有较大的表面自由能，则粉粒吸附能力强，难溶性药物的比表面积对其溶出性能有重要的影响，粉体的比表面积对制剂性质和药理性质都有重要意义。

（1）比表面积的表示方法

通常，粒子的比表面积可以用单位重量或体积所具有的粒子表面积来定量描述。

1）重量比表面积 S_W：指单位重量粉体所具有的粒子表面积，公式如下：

$$S_W = \frac{S}{W} = \frac{6}{\rho d} \tag{5-14}$$

式中：S_W 为重量比表面积，S 为粉体粒子的总表面积，W 为粉体的总重量，ρ 为粉体的真密度，d 为粒子的比表面积径。

2）体积比表面积 S_V：指单位重量粉体所具有的粒子表面积，公式如下：

$$S_V = \frac{S}{V} = \frac{6}{d} \tag{5-15}$$

式中：S_V 为体积比表面积，S 为粉体粒子的总表面积，V 为粉体的体积，d 为粒子的比表面积径。

（2）比表面积的测定方法

1）吸附法（BET 法）：BET 测试理论是根据希朗诺尔、埃米特和泰勒三人提出的多分子层吸附模型，并推导出单层吸附量 V_m 与多层吸附量 V 间的关系方程，即著名的 BET 方程：

$$\frac{p}{V(p_0 - p)} = \frac{1}{V_m C} + \frac{C-1}{V_m C} \cdot \frac{p}{p_0} \tag{5-16}$$

式中：p 为氮气分压，p_0 为液氮温度下氮气的饱和蒸汽压，V 为样品表面氮气的实际吸附量，V_m 为氮气单层饱和吸附量，C 为与样品吸附能力相关的常数。

测定时，通过实测 35 组被测样品在不同氮气分压下多层吸附量，以 p/p_0 为 X 轴，$p/V(p_0 - p)$ 为 Y 轴，由 BET 方程作图进行线性拟合，得到直线的斜率和截距，从而求得 V_m 值。假设被吸附气体分子的截面积为 A，则比表面积 S_W 可用下式算出：

$$S_W = ANV_m \tag{5-17}$$

理论和实践表明，当 p/p_0 取点在 0.050.35 范围内时，BET 方程与实际吸附过程相吻合，图形线性也很好，因此实际测试过程中选点应在此范围内。BET 方程是建立在多层吸附理论基础之上的，与物质实际吸附过程更接近，因此测试结果更准确。BET 法测定比表面积适用范围广，目前国际上普遍采用，测试结果准确性和可信度高。

2）透过法：气体或液体通过分体层时，会受到粉体层的阻力，粉体的表面积越大，对气体的阻力也越大，气体或液体的流速就越小。其关系可用柯增尼-卡曼公式表示：

$$S_V = \rho S_W = \frac{\sqrt{\varepsilon^3}}{1-\varepsilon} \sqrt{\frac{g}{5}} \cdot \frac{A\Delta pt}{\eta LQ} \tag{5-18}$$

式中：ρ 为粒子密度，S_W 为粉体比表面积，ε 为粉体的孔隙率，A 为粉体层面积，Δp 为粉体层两侧压强差，η 为气体或液体黏度，L 为粉体层长度，Q 为 t 时间内通过粉体层的气体或液体流量。

理想的非孔性结构的粉体只有外表面积，一般用透过法测定，而对于多孔性粉体，除有外表面积外还有内表面积，一般不能用透过法测定。根据透过介质的不同，通过法可分为液体透过法和气体透过法，而目前使用最多的是气体透过法。

5.2.3　粉体的性质

1. 粉体的密度和孔隙率

（1）粉体的密度：粉体粒子内部和粒子间都可能存在孔隙或裂缝，因此用不同方法可测出不同粉体的体积，测得的粉体密度也不相同。通常，表示粉体的密度有真密度、粒密度、堆密度三种办法。在药剂学中，粉体的密度在制剂生产中具有重要意义，例如在散剂、胶囊剂的分装以及片剂生产中一般都要按照容积分剂量，因此，粉体的堆密度对分剂量的准确性有影响。

1）真密度 ρ_t：表示物质本身的密度。真密度的计算公式如下：

$$\rho_t = \frac{W}{V_\infty} \tag{5-19}$$

式中：W 为粉体的质量，V_∞ 为粉体的真实体积。粉体的真实体积不包括粉体粒子内部和粒子间的孔隙，常用氦置换法测定。

2）粒密度 ρ_g：排除粒子间的孔隙，但不排除粒子内部的孔隙测得的体积所求出的密度。粒密度的计算公式如下：

$$\rho_g = \frac{W}{V_\infty + V_1} \tag{5-20}$$

式中：W 为粉体的质量，V_∞ 为粉体的真实体积，V_1 为粒子内部孔隙体积。测定该体积时一般采用汞置换法，因为汞的表面张力大，不会渗入到粒子内部孔径小于 $10\mu m$ 的孔隙，测量结果较为准确。

3）堆密度 ρ_b：又称为松密度，指粉体质量除以粉体所占容器体积所求得的密度。堆密度的计算公式如下：

$$\rho_b = \frac{W}{V} = \frac{W}{V_\infty + V_1 + V_2} \tag{5-21}$$

式中：W 为粉体的质量，V_∞ 为粉体的真实体积，V_1 为粒子内部孔隙体积，V_2 为粒子间孔隙体积，V 为表观容器体积。堆密度所用的体积是指表观容器体积，包括粒子内部孔隙和粒子间孔隙在内的总体积，测量时，可直接用量筒测定粉体表观容器体积。通常，上述几种密度的大小顺序为：$\rho_t > \rho_g > \rho_b$。

（2）孔隙率：孔隙率（porosity）是粉体中孔隙所占有的比率，是与粒子大小、粒度分布、粒子形态及表面状态等相关的综合性质，影响粉体的加工及其制剂质量。与粉体密度类似，粉体的孔隙率也可分为粒子内孔隙率 $\epsilon_内$、粒子间孔隙率 $\epsilon_间$ 和总孔隙率 $\epsilon_总$，粉体的孔隙率测定可由相应的密度计算得到，如式 5-22 至 5-24，也可用压汞法、气体吸附法等方法测定。

$$\epsilon_内 = \frac{V_1}{V_\infty + V_1} = 1 - \frac{\rho_g}{\rho_t} \tag{5-22}$$

$$\epsilon_间 = \frac{V_2}{V_\infty + V_1 + V_2} = 1 - \frac{\rho_b}{\rho_g} \tag{5-23}$$

$$\epsilon_总 = \frac{V_1 + V_2}{V_\infty + V_1 + V_2} = 1 - \frac{\rho_b}{\rho_t} \tag{5-24}$$

式中：$\epsilon_内$ 为粒子内孔隙率，$\epsilon_间$ 为粒子间孔隙率，$\epsilon_总$ 为总孔隙率，V_∞ 为粉体的真实体积，V_1 为粒子内部孔隙体积，V_2 为粒子间孔隙体积，ρ_t 为真密度，ρ_g 为粒密度，ρ_b 为堆密度。

2. 粉体的流动性

粉体的流动性是粉体力学性能中重要的性能参数，研究粉体的流动性，对粉体的生产工艺、传输、贮存、装填等具有重要意义。在药剂学中，粉体的流动性是固体制剂制备过程中必须考虑的重要性质，不仅影响正常的生产过程，而且影响制剂的质量。如在散剂、胶囊剂的分剂量过程中一般要使粉体粒子自动流满定量容器，所以粉体的流动性与分剂量的准确性有关，进而影响制剂重量差异。在颗粒剂、片剂、胶囊剂等的成型或填充时，流动性差的粉粒往往表面粗糙或易黏结成块不易分散、不便患者服用，影响工艺过程顺利进行，同时增加制剂的成本。在外用散剂的涂布中，粉体流动性差的散剂涂布不均匀，造成局部用药过多或过少，影响疗效。在制剂的贮藏和运输过程中，流动性差的粉料制成的制剂更容易受环境温度、湿度、压力、机械力等的影响而降低药物的稳定性和有效性。

（1）粉体流动性表示方法

1）休止角：休止角（angle of repose）是指在重力场中，粉体堆积层的自由表面处于平衡的极限状态时自由表面与水平面之间的角度。常用的测定方法有注入法、排出法、倾斜角法等。其中注入法是将粉体从漏斗上方慢慢加入，从漏斗底部漏出的物料在水平面上形成圆锥状堆积体的倾斜角；排出法是将粉体加入到圆筒容器内，使圆筒底面保持水平，当粉体从筒底的中心孔流出，在筒内形成的逆圆锥状残留粉体堆积体的倾斜角；倾斜法是在绕水平轴慢速回转的圆筒容器内加入占其容积的 1/2～1/3 的粉体，当粉体的表面产生滑动时，测定其表面的倾斜角。图 5-10 为固定漏斗注入法。将漏斗置

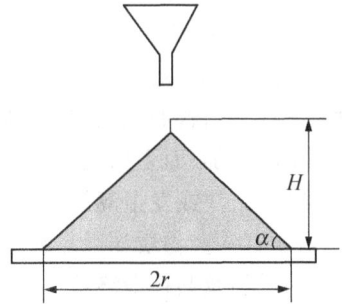

图 5-10　固定漏斗注入法
测定休止角

于坐标纸上方的适宜高度，将待测粉体自漏斗中自由落下，在下方的坐标纸上形成圆锥体，当圆锥体的顶部与漏斗下口相平时移除漏斗。根据高度 H 和坐标纸上读出的圆锥体半径 r，可由公式 5-25 求得休止角 α，

$$\tan\alpha = \frac{H}{r} \tag{5-25}$$

休止角可提示粉体粒子之间的黏附性，从而反映粉体流动的难易程度，休止角越小则流动性越好。一般认为 $\alpha \leqslant 30°$ 时流动性好，休止角在 30°到 40°之间可以满足生产过程中流动性的需求。

2）流出速率：流出速率是指粉体通过小孔流出的速率。测定时，将粉体置于一底部中心部位开有圆孔的圆筒容器中，测定单位时间流出粉体的量。一般来说，粉体的流出速率越大，粉体的流动性越好，同时其均匀性也越好。

3）其他方法：除上述两种评价粉体流动性的常用方法外，还可以用振实法、内摩擦系数法、卡尔指数法、Jenike 法等表征粉体流动性。

（2）影响粉体流动性的因素及改善办法

粉体的流动性与粒子的大小、形状、孔隙率、密度、表面状态等密切相关，也与环境的温度、压力等有关。

1）粒径：粉粒越细，粉粒比表面积越大，粉体分子间静电引力作用增大，影响粉粒的流动；粉粒越细，粒子间越容易吸附、结团，黏结性增大，导致休止角增大，流动性变差；粉粒越细，越容易形成紧密堆积，透气率下降，压缩率增大，同样使流动性变差。一般来说，粒径大于200μm 的粉体，其流动性良好。因此，将极细粉末与粗粉末相混合，可改善粉末流动性，减少药物的黏附作用。在药剂学中，通常将粉末制成颗粒以增加其流动性。

2）粒子形态：粒径大小相等、形状不同的粉末具有不同的流动性，球形粒子因其相互间的接触面积最小而具有最好的流动性，片状或枝状的粒子表面有大量的平面接触点和不规则粒子间的剪切力，故流动性差。在药剂学中，通常流化床制得颗粒比其他方式制得颗粒的圆整度都要好，流动性也最好。

3）水分含量：一般来说，粉体在干燥状态时，其流动性较好，但太过于干燥时，由于粒子间的静电引力作用使粒子黏结导致流动性变差。而当粉体水分含量增加时，在粒子表面会形成一层薄膜水，阻碍粒子的相对移动，使得粉体的流动性变差。因此，适当干燥有利于减弱粒子间的作用力，改善粉体的流动性。

4）加入助流剂：在粉体中加入其他细粉，一般可以改善其流动性，这种可以改善粉体流动性的辅料称为助流剂。例如，在粉体中加入 0.5%～2% 滑石粉可大大改善粉体的流动性。

3. 粉体的吸湿性

吸湿性（moisture absorption）是指物质露置在空气或高湿度环境中，物体表面吸附水分的现象。有些辅料如乳糖、二水硫酸钙、磷酸氢钙等在空气中能长期保持干燥状态或者含水量仅有很少的增加；而蛋白质、淀粉、蔗糖、氯化钠、聚维酮等物质在空气中则很容易吸湿，造成凝集、膨胀、结块或发生潮解甚至溶解现象，影响药物的稳定性以及影响粉末加工的流动性、均匀性等；还有一些物质如微晶纤维素、无水乳糖等吸湿后外观等物理性质并没有明显的变化，但水分的增加及共存最终将影响药物制剂的质量。《中国药典》对容易吸湿的许多中药制剂，如颗粒剂、胶囊剂，特别是含有大量蔗糖等引湿性成分的制剂均有水分限量规定，如颗粒剂水分不得超过 5%，胶囊剂和散剂不得超过 9% 等。

药物的吸湿性与空气中的水蒸气分压密切相关，当空气中水蒸气分压大于物体表面的水蒸汽压时，水分从空气向物体移动，此时物体发生吸湿；反之，当空气中水蒸气分压小于物体表面的水蒸汽压时物体发生风化；当空气中水蒸气分压与物体表面的水蒸汽压相等时，物体的水分达到平衡状态。水溶性药物的吸湿性可以用临界相对湿度（critical relative humidity，CRH）表示。水溶性药物在相对湿度较低的环境下，几乎不吸湿，随着环境相对湿度的增加，药物的吸湿性缓慢增加或几乎不变，而当相对湿度增大到一定值时，吸湿量急剧增加，一般把这个吸湿量开始急剧增加的相对湿度称为临界相对湿度。临界相对湿度可以通过实验测定，测定时,取待测样品适量,在规定的温度下放置规定的时间干燥后,准确称重(G_1),放置于一定相对湿度的密闭容器中,在室温条件下放置规定的时间后,取出,准确称重(G_2),则

$$吸湿率 = \frac{G_2 - G_1}{G_1} \times 100\% \qquad (5-26)$$

配置不同浓度的硫酸溶液或各种饱和盐溶液可得到特定相对湿度,分别得出其吸湿率,再以吸湿率为纵轴,相对湿度为横轴作图,得吸湿平衡曲线。将吸湿曲线直线部分延长与横坐标相交,得到的交点对应的湿度即为临界相对湿度。临界相对湿度是水溶性药物的特征性参数,见表5-4。

临界相对湿度是衡量药物吸湿性大小的指标,药物的临界相对湿度越小则吸湿性越强,反之则不易吸湿。

表 5-4 某些水溶性药物的临界相对湿度

药物名称	临界相对湿度(%)
氯化钠	75.1
酒石酸	74
枸橼酸	70
尿素	69
葡萄糖	82
果糖	53.5
蔗糖	84.5
半乳糖	95.5
抗坏血酸	96
安乃近	87
咖啡因	86.3
乌洛托品	78
盐酸苯海拉明	77

药物的吸湿性除与环境湿度有关外,还与药物的物理性质相关。例如,药物的颗粒大小能影响其吸湿性,具有吸湿性的物质经粉碎后,由于增加了吸湿表面积而变得更容易吸湿。相反,将粉末压制成片剂或压缩填充到胶囊中时,由于表面积的减少,吸湿性也随之下降。在药剂学中,固体制剂的处方设计、生产过程控制、质量控制等均应考虑药物的吸湿性。在选择固体制剂处方时,对强吸湿性的药物一般应选择低吸湿性的辅料与之配伍。例如硫酸巴龙霉素容易吸湿,可以选用硫酸钙、磷酸氢钙等辅料作为其片剂的赋形剂。另外,在包含有强吸湿性原料的混合过程中,应注意操作环境的相对湿度、原辅料的混合顺序及缩短混合时间。例如在生产含有大量碳酸氢钠及枸橼酸的泡腾制剂时,生产场所的相对湿度应控制为25%40%。

4. 粉体的润湿性

润湿性(wetting)是指固体界面由固-气界面转变为固-液界面的现象,粉体的润湿性表示粉体表面被液体润湿的程度。在药剂学中,混悬剂的制备、片剂生产中的制粒、包衣过程等都与粉体的润湿性密切相关。

固体的润湿性可用接触角来衡量。当液滴滴到平坦光滑的固体表面时,液滴可出现不同形状,可能完全辅展,也可能呈滴状,如图5-10所示。

液滴在固液接触边缘的切线与固体平面间的夹角称为接触角(contact angle)。粉体接触角可用液滴法直接测定,即首先将粉末压缩成平面,水平放置后滴加液滴,通过装在量角器上的显微镜直接读取触角。表5-5为一些药物粉末的接触角。

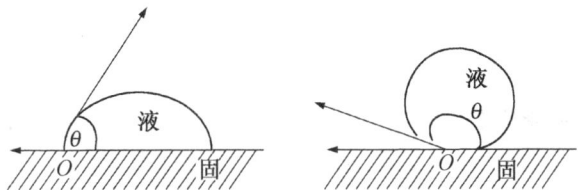

图 5-11 固体表面的润湿与接触角

接触角最小为0°,最大为180°,接触角越小表示固体越容易被液体润湿。习惯上,接触角小于90°时称润湿,其中接触角等于0°则为完全润湿;接触角大于90°称为不润湿,其中接触角等于180°则为完全不润湿。接触角与固、液、气三相的界面张力可用 Yong's 方程来表示:

$$\gamma_{sg} = \gamma_{sl} + \gamma_{gl} \cdot \cos\theta \qquad (5-27)$$

式中：γ_{sg} 为固-气间界面张力，γ_{gl} 为气-液间界面张力，γ_{sl} 为固-液间界面张力，θ 为接触角。

5. 粉体的压缩成型性

粉体的压缩性是指粉体在压力下具有与气体类似的体积减少的能力，成型性是指粉体在受压时结合成一定形状的能力，粉体的压缩性和成型性是紧密联系的，简称为压缩成型性。粉体的压缩成型性与粉体的粒径、堆密度等相关。粉体的压缩性可以用压缩度来描述，测量时，首先将一定量的粉体轻轻装入量筒测得初始密度，接着采用轻敲法使粉体处于最紧状态，测得最终密度，压缩度可以用下式表示：

表 5-5　一些药物粉末的接触角

药　物	接触角 $\theta(°)$	药　物	接触角 $\theta(°)$
阿司匹林	74	硼酸	74
水杨酸	103	碳酸钙	58
氨苄青霉素(无水)	35	硬脂酸钙	115
氨苄青霉素(三水)	21	硬脂酸镁	121
苯巴比妥	86	异烟肼	49
保泰松	109	乳糖	30
氨替比林	60	非那西丁	78
咖啡因	43	磺胺嘧啶	71
氯霉素	59	琥珀酰磺胺噻唑	64
地高辛	49	甲苯磺丁脲	72

$$C = \frac{\rho_f - \rho_0}{\rho_f} \times 100\% \qquad (5-28)$$

式中：C 为压缩度，ρ_f 为最紧密度，ρ_0 为初始密度。

当压缩度小于 16% 时，粒子的流动性较好；压缩度在 18%～21% 时，粒子的流动性尚可；压缩度大于 28% 则粒子的流动性很差，形成黏着性粉末。粉体的压缩成型性理论在固体制剂中具有重要的指导意义，片剂的硬度和脆碎度与物料的压缩性相关。当颗粒压缩度超过 18% 时，所得到片剂的脆碎度显著增大。如果颗粒压缩度控制在 18% 之内，能够得到很好的脆碎度结果，可以解决片剂的外观问题，保证了运输过程中成品的外观质量。在片剂的制备过程中，改善颗粒或粉末的处方，调整物料的压缩成型性可以防止裂片、黏冲等问题。

在粉末直接压片时，选用乳糖和微晶纤维素的复合物做辅料，既可增加物料的流动性，同时使物料有较好的可压性。在中药制剂中，因中药多为纤维状，不利于成型，所以可对中药材作微细化处理。中药粉末由于细胞壁的破坏，造成有些细胞质和淀粉质物质释放，比表面积增加，有助于造粒过程的进行。

【思考题】

1. 什么是牛顿流体和非牛顿流体，各自有什么特征？
2. 简述药剂学中经常遇到的非牛顿流体的类型。
3. 分别以混悬剂和乳剂为例说明流变学在药剂学中的应用。
4. 什么是粉体，粉体的主要性质有哪些？
5. 简述药剂学中粒子粒径的常见表示方法。
6. 说明粉体流动性的影响因素及改善流动性的方法。
7. 应用粉体学理论，如何预防片剂制备中可能发生的问题，改善片剂质量？

第6章

制剂单元操作

➜ **本章要点**

　　制剂单元操作是药物制剂生产中最基本、最重要的技术之一。本章主要介绍空气净化技术,粉碎、过筛与混合,制粒,干燥,灭菌与无菌技术和过滤等制剂生产中常见单元操作的概念、原理、设备及相关技术。

6.1　空气净化技术

6.1.1　概述

　　空气净化系指以创造洁净空气为目的的空气调节措施。根据不同行业的要求和洁净标准,可分为工业净化和生物净化。

　　工业净化系指除去空气中悬浮的尘埃粒子,以创造洁净的空气环境,如电子工业等。在某些特殊环境中,可能还有除臭、增加空气负离子等要求。

　　生物净化系指不仅除去空气中悬浮的尘埃粒子,而且要求除去微生物等以创造洁净的空气环境。如制药工业、生物学实验室、医院手术室等均需生物净化。

　　空气净化技术就是建立洁净环境的技术,它是一项综合性的技术。本节重点讨论与药品生产有关的空气净化技术,其功能是控制微粒和微生物的污染。医药空气净化系统的功能主要有两个方面,一方面是控制人员、物料等产生的微粒和微生物污染,另一方面是防止药品生产过程中产生的粉尘的交叉污染。

　　医药空气净化系统的处理措施主要有四种:第一种是空气过滤,利用过滤器有效地控制室外引入室内的全部空气的洁净度,由于细菌都依附在悬浮粒子上,微粒被过滤的同时,细菌也能被过滤;第二种是组织气流排污,在室内组织特定形式和强度的气流,利用洁净空气把生产中产生的污染物排除出去(主要是人员和生产过程中产生的);第三种是提高空气静压,防止外界污染空气从门以及各种漏隙部位侵入室内;第四种是采取综合净化措施,在厂房、工艺、设备、装饰和管道上采取相应的办法。

6.1.2 洁净室空气净化标准与测定方法

1. 洁净室的净化度标准

目前世界各国在净化度标准方面尚未统一。我国《药品生产质量管理规范》中净化度标准和欧盟 GMP 标准见表 6-1 至表 6-3 所示。

表 6-1 《药品生产质量管理规范》中的净化度标准

洁净度级别	尘粒最大允许数(个/m³)		微生物最大允许数	
	≥0.5μm	≥5.0μm	浮游菌(个/m³)	沉降菌(个/皿)
100	3500	0	5	1
10000	350000	2000	100	3
100000	3500000	20000	500	10
300000	10500000	60000	—	15

表 6-2 欧洲空气洁净度级别对悬浮粒子的规定

洁净度级别	静 态		动 态	
	尘粒最大允许数(个/m³)			
	≥0.5μm	≥5.0μm	0.5μm	5.0μm
A(100)	3500	0	3500	0
B(100)	3500	0	350000	2000
C(10000)	350000	2000	3500000	20000
D(100000)	3500000	20000	—	—

表 6-3 欧洲空气洁净度级别对微生物限度的参考标准

洁净度级别	空气样 cfu/m³	沉降碟(∅90mm) cfu/4h	接触碟(∅55mm) cfu/碟	5 指手套 cfu/手套
A(100)	<1	<1	<1	<1
B(100)	10	5	5	5
C(10000)	100	50	25	—
D(100000)	200	100	50	—

洁净室必须保持正压,即按洁净度等级的高低依次相连,并有相应的压差,以防止低级洁净室的空气逆流至高级洁净室中。除有特殊要求外,我国洁净室要求:室温为 18~26℃,相对湿度为 45%~65%。

2. 洁净室的检测和检测方法

(1) 浮尘浓度测定方法:测定空气中浮尘浓度和粒子大小的常用方法有光散射法、滤膜显微镜法和光电比色法。

1) 光散射式粒子计数法:当含尘气流以细流束通过强光照射的测量区时,空气中的每个尘粒发生光散射,形成光脉冲信号,并转化为相应的电脉冲信号。根据散射光的强度与尘粒表面积成正比,脉冲信号次数与尘粒个数相对应,最后由数码管显示粒径和粒子数目。目前最常用的就是此法。

2) 滤膜显微镜计数法:采用微孔滤膜真空过滤含尘空气,捕集尘粒于微孔滤膜表面,用丙酮蒸气熏蒸至滤膜呈透明状,置显微镜下计数。根据空气采样量和粒子数计算含尘量。该法可直接观察尘埃的形状、大小、色泽等物理性质,这对分析尘埃来源及污染途径具有较高的价值,但取样、计数较繁琐。

3) 光电比色计数法:采用滤纸真空过滤含尘空气,捕集尘粒于滤纸表面,测定过滤前后的透光度。根据透光度与积尘量成反比(假设尘埃的成分、大小和分布相同),计算含尘量。此法常用于中、高效过滤器的渗漏检查。

检测尘埃粒子时采样点一般在离地面 0.8m 高度的水平面上均匀布置。

采样点多于 5 点时,也可以在离地面 0.8~1.5m 高度的区域内分层布置,但每层不少于 5点。对任何小洁净室或局部空气净化区域,采样点的数目不得少于 2 个,总采样次数不得少于 5 次。每个采样点的采样次数可以多于 1 次,且不同采样点的采样次数可以不同。参见中华人民共和国国家标准《医药工业洁净室(区)悬浮粒子的测试方法》(GB/T 16292—1996)。最小采样点和采样量见表 6-4 和表 6-5 所示。

表 6-4　最少采样点数目

面积(m²)	洁净度级别		
	100	10000	100000
<10	2~3	2	2
≥10~<20	4	2	2
≥20~<40	8	2	2
≥40~<100	16	4	2
≥100~<200	40	10	3
≥200~<400	80	20	6
≥400~<1000	160	40	13
≥1000~<2000	400	100	32
2000	800	200	63

注:表中的面积,对于单向流洁净室,指的是送风面积;对非单向流洁净室,指的是房间面积。

(2) 微生物的测定:活微生物测定是确定空气中浮游的生物微粒浓度和生物微粒沉降密度。活微生物测定有浮游菌和沉降菌两种测定方法。细菌通常肉眼无法看见,可将它们采集或沉降到培养基中培养。培养细菌时,由一个或几个细菌繁殖成的一细菌团称为菌落,形成的单元数,亦称为菌落数(cfu)。

表 6-5　最小采样量

洁净度级别	采样量,L/次	
	≥0.5μm	≥5μm
100	5.66	—
10000	2.83	8.5
100000	2.83	8.5

1) 浮游菌的测定:浮游菌测定须有专门的采样器,采样器常用的有撞击法中的狭缝式采样器和离心式采样器。测试方法参见中华人民共和国国家标准《医药工业洁净室(区)浮游菌的测试》(GB/T16293—1996)。采样点位置可以同悬浮粒子测试点。可在关键设备或关键工作活动范围处增加测点,对每个 100 级洁净操作区域(如层流罩、层流工作台),可在离药物敞开口处 30cm 处设测点,对每个 10000 级洁净工作区域(如药物开口

工作区)可在工作面处设测点。最小采样点和采样量详见表6-6和表6-7所示。

表6-6 最少采样点数目

面积(m²)	洁 净 度 级 别					
	100		10000		100000	
	验证	监测	验证	监测	验证	监测
<10	2~3	1	2	1	2	—
≥10~<20	4	2	2	1	2	—
≥20~<40	8	3	2	1	2	—
≥40~<100	16	4	4	1	2	—
≥100~<200	40	—	10		3	
≥200~<400	80	—	20		6	
400	160		40	—	13	

注:① 表中的面积,对于100级的单向流洁净室(包括层流工作台),指的是送风口表面积,对于10000级、100000级的非单向流洁净室,指的是房间面积。② 日常监测的采样点数目由生产工艺的关键操作点来确定。

2) 沉降菌的测定:沉降菌是指用暴露法收集降落在直径为90mm的培养皿中的活生物性粒子,经培养、繁殖后计数得到。采样时,培养皿暴露30min(各国有不同标准),然后在30~35℃条件下经48h后计数。培养皿应布置在有代表性的地点和气流扰动极小的地点。采样点和培养皿数详见表6-8和表6-9所示。

表6-7 最小采样量

洁净度级别	采样量(L/次)	
	日常监测	环境验证
100级	600	1000
10000级	400	500
100000级	0	100

表6-8 最少采样点数目

面积(m²)	洁 净 度 级 别		
	100	10000	100000
<10	2~3	2	2
≥~<20	4	2	2
≥~<40	8	2	2
≥40~<100	16	4	2
≥100~<200	40	10	3
≥200~<400	80	20	6
≥400~<1000	160	40	13
≥1000~<2000	400	100	32
2000	800	200	63

注:表中的面积,对于单向流洁净室,指的是送风面面积;对非单向流洁净室,指的是房间面积。

（3）高效过滤器的检漏：高效过滤器检漏测定的目的是为了通过测出允许的泄漏量，发现高效过滤器及其安装的缺陷所在，以便采取补救措施。检漏试验是粒子测定的基础，其重要性不亚于粒子测定。

常用方法：用气溶胶做尘源，与光度计配合。

常用气溶胶：邻苯二甲酸二辛酯（DOP），因其具有致突变性，现多采用聚 α-烯烃（PAO）。

表 6-9　最少培养皿数

洁净度级别	所需直径 90mm 培养皿数（以沉降 0.5h 计）
100	14
10000	2
100000	2

因为光度计读数为瞬时读数，便于扫描，巡检速率快，而粒子计数器读数为累积读数，不利于扫描，巡检速率慢，另外由于在被测高效过滤器上风侧往往大气尘埃浓度较低，须补充发烟才能明显、容易地发现泄漏，而气溶胶光度计检漏法恰恰弥补了粒子计数器法检漏的不足之处，因此前者采用较多。

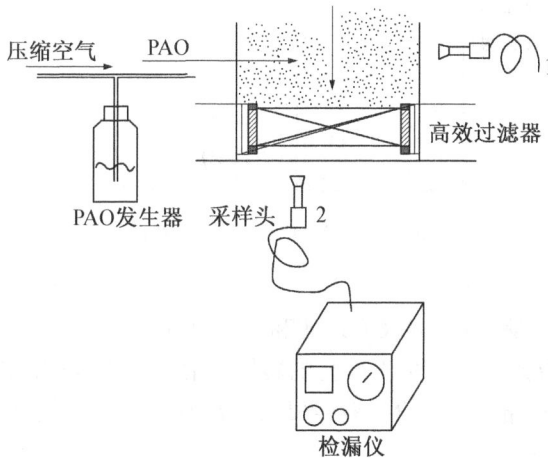

图 6-1　高效过滤器 PAO 检漏示意图

测试原理：在被测高效过滤器上风侧发生 PAO 气溶胶作为尘源，在下风侧用光度计进行采样，含尘气体经过光度计产生的散射光由光电效应和线性放大转换为电量，并由微安表快速显示。采集到的空气样品通过光度计的扩散室，由于粒子扩散引起光强度的差异，经测定这个光强度，光度计便可测得气溶胶的相对浓度。检测示意图见图 6-1 所示。

（4）风量测定及换气次数的计算：风量测定主要有两种方法，① 风速×截面积法，通过测量送风口的平均风速乘以截面积求得；② 直接测量法，采样专用仪器风量罩直接测得。

换气次数 N 计算公式如下：

$$N = (L_1 + L_2 + \cdots + L_n)/A \times H \tag{6-1}$$

式中：$L_1, L_2, \cdots, L_n$ 为房间各送风口的风量，m^3/h；A 为房间面积，m^2；H 为房间高度，m。

（5）其他需检测的项目：照度、温度、湿度、静压差、噪声、风速等。

6.1.3　空气过滤

空气过滤洁净室的空气净化技术主要处理措施是利用过滤器有效地控制从室外引入室内的全部空气的洁净度。由于细菌都依附在悬浮粒子上，微粒被过滤的同时，细菌也能被滤掉。

当含尘空气通过多孔过滤介质时,粉尘被微孔截留或孔壁吸附,达到与空气分离的目的。该方法是空气净化中经济有效的关键措施之一。图6-2为洁净空调系统净化示意图。

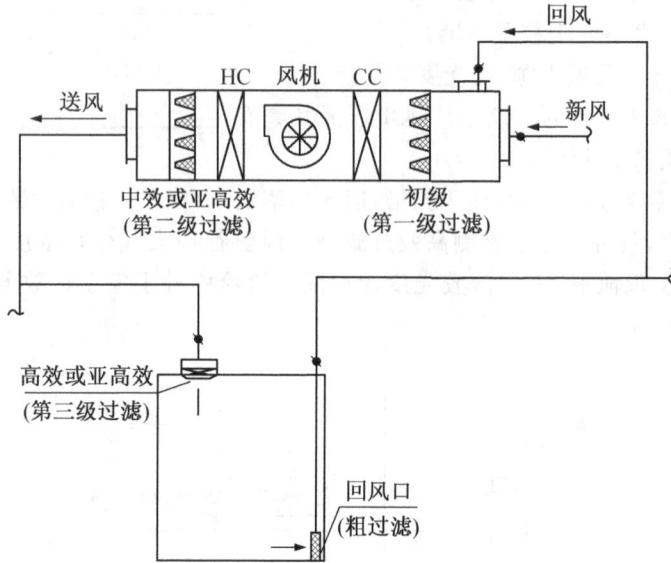

图6-2 空调系统净化示意图

1. 过滤方式

空气过滤属于介质过滤,可分为表面过滤和深层过滤。

(1)表面过滤:系指大于过滤介质微孔的粒子截留在介质表面,使其与空气得到分离的方法。常用的过滤介质有醋酸纤维素、硝酸纤维素等微孔滤膜。主要用于无尘、无菌洁净室等高标准空气的末端过滤。

(2)深层过滤:系指小于过滤介质微孔的粒子吸附在介质内部,使其与空气得到分离。常用的介质材料有玻璃纤维、天然纤维、合成纤维、粒状活性炭、发泡性滤材等。

2. 空气过滤机理及影响因素

(1)空气过滤机理:按尘粒与过滤介质的作用方式,可将空气过滤机理大体分为两大类,即拦截作用和吸附作用。

1)拦截作用:系指当粒径大于纤维间的间隙时,由于介质微孔的机械屏障作用截留尘粒,属于表面过滤。

2)吸附作用:系指当粒径小于纤维间隙的细小粒子通过介质微孔时,由于尘埃粒子的重力、分子间范德华力、静电、粒子运动惯性及扩散等作用,与纤维表面接触被吸附,属于深层过滤。

(2)影响空气过滤的主要因素

1)粒径:粒径愈大,拦截、惯性、重力沉降作用愈大,愈易除去;反之,愈难除去。

2)过滤风速:在一定范围内,风速愈大,粒子惯性作用愈大,吸附作用增强,扩散作用降低,但过强的风速易将附着于纤维的细小尘埃吹出,造成二次污染,因此风速应适宜;风速愈小,扩散作用愈强,小粒子愈易与纤维接触而吸附,常用极小风速捕集微小尘粒。

3)介质纤维直径和密实性:纤维愈细、愈密实,拦截和惯性作用愈强,但阻力增加,扩散作用减弱。

4) 附尘：随着过滤的进行，纤维表面沉积的尘粒增加，拦截作用提高，但当阻力增加到一定程度时，尘粒在风速的作用下，可能再次飞散进入空气中，因此过滤器应定期清洗，以保证空气质量。

3. 空气过滤器及其特性

(1) 空气过滤器：常以单元形式制成，即将滤材装入金属框架内组成一个单元过滤器，再将一个或多个单元过滤器安装到通风管道或空气过滤箱内，组成空气过滤系统。单元过滤器一般可分为板式、楔式、袋式和折叠式空气过滤器。过滤器按过滤效率分为初效过滤器、中效过滤器、高效过滤器。抽屉式及袋式中效过滤器如图 6-3 所示。

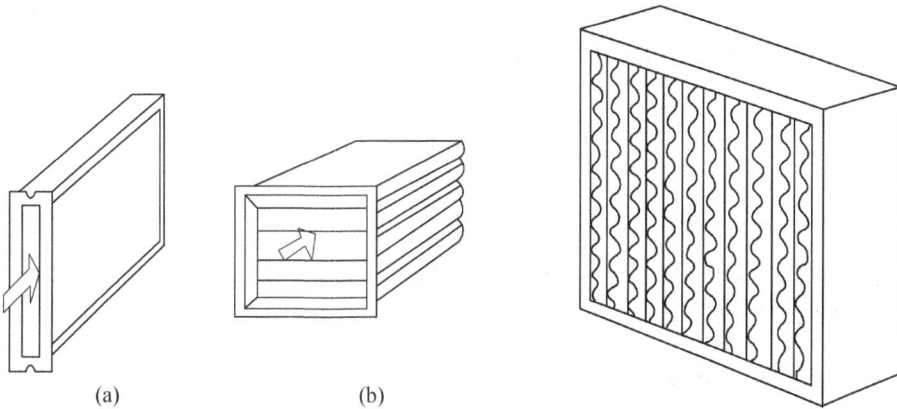

图 6-3 抽屉式(a)及袋式(b)中效过滤器   图 6-4 高效过滤器

1) 初效过滤器：通常置于上风侧的新风过滤，主要滤除粒径大于 $5\mu m$ 的浮尘，且有延长中、高效过滤器寿命的作用。其滤材一般采用易于清洗更换的涤纶无纺布，其形状有板式、抽屉式、袋式等。初阻力一般 $\leqslant 3mmH_2O$，计数效率($0.3\mu m$ 的尘埃)$\leqslant 20\%$。

2) 中效过滤器：主要用于滤除大于 $1\mu m$ 的浮尘，一般置于高效过滤器之前，用作对高效过滤器的保护，延长高效过滤器的使用寿命。滤材通常为涤纶无纺布、玻璃纤维等。其形状为板式、袋式、抽屉式等。初阻力一般 $\leqslant 10mmH_2O$，计数效率($0.3\mu m$ 的尘埃)$\leqslant 20\% \sim 90\%$。

3) 高效过滤器(图 6-4)：主要滤除小于 $1\mu m$ 的浮尘，对粒径为 $0.3\mu m$ 的尘粒的过滤效率在 99.97% 以上，一般装于通风系统的末端，必须在中效过滤器保护下使用。其特点是效率高、阻力大、不能再生、有方向性(正反方向不能倒装)。其对细菌的穿透率为 0.0001%，对病毒的穿透率为 0.0036%，因此高效过滤器对于细菌的过滤效率基本上是 100%，即通过高效过滤器的空气可视为无菌。滤材通常采用超细玻璃纤维纸和超细石棉纤维纸。

(2) 空气过滤器的性能：

1) 通过过滤器的风量：计算公式如下：

通过过滤器的风量(m^3/h)＝过滤器面风速(m/s)×过滤器截面积(m^2)×3600s   (6-2)

2) 过滤效率(η)：是过滤器主要参数之一，用于评价过滤器除去尘埃能力的大小。过滤效率愈高，除尘能力愈大。

$$\eta = \frac{C_1 - C_2}{C_1} = 1 - \frac{C_2}{C_1} \qquad (6-3)$$

式中：C_1、C_2 分别表示过滤前后空气的含尘量；η 在含尘量以计数浓度表示时为计数效率，当含尘量以质量浓度表示时为计重效率。

实际上，在空气净化过程中，一般采用多级串联过滤，其过滤效率为：

$$\eta = \frac{C_1 - C_n}{C_1} = 1 - (1-\eta_1)(1-\eta_2)\cdots(1-\eta_n) \tag{6-4}$$

3）穿透率(K)和净化系数(K_c)：穿透率系指用过滤器过滤后和过滤前的含尘浓度比，表明过滤器没有滤除的含尘量。穿透率愈大，过滤效率愈差，反之亦然。

$$K = \frac{C_2}{C_1} = 1 - \eta \tag{6-5}$$

净化系数系指过滤后含尘浓度降低的程度，以穿透率的倒数表示，数值愈大，净化效率愈高。

$$K_c = \frac{1}{K} = \frac{C_1}{C_2} \tag{6-6}$$

4）容尘量：系指过滤器允许积尘的最大量。一般容尘量定为阻力增大到最初阻力的两倍或过滤效率降至初值的 85% 以下的积尘量。超过容尘量，阻力明显增加，捕尘能力明显下降，且易发生附尘的再飞散。

6.1.4　洁净室的设计

1. 药品生产环境的空气洁净度级别要求

我国《药品生产质量管理规范》(1998 年修订)附录中将药品生产企业洁净室(区)的空气洁净度定为 4 个级别。空气洁净度是指洁净环境中空气含尘(微粒)多少的程度。含尘浓度高则洁净度低，反之则洁净度高。综合《药品生产质量管理规范》(1998 年修订)附录，药品生产环境的空气洁净度级别如表 6-10 所示。

表 6-10　药品生产环境的空气洁净度级别

100 级 (或局部 100 级)	无菌药品	1. 最终灭菌药品大容量注射剂($\geqslant$50mL)的灌封 2. 非最终灭菌药品 　　a. 灌装前不需除菌过滤的药液配制 　　b. 注射剂的灌封、分装和压塞 　　c. 直接接触药品的包装材料最终处理后的暴露环境 注：上述要求包括放射性药品、中药制剂的无菌产品
	原料药	法定药品标准中列有无菌检查项目的原料药精、烘、包等暴露环境
	生物制品	灌装前不经除菌过滤的制品，其配制、合并、灌封、冻干、加塞及添加稳定剂、佐剂、灭活剂等
10000 级	无菌药品	1. 最终灭菌药品 　　a. 局部 100 级的背景 　　b. 注射剂的稀配、过滤 　　c. 小容量注射剂的灌封 　　d. 直接接触药品的包装材料的最终处理

10000 级	无菌药品	2. 非最终灭菌制剂 　　a. 局部 100 级的背景 　　b. 灌装前需除菌过滤的药液配制 3. 其他无菌药品 　　供角膜创伤或手术用滴眼剂的配制和灌装 注：上述要求包括放射性药品、中药制剂的无菌产品
	原料药	无菌原料药精、烘、包等局部 100 级的背景
	生物制品	1. 灌装前需经除菌过滤的制品，其配制、合并、精制、添加稳定剂、佐剂、灭活剂、除菌过滤和超滤等 2. 体外免疫诊断试剂的阳性血清的分装、抗原—抗体分装
100000 级	无菌药品	1. 最终灭菌药品 　　注射剂浓配或采用密闭系统的稀配 2. 非最终灭菌药品 　　轧盖，直接接触药品的包装材料最后一次精洗的最低要求 注：上述要求包括放射性药品、中药制剂的无菌产品
	非无菌药品	1. 非最终灭菌口服液体药品的暴露工序 2. 深部组织创伤外用药品、眼用药品的暴露工序 3. 除直肠用药外的腔道用药的暴露工序 注：上述要求包括放射性药品、中药制剂的非无菌产品
	生物制品	1. 原料血浆的合并、非低温提取、分装前的巴氏消毒、轧盖及制品最终容器的精洗 2. 口服制剂及发酵培养密封系统环境（但暴露部分须无菌操作） 3. 酶联免疫吸附试剂的包装、配制、封装、干燥，胶体金试剂、聚合酶链反应试剂、纸片法试剂等体外免疫试剂 4. 深部组织创伤用制品和大面积体表创面用制品的配制和灌装
300000	非无菌药品	1. 最终灭菌口服液体药品的暴露工序 2. 口服固体药品的暴露工序 3. 表皮外用药品的暴露工序 4. 直肠用药的暴露工序 注：上述要求包括放射性药品、中药制剂的非无菌产品
	原料药	非无菌原料药精、烘、包的生产暴露环境 注：包括放射性药品的非无菌原料药
	放射性药品	放射免疫分析药盒各组分的制备
	洗衣	10000 级及 100 级区域的洁净工作服洗涤、干燥、整理的最低环境要求

　　上表所列的洁净室级别要求是依据 1998 版的药品生产质量管理规范而制定的。由于近年来一方面对药品质量要求大幅提高，另一方面为了接近国际水平，在实际应用中特别是无菌制剂的洁净室级别的设计往往高于现行规范的要求，我国新版的《药品生产质量管理规范》即将颁布。新版规范在无菌制剂的洁净室环境标准基本与国际接轨。

　　2. 洁净区基本布局

　　(1) 洁净厂房位置选择：应根据以下原则并经技术经济方案比较后确定。① 应在大气含尘、含菌浓度低,无有害气体,自然环境好的区域;② 应远离铁路、码头、交通要道以及散发大量粉尘和有害气体的工厂。如不能避免,则应位于其全年最大频率风向上风侧。

(2)洁净区的布局:必须在符合生产工艺的前提下,为提高净化效果,节约能源,洁净室布局的基本原则是:洁净室面积应合理,室内设备布局尽量紧凑,尽量减少面积;同级别洁净室尽可能相对集中;不同级别的洁净室由高到低、由里向外安排;空气洁净度高的房间宜布置在人员最少到达的地方,并靠近空调机房;各级洁净室之间相互联系应有防止污染的措施,如设置缓冲间、气闸室或传递窗;洁净室内一般不设窗户,若需窗户,应以封闭式外走廊隔离窗户和洁净室;洁净室门应密闭,人、物进出口处装有气阀(air lock);明确人流、物流和空气流的流向(洁净度从高→低),确保洁净室内的洁净度要求。壳式屏障控制布局如图 6-5 所示。

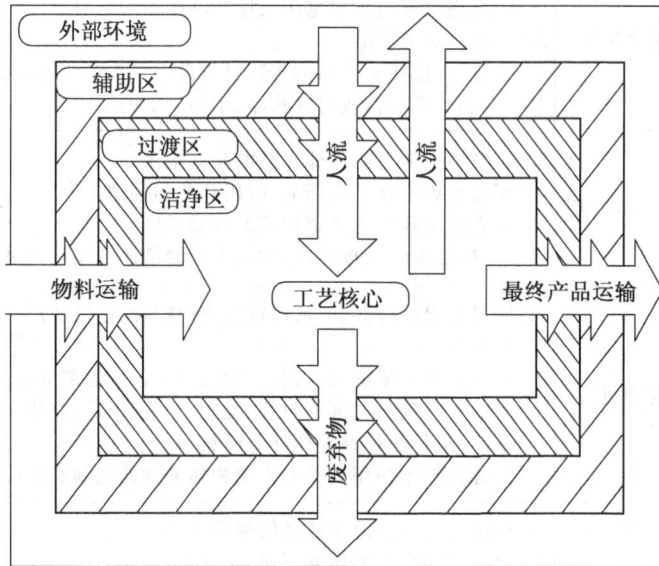

图 6-5 壳式屏障控制布局
注:工艺核心区是最严格的控制区,周围由较低级别控制

3. 洁净室对人员、物件及内部结构的要求

洁净室的设计方案、所用材料是保证洁净室洁净度的基础,但洁净室的维护和管理同样不可缺少。一般认为,设备和管理不善造成的污染各占 50%。

(1)人员要求:人员是洁净室粉尘和细菌的主要污染源,如人体皮屑、唾液、头发、纤维等污染物质。为了减少人员造成的污染,操作人员进入洁净室之前,必须水洗(洗手、洗脸、淋浴等),更换衣、鞋、帽,风淋。服饰应专用,头发不得外露,尽量减少皮肤外露;衣料采用发尘少、不易吸附、不易脱落的紧密尼龙、涤纶等化纤织物并含有金属导电丝以防止静电产生。人员进入无菌洁净区的净化程序如图 6-6 所示。

(2)物件要求:物件包括原料、仪器、设备等,这些物件在进入洁净室前均须洁净处理。长期置于洁净室内的物件应定时净化处理,流动性物料一般按一次通过方式,边灭菌边送入无菌室内。如安瓿和输液瓶经洗涤、干燥、灭菌后,采用输送带将灭菌容器经洁净区隔墙的传递窗送入无菌室。由于传递窗一般设有气幕或紫外线,以及洁净室内的正压,可防止尘埃进入洁净室。亦可将灭菌柜(一般为隧道式)安装在传递窗内,一端开门于生产区,另一端开门于洁净室,物料从生产区装入灭菌柜,灭菌后经另一端(洁净室)取出。

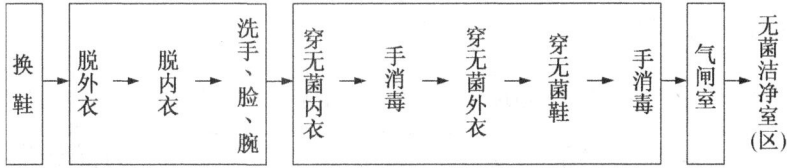

| 换鞋 | → | 脱外衣 | → | 脱内衣 | → | 洗手、脸、腕 | → | 穿无菌内衣 | → | 手消毒 | → | 穿无菌外衣 | → | 穿无菌鞋 | → | 手消毒 | → | 气闸室 | → | 无菌洁净室(区) |

图 6-6　无菌洁净区的净化程序

(3)内部结构要求:主要对地面和墙壁所用材料以及设计有一定的要求,材料应具备防湿、防霉,不易块裂、燃烧,耐磨性、导电性好,经济实用等性质,设计应满足不易染尘、便于清洗等要求。

4. 空气净化系统设计及要求

为了控制室内浮游微粒及细菌对生产的污染,使室内生产环境的空气洁净度符合工艺要求,一般采取的空气净化措施主要有三项:第一项是空气过滤,利用空气过滤器有效地控制从室外引入室内的全部空气的洁净度;第二项是组织气流排污,在室内组织起特定形式和强度的气流,利用洁净空气把生产环境中发生的污染物排除;第三项是把不同级别的洁净室空气静压由高到低设置,防止低级别的空气侵入高级别的洁净室。

(1)空气净化系统的设计要求:空气净化系统是保证洁净室洁净度的关键,该系统的优劣直接影响产品质量。空气中所含尘粒的粒径分布较广,为了有效地滤除各种不同粒径的尘埃,高效空气净化系统采用三级过滤装置:初效过滤→中效过滤→高效过滤。系统中风机不仅具有送风作用,而且使系统处于正压状态。洁净室常采用侧面和顶部的送风方式,回风一般安装于墙下。

局部净化是彻底消除人为污染,降低生产成本的有效方法,特别适合于洁净度需 100 级要求的区域。一般采用洁净操作台、超净工作台、生物安全柜和无菌小室等,安装在 10000 级洁净区内。局部净化对输液和注射剂的灌封、滴眼剂和粉针的分装等局部工序具有较好的实用价值。

(2)洁净空气流要求:由高效过滤器送出的洁净空气进入洁净室后,其流向的安排直接影响室内洁净度。良好的气流组织形式,可以在较小的系统循环风量条件下达到较高的空气洁净度。气流形式有层流和乱流。

1)层流是指空气流线呈同向平行状态,各流线间的尘埃不易相互扩散,亦称平行流。该气流即使遇到人、物等发尘体,进入气流中的尘埃也很少扩散到全室,而是随层流迅速流出,保持室内洁净度,常用于 100 级洁净区。

层流分为水平层流和垂直层流,见图 6-7 的 A 室和 B 室。垂直层流以高效过滤器为送风口,布满顶棚,地板全部为回风口,使气流自上而下地流动;水平层流的送风口布满一侧墙面,对应墙面为回风口,气流以水平方向流动。

2)乱流是指空气流线呈不规则状态,各流线间的尘埃易相互扩散,亦称紊流。乱流可获得 1000100000 级的洁净空气,其示意图见图 6-7 中 C 室。

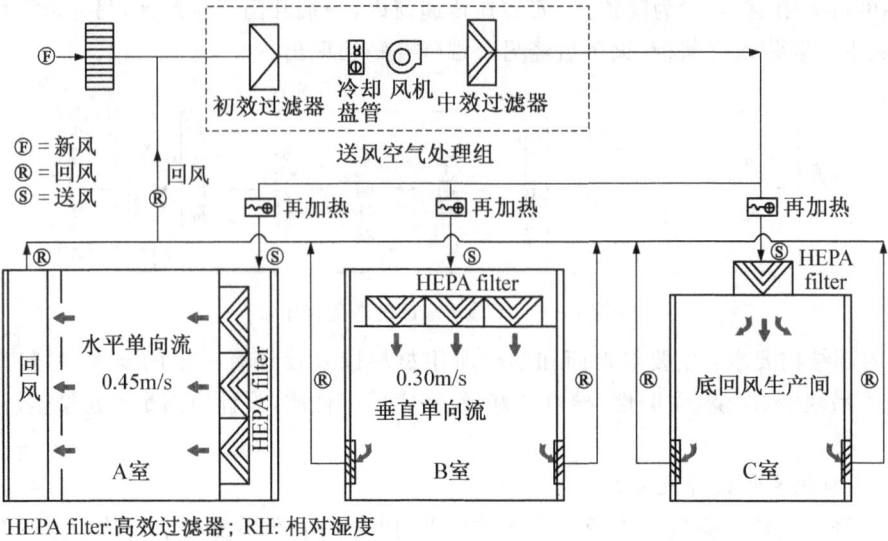

HEPA filter:高效过滤器; RH: 相对湿度

图 6-7 洁净室各种气流示意图

根据药品生产企业净化工程的实践,对不同洁净室所采用的送、回风方式和换气次数可参见表 6-11。

表 6-11 洁净室气流组织和换气次数的选择

洁净度级别	推荐气流形式	推荐送风方式	推荐回风方式	送风量	
				风速(m/s)	换气次数(次/h)
100 级	垂直层流(单向流)	1. 顶棚满布高效过滤器(高效过滤器占顶棚面积≥60%),顶送; 2. 侧布高效过滤器,顶棚设阻尼层送风	1. 格栅地板回风口(满布或均匀); 2. 四周侧墙下部均匀布置回风口	0.360.54	300500
	水平层流(单向流)	1. 送风墙满布高效过滤器水平送风; 2. 送风墙分布高效过滤器(高效过滤占送风墙面积≥40%),水平送风	1. 回风墙满布回风口; 2. 回风墙局部回风口	0.360.54	300500
10000 级	乱流(单向流)	1. 上侧墙送风; 2. 顶部送风	1. 多侧面墙下部回风; 2. 多面回风墙	—	≥25
100000 级	乱流(单向流)	1. 上侧墙送风; 2. 顶部送风	1. 单(双)侧墙下部回风; 2. 顶部布置回风口(有粉尘和有害物质的洁净室除外)	—	≥15
300000	乱流(单向流)	1. 上侧墙送风; 2. 顶部送风	1. 单(双)侧墙下部回风; 2. 顶部布置回风口(有粉尘和有害物质的洁净室除外)	—	≥12

6.2　粉碎、过筛与混合

6.2.1　粉碎

粉碎(crushing)是借助机械力将大块固体物料制成适宜程度的碎块或细粉的操作过程；也可借助其他方法将固体药物碎成微粉的程度。通常用粉碎度或粉碎比(n)来表示,即粉碎前的粒度 D 与粉碎后的粒度 d 之比：

$$n=\frac{D}{d} \qquad\qquad (6-7)$$

在多数药品的生产过程中,无论是主药还是辅料,一般均需粉碎操作,使物料具有一定大小的粒度,以满足制剂生产和药品质量的需要。

粉碎的目的主要在于减小粒度,增加比表面积(m^2/m^3 或 m^2/kg),从而对制剂过程有一系列的意义：① 有利于提高难溶性药物的溶出速率以及生物利用度；② 有利于各成分的混合均匀；③ 有利于提高固体药物在液体、半固体、气体中的分散度；④ 有助于从天然药物中提取有效成分等。由此可见,粉碎对药品质量的影响是很大的,然而粉碎过程也可能带来一些不良影响,如晶型转变、热分解、黏附与团聚的增大、堆密度的减少、在粒子或粉末的表面上吸附的空气膜对润湿性的影响、粉尘飞扬等。

1. 粉碎原理

物质的同种分子间的吸引力叫内聚力。粉碎过程主要靠外加机械力的作用破坏物质分子间的内聚力来实现。被粉碎的物料表面一般是不规则的,所以表面上突出的部位首先受到外力的作用,在局部地区产生很大的应力,温度升高。开始表现为弹性变形,当施加应力超过物质的屈服应力时物料发生塑性变形,当应力超过物料本身的分子间力时即可产生裂隙并发展成为裂缝,最后则破碎或开裂。

粉碎过程常用的外加力有：冲击力(impact)、压缩力(compression)、剪切力(cutting)、弯曲力(bending)、研磨力(rubbing)等,如图 6-8 所示。被处理的物料性质不同,粉碎程度不同,所需施加的外力也有所不同。冲击、压碎和研磨作用对脆性物质有效,纤维状物料用剪切方法更有效；粗碎以冲击力和压缩力为主,细碎以剪切力、研磨力为主,要求粉碎产物能自由流动时,用研磨法较好。实际上多数粉碎过程是上述几种力综合作用的结果。根据物料破碎机理不同,可采用不同的粉碎方法与设备。

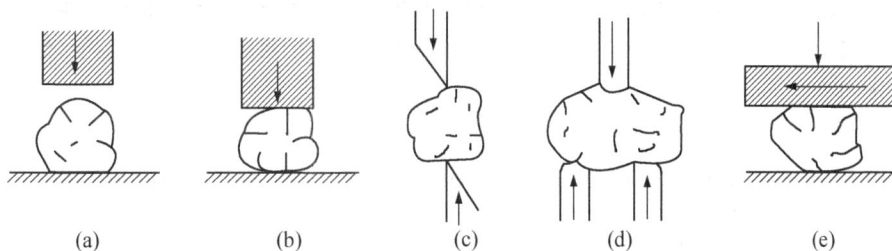

图 6-8　几种粉碎作用力示意图
(a) 冲击力　(b) 压缩力　(c) 剪切力　(d) 弯曲力　(e) 研磨力

2. 粉碎方法

根据被粉碎物料的性质、产品粒度的要求以及粉碎设备的种类等不同条件可采用不同的粉碎方式。

(1) 自由粉碎与闭塞粉碎：在粉碎过程中已达到粉碎粒度要求的粉末能及时排出而不影响粗粒的继续粉碎，这种过程叫自由粉碎(free crushing)。如果在粉碎过程中，已达到粉碎要求的粉末不能排出而继续和粗粒一起重复粉碎的操作叫闭塞粉碎(packed crushing)。

在闭塞粉碎过程中，符合粒度要求的粉末未能及时被排出而成了粉碎过程的缓冲物(或"软垫")和产生过度的粉碎物，因此能量消耗较大，仅适用于少量物料的间歇操作。自由粉碎较闭塞粉碎的粉碎效率高，适用于连续操作。

(2) 循环粉碎与开路粉碎：连续把粉碎物料供给粉碎机的同时，不断从粉碎机中把粉碎产品取出的操作称为开路粉碎，见图6-9(a)所示，即物料只通过一次粉碎机完成粉碎的操作。经粉碎机粉碎的物料通过筛子或分级设备使粗颗粒重新返回到粉碎机反复粉碎的操作叫循环粉碎，见图6-9(b)所示。

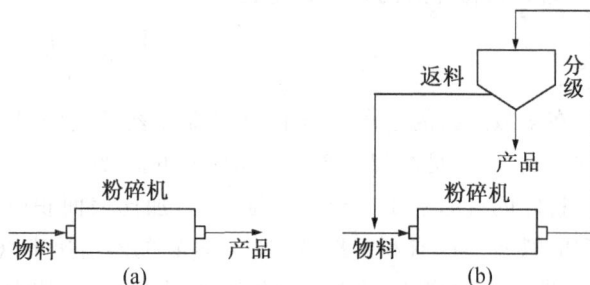

图6-9　粉碎方式
(a) 开路粉碎　(b) 循环粉碎

开路粉碎方法操作简单，设备便宜，但为达到一定粒度要求的动力消耗大，粒度分布宽，适合于粗碎或粒度要求不高的粉碎。循环粉碎动力消耗相对低，粒度分布窄，适合于粒度要求比较高的粉碎。返料量与给料量之比称为循环负荷系数。循环负荷系数大，说明粉碎后的产品合格率低，粉碎的成本高。

(3) 干法粉碎与湿法粉碎：干法粉碎是在物料处于干燥条件下进行粉碎的操作。在药品生产中大多用干法粉碎。湿法粉碎是指在物料中加入适量的水或其他液体进行磨碎的方法。由于液体对物料有一定的穿透力和劈裂作用，降低了细物料的黏附性，使黏附的物料得到疏松、分裂，有利于粉碎。湿法操作可避免粉碎时粉尘飞扬，减轻某些有毒物料或刺激性物料对人体的危害。

(4) 单独粉碎与混合粉碎：一般药物通常采用单独粉碎。氧化性药物与还原性药物必须单独粉碎，否则可引起爆炸现象。贵重药物及刺激性药物为了减少损耗和便于劳动防护，亦应单独粉碎。两种以上的物料同时粉碎的操作称为混合粉碎。若处方中某些药物的性质及硬度相似，则可将它们掺合在一起粉碎，这样可避免一些黏性物料或热塑性物料在单独粉碎时粘壁以及物料间的附聚现象，又可使粉碎与混合操作同时进行。

(5) 低温粉碎：低温粉碎是利用物料在低温时脆性增加，韧性与延伸性降低的性质提高粉碎效果。低温粉碎可提高生产能力，降低能量消耗，并具有产品的粒度分布较窄、粉体的流动性好等优点。

3. 粉碎设备

为了有效地进行粉碎操作，必须选择适合粉碎产物粒度和其他目的的粉碎机。在制剂生产中比较常用的典型粉碎机有以下几种。

(1) 冲击式粉碎机(impact crusher)：冲击式粉碎机对物料的作用以冲击力为主，适用于脆性、韧性物料及中碎、细碎、超细碎等广泛范围，因此具有"万能粉碎机"之称。其典型的粉碎结构有锤击式和冲击柱式。

图 6-10 表示锤击式粉碎机结构,有高速旋转的旋转轴,轴上安装有数个锤头,机壳上装有衬板,下部装有筛板,当物料从料斗进入到粉碎室时,由于高速旋转的锤头的冲击和剪切作用以及被抛向衬板的撞击等作用而被粉碎,细料通过筛板出料,粗料继续被粉碎。

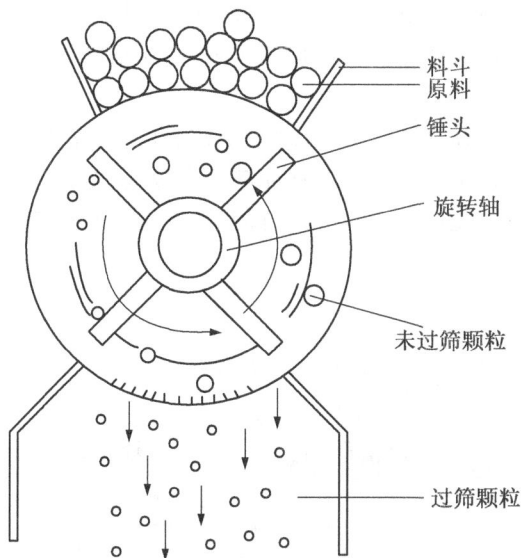

图 6-10　锤击式粉碎机

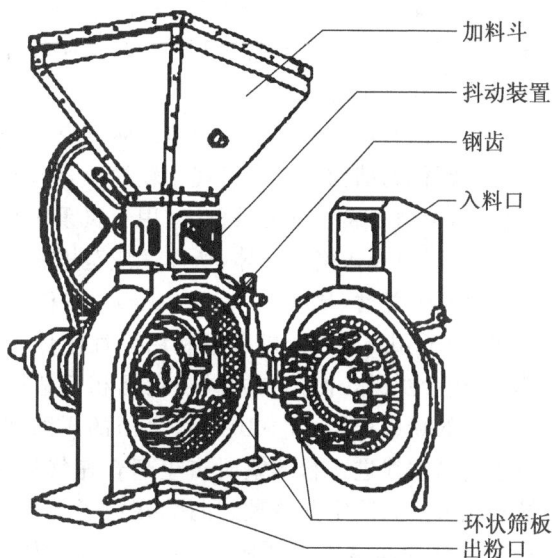

图 6-11　冲击柱式粉碎机

图 6-11 表示冲击柱式粉碎机(转盘式粉碎机)。在高速旋转的转盘上固定有若干圈冲击柱,另一与转盘相对应的固定盖上也固定有若干圈冲击柱。物料由料斗加入,由固定板中心的轴向进入粉碎机,由于离心力的作用从中心部位被甩向外壁的过程中,首先受到内圈冲击柱的冲击,而后受到外圈冲击柱的冲击。在这个过程中冲击力越来越大(因为转盘外圈线速大于内圈线速),粉碎得越来越细,最后物料达到外壁,细粒由底部筛孔出料,粗粒在机内重复粉碎。粉碎程度与盘上固定的冲击柱的排列方式有关。

(2) 球磨机(ball mill):球磨机是由水平放置的圆筒和内装一定数量和大小的钢、瓷或玛瑙圆球所组成,如图 6-12(a)所示。当圆筒球罐转动时,带动内装球上升和下落,靠球的上下运动使物料被粉碎。图 6-12(b)(c)(d)表示球磨机内装球的运动情况。

球的运动与球罐的转速有关,球的运动又影响粉碎效率。

1) 当球罐转速较小时,如图 6-12(c)所示,球随罐体上升一定高度后泻落下滑,内层球沿着相邻

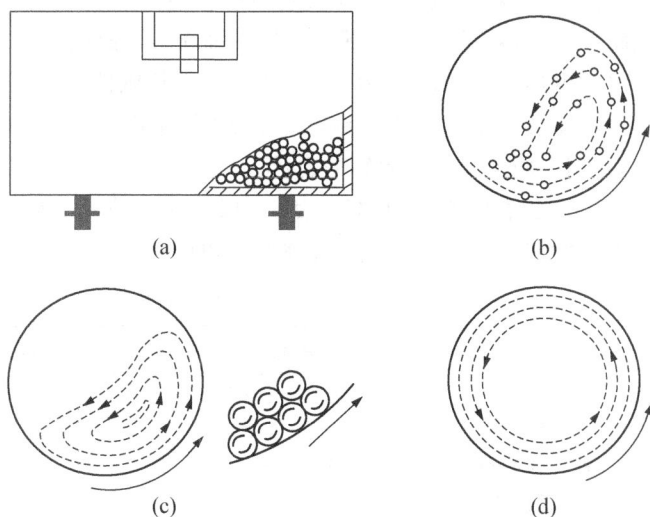

图 6-12　球磨机与球的运动状况

外层球往下滑落,这时物料的粉碎主要靠研磨作用,效果较差。

2)当把球罐转速提高到一定程度时,一部分球除泻落外,一部分球随罐体上升至更高的高度,然后靠重力与惯性力的作用沿抛物线抛落,如图 6-12(b)所示。此时物料的粉碎主要靠冲击和研磨的联合作用,效果最好。

3)当转速过快时,球随罐体旋转,如图 6-12(d)所示,此时失去对物料的粉碎作用。当球恰好能随罐体旋转而不能落下时的转速叫临界转速,此时离心力等于球的重力,因此正常的操作转速必须低于临界转速。

粉碎的影响因素除了与罐体的转速有关外,还与罐体内球的装量、球的重量、直径等有关。

球磨机的结构和粉碎机理比较简单,应用历史也较久远。该法虽然粉碎效率较低,粉碎时间较长,但由于属于密闭操作,适用于贵重物料的粉碎、无菌粉碎、干法粉碎、湿法粉碎、间歇粉碎,必要时可充入惰性气体,所以适应范围很广。

(3)流能磨(fluid-energy mills):亦称气流粉碎机(jet mill),其粉碎机理系利用弹性流体(空气、蒸汽或惰性气体)使药物的颗粒之间相互碰撞而产生强烈的粉碎作用。7~10 个大气压的压缩空气通过喷嘴沿切线进入粉碎室时产生超音速气流,物料被气流带入粉碎室并分散、加速,在粒子与粒子间、粒子与器壁间发生强烈撞击、冲击、研磨而得到粉碎。压缩空气夹带的细粉由出料口进入旋风分离器或袋滤器进行分离,较大颗粒由于受离心力的作用沿器壁外侧重新带入粉碎室,重复粉碎过程。粉碎程度与喷嘴的个数和角度、粉碎室的几何形状、气流的压缩压力以及进料量等有关。一般进料量越多,所获得粉碎物的粒度越大。流能磨的形式很多,其中最常用的典型结构如图 6-13 所示。

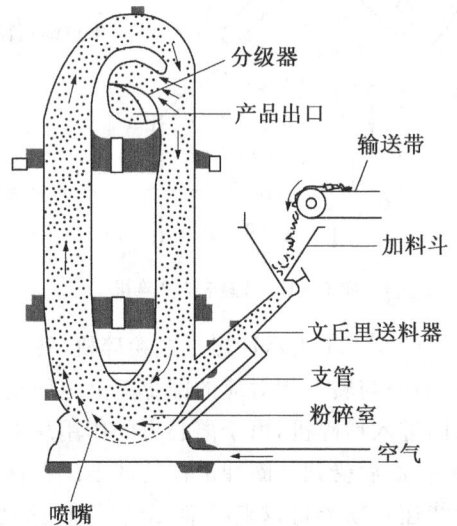

图 6-13 流能磨

流能磨属微粒粉碎设备之一,粉碎的药物可以同时分级,可获得 $5\mu m$ 以下均匀的极细粉末,因而具有"微粉机"之称;由于高压空气从喷嘴喷出时产生焦耳-汤姆逊冷却效应,故适用于热敏性物料和低熔点物料的粉碎;由于设备简单、易于对机器及压缩空气进行无菌处理,故适用于无菌粉末的粉碎;与其他粉碎机相比粉碎成本较高,适用于粒度要求非常细的粉碎。

(4)几种粉碎机的比较:表 6-12 对一些常用粉碎机的性能进行了比较,应用时可根据物料的性质与粉碎产品的要求合理选择粉碎机。

表 6-12 各种粉碎机的性能比较

粉碎机类型	粉碎作用力	粉碎后粒度(μm)	适合的物料类型
球磨机	磨碎、冲击	20200	可研磨性物料
滚压机	压缩、剪切	20200	软性粉体
冲击式粉碎机	冲击	4325	大部分医药品
胶体磨	磨碎	20200	软性纤维状
气流粉碎机	撞击、研磨	130	中硬度物质

6.2.2　筛分

筛分(sieving method)就是借助筛网将不同粒度的物料按粒度大小进行分离的操作。筛分法操作简单、经济,且分级精度较高,是医药工业应用最广泛的分级操作之一。

筛分的目的概括起来就是为了获得较均匀的粒子群,即筛除粗粉取细粉,或筛除细粉取粗粉,或筛除粗、细粉取中粉。这对制剂生产过程的顺利进行和保证药品质量都有直接的意义。如颗粒剂、散剂等固体制剂在 2005 年版《中国药典》中都规定了粒度要求。在混合、压片等制剂单元操作过程中,粒度的均匀性对药物的混合度,粉粒的流动性、充填性,片剂的硬度等都有明显的影响。

1. **药筛的种类**

筛分用的药筛一般按筛面可分为冲眼筛和编织筛。冲眼筛系在金属板上冲出圆形、长方形、人字形等筛孔制成的筛板。其筛孔坚固,不易变形,常用于锤击式、冲击式粉碎机底部,具有孔径大小均匀、耐磨损、不易堵塞等优点,适合高速旋转粉碎及药丸等粗颗粒的筛分。编织筛是由具有一定机械强度的金属丝(如不锈钢、铜丝、铁丝等),或其他非金属丝(如丝、尼龙丝、绢丝等)编织而成。它具有单位面积上的筛孔多、筛分效率高的优点,适用于细粉的筛选。用非金属制成的筛网具有一定弹性,耐用。如尼龙丝对一般药物较稳定,在制剂生产中应用较多,但编织筛线易于位移致使筛孔变形,分离效率下降。

药筛的孔径大小用筛号表示。筛的孔径规格见第 5 章表 5 - 2 和表 5 - 3。

2. **粉末的分等**

粉碎后的粉末必须经过筛分才能得到粒度比较均匀的粉末,以适应医疗和制剂生产的需要。筛选方法是用适当筛号的药筛筛过。筛过的粉末包括所有能通过该药筛筛孔的全部粉粒。例如,通过一号筛的粉末不都是近于 2mm 直径的粉粒,包括所有能通过二至九号筛甚至更细的粉粒在内。富含纤维素的药材在粉碎后,有的粉粒呈棒状,其直径小于筛孔,而长度则超过筛孔直径,过筛时,这类粉粒也能直立地通过筛网,存在于筛过的粉末中。为了控制粉末的均匀度,根据一般实际要求,《中国药典》(2005 年版)规定了如下六种粉末规格:

(1) 最粗粉:指能全部通过一号筛,但混有能通过三号筛不超过 20% 的粉末。

(2) 中粉:指能全部通过二号筛,但混有能通过四号筛不超过 40% 的粉末。

(3) 粗粉:指能全部通过四号筛,但混有能通过五号筛不超过 60% 的粉末。

(4) 细粉:指能全部通过五号筛,并含有能通过六号筛不少于 95% 的粉末。

(5) 最细粉:指能全部通过六号筛,并含有能通过七号筛不少于 95% 的粉末。

(6) 极细粉:指能全部通过八号筛,并含有能通过九号筛不少于 95% 的粉末。

3. **筛分设备**

医药工业中常用筛分设备的操作要点是将欲分离的物料放在筛网面上,采用几种方法使粒子运动,并与筛网面接触,小于筛孔的粒子漏到筛下,振动筛是常用的筛,可根据运动方式分为摇动筛以及振动筛等。

(1) 摇动筛:根据药典规定的筛序,筛孔孔径从大到小排列,最上为筛盖,最下为接收器,如图 6 - 14 所示。此种筛可用动力带动,处理量少时可用手摇。常用于粒度分布的测量或少量药

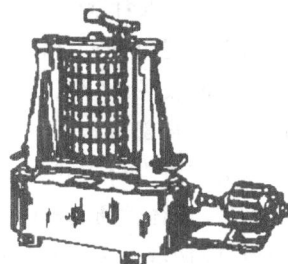

图 6 - 14　摇动筛

物、剧毒药物、刺激性药物、轻质药物的筛分。

（2）振动筛：是利用机械或电磁方法使筛或筛网产生振动，可分为机械振动筛和电磁振动筛。机械振动筛如图6-15所示。机械振动筛一般利用在旋转轴下配置不平衡重锤或配置具有棱角的凸轮使筛产生振动。此振动筛电机的上轴及下轴各装有不平衡重锤，上轴穿过筛网并与其相连，筛框以弹簧支承于底座上，上部重锤使筛网产生水平圆周运动，下部重锤使筛网产生垂直方向运动，故筛网的振动方向

图6-15　机械振动筛

有三维性。物料加在筛网中心部位，筛网上的粗料由上部排出口排出，筛分的细料由下部排出口排出。筛网直径一般为0.4～1.5m，每台可由1～3层筛网组成。

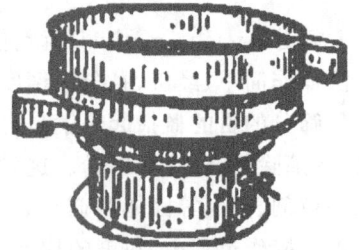

振动筛具有分离效率高，单位筛面处理能力大，特别是对细粉的处理能力比其他形式筛强，维修费用低，占地面积小，重量轻等优点。

（3）旋动筛：旋动筛一般为长方形或方形筛框，由偏心轴带动，在水平面内绕轴心沿圆形轨迹旋转，旋转速率为150～260r/min，旋转半径为32～60mm。筛网本身有一定的倾斜度，故当筛旋动时，筛网本身可产生高频振动。为防止堵网，在筛网底部网格内置有若干小球，使小球撞击筛网底部亦可引起筛网的振动。粗、细筛分物分别自排出口排出，可连续操作。

（4）滚筒筛：滚筒筛的筛网覆在圆筒形或圆锥形、六角柱形的滚筒筛框上，滚筒与水平面一般有2°～9°的倾斜角，由电机经减速机等带动使其转动，物料由上端加入筒内，被筛出的细料由底部收集，粗料由筛的另一端排出。滚筒筛的转速不宜太高，以防随筛一起旋动，转速宜为临界转速的1/3～1/2，一般为15～20r/min。滚筒筛只适用于较粗物料的筛选，不宜用于黏性物料。

6.2.3　混合

两种以上组分的物料均匀混合的操作称为混合（mixing）。混合操作以含量的均匀一致为目的，通常以细微粉体为对象。细微粉体粒度小，密度小，附着性、凝聚性、飞散性强，粒子的形状、大小、表面粗糙度不均匀，这给混合操作带来一定的难度。混合操作对制剂质量的提高有重要意义。

1. 混合机理

混合机内粒子经随机的相对运动完成混合，混合机理概括起来有Lacey提出的三种运动方式。

（1）对流混合（convective mixing）：固体粒子群在机械转动的作用下，产生较大的位移时产生的总体混合。

（2）剪切混合（shear mixing）：由于粒子群内部力的作用结果，产生滑动面，破坏粒子群的团聚状态而进行的局部混合。

（3）扩散混合（diffusive mixing）：由于粒子的无规则运动，在相邻粒子间发生相互交换位置而进行的局部混合。

以上三种混合方式在实际操作过程中并不是独立存在的，而是相互联系的，根据所用混合器的类型、粉体性质、操作条件等不同所表现的程度存在一定差异，一般来说，在混合开始阶段以对流、剪切混合为主导作用，随后扩散混合的作用增加。值得注意的是，混合不同粒径的、自由流动的粉体时常伴随分离而影响混合程度。

2. 混合方法与设备

(1) 混合方法：混合时常采用"等量递增"的原则来进行，特别是对于含有剧毒药品、贵重药品或各组分比例相差悬殊时更要遵循此原则，以利于得到均匀的混合。实验室常用的混合方法有搅拌混合、研磨混合与过筛混合。在大批量生产时多采用搅拌或容器旋转使物料进行整体和局部移动而达到均匀混合的目的。

(2) 混合设备：固体的混合设备大致分为两大类，即容器旋转型和容器固定型。

1) 旋转型混合机：容器旋转型是靠容器本身的旋转作用带动物料上下运动而使物料混合的设备。其形式多样，如图 6-16 所示。常见几种类型介绍如下：① 水平圆筒型混合机：筒体在轴向旋转时带动物料向上运动，并在重力作用下物料往下滑落的反复运动中进行混合。总体混合以对流、剪切混合为主，而轴向混合以扩散混合为主。该混合机的混合度较低，但结构简单、成本低。操作中的最适宜转速为临界转速的 70%～90%，最适宜充填量或容积比（物料体积/混合机全容积）约为 30%。② "V"型混合机：由两个圆筒成"V"型交叉结合而成。交叉角 $\alpha = 80° \sim 81°$，直径与长度之比为 0.8～0.9。物料在圆筒内旋转时，被分成两部分，再使这两部分物料重新汇合在一起，这样反复循环，在较短时间内即能混合均匀，图 6-17 表示物料在机内的运动轨迹。本混合机以对流混合为主，混合速率快，在旋转混合机中效果最好，应用非常广泛。操作中的最适宜转速可取临界转速的 30%～40%，最适宜充填量为 30%。③ 双锥型混合机：系在短圆筒两端各与一个锥型圆筒结合而成，旋转轴与容器中心线垂直。本混合机内物料的运动状态与混合效果类似于"V"型混合机。

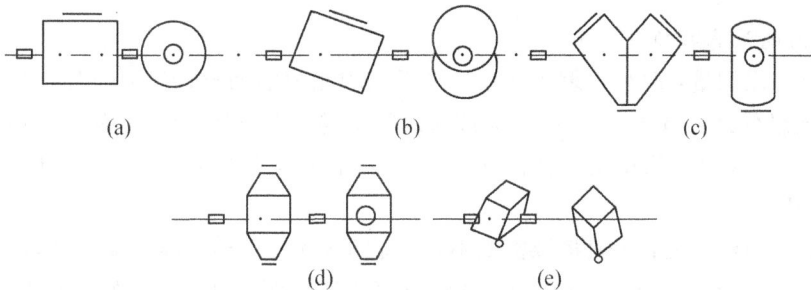

图 6-16　旋转型混合机形式
(a) 水平圆筒型　(b) 倾斜圆筒型　(c) "V"型　(d) 双锥型　(e) 立方型

2) 容器固定型混合机：容器固定型混合机是物料在容器内靠叶片、螺带或气流的搅拌作用进行混合的设备。常用的混合机介绍如下：① 搅拌槽型混合机：由断面为"V"型的固定混合槽和内装螺旋状二重带式搅拌桨组成，混合槽可以绕水平轴转动以便于卸料，如图 6-18 所示。物料在搅拌桨的作用下不停地朝上下、左右、内外各个方向运动，从而达到均匀混合。混合时以剪切混合为主，混合时间较长，混合度与"V"型混合机类似。

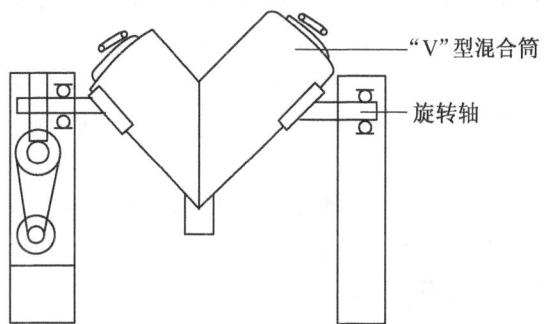

图 6-17　"V"型混合机

"V"型混合筒

旋转轴

这种混合机亦可适用于造粒前的捏合（制软材）操作。② 锥型垂直螺旋混合机：由锥型容器和内装一个至两个螺旋推进器组成，如图 6－19 所示。螺旋推进器的轴线与容器锥体的母线平行，螺旋推进器在容器内既有自转又有公转，自转速率约为 60r/min，公转速率约为 2r/min，容器的圆锥角约为 35°，充填量约为 30%。在混合过程中物料在推进器的作用下自底部上升，又在公转的作用下在全容器内产生涡旋和上下循环运动。此种混合机的特点是：混合速率快，混合度高，混合量比较大也能达到均匀混合，混合所需动力消耗较其他混合机少。

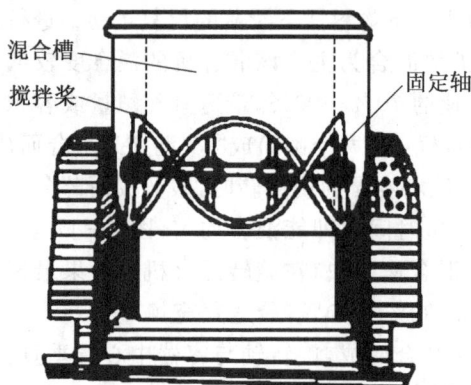

图 6－18 搅拌槽型混合机

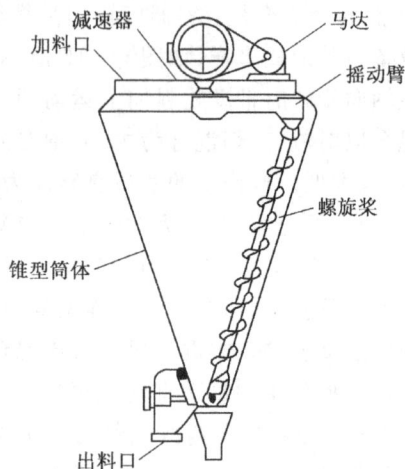

图 6－19 锥型垂直螺旋混合机

3. 混合时的注意事项

（1）组分的比例量：两种物理状态和粉末粗细均相似的药物，经过一定时间的混合，就可混合均匀。当组分比例量相差悬殊时，应该采用等量递加混合法（又称配研法）进行混合，即量小药物研细后，加入等体积其他细粉混匀，如此倍量增加混合至全部混匀，再过筛混合均匀即可（详见第 9 章散剂）。

（2）各组分的堆密度：一般将堆密度小者先放于研钵内，再加堆密度大者，研匀。这样可避免密度小的组分浮于上部或飞扬，而大的组分沉于底部而不易混匀。如轻质碳酸镁、轻质氧化镁与其他药物混合时，应先将前者放入容器中。

（3）含液体或易吸湿成分的混合：如处方中含有液体组分时，可用处方中其他固体组分或吸收剂吸收该液体至不润湿为止。常用的吸收剂有磷酸钙、白陶土、蔗糖和葡萄糖等。若含有易吸湿组分，则应针对吸湿原因加以解决。如结晶水在研磨时释放而引起湿润，则可用等摩尔无水物代替；若某组分的吸湿性很强（如胃蛋白酶等），则可在低于其临界相对湿度条件下，迅速混合并密封防潮；若混合引起吸湿性增强，则不应混合，可分别包装。

（4）各组分的黏附性与带电性：有的药物粉末对混合器械具有黏附性，既影响混合，也造成损失，一般应将量大或不易吸附的药粉或辅料垫底，量少或易吸附者后加入。混合时摩擦起电的粉末不易混匀，通常加少量表面活性剂或润滑剂加以克服，如硬脂酸镁、十二烷基硫酸钠等具有抗静电作用。

（5）形成低共熔混合物：有些药物按一定比例混合时，可形成低共熔混合物而在室温条件下出现润湿或液化现象。药剂调配中可发生低共熔现象的常见药物有水合氯醛、樟脑、麝香草酚等，以一定比例混合研磨时极易润湿、液化，此时尽量避免形成低共熔物的混合比。

6.3　制　　粒

6.3.1　概述

制粒(granulation)是把粉末、块状物、熔融液、水溶液等状态的物料加工制成一定形状与大小的颗粒(粒子)的操作。

多数固体剂型都要经过"制粒"过程。制粒技术不仅应用于片剂、胶囊剂、颗粒剂等的制备过程,而且为了方便粉末的处理也经常需制成颗粒,再如供直接压片用的辅料也常需制成颗粒,以保证药品质量和生产的顺利进行。

制粒的目的是:① 改善流动性;② 防止各成分因粒度、密度差异出现离析现象;③ 防止粉尘飞扬及器壁上的黏附;④ 调整堆密度,改善溶解性能;⑤ 改善片剂生产中压力传递的均匀性;⑥ 便于服用,方便携带,提高商品价值。

常用的制粒方法有:湿法制粒、干法制粒、喷雾制粒、流化床制粒和液相中晶析制粒等,可根据所需颗粒的特性选择适宜的制粒方法。

6.3.2　湿法制粒与设备

湿法制粒(wet granulation)是在原料粉末中加入黏合剂进行制粒的方法。由于湿法制成的颗粒表面经过润湿,因此其表面性质较好,外形美观,耐磨性较强,压缩成型性好,在制药工业生产中应用最为广泛。

1. 湿法制粒机理

湿法制粒首先是黏合剂中的液体将药物粉末表面润湿,使粉粒间产生黏着力,然后在液体架桥与外加机械力的作用下制成一定形状和大小的颗粒,经干燥后最终以固体桥的形式固结。

(1) 液体的架桥作用:把液体加入到药物粉末中时,液体在粉末间产生液体架桥作用,如图 6-20 所示。液体架桥作用使粉末产生结合力,当液体加量很少时,粉末间的作用力来自架桥液体的气-液界面张力,此时形成悬摆状(a);适当增加液体量时,粉末间的作用力来自架桥液的界面张力与毛细管力,此时的状态呈索带状(b);当液体加量刚好全部充满粉末内部空隙,而粉末表面没有液体存在时,毛细管负压和界面张力产生强大的粉末间结合力,形成了毛细管状(c);当液体充满颗粒内部与表面时,粉末间的结合力消失,靠液体表面张力维持结合状态,不存在粉粒间毛细管引力的作用,形成泥浆状(d)。

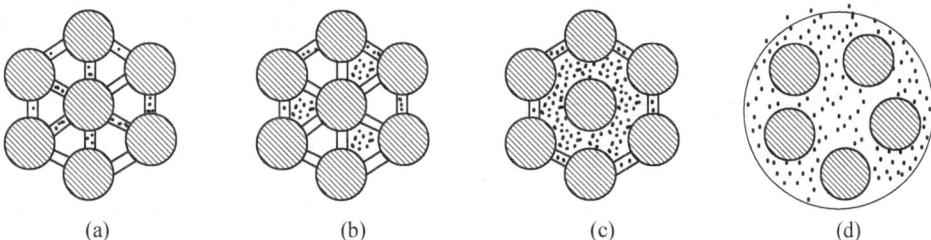

(a)　　　　　　　(b)　　　　　　　(c)　　　　　　　(d)

图 6-20　液体在粉粒间的架桥
(a) 悬摆状　(b) 索带状　(c) 毛细管状　(d) 泥浆状

当颗粒内的液体以索带状之前的状态存在时,颗粒松散;以毛细管状存在时,颗粒发黏;所以在湿法制粒过程中液体的用量以使成索带状为佳。

(2) 从液体架桥到固体架桥的过渡:① 部分药物溶解和固化:亲水性药物粉末制粒时,粉末间架桥的液体使固体粉末表面部分溶解,在干燥过程中溶解的物料析出面形成固体架桥;② 黏合剂的固结:水不溶性药物进行制粒时,加入黏合剂溶液作架桥剂,黏性使粉末聚结成粒,干燥后黏合剂固结成为固体架桥。③ 药物溶质的析出:将某些药物溶解于适宜的液体架桥剂中制粒,在干燥过程中溶质析出结晶而形成固体架桥。

2. 湿法制粒的方法及设备

(1) 挤压制粒:挤压式制粒是把药物粉末用适当的黏合剂制成软材,用强制挤压的方式使其通过有一定大小筛孔的孔板或筛网而制粒的方法。这类制粒设备有摇摆挤压式、螺旋挤压式、旋转挤压式制粒机等。

1) 摇摆挤压式制粒机:摇摆挤压式制粒机的主要结构如图 6-21 所示。加料斗的底部与一个半圆形的筛网相连,在筛网内有一按正、反方向旋转的转子(转角为200°左右),在转子上固定有若干个棱柱形的刮粉轴。把湿料投于加料斗,借助转子正、反方向旋转时刮粉轴对物料的挤压与剪切作用,使物料通过筛网而成粒。

摇摆挤压式制粒机生产能力低,对筛网的摩擦力较大,筛网易破损,常应用于整粒中,该设备结构简单、操作容易,目前国内药厂中应用仍很广泛。

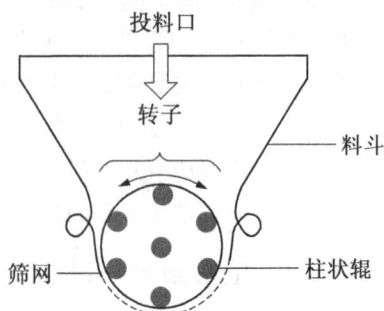

图 6-21 摇摆挤压式制粒机

2) 螺旋挤压式制粒机:螺旋挤压式制粒机的结构如图 6-22 所示。把捏合好的物料加于混合室内双螺杆上部的加料口,两个螺杆分别由齿轮带动做相向旋转,借助于螺杆上旋转的推力将物料挤压到右端的制粒室,在制粒室内被挤压滚筒挤压,通过筛筒的筛孔而形成颗粒。该设备施加压力大,生产能力大。

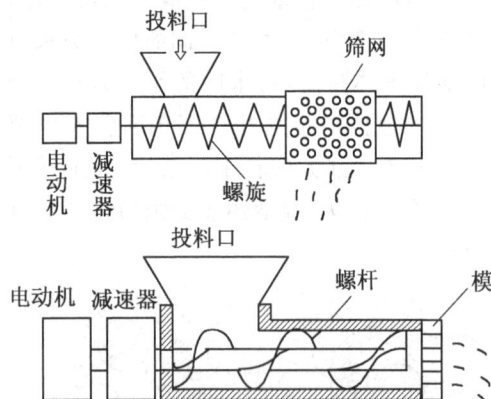

图 6-22 螺旋挤压式制粒机

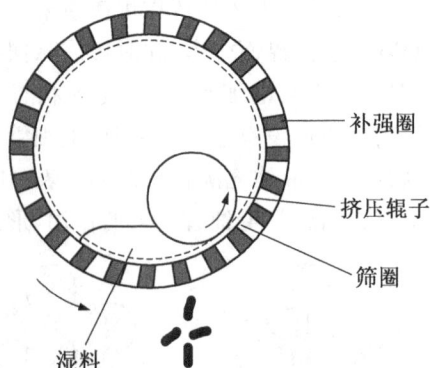

图 6-23 旋转挤压式制粒机

3) 旋转挤压式制粒机:旋转挤压式制粒机原理如图 6-23 所示,主要结构有由电机带动旋转的圆环形筛框(补强圈),筛框内置有筛圈,筛圈内有 1~3 个可自由旋转或由另一电机带动旋转的辊子。把捏合好的物料投于筛圈内,被做相向旋转的辊子和筛圈的挤压通过筛孔而成粒。挤压制粒的压力由筛圈和辊子间的距离调节。筛圈转速约 100r/min,其生产能力取决于物料的流动性、粒度、水分含量、筛孔形状和筛圈的转速。旋转挤压式制粒机的筛圈与挤压辊子同时旋转,所以因摩擦力而产生的热损失较少;运动可靠,生产能力大。

以上介绍的几种挤压式制粒机有以下特点:① 颗粒的粒度由筛网(或筛筒)的孔径大小调节,粒径可在 0.3mm 以上较大范围内调节;② 颗粒的粒度分布较窄;③ 由于经过湿法捏合制粒,所以制成的颗粒强度较大;④ 制备粒度小的颗粒时,挤压阻力大,容易破损筛网。

在挤压制粒过程中,制软材(捏合)是关键步骤。黏合剂用量过多时,被挤压成条状并易重新黏合在一起;黏合剂用量过少时,不能制成完整的颗粒并易成粉状。因此,在制软材的过程中,选择最适宜的黏合剂(液体)用量非常重要。然而软材质量往往凭技术人员或工人的经验来判断,可靠性与重现性较差;而且挤压制粒过程的程序多,不易达到 GMP 的要求;劳动强度大,适应不了大批量现代化生产的需要,在制药工业中有被淘汰的趋势。

(2) 转动制粒:在药物粉末中加入一定量的黏合剂,在转动、振动、摇动、搅动等作用下使粉末黏附、结聚形成球形粒子的方法。图 6-24 表示经典的容器转动造粒机,即圆筒旋转制粒机(a)、倾斜旋转锅(b)等。

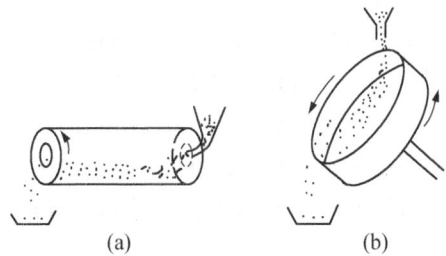

图 6-24　转动造粒机
(a) 圆筒旋转制粒机　(b) 倾斜旋转锅

转动制粒机多用于药丸的生产中,可制备粒径 2~3mm 以上大小的药丸,但由于粒度分布较宽,在使用中受到一定限制。操作多凭经验控制,成本较低。转动制粒过程如图 6-25 所示。

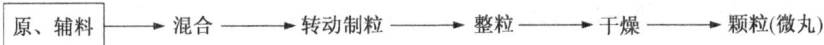

图 6-25　转动制粒过程

转动制粒过程可分为三个阶段:形成母核、母核长大、压实阶段,参见图 6-26 所示。① 母核形成阶段:在一定量粉末中喷入液体使其润湿,在滚动和搓动的作用下,使粉末聚集在一起形成大量母核。一般粉末粒度小,粉末水分含量较低时容易形成母核。在中药生产中称此阶段为起模。② 母核长大阶段:母核在滚动时进一步被压实,过剩的水分被挤到母核表面形成液膜,靠液膜的黏结作用使粉粒黏在一起,母核长大,并在转动过程中往母核表面均匀喷水和撒入粉末,使其继续长大,如此反复多次,可得一定大小的药丸。在本阶段,每次喷水量和加入药粉量需适宜,以防产生新的母核,影响粒度分布。中药生产中称此包层阶段为泛制。③ 压实阶段:在此阶段停止加入液体和粉末,让药丸挤出其中多余的液体,并被未充分润湿的包层所吸收,并在转动、滚动作用下,颗粒被压实,形成具有一定机械

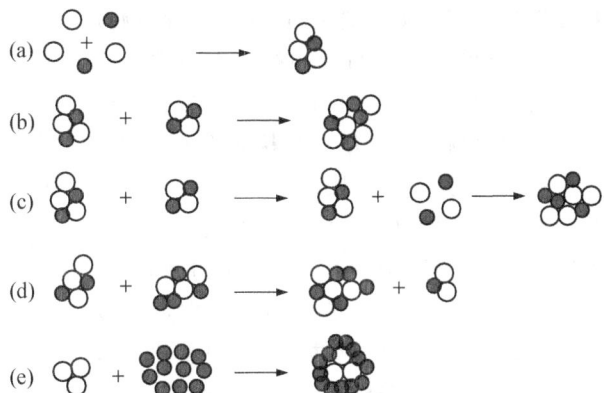

图 6-26　转动制粒机理
(a) 成核　(b) 聚合　(c) 破碎　(d) 磨实　(e) 层积

强度的微丸。

近年来出现的离心制粒机也属于转动制粒机,如图 6-27 所示。容器底部旋转的圆盘带动物料做离心旋转运动,从圆盘的周边吹出的空气流使物料做向下运动,同时在重力作用下,物料层上部的粒子向下滑动落入圆盘中心,落下的粒子重新受到圆盘的离心旋转作用,使物料不停地做旋转运动,最终形成球形颗粒,如此反复操作可得所需大小的球形颗粒。调节圆盘周边的气流温度可对颗粒进行干燥。

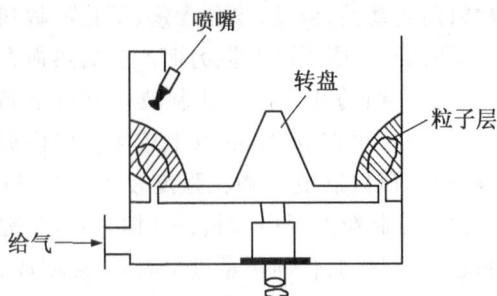

图 6-27　离心制粒机

随着科学技术的发展,人们利用转动制粒法制备球形颗粒的特点,与流化制粒方法相结合研制出了转动流化制粒机,与挤出制粒法结合研制出了挤出滚圆制粒机等。

(3) 高速搅拌制粒:高速搅拌制粒是将药物粉末、辅料和黏合剂加入容器内,靠高速旋转的搅拌器迅速完成混合、制粒的方法。操作时先把药粉和各种辅料倒入容器中,盖上盖,搅拌混合均匀后加入黏合剂,搅拌成粒完成制粒后倾倒湿颗粒干燥而得。其制粒过程如图 6-28 所示。

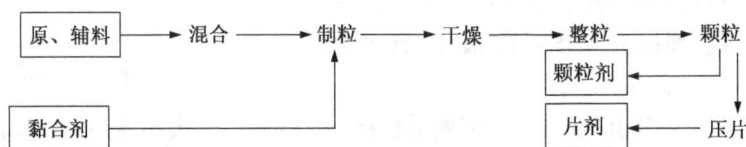

图 6-28　高速搅拌制粒过程示意

虽然搅拌器的形式多种多样,其结构主要由容器、搅拌桨、切割刀所组成(图 6-29)。关键部件是搅拌桨的形式与角度。

搅拌制粒的机理是:在搅拌浆的作用下使物料混合、翻动、分散,并甩向器壁后向上运动,形成较大颗粒,并使颗粒被压实,防止与器壁黏附。在切割刀的作用下将大块颗粒绞碎、切割,并与搅拌浆的搅拌作用相呼应,使颗粒得到强大的挤压、滚动而形成致密且均匀的颗粒。粒度的大小由外部破坏力与颗粒内部团聚力所平衡的结果而定。

搅拌制粒时影响粒径大小与致密性的主要因素有:① 黏合剂的选择。黏合剂的选择是制粒操作的关键。如果选择不当,不仅影响颗粒质量,甚至根本不能制成颗粒。应根据药物粉末的润湿性、溶解性进行选择。② 黏合剂的加入量。黏合剂的加入量对颗粒的粉体性质及收率影响较大,其影响比操作条件更大,这是因为黏合剂的加入量决定液体架桥剂的存在状态以致影响原料粉粒(第一粒子)之间的黏着力。③ 黏合剂的加入方式。黏合剂可一次加入或分次加入,既可以溶液状态加入,也可呈粉末状态加入。把黏合剂溶液分批加入或喷雾加入,有利于核粒子的形成,可得到较均匀的粒子。

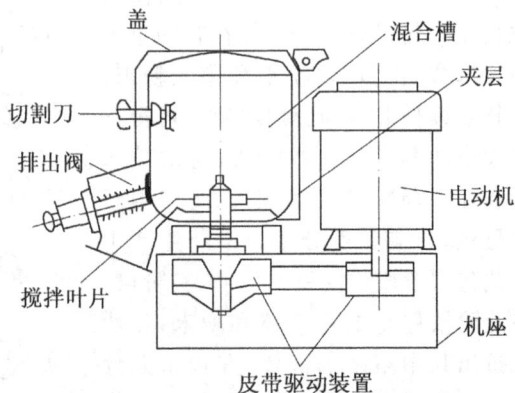

图 6-29　高速搅拌制粒装置

④ 原料粉末的粒度。原料的粒度越小,越有利于制粒,特别是结晶性的药品,经粉碎后制成的颗粒与未经粉碎制成的颗粒有很大的差别。大的结晶溶解性差,结合力弱,容易在干燥过程中从颗粒表面脱落下来以致影响粒度分布。⑤ 搅拌速率。在物料中加入黏合剂后,开始以中、高速搅拌,制粒后期可用低速搅拌。根据情况也可用同一速率进行到底。搅拌速率大,粒度分布均匀,但平均粒径有增大的趋势。速率过大容易使物料黏壁。⑥ 搅拌器的形状与角度、切割刀的位置等。这些因素对颗粒的粒度、粒密度的影响较大,因为这些因素在制粒过程中影响其对颗粒的外加力。

高速搅拌制粒可在一个容器内进行混合、捏合、制粒,与传统的挤压制粒相比较,具有省工序、操作简单、快速等优点;可制备致密、高强度的适于胶囊剂的颗粒,也可制备松软的适合压片的颗粒,因此在制药工业中的应用非常广泛。但从 GMP 的观点来看也有它的局限性,需将制成的湿颗粒从搅拌容器中移送到干燥器中进行干燥,这些过程增加了药物与人、器皿接触的机会,并在器壁上、搅拌桨叶上黏着的残留物的处理较费工时,并且可造成颗粒被污染的机会。为了克服高速搅拌制粒机没有干燥设施的弱点,近年研制成功了带有干燥功能的搅拌制粒机,即在搅拌制粒机的底部开孔通热风,物料在搅拌下完成制粒操作之后,从底部孔隙通热风边搅拌边干燥。

6.3.3　干法制粒及设备

将固体辅料及药物的混合粉末用较大压力压制成较大的粒状或片状物后再破碎成大小适宜的颗粒的操作叫干法制粒(dry granulation)。干法制粒常用于热敏性物料、遇水易分解的药物以及容易压缩成型的药物的制粒。干法制粒过程如图 6 - 30 所示。

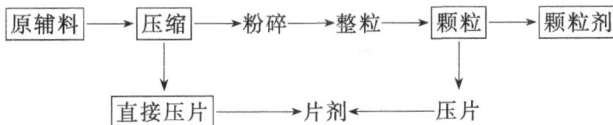

图 6 - 30　干法制粒过程

干法制粒有压片法(slugging method)和滚压法(roller compaction method)。压片法系将固体粉末首先在重型压片机上压实,成为直径为 20～25mm 的片坯,然后再破碎成所需粒度的颗粒。滚压法系利用转速相同的两个滚动轮之间的缝隙,将粉末滚压成一定形状的块状物,其形状与大小决定于滚筒表面情况,如滚筒表面具有各种形状的凹槽,可压制成各种形状的块状物;如滚筒表面光滑或有瓦楞状沟槽,则可压制成大片状,然后通过颗粒机破碎成一定大小的颗粒。

图 6 - 31 是干法制粒机结构示意图与操作流程。将原料粉末投入料斗中,用加料器将粉末送至滚筒进行压缩,由滚筒压出的固体片坯落入料斗,被粗粉碎机破碎成块状物,然后进入具有较小凹槽的滚碎机进一步粉碎成粒度适宜的颗粒,最后进入整粒机加工而成颗粒。

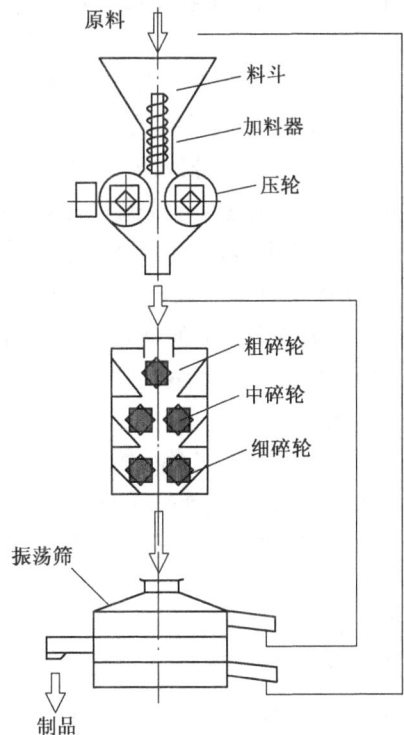

图 6 - 31　干法制粒机

由于干法制粒过程省工序、方法简单,目前很受重视。随着各种辅料和先进设备的开发应用,直接压片技术已成为各国研究的热点之一。

6.3.4 喷雾制粒及设备

喷雾制粒(spray granulation)是将药物溶液或悬浮液、浆状液用雾化器喷成液滴,并散布于热气流中,使水分迅速蒸发,直接获得球状干品的制粒方法。该制粒法直接把液态原料在数秒钟内干燥成粉状颗粒,因此也叫喷雾干燥制粒法。如以干燥为目的时,就叫喷雾干燥。本法在 20 世纪初起源于奶粉的生产,20 年代开始在化工等领域中推广应用,近年来在制药工业中也得到了广泛的应用与发展,如抗生素粉针的生产、微型胶囊的制备、固体分散体的研究等都利用了喷雾干燥技术。

喷雾干燥制粒有以下特征:① 由液体原料直接得到粉状固体颗粒;② 由于是液滴的干燥,单位重量原料的比表面积大,在 5 至数十秒的短时间内完成干燥;③ 物料与热风的接触时间短,适合于热敏性物料;④ 颗粒的粒度范围约 30 至数百 μm,堆密度范围约 $200\sim600kg/m^3$,中空球状粒子较多,具有良好的溶解性、流动性和分散性;⑤适合于连续化的大量生产。但其设备高大,要气化大量液体,能量消耗大,因此设备费用及操作费用均较高;另外,黏性较大的物料易粘壁,也使应用受到限制。

1. 喷雾制粒的流程与操作

喷雾制粒过程分为四个过程:① 药液(混悬液)雾化成微小粒子(液滴);② 热风与液滴接触;③ 水分蒸发;④ 干品与热风的分离和干品的回收。

图 6-32 表示喷雾制粒装置和流程。料液由贮槽进入雾化器喷成液滴分散于热气流中,空气经蒸汽加热器及电加热器加热后沿切线方向进入干燥室,与液滴接触,液滴中的水分蒸发,液滴经干燥后形成固体细粉落于器底,可连续出料或间歇出料,废气由干燥器下方的出口流入旋风分离器,进一步分离固体粉粒,然后经风机过滤放空。

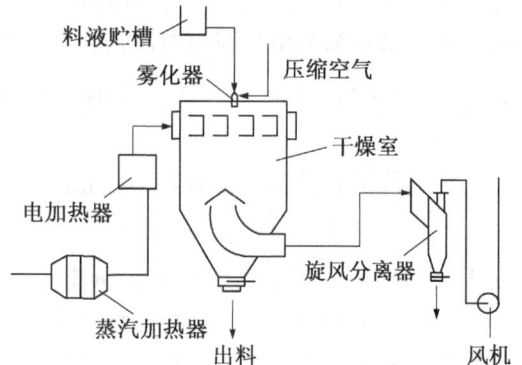

图 6-32 喷雾制粒装置和流程

2. 雾化器

把原料液喷雾成微小的液滴是靠雾化器(喷嘴)来完成的,干燥颗粒的大小决定于液滴直径的大小,因此当选择喷雾制粒法时,首先须选择适宜的雾化器以及雾化的条件。常用雾化器有 3 种型式,即压力式雾化器、离心式雾化器与气流式雾化器。

(1) 压力式雾化器:压力式雾化器有两种,即旋转喷射型与离心喷射型,常用的为旋转喷射雾化器。利用高压泵将料液加压至 $2\sim20MPa$,送至雾化器,经过切线方向的小孔进入旋转室,液体在旋转室内做旋转运动,料液的静压能转变为动能而高速旋转,在喷嘴处液膜伸长、变薄,最后分裂成雾滴自喷嘴喷出。

它的生产能力一般为 $1\sim3m^3/h$,也有高达 $10m^3/h$ 的装置。常用于希望制成颗粒相对大以及黏度低的料液。本法动力消耗最小,但须附有高压液泵。

（2）离心式雾化器：把原料液注于高速旋转的圆盘上，其圆周速率高达 $100\sim160\mathrm{m/s}$，液体靠圆盘的离心作用被甩向圆盘的边缘并分散成雾滴而甩出。

常用于细颗粒的生产，生产能力为 $1.5\mathrm{m^3/h}$ 左右，对原料液的种类、处理量、黏度变化的适应性较强。由于料液径向喷出，塔径应较大。

（3）气流式雾化器：利用压缩空气（表压 $0.2\sim0.5\mathrm{MPa}$），以 $200\sim300\mathrm{m/s}$ 的高速经喷嘴内部的通道喷出，使料液在喷嘴出口处产生液膜并分裂成雾滴而喷出。雾滴的大小取决于气液两相间的相对速率和料液的黏度，相对速率越大，料液黏度越小，则雾滴越细，黏度较高的料液也可获得细粉等特点。但动力消耗最大，而且受高压空气的影响，在制药工业中应用受到限制。

3. 气流与雾滴流向的安排

气流与雾滴流向的安排决定热风与液滴的接触及干燥情况，故可影响成品的性质。流向的安排主要由物料的热敏性，所要求的粒度、粒密度来选择。常用的气流与液滴的流向安排方式有逆流型、并流型与平行流型、混合流型等。

（1）逆流型：料液由干燥室顶部喷入，热气流由底部上升。物料在干燥室内的悬浮时间较长，而且干颗粒与温度较高的热风接触，不适宜于热敏性物料的干燥。逆流操作常用压力式雾化器。

（2）并流型与平行流型：热气流与雾滴共同加入干燥器中央顶部，由上而下在流动过程中进行干燥，由底部排出。可采用较高的进气温度提高干燥器的体积蒸发率 $[\mathrm{kg}\ 水/(\mathrm{m^3\cdot h})]$。由于干颗粒与较低温气流接触，适用于热敏性物料的干燥与制粒，常用于制药与食品工业生产中。并流型常用离心式雾化器，平行流型常用压力式雾化器。

（3）混合流型：热气流从器顶侧口进入，先沿器壁下降而后做螺旋运动至底部，再翻转向上由器中央顶部逸出，料液在器上部喷成雾滴于上升气流之中，物料颗粒离开逆流气流而进入器壁附近热气流中作最后干燥。这种流向物料在干燥器内的停留时间长，具有较高的体积蒸发率，但不适用于热敏性物料的干燥和制粒。

6.3.5　流化床制粒及其设备

流化床制粒(fluidized-bed granulation)是在自下而上通过的热空气的作用下，使物料粉末保持流态化状态的同时，喷入含有黏合剂的溶液，使粉末结聚成颗粒的方法。由于粉末粒子呈流态化而上下翻滚，如同液体的沸腾状态，故也有沸腾制粒之称。流化床制粒又称一步制粒法，是将常规湿法制粒的混合、制粒、干燥三个步骤在密闭容器内一次完成的方法。

流化床制粒机于 20 世纪 60 年代后期研制成功，并在制药工业中推广应用，目前已成为制药工业中的主要制粒设备之一。在一个设备内可以完成各种操作，有利于 GMP 的实施，是比较理想的制粒设备。流化床制粒过程如图 6-33 所示。

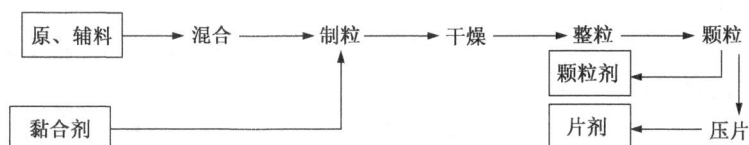

图 6-33　流化床制粒过程

流化制粒的特点包括：① 在一台设备内可以进行混合、制粒、干燥、包衣等操作，简化工艺，节约时间；② 操作简单，劳动强度低；③ 因为在密闭容器内操作，所以不仅异物不会混入，而且粉尘也不会外溢,既保证质量又避免环境污染;④ 颗粒粒度均匀,含量均匀,压缩成型性好,制得的片剂崩解迅速,溶出度好,确保片剂质量;⑤ 设备占地面积小。

1. 制粒机理

流化床制粒的机理主要是靠黏合剂的架桥作用使粉末相互结集成粒,如图 6 - 34 所示,由于在悬浮松散的粉末中均匀喷入液滴,并且靠喷入的液滴使粉末润湿、结聚成粒子核的同时,再由继续喷入的液滴润湿粒子核,在粒子核的润湿表面的黏合架桥作用下相互间结合在一起,形成较大粒子,干燥后,粉末间的液体架桥变成固体桥,形成多孔性、表面积较大的柔软颗粒。

流化床制粒得到的颗粒的粒密度小,粒子强度小,但颗粒的溶解性、流动性、压缩成型性较好。

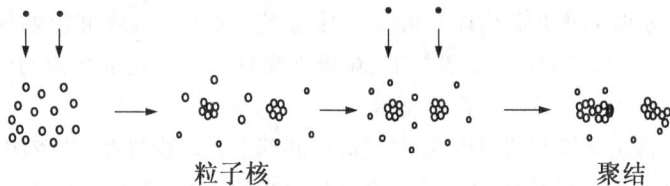

图 6 - 34   流化床制粒机理

2. 流化床结构与操作

流化床制粒设备由空气压缩系统、加热系统、喷雾系统及控制系统等组成,结构如图6 - 35所示,主要由容器、气体分布装置(如筛板等)、喷嘴、气固分离装置(如图中袋滤器)、空气进出口、物料排出口等组成。按其喷液方式的不同分为 3 类:顶喷流化床、转动切喷流化床、底喷流化床。流化床制粒一般选择顶喷流化床。必要时为了避免操作时因粉尘产生静电并引起爆炸,应采取静电消除措施,并联有接地导线。制粒时,把药物粉末与各种辅料装入容器中,从床层下部通过筛板吹入适宜温度的气流,先使药物和辅料在床内保持适宜的流化状态,使其均匀混合,然后开始均匀喷入黏合剂溶液,液滴喷入床层后,粉末开始结集成粒。经反复喷雾和干燥过程,当颗粒的大小适宜后,停止喷雾,形成的颗粒继续在床层内因热风的作用使水分气化而干燥。在整个制粒过程中,袋滤器定时地振动,将收集的细粉振落到流化床内继续与液滴和颗粒接触成粒。干颗粒靠本身重力流出,或在气流吹动下流出或直接输送到下一道工序。

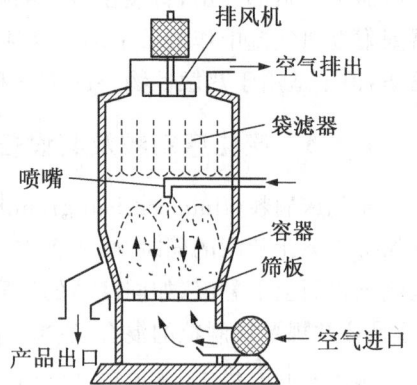

图 6 - 35   流化床制粒装置

3. 流化质量的评价

流化床内主要是固体颗粒与空气系统的运动。由于固体与空气间的密度差较大,流化过程多表现为聚式流化过程。

(1)聚式流化:在气固系统的流化床中有两种聚合状态,一种聚合状态是作为连续相的空隙率小、固体浓度大的、均匀的气—固混合物,称为乳化相;另一种聚合状态是作为分散相的气体,以鼓泡形式穿过床层并不断长大,称为气泡相。当气泡上升到床面时即破裂,同时向上溅起若干固体颗粒,其中细颗粒被气流带到床层上部形成一个稀相区,而较粗颗粒则返回床层内密相区,在稀相区和密相区之间具有一个清晰而不断变化的界面。在这种流化床中,固体颗粒不是以单个出现,而是大量颗粒松散聚集在气泡外流化很激烈的乳化相中,这种流化过程称为聚式流化。在聚式流化过程中气固接触良好,传热、传质效率高。

对于流化状态或气固接触状况的好坏,通常以"流化质量"来评定。在实验研究中常以压力降的波动≤3%、床层内各点的温度分布均匀程度(通常温差≤2℃)、床内各点空隙率的均匀性、床层料面的稳定性等来判断流化质量的好坏。在实际操作中利用产品的质量及生产效能等指标来判断。

(2) 流化过程中可能出现的异常现象:因为气固系统的流化现象比较复杂,有时会出现一些不正常现象。

1) 沟流与死床:沟流的特征是床层不流化,气体通过床层时压力降明显下降,床层内不流化部分叫死床。沟流现象发生时,大部分气体没有与固体粒子很好地接触而通过床层的沟道,使床层内颗粒的流化运动不均匀。发生此现象的主要原因是物料潮湿易结块,物料颗粒太细,物料中颗粒的粒度分布不均匀,床层薄,气体分布板开孔率不均匀等。

2) 大气泡与腾涌:当气速较高时,小气泡合并成大气泡,甚至大气泡连成一片气带,成活塞流,气体把固体颗粒托到一定高度之后突然崩裂,大量颗粒淋撒而下。这种状态极不稳定,床层压力降波动非常大。主要原因是床高与床径之比(H/D)值较大,一般正常操作时床高与床径之比 H/D≤2,在大型生产中 H/D≤1,粒度分布与气体分布板开孔率的均匀程度也是不可忽视的因素之一。

(3) 流化床制粒的影响因素:流化床制粒的影响因素较多,除了黏合剂的选择、原料粒度的影响外,操作条件的影响较大,如空气的空塔速率影响流态化状态、粉粒的分散性及干燥的快慢,空气温度影响物料表面的润湿与干燥,黏合剂的喷雾量影响粒径的大小(喷雾量增加,粒径变大),喷雾速率影响粉体粒子间的结合速率及粒径的均匀性,喷嘴的高度影响喷雾均匀性与润湿程度等,为得到所需粒子,应经过工程化研究,求得有关因素的最佳值(或范围),并在生产中严加控制。

流化床制粒机具有操作可靠而稳定、省工序等优点,为了发挥流化床制粒的优势,出现了一系列以流化床为母体的多功能的新型制粒设备,如流化床搅拌制粒机,与普通流化床制粒机相比,这种新设备制成的颗粒的粒密度大,粒子强度大;又如流化制粒喷雾干燥器,在一个设备内喷雾干燥和流化制粒同时进行,由液体原料直接制成颗粒,具有结构紧凑、省工序、节能等优点;还有多功能复合型制粒机,内配有流化床、搅拌混合机构、转动的球形整粒机等,在一个设备内进行混合、制粒、一次干燥、包衣、二次干燥、冷却等的操作。

目前对制粒过程的要求已逐步提高,除要求制成的颗粒具有理想的形态、大小、堆密度、强度等基本性质以外,还对粒子的溶解性、崩解性、孔隙径分布、防湿性、药物的释放性等提出特别要求,即制成功能性颗粒。为了适应越来越高的颗粒制品的要求和制粒系统的 GMP 化,工厂自动化(factory automation,FA)的研究正在进一步发展和深化。表 6-13 归纳了

表 6-13　制粒方法与颗粒特性的比较

颗粒特性	指　标	制粒方法
流动性	良	挤压制粒＞高速搅拌制粒＞流化床制粒
溶解性	良	流化床制粒≥高速搅拌制粒＞挤压制粒
压缩成型	良	流化床制粒≥高速搅拌制粒＞挤压制粒
粒子强度	大	挤压制粒＞高速搅拌制粒＞流化床制粒
密　度	大	挤压制粒＞高速搅拌制粒≥流化床制粒
粒度分布	窄	挤压制粒＞高速搅拌制粒≥流化床制粒

一些制粒方法和颗粒特性的比较,在实际操作中可以灵活运用。

6.3.6 液相中晶析制粒法

液相中晶析制粒法是 20 世纪 80 年代初由日本川岛先生首次应用于药剂学上的新的制粒技术,受到国内外专家学者的高度重视。

液相中晶析制粒法是使药物在液相中析出结晶的同时进行制粒的全新的制粒方法。制备的颗粒是由微细的结晶结聚而成的球形粒子,因此也叫球形晶析制粒法,简称球晶制粒法。该制粒方法可同时控制结晶(第一粒子)的性质及颗粒(第二粒子)的性质,从而大大改善粉体的加工过程。结晶颗粒的控制与传统的第一粒子的加工过程——粉碎相对应,结晶的结聚成粒过程与传统的第二粒子的加工过程——加入黏合剂相对应。

晶析方法归纳起来有:① 溶剂置换法;② 中和法;③ 降温法;④ 盐析法等。当药物按以上方式析出结晶时,在液体架桥剂的作用下结聚,并在机械搅拌的剪切力作用下形成球形粒子。液体架桥剂在干燥过程中除去,因此,该颗粒中可以不含任何添加剂。对第一粒子(结晶)的控制可通过改变结晶条件(溶剂、温度、搅拌等)进行,对第二粒子的控制可通过改变结聚的条件(架桥剂用量、搅拌条件等)来进行。

下面简要介绍溶剂置换法。溶剂置换法的制粒过程一般使用互溶或部分互溶的三溶剂或二溶剂系统,分别用作液体架桥剂、良溶剂、不良溶剂。这些溶剂的选择原则如下:

液体架桥剂——对药物具有一定的亲和力,且不溶于不良溶剂中;

良溶剂——药物在良溶剂中的溶解度大,并且与不良溶剂可以互溶或部分互溶;

不良溶剂——对药物的亲和力小,药物在其中的溶解度尽可能小。

用液相中晶析制粒法进行制粒,第一个尝试的药品是水杨酸,所用的液体架桥剂是氯仿,良溶剂是乙醇,不良溶剂是水,使用的设备如图 6-36 所示。先把水杨酸溶解于乙醇中备用,把水和氯仿加入圆筒烧杯中进行搅拌混合,同时加入药物的乙醇溶液。由于乙醇迅速扩散到水中使药物的溶解度下降而析出结晶;析出的结晶与液相中的氯仿有亲和力而使结晶被氯仿润湿,并靠润湿表面的黏结架桥作用使结晶结聚在一起,在搅拌的作用下形成球形粒子。水杨酸的液相中晶析制粒法的成功实验与制粒机理的研究,为本制粒技术打下了良好基础。

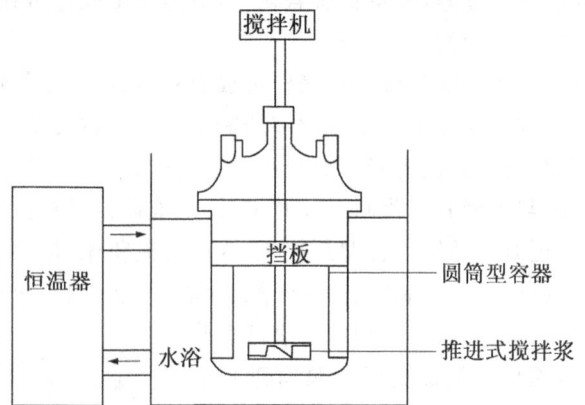

图 6-36 液相中晶析制粒的装置

本制粒技术首次应用于在反应过程中进行制粒的药物是氨茶碱。在无水乙醇和乙烯基二胺混合液中加入茶碱并搅拌数小时,即可得到氨茶碱。如果把乙烯基二胺溶解于有机溶剂(如醋酸异丙酯、正己醇、氯仿)+乙醇+水的三溶剂系统中,在搅拌下加入茶碱可得到球形颗粒。这是化学反应与制粒过程结合的一次成功的尝试。

在晶析制粒技术的研究中进行了多种尝试,乳化—溶剂—扩散法就是其中之一。此法将药物溶解于良溶剂与液体架桥剂中备用,把不良溶剂加入圆筒型烧杯中,在搅拌的同时注入已备好的药物溶液。在搅拌的作用下药物溶液分散于不良溶剂中,形成亚稳定态的乳浊液滴的分散相。由于液滴中的良溶剂不断扩散到不良溶剂(分散媒)中,使液滴内部达到过饱和而析出结晶,最终形成和液滴大小较均匀的球形粒子。

乳化—溶剂—扩散法应用于控释剂型的制备正在研究中。例如将布洛芬与丙烯酸树脂溶解于乙醇中,加入水中(或必要时在水中加入表面活性剂蔗糖脂肪酸酯 DK‑F70)并搅拌,药物的乙醇液首先在水中分散成 O/W 型乳浊液。在搅拌过程中液滴中的乙醇逐渐扩散到水中,使药物与高分子同时沉淀形成球状的颗粒。颗粒的释药速率可用丙烯酸树脂的含量等来调节。用该法也可制备缓释悬浮液、漂浮剂等。

液相中晶析制粒法的影响因素有:溶剂的选择、各种溶剂的配比、搅拌速率、温度、搅拌时间等。溶剂的选择与溶剂的最佳配比是制粒过程顺利进行的关键,搅拌速率是控制粒度的主要因素,温度可影响粒密度、收率等。药物以及制粒的方法不同,影响因素有所不同。

液相中晶析制粒法利用液相中粒子的结聚现象,在晶析操作的同时制成颗粒。在合成原料的最后一步重结晶时,利用该制粒技术可大批量生产颗粒,不仅省工、省料、省能等,而且可以改善粉体的各种性质,例如可改善压缩成型性,使直接压片成为可能,为直接压片的发展奠定基础等,此外,还为功能性颗粒的制备开辟了新的途径。

6.4　干　　燥

6.4.1　概述

干燥(drying)是利用热能使物料中的水分(或其他溶剂)汽化,并利用气流或真空带走汽化了的水分,从而获得干燥产品的操作。物料中被除去的湿分一般为水,带走湿分的气流一般为空气,因此,本章以空气为干燥介质,以含有少量水分的固体的干燥为主要内容进行讨论。

干燥的目的一方面是为了使物料便于加工、运输、贮藏和使用,另一方面是为了保证药品的质量和提高药物的稳定性。在制剂工业生产中,被干燥物料的粉体性质以及药物的理化性质各不相同,对干燥产品的要求也各有不同。根据不同产品的不同要求选用不同型式的干燥设备。

6.4.2　干燥原理与计算

1. 干燥的基本理论

(1)干燥原理:在对流干燥过程中,湿物料与热空气接触时,热空气将热能传至物料表面,再由表面传至物料内部,这是一个传热过程;与此同时,湿物料得到热量后,其表面水分首先汽化,物料内部水分以液态或汽态扩散透过物料层而达到表面,并不断向空气主体流中汽化,这是一个传质过程。因此物料的干燥是由传热和传质同时进行的过程,两者间有着相互的联系。

图 6‑37 是对流干燥中热空气与湿物料之间的传热和传质示意图。物料表面温度为 t_w,湿物料表面的

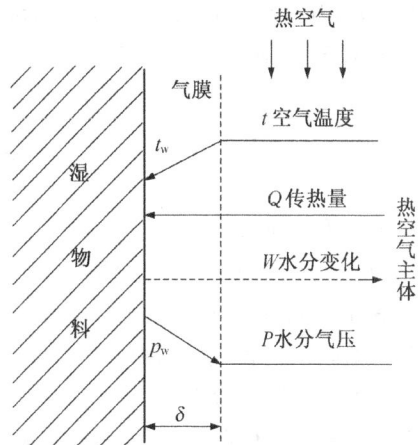

图 6‑37　干燥机理示意图

水蒸气分压为 p_w(物料充分润湿时 p_w 为 t_w 的饱和蒸汽压);紧贴在物料表面有一层气膜,厚度为 δ(类似传热边界层的膜);气膜以外是热空气主体,其温度为 t,空气中水蒸气分压为 p。因为热空气温度 t 高于物料表面温度 t_w,热能从热空气传递到物料表面,传热的推动力就是温差$(t-t_w)$。由于热空气以高速流过湿物料的表面,所以热量的传递过程主要以对流的方式进行,对流干燥由此而得名。而物料表面产生的水蒸汽压 p_w 大于空气中的水蒸气分压 p,水蒸气必然从物料表面扩散到热空气中,其传质推动力为(p_w-p)。

当热空气不断地把热能传递给湿物料时,湿物料的水分不断地汽化,并扩散至热空气的主体中由热空气带走,而物料内部的湿分又源源不断地以液态或汽态扩散到物料表面,这样湿物料中的湿分不断减少而干燥。因此,干燥过程应是水分从物料内部→物料表面→气相主体的扩散过程。

干燥过程得以进行的必要条件是被干燥物料表面所产生的水蒸气分压大于干燥介质中的水蒸气分压,即 $p_w-p>0$;如果 $p_w-p=0$,表示干燥介质与物料中水汽达到平衡,干燥即行停止;如果 $p_w-p<0$,物料不仅不能干燥,反而吸潮。

物料的干燥速率与物料内部水分的性质、空气的性质有关。

(2) 湿空气的性质:在我们周围的大气是干空气和水蒸气的混合物,称为湿空气。能用于干燥的湿空气必须是不饱和空气,从而继续容纳水分。在干燥过程中,采用热空气作为干燥介质的目的不仅是为了提供水分所需的热量,而且是为了降低空气的相对湿度以提高空气的吸湿能力。空气性质对物料的干燥影响很大,而且随着干燥过程的进行不断发生变化。空气的常用性质如下:

1) 干球温度与湿球温度:① 干球温度(dry bulb temperature)是用普通温度计在空气中直接测得的温度,常用 t 表示;② 湿球温度(dry bulb temperature)是将温度计的感温球包以湿纱布放置在空气中,传热和传质达到平衡时所测得的温度,常用 t_w 表示。湿球温度与空气状态有关,倘若空气达到饱和时,湿球温度与干球温度相等;空气未饱和时湿球温度低于干球温度;空气湿度越小,干球温度与湿球温度的差值越大。

2) 湿度与相对湿度:空气的湿度(humidity,H)系指单位质量干空气带有的水蒸气的质量(kg 水蒸气/kg 干空气)。湿度(H)与水蒸气分压(p)之间有如下关系:

$$H=0.622\frac{p}{p_0-p} \tag{6-8}$$

式中:p_0 为湿空气的总压,0.622 为水的相对分子质量 18 与空气的相对分子质量 29 之比。

相对湿度(relative humidity,RH)是指在一定总压及温度下,湿空气中水蒸气分压 p 与饱和空气中水蒸气分压 p_s 之比的百分数,常用 RH% 表示,即:

$$RH\%=\frac{p}{p_s}\times100\% \tag{6-9}$$

饱和空气的 RH=100%,未饱和空气的 RH<100%,绝干空气的 RH=0%。因此,空气的相对湿度直接反映空气中湿度的饱和程度。

为了达到有效的干燥目的必须选用适宜的空气和干燥方法,空气的性质还有很多的表示方法,如湿比热、湿比容、湿焓等。有关内容详见化工原理。

(3) 物料中水分的性质:

1) 平衡水分与自由水分:是物料中所含水分能否干燥的一个尺度。

平衡水分(equilibrium water)系指在一定空气条件下,物料表面产生的水蒸气等于该空气中的水蒸气分压,此时物料中所含水分叫平衡水分。平衡水分是物料可以干燥的极限,只要空气状态不变,物料中的平衡水分将永远保持定值,不因与空气的接触时间的延长而变化,因此平衡水分是在干燥过程中除不去的水分。

　　自由水分(free water)(或称游离水分)系指物料中所含的水分多于平衡水分的部分,即在干燥过程中能除去的水分。

　　平衡水分与物料的种类、空气的状态有关。图6-38表示一些辅料在不同空气状态下的平衡含水曲线,横坐标表示空气的相对湿度RH%,纵坐标表示物料的干基含水量。由图可知,不同物料在相同空气条件下的平衡水分不同;同种物料在不同空气条件下的平衡水分也不同,然而各种物料的平衡水平随相对湿度RH%的增加而增大。

　　平衡含水曲线使我们有根据地选择干燥条件。干燥器内空气的相对湿度必须低于干燥产品要求的水分

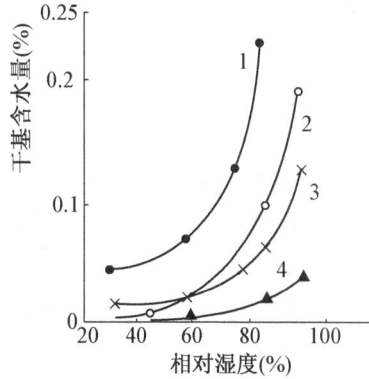

图 6-38　一些辅料的平衡含水曲线
1. 皂土　2. 淀粉　3. 甲基纤维素
(15cps)　4. 乙基纤维素(15cps)

含量所对应的相对湿度值。此外,为避免物料吸潮或失水,必须对室内的空气条件、贮运条件及产品的包装材料进行严格的选择。

　　2) 结合水分与非结合水分:可以判断物料中水分干燥的难易程度。

　　结合水分(bound water)系指以物理化学方式结合的水分,与物料具有较强的结合力,因此,物料表面产生的水蒸汽压低于同温度下纯水的饱和蒸汽压,干燥速率缓慢。结合水分包括物料细胞壁内的水分、物料内可溶固体溶液中的水分及物料内毛细管中的水分等。结合水分与物料的性质有关,有结合水分的物料叫吸水性物料。

　　非结合水分(nonbound water)系指以机械方式结合的水分,与物料的结合力很弱,因此,物料表面产生的水蒸汽压等于同温度下纯水的饱和蒸汽压,干燥速率快。仅含有非结合水分的物料叫非吸水性物料。

　　图 6-39 为非那西丁的平衡含水量曲线(20℃测定)。当相对湿度RH%=100%时平衡含水量为3%,物料中的含水量在3%以上时物料表面产生的蒸汽压等于同温度下纯水的饱和蒸汽压,而含水量低于3%时物料表面产生的蒸汽压低于同温度下纯水的饱和蒸汽压,根据定义,RH%=100%时物料的平衡含水量为结合水分与非结合水分的分界点。例如非那西丁的含水量为7%,在RH%=20%,t=20℃的空气条件下进行干燥,根据图 6-39 的平衡曲线可查到:① 结合水分占3%;② 非结合水分占4%;③ 平衡水分占0.4%;④ 自由水分占6.6%。

　　从以上分析可以了解到结合水分仅与物料的性质有关,平衡水分与物料性质及空气状态有关。

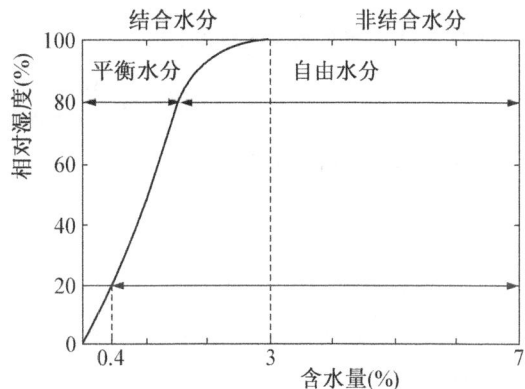

图 6-39　非那西丁的平衡含水量曲线

2. 干燥器的物料衡算

(1) 物料中含水量的表示方法：湿物料由绝干物料与水分组成，含水量的表示方法有两种。

1) 湿基含水量 W——以湿物料为基准的浓度表示法，即：

$$W = \frac{\text{湿物料中水分的质量}}{\text{湿物料总质量}} \times 100\% \tag{6-10}$$

2) 干基含水量 X——以绝干物料为基准的浓度表示法，即：

$$W = \frac{\text{湿物料中水分的质量}}{\text{湿物料中绝干物料质量}} \times 100\% \tag{6-11}$$

在工业生产中多用湿基含水量，使用方便，而在干燥计算中，由于绝干物料在干燥过程中质量不变，所以多用干基含水量，计算方便。两者的换算关系如下：

$$X = \frac{W}{1-W} \tag{6-12}$$

$$W = \frac{X}{1+X} \tag{6-13}$$

(2) 水分蒸发量 W(kg/s)与空气消耗量 L(kg 干空气/s)：根据干燥前后的物料量(G_1, G_2)、物料中的含水量(W_1, W_2 或 X_1, X_2)以及空气在干燥过程中状态变化(湿度由 H_1 变化到 H_2)等进行物料衡算可计算出水分蒸发量 W 及空气消耗量 L 等。由于干燥前后绝干物料量 G 不变[$G = G_1(1-W_1) = G_2(1-W_2)$]，绝干空气量($L$)不变，因此物料衡算时使用这些量更为方便(图 6-40)。

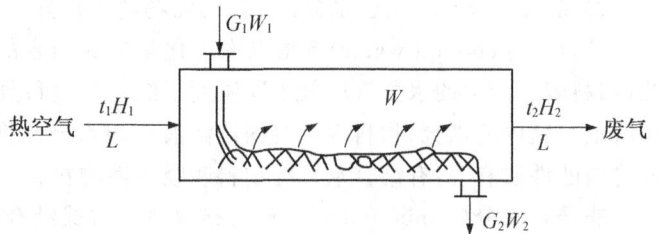

图 6-40 干燥器物料衡算示意图

按干基计算水分蒸发量：

$$W = G(X_1 - X_2) \tag{6-14}$$

按湿基计算水分蒸发量：

$$W = G_1 \frac{W_1 - W_2}{1 - W_2} = G_2 \frac{W_1 - W_2}{1 - W_1} \tag{6-15}$$

空气消耗量为(kg 干空气/s)：

$$L = \frac{W}{H_2 - H_1} \tag{6-16}$$

3. 干燥速率

干燥速率是在单位时间、单位干燥面积上被干燥物料所汽化的水分量，kg/(m² · s)。根据定义有：

$$U = -\frac{\mathrm{d}W}{A\mathrm{d}t} = -\frac{G\mathrm{d}x}{A\mathrm{d}t} \tag{6-17}$$

式中：U 为干燥速率，kg/(m²·s)；dW 为在 dt 干燥时间(s)内水分的蒸发量，kg；A 为被干物料的干燥面积，m²；G 为湿物料中所含绝干物料的质量，kg；dx 为物料的干基含水量的变化，kg 水分/kg 绝干料。负号表示物料中的含水量随干燥时间减少。

4. 水分含量的测定方法

测定物料干燥后的水分含量常用干燥失重测定法。该法常采用：① 保干器干燥法，常用干燥剂为无水氯化钠、硅胶或五氧化二磷；② 常压加热干燥法；③ 减压干燥法等。减压干燥时除另有规定外，压强应在 2.67kPa 以下，恒重减压干燥器中常用的干燥剂为五氧化二磷。根据物料性质选择适当的干燥方法与干燥剂。

精确测定微量含水量时，必须采用费休法(Karl Fischer method)或甲苯法。费休法是根据碘和二氧化硫在吡啶和甲醇溶液中能与水起反应的原理测定水分。其详细内容参看《中国药典》2005 版附录。

6.4.3　干燥方法与设备

目前常用的干燥操作分类方法有：① 按操作方式分类——间歇式、连续式；② 按操作压力分类——常压式、真空式；③ 按热量传递方式分类——传导、对流、辐射、介电加热干燥。

1. 以热量传递方式分类的干燥方法

(1) 热传导干燥：热能通过与物料接触的壁面以传导方式传给物料，使物料中的湿分汽化并由周围空气气流带走而干燥的操作。

(2) 对流干燥：热能以对流方式由热气体传给与其接触的湿物料，物料中的湿分受热汽化并由气流带走而干燥的操作。此时热空气既是载热体，又是载湿体。

(3) 辐射干燥：热能以电磁波的形式由辐射器发射，入射至湿物料表面被吸收而转变为热能，将物料中的湿分加热汽化而进行干燥的操作。

(4) 介电加热干燥：将湿物料置于高频电场内，通过高频电场的交变作用使物料加热，湿分汽化而进行干燥的操作。

2. 常用的干燥设备

由于工业生产中被干燥物料的性质、干燥程度的要求、生产能力的大小各不相同，因此所采用的干燥器的型式也是多种多样的。各种类型的常用干燥器有：

热传导干燥——耙式真空干燥器、滚筒干燥器、冷冻干燥器；

对流干燥——气流干燥器、流化床干燥器、喷雾干燥器、厢式干燥器等；

辐射干燥——红外线干燥器；

介电加热干燥——微波干燥器。

根据制剂生产的特点，最普遍使用的干燥器为厢式干燥器、沸腾干燥器。此外，根据物料特点还使用喷雾干燥器、红外干燥器、微波干燥器、冷冻干燥器等。

(1) 厢式干燥器：小型的厢式干燥器称为烘箱，大型的称烘房。图 6 - 41 为常压厢式干燥器。四壁用绝热材料制成，以减少热损失，在干燥室内置固定多层支架或小车式

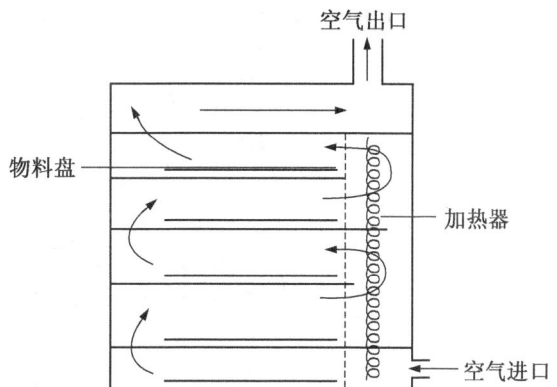

图 6 - 41　常压厢式干燥器

支架,把物料盘放到支架上。空气经预热器加热后进入干燥室内,以水平方向通过物料表面进行干燥。干燥盘内的物料层厚一般为0.01~0.05m,风速视物料的粒度而定,要求物料不致被气流带出,一般在 1~10m/s。

厢式干燥器现多采用废气再循环与中间加热法。废气再循环系将一部分从干燥室排出的废气与新鲜空气混合重新进入干燥室,不仅提高了设备的热效率,同时可调节空气的湿度,防止物料发生龟裂和变形。中间加热法系在干燥室内装有加热器,使热空气每通过一次物料后得到再次加热,然后再通入下一层物料,以保证干燥室内上下层干燥盘内的物料干燥均匀。

厢式干燥器的设备简单,适应性强,可用于生产能力较小、物料不允许破碎、干燥程度要求高的场合;对各种物料,如粒状、浆状、膏糊状、块状都能干燥;对某些贵重物料的干燥,往往也采用厢式干燥器。但厢式干燥器有劳动条件差、劳动强度大、生产效率低、热量消耗大、设备庞大、物料干燥不均匀、易结块等缺点,因而目前已逐渐被其他型式的干燥器所取代。

(2)流化床干燥器(沸腾床干燥器):热空气自下而上通过松散的粒状或粉状物料层形成"沸腾床"而进行干燥的操作。生产上也叫沸腾床干燥器。

流化床的操作原理已在本章的制粒设备中讨论过,在此省略。本节只介绍目前使用最多的流化床干燥器型式。

1)单层圆筒流化床干燥器:图6-42表示单层圆筒流化床干燥器。湿物料由加料器送入干燥器内的多孔气体分布板(筛板)之上,经加热后的空气进入流化床底部的分布板与物料接触,使物料呈悬浮状态并在上下翻动的过程中得到干燥,干燥后的产品由卸料口溢流而排出,废气由干燥器的顶部排出,后经旋风分离器回收其中夹带的粉尘后由排风机排空。

2)卧式多室流化床干燥器:如图6-43所示,干燥器为一长方形箱式流化床,底部为多孔筛板(开孔率一般为 4%~13%,孔径 φ 为 1.5~2.0mm),筛板上方有上下可调的竖向挡板,将流化床分为 4~8 个小室,每个小室的筛板下部均有一进气支管,支管上有可调节气体流量的阀门。

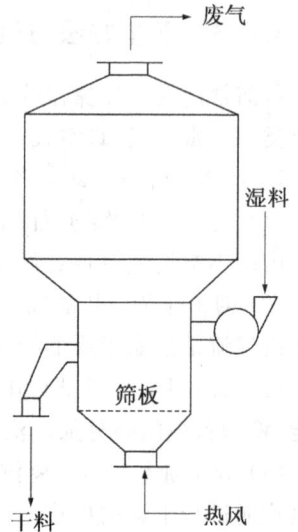

图6-42　单层圆筒流化床干燥器

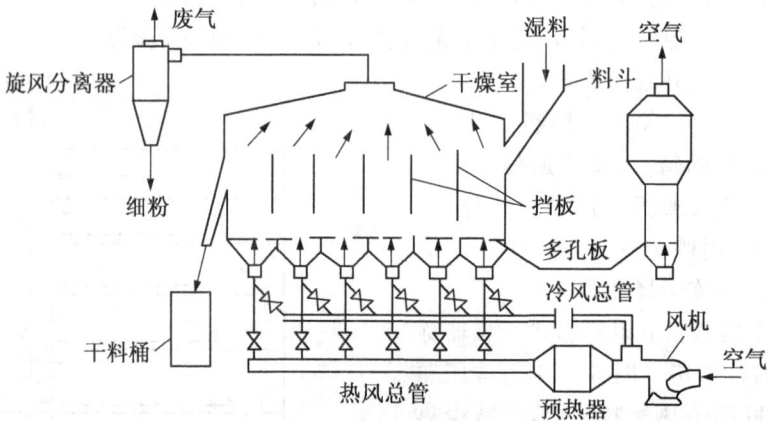

图6-43　卧式多室流化床干燥器

　　将湿物料通过料斗连续送入干燥器内的多孔气体分布板(筛板)之上,空气经预热器加热后吹入干燥器底部的气体分布板,当气体穿过物料层时物料呈悬浮状在上下翻动的过程中得到干燥,干燥后的产品由卸料口排出,废气由干燥器的顶部排出,经袋滤器或旋风分离器回收其中夹带的粉尘后排出。

　　流化床干燥器的主要特点有: ① 物料颗粒与气流间运动激烈,接触面积大,传热效果良好,提高了干燥速率,设备生产能力大;② 床内温度分布均匀,根据不同物料的不同含水要求,可以任意调节干燥温度与干燥时间,适用于热敏性物料;③ 设备简单紧凑,劳动强度低,操作方便,既可连续操作,也可进行间歇操作;④ 操作气速比较低,对物料的粉碎较小;⑤ 对被干燥物料的含水量及粒度有一定限制,一般颗粒直径在 $30\mu m\sim6mm$ 之间,不宜过大或过小;初含水量一般不能太高,对于粉料要求在 2%～5% 以下,对于粒状料可以在 10%～15% 以下;⑥ 不宜用于易黏结成团的物料和对颗粒外表要求严格的物料。

　　流化床干燥器在片剂颗粒的干燥中得到广泛应用。

　　(3) 喷雾干燥器:设备构造和操作与喷雾制粒相同。喷雾干燥蒸发面积大、干燥时间非常短,对热敏性物料非常适合。干燥制品多为松脆的空心颗粒,溶解性好。喷雾干燥器内送入的料液及热空气经过除菌过滤可获得无菌干品,如抗生素粉针剂。

　　近年来,喷雾干燥法在微型胶囊的制备、固体分散体的研究以及中药提取液的干燥中都得到了广泛的应用。

　　(4) 红外干燥器:红外干燥器是利用红外辐射元件发出来的红外线对物料进行直接加热的一种干燥方式。由于红外干燥中能量是通过辐射而传递的,所以也称辐射加热干燥。

　　红外线是介于可见光和微波之间的一种电磁波,其波长范围在 $0.72\sim1000\mu m$ 的广阔区域,波长在 $0.72\sim5.6\mu m$ 区域的叫近红外,在 $5.6\sim1000\mu m$ 区域的称远红外。

　　红外线辐射器所产生的电磁波以光的速率辐射至被干燥的物料,当红外线的发射频率与物料中分子运动的固有频率相匹配时,引起物料中分子的强烈振动和转动,在物料的内部发生激烈的碰撞与摩擦产生热而达到干燥的目的。

　　红外线干燥器主要由干燥室、辐射能发生器、被干物料的机械传动装置以及辐射线的反射集光装置等组成,如图 6-44 所示。

　　红外线干燥器特别适用于大面积、物料表层的干燥,由于物料表面和内部的物质分子同时吸收红外线,故受热均匀,产品的外观、机械强度等均有所提高。缺点是电能消耗大。

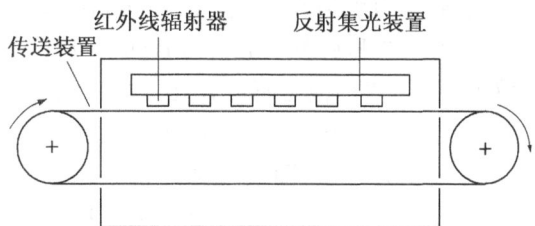

图 6-44　红外线干燥装置示意图

　　实验室常用的红外灯干燥器为波长小于 $3\mu m$ 的近红外干燥,干燥效率低、干燥时间长、耗能大。由于很多物料,特别是有机物、高分子及水在远红外区域有很宽的吸收带,所以远红外干燥速率快,质量好,能量利用率高。

　　(5) 微波干燥器:微波是一种电磁波,波长在 $0.001\sim1m$,频率范围在 $300MHz\sim300kMHz$。工业上使用 915MHz 和 2450MHz 两个频率。微波干燥属于介电加热干燥。

　　水分子是由氢、氧原子组成的中性分子,但是水分子一旦加上一个强电场以后,就会在外加电场力的作用下极化,并趋向于与外电场方向一致的整齐排列。这种整齐排列的水分子贮有位能,如果外电场消失,那么水分子将或多或少地力图恢复到它们原来杂乱无章的原始状态。如果再加上一个方向相反的电场,水分子又会按新的电场方向重新整齐排列。因此外加电场方向不断变化,水分子就会随着电场方向不断地迅速转动,在此过程中水分子之间就产生剧烈的碰撞和摩擦,部分能量就会转化为热能。微波是一种高频交变电场,所以能使湿物料中的水分子获得能量而汽化,从而使物料得到干燥。

微波干燥器加热迅速、干燥速率快,加热均匀、热效率高,对含水物料的干燥特别有利。因为水分子吸收微波的能力比固体物料更强,故水分获得能量较多,而固体物料获得能量较少,温度不会升得很高。微波干燥的优点是操作控制灵敏,操作方便;缺点是成本较高,对有些物料的稳定性有影响,需增加劳动保护措施。

6.4.4　冷冻干燥

冷冻干燥(freeze drying)是将含有大量水分的物料(溶液或混悬剂)预先通过降温冻结成冰点以下(通常为$-40\sim-10℃$)的固体,然后在高度真空的条件下使水蒸气直接从固体中升华出来进行干燥的操作。因为利用升华达到去水的目的,所以也叫升华干燥。该技术目前在制药行业中应用较普遍,如抗生素、生化药品、疫苗等生物制品的生产。

冷冻干燥所需的热主要依靠固体的热传导,因此该干燥过程属于热传导干燥。

1. 冷冻干燥原理

冷冻干燥原理可用水的三相图加以说明,如图6-45所示。图中OA线是冰和水的平衡曲线,在此曲线上冰、水共存;OB线是水和水蒸气的平衡曲线,在此曲线上水、汽共存;OC线是冰和水蒸气的平衡曲线,在此曲线上冰、汽共存;O点是冰、水、汽的平衡点,在这个温度和压强时冰、水、汽可以同时共存,它的温度为$0.01℃$,压强为4.6mmHg。从图可以看出当压强低于4.6mmHg时,不管温度如何变化,水的液态不能存在,这时只有固态和气态两种形态。固相(冰)吸热后不经过液相直接变为气相,而气相遇冷放热后直接变为固相。例如冰的蒸汽压在$-40℃$时为0.1mmHg,在$-60℃$时为0.01mmHg,若将$-40℃$冰面上的压强降低到0.01mmHg,则

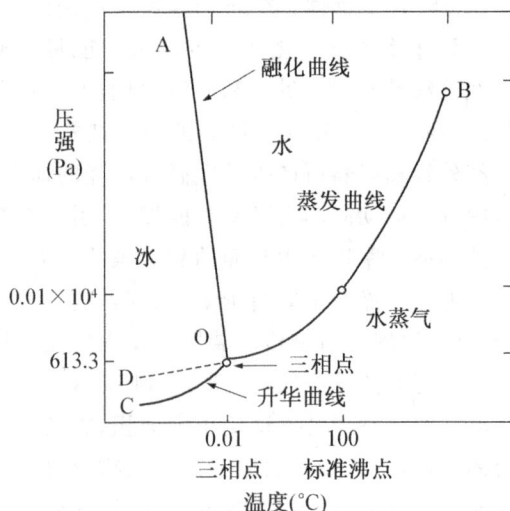

图6-45　水的三相图

固态的冰直接变为水蒸气。同理,如将$-40℃$的冰在0.01mmHg时加热至$-20℃$也能发生升华现象,冷冻干燥就是根据这个原理进行的,所以升高温度或降低压强都可打破汽、固两相平衡,使整个系统朝着冰转变为汽的方向进行。

冷冻干燥不同于普通的加热干燥,物料中的水分基本上在0℃以下冰冻的固体表面升华而进行干燥,物质本身则剩留在冻结时的冰架子中。因此,干燥后的产品体积不变、疏松多孔。冰在升华时需要热量,因此必须对物料进行适当加热,并使加热板与物料升华表面形成一定温度梯度以利于传热的顺利进行。

冷冻干燥的优点：① 冷冻干燥要求高度的真空及低温，因此对许多热敏性物料特别适用，如蛋白质、微生物之类的产品不会发生变性或失去生物活性；② 干燥后的制品疏松多孔，呈海绵状而易溶，故在生物制品、抗生素等固体注射剂的制备中（临用时溶解）多用此法；③ 由于低温干燥，挥发性成分的损失很少；④ 由于高真空干燥，易氧化物质得以保护；⑤ 由于冷冻干燥，物料的体积几乎不变，保持了原来的结构；为使干燥后保持一定形状，物料（溶质）的含水量至少在 10%～15% 之间。

本法的缺点是设备投资费高，动力消耗大，而且由于高真空下气体的导热系数很低，物料干燥时间长，相应的设备生产能力低。

2. 冷冻干燥设备及干燥过程

冷冻真空干燥机简称为冻干机。冻干机按系统分，由制冷系统、真空系统、加热系统和控制系统四个主要部分组成；按结构分，由冻干箱、冷凝器（或称水汽凝集器）、冷冻机、真空泵和阀门、电器控制元件等组成（图 6-46）。冻干箱内设有若干层搁板，搁板内置有冷冻管和加热管，分别用来对制品进行冷冻（-40℃左右）和加热（+50℃左右），冻干箱是能抽成真空的密闭容器。冷凝器内装有螺旋状冷冻蛇管数组，其操作温度应低于冻干箱内的温度，工作温度可达 -60～-45℃，其作用是将来自干燥箱中升华的水汽进行冷凝，以保证冻干过程顺利进行。

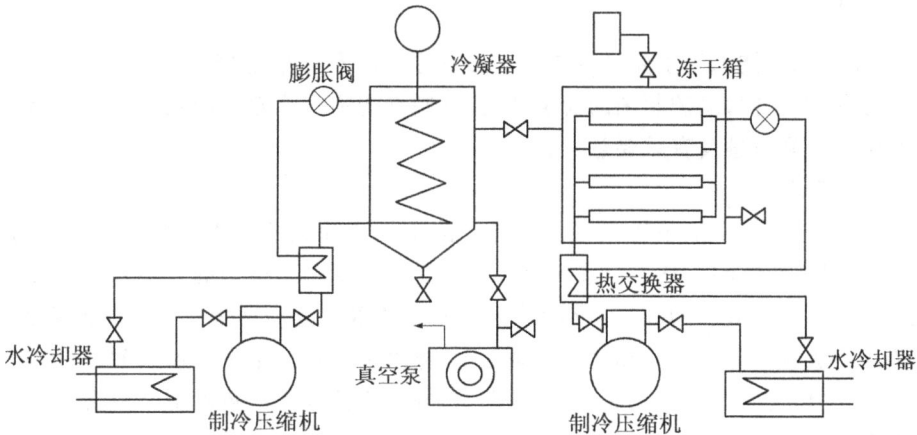

图 6-46　冷冻干燥机示意图

冻干过程包括预冻、升华和再干燥三个阶段。在冻干之前，把需要冻干的药品分装在合适的容器内，一般是玻璃瓶或安瓿，装置要均匀，蒸发表面尽量大而厚度尽量薄些。先将冻干箱进行空箱降温到 -40℃，然后将产品放到冻干箱内的搁板上进行预冻（降温阶段），待制品完全冻结后即可进行升华操作。制品的升华系在高真空下进行，一般干燥箱内真空达到 0.1mmHg以上，为保证冰的升华不断进行，应将搁板加热以供给升华所需的热量。冷冻干燥时冻干过程可分为升华阶段和制品的再干燥阶段。升华阶段进行第一步加热，使冰大量升华，此时制品温度不宜超过共熔点，通常此段板温控制在 ±10℃ 之间。制品的再干燥阶段进行第二步加热，以提高干燥速率。这时板温一般控制在 30℃ 左右，直至制品温度与板温重合即达干燥的终点。整个冻干时间约需 12～24h。图 6-47 表示制品的冷冻干燥曲线。不同产品应采用不同的干燥曲线，同一产品使用不同冻干曲线时，产品质量也不相同，冻干曲线还与冻干机的性能有关。

因此不同的产品,不同的冻干机应用不同的冻干曲线。

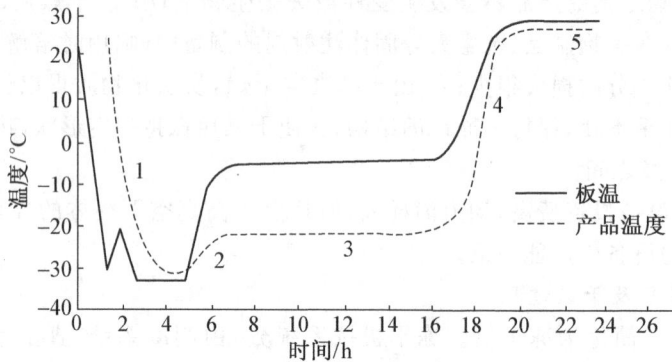

图 6-47　冷冻干燥曲线

6.5　灭菌与无菌技术

6.5.1　概述

采用灭菌与无菌技术的主要目的是:杀灭或除去所有微生物繁殖体和芽孢,最大限度地提高药物制剂的安全性,保护制剂的稳定性,保证制剂的临床疗效。因此,研究、选择有效的灭菌方法,对保证产品质量具有重要意义。

1. 灭菌与灭菌法

灭菌(sterilization)系指用物理或化学等方法杀灭或除去所有微生物繁殖体和芽孢的过程。但灭菌要保证药物的理化性质和治疗作用不受任何影响。所用的灭菌方法称为灭菌法或灭菌技术(the technique of sterilization)。灭菌方法基本上分为两大类:物理灭菌法(干热灭菌法、湿热灭菌法、射线灭菌法)和化学灭菌法(气体灭菌法和化学杀菌剂灭菌法),《中国药典》收载的灭菌法中包含了湿热灭菌法、干热灭菌法、辐射灭菌法和环氧乙烷灭菌法。

2. 无菌与无菌操作法

无菌(sterility)是指在任一指定物体、介质或环境中,不得存在活的微生物。无菌操作法(aseptic technique)是指整个操作过程控制在无菌条件下进行,使产品避免微生物污染的一种操作方法或技术。

本节将重点介绍湿热灭菌法、干热灭菌法和无菌操作法。

6.5.2　物理灭菌方法及设备

利用蛋白质与核酸具有遇热、射线不稳定的特性,采用加热、射线和过滤方法,杀灭或除去微生物的技术称为物理灭菌法,亦称物理灭菌技术。该技术包括干热灭菌、湿热灭菌、过滤灭菌法和射线灭菌。灭菌设备本节只介绍干热灭菌设备和湿热灭菌设备。

1. 干热灭菌法

干热灭菌法系指在干燥环境中进行灭菌的技术,包括火焰灭菌法和干热空气灭菌法。

（1）火焰灭菌法：系指用火焰直接灼烧灭菌的方法。该法灭菌迅速、可靠、简便,适用于耐火焰材质(如金属、玻璃及瓷器等)的物品与用具的灭菌,不适合药品的灭菌。

（2）干热空气灭菌法：系指用高温干热空气灭菌的方法。该法适用于耐高温的玻璃和金属制品以及不允许湿气穿透的油脂类(如油性软膏基质、注射用油等)和耐高温的粉末化学药品的灭菌,不适用于橡胶、塑料及大部分药品的灭菌。

在干燥状态下,由于热穿透力较差,微生物的耐热性较强,必须长时间受高热作用才能达到灭菌的目的。因此,干热空气灭菌法采用的温度一般比湿热灭菌法高。

2. 湿热灭菌法

湿热灭菌法系指用饱和蒸汽、沸水或流通蒸汽进行灭菌的方法。由于蒸汽潜热大,穿透力强,容易使蛋白质变性或凝固,因此该法的灭菌效率比干热灭菌法高,是药物制剂生产过程中最常用的方法。湿热灭菌法可分为热压灭菌法、流通蒸汽灭菌法、煮沸灭菌法和低温间歇灭菌法。

（1）热压灭菌法：系指用高压饱和水蒸汽加热杀灭微生物的方法。该法具有很强的灭菌效果,灭菌可靠,能杀灭所有细菌繁殖体和芽孢,适用于耐高温和耐高压蒸汽的所有药物制剂、玻璃容器、金属容器、瓷器、橡胶塞、滤膜过滤器等。

在一般情况下,热压灭菌法所需的温度(蒸汽表压)与时间的关系为：115℃(68kPa)、30min;121℃(98kPa)、20min;126℃(137kPa)、15min。在特殊情况下,可通过实验确认合适的灭菌温度和时间。

（2）流通蒸汽灭菌法：系指在常压下,采用100℃流通蒸汽加热杀灭微生物的方法。灭菌时间通常为3060min。该法适用于消毒及不耐高热制剂的灭菌,但不能保证杀灭所有的芽孢,是非可靠的灭菌法。

（3）煮沸灭菌法：系指将待灭菌物置于沸水中加热灭菌的方法。煮沸时间通常为30-60min。该法灭菌效果较差,常用于注射器、注射针等器皿的消毒。必要时可加入适量的抑菌剂,如三氯叔丁醇、甲酚、氯甲酚等,以提高灭菌效果。

（4）低温间歇灭菌法：系指将待灭菌物置于6080℃的水或流通蒸汽中加热60min,杀灭微生物繁殖体后,在室温条件下放置24h,让待灭菌物中的芽孢发育成繁殖体,再次加热灭菌、放置,反复多次,直至杀灭所有芽孢。该法适合于不耐高温、热敏感物料和制剂的灭菌。其缺点是费时、工效低、灭菌效果差,加入适量抑菌剂可提高灭菌效率。

3. 热灭菌的原理和灭菌参数

（1）热灭菌机理：热灭菌是研究最深、使用最广的灭菌方式。当温度超过细胞最佳生理活动的温度范围时,随着温度的升高,细胞代谢减缓,细胞的生长及繁殖最终停止。每种细胞的适宜生理活动温度均有一个上限,一旦温度超过这个上限,起生命作用的蛋白质、酶及核酸会被永久性破坏,从而导致细胞发生不可逆转的死亡。

在热灭菌中研究的对象主要是耐热孢子,因为生长态菌在灭菌过程中很容易被杀灭。在热灭菌中,水对杀灭细菌芽孢起着重要作用。与水相关的灭菌方式只有两种：湿热灭菌和干热灭菌。相对湿度达到饱和湿度的灭菌方式称为湿热灭菌;相对湿度低于100%的条件下的灭菌方式称为干热灭菌。实验数据表明,当温度在90125℃之间,相对湿度在20%50%时,细菌芽孢较难杀灭。当相对湿度高于50%或低于20%时,则细菌芽孢较易杀灭,这对选择灭菌条件有指导意义。

（2）灭菌参数：湿热灭菌的灭菌参数(F 值和 F_0 值)：湿热灭菌的对数规则始见于1921

年 Bigeow 发表的论文——《用对数规则阐述灭菌工艺过程》,Rahn 等人对此进行了详细的研究,使对数规则更系统化。按照他们的理论,灭菌时微生物的死亡遵循对数规则,灭菌过程可以用阿伦尼乌斯的一级反应方程式来描述。

1) D 值——微生物耐热参数:在一定温度下,杀灭 90% 微生物(或残存率为 10%)所需的灭菌时间。杀灭微生物符合一级动力学过程,即:

$$\frac{\mathrm{d}N}{\mathrm{d}t} = -kt \tag{6-18}$$

或

$$\lg N_0 - \lg N_t = \frac{kt}{2.303} \tag{6-19}$$

式中:N_t 表示灭菌时间为 t 时残存的微生物数;N_0 表示原有微生物数;k 表示灭菌常数。

$$D = t = \frac{2.303}{k}(\lg 100 - \lg 10) \tag{6-20}$$

由此可知,D 值即为降低被灭菌物品中微生物数至原来的 1/10 或降低一个对数单位(如 $\lg 100$ 降低至 $\lg 10$)所需的时间,即 $\lg N_0 - \lg N_t = \lg 100 - \lg 10 = 1$ 时的 t 值。在一定灭菌条件下,不同微生物具有不同的 D 值;同一微生物在不同灭菌条件下,D 值亦不相同(如含嗜热脂肪芽孢杆菌的 5% 葡萄糖水溶液,121℃蒸汽灭菌的 D 值为 2.4min,105℃的 D 值为 87.8min)。因此,D 值随微生物的种类、环境和灭菌温度变化而异。

2) Z 值:降低一个 $\lg D$ 值所需升高的温度,即灭菌时间减少到原来的 1/10 所需升高的温度或在相同灭菌时间内,杀灭 99% 的微生物所需提高的温度。计算公式为:

$$Z = \frac{T_2 - T_1}{\lg D_2 - \lg D_1} \tag{6-21}$$

即

$$\frac{D_2}{D_1} = 10^{\frac{T_2 - T_1}{Z}} \tag{6-22}$$

设 $Z=10℃$,$T_1=110℃$,$T_2=121℃$,按 6-22 式计算可得:$D_2=0.079-D_1$,即 110℃灭菌 1min 与 121℃灭菌 0.079min 的灭菌效果相当。

3) F 值:在一定灭菌温度(T)下给定的 Z 值所产生的灭菌效果与在参比温度(T_0)下给定的 Z 值所产生的灭菌效果相同时所相当的时间(equivalent time)。以 min 为单位,其数学表达式为:

$$F = \Delta t \sum 10^{\frac{T-T_0}{Z}} \tag{6-23}$$

4) F_0 值:在一定灭菌温度(T)、Z 值为 10℃所产生的灭菌效果与 121℃、Z 值为 10℃所产生的灭菌效果相同时所相当的时间(min)。F_0 值目前仅限于热压灭菌。物理 F_0 值的数学表达式为:

$$F_0 = \Delta t \sum 10^{\frac{T-121}{Z}} \tag{6-24}$$

根据 6-24 式,在灭菌过程中,仅需记录被灭菌物的温度与时间,即可计算 F_0 值。由于 F_0 值是将不同灭菌温度换算到相当于 121℃热压灭菌时的灭菌效力,故 F_0 值可作为灭菌过程的比较参数,对灭菌过程的设计及验证灭菌效果极为有用。

生物 F_0 值的数学表达式为:

$$F_0 = D_{121℃} \times (\lg N_0 - \lg N_t) \tag{6-25}$$

即生物 F_0 值可看做 $D_{121℃}$ 与微生物数目的对数降低值的乘积。式中 N_t 为灭菌后预计达到的微生物残存数,即染菌度概率(probability of nonsterility),当 N_t 达到 10^{-6} 时(原有菌数的百万分之一),可认为灭菌效果较可靠。因此,生物 F_0 值可认为是以相当于 121℃ 热压灭菌时,杀灭容器中全部微生物所需要的时间。

影响 F_0 值的因素主要有:① 容器大小、形状及热穿透性等;② 灭菌产品溶液性质、充填量等;③ 容器在灭菌器内的数量及分布等。该项因素在生产过程中影响最大,故必须注意灭菌器内各层、四角、中间位置热分布是否均匀,并根据实际测定数据,进行合理排布。

测定 F_0 值时应注意的问题:① 选择灵敏度高、重现性好、使用精密度为 0.1℃ 的热电偶,并对其进行校正;② 灭菌时应将热电偶的探针置于被测样品的内部,经灭菌器通向灭菌柜外的温度记录仪(一般附有 F_0 显示器);③ 对灭菌工艺和灭菌器进行验证,灭菌器内热分布应均匀,重现性好。

为了确保灭菌效果,应严格控制原辅料质量和环境条件,尽量减少微生物的污染,采取各种有效措施使每一容器的含菌数控制在一定水平以下(一般含菌数为 10 以下,即 $\lg N_0 < 1$);计算、设置 F_0 值时,应适当考虑增加安全系数,一般增加理论值的 50%,即规定 F_0 值为 8min,实际操作应控制在 12min。

干热灭菌的灭菌参数:由于在相同的温度下干热对微生物的杀灭效果远低于饱和蒸汽,故干热灭菌需要较高的温度或较长的暴露时间。在很多情况下干热既是灭菌又是去热原的方法(如注射剂生产中的安瓿瓶和西林瓶)。评价干热灭菌的相对灭菌能力时,一般可以采用类似于湿热灭菌中的 F_0 值。在不同温度下干热灭菌及去热原处理的热效应也可以通过下式计算:

$$F_H = \int_{t_1}^{t_2} \frac{10^{(T-T_0)}}{Z dt} \tag{6-26}$$

式中:F_H 是参照温度 $T_0 = 170℃$ 下的标准干热时间。在干热灭菌时,Z 取 20℃;在去热原时,Z 取值 54℃。在去热原时要求经热原处理后,内毒素含量下降 3 个对数单位。

《中国药典》通则提议的干热灭菌程序如下:160170℃,2h 以上;170180℃,1h 以上;250℃,45min 以上。

BP1998 版规定干热灭菌程序:160℃,2h 以上,也可采用其他温度—时间的干热灭菌程序。

4. 灭菌设备

(1) 干热灭菌设备:干热灭菌设备主要有两类,一类是间歇式干热灭菌设备,即烘箱等,目前主要用于药品生产中金属或玻璃等耐热器具的灭菌;另一类是连续式干热灭菌设备,即隧道式干热灭菌机,主要用于注射剂玻璃瓶的灭菌和除热原。本节重点介绍连续式干热灭菌机。

连续式干热灭菌机的形式有两种:一种是热层流式干热灭菌机也称热风循环式干热灭菌机,它是将高温热空气流经高效过滤器过滤,获得洁净度为百级的单向空气流,直接加热灭菌物品。另一种是远红外加热灭菌机,属辐射式干热灭菌机,它采用远红外石英管加热,利用辐射的热传递原理,由洁净度为百级的垂直平行空气流保护灭菌物品不受污染。

连续式干热灭菌机整体为隧道式,由预热区、高温灭菌区、冷却区三部分组成(图 6-48)。

1) 加热装置:电加热管或远红外石英管。加热装置是干热灭菌设备的主要组成部分,对加热效果影响很大。

2) 风机:送风机主要提供平行气流,保护灭菌物品。排风机主要用于排除湿空气。

3) 高效过滤器:主要是除去空气中的尘埃物质,提供 100 级的平行空气流。

4) 传送带：采用不锈钢链条或网带，可根据不同的要求任意调节适宜的速率。

5) 控制系统：连锁控制系统、压力传感器、温度控制器及记录仪、传送带运行控制器，以保证灭菌物品的温度和时间达到设定值。

6) 箱体：采用不锈钢制造，保温材料采用硅酸铝纤维制成。

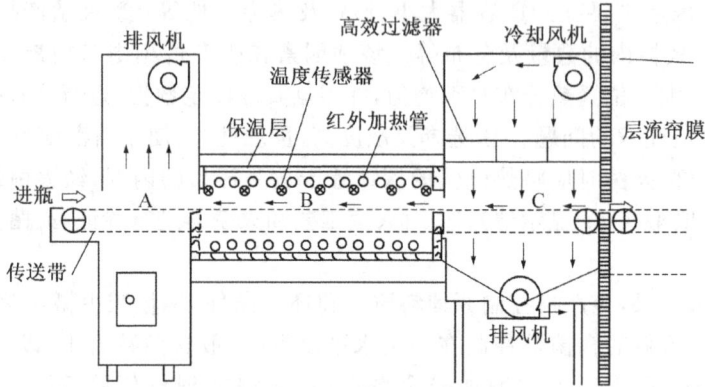

图 6-48 连续式干热灭菌机示意图

（2）湿热灭菌设备：湿热灭菌设备主要有高压蒸汽灭菌器、快冷式灭菌器、水浴式灭菌器、回转水浴式灭菌器。本节只介绍高压蒸汽灭菌器。

高压蒸汽灭菌器是应用最早、最普遍、也是最可靠的一种灭菌设备。常用的有手提式、卧式、立式热灭菌器等。

基本原理：高压蒸汽灭菌器是以蒸汽为灭菌介质，将一定压强的饱和蒸汽，直接通入灭菌柜内，对待灭菌物品进行加热，冷凝后的饱和水及过剩蒸汽由柜体底部排出。

设备结构：高压蒸汽灭菌器由坚固的合金制成，带有夹套。大型灭菌柜内还备有带轨道的推车。有双扉结构，可以安装在不同的洁净区，进料门和出料门连锁。配有脉动真空装置，还有自动记录和自动控制装置。脉动真空灭菌柜灭菌原理如图 6-49 所示。

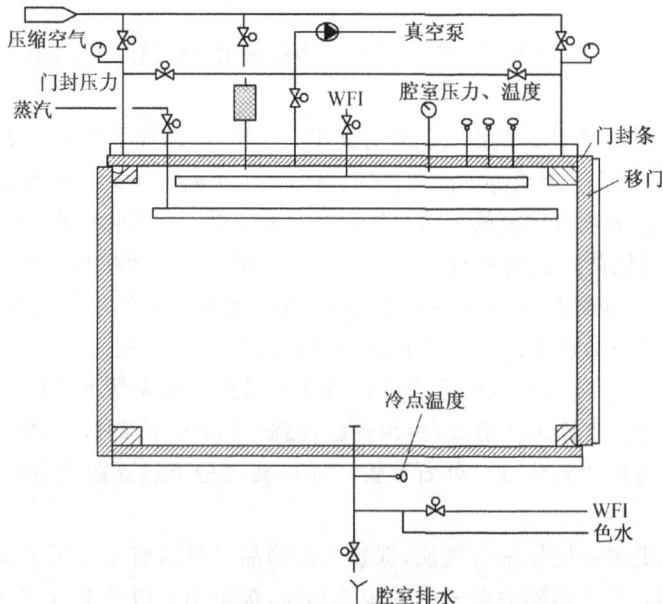

图 6-49 脉动真空灭菌柜灭菌原理示意图

5. 影响湿热灭菌的主要因素

影响湿热灭菌的主要因素有：

（1）微生物的种类与数量：微生物的种类不同，耐热、耐压性能存在很大差异，不同发育阶段对热、压的抵抗力不同，其耐热、压的次序为芽孢＞繁殖体＞衰老体。微生物数量愈少，所需的灭菌时间愈短。

（2）蒸汽性质：蒸汽有饱和蒸汽、湿饱和蒸汽和过热蒸汽。饱和蒸汽热含量较高，热穿透力较大，灭菌效率高；湿饱和蒸汽因含有水分，热含量较低，热穿透力较差，灭菌效率较低；过热蒸汽温度高于饱和蒸汽，但穿透力差，灭菌效率低，且易引起药品的不稳定性。因此，热压灭菌应采用饱和蒸汽。

（3）药品性质和灭菌时间：一般而言，灭菌温度愈高，灭菌时间愈长，药品被破坏的可能性愈大。因此，在设计灭菌温度和灭菌时间时必须考虑药品的稳定性，即在达到有效灭菌的前提下，尽可能降低灭菌温度和缩短灭菌时间。

（4）其他：介质、pH 对微生物的生长和活力具有较大影响。一般情况下，在中性环境下微生物的耐热性最强，碱性环境次之，酸性环境则不利于微生物的生长和发育。介质中的营养成分愈丰富（如含糖类、蛋白质等），微生物的抗热性愈强，应适当提高灭菌温度和延长灭菌时间。

6. 其他灭菌方法

（1）射线灭菌法：系指采用辐射、微波和紫外线杀灭微生物和芽孢的方法。

1）辐射灭菌法：系指采用放射性同位素（^{60}Co 和 ^{137}Cs）放射的 γ 射线杀灭微生物和芽孢的方法，辐射灭菌剂量一般为 2.5×10^4 Gy（戈瑞）。该法《中国药典》、《英国药典》和《日本药局方》已收载。

本法适合于热敏物料和制剂的灭菌，常用于维生素、抗生素、激素、生物制品、中药材和中药制剂、医疗器械、药用包装材料及药用高分子材料等物质的灭菌。其特点是：不升高产品温度，穿透力强，灭菌效率高；但设备费用较高，对操作人员存在潜在的危险性，对某些药物（特别是溶液型）可能产生药效降低或产生毒性物质和发热物质等。

2）微波灭菌法：采用微波（频率为 300MHz300kMHz）照射产生的热能杀灭微生物和芽孢的方法。

该法适合液态和固体物料的灭菌，且对固体物料具有干燥作用。其特点是：微波能穿透到介质和物料的深部，可使介质和物料表里一致地加热，且具有低温、常压、高效、快速（一般为23min）、低能耗、无污染、易操作、易维护、产品保质期长（可延长 1/3 以上）等特点。

微波灭菌机是利用微波的热效应和非热效应（生物效应）相结合实现灭菌目的的设备，热效应使微生物体内蛋白质变性而失活，非热效应干扰了微生物正常的新陈代谢，破坏微生物的生长条件。微波的生物效应使得该技术在低温（7080℃）时即可杀灭微生物，而不影响药物的稳定性，对热压灭菌不稳定的药物制剂（如维生素 C、阿司匹林等），采用微波灭菌则较稳定，降解产物减少。

3）紫外线灭菌法：系指用紫外线（能量）照射杀灭微生物和芽孢的方法。用于紫外灭菌的波长一般为 200300nm，灭菌力最强的波长为 254nm。该方法属于表面灭菌。

紫外线不仅能使核酸蛋白变性，而且还能使空气中的氧气产生微量臭氧，从而达到共同杀菌作用。该法适合于照射物表面灭菌、无菌室空气及蒸馏水的灭菌；不适合于药液的灭菌及固体物料深部的灭菌。由于紫外线是以直线传播的，可被不同的表面反射或吸收，穿透力微弱，普通玻璃即可吸收紫外线,因此装于容器中的药物不能用紫外线灭菌。紫外线对人体有害,照射过久易发生结膜炎、红斑及皮肤烧灼等伤害,故一般在操作前开启 12h,操作时关闭;必须在操作过程中照射时,对操作者的皮肤和眼睛应采用适当的防护措施。

(2) 过滤灭菌技术:过滤灭菌严格来说不是一种灭菌方法而是一种除菌法,它并不杀灭微生物,而是一种采用过滤技术除去微生物的方法。

该法适合于对热不稳定的药物溶液、气体、水等物品的灭菌。灭菌用过滤器应有较高的过滤效率,能有效地除尽物料中的微生物,滤材与滤液中的成分不发生相互交换,滤器易清洗,操作方便等。

为了有效地除尽微生物,滤器孔径必须小于芽孢体积($>0.5\mu m$)。常用的除菌过滤器有 $0.22\mu m$ 的微孔滤膜滤器和 G6(号)垂熔玻璃滤器。过滤灭菌应在无菌条件下进行操作,为了保证产品的无菌,必须对过滤过程进行无菌检测及验证。

6.5.3 化学灭菌法

化学灭菌法系指用化学药品直接作用于微生物而将其杀灭的方法。

对微生物具有灭杀作用的化学药品称杀菌剂,可分为气体灭菌剂和液体灭菌剂。化学灭菌剂的杀灭效果主要取决于微生物的种类与数量、物体表面光洁度或多孔性以及杀菌剂的性质等。化学灭菌的目的在于减少微生物的数目,以控制一定的无菌状态。

1. 气体灭菌法

气体灭菌法系指采用气态杀菌剂(如环氧乙烷、臭氧、甲醛、丙二醇、甘油和过氧乙酸蒸汽等)进行灭菌的方法。该法特别适合环境消毒以及不耐加热灭菌的医用器具、设备和设施等的消毒,亦用于粉末注射剂,不适合对产品质量有损害的场合。同时应注意残留的杀菌剂与药物可能发生的相互作用。

(1) 环氧乙烷灭菌法:环氧乙烷为制药工业常用的气体杀菌剂,具有较强的扩散和穿透力,并对细菌芽孢和真菌等有杀灭作用。主要用于塑料包装容器的灭菌。使用浓度 850～900mg/L、45～55C°维持 3h,相对湿度 30％～50％为宜。环氧乙烷具有可燃性,空气中体积分数达 3％时即可引起爆炸,故应用时要注意防爆。

(2) 用于空气灭菌的气体灭菌法:主要有甲醛、臭氧、丙二醇、乳酸及过氧乙酸等,普遍用于洁净室的消毒。甲醛蒸汽的杀菌力较强,灭菌较彻底。缺点是容易吸附在被灭菌物体上,同时对人眼、鼻、喉黏膜的的刺激性很强。灭菌使用量,按体积计算(包括房间和风管体积) $10mL/m^3$ 浓度为 36％的甲醛溶液。臭氧灭菌浓度约为 $19.63mg/m^3$。

2. 药液灭菌法

药液灭菌法系指采用杀菌剂溶液进行灭菌的方法。该法常作为其他灭菌法的辅助措施,适合于皮肤、无菌器具和设备的消毒。常用消毒液有 75％乙醇、1％聚维酮碘溶液、0.1％～0.2％苯扎溴铵(新洁尔灭)溶液、酚或煤酚皂溶液等。配制好的消毒液还要用 $0.22\mu m$ 的微孔滤膜过滤(因为大多数消毒剂不能杀死芽孢)放入已灭菌的容器中待用。消毒剂的使用应定期更换以防止耐药菌的产生。

6.5.4 无菌操作法

无菌操作法系指将整个过程控制在无菌条件下进行的一种操作方法。该法适合一些不耐热药物的注射剂、眼用制剂、皮试液、海绵剂和创伤用制剂的制备。

1. 无菌操作室的灭菌

常采用紫外线、液体和气体灭菌法对无菌操作室环境进行灭菌。

(1)甲醛溶液加热熏蒸法:该方法的灭菌较彻底,是常用的方法之一。气体发生装置是采用蒸汽加热夹层锅,使液态甲醛汽化成甲醛蒸汽,经蒸汽出口送入总进风道,由鼓风机吹入无菌室,连续 3h 后,关闭密熏 1224h,并应保持室内湿度>60%,温度>25℃,以免低温导致甲醛蒸汽聚合而附着于冷表面,从而降低空气中的甲醛浓度,影响灭菌效率。密熏完毕后,将25%的氨水经加热,按一定流量送入无菌室内,以清除甲醛蒸汽,然后开启排风设备,并通入无菌空气直至室内排尽甲醛。也可以用臭氧灭菌法与甲醛熏蒸交替使用。

(2)紫外线灭菌:是无菌室灭菌的常规方法,该方法应用于间歇和连续操作过程中。一般在每天工作前开启紫外灯 1h 左右,操作间歇中亦应开启 0.51h,必要时可在操作过程中开启(应注意操作人员眼、皮肤等的保护)。

(3)液体灭菌:是无菌室较常用的辅助灭菌方法,主要采用 3%酚溶液、2%煤皂酚溶液、0.2%苯扎溴铵或 75%乙醇喷洒或擦拭,用于无菌室的空间、墙壁、地面、用具等方面的灭菌。

2. 无菌操作

无菌操作室、层流洁净工作台和无菌操作柜是无菌操作的主要场所,无菌操作所用的一切物品、器具及环境,均须按前述灭菌法灭菌,尽可能采用双扉灭菌器,出口直接安装在无菌室以避免已灭菌物品的再次污染。进入无菌室的药液应进行除菌过滤。不能进行干热或湿热灭菌的物品应用消毒剂进行表面消毒,然后通过传递窗自外进入。无菌操作室内使用的压缩空气和惰性气体也应经过除菌过滤。操作人员应穿着已灭菌的工作服和鞋子,工作服应尽可能包裹身体的裸露部位。

3. 无菌制剂操作室的管理

(1)应尽量避免将尘埃和细菌带入洁净室中,无菌操作间的人员数量应控制到最低限度。人员进入应严格遵循更衣程序,在无菌室内不得裸手操作,并每隔一定时间进行手消毒。人员着装后要进行微生物监控,包括工作服表面和手套。

(2)无菌操作间的空气必须被高效过滤器过滤的空气所置换,让室内始终保持正压,防止污染空气从外部流入。操作间使用时应对室内空气中的微生物进行动态监控,常采用沉降菌法,暴露时间不低于 4h。

(3)无菌操作间的空调夜间要保持运行,以保持洁净室的正压和洁净度。

(4)无菌操作室应定期进行检测,检测内容包括温度、湿度、尘埃数、微生物数、风量、风速、静压差,同时还要定期进行高效过滤器的检漏。

6.5.5　无菌验证

从理论上说,无菌制剂应当是没有任何微生物污染的产品,但是这种绝对的标准无法用试验来认定或用科学的方法来认定。因此我们所说的无菌产品是指一批产品中非无菌品的概率符合药典通则规定的无菌要求的状态,它的内涵远远超出了无菌检查的范围。

无菌检查本身是有局限性的,它不可能对一批产品进行百分之百的检查。这样含有少量微生物污染的产品也有可能通过无菌检查。假设一批产品的污染率为 5%,按药典要求取样数为 20 个,通过概率计算我们可以发现它通过无菌检查的概率依然有 36%。确保产品的安全性,无菌制剂的生产仅靠无菌检查来控制是远远不够的。为了确保产品的无菌水平,保证人们的用药安全,各国 GMP 都对无菌验证作了详细的规定。

对于最终灭菌制剂、灭菌柜和灭菌工艺的验证,非最终灭菌制剂、培养基灌装试验是保证无菌的重要手段。

1. 湿热灭菌柜和灭菌工艺的验证

(1) 设计确认:

1) 灭菌柜的设计必须符合压力容器的标准,它能承受灭菌所需的蒸汽压力。

2) 灭菌柜的负载量应与生产相适应。

3) 灭菌监控系统。灭菌监控系统应包括温度控制、计时、报警三部分。要提高灭菌监控自动化程度,控制性能可靠,重现性好,而且可以数据存贮、打印和趋势分析。

4) 灭菌柜的腔室内的空气排除方式要与灭菌工艺和周期相适应。

5) 具有灭菌柜的开启安全装置,验证用插入孔。

6) 灭菌物品的进出方式,即灭菌柜是单扉还是双扉。尽可能采用双扉灭菌柜。

(2) 安装确认:

1) 开箱检查:灭菌柜的规格、型号、随机附件和文件资料。

2) 安装检查:检查内容包括安装位置和空间,灭菌室轨道的水平情况,水、电、汽等的连接,安全阀安装情况,门封检查等。

(3) 运行确认:检查并确认灭菌器运行符合设计要求。

1) 按说明书要求运行,空载试验 3 次,检查灭菌器是否符合说明书规定的各项要求和指标。

2) 对测试结果进行综合评价。

(4) 性能确认(热分布测试):

1) 空载热分布:检查并确认在预定的灭菌条件下,空载运行时灭菌室内的温度均匀性符合产品工艺要求,确认灭菌器控制用传感器位于灭菌室内的冷点区,一般要求≤±1℃。

2) 满载热分布:检查并确认灭菌器在满载运行时,灭菌器的温度均匀性符合产品工艺要求,一般要求≤±1℃。

3) 热穿透试验:确定灭菌室装载中的最冷点,并确认该点在预定的灭菌程序中获得足够的无菌保证值。热穿透试验时应注意热电偶应位于灭菌物品的中间部位。一般安瓿瓶注射剂灭菌时,由于规格不同,在安瓿内达到腔室内同一规定所需时间,一般要延迟 3~5min。热穿透试验对热敏感的药品显得特别重要,产品受热会使药品含量下降,有关物质增加。

4) 验证用仪器:温度干井、多点温度记录仪、中心工作站、打印机、基准水银温度计、标准热电偶。

5) 微生物挑战试验:是指将一定量的耐热孢子置于待灭菌产品中,在设定的灭菌条件下进行灭菌,以验证该灭菌条件可满足产品灭菌的 F_0 值。耐热孢子一般选脂肪嗜热芽孢杆菌,其 D 值大约在 1.7min(121℃)。每支的含菌量一般达 10^6。

(5) 验证注意事项:

1) 所有确认和测试均要连续进行 3 次。

2) 满载试验时应详细描述装载方式和装载量,不同的装载量和物品要进行不同的测试。

3) 微生物指示剂在使用前要进行培养计数,确保微生物数量能达到验证要求。

4) 注射剂灭菌验证要进行灭菌前生物负荷检查和控制。

2. 干热灭菌的验证

（1）干热灭菌器的验证程序与湿热灭菌器的验证程序基本相同。

（2）干热灭菌往往同时还要达到去热原的目的，因此干热灭菌验证还须进行细菌内毒素去除试验，合格标准为通过干热灭菌工艺细菌内毒素至少下降 3 个对数单位。

（3）干热灭菌的微生物指示剂通常采用枯草杆菌黑色变种。170℃时 D 值为 1min。

（4）干热灭菌器还须对热风循环的高效过滤器进行检测，确保加热空气的洁净度，对于隧道烘箱还须测试预热段、加热段、冷却段和洁净室之间的气流平衡。

（5）隧道烘箱的验证数据还应包括网带的运行速率，以确保灭菌的瓶子加热时间达到灭菌工艺要求。

3. 培养基灌装试验

对于非最终灭菌制剂，其无菌保证无法通过最终灭菌来达到，只能通过无菌操作来获得。鉴于无菌检查的局限性，无菌检查并不能完全反映整批产品的无菌水平。一个十分严格，而且可以科学地证明产品无菌性的方法是对工艺过程进行无菌培养基灌装的模拟试验。

（1）培养基灌装试验的前提条件：空调净化系统，灭菌系统，无菌环境保持，清洗过程均经过验证合格；参加人员（包括维修人员）经过严格培训。

（2）确定可接受的合格标准：通常在此项验证试验中选择分装样本＞3000 瓶，可信限为 95% 时污染率为 0.1% 或小于 0.1% 的指标作为合格标准是可以被认可的。美国、欧盟及 WHO 的 GMP 关于验证的要求都有同类的标准，即无菌分装药品的无菌保证水平（SAL）不得低于 10^{-3}。通过统计学计算可以得出当模拟分装数为 3000 瓶时，达合格标准的污染瓶数为 0；当分装数为 4750 瓶时，污染瓶数应小于 2（即不得超 1 瓶）；当分装瓶数为 6300 瓶时，则合格的标准是污染瓶数小于 3（即不得超过 2 瓶）。

（3）试验用培养基：模拟试验可采用 TSB/SCDM 培养基（即胰酶酪胨大豆培养基）。试验用培养基要进行微生物生长性能试验确认。该试验采用枯草杆菌和白色念珠菌进行，每瓶接种量小于 100cfu。分别在 30～35℃和 20～25℃培养 7d，7d 内至少 50% 的接种瓶出现明显的微生物生长。

（4）操作过程：模拟分装试验中使用的西林瓶和胶塞的清洗、灭菌，分装设备的清洗、消毒及产品接触的分装类部件的清洗、灭菌、安装过程均应遵循与实际生产操作相同的标准操作规程。模拟分装过程中应制订取样计划，对其使用的西林瓶和胶塞间隔一定数量后随机取样进行无菌检查，与产品接触的设备表面也应无菌。分装机的速率应等于或略低于正常生产速率。参加试验的人员应经过 GMP、无菌操作、无菌更衣技术的培训。模拟试验的人员数量应等于或略多于正常生产时的人数。试验时还可以模拟意外停机、维修等活动。

（5）试验样品的培养：将全部样品进行倾斜或轻摇，使培养基能接触到瓶内的所有部位。在 20～25℃的温度下培养 7d，再于 30～35℃的温度下培养 7d。较低与较高温度一般应相差 10℃。14d 时检查培养的全部样品的微生物生长情况。如有染菌，记录染菌数并对污染样品进行微生物鉴别试验，如菌落、细胞形态及革兰染色特性等。

（6）试验结果评价：根据分装数量计算污染水平是否超标，如超标则应立即停止生产，调查并记录污染原因。调查结束并采取相应措施后再进行模拟试验，合格后方可恢复生产。模拟试验应连续进行 3 次，符合标准规定才可认为此分装工艺过程符合无菌分装制剂的要求。

6.6 过　　滤

6.6.1　概述

过滤,是用物理的方法将固体、液体混合物强制通过多孔介质,使固体沉积或截留而达到固液分离的操作。通常,多孔性介质称为过滤介质或滤材,过滤介质表面上截留沉积的固体称为滤饼,而通过过滤介质流出的液体称为滤液。过滤的目的视需要而定,如需要的是固体,则过滤后取其被截留固体,此操作称为滤饼过滤。如需要滤除溶液中的不溶性固体杂质以获取澄清滤液时,此操作称为澄清过滤。在制剂生产中的过滤多为澄清过滤。对于非最终灭菌的无菌制剂为了除去微生物的滤除,则称为除菌过滤。本节将重点介绍澄清过滤和除菌过滤。

1. 介质过滤

介质过滤系指药液通过过滤介质时固体粒子被介质截留而达到固液分离的操作。介质过滤的机理如下:

(1) 筛析作用:固体粒子的粒径大于过滤介质的孔径,粒子被截留在介质表面,过滤介质起筛网的作用。常用的起筛析作用的介质有微孔滤膜、超滤膜等。

(2) 深层截留作用:是指分离过程发生在介质的内部,即粒径小于过滤介质孔径的粒子在过滤过程中进入到介质的一定深度被截留在其深层而分离的作用。当粒子通过介质内部弯曲、不规则的孔道时可能由于惯性、重力、扩散等作用而沉积在空隙内部搭接形成"架桥"或滤渣层,也可能由于静电力或范德华力而被吸附于空隙内部。如砂滤棒、钛棒、垂熔玻璃漏斗等。

事实上所有的过滤都含有以上两种过滤机理,只是以哪一种为主而已。

2. 滤饼过滤

固体粒子聚集在过滤介质的表面,过滤的拦截主要由所沉积的滤饼起作用,这种过滤称为滤饼过滤,如化学原料药生产中结晶物的获得。

6.6.2　主要的过滤方法及影响因素

1. 过滤方法

过滤的方法有很多种,随着制药工业的发展很多过滤方式目前已经很少使用,本书只介绍目前仍在广泛使用的过滤方式,将重点介绍目前在注射剂生产中应用最为广泛的微孔滤膜过滤器。

(1) 板框式压滤器:由多个中空滤框和实心滤板交替排列在支架上组成,是一种在加压下间歇操作的过滤设备。常用于原料药生产和中药提取的固液分离,其特点是过滤面积大,滤器中固体容量大。板框式过滤器常用的过滤介质有滤纸和织物介质。滤纸介质常用于中药提取液的初滤,去除药渣。织物介质(帆布、涤纶布等)常用于抗生素提取的初滤和化学原料药生产中去除溶剂的过程。

(2) 烧结管过滤器:系将过滤介质等用烧结法制备的管状滤材,优点是化学性质稳定、耐酸碱、耐腐蚀、机械强度大,其缺点是容易吸附过滤物质。常用的介质有聚乙烯、聚丙烯、钛金属等。主要用于澄清过滤,常用于注射剂生产的脱炭过滤。

　　（3）微孔滤膜过滤器：以微孔滤膜做过滤介质的过滤装置称为微孔滤膜过滤器。常用的有圆盘形和圆筒形两种。微孔滤膜是高分子薄膜过滤材料，厚度为 0.120.15μm，孔径为0.0114μm，有多种规格。微孔滤膜的化学稳定性好，不易对药物产生吸附和产生析出物。目前广泛应用于：① 注射剂等液体制剂的生产的预过滤和除菌过滤；② 制剂生产用压缩空气和惰性气体的过滤。无菌过滤用微孔滤膜的孔径通常为 0.22μm，但要注意的是，不是所有的 0.22μm 孔径的滤器都是无菌过滤器。无菌过滤器必须具有大于 99.99999% 的截流，其材质坚固不易碎，更薄，其截留颗粒大小和流速与压力无关。如聚丙烯材质的 0.22μm 的滤膜是不能作为无菌过滤器的。

　　微孔滤膜的材质主要分两大类：① 亲水性膜材质：主要有纤维素材料（NC）、尼龙（Nylon）、亲水聚偏二氟乙烯（PVDF）、聚醚砜（PES）、聚丙烯（PP）等。其中聚丙烯主要用于预过滤；聚醚砜耐碱性好、流速快，缺点是耐灭菌次数少些，吸附药物稍多些；亲水聚偏二氟乙烯吸附小，耐高温，经 30 次湿热灭菌后完整性仍符合要求，缺点是不可用于 pH 值大于 13 的液体。亲水性膜适用于液体的过滤。② 疏水性膜材质：主要有聚丙烯、疏水聚偏二氟乙烯、聚四氟乙烯（PTFE）。其中疏水聚偏二氟乙烯的疏水性能较差，而聚四氟乙烯（即特氟龙）的稳定性极好。疏水性材质主要用于压缩空气和惰性气体的过滤、除菌和去除微粒。

　　2. 助滤剂

　　当滤液中含有极细软性微粒时，在压力下软性颗粒会进入过滤膜内，并导致更多的颗粒堵塞在过滤介质上，形成一致密的滤饼而堵塞孔道，使过滤无法进行；另外，在滤液中含有黏性或高度可压缩性颗粒（如蛋白、脂、糖复合物等）时，形成的滤饼对滤液的阻力很大。此时可将某种质地坚硬的、能形成疏松滤渣层的另一种固体颗粒（如硅藻土、活性炭等）加入滤浆中，用以形成较疏松的滤饼，使滤液得以畅流，此固体颗粒称为助滤剂，其作用就是减少过滤的阻力。

　　助滤剂多用于生物制药和中药提取纯化阶段，而极少用于制剂生产，特别是注射剂。常用的助滤剂有：① 硅藻土，主要成分为二氧化硅，有较高的惰性和不溶性，是最常用的助滤剂。② 活性炭，常用于注射剂的过滤，有较强的吸附热原、微生物的能力，并具有脱色作用；但它能吸附生物碱类药物，应用时应注意其对药物的吸附作用。③ 滑石粉，吸附性小，能吸附溶液中过量不溶性的挥发油和色素，适用于含黏液、树胶较多的液体。在制备挥发油芳香水剂时，常用滑石粉作助滤剂；但滑石粉很细，不易滤清。④ 纸浆，有助滤和脱色作用，中药注射剂生产中应用较多，特别适用于处理某些难以滤清的药液。

　　3. 微孔过滤器的完整性测试

　　微孔过滤器普遍用于注射剂的药液的过滤，在最终灭菌的产品中用于降低产品的污染水平（即微生物负荷），在非最终灭菌的产品中则用于产品的过滤灭菌。因此微孔过滤器的性能对药品无菌保证起到了至关重要的作用。微孔过滤器的孔径和完整性决定了除菌过滤的可靠性。各国 GMP 规范均规定了除菌过滤器在使用前后要做完整性测试，目前完整性测试主要有两种方法，即起泡点试验和扩散流试验。

　　（1）起泡点试验——压力保持试验

　　1）原理：起泡点试验以过筛理论为基础。这个理论假设滤膜由许多互相平行且孔径相同的毛细孔组成，这些毛细孔垂直于滤膜表面。当滤膜湿润时产生了毛细管现象。由于液体分子间表面张力的作用，在过滤器膜孔上的液体能被牢固地保留在膜孔上，需要足够大压力的气体才能吹破液膜。这时的临界压力就是所谓的起泡点压力。临界压力和孔径的关系见下式：

$$p = 4\gamma/D \tag{6-27}$$

式中：p 为临界压力，γ 为液体的表面张力，D 为孔径。

一定的临界压力值可以用来判断滤膜孔径的大小及滤器的完好性。如滤器在使用过程中受损，孔径变大，临界压力就会降低，如在使用前后均处在完好状态，则起泡点试验中的临界压力应保持不变。在无菌制剂生产时除菌过滤器在使用前后均须做完整性试验，确保在生产过程中过滤器是完好的，以保证产品的无菌。

2）试验方法：将微孔滤膜过滤器用液体充分浸润后，逐步加大气体的压力至起泡点的临界压力的 80%，将系统密闭，在规定时间内观察并记录压力的下降情况。然后继续升压，直至在过滤器下侧浸入水中的管中有稳定的气流发生，记录气泡第一次出现时压力的读数，即为起泡点压力（图 6-50）。除菌过滤器的孔径一般为 $0.22\mu m$，需要注意的是起泡点压力值应以滤膜厂商提供的数据为准，而厂商提供的数据应有用缺陷假单孢菌进行除菌验证的报告。疏水性滤器润湿选用液体也应以供应商提供的说明书为准（疏水性滤器常用异丙醇或乙醇）。通过压力保持试验，可以检查滤膜是否完好，或系统是否出现其他漏点。起泡点试验则可以检查滤膜孔径是否符合要求。目前已经有多种泡点自动测试仪，可以一次完成操作。对于平板滤器，或较小的滤芯也可采用手工测试。

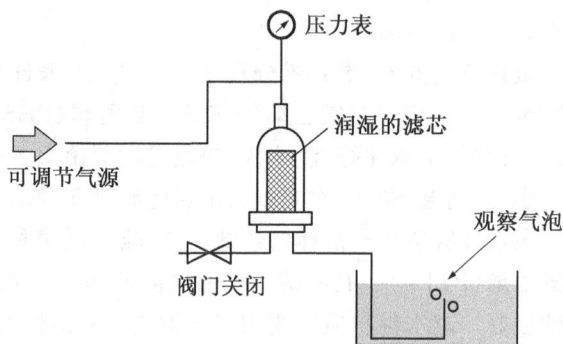

图 6-50 起泡点试验示意图

（2）扩散流试验

1）原理：扩散流试验也称前进流试验，在一定的压力下，气体在液膜中的扩散过程可分为三个阶段：① 扩散气体分子在高压侧溶解；② 扩散气体分子在液膜由高浓度方向向低浓度方向迁移；③ 气体分子在低压侧逸出。在低于起泡点试验的临界压力时，气体扩散的摩尔数与所加压力成正比。这样根据压差和流速，即可确定滤膜的孔径。

2）试验方法：将待试验的滤膜安装在滤器中，充分润湿滤膜，并将过滤器内的水排去（图 6-51）。使用空气或氮气作试验气体，逐步加压，使系统压力达到起泡点压力的 80%，然后定量测定气体的流量。目前有很多自动测试仪可完成该项测试。

（3）水侵法测试：用于空气过滤的疏水性滤器的起泡点测试，要使用有机溶剂进行，如异丙醇、乙醇等进行。这些溶剂都具有挥发快、易燃等特点，其残留还会造成环境污染。为了解决这个问题，近年来多采用水侵法进行完整性测试。测试方法是：将干的滤芯安装好，在滤芯上游加满水，然后加压并保

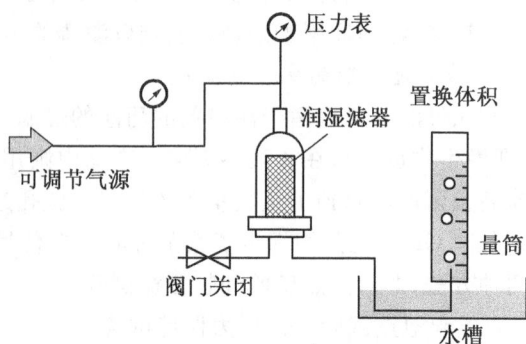

图 6-51 扩散流试验示意图

持,测试压力衰减。测试后滤芯依然是干的,可不需干燥直接就可使用。该试验须用仪器进行测试。

4. 影响过滤的因素

假定过滤时液体流过致密滤渣层的间隙,且间隙为均匀的毛细管聚束,此时液体的流动遵循 Poiseuile 公式:

$$V = \frac{p\pi r^4}{8\eta L}t \tag{6-28}$$

式中:V 为过滤容量;p 为操作压力;r 为流过层中毛细管半径;L 为毛细管长度;η 为液体黏度。V/t 即为过滤速率,由此可知影响过滤速率的因素有:① 操作压力越大,滤速越快;② 孔隙越窄,阻力越大,滤速越慢;③ 过滤速率与滤器的表面积成正比(这是在过滤初期);④ 黏度愈大,滤速愈慢;⑤ 滤速与毛细管长度成反比,因此沉积的滤饼量愈多,滤速愈慢。

根据以上因素,增加滤速的方法有:① 加压或减压以提高压力差;② 升高滤液温度以降低黏度;③ 先进行预滤,以减少滤饼厚度;④ 设法使颗粒变粗以减少滤饼阻力等;⑤ 增加过滤面积。

过滤器的选择:在选择过滤器时应根据物料性质和工艺阶段综合考虑,选择最佳的过滤工艺,确保所选过滤器不仅达到过滤目的,同时具有最佳的经济性。选择可依据以下程序进行考虑:过滤对象、亲水或疏水、过滤阶段、孔径、材质、过滤器形式、过滤器面积。

【思考题】

1. 我国 GMP 规定的洁净室分哪几个等级? 各洁净度的标准是如何规定的?

2. 洁净室布局时应遵守哪些基本原则?

3. 不同洁净度的洁净室的气流应如何组织,送风和回风口应如何布置?

4. 粉碎、过筛与混合的目的意义是什么? 简述其主要设备及原理。

5. 药筛的种类及规格有哪些?《中国药典》2005 年版对粉末是如何分等的?

6. 简述混合时应注意的事项。

7. 多数固体制剂为什么要进行制粒? 常用的制粒方法有哪些? 简述其主要设备及机理。

8. 干燥的基本原理是什么? 影响干燥的因素有哪些? 简述常用干燥方法的特点。

9. 干燥制粒一步完成的设备有哪些? 简述基本的原理和操作。

10. 什么是灭菌? 灭菌有哪些方式?

11. 什么是 F_0 值、Z 值和 D 值? 假设 Z 值等于 10℃,灭菌程序为 118℃ 45min,试计算该灭菌程序的 F_0 值。

12. 非最终灭菌制剂为什么要进行培养基灌装试验? 进行该试验应具备哪些条件,合格标准是怎样的?

13. 什么是过滤? 过滤有哪两种机理?

14. 微孔过滤器为什么要进行完整性测试? 完整性测试有哪些方法?

第7章

液 体 制 剂

⊳ **本章要点**

　　液体制剂是指药物分散在适宜的分散介质中制成的可供内服或外用的液体形态的制剂。本章在概括地介绍了液体制剂的分类、特点和质量要求的基础上,较为详细地介绍了液体制剂中常用的溶剂和附加剂;药物的溶解度、溶出速率及其影响因素。对低分子溶液剂、高分子溶液剂、混悬剂、乳剂等从基本概念、相关理论、处方设计、制备工艺、质量评价及相关实例等方面进行了介绍。其中,较详细地阐述了混悬剂的物理稳定性及增强稳定性的方法、乳剂形成的必要条件及影响乳剂稳定性的因素。

7.1 概 述

7.1.1 液体制剂的含义、特点

1. 液体制剂的含义

液体制剂(liquid pharmaceutical preparations)系指药物以不同的分散方法和分散程度分散在适宜的分散介质中制成的液体形态的制剂,可供内服或外用。液体制剂的理化性质、稳定性、药效甚至毒性等均与药物粒子分散度的大小有密切关系,所以研究液体制剂必须着眼于制剂中药物粒子分散的程度。

药物以分子状态分散在介质中,形成均相液体制剂,如溶液剂、高分子溶液剂等;药物以微粒状态分散在介质中,形成非均相液体制剂,如溶胶剂、乳剂、混悬剂等。液体制剂的品种多,临床应用广泛,它们的性质、理论和制备工艺在药剂学中占有重要地位。

2. 液体制剂的特点

液体制剂在临床上得到了广泛应用,其主要特点为:① 药物以分子或微粒状态分散在液体介质中,分散度大,吸收快,能较迅速地发挥药效;② 给药途径多,可以内服,也可以外用,如

用于皮肤、黏膜和人体腔道等;③ 易于分剂量,服用方便,特别适用于婴幼儿和老年患者;
④ 能减少某些药物的刺激性,如调整液体制剂浓度可减少刺激性,避免如溴化物、碘化物等固
体药物口服后由于局部浓度过高而引起对胃肠道的刺激作用;⑤ 油或油性药物制成乳剂后易
服用,吸收好;⑥ 某些液体制剂如混悬剂、O/W 型乳剂可掩盖药物的不良味道;⑦ 某些药物制
成混悬剂可增加药物的稳定性或有缓释作用。

但液体制剂也存在以下不足:① 药物分散度大,又受分散介质的影响,易引起药物的化
学降解,使药效降低甚至失效;② 液体制剂大多以水为溶剂,容易霉变,须加入防腐剂;③ 非
均匀性液体制剂中药物的分散度大,分散粒子具有很大的比表面积,易产生物理不稳定性;
④ 液体制剂体积较大,携带、运输、贮存都不方便。

7.1.2 分类

将口服液体制剂按分散系统分类,便于研究其制备工艺和制剂的稳定性,保证制剂的质量
和疗效(图 7-1)。按分散系统分类,实质上是按药物在分散介质中的粒子大小分类。

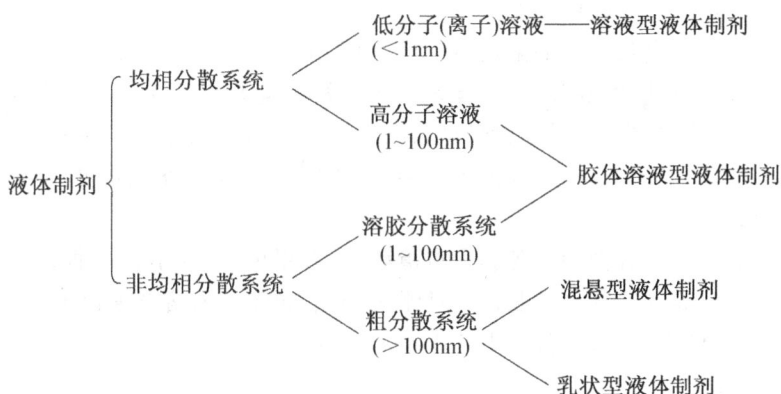

图 7-1 液体制剂分类

溶液剂中的药物以分子或离子状态分散,形成的是均相澄清溶液,属热力学稳定系统;
高分子溶液剂中的药物分子较大(<100nm),但形成的是均相液体制剂,也属热力学稳定系
统,在水中溶解时,亦称亲水胶体溶液;溶胶剂又称疏水胶体溶液,药物以胶粒状态分散,形
成的是非均相液体制剂,属热力学不稳定系统;粗分散系统中的药物是以微粒或液滴状态
分散在液体介质中,形成非均相液体制剂,有聚结和重力不稳定性,属热力学和动力学均不
稳定的系统。

临床上按给药途径分为两大类:① 内服液体制剂,如合剂、糖浆剂、乳剂、混悬液、滴剂
等;② 外用液体制剂,如洗剂、搽剂、洗耳剂、滴耳剂、滴鼻剂、含漱剂、滴牙剂、灌肠剂、灌
洗剂等。

7.1.3 质量要求

均相液体制剂应是澄清溶液;非均相液体制剂的药物粒子应分散均匀,浓度准确;口服的
液体制剂应外观良好,口感适宜;外用的液体制剂应无刺激性;液体制剂应有一定的防腐能力,
保存和使用过程不应发生霉变;包装容器应适宜,方便患者携带和用药。

7.2　液体制剂常用溶剂和附加剂

7.2.1　液体制剂常用溶剂

液体制剂的溶剂,对溶液剂来说称为溶剂;但对溶胶剂、混悬剂、乳剂来说药物并不溶解其中而是分散,因此称作分散介质。溶剂对液体制剂的性质和质量影响很大。

液体制剂的制备方法、稳定性及所产生的药效等,都与溶剂有密切关系。选择溶剂的条件是:① 对药物应具有较好的溶解性和分散性;② 化学性质应稳定,不与药物或附加剂发生反应;③ 不应影响药效的发挥和含量的测定;④ 毒性小、无刺激性、无不适的臭味。

药物的溶解与分散均与溶剂的种类和极性密切相关。溶剂的极性大小可用介电常数衡量。按介电常数大小,溶剂分为极性溶剂、半极性溶剂和非极性溶剂。

1. 极性溶剂(polar solvent)

(1) 水(water):水是最常用的溶剂,本身无药理作用。水的介电常数为 80,能与乙醇、甘油、丙二醇等溶剂以任意比例混合,能溶解大多数的无机盐类和极性大的有机药物,能溶解药材中的生物碱盐类、苷类、糖类、树胶、黏液质、鞣质、蛋白质、有机酸类及色素等。但有些药物在水中不稳定,容易产生霉变,故不宜长久贮存。配制水性液体制剂时应使用纯化水或注射用水,不宜使用自来水。

(2) 甘油(glycerin):甘油为无色黏稠澄清液体,有甜味,毒性小。甘油的介电常数为 56,能与水、乙醇、丙二醇等以任意比例混合。对硼酸、苯酚和鞣质的溶解度比水大。含甘油 30%以上有防腐作用,可供内服或外用,其中外用制剂应用较多。

2. 半极性溶剂

(1) 乙醇(alcohol):乙醇也是常用溶剂,但有一定的药理作用。乙醇的介电常数为 26,可与水、甘油、丙二醇等溶剂以任意比例混合,能溶解大部分有机药物和药材中的有效成分,如生物碱及其盐类、挥发油、树脂、鞣质、有机酸和色素等。乙醇含量在 20%以上时具有防腐作用,但乙醇有易挥发、易燃烧等缺点。

(2) 丙二醇(propylene glycol):作为溶剂一般使用的是 1,2 -丙二醇,性质与甘油相近,但黏度较甘油小,可作为内服及肌内注射液溶剂。丙二醇毒性小、无刺激性,能溶解许多有机药物,一定比例的丙二醇和水的混合溶剂能延缓许多药物的水解,增加稳定性。丙二醇对药物在皮肤和黏膜的吸收有一定的促进作用。

(3) 聚乙二醇(polyethylene glycol, PEG):液体制剂中常用聚乙二醇 300~600,为无色澄清液体,理化性质稳定,能与水、乙醇、丙二醇、甘油等溶剂任意混合。不同浓度的聚乙二醇水溶液皆为良好溶剂,能溶解许多水溶性无机盐和水不溶性的有机药物。本品对一些易水解的药物有一定的稳定作用。在洗剂中,能增加皮肤的柔韧性,具有一定的保湿作用。

3. 非极性溶剂(non-polar solvent)

(1) 脂肪油(fatty oil):为常用非极性溶剂,如麻油、豆油、花生油、橄榄油等植物油。脂肪油能溶解油溶性药物,如激素、挥发油、游离生物碱和许多芳香族药物。脂肪油容易酸败,也易受碱性药物的影响而发生皂化反应,影响制剂的质量。脂肪油多为外用制剂的溶剂,如洗剂、擦剂、滴鼻剂等。

（2）液体石蜡（liquid paraffin）：是从石油产品中分离得到的液态烃的混合物，分为轻质和重质两种。前者相对密度为 0.828～0.860，后者为 0.860～0.890。液体石蜡为无色澄清油状液体，无色无臭，化学性质稳定，但接触空气能被氧化，产生不快的臭味，可加入油性抗氧剂。本品在肠道中不分解也不吸收，能使粪便变软，有润肠通便作用。可作为口服制剂和擦剂的溶剂。

7.2.2　液体制剂常用附加剂

1. 增溶剂（solubilizer）

增溶（solubilization）是指某些难溶性药物在表面活性剂的作用下，使其在溶剂中（主要指水）的溶解度增大，并形成澄清溶液的过程。具有增溶能力的表面活性剂称增溶剂，被增溶的物质称为增溶质（solubilizates）。每克增溶剂能增溶药物的质量（g）称为增溶量。

在液体制剂的制备过程中，有些药物在溶剂中虽然达到了饱和浓度，但仍满足不了临床治疗所需的药物浓度，这时可加入增溶剂增加药物的溶解度。例如煤酚在水中的溶解度仅为 3% 左右，但在肥皂溶液中，却能增加到 50% 左右，这就是"煤酚皂"溶液。许多药物，如油溶性维生素、激素、抗生素、生物碱、挥发油等可经增溶而制得较高浓度的澄清溶液。

对于以水为溶剂的药物，增溶剂的最适 HLB 值为 15～18。常用的增溶剂多为非离子型表面活性剂，如聚山梨酯类和聚氧乙烯脂肪酸酯类等。具体详见表面活性剂一章。

2. 助溶剂（hydrotropy agent）

助溶（hydrotropy）系指难溶性药物与加入的第三种物质在溶剂中形成可溶性配合物、复盐或分子缔合物等，以增加药物在溶剂中的溶解度的过程。当加入的第三种物质为低分子化合物（而不是胶体物质或非离子表面活性剂）时，称为助溶剂。如碘在水中溶解度为 1 : 2950，加适量的碘化钾，可明显增加碘在水中的溶解，能配成含碘 5% 的水溶液，其中碘化钾为助溶剂。

常用的助溶剂可分为三大类：一类是无机化合物，如碘化钾、氯化钠等；二类是某些有机酸及其钠盐，如苯甲酸钠、水杨酸钠、对氨基苯甲酸钠等；三类为酰胺类化合物，如乌拉坦、尿素、烟酰胺、乙酰胺等。

3. 潜溶剂（cosolvent）

为了提高难溶性药物的溶解度，常常使用两种或多种混合溶剂。在混合溶剂中各溶剂达到某一比例时，药物的溶解度出现极大值，这种现象称潜溶（cosolvency），这种溶剂称潜溶剂（cosolvent），如苯巴比妥在 90% 的乙醇中有最大溶解度，如图 7-2 所示。与水形成潜溶剂的有乙醇、丙二醇、甘油、聚乙二醇等。甲硝唑在水中的溶解度为 10%（w/v），如果使用水—乙醇混合溶剂，则溶解度提高 5 倍。醋酸去氢皮质酮注射液是以水—丙二醇为溶剂制备的。潜溶剂能提高药物溶解度的原因，一般认为是两种溶剂间形成氢键而改变了原来溶剂的介电常数。

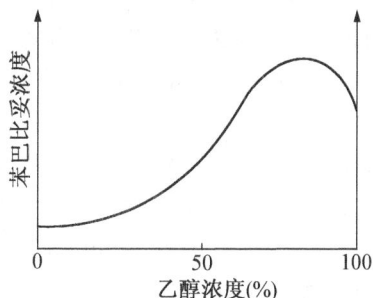

图 7-2　苯巴比妥在不同浓度乙醇中的溶解

在选用复合溶剂增大药物的溶解度时，同样要注意溶剂对人体的毒性、刺激性和对疗效的影响等。如苯巴比妥可溶于水与乙醇、水与丙二醇、水与聚乙二醇组成的复合溶剂中,如果将其用于肌注,就要考虑乙醇对肌肉组织的刺激性;如果用于口服,就要考虑丙二醇对口腔的辛辣刺激性。

4. 防腐剂(preservative,aseptic)

防腐剂系指防止药物制剂由于细菌、霉菌等微生物的污染而变质的添加剂。

(1)防腐的重要性:液体制剂特别是以水为溶剂的液体制剂,易被微生物污染而发霉变质,尤其是含有糖类、蛋白质等营养物质的液体制剂,更容易引起微生物的滋长和繁殖。含有抗菌药的液体制剂也能生长微生物,因为抗菌药物都有一定的抗菌谱。被微生物污染的液体制剂会引起理化性质的变化,严重影响制剂质量,有时会产生细菌毒素,对人体有害。

《中国药典》2005 年版对液体制剂规定了染菌数的限量要求。口服给药制剂:细菌数每 1mL 不得过 100 个,含药材的原粉制剂每 1mL 不得过 500 个;霉菌、酵母菌数每 1mL 不得过 100 个;大肠埃希菌每 1mL 不得检出,含动物组织的每 10mL 还不得检出沙门菌。外用给药制剂:细菌数每 1mL 不得过 100 个;霉菌、酵母菌数每 1mL 不得过 100 个;铜绿假单胞菌和金黄色葡萄球菌每 1mL 不得检出。

(2)对防腐剂的要求:优良防腐剂应具备:① 在抑菌浓度范围内对人体无害、无刺激性,用于口服制剂中应无特殊臭味;② 水中有较大的溶解度,能达到防腐需要的浓度;③ 不影响制剂的理化性质和药理作用;④ 防腐剂也不受制剂中药物的影响;⑤ 对大多数微生物有较强的抑制作用;⑥ 防腐剂本身的理化性质和抗微生物性质稳定,不易受热和 pH 值的影响;⑦ 长期贮存应稳定,不与包装材料起作用。

(3)常用防腐剂:药物制剂中常用的防腐剂如下:

1)对羟基苯甲酸酯类(parabens):对羟基苯甲酸甲酯、对羟基苯甲酸乙酯、对羟基苯甲酸丙酯、对羟基苯甲酸丁酯亦称尼泊金类,它们的抑菌作用随烷基碳数增加而增强,但溶解度则减小。本类防腐剂混合使用有协同作用,通常是乙酯和丙酯(1:1)或乙酯和丁酯(4:1)合用,浓度均为 0.01%～0.25%。这是一类很有效的防腐剂,在酸性、中性溶液中防腐作用强于弱碱性溶液中,这是因为酚羟基解离所致。

2)苯甲酸及苯甲酸钠(benzoic acid and sodium benzoate):苯甲酸在水中的溶解度为 0.29%,在乙醇中的溶解度为 43%(20℃),通常配成 20%醇溶液备用。用量一般为 0.03%～0.1%。苯甲酸未解离的分子抑菌作用强,所以在酸性溶液中抑菌效果较好,最适 pH 值是 4。溶液 pH 值增高时解离度增大,防腐效果降低。苯甲酸的防霉作用较尼泊金类弱,而防发酵能力则较尼泊金类强。0.25%苯甲酸和 0.05%～0.1%尼泊金联合应用对防止发霉和发酵最理想,特别适用于中药液体制剂。

3)山梨酸(sorbic acid):本品为白色至黄白色结晶性粉末,在 pH 值为 4 的水溶液中防腐效果较好,山梨酸与其他抗菌剂联合使用产生协同作用,常用浓度为 0.05%～0.3%(pH< 6.0)。山梨酸钾、山梨酸钙作用与山梨酸相同,水中溶解度更大,须在酸性溶液中使用。

4)苯扎溴铵(benzalkonium bromide):又称新洁尔灭,为阳离子表面活性剂。淡黄色黏稠液体,溶于水和乙醇,微溶于丙酮和乙醚,无刺激性。本品在酸性和碱性溶液中稳定,耐热压灭菌。作防腐剂使用浓度为 0.02%～0.2%,多外用。

5)醋酸氯己定(chlorhexide acetate):又称洗必泰,微溶于水,溶于乙醇、甘油、丙二醇等溶剂中,为广谱杀菌剂,用量为 0.02%～0.05%。

6）其他防腐剂：邻苯基苯酚微溶于水,使用浓度为 0.005%～0.2%;0.01%～0.05%桉叶油、0.01%桂皮油、0.05%薄荷油等也有一定的防腐作用。

5. 矫味剂（flavoring agent）

（1）甜味剂（sweetener）：包括天然的和合成的两大类。

1）天然的甜味剂：蔗糖和单糖浆应用最广泛,具有芳香味的果汁糖浆,如橙皮糖浆及桂皮糖浆等,不但能矫味,还能矫臭。甘油、山梨醇、甘露醇等也可作甜味剂。甜菊苷为微黄白色粉末,无臭、有清凉甜味,甜度大约是蔗糖的 300 倍,在水中溶解度（25℃）为 1∶10,pH 值 4～10 时加热也不被水解,常用量为 0.025%～0.05%,本品甜味持久且不被吸收,但甜中带苦,故常与蔗糖和糖精钠合用。

2）合成的甜味剂：有糖精钠,甜度为蔗糖的 200～700 倍,易溶于水,但水溶液不稳定,长期放置甜度降低,常用量为 0.03%,常与单糖浆、蔗糖和甜菊苷合用,常作咸味的矫味剂。阿司帕坦,也称蛋白糖、天冬甜精,为二肽类甜味剂,甜度比蔗糖高 150～200 倍,不致龋齿,可以有效地降低热量,适用于糖尿病、肥胖症患者。

（2）芳香剂（aromatic）：在制剂中有时需要添加少量香料和香精以改善制剂的气味和香味。这些香料与香精称为芳香剂。香料分天然香料和人造香料两大类。天然香料有植物中提取的芳香性挥发油,如柠檬、薄荷油等,以及它们的制剂,如薄荷水、桂皮水等。人造香料也称调和香料,是由人工香料添加一定量的溶剂调合而成的混合香料,如苹果香精、香蕉香精等。

（3）胶浆剂（mucilage）：胶浆剂具有黏稠的性质,可以干扰味蕾的味觉而能矫味,如阿拉伯胶、羧甲基纤维素钠、琼脂、明胶、甲基纤维素等的胶浆。如在胶浆剂中加入适量糖精钠或甜菊苷等甜味剂,则增加其矫味作用。

（4）泡腾剂（effervescent）：将有机酸与碳酸氢钠混合,遇水后由于产生大量二氧化碳,二氧化碳能麻痹味蕾起矫味作用,对盐类的苦味、涩味、咸味有所改善。

6. 着色剂（colorant）

有些药物制剂本身无色,但为了心理治疗上的需要或出于某些目的,有时需加入到制剂中进行调色的物质称着色剂。着色剂能改善制剂的外观颜色,可用来识别制剂的浓度、区分应用方法和减少患者对服药的厌恶感。尤其是若选用的颜色能够与矫味剂配合协调,药品更易为患者所接受。

（1）天然色素（natural color）：常用的有植物性和矿物性色素。植物性色素中红色的有苏木、甜菜红、胭脂虫红等,黄色的有姜黄、葫萝卜素等,蓝色的有松叶兰、乌饭树叶,绿色的有叶绿酸铜钠盐,棕色的有焦糖等;矿物性的如氧化铁（棕红色）。

（2）合成色素（artificial color）：人工合成色素的特点是色泽鲜艳,价格低廉,大多数毒性比较大,用量不宜过多。我国批准的内服合成色素有苋菜红、柠檬黄、胭脂红、胭脂蓝和日落黄,通常配成 1%贮备液使用,用量不得超过万分之一。外用色素有伊红、品红、美蓝、苏丹黄G 等。

7. 其他附加剂

有时为了增加液体制剂的稳定性,尚需加入抗氧剂、pH 调节剂、金属离子络合剂等。

7.3　药物的溶解度及溶解速率

药物的溶解度直接影响药物的吸收与药物在体内的生物利用度,是制备药物制剂时应首先掌握的信息。

7.3.1　药物的溶解度

1. 药物溶解度的表示方法

溶解度(solubility)系指在一定温度(气体在一定压强)下,在一定量溶剂中达饱和时溶解的最大药量,是反映药物溶解性的重要指标。溶解度常用一定温度下 100g 溶剂中(或 100mL 溶剂)溶解溶质的最大质量(g)来表示。例如,咖啡因在 20℃ 水溶液中溶解度为 1.46%,即表示在 100mL 水中溶解 1.46g 咖啡因时溶液达到饱和。药物的溶解度数据可查阅默克索引(The Merk Index)、各国药典、专门性的理化手册等。对一些查不到溶解度数据的药物,可通过实验测定。

《中国药典》2005 年版规定的药品的近似溶解度分别以下列名词表示:

极易溶解(very soluble)　　　　　　系指 1g(mL)溶质能在不到 1mL 溶剂中溶解;

易溶(freely soluble)　　　　　　　系指 1g(mL)溶质能在 1～不到 10mL 溶剂中溶解;

溶解(soluble)　　　　　　　　　　系指 1g(mL)溶质能在 10～不到 30mL 溶剂中溶解;

略溶(sparingly soluble)　　　　　　系指 1g(mL)溶质能在 30～不到 100mL 溶剂中溶解;

微溶(slightly soluble)　　　　　　　系指 1g(mL)溶质能在 100～不到 1000mL 溶剂中溶解;

极微溶解(very slightly soluble)　　　系指 1g(mL)溶质能在 1000～不到 10000mL 溶剂中溶解;

几乎不溶或不溶(practically insoluble)　系指 1g(mL)溶质在 10000mL 溶剂中不能完全溶解。

2. 溶解度的测定方法

溶解达平衡的时间也因溶质分子与溶剂分子结合能力的不同而不同,从几秒钟到几十小时不等。在实际测定中要完全排除药物解离和溶剂的影响是不易做到的,尤其是酸、碱性药物。

(1) 药物的特性溶解度(intrinsic solubility)及测定方法:药物的特性溶解度是指药物不含任何杂质,在溶剂中不发生解离或缔合,也不发生相互作用时所形成的饱和溶液的浓度,是药物的重要物理参数之一,尤其是对新化合物而言更有意义。从制剂角度出发,一个新药的特性溶解度是首先应该测定的参数。在很多情况下,如果口服药物的特性溶解度小于 1mg/mL,就可能出现吸收问题。

特性溶解度的测定是根据相溶原理图来确定的。在测定数份药物不同程度过量的情况下,将配制好的溶液恒温持续振荡达到溶解平衡,离心或过滤后,取出上清液并作适当稀释,测定药物在饱和溶

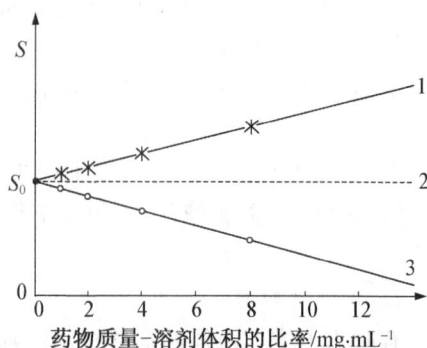

图 7-3　特性溶解度测定曲线

液中的浓度。以测得药物溶液浓度为纵坐标,药物质量-溶剂体积的比率为横坐标作图,直线外推到比率为零处即得药物的特性溶解度。图 7-3 中正偏差表明在该溶液中药物可能发生解离,或者溶液中的杂质、溶剂对药物有复合及增溶作用(线 1);直线 2 表明药物纯度高,无解离、无缔合、无相互作用;负偏差则表明发生抑制溶解的同离子效应(线 3),两条曲线外推与纵轴的交点所示溶解度即为特性溶解度 S_0。

(2) 药物的平衡溶解度及测定方法:常用药物中约 75% 是弱酸性药物、约 20% 是弱碱性药物。欲准确测定特性溶解度,对于弱酸性药物和弱碱性药物,应分别在酸性和碱性溶液中测定,即便如此,在测定中要完全排除药物的解离和溶剂的影响是不易做到的。所以,一般情况下测定的溶解度多为平衡溶解度(equilibrium solubility)或称表观溶解度(apparent solubility)。

药物平衡溶解度的具体测定方法是:取数份药物,配制从不饱和到饱和的系列溶液,置恒温条件下振荡至平衡,经滤膜过滤,取滤液分析,测定药物在溶液中的实际浓度 S,并对配制溶液浓度 C 作图,如图 7-4 所示,图中曲线的转折点 A,即为该药物的平衡溶解度。

无论是测定平衡溶解度还是特性溶解度,一般都需要在低温(4~5℃)和体温(37℃)两种条件下进行,以便对药物及其制剂的贮存和使用情况做出考虑。如果需要进一步了解药物稳定性对溶解度的影响,试验还应同时使用酸性和碱性两种溶剂系统。

图 7-4　平衡溶解度测定曲线

测定溶解度时,要注意恒温搅拌和达到平衡的时间,不同药物在溶剂中的溶解平衡时间不同。测定取样时要保持温度与测试温度一致并滤除未溶解的药物,否则会影响测定结果。

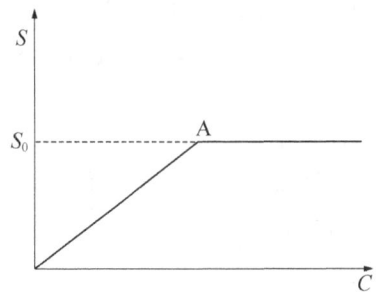

7.3.2　增加药物溶解度的方法

1. 影响药物溶解度的因素

(1) 药物的化学结构:药物溶解的一般规律是相似者相溶,即药物和溶剂的极性相似则易溶。药物的极性决定于药物分子的结构。另外,许多结晶性药物因晶格排列不同,分子间引力也不同,则溶解度不同。晶格排列紧密,分子间引力大,化学稳定性强,溶解度小;反之,则溶解度大。如核黄素有三种晶型,在水中的溶解度相差较大,其中Ⅲ型溶解度比Ⅰ型大 2 倍。丁烯二酸的顺反两种结构,其晶格能不同(两者的熔点高低不同),溶解度也不同,顺式熔点为 130℃,溶解度为 1∶5;反式熔点为 200℃,溶解度则为 1∶150。

(2) 溶剂的极性:溶液型液体制剂能保持均匀状态,主要是溶剂的作用。溶解的经验规则是:相似者相溶。

当药物溶解于水中时,水分子和药物分子(或离子)因分子间力而相互结合(静电力或氢键结合)。一般极性溶剂溶解药物主要有三种情况:① 离子晶格药物,药物的晶格力降低,溶剂与药物离子之间产生离子—偶极分子结合而溶剂化(溶剂为水时称水化);② 极性药物,如有机酸类、糖类、低级酯类、酮类及醛类溶于极性溶剂时,形成永久偶极-永久偶极结合而溶剂化,这时氢键结合起主要作用;③ 极性不太强的药物中的极性基团与水发生氢键结合,形成结合复合体而溶于水。非极性溶剂可以克服溶质分子间的范德华力,与非极性药物分子之间形成诱导偶极-诱导偶极结合;也可与半极性药物分子间形成永久偶极-诱导偶极结合,如乙醇溶于苯。

半极性溶剂,如乙醇、丙二醇等能诱导非极性溶剂分子产生一定极性,使极性与非极性液体混溶。如乙醇能增加水与蓖麻油的混溶程度,丙二醇能增大薄荷油在水中的溶解度,也能增大固体药物利血平在水中的溶解度。

(3)温度:影响溶解度的大小,除了溶质和溶剂的内在因素外,温度是很重要的外界因素。溶解度与温度的关系如下:

$$\ln X = \frac{\Delta H_f}{R}\left(\frac{1}{T_f} - \frac{1}{T}\right) \tag{7-1}$$

式中:X 为溶解度(摩尔分数);ΔH_f 为摩尔溶解热;R 为气体常数;T_f 为药物熔点;T 为溶解时的温度。实际上,大多数固体溶于液体或液体间相互溶解时,$\Delta H_f > 0$,这时溶解度随温度升高而增加;而气体溶于液体则 $\Delta H_f < 0$,这时溶解度随温度升高而降低。

(4)粒子大小:一般药物的溶解度与其粒子大小无关。但当粒子很小($\leqslant 0.1\mu m$)时,药物的溶解度就会随粒径减小而增大。粒径与溶解度之间的定量关系可用 Ostwald Freundlich 方程式表示为:

$$\lg \frac{S_2}{S_1} = \frac{2\sigma M}{\rho R T}\left(\frac{1}{r_2} - \frac{1}{r_1}\right) \tag{7-2}$$

式中:S_2 和 S_1 分别为半径 r_2、r_1 粒子的溶解度;σ 为固液界面张力;M 为固体粒子摩尔质量;ρ 为固体粒子密度;R 为气体常数;T 为绝对温度。由上式可知,药物溶解度随其粒径减小而增大。

(5)加入第三种物质:溶液中加入药物和溶剂以外的其他物质可改变溶解度,如助溶剂、增溶剂可增加药物溶解,而盐酸黄连素溶液加入氯化钠,因同离子效应而降低溶解度,甚至析出结晶。

2. 增加药物溶解度的方法

(1)将弱酸或弱碱性药物制成盐类:某些难溶性的弱酸性药物,如巴比妥类、磺胺类、水杨酸类等可用碱(氢氧化钠、碳酸钠、碳酸氢钠等)使其成盐,以增加在水中的溶解度。某些难溶性弱碱性药物,如生物碱类、普鲁卡因、可卡因等可用酸(盐酸、硫酸、磷酸、氢溴酸、酒石酸、枸橼酸、醋酸等)使其成盐,以增大在水中的溶解度。难溶性的弱酸和弱碱性药物成盐后,变为离子型极性化合物,增大了在极性溶剂中的溶解度,但同时应注意其稳定性、刺激性、毒性、疗效等方面的变化。如乙酰水杨酸制成钙盐比钠盐稳定,且在水中的溶解度大;奎尼丁制成硫酸盐刺激性较大,而制成葡萄糖酸盐则较小;苯海拉明盐类中,以琥珀酸盐毒性最低。

(2)引入亲水基团:在一些难溶性药物的分子结构中引入亲水基团能增加药物在水中的溶解度。如维生素 K_3 不溶于水,分子中引入—SO_3HNa 则成为维生素 K_3 亚硫酸氢钠,可制成注射剂。

(3)加入增溶剂:具体参见本章 7.2.2 项。

(4)加入助溶剂:具体参见本章 7.2.2 项。

(5)使用复合溶剂:具体参见本章 7.2.2 项。

(6)采用包合技术:包合技术系指一种分子包嵌于另一种分子的空穴结构内形成包合物(inclusion compound)的技术。包合作用主要是一种物理过程。药剂学上常用环糊精

(cyclodextrin,CYD)包合药物,以增加药物的溶解度,提高药物的稳定性、生物利用度和调节释药速率等。如 2 -羟丙基- β - CYD 分别包合阿昔洛韦、地塞米松、甲氨蝶呤、地西泮、醋酸炔诺酮等 10 多种药物,药物溶解度可提高 2～3000 倍,甚至上万倍。但应注意,包合物也可能产生一定的毒性或刺激性。

7.3.3　药物的溶解速率

1. 药物溶解速率的含义

药物的溶解速率是指单位时间药物溶解进入溶液主体的量。溶解过程包括两个连续的阶段,首先是溶质分子从固体表面溶解,形成饱和层,然后在扩散作用下经过扩散层,再在对流作用下进入溶液主体内。固体药物的溶解速率主要受扩散控制,可用 Noyes-Whitney 方程表示:

$$\frac{\mathrm{d}C}{\mathrm{d}t} = KS(C_\mathrm{s} - C) \qquad (7-3)$$

式中:$\mathrm{d}C/\mathrm{d}t$ 为溶解速率;S 为固体表面积;C_s 为溶质在溶解介质中的溶解度;C 为 t 时间溶液中溶质的浓度;K 为溶解速率常数。

$$K = \frac{D}{Vh} \qquad (7-4)$$

式中:D 为溶质在溶解介质中的扩散系数;V 为溶解介质的体积;h 为扩散层的厚度。当 $C_\mathrm{s} \gg C$(即 C 低于 $0.1C_\mathrm{s}$ 时),则(7-4)式可简化为:

$$\frac{\mathrm{d}C}{\mathrm{d}t} = KSC_\mathrm{s} \qquad (7-5)$$

式(7-5)的溶解条件称为漏槽(sink condition)条件,可理解为药物溶解后立即被移出,或溶解介质的量很大,溶液主体中药物浓度很低。体内的吸收也被认为是在漏槽条件下进行的。

2. 影响药物溶解速率的因素和增加溶解速率的方法

可根据 Noyes-Whitney 方程进行分析:① 固体药物的粒径和表面积。同一重量的固体药物,其粒径越小,表面积越大;对同样大小的固体药物,孔隙率越高,表面积越大;对于颗粒状或粉末状的药物,如在溶解介质中结块,可加入润湿剂以改善固体粒子的分散度,增加溶出界面,这些都有利于提高溶解速率。药物的微粉化及固体分散体也是基于这一原理来提高药物的溶解速率。② 温度。温度升高,药物溶解度 C_s 增大、扩散增强、黏度降低,溶解速率加快。③ 溶解介质的体积。溶解介质的体积小,溶液中药物浓度高,溶解速率慢;反之,则溶解速率快。④ 扩散系数。药物在溶解介质中的扩散系数越大,溶解速率越快。在温度一定的条件下,扩散系数大小受溶解介质的黏度和药物分子大小的影响。⑥ 扩散层的厚度。扩散层的厚度愈大,溶解速率愈慢。扩散层的厚度与搅拌程度有关,搅拌速率快,扩散层薄,溶解速率快。

7.4　低分子液体制剂

7.4.1　概述

低分子溶液剂系指小分子药物以分子或离子状态分散在溶剂中制成的均匀分散的液体制

剂,可供内服或外用,包括溶液剂、芳香水剂、糖浆剂、酊剂、醑剂、甘油剂等。

溶液剂(solutions)系指药物溶解于溶剂中所形成的澄清液体制剂。其溶质通常是不挥发性化学药物,溶剂多为水。根据需要可加入助溶剂、抗氧剂、矫味剂、着色剂等附加剂。

糖浆剂(syrups)系指含药物或芳香物质的浓蔗糖水溶液,供口服。糖浆剂中的药物可以是化学药物,也可以是中药材的提取物。纯蔗糖的近饱和水溶液称为单糖浆或糖浆,浓度为85%(g/mL)。含糖量高的糖浆剂不易生长微生物,低浓度的糖浆剂特别容易污染和繁殖微生物,必须加防腐剂。糖浆剂宜密封,在不超过30℃处保存。糖浆剂按用途可分为两类:一类为矫味糖浆,如单糖浆、芳香糖浆等;另一类为药用糖浆,如驱蛔糖浆、硫酸亚铁糖浆等,有治疗作用。

芳香水剂(aromatic waters)系指芳香挥发性药物(多半为挥发油)的饱和或近饱和水溶液。用乙醇和水混合溶剂制成的含大量挥发油的溶液,称为浓芳香水剂。芳香挥发性药物多数为挥发油。芳香水剂应澄清,必须具有与原有药物相同的气味,不得有异臭、沉淀和杂质。芳香水剂的防腐作用一般较弱,易生霉变质,贮存过程中,应密封,于阴凉处保存。芳香水剂宜新鲜配制,不宜久贮。芳香水剂主要用作制剂的溶剂和矫味剂,也可单独用于治疗。近年来的研究发现,具有祛痰、止咳、平喘、清热、镇痛、抗菌等作用的挥发油较多,随着芳香水剂的品种增多,其应用范围也在扩大。

酊剂(tincture)系指药物用规定浓度乙醇浸出或溶解而制成的澄清液体制剂,亦可用流浸膏或浸膏溶解稀释制成,可供内服或外用。酊剂可分为中草药酊剂、化学药品酊剂和中草药与化学药品合制的酊剂三类。酊剂的浓度除另有规定外,含有毒剧药品(药材)的酊剂,每100mL 应相当于原药物 10g;其他酊剂每 100mL 相当于原药物 20g。

醑剂(spirits)系指挥发性药物的浓乙醇溶液,可供内服或外用。凡用于制备芳香水剂的药物一般都可制成醑剂。醑剂中的药物浓度一般为 5%~10%,乙醇浓度一般为 60%~90%。由于醑剂是高浓度醇溶液,故所用容器应干燥,以防遇水而使药物析出,成品浑浊。醑剂中的挥发油容易氧化、挥发,长期贮存会变色等,应贮存于密闭容器中,但不宜长期贮存。醑剂可用溶解法和蒸馏法制备。

甘油剂(glycerins)系指药物溶于甘油中制成的专供外用的溶液剂。甘油剂用于口腔、耳鼻喉科疾病。甘油吸湿性较大,应密闭保存。

涂剂(paints)系指用纱布、棉花蘸取后涂搽皮肤或口腔、喉部黏膜的液体制剂。大多数为消毒、消炎药物的甘油溶液,也可用乙醇、植物油等作溶剂。甘油能使药物滞留于口腔、喉部的黏膜上,有滋润作用,对喉头炎、扁桃体炎等均有辅助治疗作用,如复方碘涂剂。

7.4.2　处方

溶液型液体制剂的处方设计要综合考虑药物、溶剂和附加剂的理化性质及相互作用,同时还要考虑药物的溶解度、制剂的稳定性、制剂成本及用药的顺应性等。

要使药物在溶剂中有足够的溶解度,满足药物在临床治疗中达到有效、安全的治疗浓度,实际上就是选择适宜溶剂的问题。某些药物的溶解度不能达到最低有效治疗浓度,又需要制备成溶液剂的,可以通过前述增加药物溶解度的方法,如成盐、使用复合溶剂、增溶、助溶等方法使药物的溶解度增大。

有些药物,如维生素 C、水杨酸钠等,在固体干燥状态时稳定,而在水溶液中则易发生水解或氧化,出现沉淀或变色现象。有些药物在低 pH 条件下不稳定,如青霉素在 pH2 时水解半衰期约为 4min;红霉素在胃酸中 5min 后只剩 3.5% 的效价。还有些药物,如肾上腺素、溴化钠的水溶液极易滋生微生物,发生霉败而变质。因此,在拟定溶液型液体制剂的处方时,除了重视药物的溶解度、剂量和溶液浓度外,还要特别重视药物的稳定性问题。

药物在溶液中可能与某些附加剂发生络合,形成不能被吸收的络合物,使药物的有效浓度比总浓度低,这对于吸收差的药物影响特别显著。另外,附加剂之间也有可能发生络合,使其中一种附加剂的作用减弱,如聚山梨酯 60、聚山梨酯 80 等与防腐剂羟苯酯类能发生络合作用。

7.4.3 制备流程、工艺及影响因素

低分子液体制剂的一般制备流程如下:药物的称量→溶解→过滤→质量检查→包装。

1. 溶液剂

(1)制备方法:溶液剂常用的制备方法有溶解法和稀释法。

1)溶解法:多数溶液剂都采用此法制备。一般先将药物用溶剂总体积的 75%～80% 溶解,过滤,再自滤器上添加溶剂至全量,搅匀,即得。过滤后的药液应进行质量检查,并及时分装、密封、贴标签及进行外包装。

2)稀释法:适用于高浓度溶液或易溶性药物的浓贮备液等。先将药物制成高浓度溶液,再用溶剂稀释至所需浓度即得。

(2)应注意的问题:有些药物虽然易溶,但溶解缓慢,药物在溶解过程中应采用粉碎、搅拌、加热等措施;溶解易氧化的药物时,宜将溶剂加热放冷后再溶解药物,同时应加适量抗氧剂,以减少药物氧化损失;对易挥发性药物应在最后加入,以免因制备过程而损失;处方中如有溶解度较小的药物,应先将其溶解后再加入其他药物;难溶性药物可加入适宜的助溶剂或增溶剂使其溶解。

2. 糖浆剂

(1)制备方法:糖浆剂常用的制备方法有热溶法和冷溶法,另外还有混合法。

1)热溶法:将蔗糖溶于沸纯化水中加热使其全溶,降温后加入其他药物,搅拌溶解、过滤,再通过过滤器加纯化水至全量,分装,即得。热溶法有很多优点,蔗糖在水中的溶解度随温度升高而增加,在加热条件下蔗糖溶解速率快,趁热容易过滤,可以杀死微生物。但加热过久或超过 100℃ 时,使转化糖的含量增加,糖浆剂颜色容易变深。热溶法适合于对热稳定的药物和有色糖浆的制备。

2)冷溶法:将蔗糖溶于冷纯化水或含药的溶液中制备糖浆剂的方法。本法适用于对热不稳定或有挥发性的药物,制备的糖浆剂颜色较浅。但制备所需时间较长,并容易污染微生物。

3)混合法:系将含药溶液与单糖浆均匀混合制备糖浆剂的方法。这种方法适合于制备含药糖浆剂。本法的优点是方法简便、灵活,可大量配制,也可小量配制。一般含药糖浆的含糖量较低,要注意防腐。

(2)应注意的问题:① 药物加入的方法:水溶性固体药物,可先用少量纯化水使其溶解,再与单糖浆混合;水中溶解度小的药物可酌加少量其他适宜的溶剂使药物溶解,然后加入单糖浆中,搅匀,即得;当药物为可溶性液体或药物的液体制剂时,可将其直接加入单糖浆中,必要

时过滤;当药物为含乙醇的液体制剂时,与单浆糖混合时常发生混浊,为此可加入适量甘油助溶;当药物为水性浸出制剂时,因含多种杂质,需纯化后再加到单糖浆中。② 制备时应在避菌环境中操作,各种用具、容器应进行洁净或灭菌处理,并及时灌装;应选择药用白砂糖;生产中宜用蒸汽夹层锅加热,温度和时间应严格控制。③ 糖浆剂应在30℃以下密闭贮存。

3. 芳香水剂

(1)制备方法:芳香水剂常用的制备方法有溶解法、稀释法和蒸馏法。

1)溶解法:取挥发油或挥发性药物细粉,加适量微温纯化水,用力振摇(约15min),冷至室温后过滤,自过滤器上添加纯化水至全量,摇匀,即得。制备时亦可加滑石粉适量与挥发油一起研匀以利于分散,再加适量纯化水,振摇,反复过滤至药液澄清。也可用适量的非离子型表面活性剂,如聚山梨酯80,或水溶性有机溶剂如乙醇,与挥发油混溶后,加纯化水至全量。

2)稀释法:由浓芳香水剂加纯化水稀释制得。

3)蒸馏法:称取一定量的生药,装入蒸馏器中,加纯化水适量,加热蒸馏,或采用水蒸气蒸馏,使蒸馏液达一定量后停止蒸馏,由油水分离器分离除去蒸馏液中过多的油分,得澄清溶液。

(2)应注意的问题:纯净的挥发油或化学药物多用溶解法或稀释法;用含挥发性成分的植物药材为原料时多采用蒸馏法。

4. 酊剂

(1)制备方法:酊剂可用溶解法、稀释法、浸渍法和渗漉法制备。如原料为化学药品或从中草药中提取的单体成分,可用溶解法制备,如复方樟脑酊;如用流浸膏或浸膏为原料,可用稀释法制备;对于无组织纤维的药材,新鲜且易膨胀的药材,可用浸渍法制备;对于毒剧、贵重药材以及不易引起渗漉障碍的药材,可采用渗漉法制备。

(2)应注意的问题:① 乙醇浓度不同对药材中各成分的溶解性不同,制备酊剂时,应根据有效成分的溶解性选用适宜浓度的乙醇,以减少酊剂中杂质的含量,酊剂中乙醇最低浓度为30%(mL/mL);② 酊剂久贮会发生沉淀,可过滤除去,再测定乙醇含量、有效成分含量,并调整至规定标准,仍可使用。

7.4.4 质量评价

所有液体制剂应浓度准确、稳定,并具有一定的防腐能力,贮藏和使用过程中不应发生霉变,包装容器应方便患者用药。口服溶液剂除含量应符合要求外,须是澄清溶液,不得有沉淀、浑浊等;外观良好,口感适宜;生产和贮存期间不得有发霉、酸败、变色、异臭、产生气体或其他变质现象,微生物限度标准(单位:个/mL):含细菌<100,真菌、酵母菌<100,不得含有大肠杆菌。口服醋剂和酊剂还有含醇量的要求。

7.4.5 举例

【例7-1】 薄荷水(peppermint water)

[处方] 薄荷油 0.5mL,聚山梨酯80 2mL,加纯化水至1000mL。

[制法] 取薄荷油与聚山梨酯80混合后,加适量纯化水至1000mL,搅匀,即得。

[作用与用途] 芳香矫味药与驱风药,用于胃肠充气,或作溶剂。

[注解] ① 薄荷油为无色或淡黄色澄清的液体,味辛凉,有薄荷香气,极微溶于水,本处

方中加入聚山梨酯以增加薄荷油在水中的溶解度,相对密度为 0.890～0.908,久贮易氧化变质,色泽加深,产生异臭,则不能供药用;② 本品亦可采用稀释法,用浓薄荷水 1 份,加纯化水 39 份稀释制得。

【例 7－2】　枸橼酸哌嗪糖浆(piperazine citrate syrup)

［处方］　枸橼酸哌嗪 160g,蔗糖 650g,羟苯乙酯 0.5g,矫味剂适量,加纯化水至 1000mL。

［制法］　取纯化水 500mL 煮沸,加入蔗糖与羟苯乙酯,搅拌溶解后,过滤,滤液中加入枸橼酸哌嗪,搅拌溶解,放冷,加矫味剂与适量纯化水,使全量为 1000mL,搅匀,即得。

［作用与用途］　驱肠虫药,用于蛔虫病、蛲虫病。

［注解］　① 枸橼酸哌嗪为白色结晶性粉末或半透明结晶性颗粒,微有引湿性,在水中易溶,5％水溶液 pH 值为 5～6;② 本品为澄清的带有矫味剂芳香气味的糖浆状溶液,矫味剂常用柠檬香精(0.72％)、桑子汁香精(0.22％)的乙醇溶液。

【例 7－3】　碘酊(iodine tincture)

［处方］　碘 20g,碘化钾 15g,乙醇 500mL,加纯化水至 1000mL。

［制法］　取碘化钾,加纯化水 20mL 溶解后,加碘及乙醇,搅拌使之溶解,再加纯化水适量至 1000mL,即得。

［作用与用途］　消毒防腐药,用于皮肤感染和消毒。

［注解］　① 碘极微溶解于水(1∶2950),溶解于乙醇(1∶13),碘的溶解度较小,加入碘化钾使其形成可溶性络合物,起到助溶作用,能加速碘的溶解,且使碘稳定;② 碘化钾在水中溶解度为 1∶0.7,制备本品时先加入约一倍量纯化水使其溶解,随即加入碘和全量乙醇,可使碘溶解较快,若开始加水过多,则不利于碘的溶解;③ 碘为氧化剂。本品在长期贮存过程中受光作用发生降解,生成乙醛、三碘乙醛、碘乙烷及乙酸等杂质。为减少光对本品的作用,应置棕色玻璃塞瓶内,在冷暗处保存。包装不宜用橡胶、软木及金属瓶塞。

7.5　高分子溶液剂

7.5.1　概述

高分子溶液剂(polymer solutions)系指高分子化合物溶解于溶剂中制成的均匀分散的液体制剂。一些高分子化合物本身就可起治疗作用,如右旋糖酐血浆代用品,也有通过化学方法将药物形成高分子聚合物以延长疗效,如聚乙烯吡咯烷酮—碘络合物等。高分子溶液剂属于热力学稳定系统。

1. 高分子的荷电性

溶液中高分子化合物结构的某些基团因解离而带电,有的带正电,有的带负电。某些高分子化合物所带电荷受溶液 pH 值的影响。蛋白质分子中含有羧基和氨基,在水溶液中随 pH 不同可带正电或负电。当溶液的 pH 大于等电点时,蛋白质带负电荷;当溶液的 pH 小于等电点时,蛋白质带正电;在等电点时,蛋白质不带电,这时高分子溶液的许多性质发生变化,如黏度、渗透压、溶解度、电导等都变为最小值。高分子溶液的这种性质,在药剂学中有重要意义。

2. 高分子的渗透压

亲水性高分子溶液与溶胶不同,有较高的渗透压,渗透压的大小与高分子溶液的浓度有关。其溶液的渗透压可用下式表示:

$$\pi/C = RT/M + BC \tag{7-6}$$

式中:π 为渗透压;C 为高分子的浓度,g/L;R 为气体常数;T 为绝对温度;M 为平均相对分子质量;B 为特定常数,由溶质和溶剂相互作用的大小来决定。由此式可求高分子化合物的平均相对分子质量。

3. 高分子溶液的黏度与平均相对分子质量

高分子溶液是黏稠性流体,其黏度与平均相对分子质量之间的关系可用式(7-7)表示。黏稠性大小用黏度表示。根据高分子溶液的黏度 η 来测定高分子化合物的平均相对分子质量 M,公式如下:

$$[\eta] = KM^a \tag{7-7}$$

式中:K、a 分别为高分子化合物与溶剂之间的特有常数。

4. 高分子溶液的聚结特性

高分子化合物含有大量亲水基,能与水形成牢固的水化膜,可阻止高分子化合物分子之间的相互凝聚,使高分子溶液处于稳定状态。但高分子的水化膜和荷电发生变化时易出现聚结沉淀,如:① 向溶液中加入大量的电解质,由于电解质的强烈水化作用,破坏了高分子的水化膜,使高分子凝结而沉淀,这一过程称为盐析;② 向溶液中加入脱水剂,如乙醇、丙酮等也能破坏水化膜而发生聚结;③ 其他原因,如盐类、pH、絮凝剂、射线等的影响,使高分子化合物凝结沉淀,称为絮凝现象;④ 带相反电荷的两种高分子溶液混合时,由于相反电荷中和而产生凝结沉淀。

5. 胶凝性

一些亲水性高分子溶液,如明胶水溶液、琼脂水溶液,在温热条件下为黏稠性流动液体,当温度降低时,高分子溶液就形成网状结构,分散介质水被全部包含在网状结构中,形成了不流动的半固体状物,称为凝胶,如软胶囊的囊壳就是这种凝胶。形成凝胶的过程称为胶凝。凝胶失去网状结构中的水分时,体积缩小,形成干燥固体,称干胶。

7.5.2　处方

在设计高分子溶液剂的处方时,应考虑所用药物的亲水性、溶解度、所带电荷种类及与其他配伍药物或辅料的相互作用,以制成性质稳定、安全有效的高分子溶液剂。

7.5.3　制备流程、工艺及影响因素

1. 制备工艺

高分子溶液的制备较为简单,通常采用溶解法制备。工艺流程为:称量→溶胀→溶解→质量检查→分装。

2. 影响因素

高分子的溶解与低分子化合物不同,其溶解是一个缓慢过程,一般可分为两个阶段:一是溶胀;二是溶解。溶胀也称为有限溶胀,是指溶剂分子扩散进入高分子内部使其体积增大的现

象,该过程一般不需要搅拌或加热,故时间较长。它是高分子化合物特有的现象,其原因在于溶剂分子与高分子尺寸相差悬殊,分子运动速率相差很大,溶剂小分子扩散速率较快,而高分子向溶剂中扩散的速率较慢,因此,高分子溶解时首先是溶剂小分子渗透进入高分子内部,撑开分子链,增加其体积,形成溶胀的聚合物。若聚合物与溶剂分子之间的作用力大于聚合物分子间的作用力,溶剂量充足时,溶胀的聚合物则可继续进入溶解阶段,此时,随着溶剂分子的不断渗入,溶胀的聚合物逐渐分散成真溶液,这一过程也称为无限溶胀,该过程可通过搅拌或加热以加速高分子溶液的形成。高分子在良溶剂中溶解时被充分溶剂化而处于伸展状态;在不良溶剂中,由于高分子溶剂化不充分,分子链相当卷曲,处于紧密状态。

不同的高分子物质形成高分子溶液所需的条件不同。如明胶、阿拉伯胶、西黄蓍胶等需粉碎,于水中浸泡3～4h膨胀后加热并搅拌使其溶解。淀粉遇水立即膨胀,但需加热至60～70℃才溶解。胃蛋白酶药物膨胀和溶解速率都很快,将其撒于水面,自然溶胀后再搅拌即形成溶液。如果将其撒于水面立即搅拌则形成团块,水分子进入药物内部变得缓慢,给制备造成困难。

高分子药物带有电荷,制备中应注意其他药物或附加剂的带电情况,以免系统中存在相反电荷时发生中和,使高分子药物凝聚失效。另外,如胃蛋白酶在pH2以下带正电荷,被水润湿的滤纸带负电荷,过滤时会因电荷中和而使胃蛋白酶沉淀于滤纸上,影响胃蛋白酶的效价。

7.5.4　举例

【例7-4】　胃蛋白酶合剂(pepsin mixture)

[处方]　胃蛋白酶(1∶3000)20g,稀盐酸20mL,单糖浆100mL,橙皮酊20mL,5%羟苯乙酯醇液10mL,加纯化水至1000mL。

[制法]　将单糖浆、稀盐酸加入800mL纯化水中,搅匀,再将胃蛋白酶撒于液面,使其自然溶胀、溶解。然后将橙皮酊缓缓加入溶液,取事先用100mL纯化水溶解好的羟苯乙酯醇液,缓缓加入上述溶液中,再加纯化水至全量,搅匀,即得。

[作用与用途]　本品用于治疗胃蛋白酶缺乏或消化功能降低引起的消化不良症。

[注解]　① 胃蛋白酶相对分子质量约为35500,在pH1.5～2.5时分解蛋白的活力最强,故用稀盐酸调节pH的量不可超过0.5%,以免使胃蛋白酶失活;② 配制时应将胃蛋白酶分撒于液面上,使其自然溶胀,不可猛烈振摇或搅拌,以防止黏结成团;③ 一般不宜过滤,因为胃蛋白酶在酸性溶液中带正电(其等电点为2.75～3.00),而湿润的滤纸或棉花带负电,有吸附作用。必要时可在滤纸润湿后加少量稀盐酸冲洗以中和电荷,消除吸附现象;④ 配制时应用冷却的纯化水,因为在50℃以上胃蛋白酶会产生沉淀,且高于室温贮存会降低活性。

7.6　溶　胶　剂

7.6.1　概述

溶胶剂(sols)系指固体药物的微细粒子分散在水中形成的非均相分散体系,又称疏水胶体溶液。溶胶剂中分散的微细粒子在1～100nm之间,胶粒是多分子聚集体,有极大的分散度,属热力学不稳定系统。将药物分散成溶胶状态,它们的药效会出现显著的变化。目前溶胶剂很少使用,但它们的性质对药剂学却十分重要。

1. 溶胶的双电层构造

溶胶剂中的固体微粒由于本身的解离或吸附溶液中某种离子而带有电荷,带电的微粒表面必然吸引带相反电荷的离子,称为反离子。吸附的带电离子和反离子构成了吸附层。少部分反离子扩散到溶液中,形成扩散层。吸附层和扩散层分别是带相反电荷的带电层,称为双电层(也称扩散双电层)。双电层之间的电位差称为 ξ 电位。在电场的作用下胶粒向与其自身电荷相反的方向移动。ξ 电位的高低决定于反离子在吸附层和溶液中分布量的多少,吸附层中反离子愈多则溶液中的反离子愈少,ξ 电位就愈低。相反,进入吸附层的反离子愈少,ξ 电位就愈高。由于胶粒之间的电荷排斥作用以及在胶粒周围形成的水化膜,可防止胶粒碰撞时发生聚结。ξ 电位愈高,斥力愈大,溶胶也就愈稳定。ξ 电位降至 25mV 以下时,溶胶产生聚结而不稳定。

2. 溶胶的性质

(1) 光学性质:当强光线通过溶胶剂时从侧面可见到圆锥形光束称为丁达尔(Tyndall)效应。这是由于胶粒粒度小于自然光波长而引起光散射所致。溶胶剂的混浊程度用浊度表示,浊度愈大表明散射光愈强。

(2) 电学性质:溶胶剂由于双电层结构而带电,可以带正电,也可以带负电。在电场的作用下胶粒或分散介质产生移动,在移动过程中产生电位差,这种现象称为界面动电现象。溶胶的电泳现象就是界面动电现象所引起的。

(3) 动力学性质:溶胶剂中的胶粒在分散介质中有不规则的运动,称为布朗(Brown)运动。这种运动是由于胶粒受溶剂水分子不规则地撞击而产生的。溶胶粒子的扩散速率、沉降速率及分散介质的黏度等都与溶胶的动力学性质有关。

(4) 稳定性:溶胶剂属热力学不稳定和动力学不稳定体系。热力学不稳定性主要表现为聚结,但由于胶粒表面电荷产生静电斥力,以及胶粒荷电所形成的水化膜,都增加了溶胶剂的聚结稳定性。动力学不稳定性主要表现为重力沉降,但由于胶粒的布朗运动又使其沉降速率变得缓慢,增加了动力稳定性。

溶胶剂对带相反电荷的溶胶以及电解质极其敏感,将带相反电荷的溶胶或电解质加入溶胶剂时,由于电荷被中和使 ξ 电位降低,同时又减少了水化层,使溶胶剂产生聚结进而加速沉降。向溶胶剂中加入天然的或合成的亲水性高分子溶液,使溶胶剂具有亲水胶体的性质而增加稳定性,这种胶体称为保护胶体。

7.6.2　处方

设计溶胶剂处方时,主要考虑胶体药物在水中的带电性、分散度及与附加剂的配伍等因素,尽量使溶胶制剂稳定。

7.6.3　制备流程、工艺及影响因素

1. 溶胶剂的制备

(1) 分散法:① 将分散药物、分散介质以及稳定剂加入胶体磨中,经研磨后流出的制备方法称为机械分散法,当胶体磨的转速达 10000r/min 时,可制备质量很高的溶胶剂;② 使新生的粗分散粒子重新分散的方法称为胶溶法;③ 用超声波(20kHz 以上)所产生的能量使粗分散粒子分散成溶胶剂的方法称为超声分散法。

（2）凝聚法：① 改变分散介质的性质使溶解的药物凝聚成为溶胶的方法称为物理凝聚法；② 借助氧化、还原、水解、复分解等化学反应制备溶胶的方法称为化学凝聚法。

2. 溶胶剂制备的影响因素

（1）溶胶胶粒的分散度：制备较稳定的溶胶剂，首先要将较大的颗粒或块状物粉碎到胶粒大小范围，一般用胶体磨或乳匀机，以及超声设备进行，可反复粉碎，直至胶粒大小合适为止。

（2）胶粒的聚结性：胶粒大小在 $1\sim100nm$ 范围内，分散度高，粒子的表面自由能大，聚结性也随之增强，因而要求加稳定剂进行保护，以防止粒子聚结变大。

（3）电解质的影响：溶胶的稳定性和 ξ 电位的高低有密切关系，在选择电解质时要根据胶粒表面所吸附离子的电荷种类而定。

7.7 混 悬 剂

7.7.1 概述

1. 混悬剂对药物的基本要求

混悬剂（suspensions）系指难溶性固体药物以微粒状态分散于分散介质中形成的非均匀的液体制剂。混悬剂中药物微粒一般在 $0.5\sim10\mu m$ 之间，小者可为 $0.1\mu m$，大者可达 $50\mu m$ 或更大。所用分散介质大多数为水，也可用植物油。

制备混悬剂的条件：① 难溶性药物需制成液体制剂供临床应用；② 药物的剂量超过了溶解度而不能以溶液剂形式应用；③ 两种溶液混合时药物的溶解度降低而析出固体药物；④ 为了使药物产生缓释作用可以考虑制成混悬剂。但为了安全起见，毒剧药或剂量小的药物不应制成混悬剂使用。

大多数混悬剂为液体制剂，《中国药典》2005 年版二部收载有干混悬剂，它是按混悬剂的要求将药物用适宜方法制成粉末状或颗粒状制剂，使用时加水即迅速分散成混悬剂。这有利于解决混悬剂在保存过程中的稳定性问题。在药剂学中合剂、搽剂、洗剂、注射剂、滴眼剂、气雾剂、软膏剂和栓剂等都有混悬型制剂。

2. 混悬剂的物理稳定性

混悬剂主要存在的问题是物理稳定性。混悬剂中药物微粒在重力作用下能发生沉降；微粒多在 $10\mu m$ 以下，分散度较高，粒子间有相互聚结以降低体系表面自由能的趋势。所以混悬剂既是动力学不稳定体系，也是热力学不稳定体系。混悬剂物理不稳定性主要表现在絮凝与反絮凝、微粒沉降、微粒长大和晶型转化等。

（1）絮凝与反絮凝：混悬剂中的微粒由于分散度大而具有很大的总表面积，微粒具有很高的表面自由能，这种高能状态的微粒有降低表面自由能的趋势，意味着微粒间有一定的聚集趋势。但由于微粒荷电，电荷的排斥力阻碍了微粒产生聚集。因此只有加入适当的电解质，使 ξ 电位降低，以减小微粒间的电荷排斥力。ξ 电位降低到一定程度后，混悬剂中的微粒形成疏松的絮状聚集体，使混悬剂处于稳定状态。混悬微粒形成絮状聚集体的过程称为絮凝（flocculation），加入的电解质称为絮凝剂（flocculation agent）。为了得到稳定的混悬剂，一般应控制 ξ 电位在 $20\sim25mV$ 范围内，使其恰好能产生絮凝作用。

向絮凝状态的混悬剂中加入电解质,使絮凝状态变为非絮凝状态这一过程称为反絮凝(deflocculation),加入的电解质称为反絮凝剂(defloculation agent)。反絮凝剂所用的电解质与絮凝剂相同。

(2) 混悬粒子的沉降:混悬剂中药物微粒与分散介质间存在密度差。如药物的密度大于分散介质的密度,在重力作用下,静置时会发生沉降;相反则上浮。其沉降速率可用 Stoke's 沉降速率定律描述:

$$V = \frac{2r^2(\rho_1 - \rho_2)g}{9\eta} \tag{7-8}$$

式中:V 为沉降速率,cm/s;r 为微粒半径,cm;ρ_1、ρ_2 分别为微粒和分散介质的密度,g/cm^3;g 为重力加速率,980cm/s^2;η 为分散介质的黏度,1p$=$1g/(cm・s)。由 Stoke's 沉降速率定律可知,微粒沉降速率与微粒半径平方、微粒与分散介质的密度差成正比,与分散介质的黏度成反比。使用 Stoke's 定律计算的沉降速率,要比实际沉降速率大得多。为增加混悬剂的稳定性,降低沉降速率,最有效的方法是减小微粒半径。但 r 值不能太小,否则会增加其热力学不稳定性。另一种方法就是向混悬剂中加入高分子助悬剂,在增加介质黏度的同时,也减小了微粒与分散介质间的密度差,同时微粒吸附助悬剂分子而增加亲水性。

(3) 微粒长大:混悬剂中药物微粒大小不可能完全一致。对难溶性药物,当药物微粒小于 0.1μm 时,药物溶解度的变化规律可以用 Ostwald Freundlich 方程式描述,药物小粒子的溶解度就会大于大粒子的溶解度。

混悬剂中的溶液是饱和溶液,但小微粒的溶解度大,在不断地溶解变得愈来愈小;对于大微粒来说过饱和,不断地增长变大,沉降速率加快,微粒沉降到容器底部后紧密排列,底层的微粒受上层微粒的压力而逐渐被压紧,使沉降的微粒结饼成块,振摇时难以再分散。

(4) 微粒的晶型转化:自然界中许多有机药物存在多晶型,如无味氯霉素就有 4 种晶型(A、B、C 与无定型)。多晶型药物制备混悬剂时,由于外界因素的影响,特别是温度的变化,可加速晶型之间的转化,如由溶解度大的亚稳定型转化成溶解度较小的稳定型,导致混悬剂中析出大颗粒沉淀,并可能降低疗效。Higuchi 指出,难溶性药物在研磨粉碎过程中,可生成大量的无定型,在混悬剂中无定型亦能转化成结晶型,降低溶解度而析出药物的大颗粒状结晶。

因此,在制备混悬剂时,不仅要考虑微粒的粒径,还应考虑其粒度分布,其分布范围愈窄愈好;对有多晶型的药物,应选用较稳定的亚稳定型。

3. 混悬剂的稳定剂

为了提高混悬剂的物理稳定性,在制备时须加入能使混悬剂稳定的添加剂,该添加剂称为稳定剂。稳定剂包括助悬剂、润湿剂、絮凝剂和反絮凝剂、pH 调节剂等。

(1) 助悬剂(suspending agent):系指能增加分散介质的黏度以降低微粒的沉降速率或增加微粒亲水性的附加剂。目前常用的助悬剂有:低分子化合物、高分子化合物、硅酸盐类和触变胶。

1) 低分子助悬剂:如甘油、糖浆剂等,可增加分散介质的黏度,也可增加微粒的亲水性。甘油多用于外用制剂,糖浆主要用于内服制剂。

2) 高分子助悬剂:分为天然高分子助悬剂、合成或半合成高分子助悬剂两类。

常见的天然高分子助悬剂有:① 西黄蓍胶,用量为 0.5%~1%,稳定 pH 值为 4.0~7.5,本品水溶液为假塑性流体,黏度大,是一种既可内服,也可外用的助悬剂;② 阿拉伯胶,用量为 5%~15%,稳定 pH 值为 3.9,因其黏度低,常与西黄蓍胶合用,本品用作内服混悬剂的助悬剂;③ 海藻酸钠,用量为 0.5%,黏度最大时的 pH 值为 5.9,本品加热不能超过 60℃,否则黏度下降,也不能与重金属配伍。其他助悬剂有植物多糖类,如白及胶、果胶、琼脂、角叉菜胶、脱乙酰甲壳素等,主要用于内服混悬剂。

常用的半合成或合成高分子助悬剂有:① 纤维素类,如甲基纤维素(MC)、羧甲基纤维素钠(CMC-Na)、羟丙基纤维素(HPC)、羟丙基甲基纤维素(HPMC)、羟乙基纤维素(HEC)等;② 卡波姆、聚维酮(PVP)、聚乙烯醇(PVA)、葡聚糖、丙烯酸钠等亦可作为助悬剂,此类助悬剂大多数性质稳定。但应注意某些助悬剂能与药物或其他添加剂产生配伍变化。

3) 硅皂土(膨润土,bentonite):是天然的含水硅酸铝,为灰黄或乳白色极细粉末,直径为 $1\sim150\mu m$,不溶于水或酸,但在水中膨胀,体积增加约 10 倍,形成高黏度并具触变性和假塑性的凝胶。在 pH>7.0 时,膨胀性更大,黏度更高,助悬效果更好。硅皂土主要作为外用混悬剂的助悬剂。

4) 触变胶:触变胶可看作是凝胶和溶胶的等温互变体系。振摇可使它从凝胶变成溶胶,有利于混悬剂的使用,静置后又由溶胶变成凝胶,防止微粒沉降。触变胶作助悬剂可使混悬剂中微粒稳定地分散在分散介质中,不合并,不沉淀,例如,2% 单硬脂酸铝溶解于植物油中可形成典型的触变胶。

(2) 润湿剂(wetting agent):系指能增加疏水性药物微粒被水湿润的附加剂。许多疏水性药物,如硫磺、甾醇类、阿司匹林等不易被水润湿,加之微粒表面吸附有空气,给制备混悬剂带来困难,这时应加入润湿剂。润湿剂可被吸附于微粒表面,增加其亲水性,产生较好的分散效果。最常用的润湿剂是 HLB 值在 $7\sim11$ 之间的表面活性剂,如聚山梨酯类、聚氧乙烯蓖麻油类、泊洛沙姆等。

(3) 絮凝剂与反絮凝剂:制备混悬剂时常需加入絮凝剂,使混悬剂处于絮凝状态,以增加混悬剂的稳定性。常用的絮凝剂和反絮凝剂有枸橼酸盐、酒石酸盐、磷酸盐等。絮凝剂和反絮凝剂的种类、性能、用量、混悬剂所带电荷以及其他附加剂等均对絮凝剂和反絮凝剂的使用有很大影响,应在试验的基础上加以选择。

7.7.2 处方

研究配制一种优良的口服混悬剂应进行多方面的考虑。在其处方设计时,除了治疗功效、药物在液体中的化学稳定性、制剂的口感、色泽和防腐等问题外,还应考虑药物微粒的聚集与沉降问题,即混悬剂的物理稳定性。因而,设计混悬剂的处方,除了需符合液体制剂的一般要求外,还应具有一些特殊的要求:① 混悬剂的粒子应该有一定的细度,均匀,对胃肠无刺激性或不适感;② 悬浮粒子应在较长时间放置下保持一定程度的稳定性,并呈现最低的可溶性;③ 粒子的沉降速率应很慢,沉降后的粒子不结块,轻摇即能迅速重新分散;④ 混悬剂应具有一定的黏度,并能够方便地从容器中倒出比较均匀的混悬剂。

为满足以上特殊要求,在处方设计时应结合混悬剂中药物和溶剂的理化性质,慎重选择各种稳定剂,如润湿剂、助悬剂、絮凝剂与反絮凝剂,并经实验对所需的稳定剂进行选择。

7.7.3 制备流程、工艺及影响因素

1. 制备工艺

混悬剂的制备分为分散法和凝聚法,其中,以分散法为主要的制备方法。

（1）分散法：将固体药物粉碎成符合混悬剂要求的微粒，分散于分散介质中制备混悬剂的方法，称为分散法。其流程为：固体药物→粉碎→润湿→分散→助悬、絮凝→质量检查→分装。

具体工艺过程可根据固体药物和液体分散介质的特性不同而不同。口服混悬剂的分散介质一般用水，因而制备工艺和药物的亲水性关系密切。① 亲水性药物，如碳酸钙、碳酸镁、碱式硝酸铋、碱式碳酸铋、氧化锌等制备混悬剂时，一般先将药物干燥粉碎到一定细度，再加液体湿研至适宜的分散度，最后加入其余液体使成全量。加液研磨可使用处方中的液体，如水、乙醇、糖浆、甘油等，通常 1 份药物加 0.4～0.6 份液体，可获得最大的分散效果，药物微粒能达到 $0.1～0.5\mu m$；② 疏水性药物，如薄荷脑、抗生素等，干燥粉碎到一定细度时，仍不能被水润湿，容易结块或漂浮在分散介质上面。因而，制备混悬剂时，必须首先加入一定量的润湿剂，与药物研磨，使分散介质容易渗入药粉。用水作分散介质时，乙醇、甘油及其他可起润湿作用的液体都可作为润湿剂。大规模生产时，可用胶体磨或乳均机等设备将粒子与润湿剂混合，小剂量制备时可用乳钵混合；③ 质重、硬度大的药物制备混悬剂时，可用中药制剂中常用的"水飞法"，即加适量水研磨，再加大量水搅拌，稍加静置，倾出上清液，悬浮的药物细粒随上清液分离出去，留下的粗粒再湿研，如此反复，直到粒子的细度符合要求为止。

（2）凝聚法：分为物理凝聚法和化学凝聚法。① 物理凝聚法是将分子或离子分散状态分散的药物溶液加入另一分散介质中凝聚成混悬液的方法。一般将药物制成热饱和溶液，在搅拌下加至另一种不同性质的液体中，使药物快速结晶，可制成 $10\mu m$ 以下（占 80%～90%）微粒，再将微粒分散于适宜介质中制成混悬剂。醋酸可的松滴眼剂就是用物理凝聚法制备的；② 化学凝聚法是用化学反应法使两种药物生成难溶性的药物微粒，再混悬于分散介质中制备混悬剂的方法。为使微粒细小均匀，化学反应在稀溶液中进行并应急速搅拌。胃肠道透视用 $BaSO_4$ 就是用此法制成的。

2. 制备中的影响因素

（1）粒子的大小：多数优质混悬剂中的粒子直径在 $0.1～10\mu m$ 之间。根据 Stoke's 定律，混悬剂中的粒子半径减小有助于混悬剂稳定性的提高。一般通过干燥粉碎，使固体药物达到一定的粉碎度。然而，混悬剂的粒子也不能过于细小，因为过小的粒子沉降后易板结成块，不能再轻摇分散。另外，悬浮粒子的形状也影响混悬剂的稳定性。实验研究表明：均匀的柱形硫酸钙粒子的稳定性大于不规则的针形粒子。针形粒子静止时易形成顽固的沉积死块，而柱形粒子不会出现这种情况。

（2）分散介质的黏度：根据 Stocke's 定律，增大液体分散介质的黏度，可使混悬粒子的沉降速率减慢。口服混悬剂用水做分散介质，其粒子的密度一般和水的密度相差较大，因而粒子很容易漂浮或下沉，难以均匀分布。如果增加分散介质的黏度，就可以使粒子的浮动和沉降迟缓。但是混悬剂的黏度也不能太高，因为太高时，向外倾倒时难度大，分散粒子也同样困难，只能适度增加分散介质的黏度。

混悬剂属于非牛顿流体。非牛顿流体中具有触变性的流体，对制备混悬剂有积极的指导意义。触变性是指当切应力不同时，对应的切变速率不同，即表观黏度不同。在增加切应力时，表观黏度降低，流动性增加。具有触变性的混悬剂，在静止状态时黏度自动变大，形成牢固的网状结构，有利于防止药物微粒沉降。当激烈振摇时，网状结构被破坏，凝胶状态变为可流动状态，便于取用。制备混悬剂时，选择具有触变性的助悬剂对混悬剂的稳定性十分有利。

（3）粒子的絮凝：混悬剂中的粒子受重力作用必然要发生沉降，甚至挤压结块，不能再重新分散。如果调整其 ξ 电位,使微粒间的引力略大于排斥力,微粒间就会发生絮凝,形成疏松的聚集体。这种情况下粒子间的结合力相对很弱,形成的絮凝物面积大,沉降后与非絮凝粒子相比不易结块,其松散的结构只要一经振摇就能破裂并很快分布均匀。一般在混悬剂中加入电解质,调整 ξ 电位在 20~25mV,以使粒子恰能发生絮凝作用。

7.7.4　质量评价

1. 混悬剂的质量要求

药物本身的化学性质应稳定,在使用或贮存期间含量应符合要求,不得有异臭、异物、变色、产生气体或变质现象;混悬剂中微粒大小根据用途不同而有不同要求;粒子的沉降速率应很慢,沉降后不应有结块现象,轻摇后应迅速均匀分散,沉降体积比不应低于 0.90(包括干混悬剂);混悬剂应有一定的黏度要求;外用混悬剂应容易涂布。

2. 混悬剂的质量评价

(1) 微粒大小的测定:混悬剂中微粒的大小不仅关系到混悬剂的质量和稳定性,也会影响混悬剂的药效和生物利用度,所以测定混悬剂中的微粒大小及其分布,是评定混悬剂质量的重要指标。显微镜法、库尔特计数法、浊度法、光散射法、漫反射法等很多方法都可测定混悬剂的粒子大小。

(2) 沉降容积比的测定:沉降容积比(sedimentation rate)是指沉降物的容积与沉降前混悬剂的容积之比。测定方法:将混悬剂放于量筒中,混匀,测定混悬剂的总容积 V_0,静置一定时间后,观察沉降面不再改变时沉降物的容积 V,其沉降容积比 F 为:

$$F = \frac{V}{V_0} = \frac{H}{H_0} \qquad (7-9)$$

沉降容积比也可用高度表示,H_0 为沉降前混悬液的高度,H 为沉降后沉降面的高度。F 值愈大,混悬剂愈稳定。F 值在 1~0 之间。混悬微粒开始沉降时,沉降高度 H 随时间而减小,所以沉降容积比 H/H_0 是时间的函数,以 H/H_0 为纵坐标,沉降时间 t 为横坐标作图,可得沉降曲线,曲线的起点最高点为 1,以后逐渐缓慢降低并与横坐标平行。根据沉降曲线的形状可以判断混悬剂处方设计的优劣。如沉降曲线比较平和缓慢地降低,可认为处方设计优良。

(3) 絮凝度的测定:絮凝度(flocculation value)是比较混悬剂絮凝程度的重要参数,用下式表示:

$$\beta = \frac{F}{F_\infty} = \frac{V/V_0}{V_\infty/V_0} = \frac{V}{V_\infty} \qquad (7-10)$$

式中:F 为絮凝混悬剂的沉降容积比;F_∞ 为去絮凝混悬剂的沉降容积比。絮凝度 β 表示由絮凝所引起的沉降物容积增加的倍数,例如,去絮凝混悬剂的 F_∞ 值为 0.15,絮凝混悬剂的 F 值为 0.75,则 $\beta=5.0$,说明絮凝混悬剂沉降容积比是去絮凝混悬剂沉降容积比的 5 倍。β 值愈大,絮凝效果愈好。用絮凝度评价絮凝剂的效果,预测混悬剂的稳定性,有重要价值。

(4) 重新分散试验:优良的混悬剂经过贮存后再振摇,沉降物应能很快重新分散,这样才能保证服用时的均匀性和分剂量的准确性。试验方法:将混悬剂置于 100mL 量筒内,以每分钟 20 转的速率转动,经过一定时间的旋转,量筒底部的沉降物应重新均匀分散,说明混悬剂再分散性良好。

(5) ζ 电位测定:混悬剂中微粒具有双电层,即 ζ 电位。ζ 电位的大小可表明混悬剂存在状态。一般 ζ 电位在 25mV 以下,混悬剂呈絮凝状态;ζ 电位在 50~60mV 时,混悬剂呈反絮凝状态。可用电泳法测定混悬剂的 ζ 电位,ζ 电位与微粒电泳速率的关系为:

$$\zeta = 4\pi \frac{\eta v}{eE} \qquad\qquad (7-11)$$

式中:η 为混悬剂的黏度;v 为微粒电泳速率;e 为介电常数;E 为外加电场强度。测出微粒的电泳速率,即能计算出 ζ 电位。

(6)流变学测定:主要是用旋转黏度计测定混悬液的流动曲线,由流动曲线的形状确定混悬液的流动类型,以评价混悬液的流变学性质。若为触变流动、塑性触变流动和假塑性触变流动,能有效地减缓混悬剂微粒的沉降速率(参见第 5 章)。

7.7.5 举例

【例 7-5】 复方硫磺洗剂(compound sulphur lotion)

[处方] 沉降硫磺 30g,硫酸锌 30g,樟脑醑 250mL,羧甲基纤维素钠 5g,甘油 100mL,加纯化水至 1000mL。

[制备] 取沉降硫磺置乳钵中,加甘油研磨成细糊状,硫酸锌溶于 200mL 水中,另将羧甲基纤维素钠用 200mL 水制成胶浆,在搅拌下缓缓加入乳钵中,移入量器中,搅拌下加入硫酸锌溶液,搅匀,在搅拌下以细流加入樟脑醑,加纯化水至全量,搅匀,即得。

[注解] 硫磺为强疏水性药物,甘油为润湿剂,使硫磺能在水中均匀分散;羧甲基纤维素钠为助悬剂,可增加混悬液的动力学稳定性;樟脑醑为 10% 樟脑乙醇液,加入时应急剧搅拌,以免樟脑因溶剂改变而析出大颗粒。

【例 7-6】 磺胺嘧啶混悬剂(sulfadiazine suspension)

[处方] 磺胺嘧啶 100g,氢氧化钠 16g,枸橼酸钠 50g,枸橼酸 29g,单糖浆 400mL,5% 羟苯乙酯乙醇液 10mL,纯化水适量,共制成 1000mL。

[制法] 将磺胺嘧啶混悬于 200mL 纯化水中,将氢氧化钠加适量纯化水溶解,缓缓加入磺胺嘧啶混悬液中,边加边搅拌,使磺胺嘧啶成钠盐溶解,另将枸橼酸钠与枸橼酸加适量纯化水溶解,过滤,滤液慢慢加入上述钠盐溶液中,不断搅拌,析出细微磺胺嘧啶。最后加入单糖浆和羟苯乙酯乙醇液,并加纯化水至 1000mL,摇匀即得。

[注解] 本品系用化学凝聚法制成的混悬剂,粒子大小均在 30μm 以下,若直接将磺胺嘧啶分散制成混悬剂,其粒子在 30~100μm 的占 95%,大于 100μm 的占 10%,从沉降容积比看,前者 1h 为 1,6h 为 0.92,后者分别为 0.93、0.61。两者在家兔体内相对生物利用度有显著差异($P<0.05$),前者明显高于后者。

7.8 乳 剂

7.8.1 概述

1. 乳剂的组成、类型和特点

乳剂(emulsions)系指两种互不相溶的液体,其中一种液体以小液滴状态分散在另一种液体中所形成的非均相分散体系。在乳剂中以小液滴状态存在的一相称为分散相(dispersed phase)、内相(internal phase)或不连续相(discontinuous phase),另一相则称为分散介质(dispersed medium)、外相(external phase)或连续相(continuous phase)。两相常以水相(W)和油相(O)表示,水相指水或水溶液,油相指与水不相混溶的有机液体。

为了得到稳定的乳剂,除水相、油相外,还必须加入第三种物质,这种物质称为乳化剂(emulsifier),即乳剂由水相、油相和乳化剂组成,三者缺一不可。乳剂的类型主要取决于乳化剂的种类、性质及相体积比(φ)。相体积比定义为分散相的容积占整个乳剂容积的百分比。乳剂属热力学不稳定体系。

根据粒子大小及制备方法不同,乳剂可分为普通乳、亚微乳、微乳(纳米乳)和复乳。

(1) 普通乳(emulsions):粒径在 $1\sim100\mu m$ 范围,可分为水包油型(O/W)和油包水型(W/O)乳剂。两种类型乳剂的主要区别见表 7-1 所示。

(2) 亚微乳(submicron emulsions):粒径在 $0.1\sim1.0\mu m$ 范围的乳剂称为亚微乳,常作为胃肠外给药的载体。提供高能量的静脉注射脂肪乳、副作用小而药效长的环孢菌素静注脂肪乳均属亚微乳。

(3) 纳米乳(nanoemulsions):粒径为 $10\sim100nm$ 的乳滴分散在另一种液体中形成的胶体分散体系称为纳米乳,外观呈

表 7-1　水包油型(O/W)或油包水型(W/O)乳剂的区别

	O/W 型乳剂	W/O 型乳剂
外观	通常为乳白色	接近油的颜色
稀释	可用水稀释	可用油稀释
导电性	导电	不导电或几乎不导电
水溶性染料	外相染色	内相染色
油溶性染料	内相染色	外相染色

透明液体,经加热或离心也不能使之分层,多属热力学稳定体系。纳米乳近年来受到国内外学者的广泛关注,它主要用作药物的胶体性载体,具有以下特点:可增大难溶于水药物的溶解度,提高易水解药物的稳定性,也可作为缓释给药系统或靶向给药系统,可提高药物的生物利用度。如环磷酰胺做成 O/W 型纳米乳可提高其抗癌活性。1994 年德国上市的 Sandimmun Neorol 系环孢菌素微乳浓液胶囊剂,其生物利用度较口服溶液剂高,使肾移植的排斥作用发生率降低。

(4) 复乳(multiple emulsions):又称二级乳,是由初乳(一级乳)进一步乳化而成的复合型乳剂,分为 W/O/W 和 O/W/O 两种类型,复乳乳滴粒径一般在 $50\mu m$ 以下。复乳的特点是具有两层或多层液体乳膜结构,故可更有效地控制药物的扩散速率。复乳可以口服也可以注射,通常外水相的 W/O/W 型复乳可用于肌内注射或静脉注射,外油相的 O/W/O 型复乳只可用于肌内、皮下或腹腔注射。

乳剂在临床上应用广泛,可以口服、外用、肌肉、静脉注射,其作用特点为:① 乳剂中液滴的分散度很大,有利于药物的吸收和药效的发挥,提高生物利用度;② 油性药物制成乳剂能保证剂量准确,而且服用方便,如鱼肝油;③ 水包油型乳剂可掩盖药物的不良臭味,也可加入矫味剂;④ 外用乳剂可改善药物对皮肤、黏膜的渗透性,减少刺激性;⑥ 静脉注射乳剂注射后分布较快,药效高,有靶向性。

2. 乳剂形成的原理

要制成符合要求的稳定的乳剂,首先必须提供足够的能量使分散相能够分散成微小的乳滴,其次是提供使乳剂稳定的必要条件。

(1) 降低表面张力:当水相与油相混合时,用力搅拌即可形成液滴大小不同的乳剂,但很

快会合并分层。这是因为形成乳剂的两种液体之间存在表面张力,两相间的表面张力愈大,表面自由能也愈大,形成乳剂的能力就愈小。两种液体形成乳剂的过程,是两相液体间新界面形成的过程,乳滴愈细,新增加的界面就愈大,如边长为 1cm 的立方体总表面积为 $6cm^2$,若保持总体积不变,边长变为 $1\mu m$ 时,则总表面积变为 $60000cm^2$,表面积增加 1 万倍。乳剂的分散度越大,新界面增加就越多,而乳剂粒子的表面自由能也就越大。这时乳剂就有巨大的降低界面自由能的趋势,促使乳滴合并以降低自由能,所以乳剂属于热力学不稳定分散体系。为保持乳剂的分散状态和稳定性,必须降低界面自由能,一是乳剂粒子自身形成球形,以保持最小表面积;其次是最大限度地降低界面张力或表面自由能。

加入乳化剂的意义在于:① 乳化剂被吸附于乳滴的界面,使乳滴在形成过程中有效地降低表面张力或表面自由能,有利于形成和扩大新的界面;② 在乳剂的制备过程不必消耗更大的能量,以至于用简单的振摇或搅拌的方法,就能形成具有一定分散度的稳定的乳剂。所以适宜的乳化剂,是形成稳定乳剂的必要条件。

(2) 形成牢固的乳化膜:乳化剂被吸附于乳滴周围,有规律地定向排列成膜,不仅降低油、水间的界面张力和表面自由能,而且可阻止乳滴的合并。在乳滴周围形成的乳化剂膜称为乳化膜。乳化剂在乳滴表面上排列越整齐,乳化膜就越牢固,乳剂也就越稳定。乳化膜有 3 种类型。

1) 单分子乳化膜:表面活性剂类乳化剂被吸附于乳滴表面,有规律地定向排列成单分子乳化剂层,称为单分子乳化膜,增加了乳剂的稳定性。若乳化剂是离子型表面活性剂,那么形成的单分子乳化膜是离子化的,乳化膜本身带有电荷,由于电荷互相排斥,阻止乳滴的合并,使乳剂更加稳定。

2) 多分子乳化膜:亲水性高分子化合物类乳化剂,在乳剂形成时被吸附于乳滴的表面,形成多分子乳化剂层,称为多分子乳化膜。强亲水性多分子乳化膜不仅阻止乳滴的合并,而且增加分散介质的黏度,使乳剂更稳定。如阿拉伯胶作乳化剂就能形成多分子膜。

3) 固体微粒乳化膜:作为乳化剂使用的固体微粒对水相和油相有不同的亲和力,因而对油、水两相表面张力有不同程度的降低,在乳化过程中固体微粒被吸附于乳滴的表面排列成固体微粒膜,起阻止乳滴合并的作用,增加了乳剂的稳定性。这样的固体微粒层称为固体微粒乳化膜。如硅皂土和氢氧化镁等都可作为固体微粒乳化剂使用。

3. 乳化剂

乳化剂(emulsifer)是乳剂不可缺少的重要组成部分,在乳剂的形成、类型以及稳定性等方面起着重要作用。

(1) 乳化剂的基本要求:一种好的乳化剂应具备下列条件:① 具有较强的乳化能力,并能在乳滴周围形成牢固的乳化膜;② 有一定的生理适应性,无毒,无刺激性,可以口服、外用或注射给药;③ 受各种因素的影响小,稳定性好。

(2) 乳化剂的种类:通常根据乳化剂性质的不同分为天然高分子化合物类、表面活性剂类及固体粉末类。

1) 天然高分子化合物:亲水性强,在液滴周围能形成稳定的多分子膜,增加了乳剂的黏度,增强了乳剂的稳定性。因不能或很少降低两相间的界面张力,故用量较大。使用这类乳化剂需加入防腐剂。常用的有:① 阿拉伯胶(acacia)是阿拉伯酸的钾、钙、镁盐的混合物,是一种乳化能力较强的 O/W 型乳化剂,常用浓度为 10%～15%,在 pH 值 4～10 范围内乳剂稳定,本品黏度低,因此,常与西黄蓍胶、果胶、琼脂、海藻酸钠等合用;② 西黄蓍胶

(tragacanth)可形成 O/W 型乳剂,其水溶液具有较高的黏度,pH 值为 5 时溶液黏度最大,但乳化能力较差,很少单独使用,常与阿拉伯胶混合使用;③ 明胶(gelatin)可形成 O/W 型乳剂,用量为油量的 1%～2%,明胶为两性化合物,易受溶液 pH 值及电解质的影响产生凝聚作用,常与阿拉伯胶合用;④ 磷脂(lecithin)从大豆或卵黄中提取,分别称为豆磷脂或卵磷脂,本品能显著降低油水间界面张力,乳化作用强,为 O/W 型乳化剂,常用量 1%～3%,可供内服或外用,精制品可供静脉注射;⑤ 杏树胶为杏树分泌的胶汁凝结而成的棕色块状物,用量为 2%～4%,乳化能力和黏度均超过阿拉伯胶,可作为阿拉伯胶的代用品;⑥胆固醇系由羊毛脂皂化分离而得,其主要成分为羊毛醇,具有吸水性,为 W/O 型乳化剂;⑦ 其他,白芨胶、果胶、琼脂、海藻酸钠、甲基纤维素、羧甲基纤维素钠等均为弱的 O/W 型乳化剂,多与阿拉伯胶合用起稳定剂作用。

　　2) 表面活性剂类:这类乳化剂能显著降低油水两相间的界面张力,定向排列在液滴周围形成单分子膜。常用的有:① 阴离子型乳化剂,如硬脂酸钠、硬脂酸钾、油酸钠、油酸钾、硬脂酸钙、十二烷基硫酸钠等,常作为外用乳剂的乳化剂,除硬脂酸钙(W/O 型)外,其余为 O/W 型乳化剂;② 非离子型乳化剂,在药剂学中较为常用,如脂肪酸山梨坦、聚山梨酯、聚氧乙烯脂肪酸酯类(商品名称为 Myrij)、聚氧乙烯脂肪醇醚类(商品名称为 Brij)、聚氧乙烯聚氧丙烯共聚物类(商品名 Poloxamer 188,Pluronic F68,O/W 型)、蔗糖脂肪酸酯类和单硬脂酸甘油酯等。非离子型乳化剂口服一般认为无毒性。

　　3) 固体粉末类:这一类乳化剂为不溶性固体微粒,能被油水两相润湿到一定程度,可聚集在油-水界面形成固体微粒膜。形成何种类型的乳剂,决定于固体粉末与水相的接触角 θ,$\theta < 90°$ 则形成 O/W 型乳剂,$\theta > 90°$ 则形成 W/O 型乳剂。常用的 O/W 型乳化剂有氢氧化镁、氢氧化铝、二氧化硅、硅皂土、白陶土等,W/O 型乳化剂有氢氧化钙、氢氧化锌、硬脂酸镁、炭黑等。

　　(3) 乳化剂对乳剂类型的影响:基本的乳剂类型是 O/W 型和 W/O 型。决定乳剂类型的因素很多,最主要的是乳化剂的性质和乳化剂的 HLB 值,其次是形成乳化膜的牢固性、相容积比、温度、制备方法等。

　　乳化剂分子中含有亲水基和亲油基,形成乳剂时,亲水基伸向水相,亲油基伸向油相。若亲水基大于亲油基,乳化剂伸向水相的部分较大,使水的表面张力降低很大,可形成 O/W 型乳剂;若亲油基大于亲水基,则恰好相反,形成 W/O 型乳剂。天然的或合成的亲水性高分子乳化剂,亲水基特别大,而亲油基很弱,降低水相的表面张力大,形成 O/W 型乳剂。固体微粒乳化剂,若亲水性大则被水相湿润,降低水相的表面张力大,形成 O/W 型乳剂;若亲油性大则被油湿润,降低油相的表面张力大,形成 W/O 型乳剂。所以乳化剂亲油性、亲水性是决定乳剂类型的主要因素。乳化剂亲水性太大,极易溶于水,反而使形成的乳剂不稳定。

7.8.2　处方

　　乳剂的处方内容包括:根据乳剂的类型和药物的性质及对 HLB 值的要求等,选择具有所需 HLB 值的乳化剂;确定油、水两相的体积比(相体积分数);选用可调整连续相黏度的增稠剂;其他附加剂,如防腐剂、抗氧剂、矫味剂等的选择。在一定的条件下可通过试验比较,选用优化的处方组成。

　　1. 确定乳剂的类型

　　应根据产品的用途和药物性质设计乳剂的类型。如口服或静脉乳剂应设计成 O/W 型;

肌肉注射一般考虑制成 O/W 型;如为了延缓药物释放,水溶性药物可设计成 W/O 或 W/O/W 型;外用乳剂按医疗需要和药物性质选择 O/W 或 W/O 型。

2. 乳化剂的选择

乳化剂的选择应根据乳剂的使用目的、药物的性质、处方的组成、欲制备乳剂的类型、乳化方法等综合考虑选择。

(1) 根据乳剂的类型选择:一般来说,O/W 型乳剂应选择 O/W 型乳化剂,W/O 型乳剂应选择 W/O 型乳化剂。乳化剂的 HLB 值为这种选择提供了重要依据(参见第 4 章表面活性剂)。

(2) 根据乳剂的给药途径选择:口服乳剂应选择无毒的天然乳化剂或某些亲水性高分子乳化剂等。外用乳剂应选择对局部无刺激性、长期使用无毒性的乳化剂。注射用乳剂应选择磷脂、泊洛沙姆等乳化剂。

(3) 根据乳化剂性能选择:乳化剂的种类很多,其性能各不相同。应选择乳化性能强、性质稳定、受胃肠生理因素和外界因素(酸、碱、盐、pH 值等)影响小、无毒、无刺激性的乳化剂。

(4) 混合乳化剂的选择:混合乳化剂的使用可改变其 HLB 值,即乳化剂的亲水亲油性,使其有更大的适应性,如磷脂与胆固醇混合比例为 10∶1 时,可形成 O/W 型乳化剂,比例为 6∶1 时则形成 W/O 型乳化剂。油酸钠为 O/W 型乳化剂,与鲸蜡醇、胆固醇等亲油性乳化剂混合使用,可形成络合物,增强乳化膜的牢固性,并增加乳剂的黏度,使乳剂稳定。非离子型乳化剂可以混合使用,如聚山梨酯和脂肪酸山梨坦类等。非离子型乳化剂可与离子型乳化剂混合使用,但阴离子型乳化剂和阳离子型乳化剂不能混合使用。乳化剂混合使用,必须符合油相对 HLB 值的要求,乳化油相所需 HLB 值列于表 7-2。

表 7-2 乳化油相所需 HLB 值

名 称	所需 HLB 值		名 称	所需 HLB 值	
	W/O 型	O/W 型		W/O 型	O/W 型
液体石蜡(轻)	4	10.5	鲸蜡醇	—	15
液体石蜡(重)	4	10~12	硬脂醇	—	14
棉子油	5	10	硬脂酸	—	15
植物油	—	7~12	精制羊毛脂	8	15
挥发油	—	9~16	蜂蜡	5	10~16

3. 油相的选择与相体积分数

在多数情况下,内服乳剂的油相为有效成分,故应按产品的用途及稳定性选择油的种类和浓度,常用花生油、橄榄油及蓖麻油等。在外用乳剂中,油相多为药物载体,选择时主要考虑其刺激性、黏度及释药速率等,常用液体石蜡等。

油、水两相的体积比又称相体积分数(phase volume ratio)。一般地,相体积分数在20%～50%之间时乳剂比较稳定。当油相体积比小于 26% 时,容易形成 O/W 型乳剂;反之,当水相的体积比小于 26% 时,容易形成 W/O 型乳化剂。

4. 其他成分

乳剂具有一定的流动性,属于非牛顿流体,可以通过改变外相的黏度,调整乳剂的流变性。口服乳剂多为 O/W 型,可以在水相中加入亲水性高分子物质,如西黄蓍胶、明胶、纤维素类等,使乳剂具有触变性。有时乳剂中需加入水溶性的抗氧剂,如焦亚硫酸钠、抗坏血酸等;油溶性的抗氧剂常选用卵磷脂、抗坏血酸棕榈酸酯等。另外,乳剂中可加入防腐剂,常用的有尼泊金类、苯甲酸类等。

7.8.3　制备流程、工艺及影响因素

1. 制备方法

(1) 手工法:常用的方法如下。

1) 油中乳化剂法(emulsifier in oil method):又称干胶法。其流程为:油+乳化剂→研匀→加水→成初乳→加水至全量。具体制备工艺是:先将乳化剂和油置于干燥的乳钵中,研匀,按比例一次性加入纯化水,迅速向同一方向用力研磨,直到出现劈啪声,即成稠厚的初乳,然后边研磨边加水至全量,混匀即得。本法的特点是先制备初乳,在初乳中油、水、胶的比例是:植物油比例为 4:2:1,挥发油比例为 2:2:1,液状石蜡比例为 3:2:1。本法适用于阿拉伯胶,或阿拉伯胶与西黄蓍胶的混合胶作为乳化剂的乳剂。

2) 水中乳化剂法(emulsifier in water method):又称湿胶法。其流程为:水+乳化剂→研匀→加油→成初乳→加水至全量。具体制备工艺是:先将乳化剂分散于水中,再将油加入,用力搅拌使成初乳,然后加水将初乳稀释至全量,混匀即得。本法也需制备初乳,在初乳中油、水、胶的比例与上法相同。

3) 新生皂法(nascent soap method):将油、水两相混合时,两相界面上生成的新生皂类产生乳化的方法。植物油中含有硬脂酸、油酸等有机酸,加入氢氧化钠、氢氧化钙、三乙醇胺等,在高温下(70℃以上)生成的新生皂为乳化剂,经搅拌即形成乳剂。生成的一价皂则为 O/W 型乳化剂,生成的二价皂则为 W/O 型乳化剂。本法适用于乳膏剂的制备。

4) 两相交替加入法(alternate addition method):本法是向乳化剂中每次少量、交替地加入水或油,边加边搅拌,即可形成乳剂。天然高分子类乳化剂、固体粉末乳化剂等可用于本法制备乳剂。当乳化剂用量较多时,本法是一个很好的方法。本法应注意每次需少量加入油相和水相。

(2) 机械法:将油相、水相、乳化剂混合后用乳化机械制成乳剂。机械法制备乳剂可以不考虑混合顺序,借助于机械提供的强大能量,很容易制成乳剂。不同的设备可得到粒径不同的乳剂(图 7-5)。乳化机械主要有以下几种:

1) 搅拌乳化装置:分为低速搅拌乳化装置和高速搅拌乳化装置。低速搅拌制得的普通乳粒径范围较宽。高速搅拌器在一定范围内,转速愈高,搅拌时间愈长,乳滴愈小。组织捣碎机属于高速搅拌乳化装置。

2) 高压乳匀机:借助强大推动力将两相液体通过乳匀机的细孔而形成乳剂。制备时先用其他方法初步乳化,再用乳匀机乳化,效果较好。

3) 胶体磨:利用高速旋转的转子和定子之间的缝隙产生强大剪切力使液体乳化。制备出乳剂的质量不如高压乳匀机或超声波乳化机

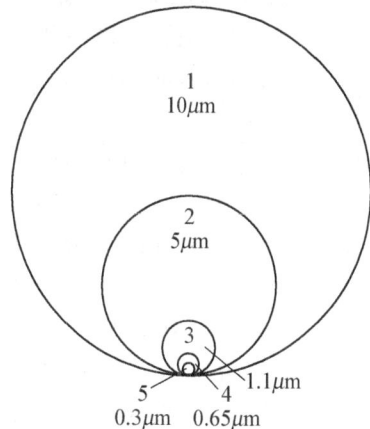

图 7-5　不同设备制成不同粒径的乳滴示意图
1. 搅拌　2. 胶体磨　3. 超声波
4. 高速搅拌器　5. 两步高压乳匀机

好,可用于制备比较黏的乳剂。

4) 超声波乳化装置:用 10～15kHz 高频振动制备乳剂。乳化时间短,液滴细而匀,但因能量大可引起某些药物分解。可制备 O/W 和 W/O 型乳剂,但黏度大的乳剂不宜用本法制备。

2. 乳剂中药物的加入方法

乳剂是药物很好的载体,可加入各种药物使其具有治疗作用。如药物溶解于内相,可先将药物溶于内相再制成乳剂;如药物溶解于外相,可先将药物溶于外相后再制成乳剂;如药物不溶于内相也不溶于外相,则可用亲和性大的液相研磨药物,再将其制成乳剂;若需先制成初乳,可将溶于外相的药物溶解后再用其稀释初乳;也可用已制成的少量乳剂研磨药物至细,再与乳剂均匀混合。

3. 影响乳化的因素

(1) 乳化剂的性质与用量:乳化剂的 HLB 值要与所用油水相的要求相符,并且不能在油水两相中都易溶解,否则所形成的乳剂不稳定。乳化剂用量与分散相的量及乳滴粒径有关。若用量太少,乳滴界面上的膜密度过小甚至不足以包裹乳滴;用量太多,乳化剂不能完全溶解。一般普通乳剂中乳化剂的用量为 5～100g/L。

(2) 相体积比:一般乳剂的相体积比(φ)在 20%～50% 之间。通常 φ 低于 20% 时,乳剂不稳定,而达 50% 时则较稳定。φ 值一般不超过 74%。

(3) 乳化的温度与时间:升高温度可降低连续相的黏度,有利于剪切力的传递和乳剂的形成;但升高温度会使界面膜膨胀,同时也增加了乳滴的动能,因而乳滴易聚集合并,降低乳剂的稳定性。通常乳化温度宜控制在 70℃ 左右;用非离子型乳化剂时,不宜超过其昙点。降低温度时,特别是经过凝固-熔化循环后,乳剂的稳定性降低,有时可使乳剂破裂。在乳化开始阶段,搅拌可使液滴分散,但乳剂形成后继续搅拌则增加乳滴间的碰撞机会,促使乳滴聚集合并,因此应避免乳化时间过长。

(4) 其他:乳剂中的其他成分、制备乳剂选用的方法、乳化设备等都直接影响乳剂的制备和稳定性。如乳剂中的电解质 $Mg(NO_3)_2$、$Al(NO_3)_3$、$NaCl$、Na_2SO_4 可能使某些离子型表面活性剂和高分子乳化剂盐析,影响乳剂的稳定性。又如乳化设备的机械力过大时,可能导致乳滴大小不一;剪切力过大时,有可能在分散乳滴的同时,增加乳滴的碰撞机会,使其聚集。

4. 乳剂的稳定性

乳剂属热力学与动力学均不稳定的非均匀相分散体系,乳剂常发生下列变化。

(1) 分层(delamination):系指乳剂放置后出现分散相粒子上浮或下沉的现象,又称乳析(creaming)。分层主要是由于分散相和分散介质之间的密度差造成的。O/W 型乳剂一般出现分散相粒子上浮。乳滴上浮或下沉的速率符合 Stoke's 公式,乳滴的粒子愈小,上浮或下沉的速率就愈慢。减小分散相和分散介质之间的密度差,增加分散介质的黏度,都可以减小乳剂分层的速率。乳剂分层也与分散相的相体积比有关,通常分层速率与相体积比成反比,相体积比低于 25% 乳剂很快分层,达 50% 时就能明显减小分层速率。分层的乳剂经振摇后仍能恢复成均匀的乳剂。

(2) 絮凝(flocculation):乳剂中分散相的乳滴发生可逆的聚集现象称为絮凝。但由于乳滴荷电以及乳化膜的存在,阻止了絮凝时乳滴的合并。发生絮凝的条件是:乳滴的电荷减少,使 ζ 电位降低,乳滴产生聚集而絮凝。絮凝状态仍保持乳滴及其乳化膜的完整性。乳剂中的电解质和离子型乳化剂的存在是产生絮凝的主要原因,同时絮凝与乳剂的黏度、相体积比以及流变性有密切关系。由于乳剂的絮凝作用,限制了乳滴的移动并产生网状结构,可使乳剂处于高黏度状态,有利于乳剂稳定。絮凝与乳滴的合并是不同的,但絮凝状态进一步变化也会引起乳滴的合并。

（3）转相(phase inversion)：由于某些条件的变化而改变乳剂类型称为转相,表现为由 O/W 型转变为 W/O 型或由 W/O 型转变为 O/W 型。转相主要是由于乳化剂的性质改变而引起的。如油酸钠是 O/W 型乳化剂,遇氯化钙后生成油酸钙,变为 W/O 型乳化剂,乳剂则由 O/W 型变为 W/O 型。向乳剂中加入相反类型的乳化剂也可使乳剂转相,特别是两种乳化剂的量接近相等时,更容易转相。转相时两种乳化剂的量比称为转相临界点(phase inversion critical point)。在转相临界点上乳剂不属于任何类型,处于不稳定状态,可随时向某种类型的乳剂转变。

（4）合并(coalescence)与破裂(breaking)：乳剂中的乳滴周围有乳化膜存在,但乳化膜破裂导致乳滴变大,称为合并。合并进一步发展使乳剂分为油、水两相称为破裂。乳剂的稳定性与乳滴的大小有密切关系,乳滴愈小乳剂就愈稳定。乳剂中乳滴大小是不均一的,小乳滴通常填充于大乳滴之间,使乳滴的聚集性增加,容易引起乳滴的合并,所以为了保证乳剂的稳定性,制备乳剂时尽可能地保持乳滴均一性。此外分散介质的黏度增加,可使乳滴合并速率降低。影响乳剂稳定性的各因素中,最重要的是形成乳化膜的乳化剂的理化性质,单一或混合使用的乳化剂形成的乳化膜愈牢固,就愈能防止乳滴的合并和破裂。

（5）酸败(rancidify)：乳剂受外界因素及微生物的影响,使油相或乳化剂等发生变化而引起变质的现象称为酸败。所以乳剂中通常须加入抗氧剂和防腐剂,防止氧化或酸败。

7.8.4　质量评价

乳剂给药途径不同,其质量要求也各不相同,很难制定统一的质量标准。但对所制备的乳剂的质量必须有最基本的评定。

1. 乳剂粒径大小的测定

乳剂粒径大小是衡量乳剂质量的重要指标。不同用途的乳剂对粒径大小要求不同,如静脉注射乳剂,其粒径应在 $0.5\mu m$ 以下。其他用途的乳剂粒径也都有不同要求。

1）显微镜测定法：用光学显微镜测定,可测定粒径范围为 $0.2\sim100\mu m$ 的粒子,常用平均粒径,测定粒子数不少于 600 个。

2）库尔特计数器(Coulter counter)测定法：库尔特计数器可测定粒径范围为 $0.6\sim150\mu m$ 的粒子和粒度分布。该方法操作简便,测定速率快,可自动记录并绘制分布图。

3）激光散射光谱法：样品制备容易,测定速率快,可测定 $0.01\sim2\mu m$ 范围的粒子,最适于静脉乳剂的测定。

4）透射电镜（TEM）法：可测定粒子大小及分布,可观察粒子形态。测定粒子范围为 $0.01\sim20\mu m$。

2. 分层现象的观察

乳剂经长时间放置,粒径变大,进而产生分层现象。这一过程的快慢是衡量乳剂稳定性的重要指标。为了在短时间内观察乳剂的分层,用离心法加速其分层,用 4000r/min 离心 15min,如不分层可认为乳剂质量稳定。此法可用于比较各种乳剂间的分层情况,以估计其稳定性。将乳置于 10cm 离心管中以 3750r/min 速率离心 5h,相当于放置 1 年的自然分层的效果。

3. 乳滴合并速率的测定

乳滴合并速率符合一级动力学规律,其直线方程为:

$$\lg N = \lg N_0 - kt/2.303 \tag{7-12}$$

式中:N、N_0 分别为 t 和 t_0 时间的乳滴数;k 为合并速率常数;t 为时间。测定随时间 t 变化的乳滴数 N,求出合并速率常数 k,用以评价乳剂稳定性大小。

4. 稳定常数的测定

乳剂离心前后光密度变化百分率称为稳定常数,用 K_e 表示,其表达式如下:

$$K_e = (A_0 - A)/A \times 100\% \tag{7-13}$$

式中:A_0 为未离心乳剂稀释液的吸光度;A 为离心后乳剂稀释液的吸光度。测定方法:取适量乳剂置于离心管中,以一定速率离心一定时间,从离心管底部取出少量乳剂,稀释一定倍数,以纯化水为对照,用比色法在可见光某波长下测定吸光度 A,同法测定原乳剂稀释液吸光度 A_0,代入公式计算 K_e。离心速率和波长的选择可通过试验加以确定。K_e 值愈小,乳剂愈稳定。本法是研究乳剂稳定性的定量方法。

7.8.5 举例

【例 7-7】 鱼肝油乳剂(cod liver oil emulsion)

[处方] 鱼肝油 500mL,阿拉伯胶细粉 125g,西黄蓍胶细粉 7g,糖精钠 0.1g,挥发杏仁油 1mL,羟苯乙酯 0.5g,纯化水加至 1000mL。

[制法] 将阿拉伯胶与鱼肝油研匀,一次加入 250mL 纯化水,用力沿一个方向研磨制成初乳,加糖精钠水溶液、挥发杏仁油、羟苯乙酯醇液,再缓缓加入西黄蓍胶胶浆,加纯化水至全量,搅匀,即得。

[用途] 本品用于维生素 A、D 缺乏症。

[注解] ① 本品系用干胶法制成的 O/W 型乳化剂,制备初乳时油、水、胶的比例为 4:2:1;② 本品在工厂大量生产时可采用湿胶法,即油相加到含乳化剂的水相中,在高压乳匀机中生产,所得产品洁白细腻,乳滴直径在 1~5μm 之间。

7.9 液体制剂的包装与贮存

液体制剂的包装关系到产品的质量、运输和贮存。液体制剂体积大,稳定性较其他制剂差。液体制剂如果包装不当,在运输和贮存过程中会发生变质。因此包装容器的材料选择、容器的种类、形状以及封闭的严密性等都极为重要。

液体制剂的包装材料包括容器(玻璃瓶、塑料瓶等)、瓶塞(软木塞、橡胶塞、塑料塞)、瓶盖(塑料盖、金属盖)、标签、说明书、纸盒、纸箱、木箱等。

液体制剂包装瓶上应贴有标签。医院液体制剂的药瓶上应贴上不同颜色的标签,习惯上内服液体制剂的标签为白底蓝字或黑字,外用液体制剂的标签为白底红字或黄字。液体制剂特别是以水为溶剂的液体制剂在贮存期间极易水解和染菌,使其变质。液体制剂应注意采取有效的防腐措施,并应密闭贮存于阴凉干燥处。

【思考题】

1. 简述均相和非均相液体制剂的特征。

2. 分析影响药物溶解度的因素以及增加药物溶解度的方法。

3. 简述助溶和增溶的区别。

4. 液体制剂中常用的防腐剂有哪些? 各有何特点?

5. 根据 Stoke's 定律,讨论可采用哪些措施延缓混悬剂中微粒的沉降速率?

6. 分析影响混悬剂稳定性的因素。混悬剂中常用的稳定剂有哪些类型,它们的作用是什么?

7. 乳剂由哪几部分组成,可分为几类? 决定乳剂类型的主要因素是什么? 乳剂存在哪些不稳定现象?

8. 简述混悬剂中的絮凝与反絮凝现象。

9. 写出下列处方所属液体制剂的类型,分析处方中各成分的作用并写出制法。

(1) 复方氢氧化铝混悬液

处方:氢氧化铝 4.0g,三硅酸镁 8.0g,羧甲基纤维素钠 0.16g,苯甲酸钠 0.2g,羟苯甲酯 0.15g,柠檬香精 0.4mL,Avicel RC-591 1.0g,加纯化水至 100mL。

注:Avicel RC-591 是由微晶纤维素与 11% 羧甲基纤维素组成。

(2) 液体石蜡乳剂

处方:液体石蜡 12mL,阿拉伯胶细粉 4g,西黄蓍胶细粉 0.5g,1% 糖精钠 0.003g,香精适量,5% 羟苯乙酯 0.1mL,加纯化水至 30mL。

(3) 炉甘石搽剂

处方:炉甘石 150g,氧化锌 50g,羧甲基纤维素钠 2.5g,加纯化水至 1000mL。

(4) 甲酚皂液

处方:甲酚 500mL,氢氧化钠 27g,植物油 173mL,加纯化水至 1000mL。

第8章

注 射 剂

→ **本章要点**

　　注射剂具有起效迅速、作用可靠等优点,尤其适用于不宜口服的药物和不能口服的患者,已成为临床中不可或缺的剂型之一。本章主要介绍小容量注射剂、输液和注射用无菌粉末的处方组成、制备工艺以及质量检查,对注射剂的概念、特点、种类和质量要求作一简要介绍,并对一些典型处方进行了简要的示例和分析,还对生产过程中易出现的问题及解决方法进行了阐述。

8.1 概 述

　　注射剂(injection)系指药物制成的灭菌溶液、无菌混悬液和乳状液以及供临用前配成溶液或混悬液的无菌粉末或浓缩液,可供皮下、皮内、肌内、静脉、椎管、腔道、穴位等部位注入或滴注。注射剂由药物、溶剂、附加剂及特制的容器所组成,是临床应用最广泛的剂型之一,对抢救用药尤为重要。小剂量的注射液,通常熔封于玻璃安瓿内,故称之为安瓿剂或针剂,其中,以注射用水为溶媒制成的注射剂俗称水针剂。大容量($>50mL$)的注射液常用于静脉滴注,称为大输液。注射用的无菌粉末又称为粉针剂。

　　将药物直接注入血液来治疗疾病是历来就有的想法,但都由于发生感染等问题而不能实际应用。直至19世纪初,人们确定了微生物的致病作用,并发现了灭菌方法,1852年又发明了注射器,此后注射给药在临床上逐渐开始应用。1886年,法国药师Limousin将药液注入玻璃容器中固封后灭菌,可保存较长的时间,出售于市场,此为最早的注射剂。1913年,V. Henrigues等人采用动物试验对药液的注射效果进行了评价,获得了良好的效果,大大促进了注射剂的发展。但是,注射剂的大量使用还是20世纪50年代以后的事,这时人们的微生物知识大为丰富,对注射给药的认识不断加深,注射容器和给药装置已日益成熟。另外,抗生素及其他口服无效药品的出现也加速了注射剂的发展。随着药剂学、微生物学和材料学的发展,注射剂日趋完善,现已成为不可或缺的常用剂型之一。1930 年出版的《中华药典》只收载 3 种注射剂产品,而 2005 年版《中国药典》载有 330 多种注射剂。现在脂质体、微球、微囊、纳米粒等新型注射给药系统已成功应用于临床,大大丰富了注射剂的内涵。近年来还发展了一种无针注射系统(needle-free injections),使用氦气等高压气体将药物瞬时加速至 760m/s,能使药物快速穿透皮肤进入体内,迅速吸收达到良好的治疗效果,从而避免了传统注射给药所产生的疼痛和交叉污染等问题。

8.1.1 特点

1. 药效迅速、剂量准确、作用可靠

注射剂直接注入人体组织、血管或器官内,所以吸收快、作用迅速。特别是静脉注射直接进入血液循环而没有吸收阶段,为所有剂型中起效最快的,可用于抢救危重患者。注射给药属于非胃肠道给药途径,药物吸收不受胃肠道诸因素的影响,无胃肠道和肝脏的首过效应,因此剂量准确、作用可靠。

2. 适用于不宜口服的药物

有些药物在胃肠道中可被降解失效(如青霉素)或与胃肠道的内容物形成不能吸收的复合物(如链霉素),或者因各种原因不能有效地吸收(如胰岛素等生物技术药物),这些药物可制成注射剂而发挥药效。

3. 适用于不能口服的患者

对于患昏迷、抽搐、惊厥等有吞咽困难或者呕吐、肠梗阻等疾病的患者,无法实施口服给药,可采用注射给药。

4. 具有局部定位和定向作用

如盐酸普鲁卡因注射液用于局部麻醉,脂质体、静脉乳剂等微粒注射给药后,在肝、肺、脾等器官药物分布较多,有定向作用。

5. 使用不便,注射疼痛,顺应性差

注射剂一般不能自己使用,须由经过训练的医护人员注射,以保证安全。注射引起局部组织损伤或由于药物的性质等导致疼痛感,影响患者使用的顺从性,在婴幼儿中尤其显著。另外,由于注射剂绕过皮肤和黏膜屏障直接进入体内,故使用不当会造成交叉污染。

6. 生产过程复杂、对生产的环境及设备要求高、生产成本高

为保证注射剂的安全与有效,需要经过较为复杂的生产过程;而且注射剂是所有剂型中对生产环境要求最高的剂型,并要求一定生产设备保证产品质量及提高生产效率,因此注射剂的生产成本较高。

8.1.2 分类

按照 2005 年版《中国药典》的规定,注射剂可分为注射液、注射用无菌粉末与注射用浓溶液。根据分散系统的不同,注射液又可分为溶液型、混悬型和乳状液型。

1. 溶液型注射剂

易溶性药物常制成溶液型注射剂。溶剂大部分为水,如维生素 C 注射液及氯化钠注射液;如果药物在水中难溶或为了长效目的,也可以用油为溶剂,如维生素 D 注射液及黄体酮注射液。

2. 混悬型注射剂

难溶性药物或为了提高稳定性,产生长效作用,可制成混悬型注射剂。混悬介质可以是水或油,如醋酸可的松注射液、鱼精蛋白胰岛素注射液等。

3. 乳剂型注射剂

水不溶性药物,可制成乳剂型注射液。供注射用的一般为 O/W 型,如静脉营养脂肪乳注射液等。

4. 注射用无菌粉末

水溶液中不稳定的药物,可制成注射用无菌粉末,临用时用适当溶剂溶解或分散成混悬液后使用。如注射用青霉素、胎盘白蛋白无菌粉末等。

8.1.3　给药途径

注射剂可注射入机体的任何器官及部位,包括关节、脊椎、动脉,在紧急情况下甚至可直接注射到心脏。但最常见的注射途径是静脉注射、肌内注射、皮下注射和皮内注射等。

1. 静脉注射(intravenous(I. V) route)

注入静脉内,直接进入血液循环,无吸收过程,因此起效最快,可分为静脉推注和静脉滴注。静脉推注剂量一般为 5～50mL,静脉滴注剂量可多达数千毫升。静脉注射多为水溶液,油溶液、混悬液或乳浊液易引起毛细血管栓塞,一般不宜静脉注射。但近年来成功制得了平均粒径<1μm 的乳剂、脂质体、纳米粒等非均相微粒分散体系,可用于静脉注射。凡能导致红细胞溶解或使蛋白质沉淀的药液,均不宜静脉注射。

2. 肌内注射(intramuscular(I. M) route)

注射于肌肉组织中,一次剂量为 1～5mL,常见的注射部位为臀肌及上臂三角肌。由于存在吸收过程,起效比静脉注射慢,但持续时间比静脉注射长。除水溶液外,油溶液、混悬液及乳浊液均可肌肉内注射,具有一定的长效作用,且乳浊液有一定的淋巴靶向性。

3. 皮下注射(subcutaneous(S. C) route)

注射于真皮与肌肉之间的皮下组织内,一般剂量为 1～2mL。由于皮下组织的血流较慢,皮下注射药物吸收更趋缓慢,如胰岛素注射液采用皮下注射,可防止吸收过快造成血糖过度降低。皮下注射的主要是水溶液,也有混悬液,但混悬液可能导致硬结或脓肿。尤其是具有刺激性的药物混悬液,一般不宜作皮下注射,因为人体皮下感觉比肌肉更为敏感。

4. 皮内注射(intradermal(I. D) route)

注射于表皮与真皮之间,一次剂量在 0.2mL 以下,常用于过敏性试验或疾病诊断,如青霉素皮试液、白喉诊断毒素等。

5. 脊椎腔注射(intravertebra route)

注入脊椎间蛛网膜下腔内,一次剂量一般不得超过 10mL。由于神经组织比较敏感,且脊椎液缓冲容量小、循环慢,故脊椎腔注射只能用药物水溶液,渗透压必须与脊椎液相等,且不得加抑菌剂,pH 值在 5.0～8.0 之间,注入时应缓慢。

6. 动脉内注射(intra-arterial route)

注入靶区动脉末端,如诊断用动脉造影剂、肝动脉栓塞剂等。

7. 其他

包括心内注射、关节内注射、滑膜腔内注射、穴位注射以及鞘内注射等。

8.1.4 质量要求

1. 无菌

注射剂成品中不得含有任何活的微生物,包括病原性微生物和非致病的微生物及其芽孢都不得含有。

2. 无热原

无热原是注射剂的重要质量指标,特别是输液、供静脉注射及脊椎腔注射的药物制剂,均须进行热原检查,合格后方能使用。

3. 可见异物

注射剂要在规定条件下检查,不得有肉眼可见的浑浊或异物。鉴于微粒引入人体所造成的危害,对输液的澄明度要求更严格,要求进行不溶性微粒的检查。

4. 安全性

注射剂不能引起对组织的刺激性或发生毒性反应,特别是一些非水溶剂及一些附加剂,必须经过必要的动物实验,以确保使用安全。

5. 渗透压

注射剂的渗透压要求与血浆的渗透压相等或接近,供静脉注射的大剂量注射剂还要求具有等张性。

6. pH 值

注射剂的 pH 值要求与血液(pH7.4)相等或接近,一般控制在 pH49 的范围内。

7. 稳定性

注射剂多属液体型制剂,所以稳定性问题比较突出,故要求注射剂具有必要的物理稳定性和化学稳定性,确保产品在贮存期间安全有效。

8. 降压物质

有些注射液,如复方氨基酸注射液,其降压物质必须符合规定,以保证用药安全。

9. 其他

如色泽、含量、装量、装量差异等均应符合规定。

8.2 注射剂的处方组成

8.2.1 注射用原料

注射剂须采用注射用原料,且必须符合药典或国家药品质量标准。如有时不易获得专供注射用规格的原料,医疗上又确实需要,必须将普通药用原料进行精制,使之符合注射原料标准,并经有关部门批准后方可使用。获得注射用原料后,为防止批号间的质量差异,生产前须做小样试制,各项检验合格后方可使用。

8.2.2 注射用溶剂

1. 注射用水

由于具有优越的安全性和经济性,水是最为常用的溶剂。作为注射用溶剂使用的水应具有很高的质量要求,除氯化物、硫酸盐、钙盐、硝酸盐、亚硝酸盐、二氧化碳、易氧化物、不挥发物与重金属按纯化水检查应符合规定外,还规定 pH 应为 5.0～7.0,氨含量不超过 0.00002%,热原检查应符合规定(内毒素小于 0.25EU/mL)。根据《中国药典》的规定,注射用水是纯化水经蒸馏所得的水,纯化水不能直接用于注射剂的配制。

2. 注射用油

难溶性药物或为了达到长效的目的,可采用注射用油为溶剂,用于肌内注射。常用的注射用油主要有大豆油、麻油、茶油等植物油,另外还有油酸乙酯,苯甲酸苄酯也可用于油型注射剂。矿物油和碳水化合物因不能被机体代谢吸收,故不能供注射用。

(1) 植物油:系通过压榨植物的种子或果实而得。常用的注射用油为大豆油,其他植物油如麻油、茶油、花生油、玉米油、橄榄油、棉子油、蓖麻油及桃仁油等经精制后也可供注射用。有些患者对某些植物油有变态反应,因此在产品标签上应标明名称。植物油应贮存于避光、密闭容器中,日光、空气会加快油脂氧化酸败,可考虑加入没食子酸丙酯、维生素 E 等抗氧剂。

碘值、皂化值、酸值是评价注射用油质量的重要指标。碘值反映油脂中不饱和键的多寡,碘值过高,则含不饱和键多,油易氧化酸败。皂化值表示游离脂肪酸和结合成酯的脂肪酸总量,过低表明油脂中脂肪酸平均相对分子质量较大或含不皂化物(如胆固醇等)杂质较多;过高则脂肪酸平均相对分子质量较小,亲水性较强,失去油脂的性质。酸值高表明油脂酸败严重,不仅影响药物稳定性,且有刺激作用。《中国药典》规定注射用大豆油的质量要求为:碘值为 126～140,皂化值为188～195,酸值不得大于 0.1,且在 450nm 波长处的吸光度应不超过 0.045。

(2) 油酸乙酯(aethylis oleas, ethyl oleate):浅黄色油状液体,能与乙醇、脂肪油混溶,性质与脂肪油相似而黏度较小,5℃仍能保持澄清,但久贮会变色,故常加抗氧剂,如含 37.5% 没食子酸丙酯、37.5%二叔丁对甲酚(BHT)及 25%叔丁基对羟基茴香醚(BHA)的混合抗氧剂,其用量为 0.03%(W/V)效果最佳,可于 150℃、1h 灭菌。本品可被组织迅速吸收,对组织有微弱的刺激性,但肌肉注射未见有刺激性的报道。激素类药物如苯丙酸去甲睾酮等用本品作溶剂时可增加药效。

(3) 苯甲酸苄酯(ascabin, benzyl benzoate):无色油状液体,低于 17℃为白色结晶,不溶于水和甘油,能与乙醇、脂肪油混溶。有些药物不溶于油而能溶于本品,借此可达到与油相混的目的。如二巯基丙醇虽可制成水溶液,但不稳定,又不溶于油,使用本品为溶剂可制成油性注射液。

3. 其他注射用非水溶剂

丙二醇、聚乙二醇、二甲基乙酰胺、乙醇、甘油、苯甲醇等,由于能与水混溶,一般可与水混合使用,以增加药物的溶解度或稳定性。

(1) 乙醇:本品与水、甘油等可任意混溶,可供静脉或肌内注射,最高浓度可达 50%。小鼠静脉注射的 LD_{50} 为 1.97g/kg,皮下注射为 8.28g/kg。但乙醇浓度超过 10%时可能会有溶血作用或疼痛感。如氢化可的松注射液、去乙酰毛花苷注射液中均含一定量的乙醇。

(2) 丙二醇(propylene glycol,PG):供注射用的为 1,2 -丙二醇,本品与水、乙醇、甘油可混溶,能溶解许多水不溶性药物,已广泛用作注射剂的溶剂,可供肌内及静脉注射。小鼠静脉注射的 LD_{50} 为 58g/kg,腹腔注射为 9.7g/kg,皮下注射为 18.5g/kg。常用浓度为 10%60%,用作皮下或肌注时有局部刺激性。如苯妥英钠注射液中含 40%丙二醇。

(3) 聚乙二醇(polyethylene,PEG):供注射用的为平均相对分子质量为 300 及 400 的聚乙二醇,为无色黏稠液体,能与水、乙醇相混合,化学性质稳定,不水解。有报道称 PEG300 的降解产物可能会导致肾病变。因此 PEG400 更常用,其对小鼠腹腔注射的 LD_{50} 为 4.2g/kg,皮下注射的 LD_{50} 为 10g/kg。常用浓度为 1%～50%,如戊巴比妥钠注射液以 PEG400、乙醇及水为混合溶剂。

（4）甘油(glycerin)：本品与水、乙醇可以以任意比例混合,对许多药物有较大的溶解度。小鼠皮下注射的 LD_{50} 为 10mL/kg,肌内注射的 LD_{50} 为 6mL/kg,大白鼠静脉注射的 LD_{50} 为 56g/kg。由于本品黏度大、刺激性强,故不能单独用作注射剂的溶剂,常与乙醇、丙二醇、水等组成复合溶剂。常用浓度为 1%50%,但大剂量注射时会导致惊厥、麻痹、溶血。如普鲁卡因注射液的溶剂为 95%乙醇(20%)、甘油(20%)与注射用水(60%)。

（5）二甲基乙酰胺(dimethylacetamide,DMA)：为澄清中性溶液,对药物的溶解范围广,与水、乙醇可任意混合。小鼠腹腔注射的 LD_{50} 为 3.27g/kg,但连续使用时,应注意其慢性毒性。如氯霉素常用 50%DMA 作溶剂,利血平注射液用 10%DMA、50%PEG 作溶剂。

8.2.3 注射剂的附加剂

为了确保注射剂的安全、有效和稳定,除了主药和溶剂外,还须根据主药的性质适当加入其他物质,这些物质统称为"附加剂",其作用包括：① 增加主药的溶解度;② 提高药物的稳定性;③ 抑制微生物生长;④ 调节 pH 值和渗透压;⑤ 减轻疼痛或对组织的刺激性等。附加剂的基本要求是：在有效浓度时对机体安全、无害、无刺激性;与主药无配伍禁忌;不影响主药疗效;对产品含量测定不产生干扰。注射剂中所使用的附加剂名称和用量必须在成品标签中明示,各国药典对附加剂的类型和用量有明确的规定,且不尽一致。

注射剂常用附加剂主要有增溶剂、助溶剂、抗氧剂、金属络合剂、pH 和等渗调节剂、抑菌剂、止痛剂等,详见表 8-1 所示。

表 8-1 注射剂常用附加剂及其用量

种类及品种	浓度范围/%	种类及品种	浓度范围/%
增溶剂、润湿剂或乳化剂：		金属离子螯合剂：	
卵磷脂	0.52.3	EDTA・2Na	0.010.05
泊洛沙姆 188	0.2	抑菌剂：	
聚氧乙烯蓖麻油	165	苯甲醇	12
聚山梨酯 80	0.044.0	羟苯丁酯,甲酯	0.0100.015
助悬剂：		苯酚	0.51.0
聚维酮	0.21.0	三氯叔丁醇	0.250.50
甲基纤维素	0.031.05	止痛剂：	
羧甲基纤维素	0.050.75	三氯叔丁醇	0.30.5
明胶	2.0	苯甲醇	1.02.0
果胶	0.2	利多卡因	0.51.0
		盐酸普鲁卡因	1.0

种类及品种	浓度范围/%	种类及品种	浓度范围/%
pH 调节剂及缓冲剂：		粉针填充剂：	
盐酸	q.s	乳糖	18
乳酸	0.1	甘露醇	110
氢氧化钠	q.s	葡萄糖	110
枸橼酸,枸橼酸钠	0.5,4.0	蔗糖	25
醋酸,醋酸钠	0.22,0.8	甘氨酸	110
酒石酸,酒石酸钠	0.65,1.2	蛋白质药物保护剂	
磷酸氢二钠,磷酸二氢钠	1.7,0.71	乳糖	25
等渗调节剂：		蔗糖	25
氯化钠	0.50.9	麦芽糖	25
葡萄糖	45	人血白蛋白	0.22.0
甘油	2.25	甘氨酸	110
抗氧剂：			
亚硫酸钠	0.10.2		
亚硫酸氢钠	0.10.2		
焦亚硫酸钠	0.10.2		
硫代硫酸钠	0.10.2		
二叔丁甲氧酚	0.0050.020		
叔丁基对羟基茴香醚	0.0050.020		

1. 增溶剂、润湿剂及乳化剂

增溶剂是指在溶剂中形成胶团使得药物的溶解度增大的物质,润湿剂是指降低固—液之间的界面能而增加药物可润湿性的物质,乳化剂是指帮助乳剂形成并使形成的乳剂稳定的物质。三者分别应用于溶液型、混悬型和乳浊型制剂中,在结构组成上大多为表面活性剂。由于阳离子型和阴离子型表面活性剂的溶血性强、毒性大,不能用于注射剂中,注射剂常用的主要为非离子型表面活性剂,包括聚山梨酯类(吐温)、聚氧乙烯脂肪酸酯类、聚氧乙烯脂肪醇醚类。此类表面活性剂随聚乙二醇聚合度的增大,其毒性、刺激性减小。最常用的有普洛沙姆 188、聚山梨酯 80、聚氧乙烯氢化蓖麻油等,但当其用量较大时亦可能产生溶血现象。另外,磷脂由于具有良好的生物相容性,在注射剂中经常使用,尤其是静脉注射剂。

2. pH 值调节剂

为了减少刺激性,注射液的 pH 值应该与体液一致(7.4 左右)。另外,pH 还会影响药物的溶解度和稳定性,因此注射剂的 pH 调节需要兼顾这三个方面。一般说来,小剂量静脉注射液的 pH 值可在 3.0～10.5 之间,而其他途径注射给药或大量静脉注射的产品,其 pH 值通常调节在 4～9 之间。pH 值过大易发生组织坏死,而 pH 值过小常引起剧烈疼痛与静脉炎,大量注射还会引起酸碱中毒,因此可用酸或碱来调节,常用的有盐酸、碳酸氢钠、氢氧化钠等,但须注意尽可能避免引入新的离子。也可用缓冲溶液来调节注射液的 pH 值,以维持在生产和贮藏过程中的 pH 值恒定,常用的主要有醋酸缓冲液、枸橼酸缓冲液和磷酸缓冲液等。

3. 抗氧剂

有些药物在配成注射剂后易氧化变质,发生变色、分解、析出沉淀,甚至药效消失或产生毒性物质。为了避免药物的氧化,除了在灌封前后通入惰性气体赶走氧气外,还须加入抗氧剂。抗氧剂的使用应根据主药的理化性质和药液的 pH 值而定。常用的水溶性抗氧剂主要有亚硫酸钠、亚硫酸氢钠、焦亚硫酸钠、硫代硫酸钠、硫脲、维生素 C。其中焦亚硫酸钠、亚硫酸氢钠常用于弱酸性或中性溶液中,亚硫酸钠、硫代硫酸钠常用于弱碱性溶液中。常用的油溶性抗氧剂主要有叔丁基对羟基茴香醚(BHA)、二叔丁甲氧酚(BHT)、α-生育酚等。

4. 金属螯合剂

许多药物如维生素 C、肾上腺素、普鲁卡因等的氧化降解,可被微量金属离子(如铜、铁、锌)催化加速。如在维生素 C 的注射液中含有 0.0001mol/L 的 Cu^{2+},会使维生素 C 的氧化速率提高 10000 倍,加入金属螯合剂可大大降低这种氧化反应,提高注射剂的稳定性。常用的金属螯合剂为依地酸二钠(EDTA-2Na),常用量为 0.01%～0.05%,其用量过高会螯合体内的钙离子,造成人体内血钙浓度降低。若采用依地酸钙钠将更为安全,但价格较高。

5. 渗透压调节剂

在通常情况下,小剂量的注射剂无须调节渗透压,因为机体本身有一定的调节能力,但为了减少对组织的损伤和刺激,减少溶血,最好制成等渗溶液。大剂量的输液则必须调节渗透压,否则会出现红细胞萎缩或溶血等严重问题。常用的渗透压调节剂为氯化钠、葡萄糖、甘油等,其用量可通过渗透压计算确定(详见第 8.7 节)。

6. 抑菌剂

抑菌剂只有在必要时才加入,绝大多数注射剂都不需要加入抑菌剂。多剂量包装的注射剂须加抑菌剂,对于采用无菌操作制备或采用低温间歇灭菌的注射剂,应加入抑菌剂以防止微生物繁殖。常用的注射剂抑菌剂有苯酚、甲酚、三氯叔丁醇、苯甲酚和对羟基苯甲酸酯类。供静脉输液与脑池内、硬膜外、椎管内用的注射液均不得添加抑菌剂。除另有规定外,一次注射量超过 15mL 的注射液,不得添加抑菌剂。

7. 止痛剂

当注射剂的 pH 值和渗透压与体液相差较大或者药物的刺激性过大时,常对注射局部产生较大的刺激或引起较强的疼痛,可加入少量的止痛剂来改善。常用的有苯甲醇、盐酸普鲁卡因、三氯叔丁醇。止痛剂一般只加于肌内或皮下注射剂,而静脉注射剂中一般不加,因为静脉内感觉神经分布较少。

8.3　注射剂的制备流程与工艺

8.3.1　制备流程与车间设计

1. 制备流程

小容量注射剂的制备工艺流程如图 8-1 所示。

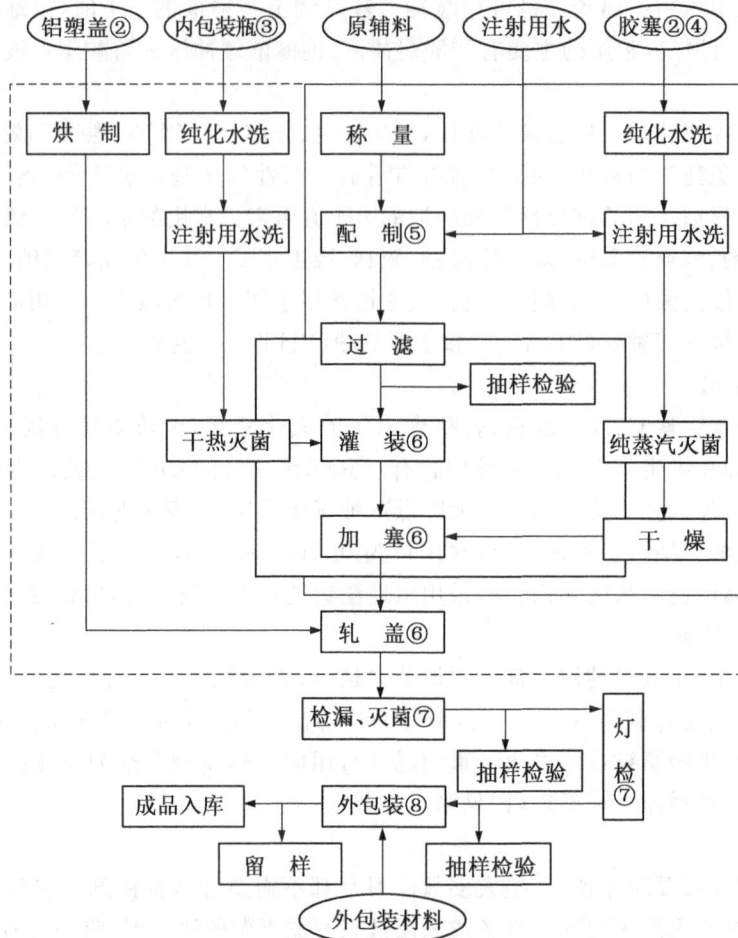

图 8-1 小容量注射剂生产工艺流程图(沈贡民、马凤森,2009)

注:① 虚线内为十万级生产区,细实线内为万级生产区,粗实线内为百级生产区,其他为一般生产区。

③ 内包装瓶包括安瓿瓶、西林瓶等。

②④ 用西林瓶灌装小容量注射液或冻干剂时,需要按照规定预处理胶塞和铝盖;用安瓿瓶灌装时不需要上述处理。

⑤ 根据需要,配制好的药液也可在除菌过滤前用较大孔径的滤膜或其他方法预过滤,以提高或保障除菌过滤的效果。

⑥ 若用西林瓶灌装冻干制剂,则灌装后先半加塞,冻干后再压塞盖紧;若是安瓿瓶注射液,则灌装后封头,无加塞和压盖步骤。

⑦ 安瓿瓶装注射液需要此步骤;冻干制剂不需此步骤;西林瓶装注射剂不需检漏,但需要灯检;产品不耐热和最终产品不需要再灭菌的液体制剂,则不需加热灭菌。

⑧ 含印字(批号、有效期)、贴签、说明书与小盒包装、中包装和大包装等。

2. 车间设计

注射剂车间为生产无菌制剂的场所,因而对车间的设计与布局、对人流物流以及生产环境的洁净度控制等均具有非常严格的要求。注射剂的车间设计是一项复杂的综合性系统工程,除了要考虑车间位置、室内布局、内部结构、生产流程等要求外,还要考虑一些特殊设备、管道、通风、照明等方面的安排。总之,注射剂车间的设计既要符合《药品生产质量管理规范》的要求,使生产工艺流程合理以提高生产效率,又能最大限度地降低生产过程中的不良影响。

根据生产环境洁净度的不同,注射剂的车间可划分为一般生产区、控制区及洁净区。一般生产区无洁净度的要求,注射剂的灭菌、检漏、澄明度检查、包装等在此区域进行。不同洁净度级别要求和各种注射剂及工序对洁净度的要求见第 6 章表 6-10。根据各区的特点,要合理地安排与周密地设计房间与土建工程。洁净区应有安全出入口及火灾报警消防设施。洁净度要求高的房间宜布置在内侧或中心位置。对于某些无菌作业,可根据工艺的特殊要求,在设备上附设局部层流装置或采用超净工作台。洁净室是注射剂车间的核心,也是注射剂生产的关键部位,对此我们应该有较深入的了解,详见第 6 章第 1 节。

8.3.2 热原

1. 热原的定义与组成

注射后能使恒温动物的体温异常升高的物质,称为热原(pyrogens)。热原主要是微生物的代谢产物,为磷脂、脂多糖及蛋白质组成的复合物,存在于细菌的细胞壁和细胞膜之间,也称内毒素(endotoxin),其中脂多糖是其主要成分,具有极强的热原活性,因此,有时热原、内毒素和脂多糖等名称混用。大多数细菌都能产生热原,但革兰阴性杆菌产生的热原致热能力最强,真菌及霉菌也能产生热原。脂多糖的组成因菌种不同而不同,热原的平均相对分子质量一般为 1×10^6 左右。含有热原的注射液(特别是输液)注入体内,大约 0.5h 后就会产生发冷、寒战、体温升高、出汗、恶心呕吐等不良反应,严重者可出现昏迷、虚脱,甚至危及生命。因此,注射剂的生产过程必须严格控制热原的污染。

2. 热原的性质

(1)耐热性:通常热原比较耐热,在 60℃加热 1h 不受任何影响,100℃加热也不降解,但在 180℃ 34h 或 250℃ 3045min 可被彻底破坏。因此,在通常注射剂的灭菌条件下,热原不易被破坏。

(2)水溶性:由于热原由脂多糖及蛋白质等组成,因而在水中可溶解,这是水可受热原污染的原因。

(3)过滤性:热原溶于水,分子体积小,约为 1~5nm,注射剂的常规滤器不能截留,但用超滤膜可截留。

(4)不挥发性:热原本身不挥发,故可用蒸馏法制备注射用水。但在蒸馏时,热原可随水蒸气中的雾滴(未汽化的小水滴)带入蒸馏水,故应设法防止,可采用隔沫装置。

(5)吸附性:热原可被活性炭吸附,然后用常规滤器即可将它去除。

(6)其他:热原可被强酸、强碱如浓硫酸—重铬酸钾溶液、氢氧化钠破坏,也能被强氧化剂如高锰酸钾或过氧化氢钝化,超声波也能破坏热原。

3. 热原的污染途径

热原污染是注射剂生产中经常出现的问题,注射剂生产的各种用品(包括溶剂、原辅料、制备用具与容器)、生产过程各环节都有可能引入热原,甚至使用不当时也会引入热原。

(1)从溶剂中带入:这是注射剂出现热原的主要原因。蒸馏水器结构不合理(如不能完全阻挡细小水滴随水蒸气一起进入蒸馏水中)、操作不当、注射用水贮藏时间过长会污染热原。故应使用新鲜注射用水,最好随蒸随用,《中国药典》(2005 年版)规定注射用水应在制备12h 内使用,并在 80℃以上保温、65℃保温循环或在 4℃以下的无菌状态下存放。

（2）从原辅料中带入：容易滋长微生物的药物和辅料，如葡萄糖、乳糖可因贮存年久、包装损坏常致污染热原。用生物方法制造的药品（如右旋糖酐、水解蛋白或抗生素等）常因致热物质未除尽而引起发热反应。

（3）从容器、用具、管道和装置等带入：如未按 GMP 要求认真清洗处理，常易导致热原污染，因此在生产中对这些容器、用具等物要认真处理，严格按照标准操作规程（SOP）操作，检验合格后方能使用。

（4）制备过程中的污染：制备过程中室内卫生条件差，操作时间长，装置不密闭，均增加污染细菌的机会，从而可能带入热原。

（5）从输液器带入：有时输液本身不含热原，但仍发生热原反应，这往往是由于输液器具（如输液吊瓶、胶皮管等）污染所致。

4．热原的去除方法

（1）高温法：凡能经受高温加热处理的容器或用具，如注射针头、针筒或其他玻璃器皿，均可在洗净后置于 180℃ 温度下加热 3～4h 或 250℃ 温度下加热 30min 以上破坏热原。

（2）酸碱法：玻璃容器与用具还可用重铬酸钾硫酸清洁液或稀氢氧化钠处理，可将热原破坏。但碱法使用过久会损害玻璃的透明性。热原也能被强氧化剂破坏。

（3）吸附法：热原可被吸附剂吸附而除去。常用的吸附剂有活性炭，活性炭对热原有较强的吸附作用，同时有助滤、脱色作用，所以在注射剂中使用较广，常用量为 0.1％～0.5％。此外还可用活性炭与白陶土合用除去热原。但要注意吸附剂对有些药物（如生物碱、黄酮等）也有吸附作用，特别是当这些成分含量较低时应调整使用量。

（4）离子交换法：热原含带负电荷的磷酸根及羧酸根，可被阴离子树脂交换。国内有用 301 型弱碱性阴离子交换树脂 10％ 与 122 型弱酸性阳离子交换树脂 8％ 成功地除去丙种胎盘球蛋白注射液中的热原的报道。

（5）凝胶过滤法：利用分子筛原理使药物和热原因分子大小不同而分离，国内曾用二乙氨基乙基葡聚糖凝胶 A - 25（分子筛）制备了无热原去离子水。生化制品多不稳定又易污染热原，处理不当会降低其活性和含量，可采用该法有效地去除热原。

（6）反渗透法：采用三醋酸纤维膜或聚酰胺膜进行反渗透可除去热原，这是最近发展起来的一种有效的新方法。

（7）超滤法：超滤膜的孔径最小可达 1nm，可截留平均相对分子质量为 80 万～200 万的热原。如用超滤膜过滤 10％15％ 的葡萄糖注射液可除去热原。Sulliven 等采用超滤法除去 β-内酰胺类抗生素中的内毒素。

（8）其他方法：采用两次以上湿热灭菌法，或适当提高灭菌温度和时间，处理含有热原的葡萄糖或甘露醇注射液亦能得到热原合格的产品。微波也可破坏热原。

8.3.3　注射用水的制备

1．制药用水的种类

《中国药典》收载的制药用水包括饮用水、纯化水、注射用水和灭菌注射用水。制药用水的原水通常为饮用水，为天然水经净化处理而得，其质量符合国标 GB5749—85《生活饮用水卫生标准》。饮用水可作为药材净制时的漂洗、制药用具的粗洗用水，也可作为药材提取的溶剂。纯化水为饮用水经蒸馏法、离子交换法、反渗透法或其他适宜的方法制备的制药用水，不含任何附加剂,其质量必须符合药典二部纯化水项下的规定。纯化水可作为配制普通药物制剂用的溶剂、稀释剂或试验用水,非灭菌制剂用器具的清洗用水,也可作为中药制剂所用药材的提取溶剂,但不得用于注射剂的配制与稀释。注射用水为纯化水经蒸馏所得的水,不含有任何附加剂和内毒素,其质量必须符合药典二部注射用水项下的规定。注射用水可作为注射剂的溶剂或稀释剂及注射用容器的精洗,也可作为配制滴眼剂的溶剂。灭菌注射用水为注射用水按注射剂生产工艺制备所得,主要用于注射用灭菌粉末的溶剂或注射剂的稀释剂,其质量必须符合灭菌注射用水项下的规定。

2. 原水处理

原水(自来水)用于制备注射用水前,通常要先经净化处理,以除去水中悬浮的固体杂质及大部分离子,这样可减轻注射用水制备过程中杂质和水垢对设备的损害和负担,同时还可提高注射用水的质量。原水处理的方法有:

(1)过滤法:过滤是除去原水中悬浮固体杂质的有效方法。通常采用石英砂滤器、活性炭滤器及细过滤器组合而成的过滤器过滤。石英砂滤器可滤除较大的固体杂质;活性炭滤器可吸附有机物,如热原等;细过滤器由聚丙烯多孔管上缠绕聚丙烯滤线组成,可除去 $5\mu m$ 以上的细小微粒。

(2)电渗析法:电渗析法是 20 世纪 50 年代发展起来的一种水处理技术,无需消耗酸碱,非常经济,但所得水的纯度较低,故常用于离子交换法的前处理。电渗析法是根据电场作用下的离子定向迁移及离子交换膜的选择透过性而设计的,阳离子交换膜含有带负电荷的酸性活性基团($R-SO_3^-$),能选择性地使溶液中的阳离子透过,而溶液中的阴离子则因受阳离子膜上所带负电荷基团的同性排斥作用而不能透过;同理,阴离子交换膜呈正电性使阴离子透过而阳离子不能透过。图 8-2 为电渗析的原理示意图,在电场力的作用下,水中的阳离子向阴极移动,通过阳离子交换膜,但被阴离子交换膜阻挡,在该区浓集;阴离子向阳极移动,通过阴离子

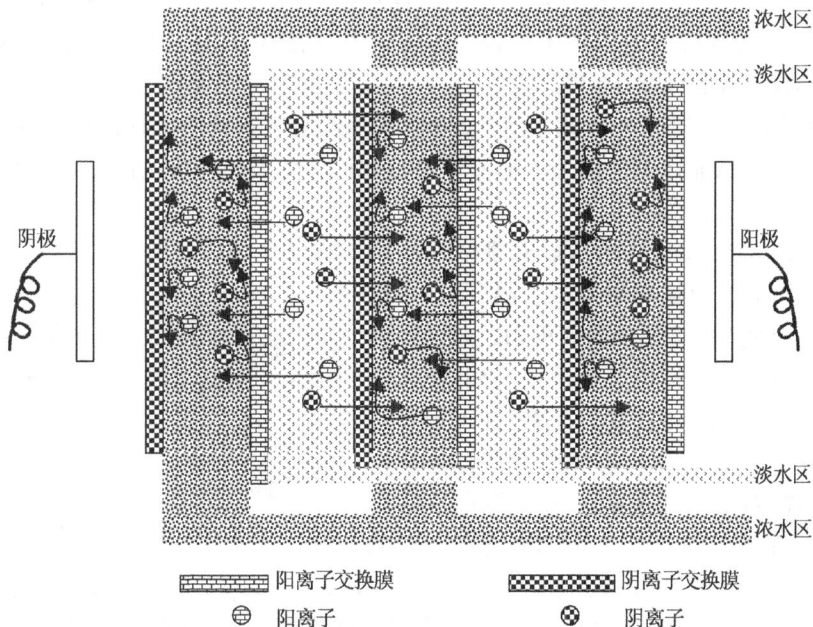

图 8-2 电渗析原理图

交换膜,而被阳离子交换膜阻挡而浓集,这样在阳、阴离子交换膜之间交替形成淡水区和浓水区,收集淡水区的水即可获得含有较低离子的纯化水。

(3) 离子交换法:离子交换法是制备纯化水的常用方法,利用阳、阴离子交换树脂分别同水中存在的各种阳离子与阴离子进行交换,从而达到纯化水的目的。最常用的阳离子交换树脂为 732 型苯乙烯强酸性阳离子交换树脂,其极性基团是磺酸基,可用简化式 $RSO_3^-H^+$ 和 $RSO_3^-Na^+$ 表示,前者为氢型,后者为钠型。钠型的树脂比较稳定,因而树脂保存时均为钠型,临用前须转化为氢型,它可吸附水中阳离子,并将氢离子交换至水中,与水中的阴离子组成相应的无机酸。最常用的阴离子交换树脂为 717 苯乙烯强碱性阴离子交换树脂,其极性基团为季胺基,可用简化式 $RN^+(CH_3)_3Cl^-$ 或 $RN^+(CH_3)_3OH^-$ 表示,前者为氯型,后者为 OH 型,氯型较稳定,便于保存,临用前须转化为 OH 型。当通过阳离子交换树脂的水(已含有无机酸)再经 OH 型阴离子交换树脂时,水中的阴离子被树脂交换除去,树脂上的 OH^- 被置换到水中,并与水中的 H^+ 结合成水,这样可使原水得到纯化。OH 型苯乙烯强碱性阴离子交换树脂对热原还有较强的吸附作用,可除去部分热原和细菌。

离子交换法的优点是:设备简单,可节省能源与冷却水,成本低,经处理后的水化学纯度高,一般比电阻可在 100 万 Ωcm 以上。缺点是:除热原效果不可靠,而且离子交换树脂须经常再生,耗费酸碱,还须定期更换破碎树脂。本法制得的去离子水主要供蒸馏法制备注射用水,也可用于洗瓶,但不得用于配制注射液。

一般将离子交换树脂装于塑料或橡胶衬里的钢管构成的柱子中,管柱直径与长度之比以 1:8 较宜。工艺上常可采用阳离子床、阴离子床、混合床的组成型式,混合床为阴、阳离子树脂以一定比例混合组成。经阳离子床后水的 pH 值大大降低,这时的阴离子如 CO_3^{2-}、HCO_3^- 主要以 H_2CO_3 的形式存在,因此为减轻阴离子床的负担,大生产时常在阳离子床后加脱气塔,除去二氧化碳。使用一段时间后,树脂中的 H^+ 和 OH^- 被大量交换,离子交换能力下降,制得水的比电阻低于 100 万 Ωcm,这时须再生树脂或更换。树脂再生时可用水力进行反冲,使树脂内部脏物排出,直至流出清洁的水。将水加满至树脂表面,再按阴阳离子树脂转型法操作,酸碱的用量为树脂体积的 2~3 倍。

(4) 反渗透法:反渗透法是 20 世纪 60 年代发展起来的新技术,国内目前主要用于原水处理,但若装置合理,也能达到注射用水的质量要求,所以,美国药典收载该法为制备注射用水的方法之一。

反渗透(reverse osmosis)的基本原理如图 8-3 所示。当纯水和盐溶液被理想半透膜隔开,该半透膜只允许水分子通过而其他物质不能通过,这样,纯水会自发地通过半透膜扩散至盐溶液一侧,使其液面不断上升直至达到渗透的动态平衡,这种现象称为渗透。两液面的高度差为盐溶液所具有的渗透压。若在膜的盐溶液一侧施加一大于渗透压的压力,则盐溶液中的水将向纯水一侧扩散,这样水就能

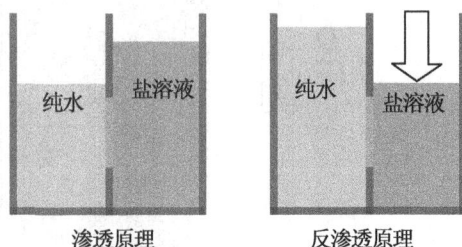

图 8-3 渗透与反渗透示意图

从盐溶液中分离,这一过程即为反渗透过程,这就是反渗透法制备纯化水的基本原理。

反渗透法使用的半透膜有醋酸纤维素膜和聚酰胺膜,它们半透性(仅允许水分子通过而阻止离子或其他分子通过)的机制因膜的种类不同而异,至今尚无一致公认的解释,目前常见的

学说主要有选择性—毛细管流动学说、溶解扩散学说、空隙开闭学说等。现以醋酸纤维素膜处理盐水为例,说明选择性—毛细管流动学说。根据 Gibbs 吸附公式,在恒温条件下水和膜界面的溶质吸附量:

$$\Gamma = -\frac{c}{RT}\frac{\mathrm{d}\sigma}{\mathrm{d}c} \tag{8-1}$$

式中:Γ 为溶质在界面上的吸附量;σ 为溶液的表面张力;c 为溶质浓度。

如果溶质提高水的表面张力,即 $\frac{\mathrm{d}\sigma}{\mathrm{d}c}>0$,则 $\Gamma<0$,为负吸附,说明溶液表面溶质浓度比溶液内部小。而氯化钠和其他盐类能增加水的表面张力,因此在氯化钠溶液与空气接触的界面上能形成一纯水层。当盐水溶液与具有多孔的纤维素膜接触时,膜表面可选择性地吸附水分子而排斥溶质分子,在膜-界面上形成一层被吸附的纯水层(12 个分子的厚度)。在压力作用下,界面上的纯水层不断通过膜上毛细孔渗出(如图 8-4 所示)。这就是纯水从盐溶液中被分离的过程。对有机物等杂质的排除是靠机械的过筛作用。研究表明,当毛细孔径为纯水层厚度的两倍时,分离效果最好,孔径过小,影响水通量,孔径过大,可能使离子漏过。

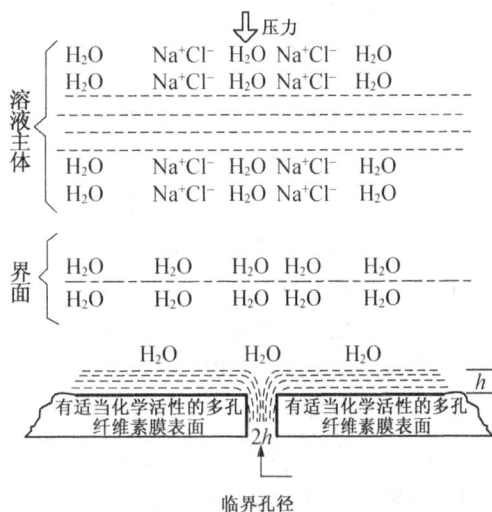

图 8-4 选择性吸附-毛细管流动机制示意图

典型的反渗透装置是由安放于增强环氧玻璃钢压力容器中的螺旋卷或中空纤维膜组成,进料水用一高压泵导入膜装置,产品水从膜的另一侧在低压下移出。在膜的表层孔隙大小为 12nm,平均相对分子质量大于 300 的物质几乎全部除净,因此可除去热原。使用一级反渗透装置除离子的能力为一价离子 90%95%,二价离子 98%99%,但除氯离子达不到药典要求,应使用二级反渗透装置才能彻底除去氯离子。反渗透法制水具有耗能低、水质高、使用及保养方便等优点。虽然国内目前主要用于原水的纯化,但使用这一技术制备注射用水正在进行深入研究。

3. 蒸馏法制备注射用水

蒸馏法是制备注射用水最经典的方法,可去除不挥发性的物质。常用的蒸馏水器主要有塔式和亭式蒸馏水器、多效蒸馏水器和气压式蒸馏水器。

(1)塔式与亭式蒸馏水器:塔式蒸馏水器的结构如图 8-5 所示,主要由蒸发锅、隔沫装置和冷凝器三部分组成。其工作原理为,首先在蒸发锅内放入大半锅纯化水,然后打开进气阀,由锅炉进来的蒸汽经蒸汽选择器除去夹带的水珠后进入蛇型管进行热交换,在使锅中水加热的同时本身变成回气水喷入废气排出器中,此时不冷凝气及废气(二氧化碳、氨等)从废气排出器的小孔排出,回气水流入蒸发锅补充已蒸发的水量,过量的水由溢流管排出。蒸发锅中的单蒸水被蛇形管加热,产生二次蒸汽并通过隔沫装置(由中性玻璃管及挡板组成),蒸汽中夹带的沸腾泡沫及大部分的雾滴首先被玻璃管阻挡,流回蒸发锅,继续上升的蒸汽,其中的雾滴被挡板再一次截留,而蒸汽则绕过挡板上升至第一冷凝器。蒸汽在第一冷凝器冷凝后落于挡板并汇集于挡板周围的凹槽而流入第二冷凝器中继续冷却为重蒸馏水。该法产量较大,可达50200L/h,但缺点是热能未能充分利用,并需耗费较多的冷却水,现大生产已基本不用。亭式蒸馏水器的工作原理与塔式蒸馏水器相同,而且目前也已很少使用。

（2）多效蒸馏水器（multiple-effect still）：是近年迅速发展起来并成为制备注射用水的主要设备,具有耗能低、产量高、质量优及自动控制等特点。多效蒸馏水器的工作原理与多效蒸发器是一样的,利用前一效蒸发出的二次蒸汽作为后一效的加热蒸汽,前一效的浓缩水作为后一效原水再次被加热蒸发,所以蒸汽的利用率高。如不计损失,理论上可以认为蒸汽耗量与蒸发气量之比是效数

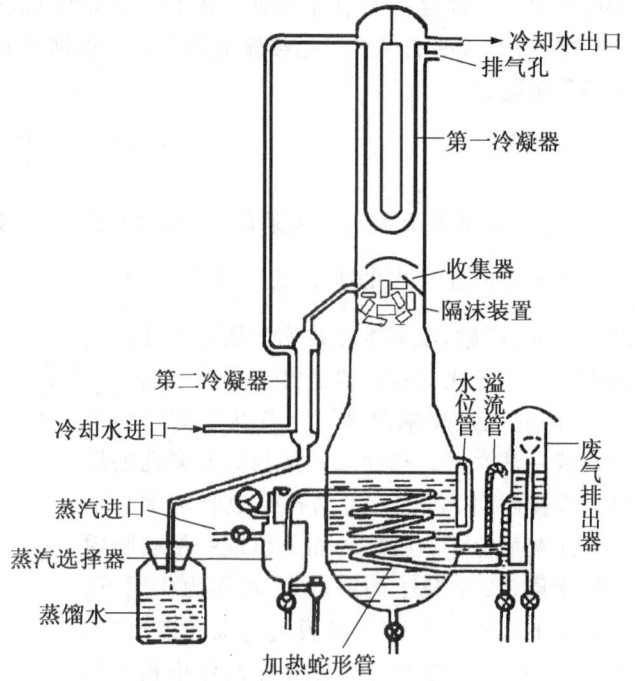

图 8-5　塔式蒸馏水器

的倒数。实际上当然会存在温差损失及设备热损失,经验上认为三效蒸馏时,其单位蒸汽耗量是单级蒸溜的 0.4 倍,四效蒸馏时可达0.3倍。多效蒸馏水器由圆柱形蒸馏塔、冷凝器及一些控制元件组成,结构示意图见图 8-6 所示。现以五效蒸馏水器为例说明其工作原理：进料水（去离子水）进入冷凝器被塔5进来的蒸汽预热,然后依次通过塔4、塔3、塔2及塔1上部的盘管被加热,最后进入 1 级塔,此时进料水温度可达 130℃ 或更高。在 1 级塔内,进料水在加热室被高压蒸汽（165℃）进一步加热而迅速蒸发,蒸发的蒸汽进入 2 级塔加热室作为 2 级塔的热源,高压蒸汽被冷凝为回笼水最后由器底排出。在 2 级塔内,由 1 级塔进入的蒸汽将 2 级塔的进料水蒸发而本身冷凝为蒸馏水,2 级塔的进料水由 1 级塔经压力供给,3 级、4 级和 5 级塔经历同样的过程。最后,由 2、3、4、5 级塔产生的蒸馏水加上 5 级塔的蒸汽被第一、第二冷凝器冷凝后得到的蒸馏水均汇集于收集器而成为注射用水。废气则自废气排出管排出,此种蒸馏水器的出水温度在 80℃ 以上,有利于蒸馏水的保存,产量可达 6t/h。多效蒸馏水器的性能取决于加热蒸汽的压力和级数,压力越大,则产量越高,效数越多,热利用率越高。综合多方面因素考虑,选用四效以上的蒸馏水器较为合理。

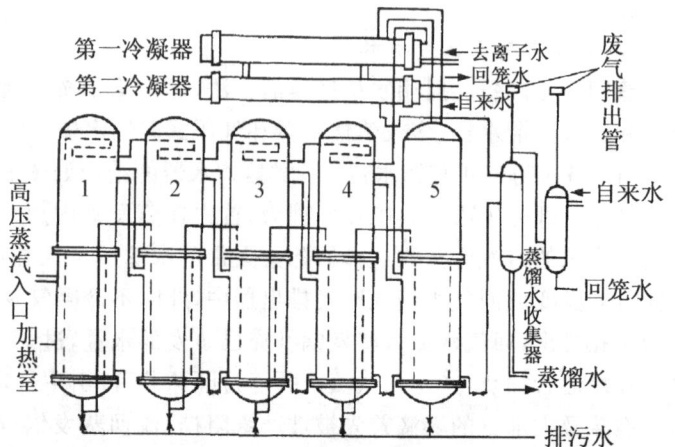

图 8-6　多效蒸馏水机示意图

（3）气压式蒸馏水器（vapor compression still）：主要由进水管、热交换器、加热室、蒸发室、冷凝器及蒸汽压缩机等组成。其通过蒸汽压缩机使热能得到充分利用，也具有多效蒸馏水器的特点，但电能消耗较大，故目前应用较少。

4. 综合法制备注射用水

为保证注射用水的质量，现在药厂一般采用综合法制备注射用水，不同厂家的流程组合略有差异，图 8-7 是一种常见的综合法制备注射用水的流程。

注射用水收集器应采用密闭收集系统。收集前，须检查氯化物、重金属、pH、铵盐及热原是否合格，并在生产中定期检查。注射用水应在 80℃ 以上保温，65℃ 以上保温循环，或灭菌后密封保存，并在制备后 12h 内使用。

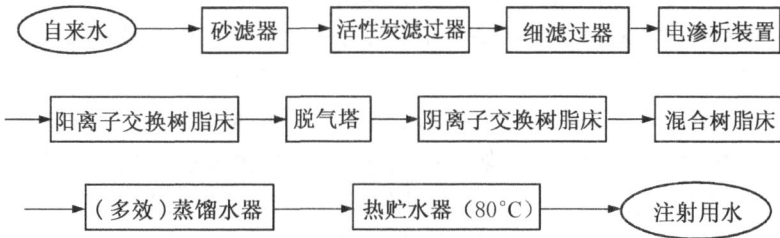

图 8-7　综合法制备注射用水流程图

8.3.4　容器的处理

1. 注射剂容器的种类与式样

注射剂的容器用来灌装各种性质不同的注射剂，在制造过程中须经高温灭菌，并且要在各种不同的环境下长期贮藏。因此，要求注射剂的容器具有很强的密闭性和很高的化学惰性，使得容器表面与药液在长期接触过程中不会发生脱落、降解、物质迁移等现象，也不能使药液发生变化。

根据制造材料的不同，注射剂的容器主要有玻璃容器和塑料容器。小容量注射剂的容器主要以玻璃为主，近年来随着塑料工业的发展，采用聚氯乙烯、聚乙烯和聚丙烯等材料制成的容器也用于注射剂的盛装，尤其是大输液的容器有被塑料取代的趋势。根据分装剂量的不同，注射剂的容器可分为单剂量装容器、多剂量装容器和大剂量装容器。单剂量装容器大多为安瓿（ampule），常用的规格有 1、2、5、10、20mL 五种。多剂量装容器常为橡胶塞的玻璃瓶，橡胶塞上加铝盖密封，俗称西林瓶，除供灌装注射液外，还可用于分装注射用粉末，常用的规格主要有 5、10、20、30、50mL 等。大剂量装容器常见的为输液瓶，近几年发展了输液袋，常见的规格一般有 100、250、500、1000mL 等。

常见的安瓿式样主要有直颈安瓿、曲颈安瓿和粉末安瓿。直颈安瓿等非易折安瓿由于在折断时可能会产生玻璃屑落入药液中，现已遭淘汰。目前国内使用的安瓿多为易折曲颈安瓿，主要有两种：一种为色点安瓿，另一种为色环安瓿。色点安瓿在颈上方标有约 1mm 刻痕色点，使用时只需用手向色点背面方向轻微一掰即可断开，不需用砂轮片划痕，这种安瓿在折断时所产生的微粒远小于普通安瓿，在国内已推广应用。色环安瓿可用膨胀系数较高的低熔点玻璃粉末熔融固着在安瓿颈部成环状，或用陶瓷油漆在颈部刻画成环烧结在玻璃上，焙烧退火后造成局部应力，因此易于折断。粉末安瓿用于分装注射用药物粉末，故瓶颈口粗或带喇叭口，便于药物的分装，在颈与身的连接处吹有沟槽，以便临用时锯开灌入溶剂后使用。此种安瓶使用不便,近年来开发了一种可同时盛装粉末与溶剂的注射容器,容器分上下两个隔室,上隔室装注射用溶剂,下隔室装无菌药物粉末,中间用特制的隔膜分开,使用时将顶上的塞子压下,使隔膜打开,溶液流入下隔室,将药物溶解后使用,该容器特别适用于那些在溶液中不稳定的药物。

2. 安瓿的质量要求与检查

安瓿的质量对注射剂的稳定性有较大的影响,除了化学组成外,安瓿的制法、贮藏、退火等对安瓿的质量有较大影响。虽然近年来出现了一些塑料安瓿,但目前国内的安瓿主要还是由玻璃制成的,制备安瓿的玻璃应符合以下要求:① 应无色透明,以便于检查澄明度、杂质以及变质情况;② 应具有低的膨胀系数和优良的耐热性能,以耐受洗涤和灭菌过程中所产生的热冲击而不致冷爆破裂;③ 要有足够的物理强度,以耐受热压灭菌所产生的压力差,并避免在生产、装运和贮藏过程中破损;④ 应具有高度的化学稳定性,不改变溶液的 pH 值,不易被注射液所侵蚀;⑤ 熔点较低,易于熔封;⑥ 不得有气泡、麻点及砂粒。目前制造安瓿的玻璃主要有中性玻璃、含钡玻璃与含锆玻璃三种。中性玻璃是低硼硅酸盐玻璃,化学稳定性较好,作为pH 接近中性或弱酸性注射剂的容器,如各种输液、葡萄糖注射液、注射用水等可用中性玻璃安瓿。含钡玻璃是在中性玻璃中添加适量氧化钡,不仅降低了熔融温度,而且可显著提高玻璃的耐碱性能,可作碱性较强注射剂的容器,如磺胺嘧啶钠注射液(pH10～10.5)。含锆玻璃系含少量氧化锆的中性玻璃,具有更高的化学稳定性,耐酸、耐碱性均好,不易受药液侵蚀,此种玻璃安瓿可用于盛装如乳酸钠、碘化钠、磺胺嘧啶钠、酒石酸锑钾等注射液。常用的安瓿为无色安瓿,有利于澄明度的检查。但对光敏感的药物,可采用能滤除紫外线的琥珀色玻璃安瓿。琥珀色安瓿含氧化铁,痕量的氧化铁有可能被浸取而进入产品中,如果产品中含有的成分能被铁离子催化,则不能使用琥珀色玻璃容器。

为保证注射剂的质量,安瓿玻璃容器应经一系列物理、化学等检查,合格后方能使用。物理检查项目主要包括安瓿的外观、尺寸、应力、清洁度、热稳定性等,具体要求及检查方法可参照国家标准中有关安瓿的规定。化学检查主要是玻璃容器的耐酸性、耐碱性和中性检查,可按有关规定的方法进行。在理化性能检查合格后,有时还需做装药试验,特别当安瓿材料变更或盛装新研制的注射剂时,必须证明药液与容器之间无相互作用或对注射剂的质量无影响后方能使用。

3. 安瓿的洗涤

直颈安瓿的颈丝很长,使用时须切割成所需长度后方能使用,故直颈安瓿检验合格后还需经切割和圆口操作,但现多使用易折安瓿不需割圆工序。质量较好的安瓿可直接进行洗涤,但一般的安瓿可先进行热处理再进行洗涤,即将安瓿用去离子水灌满,质量较差的可用 0.5% 的醋酸水溶液,100℃蒸煮 30min,使瓶内的灰尘、沙砾等杂质脱落洗除,同时还可使玻璃表面的硅酸盐水解,微量的游离碱和金属盐溶解,提高安瓿的化学稳定性。

目前国内常见的安瓿洗涤方法主要有甩水洗涤法、加压气水交替喷射洗涤法和超声波洗涤法等。

(1)甩水洗涤法:将安瓿放在灌水机传送带上,送至灌水机被上部淋下的经过滤的去离子水或蒸馏水(必要时用稀酸溶液)灌满,再送入灭菌柜中加热蒸煮处理。经蒸煮后的安瓿,可趁热用甩水机甩干,然后再置于灌水机上灌水,再用甩水机将水甩出,如此反复 3 次,以达清洗之目的。经此法洗涤后安瓿的清洁度一般可达到要求,但耗水量多,占地面积大,而且洗涤质量不如加压气水交替喷射洗涤法和超声波洗涤法好,一般适用于 5mL 以下的安瓿,目前已很少使用。

(2) 加压气水交替喷射洗涤法:该法洗涤质量高,特别适用于大安瓿的洗涤,是目前水针剂生产常用的洗涤方法。它是利用滤净的蒸馏水和滤净的压缩空气在加压情况下交替地由针头喷入安瓿内进行清洗。一般水气交替冲洗反复 4~8 次。用此法洗涤时水和空气的滤净是关键,特别是压缩空气中常夹带油雾及尘埃,不易除去,过滤不净反而污染安瓿,出现"油瓶"等现象。近年国内已有无润滑油空气压缩机产品,此种压缩机压出的空气含油雾较少,过滤系统可简化。最后一次洗涤用水,应采用通过微孔滤膜精滤的注射用水。

(3) 超声波洗涤法:利用超声技术清洗安瓿是近二三十年来发展起来的一项新技术,具有清洗洁净度高、清洗速率快等特点,特别是对盲孔和各种形状的物体,洗净效果独特。将安瓿浸没在超声波清洗槽中,利用水与玻璃接触面的空化作用而洗除表面的污渍,不仅保证安瓿内部无尘、无菌,也可使外壁洁净,达到洁净指标。目前国内已有引进和仿制的超声波洗瓶机用于生产,也有采用加压喷射气水洗涤与超声波洗涤相结合的洗涤机组上市。

最近还出现了一些免洗涤的安瓿产品,这些安瓿在严格控制污染的车间生产,采用严密的包装,使用时只用洁净空气吹洗即可,这为注射剂的高速自动化生产创造了有利条件。还有一种密封安瓿,临用时在净化空气下用火焰开口后直接灌封,这样可免去洗瓶、干燥、灭菌等工序。

4. 安瓿的干燥与灭菌

安瓿洗涤后,小量生产时可采用电烘箱 120~140℃温度干燥 2h,盛装无菌操作或低温灭菌产品的安瓿则须用 180℃干热灭菌 1.5h。大量生产时现多采用隧道式烘箱,此设备主要由红外线发射装置与安瓿自动传送装置两部分组成,全长约 5m,隧道内平均温度 200℃左右,安瓿的干燥时间也缩短为 20min 左右,有利于连续化生产。近年来,采用碳化硅电热板辐射源表面涂上远红外涂料,制成了远红外线隧道式自动干燥灭菌机,温度可达 250~350℃(一般 350℃ 5min 即能达到安瓿干燥灭菌的目的),具有效率高、质量好、干燥速率快和节约能源的特点。

为了防止污染,可在电热红外线隧道式自动干燥灭菌机中附带局部层流装置,安瓿在连续的层流洁净空气的保护下极为洁净。灭菌好的空安瓿存放柜应有净化空气保护,安瓿存放时间不应超过 24h。

8.3.5　注射液的配制

1. 投料

注射剂的原辅料必须使用注射用规格,必要时需经精制处理。配制前,应先按处方规定计算各原料的用量。某些容易降解的药物,在注射剂灭菌后含量有所下降时,应酌情增加投料量。在计算称量时,如原料含有结晶水应注意换算,在计算处方时应将附加剂的用量一起算出,然后分别准确称量。投料过程必须有技术人员参加,并应由两人以上进行核对,对所用原辅料的来源、批号、用量和投料时间等均应严格记录,并签字负责。

2. 配制用具的选择与处理

大量生产用夹层配液锅,同时应装配轻便式搅拌器,夹层锅可以通蒸汽加热也可通冷水冷却。配制药液的容器应使用化学稳定的材料制成,如玻璃、搪瓷、不锈钢、耐酸耐碱陶瓷及耐热的无毒聚氯乙烯、聚乙烯或聚丙烯塑料等。铝质容器不宜使用。配液中使用的输送管道、阀门与泵应采用不锈钢或中性玻璃制成。

配液用具使用前应彻底清洗。一般可用清洁剂刷洗,常水冲洗,最后用注射用水冲洗。玻璃与瓷质用具刷洗后可用清洁液处理,随即用常水、注射用水冲洗。塑料管道可用较稀的清洁液处理,橡皮管可置蒸馏水内蒸煮搓洗,最后用注射用水反复搓洗,临用前用新鲜注射用水荡洗或灭菌后备用。每次配液后一定要立即刷洗干净,玻璃容器可加少量硫酸清洁液或75%乙醇后放置,以免长菌,临用前再依法洗净。供配制油性注射剂的用具,必须洗净后烘干使用。

3. 配制方法

注射液的配制方法有浓配法和稀配法两种。稀配法是将药物加入到全部溶剂中直接配成所需的浓度,再行过滤,操作简便,质量优良的原料药一般采用该法。浓配法是将全部药物加入部分溶剂中配成浓溶液,经加热或冷藏后过滤,然后加剩余溶剂配成所需浓度,该法操作麻烦,适用于质量较差的原料,因为浓配过滤时,可将溶解度小的杂质滤除。

配制剧毒药品注射液要特别细心谨慎,严格称量与校核,有些仪器与用具宜分开使用,以免交叉污染。对不稳定的药物配制注射液时,可先溶稳定剂后溶药物,同时应注意控制温度和pH,采用避光与通惰性气体等措施,使药液始终保持在最稳定的状态。对于不易滤清的药液可加0.1%~0.3%的活性炭处理,除助滤外,活性炭还有除热原、除杂质及脱色的作用,但要使用针用规格的活性炭,还要注意其对药物的吸附作用。配制所用的注射用水的贮藏时间不能超过12h,注射用油应在150~160℃下干热灭菌12h,冷却至适宜温度(一般可在主药熔点以下20~30℃)时加药配制,待溶液温度降至60℃以下时趁热过滤。

药液配好后,要进行半成品的检查,一般主要包括pH、含量等项,合格后才能过滤灌封。

8.3.6 注射液的过滤及灌封

1. 注射液的过滤

配制好的药液应经过滤去除不溶性的微粒,以保持注射液的澄清。随着医药事业的发展,临床上对注射液澄明度的要求也越来越高,不仅肉眼可见的微粒不允许存在,而且对肉眼不可见的微粒也有一定的限制。无菌过滤的产品由于最终不行灭菌,所以对过滤效率和操作环境均有更为严格的要求。为了提高过滤效率,保证过滤的质量,在注射剂的生产中,一般采用二级过滤,即先将药液用常规的滤器如砂滤棒、垂熔玻璃漏斗、板框压滤器或预滤膜等滤器进行预滤后,再使用微孔滤膜过滤,即可将膜滤器串联在常规滤器后作末端过滤之用。有关过滤的机理、滤器和过滤装置可参见第6章第6节的相关内容。

2. 注射液的灌封

注射液过滤后,经检查合格应立即进行灌封。灌封包括灌装和封口两个步骤,应在同一操作室内完成,注射剂灌装后应立即封口,以减少污染。灌封是注射剂制备的关键操作,对环境要求极高,应严格控制物料的进出和人员的流动,采用尽可能高的洁净度,一般为100级(或10000级环境下的局部100级)。

灌注药液时要做到剂量准确,药液不沾瓶,不受污染。为了抵偿药液在抽取时由于瓶壁黏附和注射器及针头的吸留所造成的损失,注入安瓿内的药量要稍多于标示量,易流动的液体可增加少些,黏稠性的液体宜增加多些,具体可参考《中国药典》附录Ⅰ注射剂项下的有关内容。为使灌注体积准确,在每次灌注前,必须用精确的小量筒校正注射器的吸取量,然后试灌若干支安瓿,装量检查符合规定后再行灌注。为了防止产品产生焦头,灌注器的活塞中心设有毛细孔,可使针头挂的水滴缩回而不致沾瓶,还要注意调节灌装速率,过快时药液易溅至瓶壁而沾瓶。一些易氧化的药品,在灌封时一般要通入惰性气体以置换安瓿中的空气。惰性气体的选择,要根据具体品种而定,常用的有氮气和二氧化碳。由于二氧化碳的密度及在水中的溶解度比氮气高,故趋氧性能好,凡与二氧化碳不发生作用的产品宜通入二氧化碳。但一些碱性药液或钙剂等则不能使用二氧化碳,可改用氮气。二氧化碳易使安瓿爆破,可以考虑预热,并在熔封上方加一保温挡板。1～2mL 的安瓿可先灌注药液后再通气,5mL 以上的安瓿一般先通气,再灌注药液,最后又通气。通气效果,可用测氧仪进行残余氧气的测定。

安瓿的封口是用火焰将安瓿颈部熔融而使其密封,要求严密不漏气,顶端圆整光滑,无歪头、尖头、瘪头、焦头和泡头等。安瓿封口的方法一般分顶封和拉封两种,现多使用拉封,因为拉封不仅使瓶颈玻璃融合,而且用拉丝钳将瓶颈上部多余的玻璃强力拉走,加上安瓿自身的旋转动作,可保证封口严密不漏,并使封口处的玻璃厚薄均匀,从而不易出现冷爆现象。

实验室小量产品可采用手工灌封,先用灌注器灌注药液,再用煤气或汽化汽油辅以压缩空气或氧气产生的火焰进行封口,有单火焰和双火焰法。操作不当,会产生鼓泡、封口不严等废品。工业化生产都采用全自动灌封机,可进行安瓿的排整、灌注、充气和封口等工序,常用的有 12mL、510mL 和 20mL 三种机型。图 8-8 是目前我国使用较多的安瓿自动灌封机,由传送、灌注、封口三个部件组成。其中灌注药液由四个动作协调进行:① 传动齿板送入安瓿;② 灌注针头下降;③ 灌注药液入安瓿;④ 灌注针头上升后安瓿离开,同时灌注器吸入药液。这四个动作依次进行,而且必须协调,这主要通过主轴上的侧凸轮和灌注凸轮来实现。药液容量调节,是由容量调节螺旋上下移动

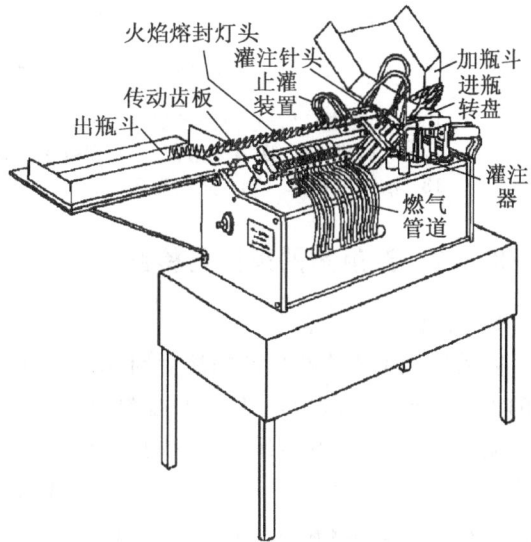

图 8-8 安瓿自动灌封机示意图

来完成的。灌液部分还有自动止灌装置,以保证在机器运转过程中,遇到个别缺瓶或安瓿用完尚未关车的情况下,不使药液注出而污损机器和浪费。灌好液体并被充气的安瓿被传送至封口位置,其颈部被煤气、压缩空气和氧气产生的高温火焰(高达 1400℃)软化后被拉丝钳拉丝抽断而使安瓿闭合。封口火焰的温度对封口的质量有很大的影响,火焰过大,拉丝钳还未下来,安瓿丝头已被火焰加热熔化并下垂,无法完成拉丝;火焰过小,则拉丝钳下来时安瓿玻璃尚未软化,不是拉不动,就是将整支安瓿拔起,均影响生产操作。另外,火焰的温度不当也会产生泡头、瘪头和尖头等问题。

3. 注射剂生产的联动化

前已述及,注射剂的生产对环境要求很高,且要经历多道工序,若能将这些工序连接起来,组成联动机,不仅可提高注射剂的生产效率,而且对其质量的提高也大有好处。我国已制成洗、灌、封联动机,但灭菌包装还没有联动。有些联动机,在洗涤、干燥灭菌、灌封各部分装上局部层流装置,可以用于生产无菌产品,有利于提高产品质量。图8-9为安瓿洗灌封联动机的示

意图,该机由超声波清洗机、红外隧道灭菌箱和多针拉丝安瓿灌封机三部分组成,可完成安瓿的洗涤、干燥灭菌及灌封等操作,具有占地面积小、生产效率高、自动化程度高等特点。

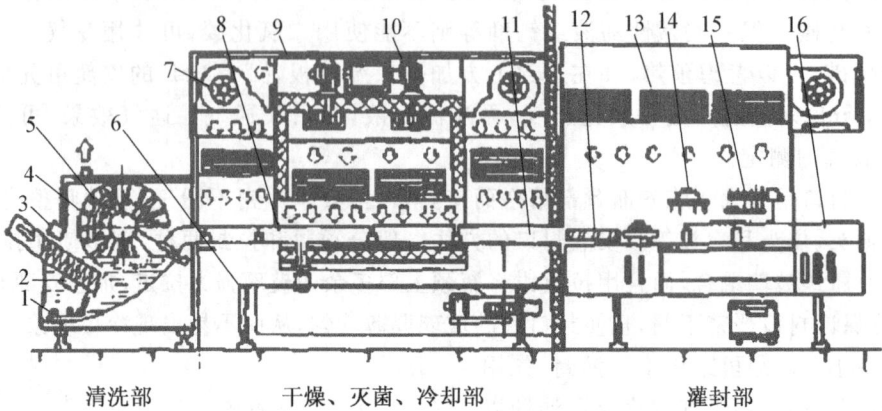

图 8-9 安瓿洗灌封联动机示意图

1. 水加热器 2. 超声波换能器 3. 喷淋水 4. 冲水、气喷嘴 5. 转鼓 6. 预热器
7、10. 风机 8. 高温灭菌区 9. 高效过滤器 11. 冷却区 12. 不等距螺杆分离
13. 洁净层流罩 14. 充气灌药工位 15. 拉丝封口工位 16. 成品出口

8.3.7 注射剂的灭菌与检漏

1. 灭菌

除采用无菌操作法生产的注射剂外,一般注射液在灌封后必须尽快地进行灭菌,以保证产品的无菌要求。一般地,注射剂从配制到灭菌不应超过 12h。灭菌的方法和时间应根据药物的性质来选择,必须既要保证药液的稳定,又要保证灭菌效果。必要时,可采用几种灭菌方法联合使用。对热不稳定的产品,在避菌条件较好的情况下生产的注射剂,一般 1~5mL 安瓿可用流通蒸汽 100℃灭菌 30min,10~20mL 安瓿采用 100℃灭菌 45min。灭菌时间还可根据情况适当延长或缩短,但必须按灭菌效果 F_0 值大于 8 进行验证(为保证无菌,实际操作时 F_0 值达到 12 时灭菌较可靠)。但是对于流通蒸汽 100℃ 30~60min 能否彻底灭菌,尚有争论。为确保灭菌的可靠,可在灭菌锅内放置化学指示剂或生物指示剂。生产上多采用自动控制仪,可定时、自动记录灭菌过程中的全部情况。相同品种、不同批号或相同色泽、不同品种的注射剂,不得在同一灭菌区同时灭菌。

2. 检漏

安瓿如果熔封不严,有毛细孔或微小的裂缝存在,则药液易被微生物和污物污染或者药物泄露,影响注射剂质量及使用安全性。因此,灭菌后的注射剂须进行检漏,将漏气安瓿剔除。

检漏一般采用灭菌、检漏两用灭菌器。灭菌完毕后,稍开锅门,从进水管放进冷水淋洗安瓿使温度降低,然后关紧锅门并抽气,灭菌器内压力逐渐降低。当真空度达到 85.3~90.6kPa (640~680mmHg)后,停止抽气。开色水阀,将颜料溶液(如 0.05% 曙红或亚甲蓝)吸入灭菌锅中,使安瓿全部浸没后关闭色水阀,放开气阀,再将色水抽回贮器中,开启锅门,将注射剂车架推出,淋洗后检查,剔去带色的漏气安瓿。也可在灭菌后,趁热立即于灭菌锅内放入有色水,安瓿遇冷内部压力收缩,色水即从漏气的毛细孔或裂缝吸入而被检出。此外,还可将安瓿倒置或横放于灭菌器内,在升温灭菌时,安瓿内的空气受热膨胀将药液从漏气处挤出,形成空安瓿而剔除,此法特别适用于深色注射液的检漏。还可用仪器检查安瓿裂缝。

检漏后的安瓿应及时用水冲去有色溶液,并用擦瓶机擦净外壁水分与污物,以便于灯检和印字。

8.3.8 注射剂的印字与包装

注射剂经质量检查合格后即可进行印字包装,印字的内容包括品名、规格、批号、有效期等内容。注射剂安瓿印字有手工印字和机器印字。手工印字是将刻好的蜡纸放在涂油墨的橡胶板上,将安瓿在蜡纸上轻轻滚动印出。药厂多用机器印字,速率快且质量较好。印字后的安瓿即可装入盒内,一般用内衬瓦楞纸的纸盒分隔成行盛装。盒外应贴标签,标明注射剂名称、内装支数、每支装量及主药含量、附加剂名称及用量、适应证、用法用量、禁忌证、贮藏方法、批准文号、批号、生产日期、有效期、生产厂家等内容。盒内应附有详细的药品说明书,供使用时参考。包装对保证注射剂在贮存期的稳定性具有重要意义,应予以充分的重视,须严格按照GMP 的有关规定,注意避免"混药"事件的发生。

目前许多生产单位已采用开盒、印字、装盒、盖盒、贴签及包扎等联成一体的印包联动机,大大提高了安瓿的印包效率。安瓿塑料包装是近年发展起来的一种新型包装形式,主要有热塑包装和发泡包装,我国已成功研制发泡包装机,使包装质量进一步提高。

8.4 注射剂的质量检查

8.4.1 可见异物检查

近年来,注射剂中微粒的污染,特别是大输液中所含的微粒异物对人体的危害已引起了广泛的重视。经鉴别出的微粒有炭黑、碳酸钙、氧化锌、纤维素、纸屑、黏土、玻璃屑、细菌、真菌芽孢和结晶体等。这些微粒过多可造成局部堵塞和供血不足,导致组织缺氧而产生静脉炎或肉芽肿。因此,注射剂产品在出厂前必须逐一检查可见异物并剔除不合格产品。注射剂的可见异物检查,不但可以保证用药安全,而且可以根据异物来发现生产中的薄弱环节,以便进一步改进提高产品的质量。例如,白点多为原料药或安瓿产生,纤维多半因环境污染所致,玻璃屑往往是封口不当所致。

可见异物检查一般采用灯检法,灯检法不适用的品种(如用有色透明容器包装或液体色泽较深的品种)可采用光散射法。灯检法在暗室中进行,取供试品分别在黑色和白色背景下检查,对于无色注射液光照度应为 $1000\sim1500lx$,对于有色注射液光照度应为 $2000\sim3000lx$,对于混悬型注射液光照度应为 $4000lx$,用肉眼检视,应符合规定。国内生产的 BY-1 型澄明度检测仪可用于可见异物检查,并可调节光照度,使用方便。具体试验方法和结果判断标准参阅《中国药典》2005 年版二部附录Ⅸ H。

为了减轻目力检查的劳动强度,提高可见异物检查效率,国内外对此项检查方法做了很多研究与设计,如光电自动异物检查机、库尔特计数器及利用激光原理制成的检测仪等。目前,国内已有注射剂异物自动检查机上市,但还存在灵敏度不高、检查速率慢等问题,尚未广泛推广使用。而国外一些大型药厂已全面采用自动检查装置来代替人工灯检,取得了良好的效果。

溶液型静脉用注射液、注射用无菌粉末及注射用浓溶液,还应按《中国药典》2005 年版附录ⅨC 进行不溶性微粒的检查。

8.4.2　热原检查

目前热原的检查方法有家兔法和鲎试验法。两种方法各有优缺点,实际使用中应根据需要进行选择。家兔法较为准确,但费时长,且操作繁琐;鲎试验法操作简单,灵敏度高,费用低。

1. 家兔法

由于家兔对热原的反应和人是相同的,目前各国药典规定的热原检查法仍为家兔法,即将一定剂量的供试品静脉注入家兔体内,然后在规定时间内测定家兔体温升高情况以判断供试品所含热原是否符合规定。试验结果的准确性与家兔的选择、动物饲养条件及操作等有关,具体方法及结果判断标准参阅《中国药典》2005 年版二部附录ⅫD。家兔法测定热原的优点是结果准确可靠;缺点是操作繁琐费时,实验条件要求严格。此外,该法不适用于放射性药品或肿瘤抑制剂等,因为这些药物本身会给家兔机体带来一定的不适,包括体温升高。

2. 鲎试验法

鲎试验法是 20 世纪 70 年代发展起来的检查热原的新方法,为细菌内毒素的体外检查法,其原理是利用鲎试剂(pyrogent)与细菌内毒素间的凝集反应,判定供试品中的细菌内毒素含量是否超限。鲎试剂来源于鲎血液的变形细胞溶解物(amebecyte lysate),含有凝固酶原、凝固蛋白原及钙离子。凝固酶原经内毒素激活而转化成具有活性的凝固酶,使凝固蛋白原转变为凝固蛋白而形成凝胶。试验时取一定量的鲎试剂(一般 0.1～0.2mL)于洁净的无热原试管中,加入等量供试品,于 37℃ 水浴中培育 60min,将试管从水浴中轻轻取出,缓缓倒转180°,管内凝胶不变形,不从管壁滑脱者为阳性,表明供试品中含热原;凝胶不能保持完整从管壁滑脱者为阴性,表明供试品中无热原。同时还应用已知一定浓度的标准内毒素分别以注射用水和样品稀释,并加入一定量的热原试剂作阳性对照。注射用水稀释者用于检查热原试剂的敏感性,用样品稀释者用于考察检品是否对鲎试验有干扰。此外还要用注射用水作阴性对照,具体操作和结果判断见《中国药典》2005 年版二部附录ⅪE 细菌内毒素检查法。鲎试验法实验操作简单,实验费用少,结果可靠,尤其适用于生产过程中的热原控制。对某些不能用家兔进行热原检测的品种,如放射性药品、肿瘤抑制剂等,可采用鲎试验法来代替家兔法。但鲎试验法对革兰阴性菌以外的内毒素不够灵敏,故尚不能完全代替家兔热原试验法。

8.4.3　无菌检查

注射剂在灭菌操作完成后,必须抽出一定数量的样品进行无菌试验,以检查制品的灭菌质量。采用无菌操作制备的注射剂更应注意无菌检查,以确保产品的质量,保障用药的安全。具体检查方法参看《中国药典》2005 年版二部附录ⅪH。

8.4.4　装量检查

注射液及注射用浓溶液应检查装量:2mL 以下者取供试品 5 支,2mL 以上至 50mL 者取供试品 3 支,小心开启,注意避免损失。将内容物分别用相应体积的干燥注射器及注射针头抽尽,然后注入经标化的量具内,在室温检视,每支装量均不得少于其标示量。50mL 以上的注射液应按《中国药典》2005 年版二部附录 Ⅻ F 最低装量检查法,取供试品 3 个依法测定每个内容物的体积,并计算平均装量。平均装量应不少于标示装量,每个容器装量不少于标示装量的97%,黏稠液体每个容器装量不少于标示装量的 93%。

8.4.5 其他

有些注射剂品种如生物制品要求检查降压物质,以猫为实验动物,可参照《中国药典》2005年版二部附录 Ⅻ G 规定的方法进行。静脉输液及椎管注射用注射液应按各品种项下的规定检查渗透压摩尔浓度。此外,注射剂的鉴别、杂质检查、含量测定、含量均匀度、pH 值、毒性试验、刺激性试验等按具体品种要求进行检查。

8.5 常见问题及解决方法

由于注射剂对产品的质量要求很高,故处方工艺设计不合理或操作不当常会出现一些问题,尤其是中药注射剂出现的问题更多。注射剂生产常见的问题因具体的品种而异,最常见的主要有可见异物不合格、微生物污染、热原超标、灌封不当等。

8.5.1 可见异物及微粒问题

注射剂的可见异物和不溶性微粒超标,是注射剂的常见质量问题,已严重危害了临床用药的安全。注射剂中常见的异物有炭黑、纤维、小白点、结晶等。注射剂的生产环境、原辅料和容器胶塞、过滤和灌封操作等环节都有可能导致微粒的污染,应根据异物的性质认真分析其来源并予以有效解决。

1. 炭黑

在注射剂的生产过程中常使用活性炭除去热原或脱色,操作不当会使洁净区受到污染,使注射剂出现黑点,可见异物不合格。解决办法:在非洁净区完成称量并按份独立包装,密封备用;使用时,先把活性炭用注射用水润湿后再加入;设置捕尘及净化装置。

2. 纤维

纤维主要来自操作环境及操作人员的工作服。工作服应使用质地光滑、不产生静电、不脱落纤维和颗粒性物质的长纤维织物,并注意定期清洗,长期使用后要更换。清洁卫生的工具及其他辅助用具应使用无纤维脱落的长纤维织物,如真丝绸、丝光毛巾等。对车间的风淋装置、空气净化器等应定期检查其功能状态,严格遵守洁净室管理规定,对洁净室的操作人员应定岗定位,避免过多走动。

3. 白点和玻璃屑

产生白点的原因很多,其中较为常见的为原辅料和安瓿。注射用水、原辅料质量不好,均有可能产生白点。如氯化钠、碳酸氢钠中常含有较高的钙盐、镁盐和硫酸盐,氯化钙中含有较多的碱性物质,这些杂质会使注射剂产生小白点、浑浊等现象。安瓿质量低劣,在洗瓶和传递过程中产生炸瓶,碎片飞溅到其他安瓿而产生玻璃屑或白点。普通安瓿在装入碱性较大的药液时,会产生小白点、脱片或浑浊的现象。洗瓶操作不当也会产生玻璃屑和白点,如超声波强度太大破坏安瓿表面而易产生白点,冲洗水压力太低不易清洗干净,压缩空气太强易造成空气在瓶内循环导致颗粒留在瓶内。另外,滤器泄漏、灌封不当、灭菌过程药液变性或玻璃脱落等都有可能导致白点和玻璃屑超标。因此,要解决白点等问题,应选用质量优良的原辅料和安瓿,认真分析查找原因,并有针对性地加以解决。

4. 析晶

一些溶解度较低的药物制成注射剂时,在运输、贮藏和使用过程中会析出结晶。解决的办法是通过设计合理的处方,提高药物的溶解度,并严格控制药物的贮藏温度。如复方氨基酸在pH6.8～7.2,温度10～20℃贮藏,可防止结晶的析出。还有些药物如葡萄糖酸钙注射液中常有白色结晶析出,原因在于原料不纯,产生草酸钙结晶,或者在配制过程中二氧化碳与其接触产生碳酸钙结晶,还有可能是由于药液输送管道太长、溶液预冷、压力泵加压过滤、溶液灌注的急速喷射等产生晶核而引起葡萄糖酸钙饱和溶液析出。应根据具体产品的性能针对具体原因加以解决。

8.5.2　细菌和热原超标

细菌和热原超标主要是由于生产过程的严重污染及灭菌不当所致。注射用水、原辅料、容器及用具、生产环境等洁净度不够,均会导致无菌和热原超标。灭菌方法选择不当,灭菌时间和温度不够,灭菌柜内局部死角空气未排尽,灭菌柜温度分布不均,也会造成注射剂的无菌检查不合格。在生产过程中,应采用洁净无污染的原辅料、清洁度达标的用具,严格控制生产环境的洁净度,尽量避免药液的污染,缩短从配液到灭菌的时间,尽可能不要超过12h,注射用水应在制备后12h内使用。

8.5.3　灌封中出现的问题

灌封中可能出现的问题主要有:装量不准、封口不严、焦头、瘪头、泡头(鼓泡)等,应仔细查找原因,及时解决。装量不准主要是机械设备的问题,如灌药器芯与外套接合不严密,灌药器在套筒内不固定,压力弹簧弹力不均匀,装量螺母松动等,也有可能是因为药液灌注速率过快或充气过猛造成冲液使药液溅出。焦头是由于安瓿颈部沾有药液,熔封时被烧焦形成焦化斑点而成废品。造成安瓿颈部沾有药液的原因有:药液灌注速率过快或充气过猛,引起药液飞溅;灌注器束液不好,即注药后的针头不能立即回药,尖端还带有液滴;针头安装不正或安瓿瓶颈过细,灌液时沾瓶;压药和针头注药行程配合不好,造成针头刚进瓶口就灌注药液或针头上升至瓶口时才灌完药液;针头升降轴不够润滑,针头起落迟缓等等,都会造成焦头,可根据具体原因予以有效解决。泡头是指熔封后安瓿顶部形成明显大泡,容易破碎。产生泡头的原因有:拉丝火焰太强;安瓿拉丝后回火时间过长;拉丝夹底部稍低于火焰水平中心线。解决方法:减弱拉丝火焰强度;缩短拉丝后安瓿的回火时间;调节拉丝夹与火焰水平中心线到正常距离。瘪头是指熔封后安瓿顶部形成凹陷的现象,产生的原因有:安瓿在拉丝过程中先形成泡头后冷却收缩所致;加热火焰过小不能烤干安瓿壁上的一些微小水汽,这些低温水汽使新形成的安瓿顶部圆弧受冷收缩而形成瘪头。解决方法:按解决泡头的方法进行处理;加强加热火焰,使安瓿颈部全面受热,使微小水汽尽早挥发。充 CO_2 的产品容易发生泡头或瘪头,可考虑预热,在熔封上方加一保温挡板,并适当控制火焰,减少废品的发生。

8.6　举　　例

8.6.1　溶液型注射剂

溶液型注射剂的制备较为简单,主要解决的问题是药物的溶解及稳定性。对于溶解度较小的药物,可通过使用潜溶剂、增溶剂、助溶剂、采用适当的 pH 值(成盐)等方法来提高溶解度,保证药物在生产、贮藏、运输和使用时不会析出沉淀。对于易氧化水解等稳定性较差的药物,可根据药物降解变化的具体情况,有针对性地设计处方和工艺。如采用合适的 pH 值、加入抗氧化剂、加入金属螯合剂、通惰性气体保护等措施来防止药物发生变化;灭菌时,在确保无菌的情况下,尽可能采用较低的灭菌工艺,并严格控制微生物的污染。

【例 8-1】　维生素 C 注射液

维生素 C 注射液也叫抗坏血酸注射液,临床上用于防治坏血病及各种急慢性传染病和紫癜等辅助治疗;用于增强机体免疫功能并用于牙龈出血,鼻、肺、肾、子宫及其他器官的出血。肌注或静脉注射,一次 0.10~0.25g,一日 0.25~0.50g,常用规格有 2mL:0.1g,2mL:0.25g,5mL:0.5g 等。

[处方]	5%	10%	12.5%
维生素 C	52g	104g	130g
碳酸氢钠	约 24.5g	约 49g	约 61g
焦亚硫酸钠	1g	1g	1g
盐酸半胱氨酸	1g	1g	1g
依地酸二钠	0.3g	0.3g	0.3g
加注射用水至	1000mL	1000mL	1000mL

[制备]　在配制容器中加处方量 80% 的注射用水,通 CO_2 至饱和,加依地酸二钠溶于其中。加维生素 C 溶解后,缓缓加入碳酸氢钠,搅拌使其完全溶解,加入焦亚硫酸钠和盐酸半胱氨酸,搅拌均匀,调节药液 pH 值至 6.0~6.2。加 CO_2 饱和的注射用水至足量,用垂熔玻璃滤器与微孔滤膜过滤。在 CO_2 气流下灌封,最后于流通蒸汽 100℃ 灭菌 15min。

[注解]　(1)维生素 C 为一强还原剂,其水溶液接触空气可自动氧化生成去氢抗坏血酸,进而水解成 2,3-二酮-L-古洛糖酸,颜色变黄,这时虽仍有效,但会迅速氧化、断裂,生成一系列有色的无效物质。因此,本品制备的关键问题是提高其稳定性。

(2)研究表明,空气中的氧气、溶液 pH 和金属离子(特别是铜离子)对其稳定性有很大的影响,在处方中加入焦亚硫酸钠和盐酸半胱氨酸作为抗氧剂,依地酸二钠作为金属离子络合剂,碳酸氢钠作为 pH 调节剂,可提高产品的稳定性。另外在工艺中采取充惰性气体保护、降低灭菌温度、缩短灭菌时间等措施,来避免药物的氧化水解。

(3)维生素 C 分子中有烯二醇式结构,显强酸性,注射时刺激性大,产生疼痛,故加入碳酸氢钠(或碳酸钠)调节 pH,以避免疼痛,并增强本品的稳定性。但应注意碳酸氢钠的质量,应先精制,除去其中微量的钙盐、镁盐等,以免维生素 C 在灭菌后出现小白点(块),从而影响可见异物的检查。

（4）为了减少氧化反应，常用 CO_2 驱赶溶剂和安瓿空间中的氧气（空气），故在过滤时，只能采用惰性气体加压法或虹吸法过滤，不能用减压法过滤，以免将溶液中的 CO_2 抽出影响药液的 pH 值和稳定性。

【例 8-2】 地西泮注射液

本品为苯二氮䓬类抗焦虑药，具有抗焦虑、镇静、催眠、抗惊厥、抗癫痫及中枢性肌肉松弛作用，用于紧张型神经官能症等，也可用于治疗癫痫。常用注射剂规格为 2mL：10mg。

〔处方〕 地西泮 5g，丙二醇 400mL，乙醇 100mL，苯甲醇 15mL，苯甲酸钠 50g，加注射用水至 1000mL。

〔制法〕 取苯甲酸钠、苯甲醇依次加入丙二醇与乙醇混合液中，加入地西泮，搅拌溶解，再加注射用水至近总量，以盐酸调节 pH 值至 6.2～6.9，再加注射用水至全量，过滤至澄清，灌封于 2mL 安瓿中，100℃流通蒸汽灭菌 30min，即得。

〔注解〕 （1）地西泮为白色至类白色结晶性粉末，在丙酮或三氯甲烷中易溶，在乙醇中溶解，在水中几乎不溶。本品要制成 5mg/mL 的浓度，故选择乙醇、丙二醇、水为混合溶媒，以获得澄清溶液。也可用低平均相对分子质量的 PEG 与水作为混合溶媒，并加入少量乙醇以降低黏度。

（2）地西泮分子中含有环状酰胺和希夫氏碱结构，在酸性条件下易发生水解失效，故应控制产品的 pH 值为 6.2～6.9。

（3）本品非水溶剂含量较高，注射时局部刺激性大且疼痛，故可加入苯甲醇作为止痛剂。

【例 8-3】 复方氨基比林注射液

本品又称安痛定注射液，为氨基比林与巴比妥的灭菌水溶液，具有解热、镇痛及抗炎作用，主要用于发热、头痛、关节痛、神经痛、牙痛及风湿痛等。

〔处方〕 氨基比林 71.5g，巴比妥 28.5g，乌拉坦 180g，依地酸二钠 0.05g，加注射用水至 1000mL。

〔制法〕 取新鲜注射用水（约为配制总量的 1/3）加热至 60～80℃，加入依地酸二钠及乌拉坦搅拌使溶解，再加入巴比妥、氨基比林搅拌使溶解，加注射用水至全量，加 0.05% 活性炭，搅拌约 10min，反复过滤至澄清，灌封于 2mL 安瓿中，用 100℃流通蒸汽灭菌 15min，即得。

〔注解〕 （1）氨基比林的吡唑环上双键易被氧化，而使溶液变黄，残余氧、金属离子、pH、光线和温度等均会影响其稳定性。因此，可在处方中加入依地酸钠作为络合剂除去金属离子的催化作用，并在安瓿中通入氮气或二氧化碳等以驱除氧（但有人认为二氧化碳能促使巴比妥析出沉淀）。生产时，投料温度不宜过高，操作过程要注意避光，灭菌温度不能太高、灭菌时间不能太长。

（2）氨基比林在水中的溶解度为 1：18，巴比妥为溶于水（1：130）。在本品中两者的含量均超过了其溶解度，因此加入乌拉坦作为助溶剂。另外，两分子氨基比林和一分子巴比妥可形成复合物而增加溶解度。配制时，将注射用水加温可促进此复合物的形成，但温度不宜过高，否则易使溶液变黄。

【例 8-4】 柴胡注射液

本品为柴胡挥发油的灭菌水溶液，用于流行性感冒的解热止痛，每支针剂（2mL）相当于原生药 2g。

〔处方〕 北柴胡 1000g，氯化钠 85g，聚山梨酯 80 10mL，加注射用水至 1000mL。

〔制备〕 取柴胡饮片或粗粉 1000g,加 10 倍量水,加热回流 6h 后蒸馏,收集初蒸馏液 6000mL,将初蒸馏液重蒸馏,收集 1000mL,含量测定(调节馏出液于 276nm 处的吸光度为 0.80)。再加氯化钠和聚山梨酯 80,使其全部溶解,过滤,灌封,100℃灭菌 30 min,即得。

〔注解〕 (1)本品所用原料为伞形科柴胡属植物柴胡(Bupleurum chinense DC)的干燥根,含微量挥发油并含脂肪酸约 2%,挥发油为柴胡醇。采用一般蒸馏法很难将柴胡中的挥发油提尽,故采用先加热回流 6h 后再二次蒸馏,使组织细胞中的挥发油在沸腾状态下分散于水中,进行初馏时很快蒸出且含量也高。二次蒸馏后的残液还可套用于下批药材。

(2)处方中聚山梨酯 80 为挥发油的增溶剂,在中药注射剂中曾广泛使用,但近年来发现多起中药注射剂的不良事件均与其有较大关系,应引起足够的重视,可用丙二醇等来替代。氯化钠为等渗调节剂。

(3)也可以将柴胡重蒸馏后的蒸馏液用乙醚抽提,乙醚液经无水硫酸钠脱水后,回收乙醚,得到柴胡油,将柴胡油溶于注射用油中配成 4% 的柴胡油注射液。

【例 8-5】 丙酸睾酮注射液

本品为激素类药,主要促进男子性器官的发育并维持其正常功能,用于男性缺乏睾丸素所致的各种疾病,亦用于女子的功能性子宫出血及迁移性乳腺癌的治疗。

〔处方〕 丙酸睾酮 5g,加注射用油至 1000mL。

〔制备〕 取注射用油于配液桶中,加热至 150℃灭菌 1h,放冷至 100℃左右,加入丙酸睾酮,搅拌使其溶解,待温度冷至 60℃时过滤,灌注于安瓿中,熔封,用 150℃干热灭菌 1h,即得。

〔注解〕 (1)丙酸睾酮为白色、无嗅的结晶性粉末,不溶于水,能溶于花生油(1∶35)、油酸乙酯(1∶20)及丙二醇(1∶30)中,也能溶于其他固定油中,其油溶液能耐受高温(150℃)而不起变化,故本产品最后用干热灭菌,也可采用湿热灭菌。

(2)注射用油所含水量必须符合规定,配液前先经 150℃加热 1h,除菌,去除所含水分。生产中所用的器具、管道必须充分干燥,否则易发生浑浊。

8.6.2 混悬型注射剂

凡不溶于水也无合适的溶媒可溶解的药物,采用增溶、助溶等方法仍不能制得治疗所需浓度的药物,或在水中不稳定或需制成某种缓(控)释或靶向制剂注射给药的药物均可制成混悬型注射剂。混悬型注射剂除了要满足注射剂的基本要求如无菌、pH、安全性、稳定性之外,还要满足其特殊要求:颗粒粒径大小要均匀,一般应小于 $15\mu m$,$15\sim20\mu m$ 的不应超过 10%;具有良好的通针性和再分散性,能顺利通过 18~21 号针头,不易堵塞与发泡;颗粒沉降不能太快,若有可见沉淀,振摇时应容易分散均匀而无结块和黏附瓶壁等现象;在振摇和抽取时,不会产生持久的泡沫。

混悬型注射剂的制备,主要解决的问题是原料微粉化成微粒和微粒分散在介质中的稳定性问题。目前常用微粒结晶法和机械粉碎法解决原料的微粉化问题,而使微粒分散均匀,防止沉淀结块或黏瓶,可采用添加助悬剂、润湿剂等方法来解决。另外,在混悬型注射剂的生产中,要注意选择合适的晶型,并设法防止晶型的转变。

【例 8-6】 醋酸氢化可的松注射液

本品为糖皮质激素,具有抗炎、免疫抑制、抗毒素和抗休克作用,适用于肾上腺皮质功能减退症及垂体功能减退症,也用于过敏性和炎症性疾病,抢救危重中毒性感染。

[处方]　醋酸氢化可的松(微晶)25g,氯化钠 9g,聚山梨酯 80 3.5g,羧甲基纤维素钠 (30～600cPa·s)4.55.5g,硫柳汞 0.01g,加注射用水至 1000mL。

[制备]　① 取硫柳汞加入总量 30%左右的注射用水中,加羧甲基纤维素钠搅匀放置过夜溶解后,用 200 目尼龙布过滤,置密闭容器备用。

② 取适量的注射用水溶解氯化钠,用 G3 垂熔玻璃滤器过滤。另取上述①溶液的 1/2 量水浴加热,同时加氯化钠溶液及聚山梨酯 80,搅匀,置水浴煮沸,加入醋酸氢化可的松微晶搅匀,继续加热 30min,取出冷至室温,放置过夜。

③ 将①、②的全部溶液分别经 200～220 目尼龙筛在搅拌下过筛一次,筛入同一容器内,用注射用水反复冲洗筛子,并加至总量,搅匀后,再经 200～220 目尼龙筛过筛一次,筛入灌装桶内,在搅拌下灌封,经 100℃振摇灭菌 30min,即得。

[注解]　(1)醋酸氢化可的松为白色或类白色的结晶性粉末,不溶于水,微溶于醇及氯仿,制成混悬型注射剂时,可按下列方法先制备微晶:将二甲基甲酰胺置于反应缸中,加热至 60～65℃,加入醋酸氢化可的松搅拌至全溶,用 G4 垂熔玻璃漏斗抽滤(滤瓶外用 80～90℃热水浴保温),滤液一次性加入 5℃以下的注射用水中,保持混合液在 15℃以下继续搅拌 30min,用双层绸布过滤,微晶用注射用水反复洗涤,将二甲基甲酰胺及水抽干,真空干燥。

(2)醋酸氢化可的松有 5 种晶型,Ⅰ、Ⅲ型在干燥状态下很稳定,但在温热的混悬液中能迅速转变成含水的晶型Ⅴ。若静置不动,则可结成饼块,影响通针性,故本品常采用边振摇边灭菌的工艺予以解决(旋转灭菌锅),加入表面活性剂也能阻碍晶粒的转型,故本处方中加入聚山梨酯 80 等用以防止主药微晶在灭菌或贮藏时的成长。

(3)处方中氯化钠为等渗调节剂,硫柳汞为抑菌剂,羧甲基纤维素钠为助悬剂,其用量由平均相对分子质量和黏度决定,控制溶液的黏度为 10～14cPa·s。

【例 8-7】　普鲁卡因青霉素注射液

本品为普鲁卡因和青霉素 G 钾盐生成的复合物,水中溶解度极微,故稳定性比青霉素好,且具有长效作用。

[处方]　普鲁卡因青霉素 3 亿单位,无水枸橼酸钠 14.4g,羧甲基纤维素钠 4.8g,聚山梨酯 80 0.86g,三氯叔丁醇 5g,加注射用水至 1000mL。

[制备]　取无水枸橼酸钠、羧甲基纤维素钠、聚山梨酯 80、三氯叔丁醇加注射用水至 1000mL,过夜溶解后过滤,115℃ 30min 灭菌,放冷后作为溶媒。在无菌室加入普鲁卡因青霉素制备混悬液,必要时用胶体磨研磨,均匀后灌封于 1mL 安瓿,即得。

[注解]　(1)青霉素 G 钾(或钠)盐易溶于水,但极易水解成青霉噻唑酸或青霉酸,制成普鲁卡因青霉素后在水中的溶解度急剧下降(约 5000 单位/mL),故制成的水混悬液比溶解性青霉素的水溶液稳定。

(2)由于普鲁卡因青霉素受热易分解,故本品最终不能通过加热灭菌,也不能通过过滤除菌。生产时可将不含药的溶液先行灭菌,再于无菌室内加药分散后直接灌封,要严格注意无菌操作,并在处方中加入三氯叔丁醇作为抑菌剂。

8.7 静脉输液

8.7.1 概述

静脉输液(infusion solution)是指由静脉滴注输入体内的大剂量注射液,注射量可从 100mL 到数千毫升。使用时通过输液器调整滴速,持续而稳定地进入静脉,以补充体液、电解质或提供营养物质,可使体内药物浓度长时间稳定在一定值。由于其用量大而且是直接进入血液,故质量要求高,生产工艺等也与小容量注射剂有一定的差异。

静脉输液自 1930 年首次使用以来,受到了极大的关注和发展。特别是 1967 年 Dudrick 开发了高营养输液,使输液疗法得到了广泛的应用,以此相对应的静脉输液尤其是氨基酸输液得到了迅速发展。随着现代外科手术在临床中的广泛应用,静脉输液在临床的作用也越来越重要。

1. 静脉输液的种类

(1)电解质输液:用以补充体内水分、电解质,纠正体内酸碱平衡等。如复方氯化钠注射液、乳酸钠注射液等。

(2)营养输液:用以提供糖、脂肪、氨基酸、微量元素和维生素等营养成分,使不能正常进食或超代谢的患者,仍能维持良好的营养状态。根据营养成分的不同,营养输液有糖类输液、氨基酸输液、脂肪乳输液,维生素输液等。

(3)胶体输液:利用高分子溶液产生的渗透压来增加血容量,维持血压以预防和治疗休克;或者作为高渗利尿脱水剂,用以利尿,降低眼内压、颅内压以及治疗急性肾功能衰竭。胶体输液有多糖类、明胶类、高分子聚合物等,如右旋糖酐、淀粉衍生物、明胶、聚维酮等。

(4)含药输液:为了避免临床使用输液配制产生的污染和配伍变化,可将常需静脉滴注给药的药物直接制成输液,如乳酸左氧氟沙星、苦参碱等输液。

2. 静脉输液的应用特点

静脉输液是注射剂的一种,故具有注射剂的所有优点,也具有注射剂的使用不便、生产工艺要求高等缺点。但作为静脉滴注给药的注射剂,与小剂量的注射剂相比,还具有给药剂量大、血压浓度波动小等优点,尤其适用于半衰期短、治疗指数小的药物。

3. 静脉输液的质量要求

静脉输液的质量要求与小容量注射剂基本一致,应无菌、无热原、无不溶性微粒,pH 和渗透压应与血浆接近。但是,由于输液的用量较大,故对无菌、无热原和不溶性微粒具有更高的要求。此外,输液要求不能有引起过敏反应的异性蛋白及降压物质,输入人体后不会引起血象的异常变化,不损害肝、肾等。输液中不得添加任何抑菌剂,并在贮存过程中保持质量稳定。

8.7.2 渗透压的调节

人体细胞膜一般具有半透膜的性质,如果细胞内外的渗透压不同,水会从低浓度的一侧向高浓度的一侧扩散而使细胞发生溶胀或萎缩。因此注射剂尤其是静脉输液必须等渗,以防溶血现象的发生。对静脉补液、营养液、电解质或渗透利尿药,应在标签上注明溶液的渗透压摩尔浓度,以提供临床用药参考。

1. 渗透压摩尔浓度的计算

渗透压摩尔浓度的单位,通常以每升溶液中溶质的毫渗透压摩尔(mOsmol)来表示,可按下列公式计算理想毫渗透压摩尔浓度:

$$\text{毫渗透压摩尔浓度(mOsmol/L)} = \frac{\text{溶质浓度(g/L)}}{\text{溶质摩尔质量(g/mol)}} \times n \times 1000 \qquad (8-2)$$

式中:n 为溶质分子溶解时生成的离子数或化学物种数,在理想溶液中,例如葡萄糖 $n=1$,氯化钠 $n=2$,氯化钙 $n=3$,氯化铝 $n=4$。

正常人体血液中阳离子 Na^+(140mOsmol/L)、Ca^{2+}(2.5mOsmol/L)、K^+(5mOsmol/L)、Mg^{2+}(1.5mOsmol/L),共产生 149mOsmol/L 的渗透压摩尔浓度。如果单位体积中阳离子的毫渗透压摩尔浓度与阴离子的毫渗透压摩尔浓度相等($NaCl$、KCl 与 $MgSO_4$ 等确实如此,$CaCl_2$ 与 $MgCl_2$ 等则不然,但后者的量在血液中较少),再加上阴离子产生大约等量的毫渗透压摩尔浓度,总毫渗透压摩尔浓度约为 298mOsmol/L,实测值与按上述公式计算的理想值存在偏差,正常范围为 280～310mOsmol/L。从临床的观点凡输液的毫渗透压摩尔浓度为 298mOsmol/L,则认为与血液等渗。

【例 8-8】　复方氯化钠注射液内含氯化钠 0.85%、氯化钾 0.03% 和氯化钙 0.033%,请计算其渗透压。

解　氯化钠的毫渗透压摩尔浓度=(8.5/58.5)×1000×2=291(mOsmol/L)

氯化钾的毫渗透压摩尔浓度=(0.3/74.5)×1000×2=8(mOsmol/L)

氯化钙的毫渗透压摩尔浓度=(0.33/111)×1000×3=9(mOsmol/L)

总毫渗透压摩尔浓度=291+8+9=308(mOsmol/L)

在生理范围及很稀的溶液中,其渗透压摩尔浓度与理想状态下的计算值偏差较小;随着溶液浓度的增加,与计算值比较,实际渗透压摩尔浓度下降。例如 0.9% 氯化钠注射液,理想渗透压摩尔浓度是 2×1000×9/58.5=308mOsmol/L,而实际上在此浓度时氯化钠溶液的 n 稍小于 2,其实际测得值是 286mOsmol/L;复杂混合物(如水解蛋白注射液)的理论渗透压摩尔浓度不容易计算,因此通常采用实际测定值表示。在注射剂的制备时常用冰点降低法和氯化钠等渗当量法计算渗透压调节剂的用量。

2. 冰点降低法

血浆的冰点为 -0.52℃,因此只要溶液的冰点降低值为 0.52℃ 即与血浆等渗。表 8-2 列出了一些药物的 1% 水溶液的冰点降低值,根据这些数据可以计算该药物配成等渗溶液的浓度。对于成分不明或查不到的冰点降低数据的注射液,可通过实验测定冰点降低数据,再行计算。

【例 8-9】　已知 1% 盐酸吗啡的冰点降低值为 0.086℃,现要配制 2% 盐酸吗啡溶液 2000mL,需要加多少克氯化钠才能成为等渗溶液?

解　设需加 X 克氯化钠,则有:0.086×2+(X/2000)×100×0.58=0.52,求解得 $X=12$(g)。

表 8 - 2　　一些药物水溶液的冰点降低值与氯化钠等渗当量

名称	1%（g/mL）水溶液冰点降低/℃	1g 药物氯化钠等渗当量（E）	等渗浓度溶液的溶血情况		
			浓度/%	溶血/%	pH
硼　酸	0.28	0.47	1.90	100	4.6
盐酸乙基吗啡	0.19	0.15	6.18	38	4.7
硫酸阿托品	0.08	0.10	8.85	0	5.0
盐酸可卡因	0.09	0.14	6.33	47	4.4
依地酸钙钠	0.12	0.21	4.50	0	6.1
盐酸麻黄碱	0.16	0.28	3.20	96	5.9
无水葡萄糖	0.10	0.18	5.05	0	6.0
葡萄糖（含水）	0.091	0.16	5.51	0	5.9
氢溴酸后马托品	0.097	0.17	5.67	92	5.0
盐酸吗啡	0.086	0.15			
碳酸氢钠	0.381	0.65	1.39	0	8.3
氯化钠	0.58		0.90	0	6.7
青霉素 G 钾		0.16	5.48	0	6.2
硝酸毛果芸香碱	0.133	0.22			
聚山梨酯 80	0.01	0.02			
盐酸普鲁卡因	0.12	0.18	5.05	91	5.6
盐酸丁卡因	0.109	0.18			

3. 氯化钠等渗当量法

药物的氯化钠等渗当量就是指与 1g 药物呈等渗效应的氯化钠量。例如盐酸吗啡的氯化钠等渗当量为 0.15，即指 1g 盐酸吗啡在溶液中产生的渗透压与 0.15g 氯化钠在相同体积溶液中产生的渗透压相等。当溶液中氯化钠的等渗当量为 9g/L 时，则为等渗溶液。

【例 8 - 10】　已知盐酸吗啡的氯化钠等渗当量为 0.15，现要配制 2% 盐酸吗啡溶液 2000mL，需要加多少克氯化钠才能成为等渗溶液？

解　　　　　　氯化钠 = 0.9% × 2000 - 0.15 × 2% × 2000 = 12（g）

4. 等渗溶液与等张溶液

等渗溶液（iso-osmotic solution）是指渗透压与血浆相等的溶液。因为渗透压是溶液的依数性之一，可用人造的理想半透膜以物理化学实验方法求得，因而等渗是个物理化学概念。等张溶液（isotonic solution）是指与红细胞张力相等的溶液，在等张溶液中既不发生红细胞体积改变，也不发生溶血，所以等张是个生物学概念，药物的等张浓度常用溶血法测定。对于许多药物的水溶液来说，红细胞膜可视为理想的半透膜，即它只能让溶剂分子出入，而不让药物分子通过，因此许多药物的等渗浓度与等张浓度相同或相近，如 0.9% 氯化钠溶液，既是等渗溶液又是等张溶液。但对于某些药物如盐酸普鲁卡因、甘油、尿素等，红细胞就不是理想的半透膜，这些溶质能自由地通过细胞膜，促使细胞膜外水分也进入细胞，使红细胞胀大，甚至破裂而引起溶血。

因此，等渗溶液和等张溶液是两个不同的概念，由于细胞膜的溶质通透性的不同，等渗溶液不一定等张,等张溶液也不一定等渗。在新产品的试制中,即使所配溶液为等渗溶液,亦应进行溶血试验,以确保用药安全,必要时可加入氯化钠或葡萄糖等调节成等张溶液,以防止溶血。

8.7.3 制备流程与工艺

输液剂的生产工艺与小容量注射剂基本一致,但对生产环境的洁净度要求更高,其过滤、灌装、加膜等关键岗位要采用100级的洁净度,其工艺流程见图8-10所示。

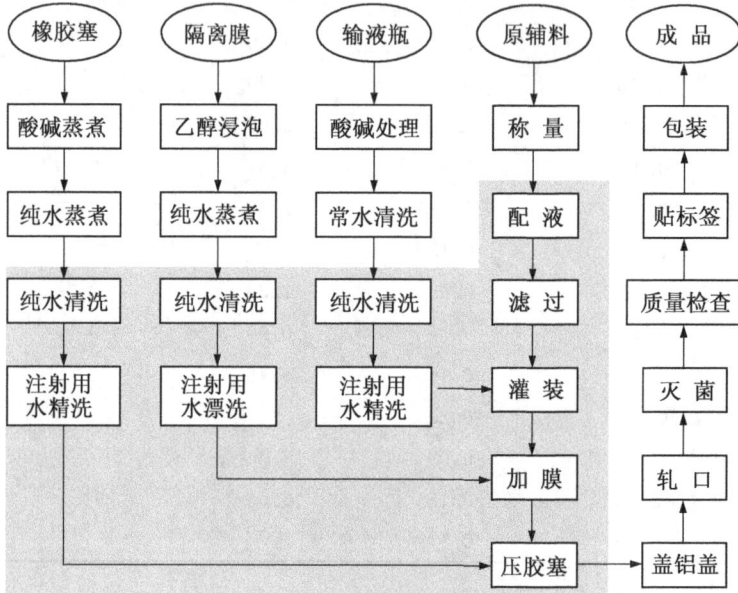

图8-10 输液生产工艺流程图

1. 容器及处理

输液容器现有玻璃瓶、塑料瓶和塑料袋三种。玻璃瓶为中性硬质玻璃制成,具有理化性质稳定、耐药腐蚀和耐高压灭菌等优点;塑料瓶可由聚丙烯等材料制成,具有质量轻、运输方便、不易破损等优点;塑料袋可由聚氯乙烯或聚乙烯等材料制成,吹塑成型后可立即灌装药液,提高工效,减少污染,但具有一定的透气性。

输液容器的洗涤效果对产品澄明度有较大影响,洗涤工艺的设计与容器原来的洁净程度有关,通常有直接水洗、酸洗、碱洗等方法。一般清洗玻璃瓶的方法是先用常水冲去表面灰尘,再用冲瓶机将70℃左右的2%氢氧化钠(或3%碳酸钠溶液)冲洗内壁约10秒钟,随即以常水冲洗碱液再用蒸馏水冲洗;也有用酸洗和重铬酸钾清洁液洗,后者既有强大的消灭微生物和热原的作用,还能中和瓶壁游离碱的作用,但存在对设备腐蚀性大,劳动保护要求高的缺点。国内有些药厂自己生产输液瓶,制瓶车间洁净度较高,瓶子出炉后立即密封,这种情况只要用过滤的注射用水冲洗即可使用。输液塑料袋先用常水将袋面洗净,然后灌入蒸馏水荡洗2~3次,再灌入150mL蒸馏水,用玻璃塞住袋口,热压灭菌30min,临用前将袋内的蒸馏水倒掉,用滤净的注射用水荡洗2~3次,甩干后备用。采用无菌材料制成的输液袋和塑料瓶可不进行洗涤。

输液容器所用胶塞的质量对输液澄明度的影响很大,应符合下列要求:① 富于弹性及柔软性;② 针刺入和拔出后应立即闭合,且能耐受多次穿刺而无碎屑脱落;③ 具耐溶性,不致增加药液中的杂质;④ 可耐受高温灭菌;⑤ 有高度化学稳定性,不与药物成分发生相互作用;⑥ 对药物或附加剂的吸附作用应达最低限度;⑦ 无毒性,无溶血作用。天然橡胶根本无法满足上述要求,常需加入大量的附加剂,常用的有:填充剂,如氧化锌、碳酸钙;硫化剂,如硫磺;防老化剂,如 N-苯基-β-萘胺;润滑剂,如石蜡、矿物油;着色剂,如立德粉(硫化锌与硫酸钡的混合物)等。这些物质与药液长期接触后,常使输液出现可见异物或浑浊。因此,为了减少胶塞对药液的污染,一方面要加强橡胶塞的处理,同时还要衬垫薄膜。橡胶塞可先用 0.5%~1%的氢氧化钠或 3%~5%的碳酸钠溶液煮沸 30min,以除去表面的硬脂酸及硫化物,水洗至中性,加 1%盐酸溶液煮沸 30min,以除去表面的氧化锌、碳酸钙等,水洗 pH 呈中性,用纯水煮沸 30min,最后用注射用水洗净。

常用的隔离膜主要是涤纶膜,其特点是:对电解质无通透性,理化性质稳定,耐热性好(软化点 230℃以上),并有一定的机械强度,压塞时不易破碎。清洗方法:用 95%乙醇浸泡 8~12h,使薄膜逐张散开,使醇溶性成分及吸附的尘粒脱落,再用适量蒸馏水煮沸 30min,最后以滤净的注射用水反复漂洗至漂洗水澄明度合格为止。操作中要严格控制环境,防止污染。对于某些碱性药液如碳酸氢钠,可考虑使用聚丙烯薄膜。

为了减少胶塞对输液质量的影响,我国已于 2005 年开始禁止使用普通天然胶塞,采用性能较好的丁基胶塞。丁基橡胶特别是卤化丁基橡胶具有密封性和自密性好、针刺落屑少、稳定性高、药物相容性好、自动灌装上塞压塞效率高等优点,可不用隔离膜衬垫直接应用。为进一步降低药液和胶塞的相互作用,已成功开发出覆膜丁基胶塞,采用聚二甲基硅氧烷、特氟龙(Teflon)等惰性材料将胶塞和药液隔开,但价格较贵。

2. 输液的配制

输液剂的原辅料必须使用注射用规格,如果纯度不够不仅影响输液的澄明度,而且注射后易产生毒副作用,甚至危及生命。输液常用的糖、氨基酸等也是微生物的营养物质,极易导致微生物和热原的污染。因此,加强对原料的质量检测至关重要。配液必须用新鲜的注射用水,要注意控制注射用水的质量,特别是热原、pH 与铵盐。输液配制,通常加入 0.01%~0.5%的针用活性炭,活性炭有吸附热原、杂质和色素的作用,并可作助滤剂。配制用具与小容量注射剂基本相同,药厂多用带夹层的不锈钢或搪玻璃罐,可以加热。用具的处理要特别注意,避免污染热原,特别是管道阀门等部位,不得遗留死角。药液配制方法,多用浓配法,即先配成较高浓度的溶液,经过滤处理后再行稀释,有利于除去杂质。原料质量好的,也可采用稀配法。配制时称量必须严格核对原辅料的名称、规格、重量。配制好后,要检查半成品质量。

3. 输液的过滤

输液的过滤方法、过滤装置与小容量注射剂基本相同,过滤多采用加压过滤法,效果较好。过滤时可先用陶瓷滤棒、垂熔玻璃滤棒或板框式压滤机进行预滤,也可用微孔钛滤棒或滤片,还可用由超细玻璃纤维或超细聚丙烯纤维加工制成的预滤膜进行预滤。在预滤时,滤棒上应先吸附一层活性炭,并在开始反复回滤到滤液澄明度合格为止。过滤过程中,不要随便中断,以免冲动滤层,影响过滤质量。精滤目前多采用微孔滤膜,常用滤膜孔径为 0.65μm 或 0.8μm。为保证输液的质量,药厂大多采用加压三级过滤装置,即砂滤棒—垂熔玻璃滤球—微孔滤膜。末端过滤也可采用双层微孔滤膜,第一层孔径 3μm,第二层孔径 0.8μm。也有的工厂在微孔滤膜后加上超滤,不仅除去尘粒、细菌,而且可除去热原,大大提高了输液的质量。

4. 输液的灌封

输液的灌封由药液灌注、加膜(性能优良的橡胶塞可省略)、盖胶塞和轧铝盖四步组成。目前国内药厂多用旋转式自动灌装机,人工加隔离膜和胶塞,再经自动翻塞机、自动落盖轧口机完成整个灌封过程,实现了机械化联动生产,提高了工作效率和产品质量。国外输液生产广泛使用从容器的洗净至灌封的全自动生产线,这种装置把容器的自动供给—洗净、干燥、灭菌、冷却—药液的罐装—加塞、封口等各个工艺连续在无菌、无尘环境下进行,高效地生产出高质量的产品。灌封完成后,应进行检查,对于轧口不紧、松动的输液,应剔出处理,以免灭菌时冒塞或贮存时变质。

塑料输液袋灌封时,将袋内的最后一次洗涤水倒空,以常压罐装至所需量,经检查合格后排尽袋内空气,电热融合封口即可。

5. 输液的灭菌

输液的灭菌对确保用药安全极为重要。为了减少微生物的污染,一般要求输液在灌封后随即送往灭菌工段,输液从配制到灭菌,以不超过 4h 为宜。输液常采用热压灭菌,由于输液容器大且厚,开始应逐渐升温,一般预热 2030min,待达到灭菌温度 115℃(68.64kPa)维持 30min,然后停止升温。待锅内压力下降到零,放出锅内蒸汽,使锅内压力与大气相等后,再缓慢打开灭菌锅门。为了减少爆破和漏气,也有在达到灭菌时间后用不同温度的热水喷淋逐渐降温,以降低输液瓶内外压力差,保证产品密封完整。对于塑料输液袋的灭菌,可采用 109℃ 45min 灭菌,由于灭菌温度较低,生产过程更要注意防止污染。为了防止灭菌时输液袋膨胀破裂,有些采用外加布袋,或在灭菌时间达到后,通入压缩空气驱逐锅内蒸汽,待冷却后,再打开灭菌器取出。

6. 输液的质量检查

(1) 可见异物与不溶性微粒检查：输液可见异物按《中国药典》2005 年版二部附录Ⅸ H 规定的方法,用目检视,应符合澄明度检查判断标准的规定。由于肉眼只能检出 $50\mu m$ 以上的粒子,为了提高静脉用注射剂产品的质量,药典规定了注射液中不溶性微粒检查法。100mL 以上的静脉滴注用注射液,每 1mL 中 $10\mu m$ 以上的微粒不得超过 25 粒,$25\mu m$ 以上的微粒不得过 3 粒。测定方法,除另有规定外,一般先采用光阻法测定,当光阻法测定结果不符合规定或供试品不适于光阻法测定时,应采用显微计数法测定,具体方法参看《中国药典》2005 年版附录Ⅸ C。

(2) 热原、无菌检查：对于输液,热原和无菌检查都非常重要,必须按《中国药典》规定的方法进行检查。需要注意的是,输液的无菌检查应更注重灭菌的工艺过程,经过验证的工艺参数(如温度、时间、饱和蒸汽压、F_0 值及其他关键参数)均应达到要求,以保证最后的无菌检查合格。

(3) 其他：外观、含量测定、装量检查、pH、渗透压、降压物质及密封检查,按具体品种要求进行测定。

7. 包装

输液经质量检验合格后,应立即贴上标签。标签上应印有品名、规格、批号、有效期、使用事项、生产日期等项目,以免发生差错,并供使用者随时备查。贴好标签后装箱,封妥,送入仓库。包装箱上亦应印上品名、规格、生产厂家等项目。装箱时应注意装严、装紧,便于运输。

8.7.4 常见问题及解决办法

当前输液生产中主要存在三个问题,即细菌污染、热原反应和可见异物超标等。有许多因素可造成输液的质量问题,如输液容器及其配件的质量问题、原辅料的纯度问题、工艺操作问题、生产设备问题、工艺卫生问题、运输贮藏问题、气候影响问题等,应根据生产实际认真分析原因并有效解决。

1. 玻璃屑

玻璃屑主要来源于输液瓶的瓶口,运输、贮藏过程中的碰撞最易损伤瓶口;在生产中翻胶塞和压铝盖时,如果机器压柄压得太紧也会损伤瓶口。另外,某些厂家使用回收利用的输液瓶,在回收过程中撬铝盖、胶塞也容易损伤瓶口。解决的办法是在操作中要求工人轻拿轻放;检查瓶口有无破裂,剔除破损的输液瓶;加强设备的维修和保养,保证翻塞、压盖的正常进行。

2. 纤维

大多数来源于操作工人的工作衣、帽、口罩或者操作时的来回走动,具体解决办法见本章第 8.5 节相关内容。

3. 白点

输液中的白点首先与配制原料及注射用水的质量有关。如葡萄糖有时可能含有少量植物蛋白、水解不完全的糊精、钙盐等杂质,若这些杂质未被活性炭吸附就有可能透过滤器进入输液,经热压灭菌后凝结成白点。锅炉用水不作处理也会影响蒸汽和蒸馏水的质量。这就要求尽可能选用优质合格的原料,在浓配时要适当延长加热时间或适当多加入一些活性炭,以减少白块和白点的产生。其次是胶塞、塑料管、隔离膜等材料或者冲洗用的蒸馏水质量不高,含较多的白点、白块。胶塞、橡皮管等橡胶制品的表面往往有一些不溶性的游离硫、硫化物、氧化物、硬脂酸、碳化钙等物,这些异物落入输液中会形成白点、白块。解决的办法:用质量较好的硅橡胶塞,加隔离膜,隔离膜用适当的溶剂浸泡并反复漂洗。

4. 色块

色块的主要来源是瓶内没有冲洗干净的遗留物和水以及管道本身所带的杂质。为了避免这种现象,在生产中要随时检查常水和蒸馏水喷洗内瓶的喷嘴是否到位,水压是否达到要求,最好在常水和蒸馏水喷洗前加一过滤装置,以阻止水和管道中的杂物。

5. 漏气

产生漏气的主要原因是封口不严或在热压灭菌过程中压力变化太快,使瓶塞松动而漏气,或者是隔离膜质地较硬,易形成毛细管现象而漏气。

6. 其他

如隔离膜未盖正,铝盖有松动,瓶身有破裂等。这就要求盖膜的操作人员一定要有熟练的技巧并集中注意力,压盖机的刀口需要经常检查有无松动、错位的情况,发现问题及时纠正。消毒灭菌过程中的输液瓶破裂爆炸现象,可能是因为:瓶子本身存在质量缺陷,如有气泡、裂纹、厚薄不均等;装锅位置不当,使瓶身受热不均或升压过快,锅内冷气来不及排出使瓶子受热不均;开锅太早,内外温差太大或开锅时受到较大的振动;瓶子排列过紧,受热后膨胀;喷淋降温时,水温过低。应认真分析原因,仔细排查,认真解决。

使用塑料瓶装的输液由于塑料瓶在生产过程中可能产生静电吸附而使不溶性微粒不合

格。解决的办法是：使用静电消除器，消除瓶上的静电；严格控制生产环境的洁净度，尽可能减少空气中的微粒；加强员工的管理和培训，严格遵守岗位操作规程和现场质量监督。

8.7.5 举例

【例 8－11】 复方氯化钠注射液（林格氏注射液）

复方氯化钠注射液是一种体液补充及调节水和电解质平衡的药物，其所含的钠、钾、钙离子的比值接近体液。用于各种原因所致的失水，包括低渗性、等渗性和高渗性失水，并促进肾脏排毒。

［处方］ 氯化钠 8.5g，氯化钾 0.3g，氯化钙（含 2 份结晶水）0.33g，加注射用水至 1000mL。

［制备］ 按处方量将氯化钠、氯化钾、氯化钙加入注射用水中，使其成为 20%～22% 的浓溶液，加 0.1% 活性炭，加热处理。粗滤除炭，滤液加注射用水稀释至全量，用 1% 盐酸调节 pH 值为 4.5～7.5。含量测定合格后，用 G4 垂熔玻璃滤器滤至澄清，再经微孔滤膜过滤。灌装并密塞，用 115℃ 热压蒸汽灭菌 30min，即得。

【例 8－12】 葡萄糖注射液

5%、10% 葡萄糖注射液，具有补充体液、营养、强心、利尿、解毒作用，用于大量失水、血糖过低等症。25%、50% 葡萄糖溶液，因其渗透压高，能将组织内体液引至循环系统内由肾排出，用于降低眼压及因颅压增加引起的各种病症。

［处方］ 注射用葡萄糖 50g，1% 盐酸适量，加注射用水至 1000mL，得 5% 葡萄糖注射液。

［制备］ 按处方量将葡萄糖投入煮沸的注射用水内，使成 50%60% 的浓溶液，加适量盐酸调节溶液的 pH 在 3.8～4.0 之间，同时加 0.1% 活性炭，混匀，加热煮沸约 15min，趁热过滤脱炭。滤液加注射用水稀释至所需量，测定 pH 及含量合格后，滤至澄清即可灌封，115℃ 热压蒸汽灭菌 30min，即得。

［注解］ （1）葡萄糖注射液有时产生云雾状沉淀，一般是由于原料不纯或过滤时漏炭等原因造成的。故原料须使用注射用规格，一般采用浓配法配制，并加入适量盐酸，中和胶粒上的电荷，并加热煮沸，使糊精水解，蛋白质凝聚，同时加入活性炭吸附，过滤除去。

（2）葡萄糖注射液加热时间过长或加热温度过高，将会脱水形成 5-羟甲基糠醛，该物进一步聚合，会导致溶液变黄；在 pH 值为 4 时，该反应速率最慢。因此，应严格控制灭菌温度与时间，并调节溶液的 pH 值为 3.8～4.0。《中国药典》规定葡萄糖注射液必须进行 5-羟甲基糠醛的检查，其含量不得超过限度。

【例 8－13】 复方氨基酸注射液

复方氨基酸注射液主要用于不能经口从食物中摄取蛋白质或者蛋白质摄入不足的病人，其含有异亮氨酸、亮氨酸、赖氨酸、苏氨酸、色氨酸、蛋氨酸、缬氨酸、苯丙氨酸等 8 种机体自身不能合成的必需氨基酸，常含有精氨酸、组氨酸等机体合成率低的半必需氨基酸，有时还含有甘氨酸、谷氨酸、天门冬氨酸、胱氨酸、酪氨酸、丙氨酸、丝氨酸等非必需氨基酸。临床常用的有复方 8 氨基酸、11 氨基酸、14 氨基酸、18 氨基酸等。现以 11 氨基酸为例，说明其处方和制备工艺。

［处方］ L-赖氨酸盐酸盐 19.2g，L-缬氨酸 6.4g，L-蛋氨酸 6.5g，L-组氨酸盐酸盐 4.7g，L-亮氨酸 10.0g，L-苯丙氨酸 8.6g，L-异亮氨酸 6.6g，L-苏氨酸 7.0g，L-精氨酸盐酸盐 10.9g，L-色氨酸 3.0g，甘氨酸 6.0g，L-半胱氨酸盐酸盐 1.0g，亚硫酸氢钠 0.5g，加注射用

水至 1000mL。

[制备]　取约 800mL 热注射用水,在不断通氮气的情况下,加入难溶且稳定的缬氨酸、蛋氨酸、亮氨酸、异亮氨酸、苯丙氨酸,搅拌使其全溶。加入色氨酸,继续充分搅拌,直至完全溶解。再加入其余易溶的氨基酸、抗氧化剂,不断搅拌溶解后,用氢氧化钠调 pH 值为6。加注射用水至足量,然后加 0.15% 活性炭脱色,过滤至澄清。通入氮气,灌装,加塞,轧盖,于 110℃ 灭菌 30min,即得。

[注解]　(1) 各种氨基酸在水中的溶解度相差较大,配制时应先将难溶于水的氨基酸(苯丙氨酸、缬氨酸、异亮氨酸、亮氨酸、蛋氨酸和色氨酸)溶解,配制温度一般控制在 60~80℃,放置至30~40℃再过滤为佳。

(2) 色氨酸、苯丙氨酸、异亮氨酸易氧化变质,因此,在配制过程中要严格控制 pH 值,避免金属离子的混入,加入抗氧剂并通氮气以提高其稳定性。在贮存过程中氨基酸含量会下降,其中以色氨酸下降得最多,赖氨酸、组氨酸和蛋氨酸也有少量下降,在投料时应考虑其下降因素,确保成品在有效期内含量合格。

(3) 一些金属离子和不溶性微粒如 Zn、Al、Cr、Fe、Ni、Cu 及增塑剂、尘埃、微生物等均可作为晶核而与多种氨基酸络合形成溶解度很低的物质而出现晶体和沉淀物以及电解质的沉淀反应等,如 Ca^{2+}、Zn^{2+} 与甘氨酸,Ni^{2+} 与亮氨酸、丙氨酸、脯氨酸、组氨酸等形成络合物而沉淀。为防止上述现象的发生,首先应严格控制原料药的纯度,一般须反复精制;其次生产环境和用具应严格控制,应选择优质胶管、胶塞及塑料桶,最好选用不锈钢桶、不锈钢板框或其他新型过滤装置代替砂滤棒脱炭,严格控制活性炭中金属离子标准,选用优质不脱片玻璃瓶等。

【例 8 - 14】　静脉脂肪乳注射液

静脉脂肪乳注射液是一种浓缩的高能量肠外营养液,是以植物油脂为主要成分,加乳化剂与注射用水而制成的水包油型乳剂,可供静脉注射,能完全被机体代谢与利用,具有体积小、能量高、对静脉无刺激等优点。因此,本品可满足不能口服食物和严重缺乏营养的(如外科手术后或大面积烧伤或肿瘤等)患者的需要,与氨基酸、维生素、电解质输液适当配合,为一种理想的静注营养剂。近年来还开发出了含药的静脉脂肪乳剂,取得了良好的效果。

[处方]　精制大豆油 150g,精制大豆磷脂 12g,甘油 25g,加注射用水至 1000mL。

[制备]　称取精制大豆磷脂于高速分散设备中,加甘油及适量水在氮气流下搅拌成均匀的磷脂分散液。将其倒入高压乳匀机中,缓缓注加 90℃ 的大豆油,在氮气流下进行高压乳化至乳滴直径小于 1μm,经乳匀机加注射用水至足量。4 号垂熔玻璃滤器减压过滤,灌装,充氮气,加盖密封,121℃ 高压灭菌 15min,冲热水逐渐冷却,在 4~10℃ 下贮存。

[注解]　(1) 制备静脉脂肪乳注射液的关键是选用高纯度的原料油以及毒性低、乳化力强的乳化剂,采用合理的处方、严格的制备技术和必要的设备可制得乳滴大小适当、粒度均匀、质量稳定的脂肪乳剂。原料油一般选用植物油,如大豆油、红花油、棉子油等,所用油必须精制,其碘值、酸价、皂化值、过氧化值、折光率、黏度等均应符合注射用质量控制标准,其中大豆油含有较多的人体必需脂肪酸,如油酸、亚麻油酸,因而最为常用。常用的乳化剂有蛋黄卵磷脂、豆磷脂及普朗尼克 F-68(Pluronic® F-68)等数种。一般以卵磷脂为好,国内多选用豆磷脂,它是由豆油中分离出的全豆磷脂经提取精制而得,主要成分为卵磷脂,比其他磷脂稳定而且毒性小,但易被氧化。甘油在处方中用作等渗调节剂,也可选用山梨醇,但不能用氯化钠、葡

萄糖等常用的等渗调节剂,以免影响乳剂的分散度。

（2）静脉脂肪乳注射液须用高效的乳化设备来制备,以保证乳滴直径90％小于 $1\mu m$,且大小均匀,不得含有大于 $5\mu m$ 的微粒。

（3）静脉脂肪乳注射液须稳定,能耐受高压灭菌,在贮藏期内保持质量不变。为防止脂肪油的酸败与乳化剂的氧化,制备过程应始终在氮气下进行。乳剂不能在0℃以下存放,以免破乳或使油滴增大。

【例8-15】　右旋糖酐注射液

中分子量右旋糖酐与血浆有同样的胶体特性,可以提高血浆胶体渗透压,增加血容量,维持血压;也可用于治疗低血容量性休克,如外伤性出血性休克。低分子量右旋糖酐也有扩容作用,但作用时间短。本品还能改变红细胞的电荷,使红细胞获得一层有阴电荷的多糖外衣,可避免血管内红细胞凝聚,减少血栓形成,增加毛细管的流量,改善微循环,因此可作为血浆代用品使用。

〔处方〕　右旋糖酐（中分子量）60g,氯化钠9g,加注射用水至1000mL。

〔制备〕　将适量注射用水加热至沸,加入右旋糖酐配成12％～15％浓度,搅拌溶解,加入1.5％的活性炭,保持微沸1～2h。加压过滤脱炭,加注射用水至足量,然后加入氯化钠,搅拌使之溶解,冷却至室温,调节pH值至4.4～4.9,测定含量。再加0.5％活性炭,搅拌,加热至70～80℃,过滤至药液澄清,灌装,用112℃灭菌30min。

〔注解〕　因右旋糖酐经生物合成,易夹杂热原,因此在配制注射液时活性炭用量较大。同时,因本品黏度高,须在较高温度下过滤。此外,本品灭菌一次,其平均相对分子质量下降30005000,故在灭菌后应尽早移出灭菌锅,以免产品受热时间过长而色泽变黄。本品在贮存过程中易析出片状结晶,主要与贮存温度和平均相对分子质量有关。

【例8-16】　盐酸氧氟沙星氯化钠注射液

氧氟沙星,又名氟嗪酸,系第3代喹诺酮类抗菌药物,抗菌活性强,对革兰阳性菌（包括甲氧西林耐药金黄色葡萄菌）、革兰阴性菌（包括绿脓杆菌）均有较强作用,对肺炎支原体、奈瑟菌、厌氧菌及结核杆菌也有一定活性。临床上主要用于治疗尿路感染、肠道感染、呼吸道感染、肺炎、耳鼻咽喉感染、皮肤软组织感染、胆管感染、妇科感染以及前列腺炎、伤寒等。

〔处方〕　盐酸氧氟沙星2.23g,氯化钠9g,依地酸二钠1g,加注射用水至1000mL。

〔制备〕　取1/5处方量的注射用水,加入预先溶解的依地酸二钠,搅匀,加入处方量的盐酸氧氟沙星和氯化钠,搅拌溶解。加入5g活性炭,70～80℃搅拌20min,过滤脱炭。加注射用水至足量,用1mol/L NaOH溶液调节pH值至4.25.8,分别经 $0.45\mu m$ 和 $0.22\mu m$ 的微孔滤膜过滤至澄清,充氮灌装,115℃灭菌30min,喷淋冷却。

〔注解〕　（1）氧氟沙星在金属离子存在的情况下易氧化变质而使成品颜色加深。因此,本处方中加入EDTA-2Na起络合作用,以防止主药氧化。

（2）活性炭对氧氟沙星具有较强的吸附作用,故活性炭的用量须合理控制,同时应增加氧氟沙星的投药量。如果原料质量较高也可采用"主药后加法",即待氯化钠溶解并加入活性炭煮沸适当时间后,再投入氧氟沙星,这样可大大减少活性炭对主药的吸附。

（3）氧氟沙星注射液的颜色容易超标,除了要严格控制灭菌温度和时间外,灭菌后应采用快速降温,如采取先热水后常水喷淋、风扇鼓风等种种措施,将药液的温度降下来,以避免其颜色超标。

8.8　注射用无菌粉末

8.8.1　概述

注射用无菌粉末俗称粉针,是指药物制成的供临用前用适宜的无菌溶剂配制成澄清溶液或均匀混悬液的无菌粉末或无菌块状物,可用适宜的注射用溶剂配制后注射,也可以用静脉输液配制后静脉滴注。凡是在水溶液中不稳定的药物,如某些抗生素(青霉素类、头孢菌素类)、一些酶制剂(胰蛋白、辅酶 A)及血浆等生物制剂,不能制成水溶性注射剂,更不能在溶液中加热灭菌,均须制成注射用无菌粉末。近年也将中药注射剂研制成粉针以提高其稳定性,如双黄连粉针、茵栀黄粉针等。

为了和一般注射剂相区别,该类制剂名称前加上"注射用"字样,如"细胞色素 C 注射液"与"注射用细胞色素 C",前者为溶液型注射剂,后者为注射用无菌粉末。

1. 分类

根据生产工艺的不同,注射用无菌粉末可分为两大类:

(1)注射用冷冻干燥制品:系将药物配制成无菌水溶液或均匀混悬液,分装于各容器中,经冷冻干燥法除去水分,密封后得到的无菌注射粉末。常用于蛋白质、酶等生物制品,如注射用绒促性素、注射用抑肽酶等。

冷冻干燥制品是将水以微小冰晶体的结构升华而除去,故所得产品呈多孔疏松状态,加水后极易溶解。同时,由于冷冻干燥在真空和低温条件下进行,药物不会发生氧化或受热降解,产品质量好。另外,制备过程采用了液体的形式进行分装,故产品剂量准确。但是,生产冷冻干燥制品的设备要求高,生产成本大,且药物晶型不能有效控制。

(2)注射用无菌分装制品:系将采用灭菌溶剂结晶法、喷雾干燥法制得的无菌原料药在避菌条件下直接分装密封后得到的注射用无菌粉末。常用于抗生素药品,如注射用青霉素钠、注射用头孢呋辛钠等。

2. 质量要求

注射用无菌粉末的质量要求与注射液的质量要求基本一致。由于其采用无菌操作工艺来制备,故对其原料的质量要求控制特别严格。除应符合《中国药典》注射用原料药的各项规定外,还应符合下列要求:① 粉末无异物,配成溶液或混悬液后澄明度检查合格;② 粉末细度或结晶度应适宜,便于分装;③ 无菌、无热原。

8.8.2　制备流程与工艺

1. 注射用无菌分装制品

(1)制备流程:注射用无菌分装制品制备流程如图 8 - 11 所示。

(2)基本工艺

1)原材料准备:无菌原料可在无菌条件下采用结晶法或喷雾干燥法制备,必要时仍在无菌条件下进行粉碎、过筛等操作,制得符合分装要求的注射用无菌粉末。安瓿、小瓶与胶塞按本章前述方法处理,灭菌好的空瓶存放柜应有层流洁净设备保护,而且存放时间不应超过 24h。

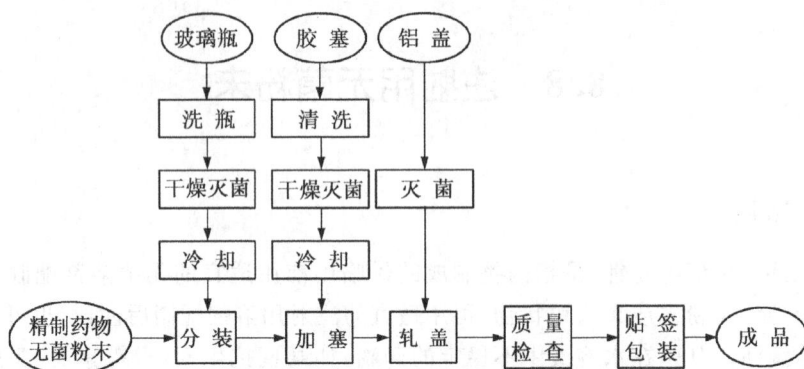

图 8-11 注射用无菌分装制品制备流程

2) 分装：分装须在100级洁净环境中按无菌操作法进行，分装时多以容积进行定量。手工分装常采用刮板式分装器，机械分装设备有螺旋式自动分装机、直管式自动分装机和真空吸粉式自动分装机(气流分装机)等。分装机宜有局部层流装置。分装好的小瓶应立即加塞并用铝盖密封，一般分装和加塞在同一台机器上完成。为了避免铝屑污染产品，轧盖常与分装分开，轧盖则在另一台设备上完成。若是安瓿，分装好后应立即用火焰熔封。

3) 灭菌和异物检查：对于在干燥状态下耐热的品种，可进行补充灭菌，以确保安全。如结晶青霉素在150℃ 1.5h或170℃ 1h，效价均无损失，说明本品在干燥状态下是稳定的，故生产上采用密封后120℃ 1h灭菌是可行的。对于不耐热的品种，不能灭菌，必须严格执行无菌操作。异物检查一般在传送带上完成，用目检视。澄明度检查为抽检，将样品溶解后，按规定方法进行检查。

4) 贴签(印字)包装：检验合格的产品进入贴签或印字(安瓿)工序，可由贴签机进行瓶口封蜡和贴标签，最后塞入说明书完成包装。

目前生产上有将洗瓶、烘干、分装、加塞、轧盖、贴签(或印字)包装等工序全部采用联合生产流水线，不但缩短了生产周期，而且保证了产品质量。抗生素类分装车间应与其他车间严格分隔并专用，防止交叉污染。

2. 注射用冷冻干燥制品

(1) 制备流程：注射用冷冻干燥制品制备流程如图8-12所示。

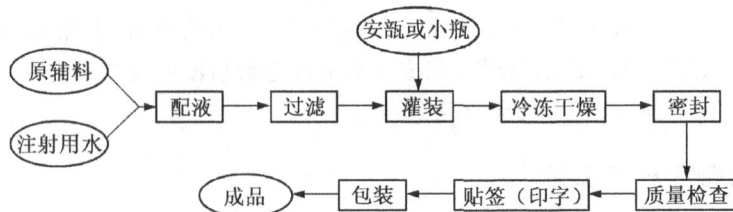

图 8-12 注射用冷冻干燥制品制备流程

(2) 基本工艺：注射用冷冻干燥制品在冻干之前的操作，基本上与溶液型注射剂相同，不过药液的配制、过滤、分装等应严格按无菌操作法进行。分装时溶液不能太厚，以利于水分的蒸发。分装好的样品(开口)送入冷冻干燥机的干燥箱，进行预冻、升华、干燥，最后取出封口即可。

1) 预冻：制品在干燥之前必须进行预冻，否则不经预冻而直接抽真空，会使药液产生沸腾冲瓶的现象，部分药液冒出瓶外或使产品表面凹凸不平，影响产品的外观和溶解速率。通常，预冻的温度应低于产品的低共熔点(eutectic point)10～20℃，预冻时间一般为 2～3h，有些品种需要更长时间。预冻方法有速冻法和慢冻法。速冻法就是在产品进箱之前，先把冻干箱温度降到－45℃以下，再将产品装入箱内速冻，形成细微冰晶，制得的产品疏松易溶，而且对于生物产品，引起蛋白质变性的概率很小，有利于酶类或活菌活病毒的保存。慢冻法是将产品直接放入冻干箱后再降低温度，该法冻干效率高，但形成的结晶较粗。实际工作中应根据具体情况合理选用。

新产品在确定冻干工艺时，应先获知产品的低共熔点，即在水溶液冷却过程中，冰和药物同时析晶(低共熔混合物)时的温度。在冻结与升华的过程中，制品的温度应始终低于低共熔点，否则水的冰晶体升华被液体浓缩蒸发所取代，干燥后的制品将发生萎缩、溶解速率降低等问题。测定低共熔点的方法有热分析法和电阻法。

2) 升华干燥：升华干燥可根据药液性质采用一次升华法或反复预冻升华法。

① 一次升华法：先将处理好的产品溶液在冻干箱内预冻至低共熔点以下 10～20℃，同时将冷凝器温度下降至－45℃以下，启动真空泵，当干燥箱内真空度达 13.33Pa(0.1mmHg)以下时关闭冷冻机，通过搁置板下的加热系统缓缓加温，使产品的温度逐渐升高至约－20℃，药液中的水分不断升华，最后可将水分基本除尽。该法适用于低共熔点为－20～－10℃的制品，而且溶液黏度不大，装量厚度在 10～15mm 的情况。

② 反复预冻升华法：如果制品的共熔点较低或者结构复杂、比较黏稠，如蜂蜜、王浆等，这些产品在升华过程中，往往冻块软化，产生气泡，并在制品表面形成黏稠状的网状结构，从而影响升华干燥，影响产品外观。此时，可采用反复预冻升华法。该法的减压和加热升华过程与一次升华法相同，只是预冻过程须在共熔点与共熔点以下 20℃之间反复升降预冻，而不是一次降温完成。如某制品的低共熔点为－25℃，可将温度降至－45℃，然后升温到低共熔点附近(－27℃)，维持 30～40min，再降温至－40℃。如此反复，使产品结构改变，外壳由致密变为疏松，有利于水分升华，可缩短冻干周期。此方法适用于某些共熔点较低或结构比较复杂、黏稠等难于冻干的制品。

③ 再干燥：当升华干燥阶段完成后，为尽可能除去残余的水，温度应继续升高至 0℃或室温(根据产品性质确定)，并保持一段时间进行再干燥。再干燥可保证冻干制品含水量<1%，并有防止回潮的作用。

④ 密封：冷冻干燥结束后应立即密封。如用安瓿，则熔封；如用小瓶，则加胶塞及压铝盖。现在生产企业普遍使用分叉胶塞，药液罐装后，即将胶塞轻扣在瓶口，然后放入冻干室进行冷冻干燥，结束后可直接在真空状态下进行压塞。

8.8.3 质量评价

注射用无菌粉末的质量要求与注射液基本一致，其质量应符合《中国药典》2005 年版关于注射剂各项规定及注射用无菌粉末的各项检查。可见异物、不溶性微粒、热原和微生物检查可参阅小容量注射剂的质量检查和《中国药典》附录相关内容。

装量差异：取供试品 5 瓶(支)，除去标签、铝盖，容器外壁用乙醇洗净，干燥，开启时注意避免玻璃屑等异物落入容器中，分别迅速精密称定，倾出内容物，容器可用水、乙醇洗净，在适

宜条件下干燥后,再分别精密称定每一容器的
重量,求出每1瓶(支)的装量与平均装量。每
1瓶(支)中的装量与平均装量相比较,应符合
表8-3所示规定。如有1瓶(支)不符合,应另
取10瓶(支)复试均符合规定。

凡规定检查含量均匀度的注射用无菌粉末
(药物含量小于10mg),一般不再进行装量差异
检查。

表8-3　注射用无菌粉末装量差异限度

平均装量	装量差异限度
0.05g 以下至 0.05g	±15%
0.05g 以上至 0.15g	±10%
0.15g 以上至 0.50g	±7%
0.50g 以上	±5%

8.8.4　常见问题及解决办法

1. 注射用无菌分装制品

(1)吸潮:药物粉末在无菌分装过程中应防止吸潮问题的发生。因粉末吸潮而黏性增
加,导致流动性下降,分装时会引起装量不准。有的药物粉末吸潮后还会引起分解变质,故
无菌分装室的相对湿度应控制在药物的临界相对湿度以下。此外,在用铝盖轧口时,常因
封口不严而引起产品吸潮变质,故应选用密封防潮性能良好的胶塞,并压紧铝盖,必要时采
用蜡封确保封口严密。

(2)装量差异:引起产品装量差异不合格的原因有:① 粉末含水量高,室内湿度大,粉末
吸潮结块,流动性差;② 粉末质轻、密度小,尤其是针状结晶不易分装准确;③ 如用手工分装,
则与操作者的熟练程度有关;若系机械分装,则与机械性能有关。总之,粉末的物理性质如晶
形、粒度、堆密度及机械设备性能等因素均能影响装量差异,应根据具体情况采用相应措施解
决。无菌溶剂结晶法可能制得片状或针状的结晶,流动性较差,易造成装量差异。而喷雾干燥
法制得的多为球形,流动性好,较少产生装量差异。青霉素钾盐系针状结晶,生产上将湿晶体
通过螺旋挤压机使针状结晶断裂后,再通过颗粒机制得粉末状结晶,然后真空干燥,可增加其
流动性,使分装容易,并降低装量差异。

(3)可见异物:采用无菌分装工艺,由于未经配液及过滤,往往使无菌粉末溶解后出现毛
毛、小点等,致使可见异物不合格。因此应从原料的处理开始至轧口或封口止,均应严格控制
生产环境的洁净度,杜绝一切可能的污染。

(4)无菌:由于本产品采用无菌操作法制备,一般不行灭菌,稍有不慎就有可能使局部
受到污染,而微生物在固体粉末中繁殖又较慢,不易觉察,危险性更大。为了保证用药安
全,避免无菌分装过程中的污染问题,可在无菌室内安装层流净化装置。对耐热产品可采
用补充灭菌法来弥补。

2. 注射用冷冻干燥制品

冷冻干燥制品为冻干块状物或海绵状物。除应符合一般注射剂无菌、无热原、无异物等质
量要求外,还有其特殊要求:冷冻干燥制品应为完整的块状物或海绵状物,具有足够的强度,
不易碎成粉,外形饱满不萎缩,色泽匀一,干燥充分,保持药物稳定,多孔性好,加水能迅速恢复
冻干前状态。

冷冻干燥制品生产中常遇到的质量问题有:

(1)含水量偏高:装入容器液层过厚(超过10～15mm),干燥过程中热量供给不足使蒸发
量减少,真空度不够,冷凝器温度偏高,出箱时制品温度低于室温等,均可造成含水量偏高。应

根据具体情况,采取相应的办法来解决。

(2)喷瓶:预冻温度过高,产品冻结不实,升华时供热过快或者局部过热,均会使部分制品熔化为液体。这些少量液体在高真空条件下,从已干燥的固体界面下喷出而形成喷瓶。为了防止喷瓶,必须控制预冻温度在低共熔点以下 10～20℃,加热升华时升温应缓慢,温度不要超过共熔点。

(3)产品外形不饱满或萎缩成团粒:当药液浓度太大,冻干开始形成的已干外壳结构致密。升华的水蒸气穿透阻力很大而在已干层停滞时间较长,使部分药品逐渐潮解,以致体积收缩,外形不饱满或成团粒。黏度较大的样品更易出现这类现象。另外,倘若药液浓度太低,虽可增大干燥外壳的空隙,使制品疏松,但由于比表面积太大,引湿性增强,容易使制品萎缩。同时,干燥的成品机械强度差,一经振动易分散成粉末而黏附瓶壁,解决的办法主要从配制处方和冻干工艺两方面考虑。在处方中可加入一些填充剂,常用的有氯化钠、葡萄糖、甘露醇、乳糖及水解明胶等。在生产工艺上可采用反复预冻升华法,改善结晶状态和制品的通气性,使水蒸气能顺利逸出,产品外观得以改善。

(4)可见异物:注射用冷冻干燥制品与注射用无菌粉末一样均在无菌室内制备,应加强人流、物流与工艺的管理,严格控制环境污染。产品出现澄明度不好,多半是粉末原料的质量差或者冻干的前处理存在问题,须查明原因然后解决。

8.8.5 举例

【例 8-17】 注射用苯巴比妥钠

苯巴比妥钠微溶于水,溶于热水和乙醇,易溶于碱性溶液。本品具有镇静、催眠与抗惊厥作用,用于癫痫失眠与焦虑等症。

〔处方〕 苯巴比妥 1 份,氢氧化钠 0.172 份,活性炭 0.01 份,乙醇 2.6 份。

〔制备〕 (1)开口工段:乙醇置反应锅中,在不停搅拌下加入氢氧化钠使之全溶,分次加入苯巴比妥,搅拌至全溶,加活性炭并冷却(防止温度上升),搅拌 20min,粗滤脱炭,精滤后由管道输入无菌室。(2)无菌工段:精滤液输至洁净的结晶釜中,78℃加热回流 1～2h,析出结晶,冷却至室温,出料甩滤,结晶用无水乙醇洗涤、甩干,母液回收乙醇,结晶经干燥后过筛,分装于小瓶中,封口即得。

〔注解〕 苯巴比妥难溶于水,易溶于碱性溶液得苯巴比妥钠,苯巴比妥钠为白色结晶性粉末,易溶于水,10% 溶液的 pH 值为 9.5～10.5,与酸性药物接触或吸收 CO_2 会产生沉淀,在配制注射剂或配伍使用时须注意。

苯巴比妥钠的水溶液放置后,易发生水解而析出苯乙基醋酰脲沉淀而失去药效。水解的速率与温度和 pH 有关,10% 溶液于 1℃ 贮存,2 个月基本无变化;在 35℃ 贮存,1 个月内分解达 22%。溶液的 pH 值升高,水解反应加速。为避免水解失效,巴比妥钠注射剂常制成粉针剂,临用时用灭菌注射用水溶解。

【例 8-18】 注射用辅酶 A 冻干制剂

辅酶 A 为体内乙酰化反应的辅酶,能激活体内糖、脂肪及蛋白质的代谢,有利于糖、脂肪以及蛋白质的代谢。主要用于白细胞减少症、原发性血小板减少性紫癜及功能性低热,对脂肪肝、急慢性肝炎、冠状动脉硬化、慢性动脉炎、心肌梗死、慢性肾功能减退引起的肾病综合征及尿毒症、新生儿缺氧、糖尿病和酸中毒等有辅助治疗使用。常用剂量为一次 50100 单位,可用5％葡萄糖注射液500mL溶解后进行静脉滴注,也可用生理盐水2mL溶解后进行肌肉注射。

[处方]	(1)	(2)
辅酶A	56.1单位	112单位
水解明胶	5mg	5mg
甘露醇	10mg	10mg
葡萄糖酸钙	1mg	2mg
半胱氨酸	0.5mg	1.0mg

[制备] 将上述各成分用适量注射用水溶解后,无菌过滤,分装于安瓿中,每支0.5mL,冷冻干燥后无菌熔封,质量检查合格后印字包装。

[注解] 辅酶A为白色或微黄色粉末,有吸湿性,易溶于水,不溶于丙酮、乙醚、乙醇,易被空气、过氧化氢、碘、高锰酸盐等氧化成无活性二硫化物。故在制剂中加入半胱氨酸等作为稳定剂,用甘露醇、水解明胶、葡萄糖酸钙等作为填充剂。

由于辅酶A在冻干工艺中易丢失效价,故投料量应酌情增加。本例规格分别为每安瓿50单位和100单位。

【思考题】

1. 什么是注射剂,应符合哪些质量要求,按分散系统可分为哪几类?

2. 注射剂中常用的附加剂有哪些,起什么作用,常用的浓度是多少?

3. 什么是热原,有何特性,污染途径有哪些,除去方法和检查方法有哪些?

4. 什么是纯化水,常用何法制备? 什么是注射用水,常用何法制备? 什么是灭菌注射用水? 三种水各有何应用?

5. 注射剂的生产工艺流程怎样? 输液的生产工艺流程怎样? 比较两者异同。

6. 易氧化药物注射剂的生产应注意什么问题?

7. 注射液应怎样过滤,常用的滤器有哪几种,各自有何特点?

8. 输液在生产及使用中常出现的问题有哪些? 可以采取哪些措施解决?

9. 什么是粉针,哪些药物宜制成粉针,制备方法有哪些?

10. 冷冻干燥工艺流程怎样,有何特点?

第 9 章

固体制剂-1（散剂、颗粒剂、胶囊剂、滴丸剂）

➡ **本章要点**

固体制剂具有稳定性好、服用方便等优点，为新药研制、开发或患者使用的首选剂型。常用的固体剂型有散剂、颗粒剂、片剂、胶囊剂、滴丸剂、膜剂等，在药物制剂中约占70%。本章主要介绍散剂、颗粒剂、胶囊剂、滴丸剂的基本概念、制备工艺与质量要求。

固体制剂（solid preparations）包括散剂、颗粒剂、片剂、胶囊剂、滴丸剂等，其共同特点是：与液体制剂相比，物理、化学稳定性好，生产制造成本较低，服用与携带方便，因此在药物制剂中占有较高的比例。

口服或腔道用固体剂型中药物的吸收均按如下过程进行：固体制剂→崩解（或分散）→溶出→吸收。这一过程一般可划分为两个阶段，一是以剂型因素为主的药物从制剂中释放、溶出的过程，二是以生理因素为主的药物透过生物膜吸收的过程。两者密切相关，通常吸收量正比于溶出量。由于剂型的差异，处方设计的不同，成型工艺条件的差别，常使制剂具有不同的生物学特性，从而影响到体内药物的吸收和药效，出现同一个药物制成不同剂型后，其作用部位、起效时间、持续时间、作用强度等有较大差异的现象。当代对剂型因素与生理因素这一关系的深入研究，为筛选合理的剂型奠定了可靠基础。

经胃肠道给药的固体剂型，药物可通过被动扩散、主动转运、促进扩散、膜孔转运、胞饮和吞噬等方式经胃肠道上皮细胞膜吸收，以被动扩散吸收为主。因此固体剂型药物首先要崩解分散成颗粒或细粉，然后药物从细粉中释放、溶解于胃肠液中，再经生物膜吸收进入血液循环，方能产生药效。被动扩散吸收的药物，从剂型中溶出的速率是吸收的限速过程。因此，可以通过改善剂型、处方与工艺，改变药物的溶出速率，以制备速效或缓释的固体剂型。现有口服固体剂型吸收快慢的顺序是：散剂＞颗粒剂＞胶囊剂＞片剂＞丸剂。

9.1 散 剂

9.1.1 概述

散剂(powders)系指药物或与适宜的辅料经粉碎、均匀混合制成的干燥粉末状制剂。《中国药典》2005 年版一部(中药)规定,散剂系指药材或药材提取物经粉碎、混合均匀制成的粉末状制剂。

散剂目前仍为中医常用的一种剂型。西药散剂的应用已不如往昔多,有的已改制成胶囊、片剂等剂型,因为它们在制备时分剂量、包装、服用均较散剂简便。然而,从内服药剂的生物利用度来看,散剂有其本身的优点。外用散剂在皮肤科或伤科用药上更有其独特之处,故在医疗应用上是一种不可缺少的剂型。

散剂具有以下特点:① 散剂的粒径小,比表面积大,易分散,起效快;② 外用覆盖面积大,可同时发挥保护和收敛等作用;③ 不受剂量限制,分剂量灵活,且便于服用;④ 包装、贮存、运输、携带比较方便。散剂的缺点主要存在于因分散度大而造成的吸湿性、化学活性、气味、刺激性等方面。

古代用药经验有"散者散也,去急病",指出了散剂容易分散和奏效快的特点。作为一种古老而传统的固体剂型,散剂在临床上应用广泛。在中药制剂中的应用比西药更为广泛,《中国药典》2005 年版一部收载中药散剂 52 种。

散剂必须粉碎恰当、混合均匀、剂量准确、稳定、能发挥应有疗效。一般内服散剂要求一定细度;而外用散剂,特别是吹散与撒粉,必须是细粉。内服与外用散剂的包装与用法应严加区别。

散剂的分类如下:

(1)按用途分类:有内服散剂及外用散剂两类。外用散剂又可分为:① 撒布散剂,系治疗皮肤或黏膜创伤用的细粉状剂型;② 吹入散剂,系吹入体内脏道(如鼻、耳等部位)使用的散剂;③ 牙用散剂"牙粉",系用于清洁牙齿或治疗牙疾的混合散剂;④ 杀虫散剂,为灭蚤、虱、臭虫等所使用的散剂等等。

(2)按组成分类:有单散剂和复方散剂两类。单散剂系由一种药物组成;复方散剂系由两种以上的药物组成。

(3)按剂量分类:有分剂量散剂及不分剂量散剂两类。分剂量系指每包作为一个剂量;不分剂量系指每包含多次服用量,由病人服用时按医嘱自取。在实践中,外用散剂多为不分剂量型散剂,而内服散剂则两型均采用。

此外,按散剂成分的不同性质尚可分为毒剧药散剂、含液体成分的散剂、浸膏散剂、低共熔组分散剂、泡腾散剂、中药散剂等。

散剂是制备其他许多剂型的基础,如为掩盖某些散剂的不适臭味或刺激性,除应用色、香、味进行矫正外,可制成胶囊剂、颗粒剂、丸剂或片剂。又如混悬剂、软膏剂、注射剂以及浸出制剂等,在制备之前也需将固体药物进行粉碎,以便均匀混悬、增加溶出速率、促进吸收或提高浸出效果。

9.1.2　制备流程、工艺与影响因素

散剂的制备,一般应通过粉碎、过筛、混合、分剂量、质量检查及包装等工序来完成。个别散剂因成分或数量的不同,可将其中的几步操作结合起来进行。散剂的制备工艺流程如图 9-1 所示。

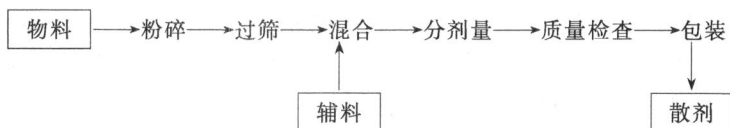

图 9-1　散剂的制备工艺流程图

一般情况下,将固体物料进行粉碎之前需要对物料进行前处理,即将物料加工成符合粉碎所要求的粒度和干燥程度等。制备散剂的单元操作,如粉碎、过筛、混合等也适合其他固体制剂的制备,现介绍如下:

1. 粉碎、过筛

药物粉碎与过筛的原理与方法在第 6 章已述及,这里仅联系散剂有关问题作些说明。任何散剂药物都应有适宜的粉碎度。药物的粉碎度不仅关系到它的物理性质(如外观、均匀性、流动性等),而且可直接影响它的疗效。

一般来讲,粉末给药对于其吸收较有利。微溶性药物的吸收受其粒子大小所影响。粒子的细度对临床方面的影响比较大,而且影响其在胃肠道的吸收。作用于胃肠道局部的药物,由于其粉末细度的增加而使其功效得以提高。总之,粗药粉的比表面积比较小,内服或局部应用时对胃黏膜的接触表面积也较小。相反,由于粉末较细,与胃黏膜的接触面也比较大,细粉的溶解速率也较快,所以经胃黏膜吸收入血的浓度或局部造成的药物浓度均较高,因此疗效也显著。

散剂中不同药物,其粉碎度的要求也不一样。《中国药典》2005 年版一部规定:除另有规定外,一般内服散剂应为细粉(能通过五号筛),儿科和外用散剂应为最细粉(能通过六号筛)。

内服散剂中,凡易溶于水的药物,则不必粉碎得太细,因为服后可较快溶解成溶液。难溶性药物,为了加速其溶解和吸收,则须粉碎成细粉以加速其溶解。不溶性药物如氢氧化铝等用于治疗胃溃疡时必须制成最细粉,以利于充分发挥其保护作用及药效。此外,对于有不良臭味、刺激性、易分解的药物制成内服散剂时,不宜粉碎得过细,以免增加比表面而加剧其苦味与分解。例如呋喃坦啶细度增加后其刺激性也增加,故宜制成较大的结晶。红霉素在胃中不稳定,故不宜过细,若增加其细度则加速其在胃液中降解,降低其疗效。

外用散剂主要是用于皮肤或伤口,其中多为不溶性成分,如白陶土、磺胺等。这些药物均应粉碎成细粉,以减轻其对组织或黏膜的机械刺激性。一些直接用于破损创伤表面的散剂还应经过灭菌措施,以减少微生物的危害。总之,药物细度的选择,应根据药物的性质、给药方法和医疗要求而定。

2. 混合

混合是制备复方散剂的一个重要过程,也是制剂工艺中的基本工序之一。其目的在于使药物各组分在制剂中均匀一致,以保证每个剂量中药物的含量准确。混合均匀与否,对散剂的外观和疗效都有直接影响,对含有剧毒药物的散剂具有更重要的意义。

药物粉末的混合与微粒形状、密度、粒度大小和分布范围以及表面效应(如吸附液体薄膜、静电荷和范德华力)有直接影响。细小的微粒因其流动性差而混合困难,但是微粒大小分布的均匀性尤其重要,因为大粒与小粒往往有分开的趋向。在震动的条件下(如在混合器中),微粒通常在顶部"尘析",而大粒在比重影响下趋向于沉至容器的底部。微粒在流动时,较大的微粒比较小的微粒滚动的距离远而且快。在含有较大的不规则形微粒的复方散剂中,小微粒在震动时可以通过大微粒之间的空隙而下落,即使能够得到良好的混合物,其成品也不够稳定。在贮存或加工过程中遇到震荡或摇动时均可出现离析现象。此外,很小的微粒有黏附在大粒周围的倾向,只有黏附的微粒大小匀一,才能混合得均匀。事实上,由于微粒的比重不同仍然可以出现离析。

混合时,微粒的形状对粉末的流动性也有重要影响。在其他条件同等时,形状规则的微粒较不规则者易于混匀;形状不规则者一般其流动性比较差,甚至少数形状复杂的微粒可以连接在一起。扁平针状的微粒可以连接成束型而阻碍粉末在混合器中的流动。

作用于表面的力能使微粒聚集而阻碍微粒在混合器中分散;这些力,包括弱范德华力、静电引力及在微粒间接触点上吸附液体薄膜的表面张力等。由于这些力作用于表面,故对细小微粒的影响比较大。因为三种力中,最重要的是静电引力,所以它往往是混合器中妨碍混合的主要因素。在混合运动中,微粒彼此摩擦,引起表面电子的不平衡(引起静电荷),结果出现一种微粒优先相互吸引并排斥其他微粒。另一方面,一种微粒也可以先吸附在混合器的器壁上。虽然静电引力或斥力本身的大小尚不致引起很多微粒运动,但是混合器的运转可致粉层流动而产生离析。为了防止出现这种"反混合"现象,最简便的方法是在达到最大混合效果时即停止转动。此外,如将药物组分交互掺入混合器,一般也可防止离析,这样可以减少混合的时间和减少电荷的积聚。加入少量水湿润也有所帮助,因为这样可增加粒子表面的导电性而降低电荷积聚的趋向。加入适量表面活性剂或滑润剂等往往也有助于混合。

3. 分剂量

分剂量是将均匀混合后的散剂,按照需要的剂量分成等重的份数的过程,使每一份代表一个剂量。此工序是决定所含药物成分的剂量是否准确的最后步骤。

大量生产时有散剂自动分量机、散剂定量分包机等,均系利用容量法分剂量的原理设计的。但药物的物理性质(如松密度、流动性等)以及分剂量的速率均能影响其准确性,应注意及时检查并加以调整。

如图9-2所示,散剂定量包装机主要由贮粉器、抄粉匙、旋转盆及传送装置等四部分组成,借电力转动。操作时将散剂置于贮粉器内,通过搅拌器的搅拌使药粉均匀混合,由螺旋输送器将药粉输入旋转盆内,当轴转动时,带动链带,连在链带上的抄粉匙即抄满药粉,经过刮板刮平后,迅速沿顺时针方向倒于右方纸上。同时,抄粉匙敲击横杆可使匙内散剂敲落干净。另在偏心轮的带动下,空气唧筒间歇地

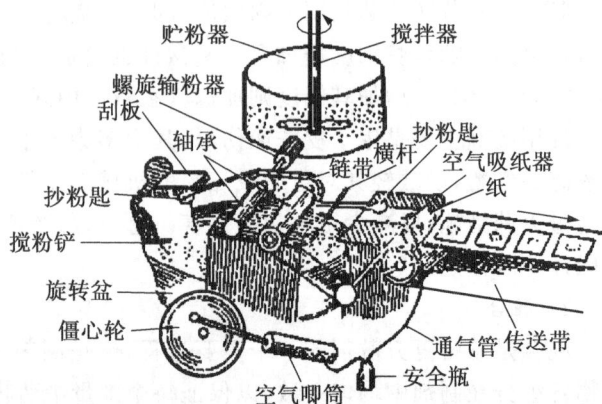

图9-2 散剂定量分包机

吸气或吹气,空气吸纸器与通气管和空气唧筒相连接,借空气唧筒的作用使空气吸纸器作左右往复移动。当吸纸器在左方时,将已放上散剂的纸张吸起,并向右移至传送带上,随即吹气,使装有散剂的纸张落于传送带而随之向前移动,完成定量分包的操作。为了防止粉末吸入空气唧筒内,在通气管上联有安全瓶。抄粉匙内散剂的剂量必须准确。由于各种散剂的比重及分剂量不同,故须根据需要选用适宜的粉匙。

我国自行研制成的 CSB-Ⅰ 型散剂自动包装机,系采用矢轮、凸轮、杠杆等机械传动来完成各项包装工序。用螺旋杆转动进行定量分散,光电控制集成电路自动数包,并将小包装与大包装(每 100 小包包成一大包),工艺操作自动连续完成。包装工艺过程每一小包装药量为 0.42g ±7%,散剂质量要求干湿适中(通常粒度为可通过 60 目/cm 筛),生产能力为每分钟35~40 包,每班(8h)可生产散剂 17000~19000 包。

生产上也有用粉末分装板(一定的容量代表一定的剂量)进行抗生素的分装。

手工分剂量常用的方法有:① 按重量分剂量法,即用天平逐包称量。此法剂量准确,适用于含有细料或毒剧药物的散剂分剂量,缺点是操作麻烦,效率低;② 估分法,即将一定重量的散剂,根据目力分成所需的若干等分。此法简便,适用于药房小量调配,但误差大,一般在 20%左右,对含有细料或毒剧药物的散剂不宜使用,亦不适用于大量生产。

4. 质量与包装贮存

散剂的质量除了与制备工艺有关以外,还与散剂的包装材料、包装方法、贮存条件等密切相关。由于散剂的分散性很大,吸湿性是影响散剂质量的重要因素,因此有必要了解物料的吸湿特性以及影响吸湿性的因素。

(1)吸湿性:散剂的包装与贮存的重点在于防潮,因为散剂的比表面积较大,其吸湿性与风化性都比较显著,若由于包装与贮存不当而吸湿,则极易出现潮解、结块、变色、分解、霉变等一系列不稳定现象,严重影响散剂的质量以及用药的安全性。因此,散剂的吸湿特性及防止吸湿措施成为控制散剂质量的重要内容。

临界相对湿度(critical relative humidity, CRH)是水溶性药物吸湿特性参数。水溶性药物混合后,"混合物的 CRH 约等于各组分 CRH 的乘积,即 $CRH_{AB} \approx CRH_A \times CRH_B$,而与各组分的比例无关"。例如,葡萄糖和抗坏血酸钠的 CRH 值分别为 82% 和 71%,按上式计算,两者混合物的 CRH 为 58.3%,可见两者的混合和保存必须在低于 CRH58.3% 的环境下进行,因为环境中的相对湿度若高于水溶性药物的临界相对湿度(CRH)则极易吸潮。

非水溶性药物无特定的 CRH 值,其混合物料的吸湿量具有加和性。

(2)包装材料:散剂一般采取密封包装与密闭贮藏。用于包装的材料有很多种,一般用透湿系数(P)来评价包装材料的防潮性,P 小者,防潮性能好。表 9-1 列举了一些常用包装材料的透湿系数(P)。

表 9-1　一些包装材料的透湿系数(P)

名称	P 值	名称	P 值
蜡纸 A	3	滤纸	1230
蜡纸 B	12	聚乙烯	2
蜡纸 C	22	聚苯乙烯	6
亚麻仁油纸	160	聚乙烯丁醛	30
桐油纸	190	硝酸纤维素	35
玻璃纸	222	醋酸乙烯	50
硫酸纸	534	聚乙烯醇	270

9.1.3　质量评价

散剂的质量检查是保证散剂质量的重要环节。除了所含的主药成分含量、鉴别等需要检查外，《中国药典》规定散剂的主要检查项目有粒度、外观均匀度、水分或干燥失重、装量差异、装量、无菌、微生物限度等。在《中国药典》2005 年版一部和二部的附录I"制剂通则"中均有收载。

（1）粒度：除另有规定外，局部用散剂按单筛分法检查，通过七号筛（120 目，125μm）的细粉重量不应低于 95％。

在中药散剂中规定，用于烧伤或严重创伤的外用散剂，按单筛分法检查，通过六号筛（100 目，150μm）的粉末重量不得少于 95％。

（2）外观均匀度：取供试品适量，置光滑纸上，平铺约 5cm²，将其表面压平，在亮处观察，应呈现均匀的色泽，无花纹与色斑。

（3）干燥失重：除另有规定外，照干燥失重测定法测定，在 105℃温度下干燥至恒重，减失重量不得过 2.0％。

（4）水分：在中药散剂中规定水分含量，取供试品照水分测定法测定，除另有规定外，不得过 9.0％。

（5）装量差异：单剂量包装的散剂，依法检查，装量差异限度应符合规定，如表 9-2 所示。

（6）装量：多剂量包装的散剂，照最低装量检查法检查，应符合规定。

（7）无菌：用于烧伤或创伤的局部用散剂，照无菌检查法检查，应符合规定。

（8）微生物限度：除另有规定外，照微生物限度检查法检查，应符合规定。

表 9-2　散剂装量差异限度要求

标示装量（g）	装量差异限度（％）
0.1 或 0.1 以下	± 15
0.1 以上至 0.5	± 10
0.5 以上至 1.5	± 7.5
1.5 以上至 6.0	± 5
6.0 以上	± 3

9.1.4　举例

【例 9-1】　硫酸阿托品倍散

［处方］　硫酸阿托品 0.1g，乳糖加至 10g。

［制备］　称取硫酸阿托品 0.1g，加等量的 1％（v/v）胭脂红乳糖，在研钵中混合均匀，再按等量递增法操作混匀即得。1％（v/v）胭脂红乳糖的配制：取胭脂红 1g，置乳钵中，加 90％乙醇约 10～20mL，研磨使其溶解，再按配研法加入乳糖 99g，研磨均匀，在 50～60℃温度下干燥，过筛即得。

［作用与用途］　用于胃肠痉挛。临用前按等量递增法用乳糖稀释至 1∶1000 使用。注意：硫酸阿托品为毒药，一般极量为 0.001g。

【例 9-2】　痱子粉

［处方］　滑石粉 67.7％，升华硫 4.0％，硼酸 8.5％，氧化锌 6.0％，水杨酸 1.4％，麝香草酚 0.6％，薄荷脑 0.6％，薄荷油 0.6％，樟脑 0.6％，淀粉 10％。

［制备］　先将麝香草酚、薄荷脑和樟脑研磨形成低共熔物，与薄荷油混匀，将升华硫、水杨酸、硼酸、氧化锌、淀粉、滑石粉共置球磨机内混合粉碎成细粉，过 100～120 目筛。将此细粉置混合筒内（附有喷雾设备的混合机），喷入含有薄荷油的上述低共熔物，混匀，过筛即得。

［作用与用途］　本品有吸湿、止痒和收敛作用，适用于汗疹、痱子等。

［注解］　本品中麝香草酚、薄荷脑和樟脑在混合时发生低共熔，利用此现象便于和其他药物混匀。滑石粉、氧化锌等用前宜灭菌。

【例 9-3】　脚气粉

[处方]　硼酸 140g,枯矾 30g,氧化锌 140g,水杨酸 60g,樟脑 10g,滑石粉加至 1000g。

[制备]　樟脑用 50mL 95％乙醇溶解,备用;其余 5 种药品分别过 80～100 目筛,备用;将樟脑醇与氧化锌混合均匀,再与其余药品混合均匀,分装即得。

[作用与用途]　本品对脚气有收敛、吸湿、止痒等作用。

[用法与用量]　外用,一日 1～2 次,每次将本品散布于患处。

[贮藏]　密闭阴凉处保存。

[注解]　枯矾是明矾[$KAl(SO_4)_2 \cdot 12H_2O$]的烘干去水物。

9.2　颗　粒　剂

9.2.1　概述

颗粒剂(granules)是将药物粉末与适宜的辅料混合而制成的具有一定粒度的干燥颗粒状制剂。《中国药典》规定的粒度范围是大于一号筛($2000\mu m$)的粗粒和小于五号筛($180\mu m$)的细粒的总和不能超过 15％。《日本药局方》还收载细粒剂,其粒度范围是 $105\sim500\mu m$。

根据颗粒剂在水中的溶解情况可分为可溶性颗粒剂、混悬性颗粒剂和泡腾性颗粒剂。在西药颗粒剂中又增加了肠溶颗粒剂、缓释颗粒剂和控释颗粒剂。

与散剂相比,颗粒剂具有以特点:① 飞散性、附着性、团聚性、吸湿性等均较少;② 服用方便,根据需要可制成色、香、味俱全的颗粒剂;③ 必要时对颗粒进行包衣,根据包衣材料的性质可使颗粒具有防潮性、缓释性或肠溶性等,但包衣时需注意颗粒大小的均匀性以及表面光洁度,以保证包衣的均匀性;④ 注意多种成分颗粒的混合物,如各种颗粒的大小或粒密度差异较大时易产生离析现象,从而导致剂量不准确。

9.2.2　制备流程、工艺与影响因素

颗粒剂的制备主要涉及制粒技术。制粒方法大体分两大类,即湿法制粒和干法制粒;传统的湿法制粒是目前制备颗粒剂的主要方法。无论采用什么制粒方法,颗粒剂的制备一般通过粉碎、过筛、混合、制软料、制粒、干燥、整粒、质量检查、分剂量等工艺。其中药物的前处理如粉碎、过筛、混合等操作与散剂的制备过程相同。颗粒剂制备工艺流程图如图 9-3 所示。

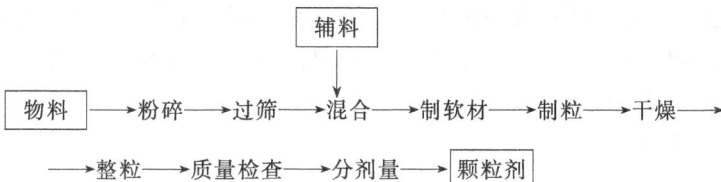

```
                        ┌──────┐
                        │ 辅料 │
                        └──────┘
                            │
                            ↓
┌──────┐                ┌──────┐
│ 物料 │→粉碎→过筛→混合→制软材→制粒→干燥→
└──────┘

→整粒→质量检查→分剂量→┌──────┐
                        │颗粒剂│
                        └──────┘
```

图 9-3　颗粒剂的制备工艺流程图

具体操作步骤如下:

1. 制软材

将药物与适当的赋形剂(如淀粉、纤维素衍生物、蔗糖、乳糖等)充分混匀,加入适量的水或

其他黏合剂制成软材。制软材是湿法制粒的关键技术，一般根据经验"手握成团，轻压即散"为原则掌握软材的质量。制软材是一种大量固体粉末和少量液体进行混合的过程，也称捏合。淀粉与纤维素衍生物具备黏合和崩解的作用，所以是制备颗粒剂的常用辅料。

2. 制备湿颗粒

颗粒的制备常采用挤出制粒法。将软材用机械挤压通过适当的筛网，即可制得湿颗粒。近几年流化床制粒技术、高速搅拌制粒技术等广泛应用于颗粒剂的制备中。流化制粒可在一台机器内完成混合、制粒、干燥，因此称之为"一步制粒"，适合工业化生产，得到普遍应用。

3. 颗粒的干燥

湿法制得的颗粒需要加以干燥，以除去水分、防止结块或受压变形。常用的方法有厢式干燥法、流化床干燥法等。

4. 整粒与分级

在干燥过程中，某些颗粒可能发生粘连，甚至结块。因此，要对干燥后的颗粒给予适当的整理，以使结块、粘连的颗粒散开，获得具有一定粒度的均匀颗粒，这就是整粒过程。一般采用过筛的方法进行整粒和分级。

5. 质量检查与分剂量

将制得的颗粒进行含量检查与粒度测定等，按剂量装入适宜袋中。颗粒剂的贮存与散剂基本相同，应注意多组分颗粒的分层以及吸湿等问题。

9.2.3 质量评价

颗粒剂的质量检查项目，除主药含量与外观外，还包括粒度、干燥失重、水分（中药颗粒）、溶化性以及装量差异等。

（1）粒度：除另有规定外，照粒度和粒度分布测定法检查，不能通过一号筛和能通过五号筛的总和不得过供试量的 15%。

（2）干燥失重：除另有规定外，照干燥失重测定法测定，在 105℃ 干燥至恒重，含糖颗粒应在 80℃ 温度下减压干燥，减失重量不得过 2.0%。

（3）水分：照水分测定法测定，除另有规定外，不得过 6.0%（中药颗粒剂）。

（4）溶化性：除另有规定外，可溶性颗粒和泡腾颗粒依法检查，应符合规定。

可溶性颗粒检查法：取供试颗粒 10g，加热水 200mL，搅拌 5min，可溶性颗粒应全部溶化或轻微浑浊，但不得有异物。

泡腾颗粒检查法：单剂量包装的泡腾颗粒 6 袋，分别置于盛有 200mL 水的烧杯中，水温为 15~25℃，应迅速产生气体而成泡腾状。5min 内 6 袋颗粒应完全分散或溶解在水中。

混悬颗粒或已规定检查溶出或释放度的颗粒剂，可不进行溶化性检查。

（5）装量差异：单剂量包装的颗粒剂，其装量差异限度应符合规定，检查方法参考《中国药典》的有关规定（表 9-3）。

（6）装量：多剂量包装的颗粒剂，照最低装量检查法（附录ⅫC）检查，应符合规定。

（7）微生物限度：照微生物限度检查法（附录ⅧC）检查，应符合规定。

表 9-3 颗粒剂装量差异限度要求

标示装量（g）	装量差异限度（%）
0.1 或 0.1 以下	± 10
0.1 以上至 0.5	± 8.0
0.5 以上至 1.5	± 7.0
1.5 以上至 6.0	± 5.0

9.2.3　举　例

【例 9-4】　感冒颗粒剂(中药颗粒剂)

[处方]　金银花 33.4kg,大青叶 80kg,桔梗 43kg,连翘 33.4kg,苏叶 16.7kg,板蓝根 80kg,甘草 12.5kg,芦根 33.4kg,防风 25kg。

[制备]　① 连翘、苏叶加 4 倍水,提取挥发油备用;② 其余 7 种药材与第 1 项残渣残液混合在一起,并凑足 6 倍量水,浸泡 30min,加热煎煮 2h;第 2 次加 4 倍量水,煎煮 1.5h;第 3 次加 2 倍量水,煎煮 45min;合并 3 次煎煮液,静置 12h,上清液过 200 目筛,滤液待用;③ 滤液减压蒸发浓缩至稠膏状,停止加热,向稠膏中加入 2 倍量 75% 乙醇液,搅匀,静置过夜,上清液过滤,滤液待用;④ 滤液减压回收乙醇,并浓缩至稠膏状,加入 5 倍量的糖粉,混合均匀,加入 70% 乙醇少许,制成软材,过 14 目尼龙筛制粒,湿颗粒于 60℃干燥,干颗粒过 14 目筛整粒,再过四号筛(65 目)筛去细粉,在缓慢搅拌下,将①项挥发油和乙醇混合液(约 200mL)喷入干颗粒中,并闷 30min,然后分装,密封,包装即得。

[作用与用途]　本品为抗感冒药,用于治疗感冒、发烧、咳嗽、咽喉炎、急性扁桃体炎等症。

[用法与用量]　冲服,一日 3 次,每次 1 袋,开水冲服。

[规格]　10g。

[贮藏]　密封保存。

【例 9-5】　布洛芬泡腾颗粒剂

[处方]　布洛芬 60g,微晶纤维素 15g,交联羧甲基纤维素钠 3g,蔗糖细粉 350g,聚维酮 1g,苹果酸 165g,糖精钠 2.5g,碳酸氢钠 50g,无水碳酸钠 15g,十二烷基硫酸钠 0.3g,橘型香料 14g。

[制备]　将布洛芬、微晶纤维素、交联羧甲基纤维素钠、苹果酸和蔗糖粉过 16 目筛后,置混合器内与糖精钠混合。混合物用聚维酮异丙醇液制粒,干燥,过 30 目筛整料后与剩余处方成分混匀。混合前,碳酸氢钠过 30 目筛,无水碳酸钠、十二烷基硫酸钠和橘型香料过 60 目筛。制成的混合物装于不透水的袋中,每袋含布洛芬 600mg。

[作用与用途]　本品有消炎、解热、镇痛作用。用于类风湿关节炎和风湿性关节炎。

【例 9-6】　利巴韦林颗粒剂

[处方]　利巴韦林 1.2kg,葡萄糖 13.2kg,甜菊糖苷 0.04kg,香兰素 0.004kg。

[制备]　以上各成分混合均匀,加黏合剂 4% 羟丙甲纤维素 E_{50} 2.2kg,制成软材,用 12 目尼龙筛制湿颗粒,于 70℃温度烘干,再用 14 目筛整粒,颗粒分装即可。

[作用与用途]　利巴韦林颗粒为广谱抗病毒药,适用于病毒性上呼吸道感染、皮肤疱疹病毒感染。

9.3　胶　囊　剂

9.3.1　概述

胶囊剂(capsules)系指药物(或药物与辅料的混合物)填充于空心硬质胶囊壳或密封于弹性软质囊壳中的固体制剂。构成上述空心硬质胶囊壳或弹性软质囊壳的材料都是明胶、甘油、水以及其他的药用材料,但各成分的比例不尽相同,制备方法也不相同。

我国很早就有将药材用食物包裹这种类似胶囊的药物。19 世纪中叶欧洲开始使用软胶囊与硬胶囊,随着机械工业的发展和自动胶囊填充机的问世,胶囊剂从理论到生产均有了较大的发展,世界各国药典都收载了胶囊剂,而且在品种和数量上仅次于注射剂和片剂而居第三位,我国从 1986 年开始胶囊剂的生产能力就已经达到 264 亿粒。

胶囊剂具有以下特点:① 胶囊剂可掩盖药物的苦味和臭味,可具有各种颜色,还可印有文字以资区别,且美观,利于服用,携带方便。② 药物的生物利用度高。胶囊剂不像片剂和丸剂那样在制备过程中需要加黏合剂和压力,所以在胃肠道中分散快、吸收好,如吲哚美辛胶囊和片剂分别一次口服 100mg,6 例口服胶囊后平均在 1.5h 后血液中达高峰浓度($6\mu g/mL$),而 6 例口服片剂后,平均在 2.5h 后才达到高峰浓度($3.5\mu g/mL$)。又如喃氟啶胶囊剂和片剂在兔血液中浓度的比较,药物时间—曲线下面积分别为 $42.15\mu g \cdot h/mL$ 和 $29.80\mu g \cdot h/mL$,片剂的相对生物利用度为胶囊剂的 70.7%。③ 提高药物的稳定性。对光线敏感或遇湿、热不稳定的药物,如维生素、抗生素等,可装入不透光的胶囊中,保护药物不受湿气、空气中氧气以及光线的影响。④ 可以弥补其他固体剂型的不足。如含油量高或液态的药物难以制成丸、片剂时,可制成胶囊剂。又如对服用剂量小、难溶于水、在胃肠道内不易吸收的药物,可以使其溶于适当油中,再制成胶囊剂,以利于吸收。⑤ 可以延缓药物的吸收。先将药物制成颗粒,然后用不同释放速率的材料包衣(或制成微囊),按需要的比例混匀,装入空胶囊中,即可达到缓释长效的作用。亦可制成肠溶胶囊剂在肠道中显效,例如酮基布洛芬先制成小丸,包上一层缓慢扩散的半透膜,许多单个包衣小丸装入胶囊中,当水分扩散至药丸后,在渗透压力下,酮基布洛芬溶解,进入小肠缓慢释放,稳定血药浓度可达 24h。另外,亦可制成直肠给药的胶囊剂或阴道胶囊剂。

但是下列情况不宜制成胶囊剂:药物的水溶液或稀乙醇溶液,因能使胶囊壁溶解;易溶性药物如溴化物、碘化物、氯化物等以及小剂量的刺激性剧药,因在胃肠道中溶解后,局部浓度过高而刺激胃黏膜;风化性药物,因可使胶囊壁软化;吸湿性药物,因可使胶囊壁干燥而变脆等。但若加以改善,也可能做成胶囊剂,如加入少量惰性油与吸湿性药物混匀后,可延续或预防胶囊壁变脆。胶囊剂一般不适宜儿童患者。

依据胶囊剂的溶解与释放特性,可分为硬胶囊(通称为胶囊)、软胶囊(即胶丸)、缓释胶囊、控释胶囊和肠溶胶囊,主要供口服用。

(1) 硬胶囊(hard capsules):系采用适宜的制粒技术,将药物或加适宜辅料制成粉末、颗粒、小片或小丸等填充于空心胶囊中。

(2) 软胶囊(soft gelatin capsules):系将一定量的液体药物直接包封,或将固体药物溶解或分散在适宜的赋形剂中制备成溶液、混悬液、乳液或半固体,密封于球形或椭圆形的软质囊材中,可用滴制法或压制法制备。软质囊材是由胶囊用明胶、甘油或其他适宜的药用材料单独或混合制成。由于其胶壳的弹性大,故又称弹性胶囊剂(elastic capsules),也有称胶丸剂(pearls)。

(3) 缓释胶囊(sustained release capsules):系指在水中或规定的释放介质中缓慢地非恒速释放药物的胶囊剂。缓释胶囊应符合缓释制剂的有关要求并应进行释放度检查。

(4) 控释胶囊(controlled release capsules):系指在水中或规定的释放介质中缓慢地恒速或接近恒速释放药物的胶囊剂。控释胶囊应符合控释制剂的有关要求并应进行释放度检查。

(5) 肠溶胶囊(enteric capsules)：系指硬胶囊或软胶囊经药用高分子材料处理或其他适宜方法加工而成；可用适宜的肠溶材料制备而得，也可经肠溶材料包衣的颗粒或小丸填充胶囊而制成。肠溶胶囊不溶于胃液，但能在肠液中崩解并释放活性成分。

9.3.2　制备流程、工艺与影响因素

1. 硬胶囊的制备

硬胶囊的制备一般分为空胶囊的制备和填充物料的制备、填充、封口等工艺过程。

(1) 空胶囊的原材料：空胶囊呈圆筒状，是由帽和体两节套合的质硬而具有弹性的空囊。通常有三种规格：透明的(不含色素及二氧化钛)、半透明的(含色素但不含二氧化钛)以及不透明的(含二氧化钛)。

1) 明胶：制备空胶囊的主要材料是明胶。明胶是动物的皮、骨、腱与韧带中含有的胶原，经部分水解提取而得的一种复杂的蛋白质。明胶的理化性质随胶原的来源、提取工艺等条件的差异而不同。由于酰基水解和羧基游离的方式不同，用酸法水解制得的明胶定为 A 型，其等电点为 pH7～9；用碱法水解制得的明胶为 B 型，其等电点为 pH4.7～5.2。两者对空胶囊的性质没有明显的影响，但是胶原的来源不同，所得明胶的物理性质则有较大差异，如以骨骼为原料制成的骨明胶，质地坚硬，性脆且透明度较差，以猪皮为原料制成的猪皮明胶，则富有可塑性，透明度亦好，常将两者混合使用。

制备空胶囊的明胶除应符合药典规定外，还应符合一定的黏度、冻力强度等要求。① 黏度：明胶的分子愈大，黏度愈大，在制备空胶囊时，黏度的影响较大，黏度过大，制得的空胶囊厚薄不均，表面不光洁；黏度过小，干燥时间过长，囊壳过薄而易破损，一般明胶的黏度控制在 4.3～4.7mPa·s 范围内，国外个别厂家对特种明胶规定比较窄的黏度，3.8±0.2mPa·s；② 冻力强度(Bloom strength,勃鲁姆强度)：冻力强度指的是明胶溶液冷却凝成胶冻后的硬度，可反映胶的坚固度或拉力。明胶的质量愈纯，分子愈大，含水解产物愈少，则其冻力强度愈高，黏度也愈大，所制成的空胶囊就具有较坚固的拉力与弹性。供制备空胶囊的明胶，其冻力强度不应小于 240 勃鲁姆克。其简易测定法为：将明胶配成 6.7％水溶液，于 10℃贮存 17h，用一直径为 0.5 英寸的塑料柱放在其上，再加砝码，使其下压 4mm 深的质量即为其勃鲁姆克。

黏度与冻力强度是影响空胶囊质量的两个主要指标。由于生产上每批原料与水解程度上的差别，产品质量难以完全一致，因此常以骨胶、皮胶、酸水解产品、碱水解产品混合投料使用，使之稳定。

明胶中氯化物的含量一般应在 0.1％以下，否则将影响胶液的凝冻、透明度和吸湿性。此外，氯化物对明胶的黏度和冻力强度亦有影响。

目前明胶来源日趋紧张，有寻找代用品之必要，胶囊剂中所用的代用品有淀粉、面筋、动物膜及角叉菜胶等植物胶，但只有甲基纤维素符合大生产要求。

2) 其他填充物料：① 着色剂：具有使产品美观，便于鉴别，保护光敏性药物，迎合患者心理要求(如焦虑不安的患者喜欢绿色，抑郁患者则喜欢黄色)；② 增塑剂：仍以甘油常用，其他如多元醇、维生素衍生物(CMC-Na 和 HPC)、天然胶及蔗糖等亦可增加空胶囊胶壳的坚韧性和可塑性；③ 表面活性剂：十二烷基硫酸钠可作为模柱的润滑剂，这样可使胶液表面张力降低，模柱的湿润更均匀，使制得的胶壳较厚，并可增加空胶囊的光泽；④ 硅油：可改善空胶囊的机械强度、抗湿性与抗酶作用。采用甲醛制备肠溶胶囊时，由于贮存期间有缓慢的氨醛缩合

反应,致使肠溶时间较长,甚至不合格,加入硅油,其官能基嵌在明胶的分子中,可阻止贮藏期间残留甲醛进一步与明胶反应。

胶囊可用 10％环氧乙烷与 90％卤烃的混合气体进行灭菌,由于胶囊的灭菌只能在常温下进行,因此仅仅减少微生物的数量,是不能达到完全灭菌的要求的。

3) 空胶囊的制备:空胶囊系由囊体和囊帽组成,其主要制备流程大致可分为溶胶、蘸胶(制坯)、干燥、拔壳、切割及整理等六个工序,一般由自动化生产线完成,操作环境的温度应为 10～25℃,相对湿度应为 35％～45％,生产环境洁净度应达到 10000 级。

空胶囊除用各种颜色进行区分外,还可在每个空胶囊上印字,在食用油墨中加 8％～12％聚乙二醇 400 或类似的高分子材料,可防止字迹磨损。

(2) 硬胶囊的填充:

1) 空胶囊的选择:目前生产的空胶囊规格从大到小分为 000(1.37mL)、00(0.95mL)、0(0.68mL)、1(0.50mL)、2(0.37mL)、3(0.30mL)、4(0.21mL)、5(0.13mL)号共 8 种,一般常用的为 0～5 号,随着号数由小到大,容积则由大变小。由于药物填充多用溶剂控制,而药物的密度、晶态、颗粒大小不同,所占的容积亦不同,故应按药物剂量所占容积来选用最小空胶囊,一般多凭经验或试装选用适当号码的空胶囊。常用各号空胶囊的容积与几种药物的填充重量见表 9-4 所示。

表 9-4　空胶囊的容量与几种药物的填充重量

空胶囊大小 (号码)	空胶囊的近似容量 (mL)	硫酸奎宁 (g)	碳酸奎宁 (g)	乙酰水杨酸 (g)	次硝酸铋 (g)
0	0.75	0.33	0.68	0.55	0.80
1	0.55	0.23	0.55	0.33	0.65
2	0.40	0.20	0.40	0.25	0.55
3	0.30	0.12	0.33	0.20	0.40
4	0.25	0.10	0.25	0.15	0.25
5	0.15	0.07	0.12	0.10	0.21

2) 药物与填充物料的填充:硬胶囊一般填充粉末状药物,但亦可填充微丸、片剂与半固体糊剂,近年已有将液体与半固体性质的药物填充在硬胶囊中,以便某些在油中稳定的药物(如维生素 A、维生素 C)也能装入胶囊,而且装量也能符合近代 GMP 生产的要求。

对于粉末状药物,若纯药物粉碎至适宜粒度就能满足硬胶囊剂的填充要求,则可直接填充。但多数药物由于流动性差等方面的原因,均需加一定的稀释剂、润滑剂等辅料才能满足填充(或临床用药)的要求。一般可加入蔗糖、乳糖、微晶纤维素、改性淀粉、二氧化硅、硬脂酸镁、滑石粉、HPC 等改善物料的流动或避免分层,也可加入辅料制成颗粒后进行填充。硬胶囊填充操作流程如图 9-5 所示。

在填充胶囊的内容物的配方中要考虑很多因素,诸如粉末特性、药物的稳定性与生物利用度、填充方法,甚至贮存条件等情况。① 粉末的流动性:尤其对高速填充机,粉末流动性会影响其装量的准确性,装胶囊用的粉末一定要控制粒度大小,流动性差的针晶或引湿性粉末,可加适量润滑剂、助流剂。助流剂(微粉硅剂)的常用用量约 0.1％,过多常致流动性降低。硬脂酸镁兼具润滑与助流作用,但其疏水性会影响药物的溶出。其他如乙二醇酯、硅油、硬脂酸、滑石粉及淀粉等也作润滑剂用,还可减少分层的作用。② 粉末的分散与湿润:疏水性药物,如灰黄霉素、己巴比妥、苯妥英钠等遇体液会结块,加惰性亲水性辅料,如羟乙基纤维素、甲基纤维素等,可增加药物的分散与湿润性,从而提高生物利用度。③ 药物的释放:通常对难溶性药物,其粒径减小可增加药物的溶出,有利于生物利用度的提高,但粒径小的粉末由于孔隙小,液体不宜渗入,溶出反而变慢,可加适量表面活性剂或亲水性辅料,以加速药物的溶出,粒度较细者可加 50% 左右的稀释剂与湿润剂。④ 液体、半固体药物的填充:用于填充液体或半固体类药物的胶囊应采用像 Flanco Lock-caps 这类锁口胶囊,以防帽、身分离造成浪费;液体药物亦可选用适当的辅料,制成糊状物,用泵压法填充;亦可制成触变性流体用排液泵灌装。例如,安妥明 500mg 加 30mg 微粉硅胶装 0 号胶囊;维生素 A 50000IU 加花生油 100mg 与蜂蜡 20mg 装 4 号胶囊。此外,内容物的黏度、表面张力及熔点均对胶囊产品的质量有直接影响。

　　大量生产硬胶囊采用的填充机有 MG₂ 插管式连续填充机(产量:0.9 万～10 万粒/h)、圆盘冲换式间歇填充机(产量:0.42 万～15.2 万粒/h)、Accfil 真空吸管式连续填充机(产量:3.6 万～6 万粒/h)及 OCFS-40 型全自动胶囊填充机(产量:1.8 万～5 万粒/h)等各种类型,总的可归纳为 A、B、C、D 四种类型,如图 9-4 所示。

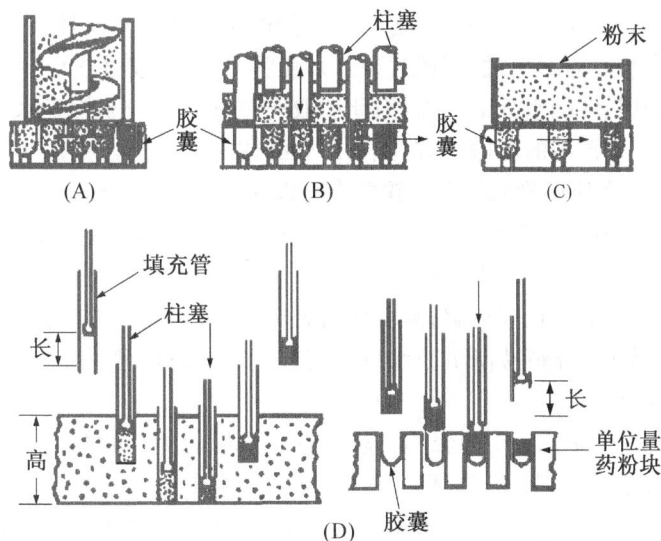

图 9-4　硬胶囊填充机的类型

　　在使用时应结合药物本身的特性加以选择,如 A、B 型,因有机械措施如螺丝钻、柱塞上下往复运动,可避免分层,适用于复方组分或流动性稍差的药物。C 型,适用于自由流动的药物,流动性较差的可加 2% 以下的润滑剂,如乙二醇酯、硅油、二氧化硅、硬脂酸盐、硬脂酸、滑石粉以及淀粉等,以减少分层。D 型,适用于聚集性强的针状结晶或易吸湿的药物,加黏合剂如矿物油、食用油或微晶纤维素,例如乙酰水杨酸加微晶纤维素后可制成小丸,然后再填充于空胶囊中。

　　各种胶囊填充机常由下列单元操作组成:胶囊的供给、胶囊的整理、囊帽与囊身的分离、填充、盖帽、抛射,如图 9-5 所示。

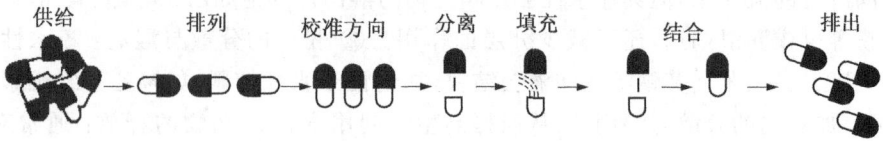

图 9-5　硬胶囊填充操作流程图

3）封口：胶囊填充后，可用点封，即将加热金属棒压于囊帽，使其与囊身融合；亦可用带封，即将同浓度明胶液涂于接口周围形成带圈黏合；或用口封，即将囊身内药物压低，滴加热胶液布满囊口后冷却固封囊帽；或用黏封，即将稀醇湿润囊帽壁后盛于盛油的囊身，迅速旋转黏合（licaps，即采用水和乙醇之类能降低明胶熔点的液体均匀分布于囊帽与囊身的交叠处，用吸干的方法除去过量液体，加热使囊帽与囊身黏合）；或用锁口胶囊卡封；或用声封系统（soniseal sealing system），声封，即用高频声波使套合胶囊的接合处迅速融合，生产能力亦可达 12 万粒/h。

2. 软胶囊剂的制备

（1）影响软胶囊成型的因素：由于软胶囊是用软质囊材包裹液态物料，所以了解各种影响成型的因素有助于处方设计与工艺条件控制。

1）囊壁组成的影响：囊壁具有可塑性与弹性，这是软胶囊剂的特点，也是软胶囊剂成型的基础，它由明胶、增塑剂和水三者所构成，其重量比例通常是干明胶∶干增塑剂∶水＝1∶（0.4～0.6）∶1。若增塑剂用量过低（或过高），则囊壁会过硬（或过软）。由于在软胶囊的制备中以及在放置过程中仅仅是水分的损失，因此明胶与增塑剂的比例对软胶囊剂的制备及质量有着十分重要的影响。常用的增塑剂有甘油、山梨醇或两者的混合物。

2）药物性质与液体介质的影响：由于软质囊材以明胶为主，因此对蛋白质性质无影响的药物和附加剂才能填充，而且填充物多为液体，如各种油类和液体药物、药物溶液、混悬液，少数为固体物。值得注意的是：液体药物若含水 5％以上或为水溶性、挥发性、小分子有机物，如乙醇、酮、酸、酯等，能使囊材软化或溶解；醛可使明胶变性等，这些均不宜制成软胶囊。液态药物 pH 值以 2.5～7.5 为宜，否则易使明胶水解或变性，导致泄露、影响崩解或溶出，可选用磷酸盐、乳酸盐等缓冲液调整。

3）药物为混悬液时对胶囊大小的影响：软胶囊剂常用固体药物粉末混悬于油性或非油性（PEG 400 等）液体介质中制成，圆形和卵形者可包制 5.5～7.8mL。为了便于成型，一般要求尽可能小一些。为求得适宜的软胶囊大小，可用"基质吸附率"（base absorption）来计算，即 1g 固体药物制成软胶囊的混悬液时所需液体基质的克数，可按下面的公式计算：

$$基质吸附率 = 基质重量/固体重量 \tag{9-1}$$

依据基质吸附率，称取基质与固体药物，混合匀化，测定其堆密度，便可决定制备一定剂量的混悬液所需模具的大小。显然，固体药物粉末的形态、大小、密度、含水量等均会对基质吸附率有影响，从而影响软胶囊的大小。

（2）软胶囊的制备方法：目前，软胶囊的制备可分为滴制法和压制法，压制法又分为钢板模压法及旋转模压法两种。

1）滴制法（滴丸法）：滴制法由具双层滴头的滴丸机完成（图 9-6）。将胶液与油状药液两相通过滴丸机喷头使两相按不同速率喷出，使一定量的明胶液将定量的油状液包裹后，滴入另一种不相混溶的液体冷却剂中,胶液接触冷却液后,由于表面张力作用而使之形成球形,并逐渐凝固而成胶丸,如常见的鱼肝油胶丸等。滴制中,胶液、药液、温度、滴头的大小、滴制速率、冷却液的温度等因素均会影响软胶囊的质量,应通过实验考察筛选适宜的工艺条件。

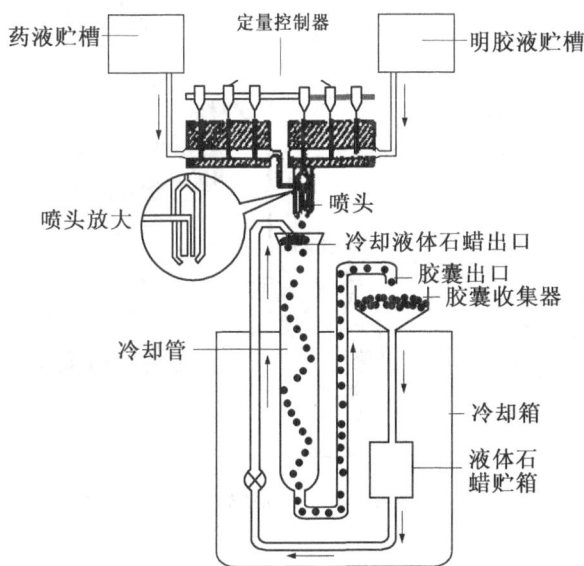

图 9-6　滴制法生产过程示意图

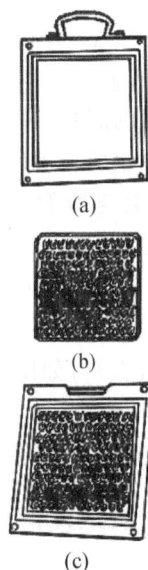

图 9-7　压丸模

2)压制法:

① 钢板模压法:此法系用明胶、甘油与蒸馏水热熔后而成的胶液制成厚薄均匀、半透明的胶片,再在两胶片间加入一定量均匀的药液,置于钢板模内进行压丸,具体步骤如下:取钢板如图 9-7 所示,钢板模系上、下两块大小、形状相同而可以复合的钢板,每板上均有一定数目与大小相同的圆形或椭圆形穿孔(此穿孔的部分有的可以卸下),如图 9-7 中(a)、(b)所示,孔径的大小系根据所需胶丸的容积而定。将钢模的两面加温,取胶片一张平铺于钢板模的下模上,将计算量的药液倒于胶片上,使之成一均匀薄层。另取胶片一张覆盖于药液上,然后盖上上模,置于油压机(或水压机)上加压。在压力作用下,每一模孔的锐利边缘互相接触,将胶片切断,包裹药物的胶片即被压入上下模孔内。胶丸的边缘因模孔边缘略微突出,故于接触时自行密封而成胶丸。药物压入胶片而成胶丸的过程见图 9-8 所示。然后开启上下模板,将胶丸取出,拣去废品后干燥。干燥后经筛选合格的胶丸,再用适宜溶媒(乙醇或乙醇及丙酮的混合液)除去表面油性等污物。再放置石灰箱内干燥。包装前将胶丸表面涂一层液状石蜡以免互相粘连。贮于适宜的干燥容器中。

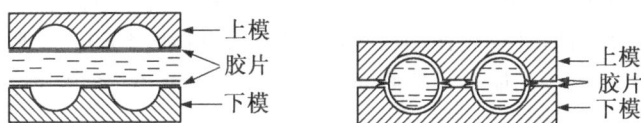

图 9-8　钢板模压时,药物压入胶片的过程

② 旋转模压法:连续生产软胶囊的方法多采用旋转冲模轧丸机进行。此机的构造和作用原理见图 9-9 所示,可连续不断地将胶液与带状胶片自两侧向相对方向移动,部分被加压黏合的同

时由填充泵灌注药物于两胶片之间经旋转模而轧成胶丸。剩余的胶带即自动切断分离。药液的数量由填充泵准确控制。此种旋转模压机产量大,计量精确,物料损耗极小,装量差异不超过理论量的±(1~3)%。

3. 肠溶胶囊剂

肠溶胶囊的制备有两种方法,一种是明胶与甲醛作用生成甲醛明胶,使明胶无游离氨基存在,失去与酸的结合能力,只能在肠液中溶解。但此种处理法受甲醛浓度、处理时间、成品贮存时间等因素影响较大,使其肠溶性极不稳定。另一种方法是在明胶壳表面包被肠溶衣料,如用 PVP 做底层,然后用蜂蜡等作外层包衣,也可用丙烯酸Ⅱ号、CAP 等溶液包衣,其肠溶性较为稳定。

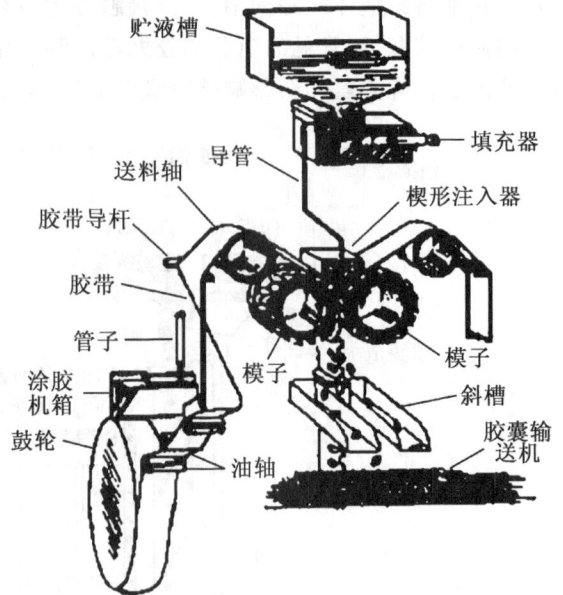

图 9-9　自动旋转轧囊机旋转模压示意团

9.3.3　质量评价

胶囊剂质量应符合《中国药典》2005 年版一部、二部附录Ⅰ"制剂通则"项下对胶囊剂的质量要求。

(1)外观:胶囊外观应整洁,不得有粘结、变形或破裂现象,并应无异臭。胶囊剂的内容物应干燥、松散、混合均匀。

(2)水分:硬胶囊剂的内容物照水分测定法测定,除另有规定外,不得超过 9.0%。

(3)装量差异:胶囊剂装量差异应符合如表 9-5 所示规定。

除另有规定外,取供试品 20 粒,分别精密称定重量后倾出内容物(不得损失囊壳),硬胶囊用小刷或其他适宜用具拭净,软胶囊用乙醚等易挥发性溶剂洗净,置通风处使溶剂自然挥尽,再分别精密称定囊壳重量,求出每粒内容物的装量与平均装量。每粒装量与标示装量比较(有含量测定项的或无标示装量的胶囊剂与平均装量相比较),超出装量差异限度的不得多于 2 粒,并不得有 1 粒超出限度一倍。

表 9-5　胶囊剂的装量差异限度

平均装量	装量差异限度
0.30g 以下	±10%
0.30g 及 0.30g 以上	±7.5%

凡规定检查含量均匀度的胶囊剂,可不进行装量差异的检查。

(4)崩解时限:对于硬胶囊或软胶囊,除另有规定外,取供试品 6 粒,按《中国药典》2005 年版二部附录ⅩA 进行崩解时限检查(如胶囊浮于液面,可加挡板)。硬胶囊应在 30min 内全部崩解,软胶囊应在 1h 内全部崩解。软胶囊可改在人工胃液中进行检查。如有 1 粒不能完全崩解应另取 6 粒进行复试,均应符合规定。

对于肠溶胶囊,除另有规定外,取供试品 6 粒,按《中国药典》2005 年版二部附录ⅩA 进行崩解时限检查(如胶囊浮于液面,可加挡板):先在盐酸溶液(9→1000)中检查 2h,每粒的囊壳均不得有裂缝或崩解现象;然后将吊篮取出,用少量水洗涤后,每管各加入挡板,改在人工肠液中进行检查,1h 内应全部崩解。如有 1 粒不能完全崩解,应另取 6 粒复试,均应符合规定。

凡规定检查溶出度或释放度的胶囊剂,可不再检查崩解度。

9.3.4　举例

【例 9-7】　速效感冒胶囊(硬胶囊)

〔处方〕　对乙酰氨基酚 300g,维生素 C 100g,胆汁粉 100g,咖啡因 3g,扑尔敏 3g,10％淀粉浆适量,食用色素适量。

〔制备〕　① 取上述各药物,分别粉碎,过 80 目筛;② 将 10％淀粉浆分为 A、B、C 三份,A加入少量食用胭脂红制成红糊,B 加入食用橘黄少量(最大用量为万分之一)制成黄糊,C 不加色素,为白糊;③ 将对乙酰氨基酚分为 3 份,一份与扑尔敏混匀后加入红糊,一份与胆汁粉、维生素 C 混匀后加入黄糊,一份与咖啡因混匀后加入白糊,分别制成软材后,过 14 目尼龙筛制粒,于 70℃干燥至水分 3％以下;④ 将上述 3 种颜色的颗粒混合均匀后,填入空胶囊中,即得。

〔注解〕　本品为一种复方制剂,所含成分的性质、数量各不相同,为防止混合不均匀和填充不均匀,采用制粒的方法首先制得流动性良好的颗粒,均匀混合后再进行填充,这是一种常用的方法;另外,加入食用色素可使颗粒呈现不同的颜色,若选用透明胶囊壳,将使本制剂看上去比较美观。

【例 9-8】　阿昔洛韦胶囊(硬胶囊)

〔处方〕　阿昔洛韦 200g,预胶化淀粉 50g。

〔制备〕　取阿昔洛韦与预胶化淀粉充分研磨均匀,过筛(60 目),用 2 号胶囊分装。

〔作用与用途〕　为核苷类抗病毒药物,可治疗带状疱疹、单纯疱疹病毒引起的皮肤和黏膜感染,也可治疗乙型肝炎。

〔注解〕　阿昔洛韦在水中的溶解度较小,在胃肠道中吸收较差,绝对生物利用度在人体内仅为 15％～30％。预胶化淀粉(可压性淀粉)具有良好的流动性与稳定性,将其作为填充剂制备阿昔洛韦胶囊后,其生物利用度大大提高。

【例 9-9】　维生素 AD 胶囊(软胶囊)

〔处方〕　维生素 A 3000 单位,维生素 D 300 单位,明胶 100 份,甘油 55～66 份,水 120份,鱼肝油或精炼食用植物油适量。

〔制备〕　取维生素 A 与维生素 D_2 或 D_3,加鱼肝油或精炼食用植物油(在 0℃左右脱去固体脂肪),溶解,并调整浓度至每丸含维生素 A 应为标示量的 90.0％～120.0％,含维生素 D应为标示量的 85.0％以上,作为药液。另取甘油及水加热至 70～80℃,加入明胶,搅拌熔化,保温 1～2h,待泡沫上浮,除去,过滤,维持温度,用滴丸机滴制,以液体石蜡为冷却液,收集冷凝胶丸,用纱布拭去黏附的冷却液,室温下冷风吹 4h,放于 25～35℃下烘 4h,再经石油醚洗两次(每次 3～5min),除去胶丸外层液体石蜡,再用 95％乙醇洗一次,最后在 30～35℃温度下烘约 2h。筛选,质检,包装,即得。

〔作用与用途〕　本品主要用于防治夜盲、角膜软化、眼干燥、表皮角化及软骨病等。

〔注解〕　维生素 AD 药液的组成为药典规定,取代了传统的从鲨鱼肝中提取鱼肝油,经含量调整的方法,使维生素 A、D 含量更易控制。本品亦有维生素 A 10000 单位与维生素 D 1000单位规格者。

9.4 滴 丸 剂

9.4.1 概述

滴丸剂(guttate pills)是指固体或液体药物与基质混匀加热熔化后,经适当口径的管口滴出所需剂量的液滴,液滴进入不相溶的冷却溶剂中收缩、冷却、凝固成丸的一种制剂。

滴制法制丸始见于 1933 年,丹麦药厂用这种方法来制备维生素 A、D 滴丸;1956 年有用 PEG 4000 为基质,制备苯巴比妥滴丸;1958 年国内有人用滴制法试制酒石酸锑钾滴丸;近年来滴制法有较大发展,通过生产实践和临床应用,认为这一方法和剂型在药剂学上有一定的发展前途,应予以适当的重视。

滴丸这一剂型已载入《中国药典》(1977 年版),收载的滴丸品种有咳必清滴丸、氯霉素耳丸、度米芬滴丸。国内各药厂生产的品种尚有芸香油滴丸、复方 18 -甲短效口服避孕滴丸、I号口服避孕滴丸、苏冰滴丸、牡荆滴丸等 10 多种。近几年滴丸的品种和产量都有较大发展。

滴丸特别适合于含液体药物及主药体积小或有刺激性的药物制丸,可增加药物的稳定性,减少刺激性,掩盖不良气味等。

滴制法制备丸剂有其独特的优点:

(1)滴制法制丸的设备较简单,操作简便,占地面积小,车间无粉尘,卫生条件和劳动保护好。

(2)生产周期短,一般情况下当天可以出成品。

(3)生产条件较易控制,重量差异比较小,含量较准确。

(4)操作过程中药物损耗少,接触空气少,受热时间短,质量稳定。药物溶于基质后,可增加其稳定性。

(5)可提高难溶性药物的生物利用度:① 形成固态溶液,不少滴丸本身就是熔融的溶液,骤冷条件下形成"固态分散"体系,药物以分子状态分布于其中,服后与胃液接触时,基质溶解,药物则以分子状态释放出而被迅速吸收。② 形成微细晶粒,多数药物在小肠上半部吸收。一般说来,口服的药物溶解速率快则有利于其吸收,而药物的粉粒越细其溶解速率往往越快。制滴丸时,药物与水溶性基质熔融成液体,但在冷凝过程中温度迅速下降,溶解度减小,以致使得药物的一部分或全部在析出时立即与基质相混合凝固,所以其晶粒极为微小,甚至以亚稳定型晶(如为多晶体)或以分子形式分散在基质中被凝固分散。基质由液态变为固态,其黏滞度可迅速增加,这时的药粒也不容易聚集成大的或完整的晶体,往往以胶态(直径 0.001~0.5μm)或微粉状晶体析出,利于吸收。③ 能消除难溶性药物的聚集(aggregation)与附聚(agglomeration)(聚集与附聚能使微粒成团,周围被无极性的空气包围,水难以润湿),因而可以减少药物对胃肠液的接触面而影响溶解和吸收。滴丸中药物的微粒往往被水溶性基质包围,故在水中能很快湿润和分散。

(6)发展了耳、眼科用药的新剂型。滴耳剂和眼药水应用时,很快流失或容易被不断分泌的脓液或泪液稀释,因而发挥药物的作用也不能持久。制成耳用滴丸或服用滴丸则可大大改善这种情况。

滴丸虽然有上述优点,但是在生产上还存在着一些问题,例如,适宜的基质和冷凝液种类不多,需用的基质过多,成品不易凝固等。

滴丸剂可以分为以下几类:

(1) 速效、高效滴丸:因为滴丸是固体分散技术的具体应用,所以滴丸的速效原理与固体分散物相似。

(2) 缓释、控释滴丸:缓释滴丸是使滴丸中的药物在较长时间内缓慢地释放,从而达到长效作用。控释滴丸是使药物以恒定速率从滴丸中释放。此类滴丸是根据药物的溶解性能,选用水可溶性基质、水难溶性基质或者这两类基质的混合物来调节药物的释放速率。

(3) 肠溶滴丸:是选用在胃中不溶,而在肠中溶解的载体制成的滴丸。

(4) 腔道用滴丸:滴丸剂还可以用于直肠、阴道、耳、鼻等腔道给药。

(5) 药液固化用滴丸:液体药物不能采用片剂等剂型使其转化为固体剂型,但可以采用滴丸的形式使其固化。

滴丸也可包衣而成包衣型滴丸。

9.4.2　制备流程、工艺与影响因素

1. 制法

(1) 基质与冷凝液的要求和选择:滴丸中除主药以外的其他辅料均称为基质。用来冷却滴出的液滴,使其冷凝成为固体药丸的液体,称为冷凝液(又称冷却剂)。基质与冷却剂的种类及质量对滴丸的质量及临床效果有很大关系,应根据医疗上的不同要求及药物性质进行选择。

滴丸基质分脂肪性基质与水溶性基质两大类,脂肪性基质如硬脂酸、单硬脂酸甘油酯、氢化植物油、虫蜡等;水溶性基质如聚乙二醇类(PEG 4000、6000 等)、硬脂酸钠、甘油明胶等。作为基质必须性质稳定,不与主药发生作用,熔点较低,在一定温度(60~100℃)下能熔化成液体,骤冷后又能凝成固体,在常温下保持固态,对人体无害等必要条件。冷凝液则可根据基质的性质加以选择,要求具备的条件是:主药与基质均不能在其中溶解或相互作用,具有适当的密度,即与液滴的密度相近以利滴丸在其中缓缓下沉(丸粒密度略大于冷却剂)或缓缓上浮(丸粒密度略小于冷凝液)。脂肪性基质常用水或不同浓度的乙醇作为冷凝液,水溶性基质可用液状石蜡、植物油、煤油以及它们的混合物作为冷凝液。

(2) 滴制的方法与设备:将主药溶解、混悬或乳化在已选择好的基质中,保持恒定的温度(80~100℃),经过一定大小管径的滴头,等速滴入冷凝液中,凝固形成的丸粒徐徐沉于器底或浮于冷却剂表面,取出,洗去冷凝液,干燥即得滴丸。一般生产工艺流程见图 9-10 所示。

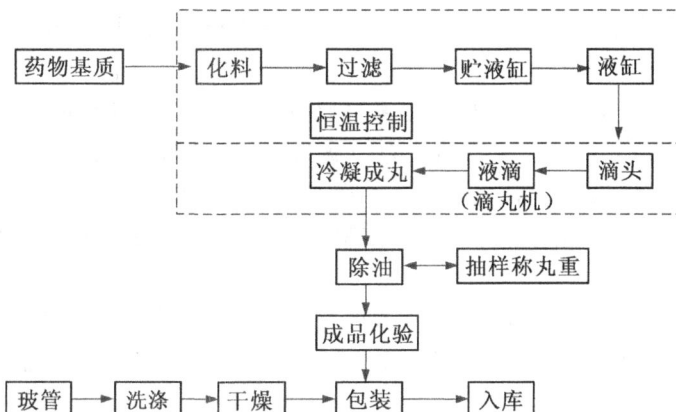

图 9-10　滴丸的一般生产工艺流程

（3）滴丸机：各厂所设计的滴丸机多不相同，其性能及结构都存在一定的差异，但其机理都是一样的，一般是从上部投入药液与基质，加热熔融，过滤，滴入冷却液中。一般滴制法装置示意如图 9-11 所示。

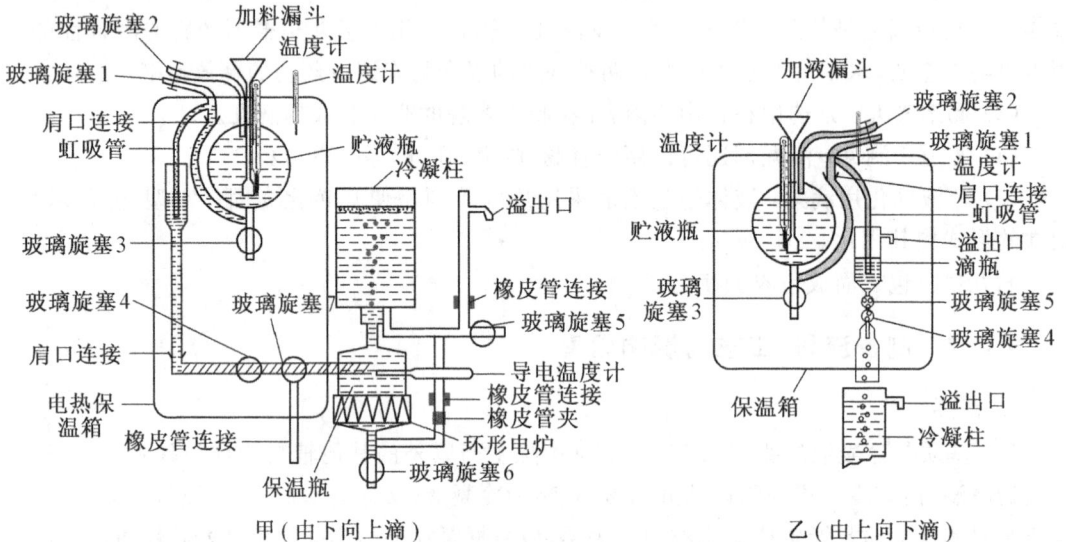

图 9-11　滴制法装置示意图

甲图说明：滴制时先将电热保温箱开启，保持在 75℃，冷凝柱中加入冷却剂，用导电温度计控制环形电炉加热，使保温瓶的温度保持在 65℃，将原料冷至 77℃，关闭玻璃旋塞 3，开启旋塞 1、2，由加料漏斗加药液入贮液瓶中，然后关闭旋塞 1，由旋塞 2 吹气，使药液由虹吸管进入滴瓶，再关闭旋塞 2，开启旋塞 7，由旋塞 4 调节至所需速率，丸粒即不断由出口升起，经冷却即浮至液面。停止操作时，关闭旋塞 4，开启旋塞 1，使药液不流进滴瓶内。

乙图说明：滴制时先将电热保温箱开启，保持在 75℃，打开贮液瓶的吹气管与吸气管的玻璃旋塞 1、2，关闭其出口玻璃旋塞 3，将熔融的药液在约 90℃以上经漏斗加入贮液瓶中，加完后关闭吸气管玻璃旋塞 1，由吹气管玻璃旋塞 2 吹气，使药液经虹吸管进入滴瓶中，至液面上升到淹没虹吸管的出口时停止吹气，待贮液瓶中进液面升至与液面平行时（由吹气管引起的上升），关闭吹气管玻璃旋塞 2，由吸气管玻璃旋塞 1 吸气以提高虹吸管内药液的高度，当滴瓶内的液面升至正常高度时，调节滴出口玻璃旋塞 4，开始滴丸，用已冷却的冷凝柱接收滴出的滴丸。

目前工业生产中应用的滴丸机概括起来可以分为三类：① 向下滴的小滴丸机。药液借位能和重力由滴头管口自然滴出，丸重主要由滴头口径的粗细来控制，管口过粗时药液充不满，使丸重差异增大，因此，这种滴丸机只能生产重 70mg 以下的小滴丸。② 大滴丸机。这种滴丸机可用唧筒式定量泵，由柱塞的行程来控制丸重。③ 向上的滴丸机。用于药液密度小于冷凝液的品种。

XD-20 滴丸机是向下滴的小滴丸机。该机有 20 个滴头，药液液位稳定，每个滴头都可调速，能自动测定滴速，冷凝液不流动并可在需要时随时出丸。其主要部分见图 9-12 所示。

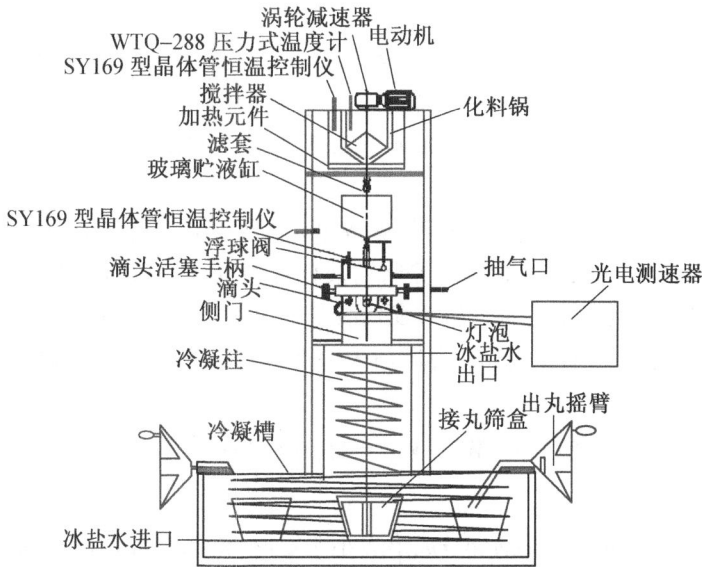

图 9-12　XD-20 滴丸机简图

操作时将化料锅用油浴加热,以恒温控制仪控制温度,并由搅拌器进行搅拌。油浴与化料锅均密闭,化料及油浴加热时产生的气体可分别由管道导往室外。药料熔化完全后开启锅底阀门,药液经隔板由滤套过滤,进入贮液缸,然后经浮球阀流入滴缸,并保持恒定液位,再经缸底部滴头盘上的滴头滴出药液,滴速由盘四周的锥形活塞控制。由位于底部的电热元件加热,并由 SY169 型晶体管恒温控制仪控制。药液由滴头滴出后,通过光电转换、放大、整形后的电脉冲进入滴丸计数器,到达选定的间隔时间,就在光电测速仪上显示时间及滴丸数,可据此调节滴速。机的底部为冷凝槽,槽中竖立冷凝柱,冷凝柱密封在滴盘下面。在槽内盛满冷凝液后,由滴盘抽气口抽气,冷凝液即上升充满冷凝柱,关闭抽气口后,冷凝液维持一定高度,在连续滴制下不下降。柱的下面有接丸筛盒,当接满滴丸或需要出丸时,由旁边的另一空筛盒将其推至槽的另一端,在不停机的情况下由另一盒继续接丸。转动出丸摇臂,盛有滴丸的接丸盒即上升出丸。冷凝槽的四周是不锈钢的冰盐水盘管。冷凝柱分三段,下段有不锈钢冷凝盘管;中段有侧门,便于清洗及更换品种时改变滴头等操作;上段为玻璃套筒与滴盘相接,便于观察滴制情况及光电自动测滴速。

该机凡与药液、滴丸接触的部分都用不锈钢或玻璃材料制成,以防药物变质。

这种滴丸机有如下特点:① 冷凝液上热下冷可满足成型的需要。液滴经过空气到达冷凝液面时碰成扁块状,并带空气进入冷凝液,下降时收缩成丸,并逸出带入的气泡,使丸粒不圆整及拖尾,有的气泡未逸出而产生空洞。本机冷凝液能保持上热下冷,使丸滴充分收缩成型。② 可随时出丸,便于及时检查丸粒外观与丸重。③ 密闭性能好。从化料到冷凝前,药液都是熔融的液体,不存在粉尘问题,并可避免药物在熔融时可能产生的有害蒸汽。④ 两头开关结构简单,操作简便,节省能源。⑤ 自动测定滴速,便于控制丸重一致。

2. 调节滴丸剂释药速率的原理

(1)速释滴丸的释药原理:滴丸生产技术是制备固体分散物技术的一个实际应用,因此固体分散物的以下几个速释原理对滴丸完全适用:① 药物以高能态分散(包括以亚稳定型、无定形、过饱和态等分散);② 药物以分子状态分散;③ 药物以极细的微晶分散;④ 水溶性基质的促进作用。

(2) 缓/控释滴丸的释药原理：制备缓/控释滴丸常用水不溶性的类脂质材料做基质。通过熔融后，药物高度分散于这类基质中，药物通过基质的溶蚀以及致孔剂溶解产生多孔的释药通路而释放出来。药物释放速率可以通过调节基质量和致孔剂量来控制。

3. 制备滴丸时应注意的问题

(1) 滴丸的成型和圆整度：滴丸是否能够成型，主要取决于药液的内聚力（W_c）和药液与冷却液间的黏附力（W_a）的大小。内聚力是将药液分离为两部分所需的力，即 $W_c = 2\sigma_A$。药液与冷却液间的黏附力为分离这两种液体所需要的力，即 $W_a = \sigma_A + \sigma_B - \sigma_{AB}$，式中 σ_A 为药液的表面张力，σ_B 为冷却液的表面张力，σ_{AB} 为所消失的药液与冷却液的表面张力。形成滴丸的成形力为：

$$成形力 = W_c - W_a = 2\sigma_A - (\sigma_A + \sigma_B - \sigma_{AB})$$
$$= \sigma_A + \sigma_{AB} - \sigma_B \tag{9-2}$$

当成形力大于零时，滴丸才能成型；成形力小于零时，药液在冷却液中铺展，不能成型。虽然滴丸能否成型决定于成形力的大小，但要想得到形状规则、外观漂亮的滴丸还应注意以下一些问题：① 滴丸在冷却液中的运动速率主要靠调节药液与冷却液的密度差和冷却液的黏度来实现，两者的密度差越小，冷却液黏度越大，则运动速率越慢。制备滴丸时，滴丸在冷却液中的运动速率不宜过快，否则滴丸变形或拖尾。② 采用由上而下滴法制备滴丸时，冷却液上部的温度不宜太低，一般以 40℃ 左右为宜。

(2) 滴丸的丸重：片剂、胶囊、散剂和注射剂等都采用容量法分剂量，但滴丸不同，滴丸是通过控制药液液滴大小来分剂量的。滴丸的丸重可以由下面的公式来估计：

$$理论丸重 = 2\pi r\sigma \tag{9-3}$$

式中：r 为滴管口的半径；σ 为药液的表面张力（由上向下滴）或药液对冷却液的界面张力（由下向上滴）。滴丸的实际丸重与理论丸重有一定的差距，采用由上向下的滴制法时，从滴出口滴下的部分只是滴出口处药液总量的 60% 左右，因此，采用这种方法滴制的滴丸的丸重只是理论丸重的 60%。采用由下向上滴制法时，实际丸重要比理论丸重大。

(3) 影响丸重的因素主要为：① 滴出口的半径和滴出口管壁的厚度。从理论丸重公式可以看出，滴出口的内径越大，丸重越大。滴出口管壁的厚度对稳定丸重的影响较大，因为在刚开始滴制滴丸时，理论丸重公式中的 r 为滴出口的内径，但随着滴制时间的延长，药液对管壁边缘的润湿面越来越大，以致 r 与滴出管的外径相当，因此，丸重随之增大。② 滴制速率。滴制速率越快，滴出口处残留药液量少，因此丸重大。③ 药液温度。液滴的大小是由滴出口的管径、药液密度和药液表面张力等因素决定的。药液温度越高，其表面张力就越小，因而丸重就越轻。④ 滴出口与冷却液面间的距离。滴出口与冷却液面间的距离不宜过大，防止药液液滴与冷却液液面碰撞而跌散药液。

9.4.3　质量评价

滴丸应大小均匀，色泽一致，不得发霉变质，《中国药典》2005 年版二部对滴丸还规定了重量差异限度和溶散时限的检查方法。

重量差异限度：取滴丸 20 丸，精密称定总重量后求得平均丸重，再将各丸分别称定，每丸重量与平均重量相比较,除另有规定外,超出重量差异限度的滴丸不得多于 2 丸,并不得有 1 丸超出重量差异限度达一倍。

溶散时限:按片剂的装置,但不锈钢丝网的筛孔内径应为 0.425mm,除另有规定外取供试品 6 粒,一般滴丸应在 30min 以内全部溶散,包衣滴丸应在 1h 内全部溶散。

9.4.4　举例

【例 9-10】　联苯双酯滴丸

[处方]　联苯双酯 3.75g,聚乙二醇 6000 33.375g,吐温 80 0.375g。

[制备]　取以上各成分,在油浴上加热至 150℃,控制滴制温度为 85℃。采用二甲基硅油作冷却液。

[用途]　本品用于慢性迁延性肝炎所致血清谷丙转氨酶持续升高患者,可以降低血清谷丙转氨酶。本品制成滴丸后,其疗效大大提高。采用滴丸剂 1/3 的剂量就可以提供普通片剂正常剂量的疗效。

【例 9-11】　牡荆油滴丸

[处方]　牡荆油 20g,吐温 80 0.5g,苋菜红 0.03g,红氧化铁 0.1g,明胶 30g,甘油 10g,水适量。

[制备]　取明胶、甘油和水适量混匀,在水浴上加热 1h,制成溶液,冷至 60~65℃,搅拌下加入红氧化铁混悬液和苋菜红溶液,保温备用。另将牡荆油于 60℃水浴中预热后,在不断搅拌下缓慢加入吐温 80 及少量水,搅拌 30min,使之乳化。取乳化液在不断搅拌下缓缓加入胶浆中,充分搅拌 3h 以上,使之再完全乳化。滴制温度为 65~70℃。用液体石蜡作冷却液。

[用途]　祛痰,止咳,平喘。用于慢性支气管炎。

【思考题】

1. 简述散剂、颗粒剂、胶囊剂、滴丸的制备工艺及质量要求。它们各有什么特点?

2. 含小剂量药物的散剂制备时应注意什么?何谓共熔物?

3. 颗粒剂有哪几种?制备颗粒剂的要点是什么?制备时应注意哪些问题?

4. 胶囊剂有哪几类?两者有何不同?分别适用于哪些药物?

5. 滴丸剂有何特点?如何选择滴丸的基质?影响滴丸的成型、形状与重量的因素有哪些?

第 10 章

固体制剂-2（片剂）

➜ **本章要点**

　　本章主要介绍片剂的特点和分类、常用辅料的作用和种类、片剂制备工艺和包衣工艺的方法及特点、片剂压片和包衣过程中可能出现的问题及解决措施、片剂的处方工艺的分析及设计。

10.1　概　　述

10.1.1　片剂的概念与特点

1. 片剂的概念

　　片剂（tablets）系指药物与适宜辅料混匀压制而成的固体制剂，可供内服、外用及舌下、口腔黏膜或阴道黏膜使用。片剂于 19 世纪 40 年代诞生至今，已经成为目前临床应用最广泛的一种剂型，在世界各国药物制剂中占有重要地位。世界各国药典中以片剂收载最多，在我国历年药典二部中，片剂占 40% 左右。

2. 片剂的特点

　　片剂的优点：① 能适应医疗预防用药的多种要求；② 剂量准确，应用方便；③ 质量稳定，物理性状、化学性质及生理活性等在贮存期间变化较小；④ 体积小，携带、运输、贮存方便；⑤ 便于识别，药片上既可以压上主药名和含量的标记，也可以将片剂制成不同的颜色；⑥ 生产机械化、自动化程度高，产量大，成本较低。

　　片剂的缺点：① 婴幼儿和昏迷患者服用困难；② 处方和工艺设计不妥容易出现溶出和吸收等方面的问题；③ 不同厂家产品的溶出度和生物利用度有时存在差异；④ 含挥发性成分的片剂，久贮含量会有所下降。

10.1.2　分类

按制法的不同,片剂可分为压制片和模印片两类。现代广泛应用的片剂几乎都是压制片剂。模印片已极少应用,故不再介绍。按制备、用法和作用的不同,片剂可分为口服片剂、口腔用片剂和其他途径应用的片剂,现分述如下。

1. 口服片剂

口服片剂指供口服的片剂,此类片剂中的药物主要经胃肠道吸收而发挥局部或全身作用。

(1)普通片(conventional tablets):即普通压制片,是指将药物与辅料混合压制而成,一般用水吞服,应用最广。一般未包衣的片剂多属此类,如头孢呋辛酯片、甲磺酸左氧氟沙星片、甲硝唑片、维生素 B₆ 片、磺胺嘧啶片、阿奇霉素片等。

(2)包衣片(coated tablets):指在普通压制片外包衣膜的片剂。一般包衣的目的是增加片剂中药物的稳定性,掩盖药物的不良气味,改善片剂的外观等。根据包衣材料的不同,包衣片可分为:① 糖衣片(sugar coated tablets),主要指用蔗糖作为包衣材料包制而成的片剂,如土霉素糖衣片和盐酸小檗碱糖衣片。② 薄膜衣片(film coated tablets),是指外包高分子材料形成薄膜衣层的片剂,如头孢呋辛酯片、胰激肽薄膜衣片、妇科千金薄膜衣片。其中外包在胃液中不溶而在肠液中可溶的衣层制成的片剂叫肠溶衣片(enteric coated tablets),目的是防止药物在胃内分解失效,减少对胃的刺激性或控制药物在肠道内定位释放,治疗结肠部位疾病等,如阿司匹林肠溶片、红霉素肠溶片、二甲双胍肠溶衣片、原酶肠溶片、氨糖美辛肠溶片。

(3)多层片(multilayer tablets):由每层含有不同药物或不同释放性能的颗粒,可通过两次以上加压,形成上下分层或里外分层的多层(含两层)片剂,如胃仙-U 双层片、马来酸曲美布汀多层片、曲马多双层片。这样制成的多层片可以避免各层药物的接触,减少配伍变化,调节各层药物的释放、作用时间等,不同的色泽还可改善外观。

(4)咀嚼片(chewable tablets):系指于口腔中咀嚼或吮服使片剂溶化后吞服,在胃肠道中发挥作用或经胃肠道吸收发挥全身作用的片剂。常用甘露醇做稀释剂,加入糖类及适宜香料以改善口感,较适合于儿童或吞咽困难的患者。有些药物(如维生素、解热镇痛药物以及抗胃酸过多药物)制成咀嚼片应用,可加速药物溶出,提高疗效;崩解困难的药物制成咀嚼片可有利于吸收,如法莫替丁复方咀嚼片、碳酸钙维生素 D 咀嚼片、特乐定咀嚼片、复方铋酸铝片等。

(5)泡腾片(effervescent tablets):指遇水可产生气体(如二氧化碳)而快速崩解呈泡腾状的片剂。含有遇水发生反应而产生二氧化碳的辅料,还可加入适宜的甜味剂,例如甜叶菊苷等。泡腾片中的药物应是易溶的,加水产生气体后应能溶解,非常适用于儿童、老人及吞服药片有困难的患者,如阿司匹林泡腾片、碳酸钙泡腾片、维生素 C 泡腾片。

(6)分散片(dispersible tablets):系指在水中能迅速崩解并均匀分散的片剂。分散片可口服或加水分散后饮用,也可咀嚼或含服。适用于剂量较大、难溶性的药物以及某些对胃肠道有刺激作用的药物,如头孢拉定分散片、阿莫西林克拉维酸分散片、盐酸氟西汀分散片、克拉霉素分散片、尼莫地平分散片等,但一般不适于味觉差的药物。

(7)口腔速崩片(orally disintegrating tablets)或口腔速溶片(orally dissolving tablets):将片剂置于口腔内能迅速崩解或溶解,吞咽后发挥全身作用的片剂。此类片剂服用方便,不用水送服亦易吞咽,同时吸收快,特别适用于吞咽固体制剂困难、卧床患者和老、幼患者服用。

（8）缓释片（sustained release tablets）和控释片（controlled release tablets）：口服给药后在机体内恒速或接近恒速地缓慢释放药物，使达到有效血药浓度，维持相当长作用时间，或能有效控制药物给药的时间或部位的片剂，如硝苯地平缓释片、硫酸吗啡控释片、地西泮胃内滞留片等等。

2. 口腔用片剂

（1）口含片（buccal tablets）：又称含片，是指含在口腔内或颊膜内，药物缓缓溶解而不吞下，产生持久局部作用的片剂。多用于口腔及咽喉疾患，药效发挥迅速，可在局部产生持久的疗效。含片中的药物应是易溶性的，主要起局部消炎、杀菌、收敛、麻醉、止痛作用，如含碘喉症片、华素片、痰咳净片、复方草珊瑚含片、西瓜霜润喉片、银黄含片等，一般硬度较大，不应在口中快速崩解。

（2）舌下片（sublingual tablets）：指置于舌下，能迅速溶化的片剂。药物通过舌下黏膜快速吸收而显现速效，从而发挥全身作用，可防止胃肠液 pH 及酶对药物的不良影响，并可避免肝的首过效应，吸收迅速，起效快，适用于急症的治疗，如硝酸甘油舌下片用于心绞痛的治疗。

（3）口腔贴片（buccal tablets）：将片剂粘贴于口腔，经黏膜吸收后起局部或全身作用的片剂。可在口腔内缓慢释放药物，用于口腔及咽喉疾病的治疗，如甲硝唑口腔贴片等。

3. 其他途径应用的片剂

（1）阴道用片（vaginal tablets）：指置于阴道内应用的片剂。多用于阴道的局部疾患，也用于计划生育等，起消炎、杀菌、杀精子及收敛等作用，也可用于性激素类药物。常制成泡腾片，以增大铺展面积，延长滞留时间。如壬苯醇醚阴道片、克霉唑阴道片、甲硝唑阴道泡腾片。

（2）植入片（implant tablets）：指植入（埋入）体内慢慢溶解并吸收，产生持久药效（长达数月至数年）的片剂。适用于剂量小并需长期应用的药物，如激素类避孕药物醋酸去氧皮质酮皮下植入片。

（3）可溶片或溶液片（solution tablets）：临用前加水溶解成溶液后使用的片剂。其全部成分皆为可溶性成分，一般用于口服、漱口、消毒、洗涤伤口等。口服可溶片可达速效目的，如阿司匹林可溶片；其他特殊用途者，如复方硼砂漱口片、三氯异氰尿酸、高锰酸钾外用片等，口服有毒，须加鲜明的标志，注明不得入口。

10.1.3　质量要求

《中华人民共和国药典》2005 年版对片剂的质量有明确规定，一般要求：① 含量均匀准确，质量差异小；② 硬度适宜，应符合脆碎度的要求；③ 色泽均匀，完整美观；④ 在规定贮藏期内不得变质；⑤ 一般口服片剂的崩解时间和溶出度应符合要求；⑥ 符合微生物限度检查的要求。对于某些片剂另有各自的要求，如小剂量药物片剂应符合含量均匀度检查要求，植入片应无菌，口含片、舌下片、咀嚼片应有良好的口感等。

10.2　片剂的辅料

10.2.1　辅料的选用原则

从总体上看，片剂通常是由两大类成分构成的，一类是发挥治疗作用的药物（即主药），另一类是没有生理活性的一些成分。在药剂学中,通常将片剂中除主药外的一切物质总称为辅料(excipients),亦称赋形剂,为非治疗性物质。

辅料对片剂的质量甚至药效有时可产生很大的影响。例如,辅料能影响片剂的压缩成型性,从而影响片剂的硬度;可影响片剂的崩解性、药物的溶出性和吸收性,从而影响药效。辅料的选用原则一般有以下 4 个方面,进行处方设计时,应注意综合各方面的因素,全面考虑,选用合适的辅料。

1. 根据主药的性质选用

如疏水性药物宜选用亲水性辅料,以有利于服用后与体液接触,分散于体液中,加快吸收;本身黏合性、可压性较好的药物,不需或少用黏性大的辅料。难溶性的弱酸性药物可选用一些碱性辅料,服用后在胃内形成碱性微环境而有利于药物的溶出等。

2. 根据用药目的选用

如要求服用后迅速发挥疗效,则应选用可加快片剂崩解、溶出的辅料;若用于慢性疾病治疗,要求延长药效,则采用能对药物释放起阻滞作用的辅料;制备口含片,要求含在口中慢慢溶化,发挥局部治疗作用时,可采用增加片剂硬度的辅料。

3. 注意辅料与药物相互作用的影响

所用的辅料应无生理活性,性质稳定,不与主药发生反应,不影响主药含量测定,对药物的溶出和吸收无不良影响。

4. 辅料的价廉易得,来源广泛

10.2.2 辅料的分类

根据各种辅料所起的作用不同,将片剂常用的辅料分为 5 大类进行讨论。

1. 稀释剂

片剂的直径一般不小于 5mm,片重一般不小于 50mg,而不少药物(如维生素、激素及剧毒药物等)的剂量小于 50mg,必须加入稀释剂,方能成型。稀释剂(diluents)又称填充剂(fillers),系指用于增加片剂的质量与体积,以利于成型和分剂量的辅料。此外,当片剂中的药物含有较多的挥发油或其他液体成分时,需加入适当的辅料将其吸收,使其保持“干燥”状态,以利于成型,此种辅料称为吸收剂(absorbents)。

(1) 淀粉(starch):是一种良好的稀释剂和吸收剂。按来源可分为玉米淀粉、小麦淀粉和马铃薯淀粉,前者杂质少,色泽好,吸湿性小,产量大,价格低,故被广泛应用。淀粉为白色细微粉末,不溶于水和乙醇,在空气中稳定,能与大多数药物配伍,吸湿而不潮解,遇水膨胀。淀粉遇酸或碱,在潮湿或加热情况下,可逐渐水解而失去膨胀作用。但淀粉的可压性差,不宜单独使用,常与适量糖粉或糊精等合用,以增加黏合性和片剂的硬度。其水解产物为还原糖,用还原法测定主药含量时对测定有干扰作用。

(2) 预胶化淀粉(pregelatinized starch):又称可压性淀粉,是用化学法或机械法将淀粉颗粒部分或全部破裂,使淀粉具有流动性及可压性。本品与国外商品 Starch 1500G 相当,在国内已被广泛推广应用。本品为白色干燥粉末,无臭无味,性质稳定,不溶于有机溶剂,在冷水中有部分可溶性(约 20%),吸湿性、配伍性等与淀粉相似。本品具有良好的流动性、可压性、自身润滑性和干黏合性,制成的片剂硬度、崩解性较好,释药速率快,生物利用度高,是新型的多功能药用辅料,常用于粉末直接压片,此时硬脂酸镁的用量不可超过 0.5%,以免产生软化效应。

（3）糊精（dextrin）：是淀粉不完全水解的产物，黏度随水解程度的不同而不同。常用者为白色或微黄色粉末，微有异味。缓慢溶解于冷水，极易溶于沸水，不溶于乙醇，其水溶液具较强黏性。本品含水量 5%，具有较强的聚集、结块趋势，作为片剂的稀释剂，应控制其用量，以防止颗粒过硬而造成片面出现麻点、水印以及崩解或溶出迟缓等现象。很少单独大量使用糊精作为填充剂，用于小剂量片剂时常用糊精、淀粉、糖粉适宜比例的混合物作稀释剂。本品对某些药物的含量测定有干扰，使用不当，常影响药物的溶出度等。

（4）蔗糖（sucrose）：系使用前经低温干燥、粉碎而成的白色粉末。本品黏合力强，可增加片剂硬度，使片剂表面光洁美观而不影响崩解度，味甜，可改善口感。多用于口含片、咀嚼片，也用于溶液片等。但糖粉吸湿性较强，其吸湿性与转化糖等杂质的含量有关，纯度差的糖粉吸湿性更强，长期贮存，会使片剂的硬度过大，崩解或溶出困难，一般不单独使用，常与糊精、淀粉配合使用。糖尿病或其他糖代谢不良症的治疗药物制剂中不宜使用。

（5）乳糖（lactose）：由牛乳清中提取制得，含等分子葡萄糖及半乳糖，常用乳糖是含有一分子结晶水的 α-乳糖，为白色结晶或粉末，无臭，带甜味，易溶于水，难溶于醇。无吸湿性，可压性好，性质稳定，可与大多数药物配伍。制成的片剂光洁美观，释放药物快，对药物含量测定影响较小，是一种优良的片剂稀释剂。用喷雾干燥法制得的乳糖为非结晶球形乳糖，其流动性、可压性和黏合性良好，可供粉末直接压片。国外制剂工业中乳糖的应用十分普及，国内因产量较小，价格较贵，且品种规格也不一致，故应用不广泛，常用淀粉、糊精和糖粉的混合物代用。

（6）甘露醇（mannitol）：为白色或无色结晶性粉末，易溶于水，可溶于甘油，微溶于乙醇。甜度相当于蔗糖的 70% 左右。无吸湿性，干燥快，化学性质稳定，因溶解时吸热，故口腔中溶化有清凉感，所制片剂表面光滑美观，味佳无沙砾感，常用作咀嚼片、速溶片的稀释剂。但流动性差且价格较贵，常与蔗糖配合应用。

山梨醇（sorbitol）是甘露醇的异构体，两者很多性质相似，但山梨醇的吸湿性较强，在片剂中的应用受到一定的影响。

赤鲜糖醇（erythritol）的甜度为蔗糖的 80%，溶解速率快，有较强的凉爽感，口服后不产生热能，在口腔内 pH 值不下降，有利于保护牙齿，是制备口腔速溶片的最佳辅料，但价格昂贵。

（7）微晶纤维素（microcrystalline cellulose，MCC）：系由纤维素经部分酸水解制得的聚合度较小的多孔微粒组成的结晶性粉末。不溶于水、稀酸和有机溶剂，在稀碱中部分溶解并溶胀。对药物有较大的容纳量，具有良好的流动性和可压性，除作为稀释剂外还兼有润滑、助流、崩解和黏合作用，适用于湿法制粒和粉末直接压片，亦有"干黏合剂"之称。片剂含 20% 以上微晶纤维素时崩解较好。本品应贮放于干燥处，如果露置于湿度较高的空气中会因含水量增加造成压片比较困难。另外，所压片剂有变软和胀大的倾向，不适用于包衣片。国外商品名为"Avicel"的优质微晶纤维素是经喷雾干燥制成，其流动性较好。

（8）硫酸钙（calcium sulfate）：为白色或微黄色、无臭、无味细粉，微溶于水，呈中性，目前以二水物应用较多，化学性质稳定，有较好的防潮性，与多种药物配伍不起变化，制成的片剂外观光洁，硬度和崩解度均较好，对药物无吸附作用，常用作片剂的稀释剂和挥发油的吸收剂。为减少失水和固化现象，使用时应控制湿颗粒的干燥温度在 70℃ 左右。本品对四环素类药物在胃肠道的吸收有干扰作用，不宜使用。

（9）磷酸氢钙（calcium hydrogen phosphate）：性质类似于硫酸钙，为白色细微粉末或晶体,呈中性,不溶于水,无引湿性。本品具有良好的流动性和稳定性,价廉,但可压性较差,仅于制湿颗粒时用作稀释剂和中药浸出物、油类及膏剂的良好吸收剂。本品可用于大部分有机碱盐、水溶性维生素类、巴比妥酸盐等药物。

(10) 轻质氧化镁(light magnesium oxide)与氧化镁(magnesium oxide,又称重质氧化镁):两者间的化学组成相同,其差异在于质点大小和紧密程度不同。同一质量时,轻质氧化镁的体积要比重质氧化镁大 3 倍左右。本品比表面积大,常用作油类及含油浸膏等的吸收剂,亦可作低共熔混合物的阻滞剂或吸收剂。本品呈碱性,露置于空气中可吸收水分及二氧化碳,故不宜久贮,否则易结块。

(11) 碳酸钙(calcium carbonate):系用沉降法制备,故又称沉降碳酸钙。为白色、无臭细粉,有轻微吸湿性,可压性较好,可用作片剂的稀释剂和吸收剂。但碳酸钙本身为制酸药物,作吸收剂使用时用量要适度。此外,碳酸钙对酸性药物有配伍变化。

2. 黏合剂

某些药物粉末本身具有黏性,只需加入适当的液体就可将其本身固有的黏性诱发出来,使其聚结成软材并制成颗粒,这时所加入的液体称为润湿剂(wetting agents);某些药物粉末本身不具有黏性或黏性较小,需要加入适当的具黏性的固体粉末或黏稠液体(如淀粉浆),才能使其黏合成颗粒,这时所加入的黏性物质称为黏合剂(adhesives)。因为它们所起的主要作用实际上都是使药物粉末结合起来,所以也可将上述润湿剂和黏合剂总称为黏合剂。

片剂生产中常用的润湿剂和黏合剂如下:

(1) 水:一般采用纯化水/蒸馏水(distilled water)。水具有无臭、无味、无毒、便宜的优点,但用水作润湿剂时,因干燥温度较高,干燥时间较长,故对不耐热、遇水易变质或易溶于水的药物不宜应用。另外,在处方中水溶性成分较多时,由于水易被物料迅速吸收,难以分散润湿均匀,造成发黏、结块、干燥后颗粒发硬、崩解溶出迟缓等现象,所制成的颗粒也松紧不匀而影响片剂的质量,因此很少单独使用,往往采用低浓度的淀粉浆或不同浓度的乙醇代替。

(2) 乙醇(ethanol):可用于遇水易分解的药物或遇水黏性太大的药物,如维生素 C 片、干酵母片等。乙醇的浓度视药物的性质和温度而定,一般为 30%～70%或更浓。药物的水溶性大、黏性强、气温高时,乙醇的浓度应稍高;反之,则浓度可稍低。乙醇的浓度越高,润湿后产生的黏性越小,制得的颗粒比较松散,压成的片剂崩解较快。用乙醇作润湿剂时应迅速搅拌,立即制粒,以减少因乙醇挥发而产生的强黏性团块。

(3) 纤维素衍生物:系指天然的纤维素经处理后制得的各种纤维素的衍生物。

甲基纤维素(methylcellulose,MC):纤维素甲基醚化物,羟基以甲氧基的形式存在,含甲氧基 26%～33%,本品为无臭、无味、白色至黄白色的颗粒或粉末,在冷水中溶解,在热水及乙醇中几乎不溶,形成黏稠的胶体溶液而作为黏合剂使用。用于水溶性及水不溶性物料的制粒中,颗粒的压缩成型性好且不随时间变硬。但当蔗糖或电解质达一定浓度时本品会析出沉淀。

乙基纤维素(ethylcellulose,EC):纤维素乙基醚化物,羟基以乙氧基的形式存在,含乙氧基 44%～51%,本品为无臭、无味、白色或淡褐色粉末,不溶于水,溶于乙醇等有机溶剂。将乙基纤维素溶于乙醇中,用作水敏感性药物的黏合剂。本品的黏性强且在胃肠液中不溶解,对片剂的崩解及药物的释放会产生阻滞作用,常用于缓、控释制剂。

羟丙基纤维素(hydroxy propyl cellulose,HPC):纤维素羟丙基醚化物,羟基以羟丙基的形式存在,含羟丙基 53.4%～77.5%,本品为无臭、无味、白色或淡黄色粉末。易溶于冷水,在低于38℃水中可混溶形成润滑透明的胶体溶液,加热至50℃时形成高度溶胀的絮状沉淀。可溶于甲醇、乙醇、异丙醇和丙二醇中。本品既可做湿法制粒的黏合剂,也可做粉末直接压片的干黏合剂。

羟丙甲纤维素(hydroxy propyl methyl cellulose,HPMC):是部分O-甲基化、部分O-(2-羟基化)纤维素,为白色粉末,无臭、无味,对热、光、湿均有相当的稳定性,能溶于冷水,不溶于热水与乙醇、乙醚和氯仿,但在水和乙醇的混合液或甲醇和二氯甲烷的混合液中溶解。在水中能溶胀形成黏性溶液,加热和冷却可在溶液和凝胶两种状态中互相转化。HPMC除已用作黏合剂、分散剂、增稠剂和薄膜衣等材料外,还可作为促溶出和缓控释材料,被广泛应用于固体制剂生产中。压制的片剂外观、硬度好,崩解迅速,溶出度好,且在贮存期间亦无变化;用法简便,适于多种不同片剂工艺;可用其干燥粉末、溶液或与淀粉浆合用。作为黏合剂常用浓度为2%～5%,黏度为5～50Pa·s,用量一般为处方量的1%～4%。制备HPMC水溶液时,最好先将HPMC加入到总体积的20%～30%的热水(80～90℃)中,充分分散与水化,然后在冷却条件下不断搅拌,加冷水至总体积。

羧甲基纤维素钠(carboxy methyl cellulose sodium,carmellose sodium,CMC-Na):纤维素的羧甲基醚钠盐。本品为无味、白色或近白色颗粒状粉末。不溶于乙醇、氯仿等有机溶媒;溶于水时,由最初粒子表面膨化到水分慢慢地浸透到内部成为透明的溶液,所需时间较长,最好在初步膨化和溶胀后加热至60～70℃,可大大加快其溶解过程。用作黏合剂的浓度一般为1%～2%,其黏性较强,常用于可压性较差的药物,但应注意是否造成片剂硬度过大或崩解超限。通常含水量少于10%,在高湿条件下可以吸收大量的水分(>50%),这一性质在片剂的贮存过程中会改变片剂的硬度和崩解时间。

(4)聚维酮(polyviny pyrrolidone or povidone,PVP):为白色或乳白色粉末,微有特殊臭味,化学性质稳定,能溶于水和乙醇成为黏稠胶状液体,为一良好的黏合剂,其水溶液、醇溶液或固体粉末都可应用。一般用量为片剂总重的2%～5%。PVP因相对分子质量、黏度不同而有多种规格,片剂制备常用的K_{30}型,其平均相对分子质量为60000。可用于水溶性或水不溶性物料以及对水敏感性药物的黏合剂,还用作直接压片的干黏合剂。PVP的有机溶液(一般为乙醇溶液)制粒,既可避免水分的影响,又可在较低温度下干燥,可用于泡腾片酸、碱混合粉末的制粒及咀嚼片的制粒。PVP的最大缺点是吸湿性强。

(5)淀粉浆:俗称淀粉糊,是将淀粉混悬于冷水,加热使之糊化,或用少量冷水混悬后,加沸水使之糊化而制成。玉米淀粉的糊化温度约为70～75℃,制淀粉浆的温度及加热时间对其黏度有影响。淀粉浆具有良好的黏合作用,适用于对湿热较稳定的药物压片时的黏合剂,一般常用浓度为5%～30%。在用量及浓度适宜时,一般不影响片剂的崩解和药物的溶出,且价廉易得。由于淀粉价廉易得且黏合性良好,因此为片剂中最常用的黏合剂。

(6)糖浆:为蔗糖的水溶液,其黏性随浓度不同而改变,常用浓度为50%～70%(g/g),适用于可压性很差的药物,如纤维性及质地疏松、弹性较强的植物性药物,对质地疏松和易失结晶水的化学药物也可应用。强酸或强碱性药物能引起蔗糖的转化而产生引湿性,不利于压片,故不宜用于此类药物。另外,由于黏性很大,制成的片剂较硬,稍稍过量就会造成片剂的崩解超限。

(7)胶浆:常用的有10%～20%明胶溶液和10%～25%的阿拉伯胶溶液等。胶浆黏性强,应保温使用,以防胶凝。胶浆制成的片剂硬度较大,适用于易松散及不能用淀粉浆制粒的药物。对不需在水中崩解或需延长作用时间的口含片等也很适用。

(8) 聚乙二醇(polyethylene glycol,PEG)：环氧乙烷与水聚合而成，根据相对分子质量不同有多种规格，其中常用于黏合剂的型号为 PEG4000，PEG6000，白色或近白色蜡状粉末，PEG 溶于水和乙醇中，制得的颗粒压缩成型性好，片剂不变硬，适用于水溶性与水不溶性物料的制粒。

3. 崩解剂

崩解剂(disintegrants)是指能促进片剂在胃肠液中迅速崩解成小粒子的辅料。由于药物被较大压力压成片剂后孔隙率很小，结合力很强，即使水中易溶的药物压成片剂后，其在水中崩解、溶解成溶液也需要一定时间。对于难溶性药物，虽然溶出常是其被吸收的限速过程，但片剂的崩解一般是药物溶出的第一步。除了缓控释片、口含片、咀嚼片、舌下片等有特殊要求的片剂外，为使片剂能迅速崩解、溶出发挥药效，一般均需加入崩解剂。由于它们具有很强的吸水膨胀性，能够瓦解片剂的结合力，使片剂经历润湿、虹吸、破碎，从一个整体的片状物裂碎成许多细小的颗粒，实现片剂的崩解，所以十分有利于片剂中主药的溶解和吸收。

(1) 常用崩解剂

1) 干淀粉：干燥淀粉是毛细管形成剂，是亲水性物质，为最广泛应用的崩解剂，可增加孔隙率而改善片剂的透水性，吸水较强且有一定的膨胀性，其吸水膨胀率为 186% 左右。淀粉对水不溶性或微溶性药物的崩解作用较可溶性药物显著，这是因为可溶性药物遇水溶解产生溶解压，使片剂外面的水不易通过此溶液层而进入片剂内部，阻碍了片剂内部淀粉吸水膨胀的缘故。有些药物，如水杨酸钠、对氨基水杨酸钠等遇水溶解，能使淀粉胶化而失去膨胀作用，故不宜采用。淀粉用前应在 100～105℃ 先行干燥，使含水量在 8% 以下，其用量一般为干颗粒的 5%～20%。

2) 羧甲基淀粉钠(sodium carboxymethyl starch,CMS-Na)：淀粉羧甲醚的钠盐，为白色无定形粉末，无臭无味，置空气中能吸潮。其特点是吸水性极强，吸水后可膨胀至原体积的 300 倍，是极好的崩解剂。由于具有良好的润湿性和崩解作用，因此可加快药物的溶出。既可用于直接压片，又适用于湿法制粒压片，其用量一般为片剂质量的 1%～6%，价格亦较低。本品还具有良好的流动性和可压性，可改善片剂的成型性，增加片剂的硬度。

3) 低取代羟丙基纤维素(low substituted hydroxypropyl cellulose,L-HPC)：是羟丙基含量为 7%～19% 的纤维素羟丙醚化物，为白色或类白色结晶性粉末，在醇和醚中几乎不溶，在水中不溶，但可吸水溶胀。由于 L-HPC 比表面积和孔隙率都很大，故具有较大的吸水速率和吸水量，其吸水溶胀性较淀粉强，膨胀度随取代基百分比的增加而增加，当取代基占 10%～15% 时，其吸水膨胀率在 500%～700%。近年来国内应用较多，用量一般为 2%～5%，可在片剂制粒前加入，也可在制粒后加入。

4) 交联羧甲基纤维素钠(croscarmellose sodium,CC-Na)：为水溶性纤维素的羧甲醚，系白色细粒状粉末，约有 70% 的羧基为钠盐型，故具有较大的引湿性。由于交联键的存在，不溶于水，在水中能吸收数倍量的水膨胀而不溶化，膨胀体积为原来的 4～8 倍，具有较好的崩解作用和可压性。一般用量为 1%～2%，与羧甲基淀粉钠合用崩解效果更好，但与干淀粉合用崩解效果降低。对用疏水性辅料压制的片剂，崩解作用更好，用量可为 0.5%。

5) 交联聚维酮：又称交联聚乙烯吡咯烷酮(polyvinylpyrrolidone cross-linked,PVPP)，是乙烯基吡咯烷酮的高相对分子质量交联物。本品为白色粉末，流动性好，不溶于水、有机溶剂及强酸强碱溶液,但在水中可以迅速溶胀,且不会出现高黏度的凝胶层,吸水膨胀体积可增加150％～200％,比表面积较大,吸水速率快,加上强烈的毛细管作用,水能迅速进入片剂中,促使其膨胀崩解,为性能优良的崩解剂,已被英美等国药典所收载。国产产品现已研制成功,用量可为片剂的1％～4％。

6)泡腾崩解剂(effervescent disintegrants):系一种遇水能产生二氧化碳气体使片剂在几分钟内迅速崩解的酸、碱系统,是专用于泡腾片的特殊崩解剂。最常用的酸、碱系统是由枸橼酸或酒石酸与碳酸氢钠或碳酸钠组成。泡腾崩解剂的作用很强,在生产和贮存过程中,要严格控制水分,一般在压片前临时加入,或将两种成分分别加于两部分颗粒中,临压片时混匀,并妥善包装,避免受潮造成崩解剂失效。

7)表面活性剂:能增加片剂的润湿性,使水分易于渗入片剂,从而加速其崩解。一般疏水性或不溶性药物孔隙中不易为水所透入,加入适量表面活性剂则能较好地解决。常用的表面活性剂有聚山梨酯80、泊洛沙姆、十二烷基硫酸钠等。但表面活性剂选择不当或用量不当时,亦可能影响片剂的崩解。

8)其他:研究和生产中使用的崩解剂还有多种,如海藻酸钠或海藻酸的其他盐都有较强的亲水性,也有崩解作用。黏土类如皂土、胶体硅酸镁铝,亲水作用较强,用于疏水性药片中可起崩解作用。阳离子交换树脂也可用作崩解剂。大豆多糖作为一种全新的天然高效崩解剂,不含糖、淀粉和钠,能很好地满足糖尿病患者和肥胖患者的用药需要。

(2)崩解剂的加入方法:生产中,一般可通过改善崩解剂的加入方法来达到预期的崩解效果。崩解剂的加入方法如下:

1)内加法:将崩解剂与处方中其他成分混合均匀后制粒,崩解剂存在于颗粒内部,崩解虽较迟缓,但一经崩解便成细粒,有利于溶出。

2)外加法:崩解剂于整粒后加入,崩解剂存在于颗粒之外,水分透入后崩解迅速,但因颗粒内无崩解剂,所以不易崩解成细粒,溶出稍差。

3)内、外加法:系将崩解剂分成两份,一份按内加法加入(一般为崩解剂的50％～75％),另一份按外加法加入(一般为崩解剂的25％～50％),崩解剂总量一般为片重的5％～20％。此法集中了前两种加法的优点,在相同用量时,崩解速率是外加法＞内、外加法＞内加法,但溶出速率是内、外加法＞内加法＞外加法。

4. 润滑剂

压片时为了能顺利加料和出片,并减少黏冲及降低颗粒与颗粒、颗粒或药片与模孔壁之间的摩擦力,使片面光滑美观,在压片前一般均需在颗粒(或结晶)中加入适宜的润滑剂(lubricants)。按其作用不同,润滑剂可分为以下三类:① 主要用于增加颗粒流动性,改善颗粒的填充状态者,称为助流剂(glidants);② 主要用于减轻原、辅料对冲模的黏附性者,称为抗黏着(附)剂(antiadherent);③ 主要用于降低颗粒间以及颗粒或片剂与冲头和模孔壁间的摩擦力,可改善力的传递和分布者,称为润滑剂。理想的润滑剂应该兼具上述助流、抗黏、润滑三种作用。但在目前现有的润滑剂中,尚没有这种理想的润滑剂,一般将具有上述任何一种作用的辅料统称为润滑剂。但实际上这三类润滑剂的使用目的、作用及品种都不相同。润滑剂可以按水不溶性、水溶性和助流剂分为三类,叙述如下。

(1)水不溶性润滑剂

1)硬脂酸(stearic acid)、硬脂酸钙(calcium stearate)和硬脂酸镁(magnesium stearate):

为白色粉末,较细腻、疏松,密度小,比表面积大,有良好的附着性,易与颗粒混匀并附着于颗粒表面,减少颗粒与冲模之间的摩擦力,较少用量即能显示良好的润滑作用,且片面光滑美观,为广泛应用的润滑剂。硬脂酸钙和硬脂酸镁的粉粒比硬脂酸小而比容大,其粉粒有较大的包裹性,所以用量也略少。硬脂酸碱金属盐呈碱性反应,可降低乙酰水杨酸、多数有机碱盐、某些维生素及某些抗生素药物的稳定性,故不宜使用。因其为疏水性物质,用量过大片剂不易崩解(溶出)或产生裂片,一般用量为 0.25%～1%。

2) 氢化植物油(hydrogenated vegetable oils):本品系由氢化植物油经过精制、漂白、脱色及除臭后,以喷雾干燥制得的粉末,亦有薄片或小丸。国外商品名为 Sterotex,在片剂和胶囊剂中用作润滑剂。应用时,可将其溶于轻质液状石蜡或己烷中喷于颗粒上,以利于均匀分布,润滑效果主要在片剂外表面,以克服黏冲等问题,常用量为 1%～6%(W/W),常与滑石粉合用。

(2) 水溶性润滑剂

1) 聚乙二醇(PEG):聚乙二醇 4000 及 6000 的熔点分别为 53～56℃、60～63℃。本品为水溶性,溶解后可得到澄清溶液。与其他润滑剂相比,粉粒较小,制成 $50\mu m$ 以下的颗粒压片时可达到良好的润滑效果,制得片剂崩解、溶出不受影响。当可溶性片剂中不溶性残渣发生溶解困难时,为提高其水溶性往往也使用此类高分子聚合物。

2) 十二烷基硫酸镁(magnesium lauryl sulfate):为水溶性阴离子表面活性剂,具有良好的润滑作用,亦可用钠盐。本品能增强片剂的机械强度,并能促进片剂的崩解和药物的溶出作用。实验证明,在相同条件下压片,十二烷基硫酸镁的润滑作用较滑石粉、PEG 及十二烷基硫酸钠都好。片剂中加入硬脂酸镁,往往使崩解延长,如加入适量十二烷基硫酸镁可加速崩解,但如果用量过多,则因过分降低介质表面张力,反而不利于崩解。

(3) 助流剂

1) 胶态二氧化硅(colloidal silicon dioxide):又称微粉硅胶,本品为轻质的白色粉末,无臭无味,不溶于水及酸,而溶于氢氟酸及热碱溶液中。化学性质很稳定,与绝大多数药物不发生反应,比表面积大,有良好的流动性,对药物有较大的吸附力。本品作助流剂的用量一般仅为 0.15%～3%。其亲水性较强,可加速片剂的崩解,且使片剂崩解成细粒,有利于药物的吸收。

2) 滑石粉(talcum powder):是经纯化的含水硅酸镁($3MgO \cdot 4SiO_2 \cdot H_2O$),为白色结晶粉末,触感柔软,比表面积为 $2.4m^2/g$,主要作为助流剂使用,它可将颗粒表面的凹陷处填满补平,减低颗粒表面的粗糙性,从而达到降低颗粒间的摩擦力、改善颗粒流动性的目的。用后可减少压片物料黏附于冲头表面的倾向,且能增加颗粒的润滑性和流动性。本品不溶于水,但有亲水性,对片剂的崩解作用影响不大。与大多数药物合用不发生反应,且价廉易得。本品粒细而比重大,附着力较差,压片过程中的机械震动会使之与颗粒相分离,常用量一般为1%～3%。

由于润滑剂或助流剂的作用效果与其比表面积有关,所以固体润滑剂的粒度越细越好,润滑剂的用量在达到润滑作用的前提下,原则上用量越少越好,一般在 1%～2%,必要时可增到5%。一般助流作用较好的辅料,其润滑作用往往较差,压片时往往既需在颗粒中加入润滑剂,又需加入助流剂。国内经常将滑石粉与硬脂酸镁配合应用,滑石粉能减轻硬脂酸镁疏水性的不良影响,但也能削弱硬脂酸镁的润滑作用,从而兼具助流、抗黏作用。

5. 其他辅料

(1) 着色剂:片剂中常加入着色剂以改善外观和便于识别。着色剂以轻淡美观的颜色为佳,色深易出现色斑。使用的色素包括天然色素和合成染料,均应无毒、稳定,必须是药用级或食用级,常用的有花青苷、胡萝卜素、姜黄和靛蓝等,色素的最大用量一般不超过0.05%。可溶性色素虽能形成均衡的色泽,但在干燥过程中,某些染料有向颗粒表面迁移的倾向,致使片剂带有色斑,以使用不溶性色素较好。色淀(lake)又称铝色淀,是将色素吸附于某些惰性吸附剂上(常用氧化铝)制成的不溶性着色剂。可直接混合于片剂中,目前使用色淀的趋势有所增加。

(2) 芳香剂和甜味剂:主要用于口含片及咀嚼片。常用的芳香剂有芳香油等,可将其醇溶液喷入颗粒中或先与滑石粉等混匀后再加入。近年来开发的微胶囊固体香精可直接混合于已干燥的颗粒中压片,得到较好的效果。甜味剂一般不需另加,可在稀释剂选择时一并考虑,必要时可加入甜菊苷或阿斯巴坦甜味剂等。

10.3　片剂制备流程与工艺

片剂、胶囊、颗粒剂生产工艺流程图及洁净区域划分见图 10 - 1 所示。

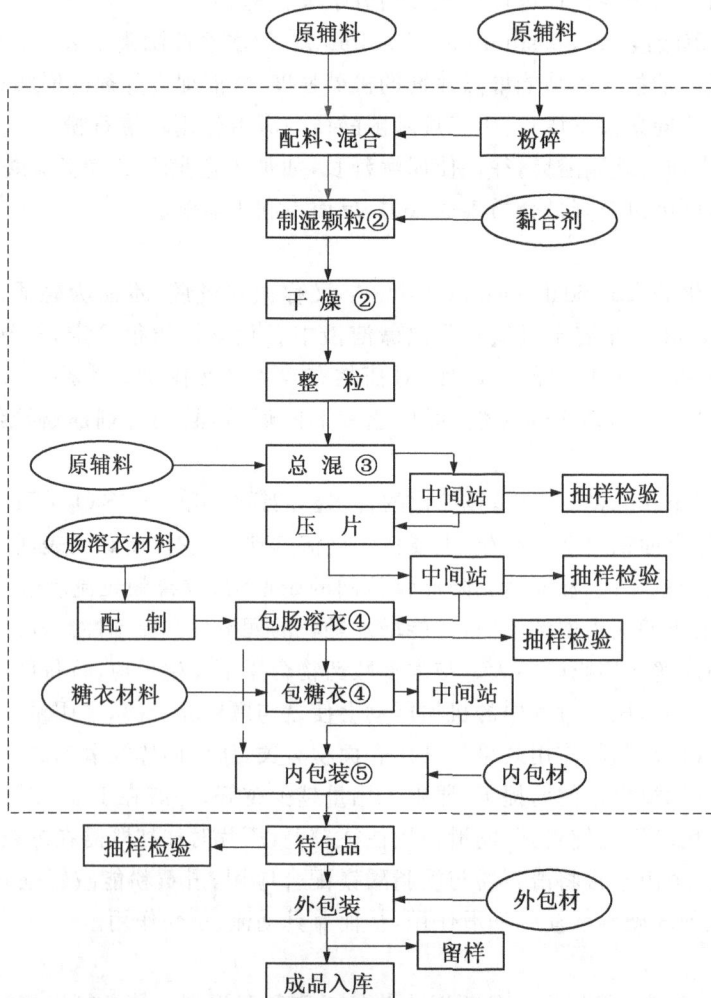

图 10-1　片剂、胶囊、颗粒剂生产工艺流程图及洁净区域划分(沈贡民、马凤森,2009)

注：① 虚线内为三十万级洁净区,其余为一般生产区。

② 如采用干法制粒,此两步骤合为一步(即制粒)。

③ 颗粒剂和胶囊剂总混后直接内包装,胶囊剂在填充完胶囊后须先抽样检验,合格后才能装瓶或热封成板。

④ 可根据产品工艺要求省去其中一个步骤或全部。

⑤ 颗粒剂的内包材为铝塑、纸塑复合袋包装材料;胶囊剂的内包材为囊壳,以及包装瓶(瓶装)或铝、塑薄片或双铝包装材料(板装)。

针对不同的物料,片剂的制备方法可分为以下三大类:

(1) 制粒压片法 $\begin{cases} 湿法制粒压片法 \\ 干法制粒压片法 \end{cases}$

(2) 半干式空白(颗粒)压片法

(3) 直接压片法 $\begin{cases} 结晶压片法 \\ 粉末压片法 \end{cases}$

10.3.1　湿法制粒压片法

湿法制粒压片法(wet grannulation compression method)是将药物和辅料的粉末混合均匀后加入黏合液制备颗粒,再将其压制成片的方法。该方法依靠黏合剂的作用使粉末粒子间产生结合力,可以较好地解决因粉末流动性和可压性差所引起的片重差异、含量均匀、松片、裂片等问题,改善物料在制片过程中压力传递的均匀性;由于增加了粉末的黏合性和可压性,故在压片时仅需较低的压力,有利于延长设备的寿命。由于湿法制粒的颗粒具有外形美观、流动性好、耐磨性较强、压缩成型性好等优点,是医药工业中应用最广泛的一种制片方法(图 10-2),但不适用于热敏性、湿敏性、极易溶性等物料的制粒。此外,湿法制粒压片尚存在着劳动力、时间、设备、能源等消耗大,生产效率较低等缺点。

湿法制粒压片涉及的步骤包括:原辅料的处理、混合、制软材、制湿颗粒、干燥、整粒、混合、压片。

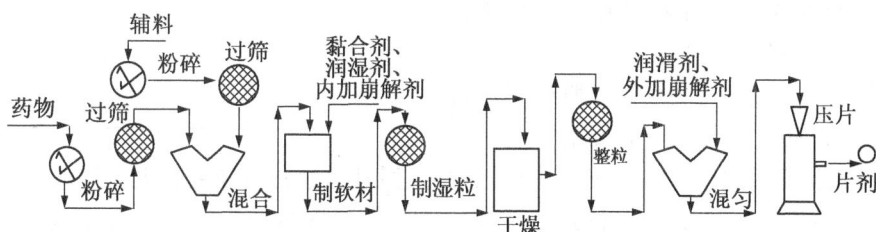

图 10-2　湿法制粒压片工艺流程

1. 原、辅料的质量控制与处理

(1) 原、辅料的质量控制:所有原、辅料均应符合有关规定。片剂的疗效与其中药物的理化性质有关,如原料药的粒度、晶型、溶解度和溶出速率等,同时与辅料的性质有关,如粒度、黏度等,必要时应作鉴定,对辅料应选定型号与规格。

(2) 原、辅料的处理:原、辅料一般均需经过粉碎、过筛或干燥处理,以利于混合均匀。一般细度以通过 80~100 目筛为宜。毒剧药、贵重药及有色原辅料宜更细一些,以易于混匀,保证含量准确,并可避免压片时产生裂片、黏冲、花斑现象。对于溶解度很小的药物,必要时可经微粉化处理减小粒径(如<5μm),以提高溶出度。有时也可将药物与辅料共同研磨以提高粉碎效率。对于各组分用量差异大的处方,应采用递增稀释法或溶剂分散法,以保证混合均匀。对易受潮结块的原、辅料,必须经过干燥处理后再粉碎过筛。

2. 制软材

将原、辅料细粉混匀再加适量润湿剂或黏合剂混匀即成软材。小量生产可用手工拌和,大量生产则用混合机。

软材的干湿程度应适宜,生产中多凭经验掌握,以用手紧握能成团而不黏手,用手指轻压能裂开为度。近年已设计出仪表测定混合机中颗粒的动量扭矩,可自动控制软材制备的终点,保证软材的质量。

在制软材的过程中选择适宜黏合剂及适宜用量非常重要。润湿剂或黏合剂的用量视物料的性质而定,如粉末细、质地疏松、干燥及黏性较差的粉末,应酌量多加,反之用量减少。颗粒由筛孔落下如成长条状时,表明软材过湿,黏合剂或润湿剂过多;相反,若软材通过筛孔后呈粉状,表明软材过干,应适当调整。黏合剂的用量及加入黏合剂后的混合条件等对所制得颗粒的密度和硬度有一定影响,一般黏合剂用量多、混合时的强度大、时间长所制得颗粒的硬度大。

3. 制湿颗粒

软材压过适宜的筛网即成颗粒。最简单的方法是将软材经手工或者机械挤压过筛网。小量生产时可用手将软材握成团块,用手掌压过筛网即得。

目前市售的筛网有尼龙筛网、镀锌筛网和不锈钢筛网,可根据生产的实际需求加以选择。一般地说,尼龙筛网不会影响药物的稳定性,但其有弹性,当软材较黏时,过筛较慢,软材经反复搓、拌,制成颗粒的硬度亦较大。另外,尼龙筛网较易破损;镀锌筛网无上述缺点,但有时会有金属屑脱落,影响某些药物的稳定性;不锈钢筛网较好。筛网的孔径可根据片剂直径来选择,表10-1中的数据可供参考。

通常软材只要通过一次筛网即可制成湿粒,但对有色的原料药以及因润湿剂或黏合剂

表 10-1　片剂质量、筛目与冲头直径

片重/mg	筛目数/目		冲头直径/mm
	湿粒	干粒	
50	16	20	5.0~6.5
100	16	20	7
150	12	16	8
200	12	16	8.5
300	10	12	10.5
500	10	12	12
1000	8	8	16

用量不当而颗粒质量差时可使软材二次或三次通过筛网,这样可使颗粒更为均匀且细粉较少,同时黏合剂的用量可比单次制粒法约少15%。当采用多次过筛制粒的方法时,第一次应用孔径较大的筛网,然后用孔径较小的筛网。

制湿颗粒的设备有挤压制粒机、转动制粒机、高速搅拌制粒机、流化制粒机、喷雾制粒机和集搅拌制粒、转动制粒、流化制粒等各种制粒功能于一体的复合型制粒机。大量生产时均使用颗粒机制粒,最常用的制粒机是摇摆式颗粒机和高速搅拌制粒机。

4. 湿颗粒的干燥

湿颗粒制成后,应立即干燥,以免受压结块或变形。除了流化或喷雾制粒法制得的颗粒已经干燥外,其他方法所得颗粒都必须进行干燥。干燥的温度应根据药物的性质而定,一般为40~60℃,个别对热稳定的药物可适当放宽到70~80℃,甚至可以提高到80~100℃。含结晶

水的药物干燥温度不宜过高,时间不宜过长,因为失去过多的结晶水会使颗粒松脆,影响压片及崩解。干燥时温度应逐渐升高,否则颗粒表面干燥后结成一层硬膜,影响内部水分的蒸发。干燥的程度应根据具体品种的不同而保留适当的水分,含水量太多,易发生黏冲,太低则不利于压片,一般为 3% 左右。但阿司匹林片的干颗粒含水量应低于 0.3%～0.6%,而四环素片则要求将水分控制在 10%～14% 之间。颗粒中含水量的大小可用水分快速测定仪进行定量测定。

干燥方法的分类有多种。按操作方式分为间歇式、连续式,按操作压力分为常压式、真空式,按加热方式分为热传导干燥、对流干燥、辐射干燥、介电加热干燥等。干燥设备种类很多,生产中常用的有箱式干燥器(烘房、烘箱)、流化床干燥器、喷雾干燥器、红外干燥或微波干燥等加热干燥设备。

5. 整粒与混合

(1) 整粒:在上述过程中,某些颗粒可能发生粘连,甚至结块。因此,要对干燥后的颗粒给予适当的整理,以使结块、粘连的颗粒散开,得到大小均匀一致的颗粒,这就是整粒的过程。整粒可用摇摆式颗粒机进行,此时应选用质硬的金属筛网(如镀锌的铁丝网)。一般采用过筛的办法进行整粒,所用筛网要比制粒时的筛网稍细一些;但如果干颗粒比较疏松,宜选用较粗的筛网整粒,以免破坏颗粒和增加细粉;如干颗粒较粗硬,则可用较细的筛网。整粒常用的筛网一般为 12～20 目,筛网的孔径可根据片剂直径来选择,见表 10-1 所示。

(2) 混合:整粒完成后,向颗粒中加入润滑剂和崩解剂。润滑剂常在整粒后用细筛筛入干颗粒中混匀。目前生产上大多数将润滑剂在使用前先干燥,通过 80～100 目筛加入颗粒中,充分混匀,使其均匀分布在颗粒外层,混匀后供压片。外加崩解剂先于润滑剂前加入效果更好,然后置于混合筒内进行"总混"。

如果处方中有挥发油或挥发性物质,可加在润滑剂与颗粒混合后筛出的部分细粒中,或加入直接从干颗粒中筛出的部分细粉中,然后再与全部干颗粒混匀;或与其他成分混合研磨共熔制成包合物后加入干颗粒中;如果处方中主药对湿、热很不稳定,则可先制成不含药的空白干颗粒,然后加入主药;如果处方中主药的剂量很小,为了保证混合均匀常将主药溶于乙醇喷洒在干颗粒上。

6. 压片

(1) 片重计算　片重计算主要有以下两种方法:

1) 按主药含量计算片重:由于药物在压片前经历了一系列的操作,其含量有所变化,所以应对颗粒中主药的实际含量进行测定,然后按照公式(10-1)计算片重。

$$片重 = \frac{每片含主药量(标示量)}{颗粒中主药的百分含量(实测值)} \qquad (10\text{-}1)$$

【例 10-1】　某片剂中含主药量为 0.24g,测得颗粒中主药的百分含量为 60%,则每片颗粒的质量应为 0.24/0.6=0.4g,即片重应为 0.4g,若片重的质量差异限度为 5%,则本品的片重上下限为 0.38～0.42g。

2) 按干颗粒总重计算片重:在中药的片剂生产中,因成分复杂而没有准确的含量测定方法时,可根据实际投料量与预定片剂个数按公式(10-2)计算:

$$片重 = \frac{干颗粒重 + 压片前加入的辅料量}{预定的应压片数} \qquad (10\text{-}2)$$

计算结果再按式(10-3)和式(10-4)进行复核,如其含量在中限以内,不必调整片重;若含量高于或低于中限,则必须调整片重,以保证片剂含量符合规定的误差范围。在生产中计算中限范围的公式如下:

$$中限低限＝主药含量低限＋\frac{主药含量高限－主药含量低限}{4} \qquad (10\text{-}3)$$

$$中限高限＝主药含量高限－\frac{主药含量高限－主药含量低限}{4} \qquad (10\text{-}4)$$

【例 10-2】 某药片主药含量为 0.2g,按含量允许 10% 计算,则主药含量范围应为 0.18～0.22g。代入式(10-3)、(10-4)计算得:

$$中限低限＝0.18＋(0.22－0.18)/4＝0.19g/片$$

$$中限高限＝0.22－(0.22－0.18)/4＝0.21g/片$$

即中限范围为 0.19～0.21g/片。实际生产时制片质量应在此范围内,以保证制得的片剂药物含量符合药典规定的误差范围。

(2)压片机:常用压片机按其结构分为单冲压片机和旋转压片机;按压制片形分为圆形片压片机和异形片压片机;按压缩次数分为一次压制压片机和二次压制压片机;按片层分为双层压片机、有芯片压片机等。

1)单冲压片机(single punch tabletting machine):图 10-3 是单冲压片机的示意图,一般为手动和电动兼用,其主要组成如下:
① 加料器:加料斗、饲粉器。饲粉器负责将颗粒填充到模孔中,并把下冲顶出的片剂推至收集容器中。② 压缩部件:上、下冲和模圈,是直接实施压片的部分,并决定了片剂的大小、形状和硬度。压片机的冲头通常是圆形的,但有各种凹形弧度。此外还有方形、椭圆形、三角形、环形和条形等异型,供制不同形状的片剂,见图 10-4所示。冲头凹面上也可刻有片剂的

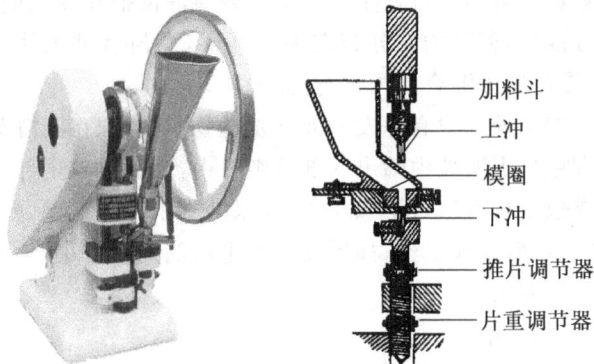

图 10-3　单冲压片机示意

（图标注）加料斗、上冲、模圈、下冲、推片调节器、片重调节器

名称、质量以及等分、四等分线条等,便于识别和分剂量;冲头的直径有多种规格,供不同片重的片剂压片时选用(表10-1)。模圈中央有模孔;冲头与模孔的直径差距不超过 0.06mm。冲头长短差距不得超过 0.1mm。③ 各种调节器:压力调节器、片重调节器、推片调节器。调节装置调节的是上、下冲的位移幅度,其中片重调节器连在下冲杆上,通过调节下冲在模内下降的深度,以调节模孔的容积,从而控制片重;推片调节器连在下冲杆上,用以调节下冲推片时抬起的高度,使其恰与模圈的上缘相平,从而把压成的片剂顺利地顶出模孔,被下冲推上的片剂再由饲粉器推开;压力调节器连在上冲杆上,用以调节上冲下降的高度,实际调节上下冲间的距离,上下冲间距离越近,压力越大,压出的片剂薄而硬;反之,则受压小,片剂厚而松。

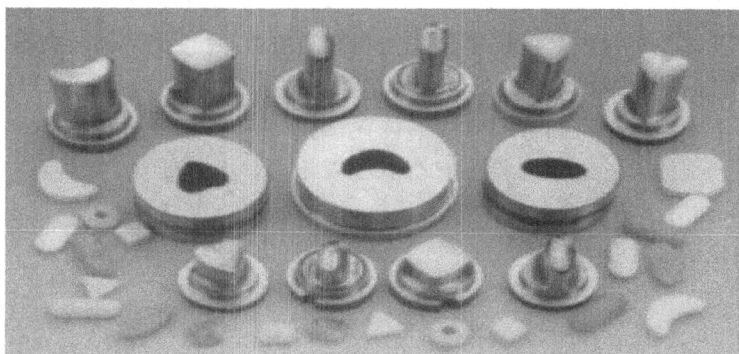

图 10-4　冲头形状

单冲压片机的压片过程见图 10-5 所示：① 上冲抬起,下冲下降到适宜的深度,饲粉器在模上摆动,颗粒填满模孔；② 饲粉器由模孔上移开,使模孔中的颗粒与模孔的上缘相平；③ 上冲下降并将颗粒压缩成片,此时下冲不移动；④ 卸压,上冲抬起；⑤ 下冲抬起到与模孔上缘相平时,将药物推至模孔上；⑥ 饲粉器再次移到模孔之上,将模孔中推出的片剂推开,同时进行第二次饲粉,如此反复进行。

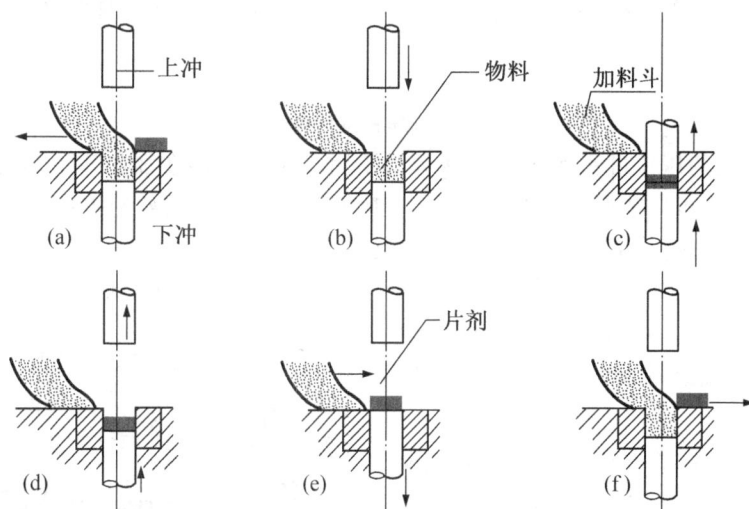

图 10-5　单冲压片机压片流程

单冲压片机的产量一般约为 100 片/min,最大压片直径为 12mm,最大填充深度为 11mm,最大压片厚度为 6mm,最大压力为 15kN,适用于新产品试制或小量生产和实验室的试制。由于压片时是上冲加压,所以压力分布不均匀,易出现裂片,且噪声较大。重型单冲压片机的压片压力和片径都比较大,我国生产的重型单冲压片机的最大压力为 160kN,最大压片直径为 80mm,最大填充深度为 45mm,除压制圆形片外,还可以压制异形片和环形片剂。

2) 旋转式压片机：目前生产中应用较广的多冲压片机(如国产 ZP-33 型压片机),主要由动力部分、传动部分和工作部分组成,如图 10-6 所示。动力部分以电动机作为动力；传动的第一级是皮带轮,第二级是由涡轮涡杆带动压片机的机台(亦称中盘)；工作部分包括装冲头冲模的机台、压轮、片重调节器、压力调节器、加料斗、饲粉器、吸尘器和保护装置。机台装于机座的中轴上。机台分为三层,机台的上层装着若干上冲,在中层的对应位置上装着模圈,在下层的对应位置上装着下冲。机台中层的固定位置上装有刮粉器,片重调节器装在下轨道上,能使下冲上升或下降,借以调节模孔内颗粒的充填量,多余的颗粒由刮粉器刮去,以保证片重准确。片重调节器装于下冲轨道的刮粉器所对应的位置,用以调节下冲经过刮粉器时的高度,以调节模孔的容积;用上、下轮的上下移动位置调节压缩压力。上冲转盘之上,有一个与之垂直的上压轮,在机台下面对应的位置上有一个下压轮,机台旋转一次,对应于上、下压轮处,上、下冲头在模孔内将颗粒压成片型。

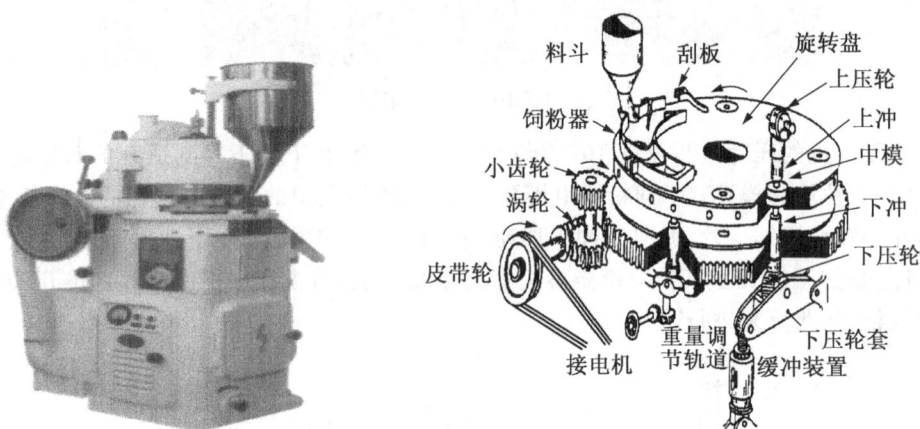

图 10-6 旋转式压片机示意

旋转式压片机的压片过程如图 10-7 所示:① 填充:当下冲在加料斗下面时,颗粒填入模孔中,当下冲行至片重调节器上面时略有上升,刮粉器将多余的颗粒刮去;② 压片:当上冲和下冲转动到上、下压轮之间时,两个冲之间的距离最近,将颗粒压制成片;③ 推片:压片后,上、下冲分别沿轨道上升和下降,当下冲抬到恰与模孔上缘相平,药片被刮粉器推入容器中,如此反复进行填充、压片、推片等操作。模盘转动一圈,每副冲模便经过刮粉器一次,加一次料,压一次片。

旋转式压片机有多种型号,按冲数分为 17 冲、19 冲、27 冲、33 冲、55 冲、75 冲等多种,按流程分有单流程及双流程等。单流程压片机(如国产 ZP-19 型压片机)仅有一套压轮,旋转一周每个模孔压制出 1 片。双流程压片机(如国产 ZP-33 型压片机)有两套压轮、饲粉器、片重调节器和压力调节器等,均装于对称位置,中盘转动一周,可进行两次压制工序,每副冲可压制 2 片。旋转式压片机的加料方式合理,片重差异较小;由上、下冲同时加压,片剂内部压力分布均匀,能量利用合理,生产效率高。目前压片机的最大产量

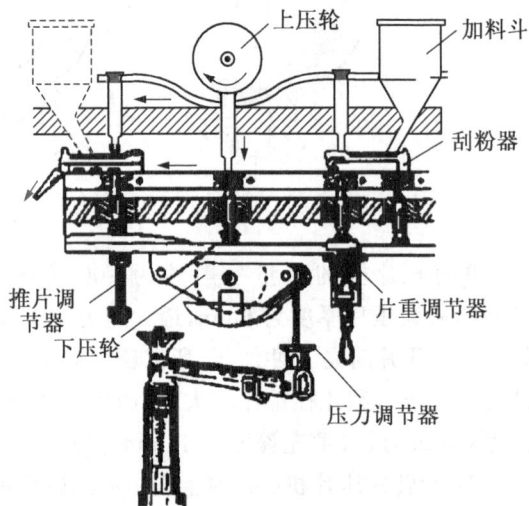

图 10-7 旋转式压片机压片流程

可达 80 万片/h,国内使用较多的 ZP-33 型双流程压片机,每分钟可生产 900～1600 片。全自动旋转压片机,除能将片剂差异控制在一定范围外,对缺角、松裂片等不良片剂也能自动鉴别并剔除。

3) 二次(三次)压制压片机:片剂的物料经过一次压轮适当的压力压制后,移到二次压轮再进行压制,见图 10-8 所示,由于经过二次压制,受压时间较长,成型性增加,形成片剂的密度均匀,减少裂片现象,同时还可增加片剂的硬度。经改进研制成的二次、三次压制压片机适用于成型性差、转速慢的粉末直接压片。

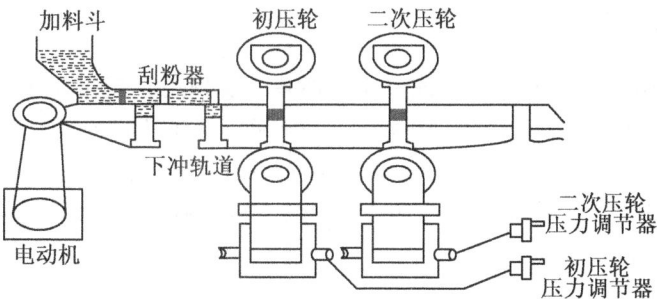

图 10-8　二次压缩压片机示意

4) 多层片压片机:把组分不同的物料按二层或三层堆积起来压缩成型的片剂称多层片,这种压片机叫多层片压片机。其压片过程见图 10-9 所示:① 向模孔中充填第一层物料;② 上冲下降,轻轻预压;③ 上冲上升,在第一层上充填第二层物料;④ 上冲下降,轻轻顶压;⑤ 上冲上升,在第二层上充填第三层物料;⑥ 压缩成型;⑦ 三层片由模孔中推出。多层片压片机对粉末直接压片和减少复方制剂的配伍变化以及缓控释制剂的制备都十分有利。

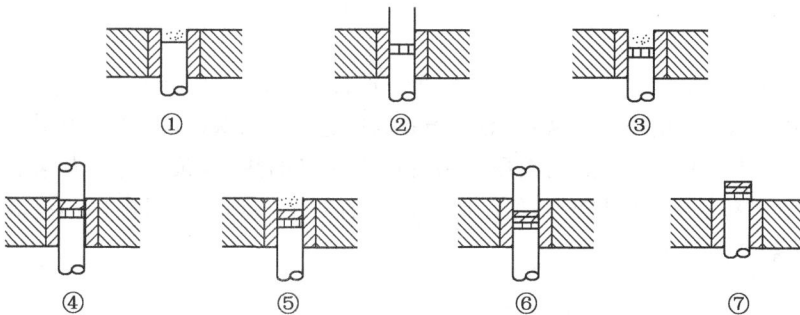

图 10-9　三层片的压制过程

5) 高速压片机:近年来,国外已生产出先进的高速压片机,型号很多,共同的特点如下:① 产量高,与 ZP-33 冲压片机相比,产量高出 1～10 倍。② 采用符合 GMP 要求的结构,压片机的压制部分置于严密的防护罩内,防护罩后端装有空调或洁净装置,以防外界尘埃和细菌入内,另安装有隔音设备,噪声<86dB 等。③ 主轴传动装置与压制机构分开,压制部分大多装有预压轮和主压轮两套装置,以及装有强制加料机构,保证供料。④ 有各式的片重自动控制机构和压片监护系统;不合格的片重能自动剔除。⑤ 除压制常用的圆形片剂外,还可压制各种异形片,包括有雕刻的片剂、双层片和泡腾片剂等。

目前国外制片机械发展较快,已有用计算机控制的全自动制药设备,系统可自动称量配方中各成分,然后混合、制粒、干燥,添加润滑剂,制备出按预定大小分布的均匀颗粒。采用计算机控制将颗粒填充入模圈,压出精确厚度、质量和硬度规格的片剂,还可进行薄膜包衣。

6) 压片操作:在确认设备系统完好后,进行试压(试车),此时着重于压力、片重、硬度等的调节,待符合要求后,再正式压片。压片过程中,采用 ZP-33 型双流程压片机时,由于机械振动和加料斗中物料量及其流动情况等的变化,常会使填入模孔中物料的量发生改变,致使片重差异变大,必须定时检查,及时调整片重。加料斗中应保持足够的颗粒量(一般为加料斗容积的 1/3 以上)。

10.3.2　干法制粒压片法

在药物对水、热不稳定,有吸湿性或因流动性差不能采用直接压片法的情况下,多采用干法制粒压片法(dry grannulation compression method),即将药物原粉与适量粉状填充剂、润滑剂或黏合剂等混合均匀后,用适宜的设备压成块状或大片状,然后再将其破碎成大小适宜的颗粒进行压片的方法,其工艺流程如图 10-10 所示。该法靠压缩力使粒子间产生结合力,其制备方法可分为滚压法、重压法。

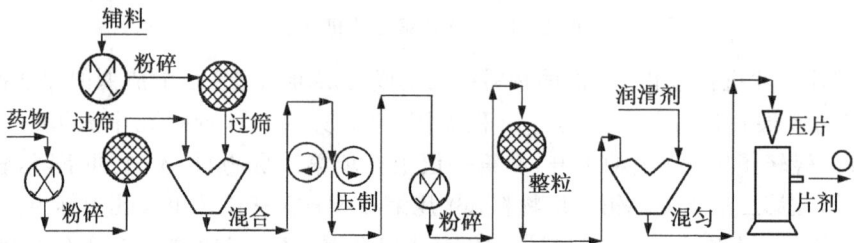

图 10-10　干法制粒压片法工艺流程图

1. 滚压法

滚压法(roller compaction method)系将药物与辅料混匀后,利用转速相同的两个滚动圆筒之间的缝隙,将其滚压成硬度适宜的薄片,然后破碎成一定大小的颗粒,再整粒、压片的方法。

滚压法制粒过程中由于强烈的滚压作用可产生较多的热,故最好有冷却装置。用本法压块时,粉体中空气易排出,产量较高,但压制的颗粒有时不够均匀。目前国内已有滚压、碾碎、整粒的整体设备可供选用。

2. 重压法

重压法(weight compression method)系将药物与辅料混合物在重型压片机上将其压制成直径为 20~25mm 的胚片,然后破碎成一定大小颗粒,再整粒、压片的方法。本法设备操作简单,但生产效率低,冲模等因压力较大致使机械的损耗率也较大。

干法制粒压片法方法简单,省工省时,但采用干法制粒时,应注意由于高压引起的晶型转换及活性降低等问题。

10.3.3　半干式颗粒压片法

半干式颗粒压片法(semi-dry particles tabletting method)是将药物粉末和预先制好的辅料颗粒(空白颗粒)混合进行压片的方法(图 10-11)。也常将主药用溶剂稀释后喷洒在空白颗粒上,密封贮放数小时后压片。

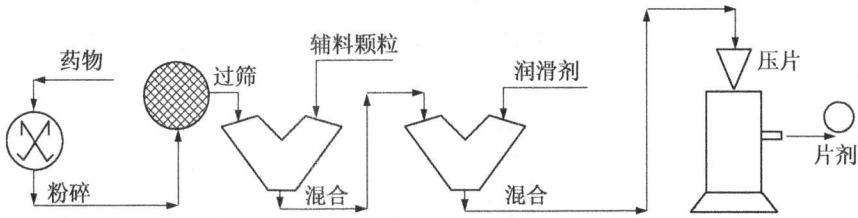

图 10-11 半干式颗粒压片法工艺流程图

该法适合于对湿热敏感、不宜制粒，且压缩成型性差的药物，也适用于含药量较少的物料。这些药物可借助辅料颗粒的优良压缩特性顺利制成片剂。

10.3.4 直接压片法

直接压片法(direct compression method)包括结晶直接压片法和粉末直接压片法。直接压片流程见图 10-12 所示。

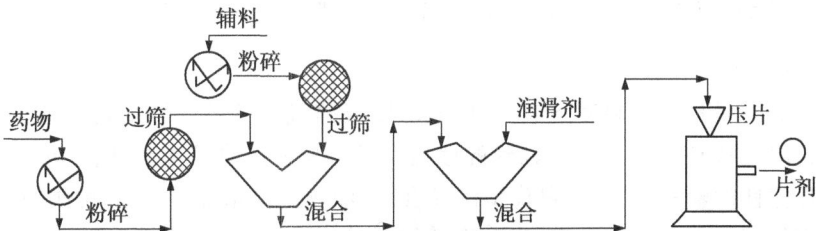

图 10-12 直接压片法工艺流程图

结晶直接压片系指某些结晶性或颗粒性药物，具有适宜的硬度、流动性和可压性，只需适当粉碎、干燥，筛分出适宜大小的晶体或颗粒，再加入适量的崩解剂、润滑剂即可压成片剂。此法适用种类少，呈正立方结晶的阿司匹林、氯化钾、氯化钠、溴化钾、硫酸亚铁等一般可直接压片；而鳞片状、针状及球形晶体不易直接压片，应碎成细粉过 80～100 目筛后备用，否则压片中易发生裂片、松片，片剂表面不光洁等现象。制备溶液片时常用此法。

粉末直接压片系指药物粉末与适宜的辅料混匀后，不经制粒而直接压片的方法。由于绝大多数药物粉末不具有良好的可压性和流动性，因此通过加入一些性能优良的药用辅料，改善药物的压缩成型性，从而避开制粒过程进行压片。粉末直接压片要求所用的辅料：① 有良好的流动性和可压性；② 对空气、湿、热稳定；③ 能与多种药物配伍，有较大的"容纳量"，即能与较高百分比的药物配合而不影响压片性能，亦不影响主药的生物利用度；④ 粒度与大多数药物相近等。

粉末直接压片除了对辅料要求高以外，在生产上还存在粉末的流动性差、片重差异大、粉末压片容易造成裂片等问题，致使该工艺的应用受到了一定限制。这些缺陷一般可从以下两个方面加以改进：

(1) 改善压片用物料的性能：在大剂量片剂中，药物性状的影响比较突出，一般可通过适当手段(如重结晶法、喷雾干燥法等)，改变药物粒子大小及分布或改变形状等来改善其流动性和可压性。对于一些小剂量片剂(指主药含量在 10 mg 以下或主药含量小于片重的 5%)，由于药物在整个片剂中所占的比例不大，若选用流动性和可压性良好的辅料，则可弥补药物性状的不足。国外已有许多用于粉末直接压片的药用辅料,如各种型号的微晶纤维素、乳糖、甘露醇、山梨醇、磷酸氢钙二水合物、可压性淀粉、蔗糖、葡萄糖等填充剂和微粉硅胶等助流剂。

(2) 压片机械的改进:为适应粉末直接压片的需要,对压片机可从以下三个方面加以改进:① 改善饲粉装置:因粉末的流动性较颗粒差,为防止粉末在饲粉器内出现分层、空洞或流动时快时慢,生产时可在饲粉器上加振荡器或其他适宜的强制饲粉装置,使粉末能均匀流入模孔,以减小片重差异。② 增加预压装置:因粉末中存在的空气比较多,压片时易产生顶裂现象,可增加预压过程(即改为两次压制),使片剂受压时间延长,成型性增加,减少裂片,增加片剂硬度。③ 改进除尘设备:粉末直接压片时产生的粉尘较多,有时有漏粉现象,可安装吸粉捕尘装置加以回收。另外,还可安装自动密闭加料设备,以克服药粉加入料斗时的飞扬,改善生产环境,以符合 GMP 管理要求。

直接压片的工艺过程比较简单,有利于片剂生产的连续化和自动化。其优点是省去了制粒、干燥等工序,工艺简便、节能省时,适于对湿热不稳定的药物;产品崩解或溶出较快,在国外约有 40% 的品种已采用这种工艺。

10.3.5　压片过程中发生的问题及解决方法

1. 松片

松片(loosing)是指片剂硬度不够,稍加触动即散碎或放置不久即变松散的现象。松片产生的原因及解决方法有:① 原药与辅料的性质:原药与辅料有较强的弹性,可通过在处方中增多具有较强塑性的辅料,或选用更优良的黏合剂、润湿剂或增加其用量;油类成分含量较多,可通过增加油类药物吸收剂加以克服;药物颗粒的密度不合适,需重新制粒或改进制粒工艺;原料药为针状或片状结晶时可通过粉碎加以解决。② 含水量的影响:含有结晶水的药物在颗粒干燥过程中失去较多的结晶水,使颗粒松脆,容易松、裂片,故在制粒时,按不同品种控制颗粒的含水量。如制成的颗粒太干,可喷入适量稀乙醇(50%～60%),混匀后压片。③ 压缩条件不当:压力过小,多冲压片机冲头长短不齐,车速过快或加料斗中颗粒时多时少时,易于松片,可通过调节压力、增加预压装置、检查冲模是否配套完整、调整车速、勤加颗粒使加料斗内保持一定的存量等加以解决。

2. 裂片

片剂发生裂开的现象叫做裂片(laminating tablets),如果裂开的位置出现在药片的上部或中部,习惯上分别称为顶裂或腰裂,它们是裂片的常见形式。裂片的原因和解决方法有:① 药物本身弹性较强或纤维性药物,可通过调整处方,增加塑性强的辅料,减少纤维弹性,或调整黏合剂或润湿剂的种类和用量,加强黏合作用,或加入优质润滑剂和助流剂以改善压力分布等手段来改善颗粒的压缩成型性;② 含油类成分较多,可增加油类药物的吸收剂;③ 颗粒太干、含结晶水药物失水过多造成的裂片,可适量增加水分,增强颗粒的塑性和润滑作用,改善压力分布;④ 结晶型药物可充分粉碎后制粒;⑤ 细粉过多、润滑剂过量引起的裂片,可筛去部分细粉与适当减少润滑剂用量或选用适宜制粒方法加以克服;⑥ 压片条件:压力过大、车速过快,可适当降低压力、调节车速、增加压缩时间;冲模不符合要求,可及时检查、调换,改进冲模配套;压片室室温低、湿度低,特别是黏性差的药物容易造成裂片,可以通过调节空调系统来解决。

3. 黏冲

药片上下表面的物料黏结在冲头表面,以致片剂的表面有缺损的现象称为黏冲(sticking);若片剂的侧面边缘粗糙或有缺陷,则相应地称为黏模;刻字冲头更容易发生黏冲现象。产生黏冲或黏模的主要原因及解决措施:① 冲头表面不干净,表面光洁度不够,表面已磨损或冲头表面刻有图案或其他标志等,易黏冲,可将冲头擦净、抛光、调换不合规格的冲模或用微量液状石蜡擦在刻字冲头表面使字面润滑;② 加强冲模配套检查,防止冲头与冲模配合过紧造成吊冲;③ 颗粒不够干燥,应重新干燥并在生产中控制颗粒中的含水量在最佳含水量范围内;④ 原、辅料的熔点低,易因压缩时产生热,发生熔融而黏冲;含有引湿性、易受潮的药物,操作室温度与湿度过高易产生黏冲,应降低操作室温度、湿度;⑤ 润滑剂选用不当或用量不足,应调节处方,增加辅料量或使用优质的防止黏冲的辅料,如微粉硅胶;⑥ 细粉过多、混合不匀,应充分混合,解决黏冲问题。

4. 片重差异超限

片重差异超限是指片重差异超过药典规定的片重差异允许范围。产生原因及解决办法是:① 颗粒流动性不好,流入模孔的颗粒量时多时少,应重新制粒或加入较好的助流剂,如微粉硅胶等;② 颗粒内的细粉太多或颗粒大小相差悬殊,致使填入模孔内的颗粒粗细不均匀,应将颗粒混匀或筛去过多细粉;如不能解决,则应重新制粒;③ 加料斗装量时多时少,造成加料的重量波动,应保持加料斗内始终有 1/3 量以上的颗粒;④ 加料斗被堵塞,此种现象常发生于黏性或引湿性较强的药物,应疏通加料斗,保持压片环境干燥,并适当加入助流剂解决;⑤ 加料器内的颗粒中混有纤维头等异物,致使加入模孔内的量减少而影响片重,应停车检查,剔除异物;⑥ 下冲升降不灵活造成吊冲或冲头与模孔吻合性不好,应及时检查,拆下冲模,擦净下冲与模孔,或更换冲头、模圈;⑦ 车速太快、下冲长短不一、加料器未安装到位等都会造成填料不均匀,应针对性地解决。

5. 崩解迟缓或溶出超限

片剂的崩解超过了规定的崩解时限,即称为崩解超限或崩解迟缓。片剂在规定的时间内未能溶出规定的药物,即为溶出超限或称为溶出度不合格。

片剂不能在药典规定的时限内完全崩解或溶解,其原因和解决措施如下:① 崩解剂选择或加入方法不当,用量不足或干燥不够,可选用崩解作用较强的崩解剂,增加用量或使用前充分干燥;② 黏合剂的黏性太强,用量太多,润滑剂的疏水性太强与用量过多,可调整处方,减少用量;③ 压力过大和片剂硬度过大,可适当降低压力;④ 干燥温度过高,时间过长或干燥不充分,可降低干燥温度或重新干燥,控制颗粒水分在工艺要求范围内;⑤ 颗粒过硬过粗,可将粗粒粉碎成 20～40 目颗粒,并增加崩解剂的用量和适当减小压片机的压力来解决。

片剂崩解后所形成的小颗粒很多,表面积大幅度增加,溶出过程也随之增至最大,药物的溶出也最快,所以能够使崩解加快的因素,一般也能加快溶出。但是,也有不少药物的片剂虽可迅速崩解,而药物溶出却很慢,因此崩解度合格并不一定能保证药物快速而完全地溶出,也就不能保证具有可靠的疗效,应予以有针对性的检查。

6. 药物含量不均匀

所有造成片重差异过大的因素,皆可造成片剂中药物含量的不均匀,此外对于小剂量的药物来说,混合不均匀和可溶性成分的迁移是片剂含量均匀度不合格的两个主要原因。

针对混合不均匀的解决方法:① 主药量与辅料量相差悬殊时,应该采用等量递增稀释法进行混合或者将小量的药物先溶于适宜的溶剂中再均匀地喷洒到大量的辅料或颗粒中（一般称为溶剂分散法），以确保混合均匀；② 主药粒子大小与辅料相差悬殊时，应将主药和辅料进行粉碎，使各成分的粒子都比较小并力求一致，以便混合均匀；③ 制成比较复杂的粒子形态或粗糙的表面，增加粒子间的摩擦力，便于混匀；④ 当采用溶剂分散法将小剂量药物分散于空白颗粒时，空白颗粒大小一致，以便混合均匀。

针对可溶性成分迁移的解决方法：① 在箱式干燥中应经常翻动颗粒，以减少颗粒间的迁移；② 采用流化（床）干燥法时，不能轻易地弃去由摩擦、撞击等作用而磨下的细粉，也可在投料时把这种损耗考虑进去，以防止片剂中水溶性成分含量偏低；③ 更换干燥方式，用微波加热干燥时，由于颗粒内外受热均匀一致，可使这种迁移减少到最低程度。

7. 变色或色斑

片剂表面的颜色发生改变或出现色泽不一的斑点，导致外观不符合要求。其主要原因和解决措施如下：① 有色片剂的颗粒因着色、干湿、松紧不匀或润滑剂未充分混匀等造成印斑，可改进制粒工艺使颗粒较松，有色片剂可采用适当方法，使着色均匀后制粒，制得的颗粒粗细均匀，松紧适宜，润滑剂应按要求先过细筛，然后与颗粒充分混匀；② 复方片剂中原辅料深浅不一，制粒前应先将原料磨细，颗粒应混匀才能压片，若压片时发现花斑应返工处理；③ 易引湿的药物在潮湿情况下接触金属离子则容易变色，可控制空气中的湿度和减少与金属接触；④ 压过有色品种，清场不彻底，或压片时油污由上冲落入颗粒中产生油斑，需彻底清场，或清除油污，并在上冲套上橡皮圈防止油污落入；⑤ 选用不溶性色素，或将色素吸附于吸附剂上再加到片剂中；水溶性色素可通过低温、慢速干燥或加适量微晶纤维素来解决。

8. 麻点

片剂表面产生许多小凹点，其原因可能是润滑剂和黏合剂用量不当、颗粒引湿受潮、颗粒大小不匀、粗粉或细粉量多、冲头表面粗糙或刻字太深、有棱角及机器异常发热等，可针对具体原因处理解决。

9. 叠片

叠片是指两个药片叠压在一起的现象，其原因有推片调节器调节不当、上冲黏片及加料斗故障等，如不及时处理，因压力过大，易损坏机器，应立即停机调换冲头，用砂纸擦光或检修调节器。

10.4　片剂包衣

10.4.1　概述

片剂包衣（coating）是指在普通片剂（素片或称片芯）表面包上适宜衣料的一种单元操作。包衣的目的有以下几方面：① 避光、防潮，以提高药物的稳定性；② 遮盖药物的不良气味，增加患者的顺应性；③ 隔离配伍禁忌成分；④ 采用不同颜色包衣，增加药物的识别能力，提高用药的安全性；⑤ 包衣后表面光洁，提高流动性；⑥ 提高美观度；⑦ 改变药物释放的位置及速率，如胃溶、肠溶、缓控释等。包衣技术在制药工业中越来越占有重要的地位，也广泛用于颗粒、微丸、胶囊剂及微囊的包衣。

用于包衣的片芯必须具有适宜的弧度，以使边缘部位能够覆盖衣层，同时具有一定的硬度和脆性,以免因碰撞而破裂,且对包衣过程中所用溶剂的吸收量低。制得的包衣片衣层应均匀、牢固,与药片不起反应;崩解时限等检查应符合要求;经较长时间贮藏仍能保持光洁、美观、色泽一致,并无裂片、变色,不影响药物的崩解、溶出和释放。

包衣片按包衣材料分类有糖衣片和薄膜衣片,薄膜衣片又分为普通型薄膜衣片、缓释型薄膜衣片及肠溶薄膜衣片等。糖衣片近年来在新产品中应用得愈来愈少,已有的糖衣片也在逐渐转制为薄膜衣片。包衣工艺有糖包衣、薄膜包衣和半薄膜包衣,包衣方法有滚转包衣法、流化包衣法及压制包衣法等。糖包衣常用滚转包衣法,薄膜包衣常用滚转包衣法、流化床包衣法。

10.4.2　包衣工艺、设备与材料

1. 包衣工艺

(1) 糖包衣工艺:糖包衣(sugar coating)是指以蔗糖为主要包衣材料的包衣,虽然糖包衣具有包衣时间长、所需辅料量多、防潮性差、片面上不能刻字、受操作熟练程度的影响较大等缺点,但其具有包衣材料便宜易得、无毒、不需要复杂的设备、包衣片外形美观等优点,目前在国内外应用仍较广泛。糖包衣生产工艺流程如图 10-13 所示。

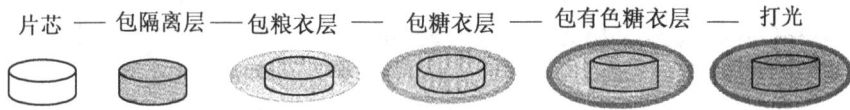

片芯 —— 包隔离层 ——包粉衣层 —— 包糖衣层 —— 包有色糖衣层 —— 打光

图 10-13　糖包衣生产工艺流程

具体操作过程如下:① 在片芯外包一层起隔离作用的防水衣层,又称隔离层(sealing coat)。操作时,将防水材料的溶液(通常为乙醇液)倒入或喷在流动的片芯上,然后在低温(40~50℃)热风下干燥,每层干燥时间约 30min,一般包 3~5 层。② 在隔离层的外面用糖浆液包上一层较厚的粉衣层(sub-coat)。操作时洒一次浆、撒一次粉,然后热风(40~55℃)干燥 20~30min,重复以上操作 15~18 次,直到片芯棱角消失。③ 应用单糖浆包糖衣层(sugar coat),操作要点是逐次减少用量,湿润片面即可,在低温(40℃)下缓缓干燥,一般包 10~15 层。④ 用与糖衣层相同的方法包几层含有所需颜色的糖衣,又称有色糖衣层(coloring coat),一般约需包 8~15 层。⑤ 分次撒入蜡粉,在糖衣外涂上极薄的蜡层,以增加其光泽,又称光亮层(polishing)。

用包衣锅包糖衣时,将适量的片剂置入锅内,包衣锅始终按适宜速率转动,按包糖衣的顺序依次加入隔离层液、黏合剂液及撒粉、蔗糖溶液等,每次加入液体后均应充分转动,必要时辅以搅拌,使其均匀分散于全部片剂的表面,随后加热鼓风使之干燥。如需撒粉,则于黏合剂已均匀分布后撒入,包衣锅转动并辅以搅拌使撒粉均匀黏附于片面,然后通风干燥。在包衣全过程中应注意:每次加入液体或撒粉均应使其分布均匀,充分干燥后才能进行下一次加料;液体黏度不宜太大,否则不易分布均匀。生产中包粉衣层等经常采用混浆法,即将撒粉混悬于黏合剂液体中,加入转动的片剂,这样可以减少粉尘和简化工序。

(2) 薄膜包衣工艺:薄膜包衣(film coating)是指在片芯之外包一层薄膜状的高分子聚合物衣料。与糖包衣比较,薄膜包衣有以下优点:① 片重仅增加 2%~4%,节约包装材料;② 包衣时间短,节省劳力;③ 防潮、抗湿性、抵抗磨损的能力更强;④ 对崩解及药物溶出的不良影响较糖衣小;⑤ 压在片芯上的标志(如片剂名称、剂量等)在包薄膜衣后仍清晰可见。

常用薄膜包衣工艺有:有机溶剂包衣法和水分散体包衣法。采用有机溶剂包衣时包衣材

料的用量较少,表面光滑、均匀,但有机溶剂多有显著的药理作用,并多为易燃物,必须严格控制有机溶剂的残留量和由有机溶剂引起的操作安全、环境污染、劳动保护等一系列问题,且回收麻烦,成本高。水分散体包衣法可以革除有机溶剂,减少环境污染,降低生产成本,并已经日趋普遍,目前在发达国家中已经几乎取代了有机溶剂包衣法。

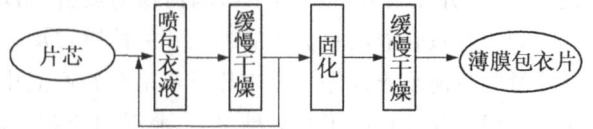

图 10-14 薄膜包衣生产工艺流程

薄膜包衣的生产工艺如图 10-14 所示,具体操作过程如下:① 将片芯放入锅内,在包衣锅内装入适当形状的挡板,以利于片芯的转动与翻动。② 喷入一定量的薄膜衣材料的溶液,使片芯表面均匀湿润。③ 吹入缓和的热风使溶剂蒸发。④ 如此重复②、③操作若干次,直至达到所需的厚度为止。⑤ 在室温或略高于室温下自然放置 6～8h 使之固化完全。⑥ 为使残余的有机溶剂完全除尽,一般还要在 50℃下干燥 12～24h。

用包衣锅包薄膜衣时,应注意将成膜材料溶液均匀地分布在片面,可适当调节包衣锅的转速或加挡板等,防止片剂在锅中滑动。包衣锅应有良好的排气设备,以利于有机溶剂排出或回收。包衣液用喷雾方法喷于片剂表面效果较好,也有将包衣液形成细流加入。包衣过程中应通入热风加快溶剂蒸发,如带夹层的包衣锅内壁上有很多小孔,热空气经小孔进入包衣锅内。当用水分散体包衣时,应注意加速水分蒸发,可用埋管式包衣锅等。

(3)半薄膜衣:半薄膜衣工艺是糖衣与薄膜衣两种工艺的结合,即先在片芯上包裹几层粉衣层和糖衣层(减少糖衣的层数),使片芯的棱角消失,然后再包上 2～3 层薄膜衣层。这样既可克服薄膜衣片不易掩盖片芯原有颜色和不易包严片剂棱角的特点,又不过多增大片剂的体积。其衣层牢固,保护性能好,没有糖衣片易引湿发霉和包衣操作复杂等缺点,有利于降低成本,但仍不如糖衣片光亮美观。

2. 包衣方法与设备

(1)滚转包衣法

1)锅包衣(pan coating):应用时间已久。倾斜包衣锅的基本结构见图 10-15 所示,一般用不锈钢或紫铜衬锡等性质稳定、具有良好导热性能的材料制成。包衣锅有莲蓬形和荸荠形等;包衣锅的轴与水平面的夹角为 30°～45°,以使片剂在包衣过程中既能随锅的转动方向滚动,又有沿轴向的运动,使混合作用更好。包衣锅的转动速率应适宜,以使片剂在锅中能随着锅的转动而上升到一定高度,随后做弧线运动而落下为度,使包衣材料能在片剂表面均匀地分布,片与片之间又有适宜的摩擦力。近年多采用可无级调速的包衣锅,可随包衣需要灵活调节。

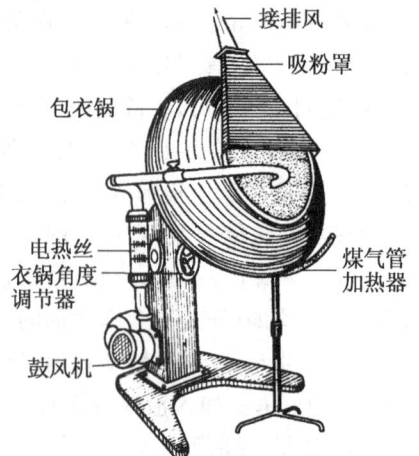

图 10-15 倾斜包衣锅的基本结构

包衣锅下部用电热丝等加热,同时吹入干热空气以使溶剂快速蒸发。上部装有除尘设备,防止粉尘飞扬。但锅内空气交换效率低,干燥慢;气路不能密闭,有机溶剂污染环境等不利因素影响其广泛应用。

2) 埋管包衣锅：近年来，改良开发了埋管包衣锅，如图 10-16 所示，系在普通包衣锅的底部装有通入包衣溶液、压缩空气和热空气的埋管。这种包衣方法使包衣液的喷雾在物料层内进行，热气通过物料层，不仅能防止喷液的飞扬，而且加快物料的运动速率和干燥速率。此法可用于糖包衣、薄膜包衣以及肠溶包衣，既可用有机溶剂溶解衣料，也可用水性混悬浆液为衣料。由于雾化过程是连续进行的，故包衣时间缩短，且可避免包衣时粉尘飞扬，适用于大生产。

同时已设计制成全自动包衣锅机，用电脑程序控制包衣的全过程和利用柱塞泵使液体在高压下雾化的程序控制无气喷雾包衣设备。

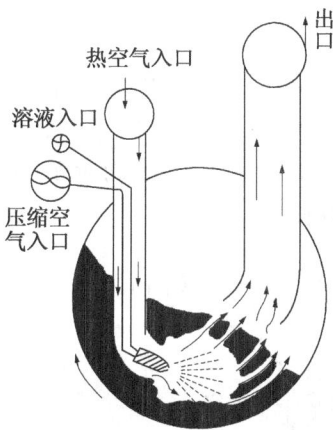

图 10-16　埋管包衣锅工作示意图　　　　　图 10-17　高效水平包衣锅工作示意图

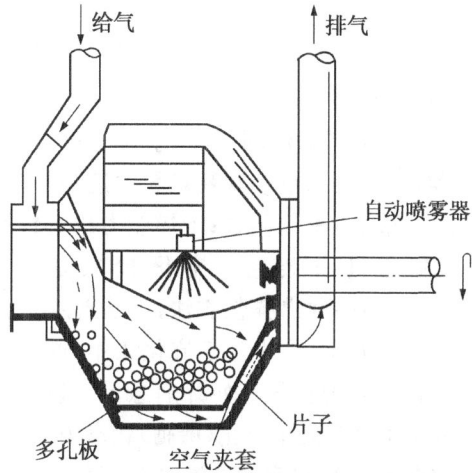

3) 高效包衣锅：传统的倾斜型包衣锅干燥能力差，高效包衣锅是为改善这一性能而开发的新型包衣锅，如图 10-17 所示的高效水平包衣锅，干燥速率快，包衣效果好，已成为包衣装置的主流。

加入锅内的片剂随着转筒的运动被带动上升到一定高度后由于重力作用在物料层斜面上边旋转边滑下。在转动锅壁上装有带动颗粒向上运动的挡板，喷雾器安装于颗粒层斜面上部，向物料层表面喷洒包衣溶液，干燥空气从转锅前面的空气入口进入，透过颗粒层从锅的夹层排出。这种装置适合于薄膜包衣和糖包衣。

特点：① 粒子运动不依赖空气流的运动，因此适合于片剂和较大颗粒的包衣；② 在运行过程中可随意停止送入空气；③ 粒子的运动比较稳定，适合易磨损的脆弱粒子的包衣；④ 装置可密闭、卫生、安全、可靠。缺点是干燥能力相对较低，小粒子的包衣易粘连。

4) 转动包衣装置：这是在转动造粒机的基础上发展起来的包衣装置。图 10-18 为典型的操作原理示意图，将物料加于旋转的圆盘上，圆盘旋转时物料受离心力与旋转力的作用而在圆盘上做圆盘旋转运动，同时受圆盘外缘缝隙中上升气流的作用沿壁面垂直上升，颗粒层上部粒子靠重力作用往下滑动落入圆盘中心，落下的颗粒在圆盘中重新受到离心力和旋转力的作用向外侧转动。这样粒子层在旋转过程中形成麻绳样旋涡状环流。喷雾装置安装于颗粒层斜面上部，将包衣液或黏合剂向粒子层表面定量喷雾，并由自动粉末撒布器撒布主药粉末或辅料粉末，需要干燥时从圆盘外周缝隙送入热空气，由于颗粒群的激烈运动实现液体的表面均匀润湿和粉末的表面均匀黏附，从而防止颗粒间的粘连，保证多层包衣。

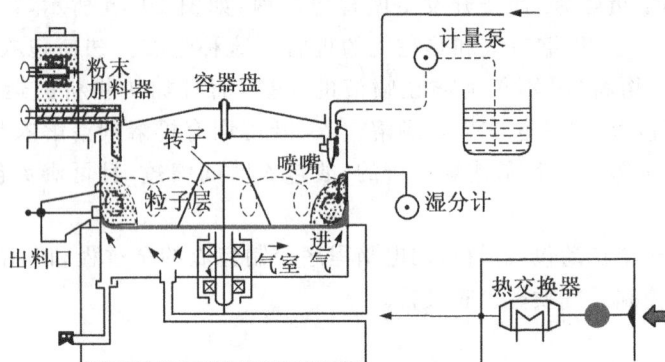

图 10-18　转动包衣机示意图

　　转动包衣装置的特点是：① 粒子的运动主要靠圆盘的机械运动,不需用强气流,防止粉尘飞扬;② 由于粒子的激烈运动,小粒子包衣时可减少颗粒间粘连;③ 在操作过程中可开启装置的上盖,因此可以直接观察颗粒的运动与包衣情况;④ 缺点是由于粒子运动激烈,易磨损颗粒,不适合脆弱粒子的包衣;干燥能力相对较低,包衣时间较长。

　　（2）流化包衣装置：流化包衣法(fluidized coating)亦称沸腾包衣法,其装置示意如图 10-19 所示,将片芯置于流化床中,通入气流借急速上升的空气流使片剂悬浮于包衣室的空间上下翻动处于流化(沸腾)状态中,与此同时将包衣材料的溶液或混悬液雾化输入流化床,使片芯的表面黏附一层包衣材料,由于热气流的作用,表面迅速干燥成长;同法包若干层,至达到规定要求。

　　流化包衣法的优点有：① 自动化程度高,不像锅包衣那样,必须具有特别熟练的操作技艺。当喷入包衣溶液的速率恒定时,喷入时间与衣层增重具有线性关系,即衣层厚度与衣层增重量的立方根成正比,这对于自动控制具有特别重要的意义;② 包衣速率

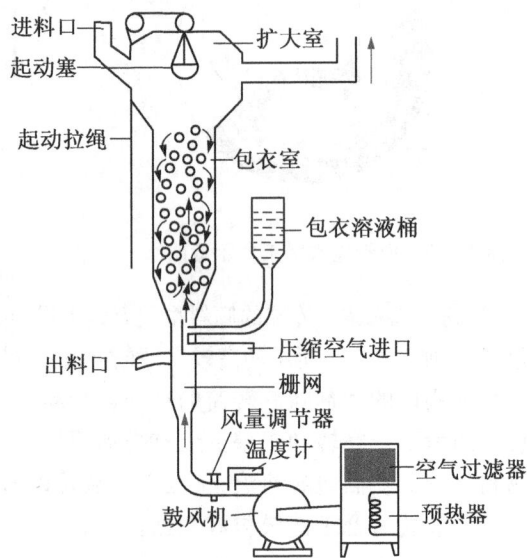

图 10-19　流化包衣机示意图

快、时间短、工序少,包制一般的薄膜衣只需 1h 左右即可完成,适合于大规模工业化生产;③ 整个包衣过程在密闭的容器中进行,无粉尘,环境污染小,并且节约原辅料,生产成本较低。当然,采用这种包衣方法时,要求片芯的硬度稍大一些,以免在沸腾状态下被撞碎或缺损,但应注意片芯的硬度也不宜过大,否则会造成崩解迟缓。

　　（3）压制包衣法(compression coating)：亦称干法包衣。一般采用两台压片机以特制的传动器连接起来,配套使用联合压制包衣(图 10-20)。压制包衣机的包衣过程如图 10-21 所示,一台压片机专门用于压制片芯,然后由传动器将压成的片芯输送至包衣转台的模孔中,此模孔内已填入包衣材料作为底层,随着转台的转动,片芯的上面又被加入约等量的包衣材料,然后进行第二次压制,使片芯压入包衣材料中间而形成压制的包衣片剂。该设备还采用一种

自动控制装置,可以检查出不含片芯的空白片并自动将其抛出。如果片芯在传递过程中被黏住不能置于模孔中,装置也可将它抛出。另外,还附有一种分路装置,能将不符合要求的片子与大量合格的片子分开。

压制包衣法的优点在于:可以避免水分、高温对药物的不良影响,对有配伍禁忌的药物或有不同释药要求的两种药物可分别制粒,压制成内外双层片,生产流程短、自动化程度高、劳动条件好,但对压片机械的精度要求较高,目前国内尚未广泛使用。

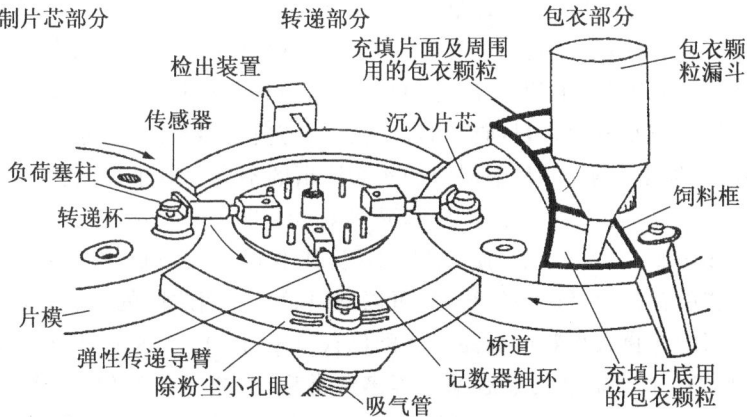

图 10-20　压制包衣机的主要结构

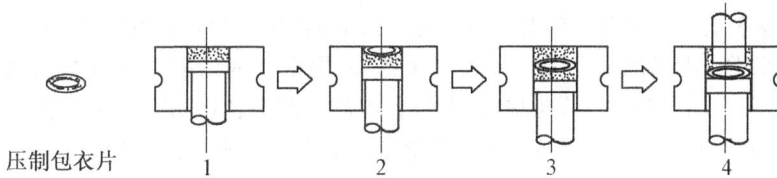

图 10-21　压制包衣示意图
1. 充填粉末　2. 加入片芯　3. 充填粉末　4. 压缩

3. 包衣材料

(1) 糖包衣材料

1) 隔离层材料常选用水不溶性材料,其防水性能好,可以防止药物吸湿和因酸性药物促进蔗糖转化而造成的糖衣破坏,还可增加片剂硬度。用于隔离层的材料有:10%玉米朊乙醇溶液、15%~20%虫胶乙醇溶液、10%醋酸纤维素酞酸酯(cellulose acetate propionate,CAP)乙醇溶液以及 10%~15%明胶浆,也可用丙烯酸树脂Ⅳ号、HPMC、HPC 等有机溶剂溶液包隔离层,其中最常用的是玉米朊。

2) 粉衣层主要材料是糖浆[浓度 65%(g/g)或 85%(g/mL)]和滑石粉(过 100 目筛)。为了增加糖浆黏度可加入 10%的明胶或阿拉伯胶;滑石粉中含有质量分数为 10%~20%的碳酸钙、碳酸镁等,用以增加衣层厚度,消除棱角。

3) 糖衣层所用糖浆液以浓度为 65%~75%(g/g)蔗糖为主,也可加入淀粉和碳酸钙,通过形成光洁细腻的膜,增加片剂的牢固性和甜味。

4) 有色糖衣层选用食用级色素,最好选用不溶性色素,如"色淀"、某些铁的化合物等,改善外观,便于识别和遮光。

5) 光亮层一般用四川产的米心蜡(川蜡),也可用其他蜡,使片剂光亮美观、防潮。用前须精制,即加热至 80～100℃ 熔化后过 100 目筛,去除杂质,并掺入 2% 的硅油混匀,冷却,粉碎,取过 80 目筛的细粉待用,蜡粉用量每万片约 5～10g。

(2)薄膜衣的材料:通常由高分子材料、增塑剂、速率调节剂、增光剂、固体物料、色料和溶剂等组成。

1)高分子包衣材料:按衣层的作用分为普通型、缓释型和肠溶型三大类,其共同要求是应有良好的成膜性和机械强度,防潮性好而透气性小等。

① 普通型薄膜包衣材料:主要用于改善吸潮和防止粉尘污染等,可在水或胃液中溶解的材料。

纤维素衍生物:HPMC、HPC、羟乙基纤维素(hydroxyethyl cellulose,HEC)、EC、MC、CMC-Na 等均可作为成膜材料。目前应用最广泛的是羟丙甲纤维素,其优点是可溶于某些有机溶剂和水,易在胃液中溶解,对片剂崩解和药物溶出的不良影响小;成膜性较好,形成膜的强度适宜,不易脆裂等。本品国外知名的商品名称为 Pharmacoat(日本),有 3 种规格,即Pharmacoat 606、603 和 615,主要区别是黏度不同,其中 Pharmacoat 606 因溶液黏度适中而应用较广。如果片芯中含有适量微晶纤维素,可以增强膜与片面之间的黏着力,形成的膜更加光滑牢固。目前常用的薄膜衣材料的商品名为欧巴代(Opadry),就属于含 HPMC 的包衣辅料。欧巴代有胃溶、肠溶、中药防潮及最后抛光等多种类型,包衣操作简便,可用水或乙醇作为溶剂,胃溶型用量一般为片芯重的 2%～3%,肠溶型用量一般为片芯重的 6%～10%。

聚维酮:本品性质稳定,无毒,能溶于水及多种溶剂。可形成坚固的膜,但具有吸湿性,适宜与其他成膜材料合用,例如可与虫胶、甘油醋酸酯等合用,也可与 PEG 合用。

丙烯酸树脂类:丙烯酸树脂是一大类共聚物,常用甲基丙烯酸二甲胺基乙酯-中性甲基丙烯酸酯共聚物,国产品名称为丙烯酸树脂Ⅳ号。本品可溶于乙醇、丙酮、异丙醇、三氯甲烷等有机溶剂,在水中的溶解度与 pH 有关,溶解度随 pH 下降而升高,在胃液中可快速溶解,为良好的胃溶性包衣材料。本品的成膜性能较好,膜的强度较大;可包无色透明薄膜衣,也可加入二氧化钛、色料及必要的增塑剂后用于包衣。

聚乙烯乙醛二乙胺乙酯(polyvinyl acetal diethyl aminoatetate,AEA):本品无味无臭,可溶于乙醇、甲醇、丙酮,不溶于水,但可溶于酸性水中,化学性质稳定,防潮性能好。可在胃中快速溶解,对药物溶出的不良影响较小,包衣时一般用 5%～7% 的乙醇溶解。

② 缓释型包衣材料:常用材料有中性的甲基丙烯酸酯共聚物、乙基纤维素和醋酸纤维素等。这些材料的特点是在整个生理 pH 范围内不溶。甲基丙烯酸酯共聚物具有溶胀性,对水及水溶性物质有通透性,因此可作为调节释放速率的包衣材料。乙基纤维素与醋酸纤维素通常与 HPMC 或 PEG 混合使用,产生致孔作用,使药物溶液容易扩散。

③ 肠溶性成膜材料:具有耐酸性,在胃液中不溶,但可在 pH 较高的水及肠液中溶解的成膜材料。常用 CAP、聚乙烯醇酞酸酯(polyvinyl acetate phthalate,PVAP)、甲基丙烯酸共聚物、醋酸纤维素苯三酸酯(cellulose acetate trimellitate,CAT)、羟丙基纤维素酞酸酯(hydroxypropyl methylcellulose phthalate,HPMCP)、丙烯酸树脂 EuS100、EuL100。

虫胶(shellac):本品不溶于胃液,但在 pH6.4 以上的溶液中能迅速溶解,可制成 15%～30% 的乙醇溶液包衣,并应加入适宜的增塑剂(如蓖麻油等)。应用中应注意包衣层的厚度,太薄不能对抗胃液的酸性,太厚则影响片剂在肠液中的崩解。本品溶解所需 pH 较高,使用不当,影响片剂质量;近年应用已较少。

　　CAP：为白色纤维状粉末,不溶于水和乙醇,可溶于丙酮或乙醇与丙酮的混合液。包衣后的片剂不溶于酸性溶液,能溶于 pH5.8～6.0 的缓冲液,胰酶能促进其消化。本品是目前应用较广泛的肠溶性包衣材料,包衣时一般用 8％～12％的乙醇丙酮混合液,成膜性能好,操作方便。本品为酯类且具有吸湿性,应注意贮存,否则易水解,水解后产生游离酸及醋酸纤维素,在肠液中也不溶解。

　　丙烯酸树脂：肠溶性的丙烯酸树脂是甲基丙烯酸-甲基丙烯酸甲酯的共聚物,因两者比例不同而分为Ⅱ号（Eudragit L100 型）和Ⅲ号（Eudragit S100 型）。在胃中均不溶解,但在pH6～7 以上的缓冲液中可以溶解,调整两者用量比例,可获得不同溶解性能的材料。本品安全无毒,玻璃转变温度高,形成的膜脆性较强,应添加适宜的增塑剂。

　　HPMCP：本品不溶于酸性溶液,但可溶于 pH5～5.8 以上的缓冲液。成膜性能好,膜的抗张强度大,安全无毒。本品亦为酯类化合物,但其稳定性较 CAP 好。可在十二指肠上端溶解,生物利用度高。

　　醋酸羟丙甲纤维素琥珀酸酯（hydroxypropyl methyl cellulose acetate succinate, HPMCAS)为优良的肠溶性成膜材料,稳定性较 CAP 及 HPMCP 好。

　　2) 增塑剂：指能增加成膜材料可塑性的物料。常用的增塑剂多为无定形聚合物,相对分子质量相对较大,并与成膜材料有较强亲和力,可以降低成膜材料的玻璃转变温度,增加衣层柔韧性。常用的水溶性增塑剂有甘油、丙二醇、聚乙二醇、甘油三醋酸酯,后者在丙烯酸树脂的包衣处方中经常应用;常用的水不溶性增塑剂有精制椰子油、蓖麻油、玉米油、液状石蜡、甘油单醋酸酯、甘油三醋酸酯、二丁基癸二酸酯和邻苯二甲酸二丁酯(二乙酯)等。不溶于水的增塑剂有利于降低衣层的透水性,从而能增加制剂的稳定性。增塑剂的用量根据成膜材料的刚性而定,刚性大,增塑剂用量应多,反之则少。

　　3) 释放速率调节剂：又称释放速率促进剂或致孔剂。在薄膜衣材料中加有蔗糖、氯化钠、表面活性剂、PEG 等水溶性物质时,一旦遇到水,水溶性材料迅速溶解,留下一个多孔膜作为扩散屏障。薄膜的材料不同,调节剂的选择也不同,如吐温、司盘、HPMC 作为乙基纤维素薄膜衣的致孔剂;黄原胶作为甲基丙烯酸酯薄膜衣的致孔剂。

　　4) 固体物料：在包衣过程中有些聚合物的黏性过大时,适当加入固体粉末以防止颗粒或片剂的粘连。如聚丙烯酸酯中加入滑石粉、硬脂酸镁,乙基纤维素中加入胶态二氧化硅等。

　　色料常选用色淀,其应用主要是为了便于鉴别,防止假冒,并且满足产品美观的要求,也有遮光作用,但色淀的加入有时存在降低薄膜的拉伸强度和减弱薄膜柔性的作用。

　　为了提高片芯内药物对光的稳定性,一般选散射率、折射率较大的无机染料作为避光剂使用。应用最多的是二氧化钛(钛白粉),避光的效果与其粒径有关,粒径小于可见光波长的效果较好,在包衣时,一般将避光剂悬浮于包衣液中应用。

　　5) 溶剂：溶剂的作用是将成膜材料均匀分布到片剂的表面,溶剂挥发,在片剂上成膜。常用的有机溶剂有乙醇、异丙醇、甲醇、丙酮、氯仿等,必要时使用混合溶剂;水溶性成膜材料可用水为溶剂;水不溶性成膜材料可以水为介质制成水分散体;对肠溶性材料可以考虑用纯化水为溶剂,并用氨水调 pH,使成膜材料溶解。

　　4. 包衣过程中出现的问题及解决方法

　　(1) 糖衣片

　　1) 糖浆粘锅或不粘锅：加糖浆过多,黏性大,搅拌不均,会出现糖浆粘锅现象,因此应控制糖浆的含糖量恒定,一次用量不宜过多,锅温不宜过低;锅壁上蜡未除尽或包衣锅的角度太小,会出现糖浆不粘锅现象,应洗净锅壁或将锅壁涂一层糖浆,撒一层滑石粉再用,或将锅的角度适当放大,片子的下降速率变慢,锅心部分就会粘上糖浆和滑石粉。

2) 糖衣层龟裂:包衣处方不当时,糖衣片常因气温及湿度变化等出现糖衣层龟裂现象。其原因可能与衣层的透湿性有关,透入水后,片剂体积变化、胀裂;或衣层太脆而缺乏韧性,必要时应调节配方,如加入塑性较强的材料或加入适宜增塑剂;还可能是糖浆或滑石粉用量不当,温度太高,干燥过快,析出粗糖晶,使平面留有裂缝等造成。糖衣层龟裂多发生在北方严寒地区,可能因片芯和衣层的膨胀系数有较大差异,低温时衣层收缩程度大,衣层脆性强所致。

3) 掉皮:单糖浆久置蔗糖部分形成转化糖、单糖浆含量低、包衣过程中未能达到层层干燥等会出现掉皮现象。单糖浆应现配现用,一次用完,并将单糖浆含量控制在 $65\% \sim 75\%$(g/g)范围内,或待包衣过程中每层都达到干燥的要求后再包下一层。

4) 色泽不均:若由可溶性色素的迁移而造成,则应选用不溶性色素。若因有色糖浆用量过少,加之未搅拌,则应选用浅色糖浆,增加混合和包衣层数;若因温度太高,干燥过快,糖浆在平面上析出过快,则应"勤加少上"并控制温度;若因衣层未经适当干燥即加蜡打光等造成,则洗去蜡料,重新包衣。若因片芯太厚、粉衣层包得太薄,片子出现暗边和着色不匀,可将片芯压制成合适的厚度,或增加粉衣层的厚度。若由于片剂的某一组分影响色素的稳定性,使之变色,要调整处方或改善工艺。

5) 打光困难:由于片子表面粗糙、片子湿度太大、片子太干或蜡粉受潮造成,可将包有色糖衣时锅内的温度降低至室温;停止打光,擦去片子表面所黏附的少量蜡粉,继续干燥,待片子干湿度合格后再打光;或将湿毛巾(拧干)放入锅中,增加片子湿度,或用湿毛巾(拧干)擦拭锅壁,用干燥蜡粉打光,即可。

(2) 薄膜衣片

1) 起泡:薄膜衣下有气泡,表明衣层与片芯表面黏着力不足,调整片芯或包衣液的配方,增加片芯表面粗糙度或在片芯内添加一些能与衣膜内某些成分形成氢键的物质,以提高衣膜与片芯表面的黏着力;或在操作中降低干燥温度,延长干燥时间,可以防止此现象的发生。

2) 包衣片表面粗糙:多由于喷浆不当、包衣液在片剂表面分布不均匀等造成,可调整喷浆方式和降低干燥速率,在前一层包衣的衣层完全干燥前继续添加适量的包衣溶液,以防止液滴尚未喷到片剂表面或刚到片剂表面尚未铺展开即已干燥。

3) 衣层剥落:其原因是片芯与包衣材料黏着性差,多次喷浆并多次干燥过程中层与层间结合力降低,两次包衣间的加料时间过短,有时与包衣物料的浓度直接有关。解决方法是掌握好包衣材料的特性,调节间隔时间,适当降低包衣液的浓度。

4) 崩边:由喷液量少、包衣锅转速太快、片芯边缘喷量少、不及时保护引起。解决方法:加大喷液速率,降低包衣锅转速或增加成膜聚合物的膜强度和附着力。

5) 粘片:包衣液喷量速率超过干燥速率,片芯表面潮湿,致使片与片之间粘连。解决方法:应减少包衣液喷量速率或增大干燥速率,并使两者始终保持动态平衡。

6) 外观色泽不均匀:调节包衣处方,延长包衣时间。

(3) 肠溶衣片

1) 不能安全通过胃部:其原因是包衣材料选择时,塑性和脆性量配比不当,衣层与药物结合强度低或衣层厚度不够均匀,应重新选择适宜的包衣材料。

2) 排片(随粪便排出完整的片子):包衣材料由于久贮变性,或衣层过厚,或选用的包衣材料不当,片子服用后不能在小肠 pH 环境下溶解或崩解。

10.5　片剂质量评价

10.5.1　普通片剂

1. 外观

外观应片形一致,表面完整、光洁,边缘整齐,色泽均匀,字迹清晰,无杂斑,无异物,并在规定的有效期内保持不变。其检查方法如下:一般抽取样品 100 片平铺于白底板上,置于 75W 光源下 60cm 处,在距离片剂 30cm 处以肉眼观察 30s,检查结果应符合下列规定:色泽一致;杂色点 80~100 目应<5%;麻片<5%;中草药粉末片剂除个别外<10%,并不得有严重花斑及特殊异物,对包衣片有畸形者不得>0.3%。

2. 硬度

片剂应有适宜的硬度,以免在包装、运输过程中磨损或破碎。此外,硬度与片剂的崩解、溶出也有密切关系。因此,硬度要求是片剂的重要质量标准之一。药典虽未作统一规定,但各生产单位都有各自的内控标准。对于硬度现已用仪器代替了以往的指压和坠落的经验测定法。如孟山都(Monsanto)硬度计(图 10-22a),系通过一个螺旋对一个弹簧推动压板并对片剂加压,由弹簧的长度变化反映压力的大小。现常用片剂四用测定仪(图 10-22b)测定片剂的崩解度、溶出度、硬度和脆碎度,其中测定硬度的装置和方法原理与孟山都硬度计相似。通常认为能承受 40~60N 的压力即为合格。

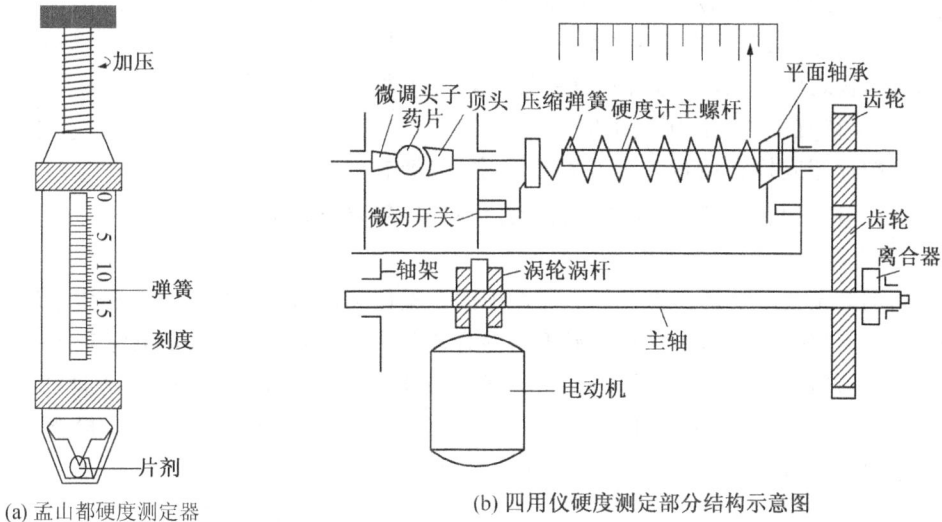

(a) 孟山都硬度测定器　　　　(b) 四用仪硬度测定部分结构示意图

图 10-22　硬度测定仪结构示意图

3. 脆碎度

片剂往往因磨损和震动引起碎片、顶裂或破裂等。《中华人民共和国药典》2005 年版附录 ⅩG 规定了片剂脆碎度检查法,常用 Roche 脆碎度测定仪(图 10-23)测定,取 20 粒片剂,用毛刷扫净片剂表面上附着的细粉,称重,放入转鼓内,转鼓以 25r/min 的速率转动 4min(共 100 转),片剂被挡板带动刮上、坠落等,随着转鼓的转动而受到摩擦、撞击等。转动完毕,取出片剂称重,要求减失质量不得超过 1%,且不得检出断裂、龟裂及粉碎的片。本试验一般仅做 1 次。如减失质量超过 1%,可复检 2 次,3 次的平均减失质量不得超过 1%,并不得检出断裂、龟裂及粉碎的片。

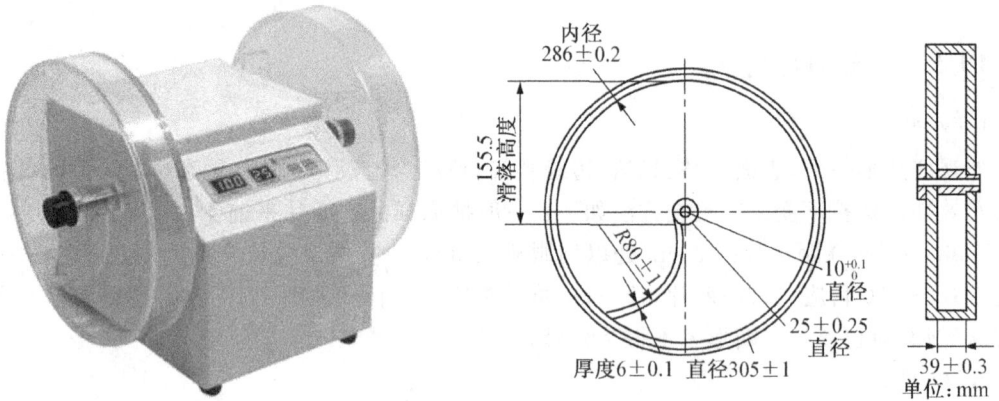

图 10-23 片剂脆碎度检查仪及示意图

4. 片重差异

片剂质量差异大,意味着每片的主药剂量不一致,对治疗可能产生不良影响。因此,必须将各种片剂的质量差异控制在最低限度内。《中华人民共和国药典》2005 年版附录ⅠA 规定片剂质量差异限度如表 10-2 所示。

测定方法:取供试品 20 片,精密称定总质量,求得平均片重后,再分别精密称定每片的质量。每片质量与平均片重相比较(凡无含量测定的片剂,每片质量应与标示片重比较),按表中的规定,超出质量差异的药片不得多于 2 片,并不得有 1 片超出限度 1 倍。

表 10-2 片剂质量差异限度

平均片重/g	质量差异限度/%
<0.30	±7.5
≥0.30	±5

糖衣片的片芯应检查质量差异并符合规定,包糖衣后不再检查质量差异。薄膜衣片应在包膜衣后检查质量差异并符合规定。

5. 含量均匀度

含量均匀度系指小剂量药物在每个片剂中的含量偏离标示量的程度。主药含量较小的片剂,因加入的辅料相对较多,药物与辅料不易混合均匀,而含量测定方法是测定若干片的平均含量,易掩盖小剂量片剂由于原、辅料混合不均匀而造成的含量差异。《中国药典》2005 年版附录ⅩE 规定:片剂每片标示量小于 10mg 或主药含量小于每片质量 5% 者,应检查含量均匀度。对规定检查含量均匀度的片剂,可不进行质量差异的检查。

检查时,除另有规定外,取供试片 10 片,照各药品项下规定的方法,分别测定每片以标示量为 100 的相对含量 X,求其均值 $\bar{x}$、标准差 S 以及标示量与均值之差的绝对值 A($A=|100-\bar{x}|$)。如 $A+1.80S \leqslant 15.0$,表示供试品的含量均匀度符合规定;如果 $A+1.80S>15.0$,则不符合规定;若 $A+1.80S>15.0$ 且 $A+S \leqslant 15.0$,则应另取 20 片复试。根据初、复试结果,计算 30 片的均值 $\bar{x}$,标准差 S 和标示量与均值之差的绝对值 A。如 $A+1.45S \leqslant 15.0$,则供试

品的含量均匀度符合规定;若 $A+1.45S>15.0$,则不符合规定。

6. 崩解时限

除口含片、咀嚼片不需检查崩解时限外,
一般内服片剂都应在规定的条件和时间内在
规定的介质中崩解,即片剂崩解成能通过直
径 2mm 筛孔的颗粒或粉末。《中国药典》
2005 年版二部附录 ⅩA 崩解时限检查法,规
定了崩解仪的结构、试验方法和标准(表
10-3)。测定时,除另有规定外,取样品 6 片,分
别置于有吊篮的玻璃管中,启动崩解仪,供试
片均应在规定时间内全部崩解。如有 1 片崩
解不完全,应另外取 6 片按上述方法复试,均
应符合规定。凡规定检查溶出度、释放度的
片剂,不再进行崩解时限检查。

表 10-3　片剂崩解时限

片剂类别	崩解时限
分散片	3min
泡腾片	5min
压制片	15min
薄膜衣片	30min
糖衣片	60min
浸膏片	60min
肠衣片	人工胃液中 2h 内不得有裂缝、崩解或软化现象,人工肠液中 1h 内全部崩解

7. 溶出度或释放度

药物的溶出度或释放度是指药物在规定条件下从片剂(或其他口服固体制剂)中溶出的速
率和程度。根据《中国药典》的有关规定,溶出度检查适用于一般的片剂,而释放度检查适用于
缓控释制剂;检查释放度的制剂,不再进行溶出度或崩解时限的检查。片剂等固体制剂口服后
一般都应崩解,药物从崩解形成的细粒中溶出后,才能被吸收而发挥疗效。崩解度合格却并不
一定能保证药物快速而完全地溶解出来,也就不能保证具有可靠的疗效。在片剂中除规定需
检查崩解时限外,对以下情况还要进行溶出度测定以控制或评定其质量:① 含有在消化液中
难溶的药物;② 与其他成分容易发生相互作用的药物;③ 久贮后溶解度降低的药物;④ 剂量
小、药效强、不良反应大的药物片剂。《中华人民共和国药典》2005 年版规定 250 种药物片剂
必须进行溶出度(释放度)测定,附录 ⅩC 收载了转篮法、桨法及小杯法三种片剂溶出度测定方
法,照各品种项下规定的方法测定,算出每片溶出量,均应不低于规定限度 Q(限度 Q 为标示含
量的 70％)。如 6 片中有 1～2 片低于 Q,但不低于 $Q-10％$,且其平均溶出量不低于 Q,亦可判
为符合规定。6 片中有 1～2 片低于 Q,其中仅有 1 片低于 $Q-10％$,但不低于 $Q-20％$,且其
平均溶出量不低于 Q 时,应另取 6 片复试。初、复试的 12 片中仅有 1～3 片低于 Q,其中仅有 1
片低于 $Q-10％$,但不低于 $Q-20％$,且其平均溶出量不低于 Q 时,应判为合格。释放度的测
定可参见第 17 章缓释、控释制剂。

8. 微生物限度

微生物限度检查系指非规定灭菌制剂及其原、辅料受到微生物污染程度的一种检查方法,
包括染菌量及控制菌的检查。《中华人民共和国药典》2005 年版附录 ⅪJ 收载了微生物限度
的具体检查方法和标准,规定片剂不得检出大肠埃希菌、致病菌、活螨及螨卵,细菌数每克不得
超过 1000 个;霉菌、酵母菌数每克不得超过 100 个。

10.5.2　包衣片的质量评价

1. 衣膜物理性质的评价

1) 测定片剂直径、厚度、质量及硬度:在包衣前后进行对比,以检查包衣操作的均匀程

度,比较偏差,一般用供试品变异系数表示。

2）残存溶剂检查：以水为溶剂包衣,残留水在包衣片中会影响主药的稳定性和包衣片的质量,可用费休尔法直接滴定,也可由红外干燥或真空干燥的失水重量测定;以有机溶剂为分散剂包衣,残留量影响安全性,主要用气相色谱法检查。

3）耐冲击强度试验：测试包衣片的衣膜对冲击的抵抗程度。通过将片剂固定,以一定重量的锤子使其下落击在包衣片上,以包衣片龟裂 50％锤子落下的距离来评定耐冲击强度。此外也可用孟山都硬度测定仪测定其硬度来表示表面强度。

4）被覆强度的测定：系指薄膜耐受来自片剂内部压力的程度。测定时,可将片剂内部插入一个压入计,借压入计将压缩空气通入片内,以片剂破碎时的压力表示被覆强度;或将包衣片放入试管内加热,把此时气体发生的压力变化记录在示波器上,测定片剂破裂的时间,求出片剂中的水分和包衣强度的相对关系。

5）耐湿耐水试验：将包衣片置恒温、恒湿装置中,经过一定时间,以片剂增重为指标表示其耐湿性。将包衣片剂放入纯化水中浸渍 5min 后,比较它们干燥后的失重,或测定浸渍后增加水量,比较其耐水性。

6）外观检查：主要检查包衣片的表面缺陷、表面粗度、光泽度、外形是否圆整等。一般可用肉眼检查,也可用电子显微镜直接观察包衣片的表面状态,或用片剂粗度记录仪及反射光度仪等来测定。

2. 稳定性试验

可将包衣片于室温长期保存或进行加热（温度 40～60℃）、加湿（相对湿度 40％～80％）、冷热（−5～45℃）及光照试验等,观察片剂内部、外观变化,测定主药含量及崩解、溶出性质的改变,作为包衣片的主药稳定性、预测包衣片质量及包衣操作优劣的依据。

3. 药效评价

由于包衣片比一般片剂多了一层衣膜,而且包衣片的片芯较坚硬,崩解时限指标较一般口服片剂延长 4 倍。如果包衣不当,会严重影响其吸收,甚至造成排片。因此,必须重视崩解时限和溶出度的测定。此外,还应考虑生物利用度的问题,以确保包衣片的药效。

10.6　包装与贮存

10.6.1　片剂的包装

片剂的包装一般有多剂量和单剂量两种形式。

1. 多剂量包装

多剂量包装是指几十、几百片合装在一个容器中。常用的容器有玻璃瓶（管）、塑料瓶（盒）及由软性薄膜、纸塑复合膜、金属箔复合膜等制成的药袋。

1）玻璃瓶（管）：为应用最多的包装容器,密封性好,不透水汽和空气,具有化学惰性,不易变质,价格低廉,有色玻璃有避光作用。缺点是质量较大,容易破碎。

2）塑料瓶（盒）：为广泛应用的包装容器,主要原料为聚乙烯、聚氯乙烯和聚苯乙烯等。其主要特点是质地轻,不易破碎,易制成各种形状。但其对环境的隔离作用不如玻璃制品,在化学上也并非完全惰性,组分中的某些成分(如稳定剂、增塑剂等)有可能溶出进入药品或与片剂中某些成分(如挥发性物质或油类)发生化学反应。片剂中某些成分(如硝酸甘油)也能向塑料迁移而被吸附。另外,塑料容器可因高温、水汽及药物的作用等变形或硬化。

3) 软塑料薄膜袋:薄膜袋价格低廉,工序简单,每个小袋均可印有标签,便于识别和应用。但密封性较差,且片剂易受压、振动而破碎或磨损。

2. 单剂量包装

单剂量包装系将单个片剂分别包装,可以提高对产品的保护作用,使用方便,外形亦美观。

1) 泡罩式:用底层材料(无毒铝箔)和热成型塑料薄板(无毒聚氯乙烯硬片)经热压形成的水泡状包装。泡罩透明、坚硬而美观。

2) 窄条式:由两层膜片(铝塑复合膜、双纸塑料复合膜等)经黏合或加压形成的带状包装,较泡罩式简便,成本稍低。

10.6.2　片剂的贮存

片剂宜密封贮存,防止受潮、发霉、变质。除另有规定外,一般应将包装好的片剂放在阴凉(20℃以下)、通风、干燥处贮存。对光敏感的片剂,应避光;受潮后易分解变质的片剂,应在包装容器内放入干燥剂(如干燥硅胶等)。

有些片剂的硬度在贮存期间可能逐渐改变而影响片剂的崩解和溶出,这往往是由于片剂中黏合剂等辅料固化所致。此类片剂久贮后,必须重新检查崩解时限、溶出度,合格后再使用。

某些含挥发性物质(如硝酸甘油等)的片剂,贮存期间挥发性成分可能在片剂间转移或被包装材料吸附而影响片剂含量的均一性,这类片剂应用前亦应再作含量检查。

糖衣片受到光和空气作用易变色,在高温、高湿环境中易发生软化、熔化和粘连,所以在包装容器中,应尽量减少空气的残留量,贮存时一般应避光、密封、置阴凉干燥处。

10.7　几类片剂的处方工艺举例

1. 性质稳定、易成型药物

如果药物的理化性质稳定,亲水性好,粉末比重不太轻,受压易成型,如磺胺类药物,那么只要加常用量的淀粉作崩解剂和常用浓度的淀粉浆作黏合剂制成颗粒,干燥整粒后,加常用量的润滑剂混匀后压片即可。

【例 10-3】　复方磺胺嘧啶片(双嘧啶片)

[处方]　1000 片用量,磺胺嘧啶 400g,甲氧苄啶 80g,淀粉 40g,淀粉浆(8%~10%)240g,硬脂酸镁 5g。

[制法]　取磺胺嘧啶、甲氧苄啶混匀后过 80 目筛,再加入淀粉混匀,用 8%~10%淀粉浆作黏合剂,制成软材,过 12~14 目筛制粒,70~80℃干燥,过 12 目筛整粒,加硬脂酸镁混匀后压片即得。

[注解]　① 本品为抗菌消炎药,处方组成中甲氧苄啶为抗菌增效剂,淀粉主要作为填充剂,同时也兼有内加崩解剂的作用;淀粉浆为黏合剂;硬脂酸镁为润滑剂。② 磺胺嘧啶片服后崩解时限较长,必要时颗粒外加干淀粉作崩解剂和用十二醇磺胺钠(0.3%)作辅助崩解剂。

2. 化学不稳定的药物

采取针对性措施,注意辅料和工艺的选择。有些遇水易分解,避免药物与水直接接触,同时降低车间的湿度,如阿司匹林。但若仍需采用湿法制粒压片时,应尽量缩短制粒时间,采用易蒸发的润湿剂和干黏合剂制成软材和湿粒。此外,有些药物的分解受金属离子的催化,在生产中应尽量避免或减少与金属接触,必须采用尼龙筛网制粒,同时不得使用硬脂酸镁作为润滑剂,有时用纯化水代替常水,如维生素 C、氨茶碱等。有的药物对光不稳定,在生产中应避光,在包衣材料中加入遮光剂(如二氧化钛)或用遮光材料包装,例如盐酸氯丙嗪片、芬太尼片等。有的药物对湿不稳定,应控制片剂的含水量,片剂的包装材料应注意防湿,例如洋地黄片。总之,要从多方面综合考虑其处方组成和制备方法,从而保证用药的安全性、稳定性和有效性。

【例 10-4】 维生素 C 片

[处方] 1000 片用量,维生素 C 100g,可压性淀粉 18g,微晶纤维素 16g,微粉硅胶 5g,枸橼酸 0.5g,硬脂酸 2g。

[制法] 将维生素 C、可压性淀粉、微晶纤维素、微粉硅胶、枸橼酸和硬脂酸置混合器中,混合均匀,过 40 目筛 2～3 次,将全粉末直接压片即得。

[注解] ① 本品用于防止坏血病及其他缺乏维生素 C 所引起的疾病。② 维生素 C 为主药,可压性淀粉为黏合剂,微晶纤维素为稀释剂,兼具有黏合和崩解的作用,微粉硅胶为助流剂,硬脂酸为润滑剂,枸橼酸为稳定剂。③ 维生素 C 易被光、热、氧等破坏,在金属离子的催化下更易被氧化,故应避免与金属器具接触,为保证产品质量,应对所有辅料进行铁盐检查。枸橼酸可与铁离子形成配位化合物,避免铁离子与维生素 C 作用而变色。④ 若采用制粒压片法,为避免维生素 C 在湿润状态下分解变色,应尽量缩短制粒时间,采用糊精作固体黏合剂,加 50% 乙醇湿润后制成颗粒,在 60℃ 以下干燥。也可用 6% 淀粉浆作黏合剂制成软材,以沸腾干燥制成颗粒。

【例 10-5】 阿司匹林泡腾片

[处方] 1000 片用量,阿司匹林(20 目粒)325g,碳酸氢钠(细颗粒)2050g,枸橼酸(细粒)520g,富马酸(细粒)305g。

[制法] 取处方中各组分混合 20min,转移至装有直径 3.175cm 平冲的压片机上压成大片,过 16 目筛制粒,再混合 5min,用直径 2.233cm 的平面冲压片。制片操作在相对湿度 30% 以下室温进行。

[注解] ① 本品为非甾体镇痛抗炎药,泡腾用酸为枸橼酸和富马酸联合应用,前者尚可增加阿司匹林的溶解度,后者可减少泡腾片内的引湿性。② 制备泡腾片时一般可将各组分的结晶混匀后直接压片,也可将酸、碱分别用湿法制粒,干燥后混合均匀压片,本品采用干法制粒压片的方法制备。③ 湿法制粒的黏合剂可用 PVP、PEG 等,润滑剂也应选用水溶性材料。制成的泡腾片应严密包封,以防止因吸潮而失去发泡性,较合理的包装材料是铝箔压封。

3. 难溶性药物

此类药物应注意提高其溶出度,以提高疗效。处方组成应保证片剂能快速崩解溶出,选用性能优良的稀释剂和崩解剂,如微晶纤维素、甘露醇等稀释剂,CMS-Na、L-HPC、CMC-Ca、CC-Na、PVPP 等崩解剂。采用 PVP、CMC 和 HPMC 等亲水性聚合物的稀醇或水溶液为黏合剂。采用助流剂为微粉硅胶,同时还应控制疏水性辅料硬脂酸镁的用量。为改善粉末的分散性,防止粒子聚结以及提高药物的溶出度,可加入适宜的表面活性剂,如十二烷基硫酸钠、泊洛沙姆等。

可采用微粉化、固体分散体、β-环糊精包含物等方法,提高药物的溶出度。制备工艺首选直接压片法,若采用湿法制粒一般要求所得的湿颗粒在 1mm(18 目)以下、干颗粒在 0.6mm(30 目)以下。通过流化床一步制粒,可使颗粒的质量大大提高,压得的片子能更好地崩解、溶出。

【例 10-6】　克拉霉素分散片

〔处方〕　1000 片用量,克拉霉素 138.75g,交联羧甲基纤维素钠(CC-Na)7.5g,微晶纤维素(MCC)95g,聚维酮 K30(5％)适量,微粉硅胶 7.5g,十二烷基硫酸钠 1.25g。

〔制法〕　分别按处方量称取原、辅料,用 GEA 流化床一步制粒,压片即得。

〔注解〕　① 本品为大环内酯类抗生素,治疗革兰阳性菌、部分革兰阴性和部分厌氧菌引起的感染。② 以微晶纤维素为填充剂,CC-Na 为崩解剂,5％PVP-60％乙醇溶液为黏合剂,微粉硅胶为助流剂,利于片剂崩解。③ 克拉霉素难溶于水,以十二烷基硫酸钠为增溶剂,促进药物溶出。④ 采用 GEA 流化床一步制粒,片剂崩解、溶出性能更好。⑤ 克拉霉素在水中几乎不溶,为了更好地控制其生物利用度,应进行溶出度检查。

4. 小剂量药物

当药物剂量小时,应特别注意片剂的均匀度,可采用递加稀释法或溶剂分散法混合。水溶性小剂量药物用湿法并用水性润湿剂时,应特别注意防止湿颗粒干燥过程中药物"迁移"而致均匀度不合格,用流化床干燥较适宜。

难溶性小剂量药物如选用有机溶剂溶解并用溶剂分散混合,也应注意防止挥散溶剂时造成药物"迁移"。如是剂量小又难溶的药物,可考虑采取药物与辅料共同研磨混合,注意混合均匀。小剂量难溶性药物还可选用粉末直接压片,以提高其溶出度。

【例 10-7】　维生素 B_2 片

〔处方〕　1000 片用量,维生素 B_2 5g,乙醇(50％)适量,淀粉 26g,硬脂酸镁 0.7g,糊精 42g。

〔制法〕　取维生素 B_2 与淀粉按等量递加法混合,过筛混合均匀,再与糊精混合均匀,加乙醇(50％)适量制软材。通过 16 目尼龙筛制粒,在 55℃以下干燥,干粒再过 16 目筛整粒,加入硬脂酸镁,混匀后压片。

〔注解〕　① 本品用于防治因维生素 B_2 及矿物质缺乏所引起的疾病。② 维生素 B_2 溶解度极低,主药含量小,在片中仅占约 7％,片内含有大量填充剂,为混合均匀,除采用等量递加法混合外,工厂生产中也将其先配制成"浓"粉以供使用。配制方法:将维生素 B_2 与淀粉按一定比例(如 1∶5)混合后用万能磨粉机反复粉碎,再过一次 80～100 目筛备用。投料时按比例扣除淀粉用量。③ 淀粉与糊精联合用作稀释剂,以增加黏合性和片剂的硬度,50％乙醇为黏合剂,硬脂酸镁为润滑剂。淀粉、糊精除都具有稀释作用外,淀粉兼具崩解作用,糊精兼具黏合作用。④ 在制粒时要注意筛网两端,防止有深色颗粒产生,否则干后压片有深色斑点。必要时再次过筛制粒,使色泽一致。⑤ 干燥温度宜低些(55℃左右),否则乙醇挥发太快而使表面层颗粒形成深色。⑥ 干粒保持一定水分(3％～6％),以免裂片。⑦ 维生素 B_2 还可用微晶纤维素作干黏合剂,微粉硅胶作助流剂直接压片。⑧ 本品水溶液遇光易变质,因此应避光操作。

5. 易松片、裂片的药物

松片和裂片的主要原因是药物的黏性差、弹性强,压缩成型性差,加入适量黏性较强的黏合剂或塑性强的辅料,可改善压缩成型性。如矽炭银、硫酸奎宁及溴苯辛等,常出现松片现象,宜选用黏性较强的黏合剂,如羟丙甲基纤维素、糊精、糖浆、胶浆、饴精等,延长混合搅拌时间,可制得紧致的湿粒,但一般不用黏性太强的黏合剂,以免影响片剂的崩解和产生花斑等缺点。对乙酰氨基酚片在生产中常发生裂片,可加入微晶纤维素、可压性淀粉等压缩成型性好的辅料;或选用性能好的助流剂(微粉硅胶)及润滑剂以改善压力的分布,减少裂片现象。

【例 10-8】 硅炭银片

[处方]　1000 片用量,矽炭银 300g,糊精 10g,硬脂酸镁 40g,液状石蜡适量。

[制法]　取矽炭银粉(处方量的 80%)置混合机中,加入含糊精的糖浆混合至无干粉(约 3~5min),成均匀的团块,再逐渐加入余量的矽炭银(约 10min)制成软材,过 16 目筛制粒,于 70~80℃烘干 2h,再自然干燥 2~4h,压片前加液状石蜡及硬脂酸镁,过 14 目筛整粒,压片。

[注解]　① 本品用于胃肠道疾患、食物中毒或生物碱中毒的胃肠道吸附剂。② 矽炭银粉黏性差,选用黏性较强的糊精、糖浆混合液作黏合剂;硬脂酸镁、液状石蜡联用为润滑剂。③ 延长制软材的时间,所得颗粒紧致,便于压片。

6. **黏性大的药物**

如蛋白质或中草药浸膏等,在设计处方时不宜用淀粉浆或水作黏合剂,应用适宜浓度的醇,可减少黏性,使易于制粒并使成品颗粒不致过硬过紧,在压片过程中也不宜使用太大的压力。

【例 10-9】 淫羊藿片

[处方]　1000 片用量,淫羊藿干浸膏粉 300g,淀粉 90g,乙醇(70%)适量,硬脂酸镁适量,滑石粉适量。

[制法]　取浸膏粉与 2/3 量的淀粉混匀,用 70%醇润湿制软材,过 14~16 目筛制粒,经自然干燥,整粒,然后加入剩余量的淀粉及其他辅料,充分混匀后,压片,包糖衣。

[注解]　① 本品祛风活血,用于治疗冠心病、心绞痛。② 淀粉用作稀释剂,乙醇为黏合剂,滑石粉可克服中草药浸膏的黏冲现象,与硬脂酸镁配合应用,兼具助流、抗黏作用。③ 醇浓度高,可减少中草药浸膏的黏性,便于制粒。④ 该药味苦,需包糖衣矫味。

7. **对于有不良臭味的药物可设计制成薄膜包衣片;对在胃中不稳定或对胃有刺激性的药物,应包肠溶衣**

【例 10-10】 吲哚美辛肠溶衣片

[片芯处方]　1000 片用量,吲哚美辛 250g,乳糖 530g,羧甲基淀粉钠 15g,硬脂酸镁 5g,50%乙醇适量。

[包衣液处方]　丙烯酸树脂Ⅱ号 17.2g,丙烯酸树脂Ⅲ号 17.2g,蓖麻油 17.3g,邻苯二甲酸二乙酯 5.5g,聚山梨酯 805.5g,90%乙醇 585g。

[制法]　将吲哚美辛、乳糖、羧甲基淀粉钠混匀,用 50%乙醇适量作润湿剂制成软材,过 20 目筛制湿颗粒,60~80℃干燥,整粒,加硬脂酸镁混匀后压片得片芯。将丙烯酸树脂Ⅱ号、Ⅲ号加入处方规定浓度的乙醇中溶解,再加入其他成分,搅拌溶解得包衣液。将上述吲哚美辛片芯置包衣锅中,转动包衣锅,吹热风,将片芯预热至 40℃进行包衣即得。

[注解]　① 本品为解热镇痛及非甾体抗炎镇痛药,制备片芯过程中,由于药物含量较小,应使用等量递增法将药物与辅料混匀。② 片芯处方中乳糖为稀释剂,羧甲基淀粉钠为崩解剂,硬脂酸镁为润滑剂,50%乙醇为黏合剂。③ 制备软材时,乙醇宜分次加入,边加边搅拌,速率要快,以免乙醇分散不匀,造成局部过松或过黏。④ 包衣处方中丙烯酸树脂Ⅱ号、Ⅲ号均为肠溶性成膜材料,调整两者用量比例,可获得不同溶解性能的材料,蓖麻油、邻苯二甲酸二乙酯为增塑剂,聚山梨酯 80 为释放速率调节剂。⑤ 包衣操作时,喷速和吹风温度应合适,以免成膜不均匀或片面粘连。

8. **易引湿的药物**

在压片过程中极易产生黏冲现象,尤其是夏季潮湿季节更难压片,故应加入抗潮性的吸收剂,如磷酸氢钙、硫酸钙等。润滑剂量也可以增大些,例如硫酸巴龙霉素片、盐酸苯海拉明片、安络血片、维生素 B_1 片等。此外在选择包衣材料时,应选用隔湿性强并对药物溶出影响小的材料(如丙烯酸树脂Ⅳ号)进行包衣。

【例 10-11】 硫酸巴龙霉素片

［处方］　1000 片用量,硫酸巴龙霉素 1 亿单位,磷酸氢钙 100g,淀粉 75g,糊精 75g,90% 乙醇 100g,硬脂酸镁适量。

［制法］　取处方中前四个组分混合均匀,过 40 目筛,用 90% 乙醇制成软材,过 12 目尼龙筛制湿粒,在 60～65℃ 温度下通风干燥,整粒,干粒加硬脂酸镁,混匀,压片,包糖衣。

［注解］　① 本品为阿米巴痢、菌痢、婴儿大肠杆菌性肠炎及手术前肠道消毒药。② 本品选用磷酸氢钙作为抗潮吸收剂,高浓度乙醇和糊精为黏合剂,硬脂酸镁为润滑剂,淀粉除作稀释剂外还兼具崩解作用。③ 进行包衣操作,进一步隔湿。

9. 流动性差的药物

在压片时有塞冲现象,故宜多加润滑剂,而且在粉碎时药物易黏附在磨上,在粉碎时亦可加少部分润滑剂一同粉碎,例如地巴唑片、安钠咖片、葡萄糖酸钙片、多种钙片、谷氨酸片等。

【例 10-12】 地巴唑片

［处方］　1000 片用量,地巴唑 10g,糖粉 22g,淀粉 30g,糊精 3g,蒸馏水 8～10mL,硬脂酸镁 1.3g。

［制法］　取地巴唑加 0.65g 硬脂酸镁粉碎一次,再与辅料混匀,加蒸馏水制成软材,制湿粒,干燥整粒,加 0.65g 硬脂酸镁混匀,压片。

［注解］　① 本品为抗高血压药,用于治疗高血压、脑血管痉挛、心绞痛、胃肠痉挛、神经疾患、妊娠毒血症。② 本品采用糖粉、淀粉为稀释剂,糊精为黏合剂,糖粉兼具黏合作用,淀粉兼具崩解作用,同时加大润滑剂硬脂酸镁的用量。③ 将地巴唑与润滑剂一起粉碎,药粉流动性增加。

10. 挥发性药物

处方工艺设计的关键是避免受热挥发,并要混合均匀,故先将填充剂制成空白颗粒后吸收挥发性成分,或通过先筛出细粉吸收挥发性成分后再与颗粒混合,也可通过将挥发性药物的稀溶液喷洒到颗粒上混匀吸收。

【例 10-13】 硝酸甘油舌下片

［处方］　1000 片用量,浓三硝酸甘油酯醇溶液 0.6g,乳糖 89g,糖粉 38g,淀粉浆(170g/L)适量,硬脂酸镁 1g。

［制法］　先将乳糖、糖粉加淀粉浆制成空白颗粒,过 30 目筛,再(按 120% 投料)将 10% 浓三硝酸甘油酯醇溶液加于空白颗粒中搅匀,过 14 目筛 2 次,控制温度在 40℃ 下,干燥 50～60min,再加硬脂酸镁混合后压片即得。

［注解］　① 本品为松弛血管平滑肌的抗心绞痛药。② 本品以乳糖、糖粉为稀释剂,淀粉浆为黏合剂,硬脂酸镁为润滑剂。③ 硝酸甘油为挥发性强的小剂量药物,为避免受热和混合均匀,故先将其溶于体积分数为 90% 的乙醇中配成体积分数为 10% 的溶液,再喷入空白颗粒中。④ 配制时特别注意应防止受热和振动,以免爆炸,并防止操作者吸入引起剧烈头痛,同时应避免接触皮肤,如有漏泄应立即用氢氧化钾溶液清洗,使硝酸甘油分解。⑤ 本品为舌下片,属于急救药,发挥药效迅速,不宜加入不溶性辅料(除微量的硬脂酸镁作为润滑剂以外),同时

片剂不能压得太紧,片剂不宜过硬,以免影响其舌下的速溶性。

11. 具有配伍禁忌的多组分或要求具有多种不同释放特性的药物,可以考虑制备成多层片

多层片的处方及制粒工艺等与普通片相同,压片时须用专用的压片机,一般是每次饲粉后压制,再饲粉并再压制,这样,各层的界限清晰美观。但最初几次饲粉压制时,压力不应过大,否则第二次饲粉后再压制时,因第一层表面过分光洁,两层结合不牢固。

【例 10-14】 多酶片

［处方］ 1000 片用量,胰酶 120g,糖粉 20g,250g/L 虫胶乙醇液 4g,淀粉酶 1g,胃蛋白酶 120g,30%(体积分数)乙醇 30g,硬脂酸镁 2g。

［制法］ ① 片芯的制备。取胰酶和糖粉混匀后,加入虫胶乙醇液搅拌均匀,制成软材,迅速过 40 目筛(尼龙筛)二次制粒,湿粒在 50℃ 以下通风快速干燥,干粒过 20 目筛整粒,再加入硬脂酸镁混合,称重后计算片重,压片即得。② 外层片的制备。取淀粉酶加稀乙醇润湿后制成软材,过 20 目尼龙筛二次制粒,湿粒在 50℃ 以下烘干,干粒过 20 目筛整粒,在干粒中加入胃蛋白酶和硬脂酸镁混合,称重后计算片重,用层压压片机进行压片,最后包糖衣层,打光即得。

［注解］ ① 本品为助消化药的双层糖衣片,内层为肠溶衣,外层为糖衣。胰酶、淀粉酶和胃蛋白酶发挥最大作用的部位和条件各不相同,所以不能混合压片。② 胰酶须在肠道中碱性条件下才能起作用,且易被胃液中的胃蛋白酶分解失效,因而宜制成肠溶性片芯。而胃蛋白酶受湿热易破坏,同时和淀粉酶一样须在胃液中酸性条件下才起作用,故宜在压片前加入到外层片中。③ 又因为有引湿性,故需包糖衣层,以利服用和贮存。糖粉为干黏合剂,虫胶为肠溶衣物料,稀乙醇为润湿剂,硬脂酸镁为润滑剂。

本品中所含三种消化酶多数易吸湿,特别在湿润情况下容易使活力降低。为保证质量与疗效,生产时应注意以下几方面:① 投料时可按处方酌量增加 3 种消化酶的用量。② 胃蛋白酶在潮湿环境中效价降低较快,所以采用混入淀粉酶干粒中的方法。颗粒贮存于密闭容器中,面上覆以装有硅胶干燥剂的布袋。③ 包糖衣时为了避免吸水后降低效价,先包粉衣层 2～3 层,虫胶隔离层 2 层,这样再包糖衣时可避免水渗入。

【思考题】

1. 片剂处方的一般组成是什么?
2. 片剂赋形剂的分类和作用有哪些?
3. 片剂的制备工艺有哪些,如何选用?
4. 粉末直接压片存在哪些主要问题? 解决措施是什么?
5. 片重如何计算,如何选用适宜的冲头?
6. 片剂包衣的种类、材料及包衣方法有哪些?
7. 片剂的薄膜包衣与糖包衣比较有何优点?
8. 请简述片剂压片及包衣过程中可能出现的问题的原因及解决措施。
9. 请简述片剂质量评价方法。
10. 如何进行片剂处方和工艺设计?

第 11 章

半固体制剂

> **本章要点**
>
> 软膏剂是一种供外用的半固体剂型,主要用于治疗局部疾病,也能透皮吸收后产生全身治疗作用。本章主要介绍软膏剂的概念、常用基质与附加剂、制备方法和质量评价,对凝胶剂作一般介绍。栓剂是一种供腔道给药的固体剂型,可用于治疗局部或全身疾病。本章主要介绍栓剂的种类、特点、常用基质、制备方法以及影响栓剂中药物吸收的因素,对栓剂的质量评价、贮存作一般介绍。尽管栓剂常温下并非半固体,但由于栓剂的处方组成、制备方法与软膏剂有相似之处,因此安排在同一章节中介绍。

11.1 软 膏 剂

11.1.1 概述

软膏剂(ointments)系指药物与适宜的基质均匀混合后制成的具有一定稠度的半固体外用制剂。其中以乳剂型基质制成的软膏剂亦称为乳膏剂(creams)。含有大量固体粉末(25%以上)的软膏剂亦称为糊剂(pastes)。软膏剂可长时间铺展或黏附于用药部位,主要使药物在局部发挥治疗作用,如抗感染、止痒、消毒、麻醉等,也可吸收后发挥全身治疗作用。

软膏剂在我国具有悠久的历史,是一种古老的剂型。它的发展与基质的改进有很大关系,传统使用的基质是天然来源的油脂,如豚脂、羊脂、麻油、蜂蜡等,国外多使用淀粉、甘油、凡士林和羊毛脂等;19 世纪后,逐步采用乳剂型基质和水溶性基质。随着石油化工及医药科学的发展,许多新的基质、新型吸收促进剂、新型药物载体不断涌现,生产的机械化和自动化程度不断提高,推动了软膏剂的进一步发展。

按药物在基质中不同的分散状态,软膏剂可分为溶液型、混悬型和乳剂型三类。溶液型软膏剂为药物溶解(或共熔)于基质中制成的软膏剂;混悬型软膏剂为药物细粉均匀分散于基质中制成的软膏剂;乳剂型软膏剂(即乳膏剂)为药物溶解或分散于乳状液型基质中制成的软膏剂。根据基质的性质以及特殊用途,软膏剂可分为油膏剂(oil ointments)、乳膏剂、糊剂、凝胶剂(gels)和眼膏剂(eye ointments)等。

一般软膏剂的质量要求有:① 均匀、细腻,涂布于皮肤或黏膜上无粗糙感;② 黏稠度适宜,易于涂布,但不融化,黏稠度随季节变化很小;③ 性质稳定,无酸败、异臭、变色、变硬、油水分离等变质现象;④ 药物有良好的释放、穿透性,能保证疗效的发挥;⑤ 无刺激性、过敏性及其他不良反应;⑥ 用于创面的软膏剂应无菌。

11.1.2　处方

软膏剂主要由药物和基质组成,此外还常加入抗氧剂、防腐剂、保湿剂、吸收促进剂等附加剂。基质是软膏剂成型和发挥药效的重要组成部分,对软膏剂的质量有很大的影响,以下作为重点介绍。

1. 软膏剂常用的基质

理想的软膏基质应满足以下条件:① 性质稳定,与主药或附加剂等无配伍禁忌;② 均匀、细腻,稠度适宜,易于涂布,对皮肤或黏膜无刺激性;③ 有吸水性,能吸收伤口的分泌物;④ 不影响皮肤的正常功能,有良好的释药性能;⑤ 容易洗除,不污染皮肤和衣服等。目前还没有能同时具备上述要求的基质。实际应用中,应根据药物、基质的性质以及用药目的,合理选择,必要时加入附加剂。

常用的软膏剂基质有油脂性基质、乳剂型基质和水溶性基质三类。

(1)油脂性基质:该类基质的特点是润滑,无刺激性,性质稳定,不易长霉;涂布于皮肤上能形成封闭性的油膜,促进皮肤的水合作用,使皮肤柔润,防止干裂。缺点是释药性能差,疏水性强,不易用水洗除,不适于有渗出液的创面。主要用于遇水不稳定的药物,一般不单独使用,常加入乳剂型基质中使用。

1)烃类:系从石油中得到的各种烃的混合物,大多数为饱和烃。

① 凡士林(vaselin):又名软石蜡,是液体与固体烃类的混合物,熔程为 38～60℃,有黄、白两种,后者系由前者漂白而得。凡士林具有适宜的黏稠性和涂展性,可单独用作软膏基质;无刺激性,性质稳定;能与多种药物配伍,特别适于遇水不稳定的药物(如某些抗生素等)。由于油腻性大、吸水性差,不适用于急性且有多量渗出液的伤处。可通过加入适量的羊毛脂或鲸蜡醇、硬脂醇等改善其吸水性能。

② 石蜡(paraffin):是固体烃类的混合物,熔程为 50～65℃,主要用于调节软膏的稠度。

③ 液状石蜡(liquid paraffin):是液体烃类的混合物。主要用于调节软膏的稠度;还可作为加液研磨的液体,与药物粉末一起研磨,以利于药物与基质混合。

2)类脂类:系高级脂肪酸与高级脂肪醇化合而成的酯及其混合物。具有一定的吸水性,多与其他油脂性基质合用。

① 羊毛脂(lanolin):通常指无水羊毛脂,为淡黄色黏稠半固体,主要成分为胆固醇棕榈酸酯和游离的胆固醇类,熔程为 36～42℃,有较强的吸水性,能吸收 2 倍量的水形成乳剂型基质。羊毛脂的性质与皮脂接近,有利于药物渗透进入皮肤,但因过于黏稠,不宜单独作为基质,常与凡士林合用,以改善凡士林的吸水性和渗透性。含30％水分的羊毛脂称为含水羊毛脂,黏性低,便于使用。

② 羊毛醇(lanolin alcohols)：由羊毛脂皂化后,分离含醇和胆固醇的部分而得。羊毛醇具有良好的乳化能力,制成的 W/O 型乳化剂稳定。在凡士林中加入 5% 的羊毛醇后吸水性大大增加,且使乳剂具有抵抗弱酸破坏的能力,加鲸蜡醇和硬脂醇可进一步提高乳剂的稳定性。

③ 蜂蜡(bee wax)与鲸蜡(spermaceti)：蜂蜡有黄、白之分,后者系由前者精制而成。蜂蜡的主要成分为棕榈酸蜂蜡醇酯,含有少量游离醇及游离酸,熔程为 62～67℃。鲸蜡的主要成分为棕榈酸鲸蜡醇酯,还含有少量游离醇类,熔程为 42～50℃。蜂蜡和鲸蜡均为弱的 W/O 型乳化剂,通常在 O/W 型乳剂型基质中起增加稳定性的作用。

3) 油脂类：系从动物或植物中得到的高级脂肪酸甘油酯及其混合物,如豚脂(lard)、植物油(vegetable oil)等。由于分子结构中存在不饱和键,所以稳定性欠佳,目前已较少使用。

氢化植物油(hydrogenated vegetable oil)系植物油在催化作用下加氢而成的饱和或近饱和的脂肪酸甘油酯,比植物油稳定。

4) 二甲基硅油(dimethicone)：又名硅油或硅酮(silicone),是一系列不同平均相对分子质量的聚二甲基硅氧烷的总称。为无色或淡黄色透明油状液体,无臭、无味;黏度随平均相对分子质量的增加而增大,软膏中常用的运动黏度为 $(50～1000)×10^{-6} m^2/s$。二甲基硅油对皮肤无毒性,无刺激性,化学性质稳定,疏水性强,表面张力很小,易于涂布,有很好的润滑作用;不妨碍皮肤的正常功能,不污染衣物。本品常用于制备防护性乳膏,用于防止水性物质(如酸、碱等)的刺激或腐蚀。二甲基硅油对药物的释放和穿透性较豚脂、羊毛脂及凡士林快。本品对眼睛有刺激性,不宜作为眼膏基质。

(2) 乳剂型基质：乳剂型基质由油相、水相、乳化剂三部分组成,是在一定温度下,加热熔融的油相与水相借助乳化剂的作用形成乳剂,最后在室温下形成半固体的基质。常用的油相为固体或半固体,如硬脂酸、石蜡、蜂蜡、高级醇、凡士林等,有时可加入液体(如液状石蜡等)调节稠度。

乳剂型基质分为 W/O 型与 O/W 型两类。O/W 型乳剂型基质含水量较高,无油腻性,容易涂布和用水洗除,俗称“雪花膏”。由于外相含水较多,贮存时容易霉变,常需加防腐剂;同时水分也易挥发而使软膏变硬,常加入保湿剂,一般用量为 5%～20%。需要注意的是,当 O/W 型乳剂型基质用于分泌物较多的皮肤(如湿疹)时,分泌物可重新进入皮肤而使炎症恶化。W/O 型乳剂型基质比油脂性基质油腻性小,容易涂布,而且水分从皮肤表面蒸发时有缓和的冷却作用,俗称“冷霜”。乳化剂的表面活性作用可促进药物与皮肤接触,通常 O/W 型乳剂型基质中药物的释放和经皮肤渗透比 W/O 型乳剂型基质或油脂性基质快。

遇水不稳定的药物不宜制成乳剂型基质的软膏剂。通常乳剂型基质适用于亚急性、慢性、无渗出液的皮肤破损和皮肤瘙痒症,忌用于糜烂、溃疡、水疱和脓疱症。

乳剂型基质常用的乳化剂有：

1) 皂类

① 一价皂：系钠、钾、铵的氢氧化物、硼酸盐或三乙醇胺等有机碱与脂肪酸(如硬脂酸或油酸)反应生成的一价新生皂,为 O/W 型乳化剂。一价皂的乳化能力随脂肪酸中碳原子数从 12 到 18 而递增,但在 18 以上的乳化能力又降低,因此最常用的是硬脂酸,用量约为基质总量的 10%～25%,一部分与碱反应形成新生皂,未反应的部分作为油相。一价皂与阳离子表面活性剂及阳离子药物等存在配伍禁忌。

【例 11-1】　[处方]　硬脂酸 120g,单硬脂酸甘油酯 35g,凡士林 10g,羊毛脂 50g,液状石蜡 60g,羟苯乙酯 1.5g,三乙醇胺 4g,甘油 50g,加蒸馏水至 1000g。

［制法］ 取硬脂酸、单硬脂酸甘油酯、凡士林、液状石蜡、羊毛脂,在水浴上加热至 70～80℃使熔化(油相);另取羟苯乙酯、三乙醇胺、甘油加入蒸馏水中溶解,加热至相同温度(水相),搅拌下将水相缓缓加入油相中,直至乳化完全,放冷即得。

［注解］ 处方中的三乙醇胺与部分硬脂酸反应生成有机铵皂作为 O/W 型乳化剂,部分硬脂酸为油相基质;单硬脂酸甘油酯能增加油相吸水性,作为 O/W 型乳剂型基质的稳定剂;液状石蜡、凡士林用来调节稠度;羊毛脂用于增加基质吸水性;甘油为保湿剂,羟苯乙酯为防腐剂。

② 多价皂:系二、三价的金属(钙、镁、锌、铝等)氧化物与脂肪酸反应生成的皂,为 W/O 型乳化剂,如硬脂酸钙、硬脂酸镁、硬脂酸铝等。

【例 11-2】 ［处方］ 硬脂酸 12.5g,单硬脂酸甘油酯 17.0g,蜂蜡 5.0g,白凡士林 67.0g,双硬脂酸铝 10.0g,地蜡 75.0g,液状石蜡 410.0mL,羟苯乙酯 1.0g,氢氧化钙 1.0g,加蒸馏水至 1000g。

［制法］ 取硬脂酸、单硬脂酸甘油酯、蜂蜡、地蜡,在水浴上加热熔化,再加入液状石蜡、白凡士林、双硬脂酸铝,加热至 85℃(油相);另将氢氧化钙、羟苯乙酯溶于蒸馏水中,加热至相同温度(水相);搅拌下,将水相缓缓加入油相中,直至冷凝即得。

［注解］ 处方中的氢氧化钙与部分硬脂酸反应生成钙皂和双硬脂酸铝均为 W/O 型乳化剂。氢氧化钙为过饱和溶液,应取上清液使用。

2) 高级脂肪醇与脂肪醇硫酸酯类

① 高级脂肪醇:常用的有鲸蜡醇(十六醇,cetyl alcohol)与硬脂醇(十八醇,stearyl alcohol),为弱的 W/O 型乳化剂,前者熔程为 45～50℃,后者熔程为 56～60℃。两者均为白色固体,不溶于水,但有一定的吸水能力,吸水后形成 W/O 型乳剂型基质。主要起辅助乳化作用,在 O/W 型乳剂型基质中作为油相,亦可增加乳膏的稳定性和稠度。

② 脂肪醇硫酸酯类:常用的有十二烷基硫酸钠(月桂醇硫酸钠,sodium lauryl sulfate),为白色或淡黄色结晶,为 O/W 型乳化剂,常用浓度为 0.5％～2％。常与其他 W/O 型乳化剂合用以调整适当的 HLB 值,常用的辅助乳化剂有鲸蜡醇、硬脂醇、单硬脂酸甘油酯、司盘类等。用作乳化剂时,最适 pH 值为 6～7。与阳离子表面活性剂及阳离子药物(如盐酸苯海拉明、盐酸普鲁卡因)等存在配伍禁忌。不宜与氯化钠同用,否则将使之失去乳化作用。

【例 11-3】 ［处方］ 硬脂醇 250g,白凡士林 250g,十二烷基硫酸钠 10g,羟苯甲酯 0.25g,羟苯丙酯 0.15g,丙二醇 120g,纯化水 370g。

［制法］ 取硬脂醇和白凡士林,在水浴上加热至 75℃使熔化(油相);另将十二烷基硫酸钠、羟苯甲酯、羟苯丙酯溶于蒸馏水中,加热至相同温度(水相);搅拌下,将水相缓缓加入油相中,直至冷凝即得。

［注解］ 处方中十二烷基硫酸钠为主要乳化剂(O/W 型),硬脂醇既作为油相,又起辅助乳化剂及稳定剂作用;丙二醇为保湿剂,羟苯甲酯、羟苯丙酯为防腐剂。

3) 多元醇酯类

① 硬脂酸甘油酯(glyceryl monostearate):系单、双硬脂酸甘油酯的混合物,为白色蜡状固体,熔点不低于 55℃,不溶于水,是较弱的 W/O 型乳化剂。在 O/W 型乳剂型基质中起辅助乳化剂及稳定剂作用,用量约为 15％。

② 脂肪酸山梨坦和聚山梨酯类:两者均为非离子型表面活性剂,脂肪酸山梨坦类为 W/O

型乳化剂;聚山梨酯类为 O/W 型乳化剂。两者均可单独用作软膏的乳化剂,也可与其他乳化剂合用以调节 HLB 值。对黏膜和皮肤的刺激性小。可与酸性药物、电解质配伍;但聚山梨酯类与碱类、重金属盐、酚类、鞣质存在配伍禁忌,还可抑制某些防腐剂(如羟苯酯类、苯扎氯铵、苯甲酸等)的活性。

【例 11-4】　聚山梨酯类为主要乳化剂

　　〔处方〕　硬脂酸 60g,硬脂醇 60g,白凡士林 60g,液状石蜡 90g,油酸山梨坦 16g,聚山梨酯 80 44g,甘油 100g,山梨酸 2g,蒸馏水加至 1000g。

　　〔制法〕　取硬脂酸、硬脂醇、白凡士林、液状石蜡、油酸山梨坦,在水浴上加热至 80℃使熔化(油相);另将聚山梨酯 80、甘油、山梨酸溶于蒸馏水中,加热至相同温度(水相);搅拌下,将油相加入水相,直至冷凝即得。

　　〔注解〕　处方中聚山梨酯 80 为主要乳化剂,油酸山梨坦用于调节 HLB 值,硬脂醇作为增稠剂,甘油为保湿剂,山梨酸为防腐剂。

【例 11-5】　脂肪酸山梨坦类为主要乳化剂

　　〔处方〕　单硬脂酸甘油酯 120g,蜂蜡 50g,白凡士林 50g,液状石蜡 250g,石蜡 50g,油酸山梨坦 20g,聚山梨酯 80 10g,羟苯乙酯 1g,蒸馏水加至 1000g。

　　〔制法〕　取单硬脂酸甘油酯、蜂蜡、石蜡、白凡士林、液状石蜡、油酸山梨坦,在水浴上加热至 80℃使熔化(油相);另将聚山梨酯 80、羟苯乙酯溶于蒸馏水中,加热至相同温度(水相);搅拌下,将水相加入油相,直至冷凝即得。

　　〔注解〕　处方中油酸山梨坦、单硬脂酸甘油酯为 W/O 型乳化剂,聚山梨酯 80 用以调节 HLB 值。

　　4) 聚氧乙烯醚类

　　① 平平加 O(Paregal O):系脂肪醇聚氧乙烯醚,属于非离子型表面活性剂,为 O/W 型乳化剂。平平加 O 在冷水中的溶解度大于热水,对皮肤无刺激性,具有良好的乳化、分散性能,性质稳定,可耐受酸、碱、硬水,耐金属盐,耐热,用量为油相重量的 5%～10%(一般搅拌)或 2%～5%(高速搅拌)。不单独使用,常与其他乳化剂或辅助乳化剂合用;不宜与苯酚、间苯二酚、麝香草酚、水杨酸配伍。

【例 11-6】　〔处方〕　鲸蜡醇 100g,液状石蜡 100g,白凡士林 100g,平平加 O 25g,甘油 50g,羟苯乙酯 1g,蒸馏水加至 1000g。

　　〔制法〕　取鲸蜡醇、液状石蜡、白凡士林,于水浴上加热至 80℃使熔化(油相);另将平平加 O、甘油、羟苯乙酯溶于蒸馏水中,加热至相同温度(水相);搅拌下,将油相加入水相,直至冷凝即得。

　　② 乳化剂 OP:系烷基酚聚氧乙烯醚类,属于非离子表面活性剂,为 O/W 型乳化剂。在冷水中的溶解度大于热水,性质稳定,可耐受酸、碱、还原剂和氧化剂,用量一般为油相总量的 2%～10%;水溶液中有大量的金属离子(如铁、锌、铜等)时,其表面活性降低。常与其他乳化剂或辅助乳化剂配合使用;不宜与苯酚、间苯二酚、麝香草酚、水杨酸等配伍。

【例 11-7】　〔处方〕　单硬脂酸甘油酯 40g,液状石蜡 200g,石蜡 40g,白凡士林 20g,油酸山梨坦 1g,乳化剂 OP 2g,氯甲酚 0.4g,蒸馏水 100g。

　　〔制法〕　取单硬脂酸甘油酯、液状石蜡、石蜡、白凡士林、油酸山梨坦,于水浴上加热至 80℃使熔化(油相);另将乳化剂 OP、氯甲酚溶于蒸馏水中,加热至相同温度(水相);搅拌下,将水相慢慢加入油相,直至冷凝即得。

③ 柔软剂 SG：系硬脂酸聚氧乙烯酯，属于非离子表面活性剂，可溶于水，有较大渗透性。

（3）水溶性基质：由天然或合成的水溶性高分子物质溶解于水中形成。通常释药较快，无油腻性，易于涂布，易洗除，无刺激性；可吸收组织分泌液，适用于湿润或糜烂的创面，亦常用于腔道黏膜（如避孕软膏等）或作为防油保护性软膏基质。缺点是润滑性较差，水分容易蒸发而使基质变硬，容易霉败，需加入保湿剂和防腐剂。

常用的水溶性基质为聚乙二醇。

聚乙二醇（polyethylene glycol，PEG）系环氧乙烷与水或乙二醇逐步加成聚合得到的水溶性聚醚。随平均相对分子质量增大，由液体逐渐过渡到蜡状固体，药剂中常用的平均相对分子质量为 300～6000。通过将不同平均相对分子质量的 PEG 按适当比例配合制成稠度适宜的软膏基质，常用的有 PEG4000 及 PEG400 的熔合物。PEG 易溶于水，化学性质稳定，不易霉败，容易洗除；能与渗出液混合，可用于湿润皮肤的表面。但因吸水性强，常使皮肤有刺激感，长期使用可引起皮肤脱水干燥；对角质层有脱水合作用，阻碍药物透过皮肤。

需要注意的是，一些含羧基、羟基的药物（如水杨酸、苯甲酸、鞣酸、苯酚等）可与 PEG 络合，导致基质过度软化；PEG 还会降低酚类防腐剂的活性。目前 PEG 基质已逐渐被水凝胶基质代替。

FAPG（fatty alcohol-propylene glycol）基质是一种无水无油基质，国外用得较多。其基本处方中含硬脂醇 15％～45％，丙二醇 45％～85％，聚乙二醇 0～15％；处方中还可有增黏剂（甘油或硬脂酸）或吸收促进剂。FAPG 基质的制品润滑、白晰、柔软，带有珠光；特点是：① 无水，适于易水解的药物；② 对皮肤的铺展性、黏附性均好，可形成封闭性的薄膜；③ 不易水解，不易酸败，容易洗除。

2. 软膏剂常用的附加剂

根据需要，软膏剂中还可能加入附加剂，包括抗氧剂、防腐剂、保湿剂、增稠剂、吸收促进剂等。

（1）抗氧剂：在贮存过程中，软膏剂中的某些成分容易被氧化而使软膏变质，尤其是乳剂，又由于在乳化过程中带入氧，易发生氧化降解，因此常需加入抗氧剂。软膏剂中常用的抗氧剂分为三类：第一类是能与自由基反应，抑制氧化反应的物质，如维生素 E、丁羟基茴香醚（BHA）和丁羟基甲苯（BHT）等；第二类是还原剂，它们首先被氧化，使其他物质得到保护，如抗坏血酸、亚硫酸盐等；第三类为辅助抗氧剂，如络合剂，能与金属离子络合，抑制金属离子对氧化反应的催化作用，如枸橼酸、EDTA 等。

（2）防腐剂：软膏剂的基质中含有多种物质，容易滋生细菌和真菌等微生物，不仅污染制剂，而且有潜在毒性。为了保证制剂不含致病菌（如金黄色葡萄球菌、大肠杆菌、假单孢菌、沙门菌等），特别是用于损伤或炎症皮肤的软膏剂，需要在软膏中加入抑菌剂。对抑菌剂的要求是：与处方中的成分不存在配伍禁忌，对热稳定，在较长的贮存时间及使用环境中仍稳定，对皮肤无刺激性、无毒性、无过敏性。常用的抑菌剂见表 11-1 所示。

（3）保湿剂：对于 O/W 型乳剂型基质和水性凝胶基质，水分易蒸发而使软膏变硬，需加入保湿剂。常用的保湿剂有甘油、丙二醇、山梨醇等，用量为 5％～20％。

（4）吸收促进剂：吸收促进剂能降低皮肤对药物穿透的阻力，促进药物透皮吸收。透皮促进剂类型较多，常用的有：① 有机溶剂类，如乙醇、丙二醇、二甲基亚砜等；② 有机酸、脂肪醇类，如油酸、亚油酸、月桂醇等；③ 月桂氮草酮及其同系物；④ 表面活性剂，包括阳离子型、阴离子型、非离子型、磷脂；⑤ 角质保湿与软化剂，如尿素等；⑥ 挥发油，如薄荷醇、柠檬烯等。

表 11-1 软膏剂中的常用抑菌剂

种 类	举 例	常用浓度(%)
醇	乙醇、异丙醇、氯丁醇、三氯叔丁醇、苯氧乙醇、苯基对氯苯丙二醇、溴硝基丙二醇	7
酯	羟苯酯类	0.01~0.5
酚	苯酚、苯甲酚、麝香草酚、煤酚、氯代百里酚、卤化衍生物(如对氯邻甲苯酚、对氯间二甲苯酚)	0.1~0.2
酸	苯甲酸、山梨酸、脱氢乙酸、丙酸、肉桂酸	0.1~0.2
芳香油	茴香醚、香茅醛、丁子香粉、香兰酸酯	0.001~0.002
季铵盐	苯扎氯铵、溴化十六烷基三甲铵	0.002~0.010
其他	葡萄糖酸、洗必泰	0.002~0.010

11.1.3 制备流程、工艺与影响因素

软膏剂的制备方法有研和法、熔和法和乳化法三种。应根据药物与基质的性质、制备量以及设备条件选择具体方法。通常溶液型或混悬型软膏剂多采用研和法和熔和法,乳剂型软膏剂采用乳化法。

软膏剂的制备工艺流程如图 11-1 所示。

1. 基质的处理

对于油脂性基质,需进行加热过滤及灭菌处理。通常将基质加热熔融后通过数层细布(绒布或绸布)或 120 目铜丝筛趁热过滤,对于需灭菌的基质,可再加热至 150℃ 灭菌 1h 以上,并除去水分。一般不用直火加热,多用蒸汽夹层锅加热。

2. 药物的处理

为了减少软膏对用药部位的机械性刺激,提高药物疗效,制备过程中常按以下方法对药物进行处理。

(1)不溶性固体药物须研成细粉并过 6 号筛后使用。药物细粉先与少量基质研匀或与液体成分研成糊状,再与其余基质研匀。

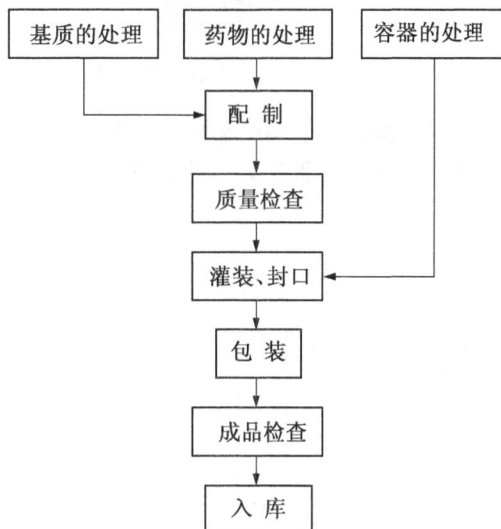

图 11-1 软膏剂制备工艺流程图

(2)对于能在基质的某组分中溶解的药物,应制成溶液型软膏。乳剂型软膏,可将药物分别溶解在油相或水相中。

(3)药物若能溶解于少量适宜的溶剂中时,应先将药物溶于少量溶剂中,再与基质混合。例如,生物碱盐类可先溶于少量水中,用羊毛脂吸收后再与其余基质混匀。

(4)对于具有特殊性质的药物,如半固体黏稠性药物(如鱼石脂),因其中某些极性成分不易与凡士林混合,可先用等量羊毛脂或蓖麻油与之混匀,再与凡士林基质混匀。煤焦油可加少量聚山梨酯 80 促使其与基质混合。

（5）当中药浸出物为液体（如煎剂、流浸膏等）时，先浓缩至稠浸膏再加入基质中混匀。固体浸膏可与少量水或稀醇等先研成糊状，再与基质混匀。

（6）含有樟脑、薄荷、麝香等挥发性低共熔成分时，可先使其共熔，再与基质混匀。

（7）对于易氧化、水解的药物或挥发性药物，应在基质温度低于60℃时加入，以减少药物的破坏和损失。

3. 制备方法

（1）研和法：油脂性半固体基质可直接采用研和法。该法适于小量制备，适用于不耐热且不溶于基质的药物。先将药物粉末与适量基质研成糊状，再按等量递加法与其余基质混匀。小量制备时可采用软膏板与软膏刀研和；当有液体组分时可采用研钵研和；大量生产时采用机械研和法，常使用的三滚筒研磨机见图11-2所示，三滚筒软膏研磨机的旋转方向见图11-3所示。

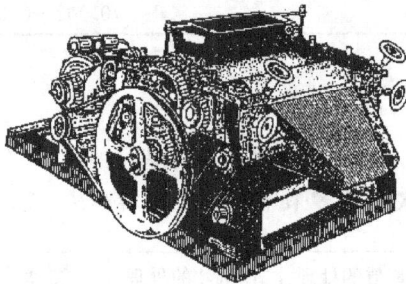

图11-2　三滚筒软膏研磨机

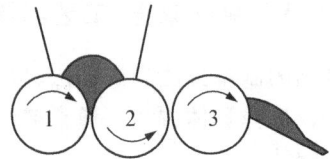

图11-3　滚筒旋转方向示意

（2）熔和法：熔和法适用于含有基质熔点较高，常温下不能均匀混合的软膏剂制备。该法适用于油脂性基质软膏剂的大量生产。该法的生产工艺流程如图11-4所示。

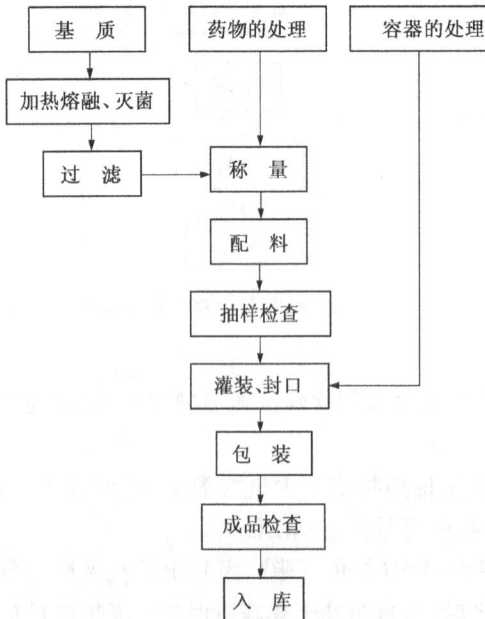

图11-4　熔和法生产工艺流程图

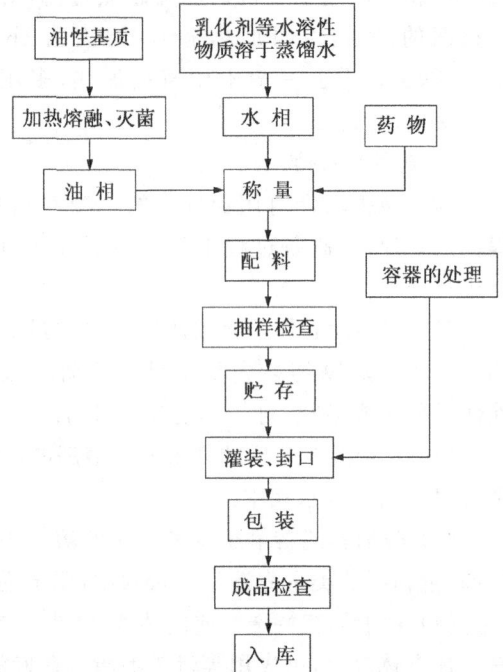

图11-5　乳化法生产工艺流程图

熔融操作采用蒸汽夹层锅进行,先将熔点最高的基质加热熔化,然后按熔点高低顺序依次加入其余的基质,最后加入液体成分。基质全部熔化混匀后,先行灭菌,再用多层细布过滤去除各种异物,称量后,将药物溶解或混悬于其中,并不断搅拌,以免不溶性药粉下沉而分散不匀,直至冷凝,使成品均匀光滑。大量生产含不溶性药物粉末的软膏剂时多使用搅拌机进行混合,并通过齿轮泵回流数次,可使之均匀;若不够均匀细腻,可通过胶体磨或三滚筒软膏研磨机进行研磨,使软膏均匀、细腻、无颗粒感。

采用熔和法时还须注意:① 冷却速率不能太快,以免基质中高熔点组分呈块状析出;② 冷凝成膏状后应停止搅拌,以免带入过多气泡;③ 挥发性成分应待冷至接近室温时加入。

(3) 乳化法:乳化法专用于制备乳剂型基质软膏剂,通常包括熔化过程和乳化过程,生产工艺流程如图 11-5 所示。

将油溶性药物、油脂性基质及其他油溶性物质一起加热(水浴或夹层锅)至 80℃ 左右使熔化,用细布过滤后得到油相;另将水溶性药物及乳化剂、保湿剂、防腐剂等水溶性成分溶于水中,加热至 80℃ 或略高于油相温度(防止两相混合时油相组分过早析出或凝结),搅拌下,将两相混合,并搅拌至冷凝形成膏状物。搅拌时尽量防止混入空气,否则产品中残留有气泡,不仅使容积增大,而且可导致贮存中出现分离、变质。若应用匀质真空搅拌机在真空条件下搅拌,则无空气进入软膏中,不会产生气泡。还可在冷凝至温度约为 30℃ 时再通过胶体磨或研磨机使产品更加细腻均匀。油、水两相中均不溶解的药物在最后加入混匀。

乳化法中油、水两相的混合方法有三种:① 两相同时掺合,此法适用于连续或大量生产,需要一定的设备,如输送泵、连续混合装置等;② 分散相加入连续相中,此法适用于含小体积分散相的情况;③ 连续相加入分散相中,此法适用于多数情况,混合过程中乳剂发生转型,使分散相的粒子更细。

(4) 软膏剂的灌封与包装:软膏剂可用手工或机器进行灌装。常用的包装容器有锡管、金属盒、塑料盒、广口瓶等,容器应不与药物或基质发生反应。大量生产时多使用软膏管(锡管、铝管或塑料管),应用软膏自动灌装、轧尾、装盒联动机进行灌封与包装。图 11-6 为全自动膏体灌装封尾机,采用气动、电子机械组合动作原理,集自动落管、有管灌装、无管停灌、电子扫描定位、封尾于一体,自动化程度高;可根据软管的规格更换不同的落管旋转盘及模具,操作调节方便。

(5) 软膏剂的贮存:除另有规定外,软膏剂应遮光密闭贮存;乳剂型软膏剂应密封,宜置 25℃ 以下贮存,不得冷冻。

图 11-6　RGF-250 全自动膏体灌装封尾机

11.1.4　质量评价

软膏剂的质量评价主要包括主药含量测定,物理性状检查,刺激性、稳定性、装量检查,微生物限度检查以及软膏剂中药物的释放、穿透、吸收等。用于大面积烧伤及严重损伤皮肤的软膏剂还应做无菌检查;混悬型软膏剂还要求进行粒度检查。

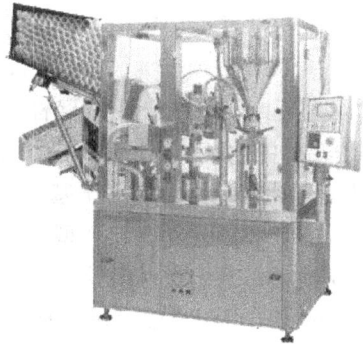

1. 主药含量测定

通常先用适宜的溶剂将药物从软膏中提取出来,再测定药物含量,注意必须考虑并排除基质对含量测定的干扰。

2. 物理性状检查

(1)熔点或滴点:对于油脂性基质或原料,可应用熔点(或滴点)来检查控制质量。滴点系指样品在标准条件下受热熔化后从管口落下第一滴时的温度。一般软膏剂的熔点以接近凡士林的熔点为宜。由于熔点测定不易观察清楚,需观察数次取平均值进行评定,误差较大,因此生产上多采用滴点为 45～55℃ 的标准。

(2)黏度和稠度:软膏剂应具有适当的黏稠度。对于牛顿流体(如液状石蜡、二甲基硅油等),测定黏度即可。大多数软膏剂属于非牛顿流体,除黏度外,有塑变值、塑性黏度、触变指数等流变性,将这些因素统称为稠度。

流变性是软膏基质最基本的物理性质,通过测定流变性可以考察半固体制剂的物理性质:① 在处方设计和制备过程中对质量进行检查控制;② 了解影响制剂质量的因素;③ 在使用过程中,方便从包装容器中取用且不溢出,制剂在皮肤上的涂展性、附着性等;④ 研究基质的稠度与药物从制剂中释放速率的关系等。

常用的测定软膏剂黏度和流变性的仪器有旋转黏度计(适用范围 $10^2 \sim 10^{14}\,\text{mPa}\cdot\text{s}$)、落球黏度计(适用范围 $10^{-2} \sim 10^6\,\text{mPa}\cdot\text{s}$)和插度计(penetrometer,图 11-7)等。通常可用插度计测定稠度,在一定温度下,将 150g 重的金属锥体的锥尖放在供试品的凝固表面上,使锥体在 5s 内自由垂直落入供试品中,用插入的深度评定稠度,以 0.1mm 的深度为 1 个单位,称为插入度。样品的稠度大时插入度小,稠度小时插入度大。凡士林的插入度在 0℃ 时不得小于 100,37℃ 时不得大于 300;O/W 型乳剂基质在 25℃ 的插入度应介于 200～300 之间。

(3)酸碱度:凡士林、羊毛脂和液状石蜡等基质精制时需用酸碱处理,因此药典规定进行酸碱度检查,以免产生刺激。一般软膏剂的酸碱度以近中性为宜。可取样品加适当的溶剂(水或乙醇)振摇,所得溶液用 pH 计测定。对乳剂型基质的 pH 值亦有规定,O/W 型乳剂型基质不大于 8.3,W/O 型乳剂型基质不大于 8.5。

(4)物理外观:软膏剂及基质的色泽应均匀一致,质地细腻,无粗糙感,无污物。可用显微镜进行检查。

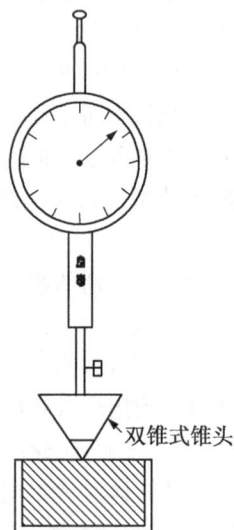

→ 双锥式锥头

图 11-7 插度计

3. 刺激性

可在动物及人体上进行刺激性试验。动物实验一般将皮肤用的软膏涂在剃毛后家兔的背部皮肤上,24h 后观察有无发红、起泡、充血等现象;将黏膜用的软膏涂在家兔的眼结膜上,定时观察有无充血、流泪、畏光及骚动不安等现象。人体实验是将软膏涂在手臂、大腿内侧的皮肤上,24h 后观察皮肤的反应。

4. 稳定性

由于各地气温变动较大,在贮存期间,应注意软膏剂的稳定性。软膏剂稳定性试验中须进行性状、均匀性、含量、粒度、相关物质检查,乳膏剂还须检查分层现象。

加速试验法:将软膏装入密闭容器中,在温度 30℃ ±2℃,相对湿度 65%±5% 放置恒温箱 6 个月,检查上述项目,应符合规定。

5. 装量

照《中国药典》2005 年版二部附录 X F 的最低装量检查法检查,应符合规定。

6. 粒度

对于混悬型软膏剂,须进行粒度检查。取适量的供试品,涂成薄层,薄层面积相当于盖玻片面积,共涂三片,照《中国药典》2005 版二部附录 IX E 第一法粒度和粒度分布测定法检查,均不得检出大于 $180\mu m$ 的粒子。对于鼻用混悬型软膏剂,除另有规定外,取供试品 10 支,将内容物全部挤出于合适的容器中,按上述方法,检出 $50\mu m$ 粒子不得多于 2 个,并不得检出大于 $90\mu m$ 的粒子。

7. 微生物限度

除另有规定外,照《中国药典》2005 版二部附录 XI J 微生物限度检查法检查,应符合规定。

8. 无菌

用于大面积烧伤及严重损伤皮肤的软膏剂需进行无菌检查。照《中国药典》2005 版二部附录 XI H 无菌检查法检查,应符合规定。

9. 药物释放、穿透及吸收的测定方法

常用的药物释放、穿透及吸收的测定方法有体外试验法、体内试验法等。

(1) 释放度检查法:释放度检查方法有很多,如表玻片法、渗析池法、圆盘法等。这些方法不能完全反映药物吸收的情况,但作为企业的内控标准有一定实用意义。

表玻片法:在表玻片(直径 50mm)与不锈钢网(18 目)之间装有一个铝塑的软膏池,可将半固体的软膏装入其中,用 3 个夹子将这三层固定在一起,有效释药面积为 $46cm^2$,采用药典中的桨法进行测定。

(2) 体外试验法:体外试验法包括离体皮肤法、半透膜扩散法、凝胶扩散法和微生物扩散法等,离体皮肤法与实际情况较为接近。

1) 离体皮肤法:将人或动物皮肤固定在扩散池中,测定不同时间从供给池穿透皮肤进入到接受池溶液中的药物量,计算药物对皮肤的渗透率。

2) 半透膜扩散法:取软膏装于内径及管长约为 2cm 的短玻璃管中,管的两端用玻璃纸封贴上并扎紧,使软膏紧贴于一端的玻璃纸上,两者间无气泡,将该短玻璃管放入 100mL 37℃ 的蒸馏水中,于一定时间间隔取样,测定药物含量,绘制释放曲线。

3) 凝胶扩散法:将含有显色剂的琼脂凝胶放入长约 10cm 的试管内,在上端 10mm 空隙处装入软膏,使之与凝胶表面紧密接触,隔一定时间测定呈色区高度。以呈色区高度(即扩散距离)的平方对时间作图,拟合一直线,直线的斜率即为扩散系数,扩散系数愈大释药愈快。

4) 微生物扩散法:该法适用于抑菌药物制成的软膏剂,在接种有细菌的琼脂平板培养基上打若干大小相同的孔,填入软膏,经一定时间培养后测定抑菌圈的大小。

(3) 体内试验法:将软膏涂于人体或动物皮肤上,一定时间后进行测定,包括体液与组织器官中药物含量测定法、生理反应法、放射性示踪原子法等。

11.1.5　举例

1. 油脂性基质软膏剂

【例 11-8】　红霉素软膏

［处方］　红霉素 10g，液状石蜡 50g，凡士林 940g。

［制法］　分别称取液状石蜡和凡士林，于 150℃ 灭菌 30min，待温度降至 60～70℃，分别过滤。取红霉素与等量液状石蜡研匀，加至凡士林中，剩余的液状石蜡冲洗研磨器具后倒入凡士林中，不断搅拌，直至冷凝，即得。

［注解］　本品为黄色半固体物。有消炎抑菌作用，用于治疗丹毒、疮疖、脓疱疮等。

【例 11-9】　醋酸地塞米松软膏

［处方］　醋酸地塞米松 15g，樟脑 20g，薄荷脑 20g，白凡士林 945g。

［制法］　醋酸地塞米松粉碎过 100 目筛，备用。取薄荷脑和樟脑研磨使共熔。称取凡士林，置适宜容器中，加热使熔化，取出后在不断搅拌下，加入醋酸地塞米松粉末；待接近冷凝时，加入薄荷脑和樟脑的共熔液，搅拌至冷凝，即得。

［注解］　本品为白色半固体物，具有薄荷脑和樟脑的特有香气。有消炎、止痒、抗过敏作用，用于治疗各种荨麻疹、湿疹、皮炎、瘙痒等。薄荷脑和樟脑一起研磨形成共熔物，转移时，可用少量 95％ 乙醇冲洗研钵。除熔和法外，还可用研和法制备；亦可制成乳膏剂，将白凡士林改为乳膏基质，药物加入搅拌溶解均匀即可。

【例 11-10】　清凉油（万金油）

［处方］　薄荷脑 160g，樟脑 160g，薄荷油 100g，桉叶油 100g，石蜡 210g，蜂蜡 90g，10％ 氨溶液 6mL，凡士林 200g。

［制法］　取薄荷脑与樟脑一起研磨使共熔，再与薄荷油、桉叶油混匀；另将石蜡、蜂蜡、凡士林加热至 110℃，以除水分并灭菌，过滤，放冷至 70℃，加入芳香油等搅拌，最后加入氨溶液混匀即得。

［注解］　本品用于止痛、止痒，适用于伤风、头痛、蚊虫叮咬。本品较一般油脂性软膏稠度大，为适应不同气候的地区，必须灵活调节石蜡、蜂蜡和凡士林的用量配比。

2. 乳剂型基质软膏剂

【例 11-11】　联苯苄唑乳膏

［处方］　联苯苄唑 10g，鲸蜡醇 90g，石蜡 100g，液状石蜡 60g，十二烷基硫酸钠 10g，甘油 50g，苯甲酸 3g，蒸馏水加至 1000g。

［制法］　将鲸蜡醇于水浴上加热熔化，加入联苯苄唑溶解，再加入石蜡和液状石蜡搅匀并恒温在 70～75℃（油相）；另取十二烷基硫酸钠、苯甲酸钠于蒸馏水中，水浴加热熔解，加入甘油混匀并恒温在 70～75℃（水相）。将水相缓缓加至油相中，按同一方向搅拌至冷凝，即得。

［注解］　本品为乳白色至微黄色乳膏，属于 O/W 型乳膏。联苯苄唑为广谱抗浅表真菌药，用于治疗各种真菌感染引起的皮肤病，如体癣、脚癣、股癣、花斑癣、红癣及皮肤念珠菌病。处方中十二烷基硫酸钠为 O/W 型乳化剂，液状石蜡调节稠度，甘油为保湿剂，苯甲酸为防腐剂。

【例 11-12】　复方醋酸曲安缩松乳膏

［处方］　醋酸曲安缩松 0.25g，薄荷 10g，樟脑 10g，硬脂酸 130g，单硬脂酸甘油酯 40g，液状石蜡 60mL，凡士林 10g，三乙醇胺 6mL，甘油 100g，羟苯乙酯 1g，月桂氮䓬酮适量，蒸馏水 620mL，制成 1000g。

［制法］　将薄荷和樟脑一起研磨使共熔，备用。取硬脂酸、单硬脂酸甘油酯、液状石蜡、凡士林，在水浴上加热至 70～80℃ 使熔化（油相）；另将三乙醇胺、甘油、月桂氮䓬酮、羟苯乙酯于蒸馏水中加热至 70～80℃（水相）。搅拌下，将油相缓缓加入水相中，将醋酸曲安缩松加入至

温热未凝固的基质中,待半凝固时加入共熔液,搅匀,冷却即得。

〔注解〕　本品属于 O/W 型乳膏。有抗炎和抗过敏作用,用于皮炎、湿疹、局部瘙痒、带状疱疹,亦可用于牛皮癣和扁平苔癣等。处方中的三乙醇胺与部分硬脂酸反应生成一价皂作为 O/W 型乳化剂,液状石蜡调节稠度,甘油为保湿剂,羟苯乙酯为防腐剂,月桂氮䓬酮为吸收促进剂。

【例 11-13】　硝酸咪康唑乳膏

〔处方〕　硝酸咪康唑 20g,单硬脂酸甘油酯 120g,硬脂醇 50g,液状石蜡 50g,聚山梨酯 80 30g,羟苯乙酯 1g,丙二醇 150g,蒸馏水加至 1000g。

〔制法〕　取硝酸咪康唑,与适量丙二醇研成糊状,备用。将单硬脂酸甘油酯、硬脂醇、液状石蜡在水浴上加热至 75℃ 左右使熔化(油相);另将聚山梨酯 80、丙二醇、羟苯乙酯溶于水,加热至与油相温度相近(水相),不断搅拌下,将水相加入油相中,制成乳剂型基质。加入上述糊状物,搅匀即得。

〔注解〕　本品为白色或类白色乳膏,属于 O/W 型乳膏。本品为广谱抗真菌药,适用于足癣、体癣、股癣、手癣、花斑癣、真菌性的甲沟炎和念珠菌性的外阴道炎,也可用于外耳炎、细菌性皮肤感染。大量生产时,可将硝酸咪康唑先溶解于水相中,但须脱气,以防止酸败。聚山梨酯 80 为 O/W 型乳化剂,丙二醇为保湿剂,羟苯乙酯为防腐剂。

【例 11-14】　尿素乳膏

〔处方〕　尿素 200g,甘油 100g,单硬脂酸甘油酯 125g,地蜡 25g,蜂蜡 50g,液状石蜡 275mL,白凡士林 50g,司盘 60 7.5g,2,6-叔丁基对甲酚 0.25g,羟苯乙酯 110g,乳化剂 OP 2.5g,蒸馏水 163.75mL。

〔制法〕　取单硬脂酸甘油酯、地蜡、蜂蜡、白凡士林加热至全部熔化,加入液状石蜡,用单层纱布过滤,再加入羟苯乙酯、司盘 60、2,6-叔丁基对甲酚充分搅匀,并保持在 75～80℃(油相);另将尿素加入已有甘油的热蒸馏水中,维持温度在 75～80℃,搅拌溶解,用棉花过滤,再加入乳化剂 OP 混匀,维持与油相相同温度(水相)。将水相缓缓加入油相中,边加边不断沿一个方向迅速搅拌,至乳化完全并冷凝,即得。

〔注解〕　本品为淡黄色乳膏,属于 W/O 型乳膏。用于皲裂、鱼鳞病、角化症、达利叶氏病及毛发苔藓等皮肤病的治疗。处方中蜂蜡、地蜡用于调节基质稠度并起辅助乳化作用;乳化剂 OP 与司盘 60 合用,乳化作用更强;甘油主要是防止尿素分解,羟苯乙酯为防腐剂,2,6-叔丁基对甲酚为抗氧剂。

3. 水溶性基质软膏剂

【例 11-15】　复方酮康唑软膏

〔处方〕　酮康唑 20g,依诺沙星 3g,无水亚硫酸钠 2g,聚乙二醇 4000 300g,聚乙二醇 400 605g,丙二醇 50g,蒸馏水 20g。

〔制法〕　取酮康唑和依诺沙星,用丙二醇调成糊状,备用;将无水亚硫酸钠溶于蒸馏水中,备用。将聚乙二醇 4000 和聚乙二醇 400 在水浴上加热至 85℃ 使熔化,待冷至 40℃ 以下时,加入上述糊状物和亚硫酸钠溶液,搅匀即得。

〔注解〕　本品用于治疗浅表及深部真菌、细菌引起的各种皮肤感染和各种皮炎。

11.2 凝 胶 剂

11.2.1 概述

凝胶剂(gels)系指药物与能形成凝胶的辅料制成均一、混悬或乳状液型的稠厚液体或半固体制剂。除另有规定外,凝胶剂限局部用于皮肤及体腔(如鼻腔、阴道和直肠)。乳状液型凝胶剂又称为乳胶剂。由天然高分子物质(如西黄蓍胶)制成的凝胶剂也可称为胶浆剂。小分子无机药物(如氢氧化铝)凝胶剂是由分散的药物胶体小粒子以网状结构存在于液体中,属两相分散系统,具有触变性,也称为混悬型凝胶剂。

凝胶剂分为水性凝胶剂和油性凝胶剂。水性凝胶剂通常由水、甘油或丙二醇与纤维素衍生物、卡波姆、海藻酸盐、西黄蓍胶、明胶、淀粉等构成;油性凝胶剂由液状石蜡与聚乙烯或脂肪油与胶体硅或铝皂、锌皂构成。本节主要介绍临床上应用较多的水性凝胶剂。

凝胶剂在生产与贮存期间应符合以下规定:① 混悬型凝胶剂中的胶粒应分散均匀,不应下沉结块;② 凝胶剂应均匀、细腻,常温下保持胶状,不干涸或液化;③ 根据需要可加入防腐剂、保湿剂、抗氧剂、乳化剂、增稠剂和吸收促进剂等;④ 凝胶剂基质不应与药物发生反应;⑤ 除另有规定外,凝胶剂应遮光密封,宜在 25℃ 以下贮存,并防冻;⑥ 混悬型凝胶剂在标签上应注明"用前摇匀"。

11.2.2 处方

水性凝胶剂主要由药物、基质组成,还可添加其他附加剂,如防腐剂、保湿剂、抗氧剂、乳化剂、增稠剂和吸收促进剂等。基质是水性凝胶剂的重要组成部分,以下介绍常用水性凝胶基质材料。

水性凝胶基质的优点有:① 易于涂布和洗除,无油腻感;② 能吸收组织渗出液,不妨碍皮肤正常功能;③ 稠度小,利于药物释放,特别是水溶性药物的释放。缺点是:润滑性较差,容易失水和霉变,常需加入较大量的保湿剂和防腐剂。

1. 卡波姆(Carbomer)

商品名为卡波普(Carbopol),系丙烯酸与丙烯基蔗糖的共聚物,按黏度不同分为 934、940、941 等多种规格。本品为白色松散粉末,引湿性很强。可在水中迅速溶胀,但不溶解,水分散液呈酸性,1%水分散液的 pH 值为 3.11,黏性较低。当用碱中和时,随着大分子逐渐溶解,黏度逐渐上升,低浓度时形成透明溶液,浓度较大时形成半透明凝胶,在 pH 6~11 间最黏稠。中和剂可用氢氧化钠、氢氧化钾、碳酸氢钠、硼砂、碱性氨基酸类及有机胺类(如乙醇胺或三乙醇胺)。卡波普基质无油腻性,特别适宜于脂溢性皮肤病。盐类电解质、强酸可使卡波普凝胶的黏性下降,碱土金属离子以及阳离子聚合物等均可与之结合成不溶性盐。

【例 11-16】 〔处方〕 卡波普 940 10g,甘油 50g,聚山梨酯 80 2g,羟苯乙酯 0.5g,乙醇 50g,氢氧化钠 4g,蒸馏水加至 1000g。

〔制法〕 取卡波普、甘油、聚山梨酯 80 与 300mL 蒸馏水混合,氢氧化钠溶于 100mL 蒸馏水中后加入上述液体中搅拌,再将羟苯乙酯溶于乙醇后逐渐加入搅匀,即得透明凝胶。

［注解］ 氢氧化钠为 pH 调节剂,使形成凝胶;甘油为保湿剂,羟苯乙酯为防腐剂。

2. 纤维素衍生物

常用的纤维素衍生物有甲基纤维素(MC)、羧甲基纤维素钠(CMC-Na)和羟丙甲纤维素(HPMC)等,常用浓度为 2%～6%。MC 和 HPMC 溶于冷水,不溶于热水,CMC-Na 在任何温度下均可溶解于水。CMC-Na 较常用。CMC-Na 遇强酸、多价金属离子和阳离子型药物均可形成沉淀,应予以避免。MC 与氯甲酚、鞣酸及硝酸银有禁忌。

【例 11-17】 ［处方］ 羧甲基纤维素钠 50g,三氯叔丁醇 5g,甘油 150g,蒸馏水加至 1000g。

［制法］ 取羧甲基纤维素钠与甘油研匀,加入热蒸馏水中,放置溶胀形成凝胶,加三氯叔丁醇水溶液,并加水至足量。

其他的水性凝胶基质还有海藻酸钠、西黄蓍胶、甘油明胶、淀粉甘油、交联型聚丙烯酸钠(SDB-L-400)等。

11.2.3 制备流程、工艺与影响因素

水性凝胶剂的一般制法是:对于水溶性药物,先将其溶于部分水或甘油中,必要时加热;处方中其余成分先制成水凝胶基质,再与药物溶液混匀,加水至足量搅拌即得。对于水不溶性的药物,可先用少量水或甘油研细、分散,再与基质搅匀。凝胶剂所用内包装材料不应与药物或基质发生反应。凝胶剂应密封,在 25℃以下遮光贮存,并应防冻。

11.2.4 质量评价

凝胶剂须进行装量和微生物限度检查,应符合规定。混悬型凝胶剂还需测定粒度;用于严重创伤的凝胶剂,应进行无菌检查。

11.2.5 举例

【例 11-18】 甲硝唑凝胶

［处方］ 甲硝唑 10g,卡波普 940 8g,三乙醇胺 10.8g,甘油 80g,丙二醇 50g,三氯叔丁醇 1g,蒸馏水加至 1000g。

［制法］ 将甲硝唑及三氯叔丁醇加入处方量蒸馏水中溶解,混匀,加入卡波普 940,充分溶胀,备用。另取三乙醇胺、甘油和丙二醇,混匀,缓缓加入上述备用液中,搅匀,即得凝胶。

［注解］ 本品为淡黄色水溶性透明凝胶。用于治疗痤疮、毛囊虫病、酒糟鼻等。

【例 11-19】 复方地塞米松凝胶

［处方］ 地塞米松磷酸钠 0.2g,盐酸麻黄碱 10g,呋喃西林 0.2g,5%羟苯乙酯乙醇溶液 6mL,甘油 100mL,卡波姆 934 3g,1mol·L^{-1}氢氧化钠溶液 6mL,纯化水加至 1000mL。

［制法］ 取卡波姆 934,加入甘油润湿研磨,再加适量纯化水溶胀制成凝胶基质。将盐酸麻黄碱、呋喃西林、地塞米松磷酸钠、5%羟苯乙酯乙醇溶液以热的纯化水溶解,放冷,加入上述凝胶基质中,搅匀,用 1mol·L^{-1}氢氧化钠溶液调 pH 值至 6.0～7.0,加纯化水至全量,搅匀,即得。

［注解］ 本品应为淡黄色澄清黏稠凝胶,具有抗炎、抗过敏等作用,用于过敏性鼻炎的治疗。

11.3 栓　剂

11.3.1　概述

栓剂(suppositoris)系指药物与适宜基质制成的供腔道给药的固体制剂。栓剂在常温下为固体,塞入人体腔道后能迅速软化、融化或溶解于分泌液中,逐渐释放药物而产生局部或全身作用。

栓剂是古老的剂型之一,在我国古代称为坐药或塞药。最初,栓剂的应用主要以局部作用为目的;随着医药事业的发展,栓剂的全身治疗作用越来越受到重视。近年来,由于新基质的不断出现、栓剂生产的自动化以及单个栓剂密封包装技术的应用等等,栓剂的品种和数量显著增加。栓剂在国外广泛应用于镇痛、安眠、收敛、止血、消炎、止痛、杀菌、避孕、通便等,现已开发出中空栓、微囊栓等。尽管我国栓剂很早就有,但由于观念和习俗的影响,栓剂的品种和应用范围与国外仍存在一定差距,主要为小儿用药或局部用药等。

按作用栓剂可分为:① 在腔道起局部作用,如收敛、润滑、抗菌消炎、杀虫、止痒、局麻等;② 药物经腔道(多为直肠)吸收至血液而起全身作用,如起镇痛、镇静、兴奋、扩张支气管和血管、抗菌等。

根据施用腔道的不同,栓剂分为直肠栓、阴道栓、尿道栓、牙栓、鼻用栓和耳用栓。其中,以直肠栓最为常用,阴道栓主要用于阴道局部疾病的治疗,现有些被阴道用片剂或胶囊所替代。近年来也出现了供直肠用的软胶囊。

栓剂的形状、大小和重量因使用腔道不同而异,直肠栓为鱼雷形、圆锥形或圆柱形等;成人用每颗重约 2g,长约3～4cm,儿童用重约 1g,常用鱼雷形。阴道栓为鸭嘴形、球形或卵形等;每颗重约 2～5g,直径 1.5～2.5cm,其中鸭嘴形较好,因其表面积较大。尿道栓一般为棒状;男用的重约 4g,长 10～15cm,女用重约 2g,长 6.0～7.5cm。鼻用栓为子弹头形,中央插入 2mm 中空的玻璃管,重约2g。栓剂形状见图 11-8 所示。

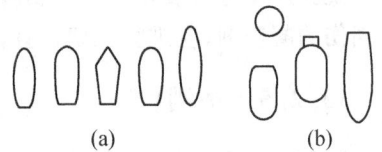

图 11-8　栓剂的形状
(a) 直肠栓　(b) 阴道栓

栓剂的特点有:① 药物不受胃肠道 pH 或酶的破坏;② 可避免药物对胃肠道的刺激;③ 直肠栓中的药物吸收后可直接进入中、下腔静脉系统,减少肝脏的首过作用,且减少药物对肝脏的毒副作用;④ 对不能口服或不愿吞服片剂、丸剂及胶囊剂的患者或伴有呕吐的患者,尤其是婴儿和儿童,腔道给药较为有效。栓剂的主要缺点是使用不如口服方便;生产成本比片剂、胶囊剂高,生产效率低。

11.3.2　处方

栓剂的主要成分为药物和基质。此外,根据需要还可加入附加剂,如表面活性剂、稀释剂、吸收剂、润滑剂和防腐剂等。

1. 药物

药物可溶解或混悬于栓剂基质中。供制备栓剂用的固体药物,除另有规定外,应事先用适宜方法制成细粉,并全部通过 6 号筛。

2. 基质

基质的选用是栓剂制备中最重要的工作之一,栓剂基质不仅赋予药物成型,而且对药物的释放有重要影响。理想的栓剂基质应符合以下要求:① 室温时有适宜的硬度,塞入腔道时不变形和破碎,体温下易软化、熔化或溶解;② 具有润湿或乳化能力,可混入较多的水;③ 不与药物发生反应,不影响药物的作用与含量测定;④ 性质稳定,且不易霉变等;⑤ 对黏膜无刺激性、无毒性、无过敏性;⑥ 释药速率符合治疗要求,起局部作用者一般要求缓慢持久释药;起全身作用者要求纳入腔道后能迅速释药;⑦ 基质的熔点与凝固点的间距不宜过大,油脂性基质的酸值应在 0.2 以下,皂化值为 200～245,碘值低于 7。实际使用的基质不可能同时满足上述条件,药物的加入亦可能改变栓剂基质的特性,应根据药物性质和用药目的等进行选择。

栓剂基质可分为油脂性基质和水溶性基质两大类。

(1) 油脂性基质

1) 可可豆脂(cocoa butter):系由梧桐科植物可可树的果仁制成的固体脂肪,主要为硬脂酸、棕榈酸和油酸等的甘油三酯的混合物,还含有少量的不饱和酸。本品常温下为黄白色蜡状固体,无刺激性,可塑性好,其细粉能与多种药物混合制成可塑性团块,若加入 10％以下的羊毛脂可增加其可塑性;性质稳定,能与多种药物配伍,但有些药物(如挥发油、樟脑、薄荷油、冰片、酚及水合氯醛等)可显著降低其熔点。可可豆脂有 α、β、β′、γ 四种晶型,β 晶型为稳定型,熔点为 34℃,为避免晶型转化,通常应缓慢升温,待熔化至总量的 2/3 时停止加热,利用余热使其全部熔化。每 100g 可可豆脂可吸收 20～30g 水,加入 5％～10％聚山梨酯 61 可增加其吸水量,且有利于药物混悬在基质中。由于可可豆脂需进口且价格昂贵,目前极少应用。

2) 半合成脂肪酸甘油酯:系由天然植物油(如椰子油或棕榈油等)水解、分馏得到的 C12～C18 游离脂肪酸,经部分氢化再与甘油酯化而成的甘油三酯、二酯、一酯的混合物,称为半合成脂肪酸甘油酯。该类基质化学性质稳定,不易酸败,具有适宜的熔点,为目前较理想的取代天然油脂的基质。国内已生产的有以下几种:

① 半合成椰油酯:系椰子油加硬脂酸与甘油酯化而成。为乳白色块状物,熔点为 33.7～34.7℃,凝固点为 30.6～36.2℃,有油脂臭,吸水能力大于 20％,刺激性小,抗热能力较强。

② 半合成山苍子油酯:系由山苍子油水解、分离所得的月桂酸再加硬脂酸与甘油酯化而成;也可直接由化学品合成,称为混合脂肪酸酯。为黄色或乳白色块状物,有 34 型(33～35℃)、36 型(35～37℃)、38 型(37～39℃)、40 型(39～41℃)等规格,其中 38 型最为常用;有油脂臭,在水或乙醇中几乎不溶。本品的理化性质与可可豆脂相似。

③ 半合成棕榈油酯:系由棕榈仁油经碱处理得皂化物,再经酸化得到棕榈油酸,加入不同比例的硬脂酸后与甘油酯化而成。熔点分别为 33.2～33.6℃、38.1～38.3℃和 39～39.8℃。为乳白色或微黄色蜡状固体,略有脂肪臭;化学性质稳定,抗热能力强,对腔道黏膜刺激性小。

④ 硬脂酸丙二醇酯:系由硬脂酸与 1,2-丙二醇酯化而成,是硬脂酸丙二醇单酯与双酯的混合物。为乳白色或微黄色蜡状固体,熔点为 36～38℃,略有油脂臭,不溶于水,遇热水可膨胀;对腔道黏膜无明显的刺激性,安全、无毒。

(2) 水溶性基质

1) 甘油明胶(gelatin glycerin):由明胶、甘油和水组成,系将三者按一定比例在水浴上加热熔化,蒸去大部分水,放冷凝固制得。弹性好,不易折断,体温下不熔化,塞入腔道后能软化且缓慢溶于分泌液中使药物缓慢释放。其溶解速率与明胶、甘油、水三者的比例有关,甘油与水含量越高越易溶解。一般的组成为水:明胶:甘油(10:20:70),甘油能防止栓剂干燥变硬。凡能与蛋白质产生配伍禁忌的药物(如鞣酸、重金属盐等)均不能用甘油明胶为基质。本品通常作为阴道栓剂基质,使药物在局部起作用。另外,由于甘油明胶本身具有轻泻作用,也可直接起作用。

2)聚乙二醇(PEG):可通过将不同平均相对分子质量的 PEG 以一定比例加热融合制成硬度适宜的栓剂基质。通常液体 PEG 含量为 30%~50% 时,其硬度与可可豆脂接近,较为适宜。本类基质遇体温不熔化,但能缓缓溶于体液中而使药物缓慢释放。本品易溶于水,吸湿性较强;对黏膜有一定刺激性,加入约 2% 的水可减轻刺激性,也可在纳入腔道前先用水润湿或在表面涂一层鲸蜡醇或硬脂醇薄膜以减轻刺激。本品受潮后容易变形,包装应注意防潮,并贮存于干燥处。PEG 基质不宜与鞣酸、水杨酸、乙酸水杨酸、奎宁、苯佐卡因、氯碘奎啉、磺胺类等配伍。

3)泊洛沙姆(Poloxamer 188):商品名为 Pluronic F68,系聚氧乙烯、聚氧丙烯的嵌段聚合物。为蜡状固体,熔点为 52℃;易溶于水,能促进药物的吸收并起到缓释与延效作用。

4)聚氧乙烯(40)硬脂酸酯(Polyoxyl 40 stearate):系聚乙二醇的单硬脂酸酯、双硬脂酸酯的混合物,还含有游离乙二醇。为白色或黄白色蜡状固体,无臭或稍有脂肪臭味,熔程为39~45℃;可溶于水、乙醇、丙酮,不溶于液状石蜡;有较大吸湿性,与某些药物配伍制成栓剂时表面出现水珠。

3. 栓剂的附加剂

(1)硬化剂:若栓剂在贮存或使用时出现过软的情况,则可加入适当的硬化剂(如白蜡、鲸蜡醇、硬脂酸、巴西棕榈蜡等)加以调节,但效果很有限。

(2)增稠剂:当药物与基质混合时出现机械搅拌情况不良或生理上需要时,在栓剂中可酌情加入增稠剂(如氢化蓖麻油、单硬脂酸甘油酯、硬脂酸铝等)。

(3)乳化剂:当栓剂处方中含有不能与基质混合的液相时,特别是该液相的含量大于 5% 时,可加入适量的乳化剂。

(4)吸收促进剂:对于起全身治疗作用的栓剂,可通过加入吸收促进剂以促进药物的吸收。常用的吸收促进剂有:

1)表面活性剂:适量的表面活性剂能增加药物的亲水性,尤其是对覆盖在直肠黏膜上的连续的水性黏膜层具有溶胶和洗涤作用,造成有孔隙的表面,从而增加药物的穿透,提高生物利用度;但须注意表面活性剂用量不宜过多,否则使吸收下降。

2)月桂氮䓬酮:可直接与黏膜发生作用,改变生物膜的通透性,因此有利于药物吸收。

其他吸收促进剂还有氨基酸乙胺衍生物、乙酰乙酸酯类、β-二羧酸酯、芳香族酸性化合物、脂肪族酸性化合物等。

(5)着色剂:可加入脂溶性或水溶性着色剂,但应注意在应用水溶性着色剂时加水后对pH、乳化剂及乳化效率的影响,还应注意控制脂肪水解及栓剂中的色移。

(6)抗氧剂:对于易氧化的药物应加入抗氧剂(如叔丁基羟基茴香醚、叔丁基对甲酚、没食子酸酯类等)。

(7)防腐剂:当含有植物浸膏或水性溶液时,可在栓剂中加入防腐剂(如羟苯酯类)。应对其溶解度、有效剂量、配伍禁忌以及直肠耐受性进行验证。

11.3.3　处方设计及应考虑的问题

栓剂的处方设计首先应根据药物的药理作用,考虑用药目的,即是起局部作用还是起全身作用;还须考虑药物性质、基质和附加剂的性质以及它们对药物释放、吸收的影响;最后根据确定的处方选择合适的制备工艺。

1. 全身作用的栓剂

全身作用的栓剂要求药物迅速释放,一般应选择与药物溶解性相反的基质,有利于药物释放,增加吸收;如脂溶性药物应选择水溶性基质,水溶性药物则应选择脂溶性基质。可将药物溶解在适当的溶剂中或粉碎成细粉后再与基质混合,以提高药物在基质中的均匀性。

在栓剂的使用方法上,应根据栓剂直肠吸收的特点考虑如何避免肝脏的首过作用。如栓剂塞入距肛门口约 2cm 处为宜,这样可有 50%～75% 的药物不经过肝脏。为了避免塞入的栓剂自动进入深部,可设计成双层栓剂。

在进行栓剂的处方设计时,还应考虑药物的性质(如药物的解离度、溶解度、粒径等)对其释放、吸收的影响。

此外,还应考虑栓剂的形状、大小以及患者生理状况等对吸收的影响。

2. 局部作用的栓剂

对于局部作用的栓剂,应尽可能减少吸收,应选择熔化或溶解、释药速率慢的基质。由于腔道中的液体量有限,水溶性基质的溶解速率受限,可使药物缓慢释放,比油脂性基质更利于发挥局部药效。如甘油明胶基质常作为起局部杀虫、抗菌作用的阴道栓基质。局部作用通常在 0.5h 内开始,持续约 4h;液化时间不宜过长,否则患者会有不适感,且药物可能释放不完全,甚至大部分排出体外。

3. 栓剂中药物的吸收

栓剂可起局部治疗作用或全身作用。阴道栓主要是起局部作用,用于抗菌消炎、外阴阴道炎及外用瘙痒等;起局部作用的直肠栓常用于通便、止痒、止痛、止血、痔疮及直肠炎等。全身作用的栓剂主要是直肠栓。

直肠给药后,栓剂的吸收途径有两条:① 通过直肠上静脉,经门静脉进入肝脏,再进入体循环;② 通过直肠中、下静脉和肛门静脉,经髂内静脉绕过肝脏进入下腔静脉,直接进入体循环,避开肝脏的首过作用。因此,栓剂塞入直肠的深度愈小,吸收时不经肝脏的量愈多。此外,有研究表明,直肠淋巴系统亦是药物吸收的一条重要途径。

药物从直肠吸收的机理主要是被动扩散。影响药物直肠吸收的因素有:

(1)生理因素:栓剂在直肠中的部位对药物的吸收分布有明显影响。栓剂塞入距肛门口约 2cm 处时,可使 50%～75% 被吸收的药物避开肝脏首过作用;当塞入距肛门口约 6cm 处时,被吸收的药物大部分进入门肝系统。因此,以距肛门口约 2cm 处为宜。

直肠液的 pH 值对药物吸收起重要作用,通常直肠液的 pH 值约为 7.4,无缓冲能力,其pH 值由进入直肠的药物溶解后决定。

直肠中粪便的存在,可影响药物扩散及与吸收表面的接触,使药物吸收量减少。药物的吸收量还与栓剂在直肠中的保留时间有关,保留时间越长,吸收越完全。

(2)药物的性质

1)脂溶性与解离度:脂溶性好、非解离型药物容易透过直肠黏膜吸收。通常 pK_a 大于 4

的酸性药物和 pK_a 小于 8.5 的碱性药物可被直肠黏膜迅速吸收。可应用缓冲液调节直肠的 pH,以利于药物吸收。

2)溶解度:对于溶解度小的药物,由于其在直肠中的溶解量少,吸收较少;药物水溶性较大时,吸收增加。因此可将难溶性药物制成溶解度大的盐类或衍生物,并制成油脂性基质栓剂,以利于药物吸收。

3)粒径:当药物以不溶性固体粒子分散在基质中时,其粒子大小将影响吸收;粒径愈小、愈易溶解,吸收愈快。

(3)基质因素:基质的溶解性与药物溶解性相反时,有利于药物释放,增加吸收。脂溶性药物应选择水溶性基质,水溶性药物则选择油脂性基质。

此外,吸收促进剂亦会影响药物的释放和吸收。

4. 几种新型栓剂的介绍

普通栓剂不能满足一些药物开发成栓剂的要求,因此出现了一些新型栓剂。

(1)双层栓剂

1)上下双层栓剂:由上、下两层组成,有不同的形式。① 下层的水溶性基质可迅速释药,上层的脂溶性基质起缓释作用,可较长时间保持血药浓度平稳;② 上层为空白基质,下层为含药层,空白基质可阻止药物向上扩散,减少肝脏首过作用,空白基质吸水膨胀后可避免塞入的栓剂自动进入深部。

2)内外双层栓剂:由内、外两层组成,内、外两层中含有不同的药物,可先后释药达到特定的治疗目的。

(2)中空栓剂:中空栓剂的外壳为空白或含药基质,固体或液体药物填充在中空部分。当外壳基质熔融破裂后药物能迅速释放,起效快;还可通过将药物与适当赋形剂混合或制成固体分散体以达到快速或缓慢释放。

(3)微囊(微球)栓剂:将药物制成微囊(微球)后再与基质混合制成栓剂,利用微囊(微球)控释。

(4)渗透泵栓剂:渗透泵栓剂是利用渗透泵原理制成的一种控释栓剂,最外层为一层不溶性的微孔膜,药物可由微孔中慢慢释出,维持较长时间的疗效。

(5)缓释栓剂:应用具有可塑性的不溶性高分子材料制成,该类栓剂在直肠内不溶解,不崩解,吸收水分后逐渐膨胀,使药物缓慢释放。

11.3.4 制备流程、工艺与影响因素

1. 栓剂的制备

栓剂的制备方法有冷压法与热熔法两种,可按基质的类型选择制法,油脂性基质栓剂两种方法均可使用,水溶性基质栓剂多采用热熔法。

(1)冷压法:生产工艺流程如图 11-9 所示。

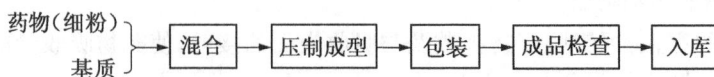

药物(细粉)
基质 → 混合 → 压制成型 → 包装 → 成品检查 → 入库

图 11-9 冷压法制备栓剂生产工艺流程图

生产中应用压栓机压成一定形状的栓剂。该法可避免加热对药物或基质稳定性的影响,

避免不溶性药物在基质中沉降；该法工艺简单，但生产效率不高；成品中常夹带有空气，影响栓剂的重量差异，且可能使药物和基质氧化。

（2）热熔法：该法是生产栓剂最常用的方法，生产工艺流程如图 11-10 所示。

用水浴或蒸汽浴加热使基质熔化，温度不能过高，然后根据药物性质选用合适的方法加入药物混匀，注入涂有润滑剂的栓模中，使其稍微溢出模口；放冷至完全凝固后削去溢出部分，开模取出。药物与基质的混合物灌注时温度在 40℃ 左右为宜，以免不溶性药物因相对密度不同在模孔内沉降。

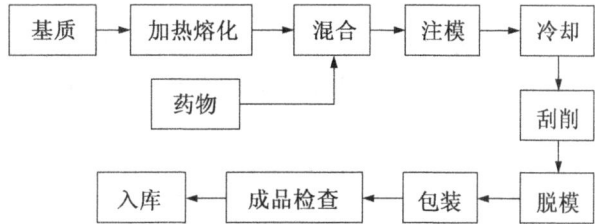

图 11-10　热熔法制备栓剂生产工艺流程图

栓模内所涂的润滑剂分为两类：① 对于水溶性基质栓剂，使用油性润滑剂（如液状石蜡和植物油等）；② 对于油脂性基质栓剂，常用软皂、甘油各 1 份与 95％乙醇 5 份的混合物。对于一些不粘模的基质（如可可豆脂和聚乙二醇），可不用润滑剂。

大生产中采用自动化模制机制备栓剂，栓剂的灌注、冷却、刮削、取出步骤均在机器中完成；全部的充填、排出、清洁模具等操作亦采用自动化。

一些全自动栓剂生产线（图 11-11）还废除了金属模型和包装机械，以塑料和铝箔为包装材料，同时兼作栓模。成卷的包装用膜（PVC、PVC/PE、双铝复合膜）经该设备制壳成型后被送入灌注工序，已经搅匀的药液通过计量泵自动灌装入空壳中，联成一条的栓剂颗粒，按照预先设定的长度自动裁剪成段并送入冷却装置降温，在经过冷却装置的过程中药液凝固，之后进入封口阶段，同时整形，打批号，最后进一步裁剪成型。

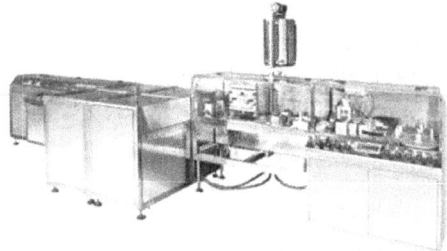

图 11-11　HY-Z 型全自动栓剂生产线

（3）栓剂的包装与贮存：栓剂常用的包装形式有：① 以蜡纸、锡箔、铝箔等逐个包裹栓剂，再装入外包装盒中；② 栓剂逐个嵌入塑料硬片（常用聚氯乙烯）的凹槽中，之后将另一张配对的硬片盖上，热合密封后装入外包装盒中。大生产采用机械包装，每小时可包装 8000 粒。

除另有规定外，栓剂应于 30℃ 以下密闭贮存，防止因受热、受潮而变形、发霉、变质。油脂性基质栓剂应避热，最好在冰箱中保存。甘油明胶类水溶性基质栓剂，不仅要防止受潮后软化、变形或发霉、变质，还要避免干燥失水后变硬或收缩。

2. 置换价

制备栓剂时需要确定基质的用量。通常栓模的容量是固定的，但由于基质与药物密度不同，栓模容纳的重量会有所不同。一般栓模容纳重量（如 1g 或 2g）是以可可豆脂为代表的基质重量。药物（特别是不溶于基质的药物）加入后将占据一定体积。为了保持栓剂原有体积，需引入置换价（displacement value，DV）的概念。置换价系指栓剂中药物的重量与同体积基质重量的比值。可用以下公式求得某药物对某基质的置换价：

$$DV = \frac{W}{G - (M - W)} \tag{11-1}$$

式中：W 为每个栓剂的平均含药量，G 为纯基质栓剂的平均重量，M 为含药栓剂的平均重量。

应用置换价可以方便地计算出制备该含药栓所需基质的重量 x：

$$x = G - \frac{y}{DV} \cdot n \tag{11-2}$$

式中：y 为处方中药物的剂量，n 为拟制备的栓剂枚数。

以可可豆脂及半合成脂肪酸酯为基质时的重量定为 1，一些常用药物的置换价如表 11-2 所示。

表 11-2　常用药物的可可豆脂及半合成脂肪酸酯的置换价

药　物	可可豆脂	半合成脂肪酸酯"Witepsol"	药　物	可可豆脂	半合成脂肪酸酯"Witepsol"
盐酸吗啡	1.6		阿片粉	1.4	
盐酸乙基吗啡		0.71	酚	0.9	
乙酰水杨酸		0.63	磺胺噻唑	1.6	
苯佐卡因		0.68	普鲁卡因		0.80
巴比妥	1.2	0.81	茶碱		0.63
苯巴比妥	1.2	0.84	氨茶碱	1.1	
苯巴比妥钠		0.62	盐酸奎宁	1.2	
磷酸可待因		0.80	甘油	1.6	
水合氯醛	1.3		鞣酸	1.6	
盐酸可卡因	1.3				

11.3.5　质量评价

《中国药典》2005 年版二部规定，栓剂中的药物与基质应混合均匀，栓剂外形应完整光滑；塞入腔道后应无刺激性，应能熔化、软化或溶解，并与分泌液混合，逐步释放出药物，产生局部或全身作用；应有适宜的硬度，以免在包装或贮存时变形。还应进行重量差异、融变时限、微生物限度等检查。

1. 重量差异

取供试品 10 粒，精密称定总重量，求得平均粒重后，再分别精密称定各粒的重量。每粒重量与平均粒重相比较，按表中的规定（表 11-3），超出重量差异限度的不得多于 1 粒，并不得超出限度 1 倍。

凡规定需检查含量均匀度的栓剂，一般不再进行重量差异检查。

表 11-3　栓剂的重量差异限度

平均粒重	重量差异限度
1.0g 及 1.0g 以下	±10%
1.0g 以上至 3.0g	±7.5%
3.0g 以上	±5%

2. 融变时限

取栓剂 3 粒，在室温放置 1h 后，照《中国药典》2005 年版二部附录 ⅩB 融变时限检查法检查，除另有规定外，脂肪性基质的栓剂 3 粒均应在 30min 内全部熔融、软化或触压无硬心；水溶性基质的栓剂 3 粒均应在 60min 内全部溶解。如有 1 粒不符合规定，应另取 3 粒复试，均应符合规定。

缓释栓剂应进行释放度检查，不再进行融变时限检查。

3. 微生物限度

除另有规定外,照《中国药典》2005 版二部附录 Ⅺ J 微生物限度检查法检查,应符合规定。

4. 药物溶出速率及吸收试验

体外溶出速率和体内吸收可作为栓剂质量检查的参考项目。

(1) 体外溶出速率试验:常用的方法是将栓剂置于透析管的滤纸筒中或适宜的微孔滤膜中,再浸入盛有介质的容器中,于 37℃搅拌下,每隔一定时间取样测定,每次取样后补充同体积的溶出介质,求出介质中的药物量。

(2) 体内吸收试验:以家兔或狗进行试验,给药后,在一定时间间隔内取血或收集尿液,测定药物浓度,绘制血药浓度-时间曲线(或尿药量-时间曲线),最后计算药物吸收的动力学参数和 AUC。

5. 稳定性试验和刺激性试验

(1) 稳定性试验:将栓剂在室温(25±2)℃和 4℃下贮存,定期(1 个月、3 个月、6 个月、1 年、2 年)取样,检查外观变化、软化点变化、主药含量以及药物的体外释放。

(2) 刺激性试验:通常采用动物进行试验,将基质粉末、溶液或栓剂施于家兔眼黏膜上,或纳入直肠、阴道,观察有何异常反应。

11.3.6　举例

【例 11-20】　阿司匹林栓

[处方]　阿司匹林 600g,混合脂肪酸酯 450g,共制成 1000 枚。

[制法]　取混合脂肪酸酯,置夹层锅中,加热熔化后加入阿司匹林细粉,搅匀,在接近凝固时倾入涂有润滑剂的栓模中,迅速冷却,冷后削平,取出即得。

[注解]　本品具有解热镇痛作用,为直肠栓。为防止阿司匹林水解,可加入 1.0%~1.5% 的枸橼酸作稳定剂;制备过程中应避免接触铁、铜等金属。

【例 11-21】　痔疮栓

[处方]　次没食子酸铋 20g,焦亚硫酸钠 40mg,肾上腺素 40mg,盐酸普鲁卡因 2g,颠茄流浸膏 3mL,甘油适量,明胶适量,共制成 1000 枚。

[制法]　取次没食子酸铋、颠茄流浸膏、肾上腺素、盐酸普鲁卡因、焦亚硫酸钠,置于适宜容器内,加少许甘油调成糊状;另将甘油、明胶在水浴上加热熔化,取下后加入上述糊状物,搅匀,接近凝固时倒入涂有润滑剂的栓模中,冷却后刮平,取出即得。

[注解]　本品为黑色或灰黑色半固体物。用于治疗痔疮,为直肠栓。

【例 11-22】　克霉唑阴道栓

[处方]　克霉唑 0.15kg,PEG 400 1.2kg,PEG 4000 1.2kg,共制成 1000 枚。

[制法]　取克霉唑研细,过 6 号筛,备用;另将 PEG 400 和 PEG 4000 在水浴上加热熔化,加入克霉唑细粉,搅拌使溶解,迅速倒入涂有润滑剂的栓模中,冷却后削平,取出即得。

[注解]　本品为抗真菌药,用于真菌性阴道炎。

【例 11-23】　蛇黄阴道栓

[处方]　蛇床子(9 号筛)100g,黄连(9 号筛)50g,葡萄糖 50g,硼酸 50g,甘油适量,甘油明胶 2000g,共制成 1000 枚。

[制法]　取蛇床子、黄连、葡萄糖、硼酸,加适量甘油研成糊状;另将甘油明胶在水浴上加

热熔化,加入上述糊状物,搅匀,迅速倾入涂润滑剂的栓模中,冷却后削平,取出即得。

　　[注解]　本品用于治疗阴道滴虫病。处方中硼酸、葡萄糖用以增加疗效,硼酸保持低pH,可以防止原虫及病菌的生长;葡萄糖分解为乳酸,可保持阴道的酸性。

【思考题】

　　1. 什么是软膏剂,软膏剂的质量要求有哪些?

　　2. 软膏剂的基质分为哪三大类? 请各举两例。

　　3. 制备软膏剂的方法有哪几种,各适用于何种情况?

　　4. 简述乳化法制备乳膏剂的操作步骤。

　　5. 何谓凝胶剂,水性凝胶基质有何优点?

　　6. 以卡波普制备凝胶剂时为何需加碱中和?

　　7. 栓剂基质应具备哪些条件,制备栓剂时如何选择基质?

　　8. 栓剂置换价的定义是什么,有何意义?

　　9. 栓剂有何特点?

　　10. 直肠栓中的药物可经过哪些途径吸收,影响栓剂直肠吸收的因素有哪些?

　　11. 全身作用的栓剂与口服制剂比较有何特点?

　　12. 热熔法制备栓剂时应注意哪些事项?

　　13. 软膏基质处方分析:

　　处方:硬脂酸 170g,液状石蜡 100mL,羊毛脂 20g,三乙醇胺 20mL,甘油 50mL,羟苯乙酯 1g,蒸馏水加至 1000g。

　　分析上述处方属何种类型的软膏基质,处方中各组分起什么作用。

　　14. 软膏基质处方分析:

　　处方:硬脂酸 200g,单硬脂酸甘油酯 100g,白凡士林 200g,液体石蜡 250g,十二烷基硫酸钠 1g,三乙醇胺 5g,甘油 100g,羟苯乙酯 0.5g,蒸馏水加至 2000g。

　　分析上述处方属何种类型的软膏基质,处方中各组分起什么作用。

第 12 章

膜剂与涂膜剂

本章要点

膜剂系指将药物溶解或均匀分散在成膜材料中加工而成的膜状制剂。膜剂可供口服、口含、舌下给药,也可以用于眼、阴道、皮肤等部位。本章主要介绍膜剂的概念、特点,成膜材料应具备的条件和常用制备方法,涂膜剂的概念和特点。

12.1 膜 剂

12.1.1 概述

膜剂(films)系指将药物溶解或均匀分散在成膜材料配成的溶液中或包裹于成膜材料隔室内,按制膜工艺制成的药物制剂。药物在成膜材料中常以分子、微晶或微乳形式均匀分布。膜剂是 20 世纪 60 年代开始研究应用的一种新型制剂,70 年代国内外对膜剂的研究应用已有较大进展,并已投入生产。目前国内正式投产的膜剂约有 30 余种。膜剂可供口服、口含、舌下给药,眼结膜囊或阴道内用药;外用可供皮肤和黏膜创伤、烧伤或炎症表面的覆盖。但随着 TDDS 的不断发展,一些膜剂尤其是鼻腔、皮肤用药膜剂亦可起到全身作用,故在临床应用上有取代部分片剂、软膏剂和栓剂的趋势。膜剂的形状、大小和厚度等视用药部位的特点和含药量而定,一般膜剂的厚度为 $0.1\sim0.2\mu m$,面积为 $1cm^2$ 的可供口服,$0.5cm^2$ 的供眼用。

根据膜剂的结构类型分类,有单层膜、多层膜(复合)与夹心膜等;按给药途径分类,有口服膜剂(如地西泮膜剂、丹参膜剂等)、口腔膜剂(如口腔溃疡双层膜剂、甲硝唑牙用膜剂等)、眼用膜剂(如毛果芸香碱眼用膜剂、槟榔碱眼用膜剂等)、阴道用膜剂(如避孕膜剂、阴道溃疡膜剂等)及皮肤、黏膜用膜剂(如冻疮药膜、利多卡因外用局麻膜、鼻用止血消炎膜)等。

膜剂的特点是:制备工艺简单,无粉尘飞扬,有利于劳动保护,适宜于有毒药物生产;成型材料较其他剂型用量小;药物含量准确,稳定性好;吸收快,疗效确切;体积小,重量轻,便于携带、运输和贮存;应用方便,可以适应多种给药途径;采用不同的成膜材料,可制成不同释药速率的膜剂;多层复方膜剂便于解决药物间的配伍禁忌和分析上的干扰问题。膜剂的不足之处是载药量小,不适用于剂量较大的药物,因此在品种选择上受到限制。

12.1.2 成膜材料与制备方法

1. 成膜材料

成膜材料是膜剂中药物的载体,在处方中所占比例较大。成膜材料的性能、质量对膜剂成型工艺和膜剂成品质量及药效发挥有重要影响。因此,成膜材料应具备下列条件:① 生理惰性,无毒性、无刺激性、无过敏性,不干扰免疫功能,外用不妨碍组织愈合,长期使用无致畸、致癌和致突变等有害作用;② 性质稳定,不降低主药药效,无不适臭味,不干扰含量测定;③ 成膜、脱膜性能好,成膜后有足够强度和柔韧性;④ 应能迅速溶解于水,或虽不溶于水,但能在用药部位缓慢地降解、吸收、代谢和排泄;外用膜剂则应能迅速、完全释放药物;⑤ 来源丰富,价格低廉。

常用的成膜材料为天然的或合成的高分子化合物。天然高分子成膜材料有明胶、阿拉伯胶、虫胶、淀粉、糊精、琼脂、海藻酸、玉米朊等,多数可降解或溶解,但成膜、脱膜性能较差,故常与其他成膜材料合用;合成的高分子成膜材料有聚乙烯醇类化合物、丙烯酸类共聚物、纤维素衍生物类等。此类成膜材料成膜性能优良,成膜后强度与柔韧性均较好。

(1) 聚乙烯醇(polyvinyl alcohol,PVA):是由醋酸乙烯在甲醇溶剂中进行聚合反应生成聚醋酸乙烯,最后与甲醇发生醇解反应而得到的一种聚合物。PVA 为白色至奶油色无臭颗粒或粉末,其物理和化学性质与其平均相对分子质量、醇解度以及结构中的羟基有很大关系。其平均相对分子质量越大,水溶性越小,水溶液的黏度大,成膜性能好。醇解度为 87%～89%的产品水溶性最好,在冷水或热水中均能很快溶解。当醇解度为 99%以上时,温水中只能溶胀,在沸水中才能溶解。PVA 在酯、醚、酮、烃及高级醇中微溶或不溶,但醇解度低的产品在有机溶剂中的溶解度增加。目前国内使用的 PVA 以05-88和17-88两种规格最为常用,两种成膜材料均能溶于水,但PVA05-88聚合度小,水溶性大、柔韧性差;PVA17-88聚合度大、水溶性小、柔韧性好。两者以适当比例(如 1∶3)混合使用能制得很好的膜剂。PVA 对眼黏膜和皮肤无毒、无刺激,是一种安全的外用辅料。美国 FDA 已允许其作为口服片剂、局部用制剂、经皮给药制剂及阴道制剂等的辅料。

(2) 聚乙烯吡咯烷酮(povidone,polyvinylpyrrolidone,PVP):是由N-乙烯基-2-吡咯烷酮单体催化聚合生成的水溶性聚合物。其为白色或淡黄色粉末,微有特臭,无味;在水、甲醇、乙醇、丙二醇、甘油、有机酸及其酯、酮和氯仿中均易溶解,在乙醚、苯、四氯化碳中不溶;无毒、无刺激性;其水溶液黏度随平均相对分子质量增加而提高。在常温下稳定,加热到 150℃变色;可与其他成膜材料配合使用。其对皮肤有较强的黏着力、无刺激性,常用量为 4%～6%,常与PVA 合用。

(3) 纤维素衍生物:主要包括纤维素酯类、纤维素醚类,其中以纤维素醚类较为常用。羟丙基甲基纤维素(hypromellose,hydroxypropyl methyl cellulose,HPMC)是纤维素醚类中应用最广泛的成膜材料,为白色粉末,在 60℃以下的水中膨胀溶解,超过 60℃时在水中不溶,在纯的乙醇、氯仿中几乎不溶,能溶于乙醇-二氯甲烷(1∶1)或乙醇-氯仿(1∶1)的混合液中。成膜性能良好,坚韧而透明,不易吸湿,高温下不黏着,是抗热抗湿的优良材料。

（4）乙烯-醋酸乙烯共聚物（ethylene/vinyl acetate copolymer，EVA）：是乙烯和醋酸乙烯两种单体在过氧化物或偶氮异丁腈引发下共聚而成的水不溶性高分子聚合物。EVA 性能与其平均相对分子质量及醋酸乙烯含量有很大关系，EVA 中醋酸乙烯的含量增加，则其溶解性、柔软性、弹性和透明性均提高。根据醋酸乙烯含量不同，EVA 有多种规格，制成膜后对药物的释放各不相同。本品为无色粉末或颗粒，无毒、无刺激性，对人体组织有良好适应性。不溶于水，溶于有机溶剂，熔点较低，成膜性能良好，成膜后较 PVA 有更好的柔韧性，常用于制备控释膜。

2．膜剂的制备方法

（1）膜剂的基本组成：膜剂的处方中除主药和成膜材料外，通常还含有一些附加剂，如表12-1 所示。

表 12-1　膜剂中的附加剂

主　　药	0～70％（W/W）
成膜材料（PVA 等）	30％～100％
增塑剂（甘油、山梨醇、苯二甲酸酯等）	0～20％
填充剂（CaCO$_3$、SiO$_2$、淀粉、糊精等）	0～20％
表面活性剂（聚山梨酯 80、十二烷基硫酸钠、豆磷脂等）	1％～2％
脱膜剂（液体石蜡、甘油、硬脂酸等）	适　　量

（2）膜剂的制备工艺：膜剂制备方法有三种：匀浆制膜法、热塑制膜法和复合制膜法。

1）匀浆制膜法：又称流涎法、涂膜法，是目前国内制备膜剂常用的方法。其工艺流程如下：

成膜材料加溶剂→成膜材料浆液→加入药物和其他辅料→混合液→脱泡→涂膜→干燥→脱膜→含量测定→剪切包装→成品

小量生产用手工制备。将精制的成膜材料溶于水中（或加热溶解），趁热过滤，搅拌均匀。不溶于水的主药，可预先制成微晶或研成细粉，均匀分散在成膜材料的胶体溶液中，然后倾入光洁平整的平板上，用固定厚度的推杆涂成宽度一定、厚度均匀的薄层，经加热（或自然挥发）除去溶媒，分剂量切割后用纸或聚乙烯薄膜包装。

大量生产采用涂膜机制备。将成膜材料溶于适当溶剂中，配制成一定稠度的黏性液体，加入药物混合或溶解后置于薄膜机的料斗中，溶液经流液嘴流出，涂布在预先抹有液体石蜡或聚山梨酯 80 的不锈钢循环带上，涂成宽度和厚度一定的涂层，经热风（80～100℃）干燥挥去溶剂成药膜带，外面用聚乙烯膜或涂塑纸、涂塑铝箔、金属箔等包装材料烫封，按剂量热压或冷压划痕成单剂量的分格，包装后即得。

2）热塑制膜法：将药物细粉和成膜材料（如 EVA 颗粒）相混合，用橡皮滚筒混炼，热压成膜，随即冷却，脱膜即得。或将热融的成膜材料如聚乳酸、聚乙醇酸等，在热融状态下加入药物细粉，使其均匀混合，冷却成膜。

3）复合制膜法：以不溶性的热塑性成膜材料（如 EVA）为外膜，分别制成具有凹穴的底外膜带和上外膜带，另用水溶性成膜材料（如 PVA 或海藻酸钠）用匀浆制膜法制成含药的内膜带,剪切后置于底外膜带凹穴中,也可用易挥发性溶剂制成含药匀浆,以间隙定量注入的方法注入底外膜带凹穴中,经吹风干燥后,盖上上外膜带,热封即成。此法一般用于缓释膜剂的制备,采用机械化生产。

3. 质量要求

根据《中华人民共和国药典》2005年版规定,膜剂在生产与贮藏期间应符合的一般质量要求主要包括:

(1) 成膜材料及其辅料应无毒、无刺激性、性质稳定、与药物不起作用。

(2) 药物如为水溶性,应与成膜材料制成具有一定黏度的溶液;如为不溶性药物,应粉碎成极细粉,并与成膜材料等混合均匀。

(3) 膜剂外观应完整光洁,厚度一致,色泽均匀,无明显气泡。多剂量的膜剂,分格压痕应均匀清晰,并能按压痕撕开。

(4) 膜剂所用的包装材料应无毒、易于防止污染、方便使用,并不能与药物或成膜材料发生理化作用。

(5) 除另有规定外,膜剂应密封贮存,防止受潮、发霉、变质。

(6) 膜剂的重量差异应符合要求。凡进行含量均匀度检查的膜剂,一般不再进行重量差异检查。

4. 举例

【例 12-1】　呋塞米膜剂

[处方]　呋塞米 0.14g,PVA(05-88) 3.01g,CMC-Na 0.51g,纯化水 40mL,甘油 0.80g。

[制法]　将成膜材料 PVA 及 CMC-Na 加水过夜溶胀后,于水浴上加热至 95℃ 使溶解,加入甘油和呋塞米。搅拌至溶解,脱气(超声或滴加正丁醇脱气),将膜料倾倒入同温度的玻璃板,颠板使膜料均匀铺平,移至 70～80℃ 的干燥箱中干燥 1h,冷却后,脱膜切割,在紫外灯下照射 15min 灭菌,密封包装。

【例 12-2】　毛果芸香碱眼用膜剂

[处方]　硝酸毛果芸香碱 15g,PVA(05-88)28g,甘油 2g,蒸馏水 30mL。

[制法]　称取 PVA,加甘油(增塑剂)和蒸馏水搅拌膨胀后于 90℃ 水浴上加热溶解,溶液趁热用 80 目筛过滤,滤液放冷后加入硝酸毛果芸香碱,搅拌使溶解,然后在涂膜机上制成宽约 0.15mm、含主药约 30% 的药膜带,封闭包装在聚乙烯薄膜中,经含量测定后划痕分格(每格面积为 10mm×5mm),每格含毛果芸香碱 2.5mg(±10%),相当于同样含主药为 2% 的滴眼液 2～3 滴。最后用紫外灯消毒 30min(正反面各 15min)即得。

眼用膜多采用 PVA、PVP、CMC-Na、海藻酸及其盐类等可溶性高分子成膜材料制成单层薄膜。使用时药膜在眼结膜囊内被泪液逐渐溶解,形成黏稠液体附着在角膜上,不易流失,也减少从鼻泪管流失,因而能使药物在眼结膜囊中维持较长时间的高浓度,使药效明显而持久。

【例 12-3】　复方庆大霉素膜(口腔溃疡膜Ⅱ号)

[处方]　硫酸庆大霉素 80 万单位,醋酸强的松 1.6g,鱼肝油 13.2g,盐酸丁卡因 2.8g,CMC-Na 14.8g,PVA(17-88)33.2g,甘油 20g,聚山梨酯 80 40g,淀粉 40g,糖精钠 0.4g,蒸馏水 1000mL。

[制法]　取 CMC-Na 加适量水浸泡,放置过夜,制成胶浆,取醋酸强的松、聚山梨酯 80、鱼肝油研磨混匀,加入胶浆中。另取 PVA,加适量水浸泡,置水浴上加热溶解,制成胶浆;再取盐

酸丁卡因、糖精钠溶于水,加入甘油和硫酸庆大霉素混匀,加入此胶浆中。

将上述两种胶浆混匀,加入用水湿润的淀粉,加水至足量,搅匀。涂于玻璃板上,控制膜厚度 0.15～0.20mm,干燥后脱膜,切成面积为 4cm×5cm 的小块,装塑料袋密封即得。

聚乙烯醇使用前要预先用 85％的乙醇浸泡处理,干燥后使用。

12.2　涂　膜　剂

涂膜剂(paints)是在硬膏剂、火棉胶剂及中药膜剂应用的基础上发展起来的一种剂型,《中国药典》2005 年版已收载涂膜剂的药品。涂膜剂是将药物溶解或分散于含成膜材料的溶剂中,涂搽患处后形成薄膜的外用液体制剂。涂膜剂具有制备工艺简单、不用裱背材料、无需特殊的机械设备、使用方便、耐磨性能良好、不易脱落、容易洗脱、不污染衣物、患者依从性好等特点。一般用于慢性无渗出的皮损、过敏性皮炎、牛皮癣和神经性皮炎等。

涂膜剂由药物、成膜材料和挥发性有机溶剂三部分组成。常用的成膜材料有聚乙烯醇缩甲乙醛、聚乙烯醇缩甲丁醛、聚乙烯醇、火棉胶等;增塑剂有邻苯二甲酸二甲酯、甘油、丙二醇、山梨醇等;挥发性溶剂有乙醇、丙酮、乙酸乙酯、乙醚等,或使用不同比例的混合溶液。

涂膜剂的一般制法:涂膜剂中所含的药物,如能溶于上述溶剂时可以直接加入溶解,如不溶时先用少量溶剂充分研细后再加入;如为中草药,则先要制成乙醇提取液或其提取物的乙醇丙酮溶液,再加到成膜材料溶液中。

【例 12-4】　盐酸丁卡因涂膜剂

[处方]　盐酸丁卡因 30g,盐酸肾上腺素 10mg,PVA-124 25g,乙醇(60％)650mL,丙二醇 100mL,蒸馏水 250mL。

[制法]　取 PVA-124,加蒸馏水充分溶胀后加热,使其溶解成胶液;另取 60％乙醇加入丙二醇后搅拌均匀,加入盐酸丁卡因和盐酸肾上腺素,搅拌,待完全溶解后,加入 PVA-124 胶液,边加边搅匀,即得。

[注解]　本制剂采用乙醇为溶媒,对制剂起防腐作用,对局部起消炎抗感染作用,挥发后使药液成膜;丙二醇有保湿和透皮促进作用;盐酸肾上腺素可增强盐酸丁卡因的局麻作用,减少手术出血;聚乙烯醇-124 为优良的涂膜材料,成膜性能好,易洗脱,不污染衣物,无毒。

【思考题】

　　1. 简述匀浆制膜法的工艺过程。

　　2. 理想的成膜材料应具备哪些条件?

　　3. 涂膜剂有哪些特点?

第 13 章

气雾剂、粉雾剂与喷雾剂

> **本章要点**
>
> 气雾剂、粉雾剂和喷雾剂系指药物以特殊装置给药,经呼吸道深部、腔道、黏膜或皮肤等部位发挥全身或局部治疗作用的制剂。该类剂型近年来应用呈上升趋势。本章主要对气雾剂、粉雾剂和喷雾剂的分类、特点、处方组成、制备以及质量评价等内容进行介绍。

13.1 气 雾 剂

13.1.1 概述

气雾剂(aerosol)指将含药溶液、乳状液或混悬液与适宜的抛射剂共同装封于具有特制阀门系统的耐压容器中,使用时借助抛射剂的压力将内容物呈雾状物喷出,用于肺部吸入或直接喷至腔道黏膜、皮肤起治疗及空间消毒作用的制剂。药物喷出状态多为雾状气溶胶,雾滴一般小于 $50\mu m$。气雾剂可以起局部或全身治疗作用,在临床上主要用于平喘、祛痰、扩张血管、强心、利尿以及治疗外伤或耳、鼻、喉疾病等,效果显著。近年来,随着低压抛射剂和低压容器的开发及生产设备的不断完善,气雾剂的品种、产量得到迅速发展。目前关于气雾剂的研究也非常活跃,涉及抗生素类、抗病毒类、蛋白多肽类等多种药物。

1. 气雾剂的特点

(1) 主要优点:药物制成气雾剂后,除方便使用外,还有以下诸多优点:

1) 速效和定位作用:气雾剂可以使药物直接到达作用或吸收部位,分散度大,吸收迅速,奏效快。例如,治疗哮喘的异丙肾上腺素气雾剂,吸入后通过肺泡吸收,1~2min 后即可产生平喘作用,起效速率可与静脉注射相当。

2) 提高药物的稳定性:药物密闭于容器内,可避免微生物污染;由于容器不透明、不与空气中的水分或氧直接接触,增加了药物的稳定性。

3) 提高生物利用度:药物不经胃肠道吸收,可避免药物在胃肠道的破坏作用和肝脏内的首过作用。

4) 减小对创面的刺激性:药物以雾状均匀分散在创面,避免了与创面发生机械性接触而引起的刺激。

5) 剂量准确:可通过定量阀门准确控制应用的剂量。

(2) 缺点:气雾剂也存在下列不足之处,限制其广泛应用:

1) 需要耐压容器、阀门系统和特殊的生产设备,生产成本高。

2) 对于起全身作用的吸入气雾剂,药物主要在肺部吸收,受干扰因素较多,变异性较大。另外,气雾剂中常需添加较多的辅料,长期应用对肺的正常生理功能可能造成不良影响。

3) 抛射剂具有高度挥发性,可产生致冷效应,多次应用于创面会引起刺激等不适。

4) 气雾剂具有一定的内压,遇热或受猛烈撞击后易发生爆炸,气雾剂也可能因抛射剂的泄漏而失效。

2. 气雾剂的分类

(1) 按分散系统分类:根据药物在耐压容器中的存在状态,可分为溶液型、混悬型和乳剂型气雾剂。

1) 溶液型气雾剂:固体或液体药物溶解在抛射剂中,形成均匀溶液,喷出后抛射剂挥发,药物以固体或液体微粒状态分散在吸收或作用部位。

2) 混悬型气雾剂:固体药物以微粒状态分散在抛射剂中,形成混悬液,喷出后抛射剂挥发,药物以微粒状态到达吸收或作用部位。这类气雾剂又称为粉末气雾剂。

3) 乳剂型气雾剂:液体药物或药物水溶液和抛射剂按一定比例混合形成 O/W 或 W/O 型乳剂,以泡沫状态喷出。因此,这类气雾剂又称为泡沫气雾剂。

(2) 按相组成分类:按相组成分为两类。

1) 二相气雾剂:一般为溶液型气雾剂,由气-液两相组成。气相是抛射剂产生的蒸气,液相为药物与抛射剂形成的均相溶液。

2) 三相气雾剂:由气-液-固或气-液-液三相组成。在气-液-固体系中,气相为抛射剂的蒸气,液相是抛射剂,固相是不溶性的药物粉末;在气-液-液体系中,液-液为两种互不相溶的液体形成的 O/W 型或 W/O 型乳剂。

(3) 按医疗用途分类:常分为三类。

1) 呼吸道吸入用气雾剂:指将药物分散成微粒(或雾滴)经呼吸道吸入肺部发挥局部或全身治疗作用的制剂。

2) 皮肤和黏膜用气雾剂:皮肤用气雾剂主要起清洁消毒、局部麻醉、保护创面及止血等作用。黏膜用气雾剂多用于阴道黏膜,常为 O/W 型泡沫气雾剂,主要用于局部治疗寄生虫、微生物引起的阴道炎等。鼻黏膜用气雾剂主要用于蛋白多肽类药物发挥全身治疗作用。

3) 空间消毒与杀虫用气雾剂:主要用于室内空气消毒及杀虫、驱虫。此类气雾剂喷出的粒径极细,一般在 $10\mu m$ 以下,可以在空气中悬浮较长时间。

(4) 按是否采用定量阀门分类:可分为定量气雾剂和非定量气雾剂。采用定量阀门系统控制每次喷出量的吸入剂为定量吸入剂(metered dose inhalation,MDI),主要用于发挥全身作用的药物;非定量气雾剂常用于皮肤、直肠等局部用药。

3. 气雾剂的吸收

吸入气雾剂后经气管、支气管、细支气管、肺泡管到达肺泡,药物吸收非常迅速,原因主要是肺部有巨大的可供吸收的表面积(肺泡总面积约达 $100m^2$)和丰富的毛细血管网,且肺泡至毛细血管之间的转运距离又极短,仅约 $1\mu m$。

影响气雾剂中药物吸收的主要因素有:

(1) 呼吸的气流:正常人每分钟呼吸 $15\sim16$ 次,每次吸气量约为 $500\sim600cm^3$,其中有约 $200cm^3$ 存在于咽部气管及支气管之间,气流常呈湍流状态,在呼气时可被呼出。当空气进入支气管部位时,气流速率逐渐减慢,多呈层流状态,气体中的药物微粒容易沉积。患者的呼吸频率、呼吸类型和肺活量(呼吸量)等都会影响药物微粒的沉积,一般缓慢长时间的吸气可获得较大的肺泡沉积率。

(2) 微粒的大小:药物微粒大小是影响药物能否深入肺泡的主要因素。气雾剂被吸入后,由于粒子大小不同,可在呼吸道的不同部位沉积。较粗的微粒大多沉积在上呼吸道黏膜上,吸收少而慢,微粒太小则进入肺泡后大部分随呼气排出,肺部沉降率低。通常吸入气雾剂的微粒大小在 $0.5\sim7.5\mu m$ 范围内最为适宜。《中国药典》2005 年版二部附录规定吸入气雾剂的雾滴大小应控制在 $10\mu m$ 以下,其中大多数应为 $5\mu m$ 以下。

(3) 药物的性质:吸入的药物最好能够溶于呼吸道的分泌液中,否则将成为异物,对呼吸道产生刺激。药物从肺部吸收主要是被动扩散,其吸收速率与药物的平均相对分子质量及脂溶性有关。另外,若药物吸湿性大,微粒通过呼吸道易发生聚集和沉积,影响药物进入肺泡而降低吸收。

(4) 制剂的性质:气雾剂的处方组成、给药装置结构直接影响药物粒子的大小和喷出速率等,进而影响药物的吸收。因此,应选择合适的抛射剂种类和用量,加入适宜的附加剂,设计合理的给药装置以达到良好的吸收效果。

13.1.2 气雾剂的组成与处方设计

药用气雾剂是由抛射剂、药物与附加剂、耐压容器和阀门系统组成,其中耐压容器和阀门系统构成了气雾剂的装置。

1. 抛射剂

抛射剂(propellents)是提供气雾剂动力的物质,也可以兼作药物的溶剂或稀释剂。抛射剂在常压下沸点低于室温,因此,须装入耐压容器中,由阀门系统控制。一旦阀门系统开放,借助抛射剂的压力将容器内的药液以雾状喷出到达用药部位。抛射剂喷射能力的大小受其种类和用量的影响。理想的抛射剂应具有以下特点:① 在常温下的蒸汽压应大于大气压;② 无毒、无刺激性和致敏性;③ 惰性,不与药物或容器发生反应;④ 不易燃、不易爆;⑤ 无色、无味、无臭;⑥ 价廉易得。单独一种抛射剂往往难以满足上述所有要求,应根据具体情况进行适当选择与配伍使用。

(1) 抛射剂的种类:氟氯烷烃类(chlorofluorocarbons,CFCs),又称氟里昂(Freon),其特点是沸点低,常温下蒸汽压略高于大气压,对容器的耐压性要求不高,且性质稳定,毒性较小,基本无臭无味。常用的氟里昂有 F_{11}、F_{12} 和 F_{114}[注],将这些氟里昂按不同比例混合可得到不同

注:氟里昂编码(下标)命名规则:用三位数组成代码,个位数表示分子中的氟原子数,十位数减去 1 表示分子中的氢原子数,百位数加 1 表示分子中的碳原子数,如 F_{11} 的分子式为 $CFCl_3$,F_{114} 的分子式为 CF_2ClCF_2Cl。

性质的抛射剂。然而由于氟里昂能破坏大气臭氧层,产生温室效应,SFDA 在 2006 年 6 月 22 日作出规定:自 2007 年 7 月 1 日起停止使用 CFCs 作为生产外用气雾剂的辅料,2010 年 1 月 1 日起停止使用 CFCs 作为吸入式气雾剂的药用辅料。目前,国内外药学工作者正在积极寻找氟里昂的代用品,主要有以下几种:

1) 氢氟烷烃类(hydrofluorocarbon, HFC 或 hydrofluoroalkane, HFA):1996 年,第一个以 HFC 为抛射剂的沙丁胺醇定量气雾剂在欧洲获准上市。氢氟烷烃被认为是目前最合适的氟里昂替代品,其体内残留少,毒性低,不含氯,性状与低沸点的氟里昂类似,且不破坏大气臭氧层,虽然也是温室效应气体,但取代 CFCs 后,全球温室效应潜能可降低 75% 以上。常用的有四氟乙烷(HFC 134a)和七氟丙烷(HFC 227ea)。HFC 与氟里昂的有关性质比较见表 13-1 所示。

表 13-1　氢氟烷烃与氟里昂性质比较

名称(商品名)	三氯一氟甲烷 (F_{11})	二氯二氟甲烷 (F_{121})	二氯四氟乙烷 (F_{114})	四氟乙烷 (HFC 134a)	七氟丙烷 (HFC 227ea)
分子式	$CFCl_3$	CF_2Cl_2	CF_2ClCF_2Cl	CF_3CFH_2	CF_3CHFCF_3
蒸汽压(kPa,20℃)	-1.8	67.6	11.9	4.71	3.99
沸点(20℃)	-24	-30	4	-26.5	-17.3
密度(g·mL^{-1})	1.49	1.33	1.47	1.22	1.41
臭氧破坏作用	1	1	0.7	0	0
温室效应	1	3	3.9	0.22	0.7
大气生命周期(年)	75	111	7200	15.5	33

与 CFCs 相比,HFC 稳定性较差,极性较小,因此以 HFC 取代 CFCs 的工作也较复杂。以 HFC 134a 取代 CFC 为例,HFC 134a 在理化性质上与 CFC 差异极大,处方须重新进行筛选。如常用的表面活性剂(如司盘 85、油酸和豆磷脂等)均不溶于 HFC 134a,且 20℃ 液态 HFC 134a 的密度亦小于 CFC,使制备均匀的混悬型气雾剂的难度加大。寡聚乳酸衍生物(OLA)是解决 HFC 对药物溶解性问题较好的助溶剂,其还可与潜溶剂发生协同助溶。

2) 二甲醚:目前研究证明,二甲醚是一个优良的 CFCs 替代产品,使用安全,生产成本低,建设投资少,制造技术不太复杂,对保护臭氧层、改善人类生态环境有着重要意义,被认为是一种理想的抛射剂。二甲醚在国外气雾剂工业中已得到广泛应用,在西欧各国民用气雾剂制品中使用仅次于烷烃类抛射剂。其常温常压下为无色、有轻微醚香味的气体,在加压下为液体,且常温下二甲醚具有惰性,不易自氧化,无腐蚀性,无致癌性。二甲醚作为抛射剂具有以下优点:① 不污染环境,对臭氧破坏系数为零;② 二甲醚在水中溶解度为 34%,如果含 6% 的乙醇,则可与水混溶,其对各种树脂也有极高的溶解能力;③ 毒性很微弱,除了典型的麻醉作用外,无明显毒性。此外,二甲醚作为气雾剂制品,还具有使喷雾产品不易吸潮的优点。但二甲醚属可燃性气体,不过可利用其与水的高互溶性,加入适量阻燃剂(如水、氟制剂)而使其变为弱燃性或不燃性。

3) 碳氢化合物类:作为抛射剂使用的碳氢化合物主要品种有丙烷、正丁烷和异丁烷。此类抛射剂价格低廉,毒性较小,化学性质稳定,密度低,一般为 $0.5\sim0.6$g·mL^{-1}。碳氢化合物由于不含卤素,可用于处方中含水的气雾剂。此类抛射剂最大的缺点是沸点低,易燃、易爆、不宜单独应用,常与其他类抛射剂合用,以降低其可燃性。

4) 压缩性气体:用作抛射剂的种类主要有二氧化碳、氧化亚氮、压缩空气及氮气等。其化学性质比较稳定,一般不与药物发生反应。但液化后的沸点均较 CFCs 类低很多,常温时蒸汽压过高,故对容器耐压性能要求较高(须小钢球包装)。若在常温下充入非液化压缩气体,则压力会迅速降低,难以达到持久的喷射效果。因此,压缩性气体在气雾剂中基本不用,多用于喷雾剂。

(2) 抛射剂的用量:气雾剂喷射能力的强弱取决于抛射剂的用量及自身蒸汽压。一般来说,用量越大,蒸汽压越高,喷射能力越强;反之越弱。根据医疗要求可选择适宜抛射剂的组分及用量。实际应用中多采用混合抛射剂,并可通过调整用量和蒸汽压来达到调整喷射能力的目的。抛射剂的用量与气雾剂种类、用途有关,具体分以下三种情况:

1) 溶液型气雾剂:抛射剂在处方中的用量比一般为 $20\%\sim70\%(g\cdot g^{-1})$,并可根据所需粒径调节其用量。例如,发挥全身治疗作用的吸入气雾剂,雾滴以 $1\sim5\mu m$ 为主,抛物剂用量较多;皮肤用气雾剂的雾滴直径为 $50\sim200\mu m$,抛物剂用量一般仅需 $6\%\sim10\%(g\cdot g^{-1})$。

2) 混悬型气雾剂:除主药必须微粉化($<7\mu m$)外,抛射剂的用量较高,若用于腔道给药,用量为 $30\%\sim45\%(g\cdot g^{-1})$;若用于吸入给药,用量可高达 99%,以确保喷雾时药物的微粉能均匀分散。此外,抛射剂与混悬的固体药物间的密度应尽量接近,常以混合抛射剂调节密度。

3) 乳剂型气雾剂:其抛射剂用量一般为 $8\%\sim10\%(g\cdot g^{-1})$,也有的高达 25%。当抛射剂蒸汽压高且用量大时,会产生黏稠的弹性干泡沫;若抛射剂蒸汽压低而用量少,则产生柔软的湿泡沫。

2. 药物与附加剂

(1) 药物:液体、半固体、固体药物均可以制备气雾剂,不溶性的药物须先微粉化。目前应用较多的有心血管系统用药、呼吸道系统用药、解痉药及烧伤用药等。近年来研究多肽类药物气雾剂给药系统的报道越来越多。

(2) 附加剂:为增加溶液型、混悬型或乳剂型气雾剂的稳定性,常需加入附加剂,例如,潜溶剂、润湿剂、乳化剂、稳定剂,必要时添加矫味剂、防腐剂等。气雾剂中添加的辅料均应对呼吸道黏膜和纤毛无刺激性、无毒性。在处方研究时,应对这些辅料的种类和用量进行筛选确定,以尽量少加为宜。如在处方中加入过量的聚山梨酯 80 可能会使整个体系的黏度增加,在药物喷射过程中可能由于黏度的变化而使每喷主药含量不均匀、喷出的药物粒径变大、药物在容器中的残留量增加等。这些将直接导致给药剂量的不准确,影响药物的安全性和疗效。

3. 耐压容器

气雾剂的容器必须耐压(有一定的耐压安全系数)、不能与药物和抛射剂发生反应、轻便、价廉等。耐压容器有金属容器和玻璃容器,其中以玻璃容器较为常用。

(1) 金属容器:包括不锈钢、铝等,其耐压性强,但对药液不稳定,需内涂聚乙烯或环氧树脂等。

(2) 玻璃容器:化学性质稳定,但耐压和耐撞击性差。因此,需在玻璃容器外面裹一层塑料防护层。

4. 阀门系统

气雾剂的阀门系统,是控制药物和抛射剂喷出的主要部件,其中有供吸入用的定量阀门或供外用的泡沫阀门等。阀门系统的制备材料对内容物应为惰性,且应加工精密、坚固耐用、结构稳定。目前使用较多的定量吸入气雾剂阀门系统结构与组成部件如图 13-1 所示。

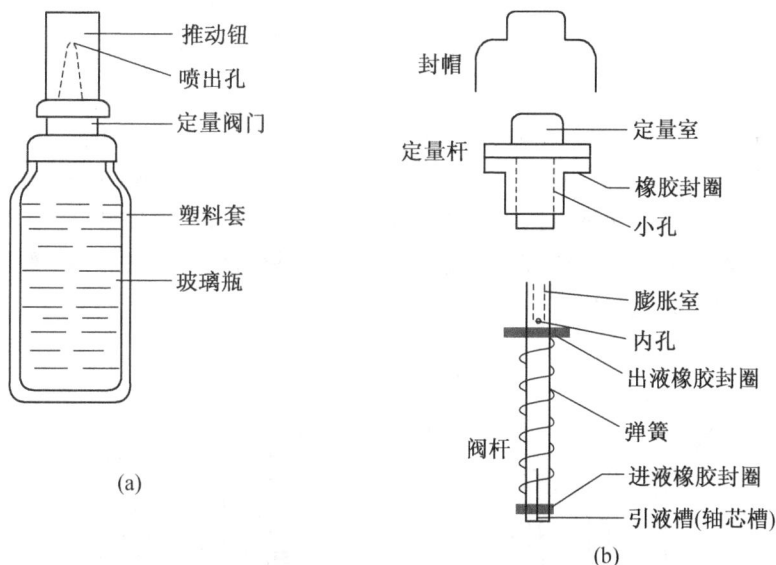

图 13-1　气雾剂外形及定量阀门系统结构与组成部件图
(a) 气雾剂外形　(b) 定量阀门系统

(1) 封帽:通常为铝制品,将阀门固封于容器上,必要时涂上环氧树脂等薄膜。

(2) 阀杆(轴芯):阀杆常用尼龙或不锈钢制成,是阀门的轴芯。其顶端与推动钮相接,上端有内孔和膨胀室,下端还有一段细槽(引液槽)或缺口以供药液进入定量室。其中内孔是阀门沟通容器内外的极细小孔,其大小直接影响喷射雾滴的大小。内孔平常被弹性封圈封在定量室之外,使容器内外不沟通。当揿下推动钮时,内孔进入定量室与药液接触,药液通过它进入膨胀室后从喷嘴喷出。膨胀室在阀杆内,位于内孔之上,药液进入此室时,部分抛射剂因气化而骤然膨胀,使药液雾化、喷出形成细雾滴。

(3) 橡胶封圈:通常由丁腈橡胶制成,分进液和出液两种,见图 13-2 所示。其主要作用是控制药液不外溢,使喷出的剂量准确。进液封圈紧套于阀杆下端,在弹簧之下,作用是托住弹簧,同时随着阀杆的上下移动而使液槽打开或关闭,且封闭定量室下端,使室内药液不致倒流。出液封圈紧套于阀杆上端,位于内孔之下,弹簧之上,它的作用是随着阀杆的上下移动而使内孔打开或关闭,同时封闭定量室的上端,使杯内药液不致溢出。

(4) 弹簧:由不锈钢制成,套于阀杆,位于定量室内,提供推动钮上升

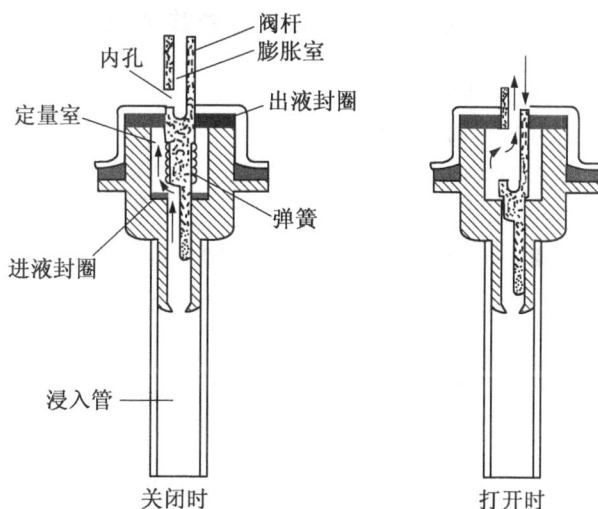

图 13-2　有浸入管的定量阀门

的弹力。

(5)定量室:为塑料或金属制成,又称定量小杯,容量一般为 0.05～0.20mL,决定着剂量的大小。

(6)浸入管:由塑料制成,其作用是将容器内的药液向上输送到阀门系统,容器的内压是向上输送的动力。

国产药用吸入气雾剂一般不用浸入管,但使用时须将容器倒置,如图 13-3 所示。药液通过阀杆的引液槽进入定量室。当按下揿钮,阀杆在揿钮的压力下顶入,弹簧受压,内孔进入出液橡胶封圈内,定量室内的药液由内孔进入膨胀室,部分气化后从喷嘴喷出。同时引流槽全部进入瓶内,进液橡胶封圈封闭了药液进入定量室的通道,揿钮压力除去后,在弹簧的作用下,阀杆恢复原位,药液再进入定量室。

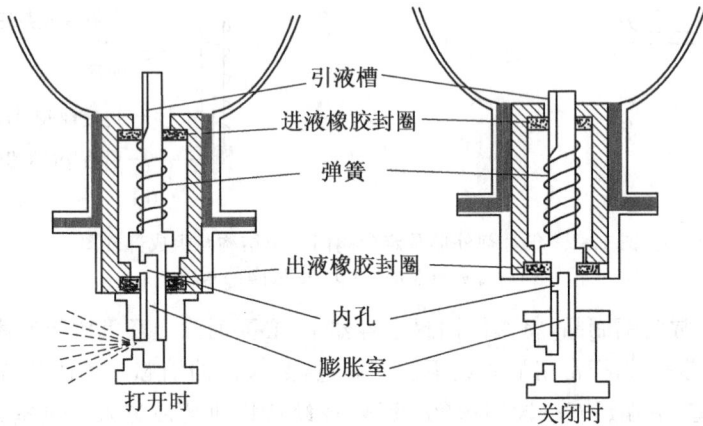

图 13-3　气雾剂阀门启闭示意图

(7)推动钮:常用塑料制成,装在阀杆顶端,上有各种形状喷出孔,只需一揿,药液即可从喷出孔喷出。

13.1.3　制备流程、工艺与影响因素

1. 制备流程

气雾剂的制备流程如下:

容器与阀门系统的处理及装配→药物的配制与分装→抛射剂的充填→质量检查→成品

2. 制备工艺

气雾剂的制备过程包括容器与阀门系统的处理与装配,药物的配制、分装,抛射剂的充填,经质量检查合格后为气雾剂成品。气雾剂的生产环境、用具和整个操作过程都应注意避免微生物的污染。

(1)容器与阀门系统的处理及装配:

1)玻璃搪塑:先将玻璃瓶洗净烘干,预热至 120～130℃,趁热浸入塑料黏浆中,使瓶颈以下黏附一层塑料液,倒置,在 150～170℃温度下烘干 15min,备用。塑料涂层应能均匀紧密地包裹玻璃瓶,避免爆瓶时玻片飞溅,且外表应平整、美观。

2)阀门系统的处理与装配:将阀门的各种零件分别进行处理。橡胶制品可在 75％乙醇

中浸泡 24h,干燥备用;塑料、尼龙等零件洗净,再浸泡在 95% 乙醇中备用;不锈钢弹簧在 1%～3% 碱液中煮沸 10～30min,热水洗到无油腻后,再浸泡在 95% 乙醇中备用。最后将上述已处理好的零件,按照阀门结构进行装配。封帽用热水洗净,烘干备用。

(2) 药物的配制与分装:按处方组成及要求的气雾剂类型进行配制。溶液型气雾剂应制成澄清药液;混悬型气雾剂应将药物微粉化并保持干燥;乳剂型气雾剂应制成性质稳定的乳剂。配制好的药物分散系统经质量检查合格后定量分装于已准备好的容器内,安装阀门,轧紧封帽。

(3) 抛射剂的填充:抛射剂的填充有压灌法和冷灌法两种。

1) 压灌法:先将配好的药液在室温下灌入容器内,装上阀门并轧紧封帽,最好先将容器内的空气抽去,以免影响容器内压力,然后通过压装机压入定量经砂滤棒过滤后的液化抛射剂。操作压力以 68.65～105.975kPa 为宜,低于 41.19kPa 时,充填无法操作。本法的设备简单,不需要低温操作,抛射剂损耗较少,药液也不会因冷却而析出主药或增加黏度,目前我国多用此法生产;但此法生产速率较慢,且在生产过程中存在抛射剂压力变化幅度较大的问题。国外气雾剂生产主要采用高速旋转压装抛射剂的工艺,该方法是集容器输入、分装药液、驱赶空气、加轧阀门、压装抛射剂、产品包装输出于一体,抽除生产设备容器内空气,可定量压入抛射剂,因而产品质量稳定,生产效率大为提高。

2) 冷灌法:药液借冷却装置冷却至 -20℃ 左右,抛射剂冷却至沸点以下至少 5℃。先将冷却的药液灌入容器中,随后加入已冷却的抛射剂(也可两者同时灌入),立即装上阀门并轧紧。由于抛射剂是在敞开情况下进入容器的,容器内的空气易被驱出。本法的主要优点在于工艺较简单,能适用于任何接在药瓶上的阀门系统,并使生产流程的变化最小化;主要不足是冷却过程的高能耗、抛射剂蒸发造成的装量不一、湿气冷凝可能对产品造成的污染以及低温时制剂性状可能产生不可逆性的物理变化。处方中含有部分水的产品不宜用此法。

3. 影响因素

(1) 处方因素:药物与抛射剂的相溶性、附加剂的种类与用量、药物粒子的大小等均可能影响气雾剂的质量。

在溶液型气雾剂中,处方中常加入如乙醇或丙二醇等作为潜溶剂,但潜溶剂的存在可能阻碍抛射剂的蒸发,影响雾滴大小,应加以注意。乳剂型气雾剂乳化剂的选择也很重要,其乳化性能优劣的指标为:在振摇时应完全乳化成很细的乳滴,至少在 1～2min 内不沉降,并能保证抛射剂与药液同时喷出。

影响混悬型气雾剂质量的因素较多:① 为了增强药效、降低机械刺激、避免阀门堵塞,药物粉粒应在 5μm 以下,不得超过 10μm;② 选用对药物具有较小溶解度的抛射剂,避免贮存过程中药物结晶粗化;③ 尽量减小各组分之间的密度差,可将不同抛射剂混合使用,以调节密度,也可加入与药物无相互作用的物质,以改变药物的密度。另外,在处方中还常加入表面活性剂、润滑剂等润滑阀门,防止粉粒的聚结。

(2) 水分和环境湿度的控制:气雾剂中水分的存在可能对气雾剂性能(例如化学稳定性、物理稳定性、可吸入性)产生重要影响。为防止气雾剂中药物微粒的凝聚、结块,水分应严格控制在 0.3‰ 以下。产品中水分主要来自原辅料、生产环境、容器和生产用具。因此,生产过程中应严格控制原料药和辅料的水分,也要避免生产环境以及生产用具、容器中水分的带进,最大限度地避免水分带来的影响。

13.1.4 质量评价

气雾剂内压较大,因此,药典规定须用适宜的方法进行泄漏和爆破检查,确保使用安全。对定量阀门气雾剂,应检查每瓶的"总揿次"、每揿"主药含量"和"粒度"。非定量阀门气雾剂应检查"喷射速率"和"喷出总量"。除另有规定外,气雾剂应进行以下相应的检查。

1. 泄漏率

气雾剂照药典方法检查,平均年泄漏率应小于 3.5%,并不得有 1 瓶大于 5%。

2. 每瓶总揿次和每揿主药含量

定量气雾剂应符合以下规定:

(1) 每瓶总揿次:取供试品 4 瓶,依法操作,每瓶总揿次均应不少于每瓶标示总揿次。

(2) 每揿主药含量:每揿主药含量应为每揿主药含量标示量的 80%~120%。

3. 雾滴(粒)分布

除另有规定外,吸入气雾剂应检查雾滴(粒)大小分布。照吸入气雾剂雾滴(粒)分布测定法(附录ⅩH)检查,雾滴(粒)药物量应不少于每揿主药含量标示量的 15%。

4. 喷射速率和喷出总量

非定量气雾剂应符合以下规定:

(1) 喷射速率:取供试品 4 瓶,依法操作,每瓶的平均喷射速率($g \cdot s^{-1}$)应符合各品种项下的规定。

(2) 喷出总量:取供试品 4 瓶,依法操作,每瓶喷出量均不得少于标示装量的 85%。

5. 无菌

用于烧伤、创伤或溃疡的气雾剂照无菌检查法(附录Ⅺ J)检查,应符合规定。

6. 微生物限度

除另有规定外,照微生物限度检查法(附录Ⅺ J)检查,应符合规定。

13.1.5 举例

1. 溶液型

【例 13-1】 盐酸异丙肾上腺素气雾剂

[处方] 盐酸异丙肾上腺素 2.5g,维生素 C 1.0g,乙醇 296.5g,F₁₂ 适量,共制 1000g。

[制备] 将药物与维生素 C 加乙醇制成澄清溶液,分装于气雾剂容器中,安装阀门,轧紧封帽。用压灌法充装抛射剂即可。

[注解] 盐酸异丙肾上腺素在 F_{12} 中溶解性较低,加入乙醇作为潜溶剂;盐酸异丙肾上腺素易氧化,加入维生素 C 作为抗氧剂。盐酸异丙肾上腺素为 β 肾上腺素受体兴奋剂,对支气管的扩张作用比肾上腺素强,用于治疗支气管哮喘。将其制成吸入型气雾剂,起效非常迅速。

2. 混悬型

【例 13-2】 沙丁胺醇气雾剂

[处方] 沙丁胺醇 28g,油酸适量,F₁₁ 适量,F₁₂ 适量,共制成 1000 瓶。

[制备] 将沙丁胺醇(微粉)与油酸混合均匀,加入 F_{11},充分混合使沙丁胺醇微粉充分分散制成混悬液后,分剂量灌装,安装阀门系统后,压入 F_{12} 即得。

[注解] 本品为混悬型气雾剂,用于预防和治疗支气管哮喘。处方中油酸为稳定剂,可防

止药物粒子聚集或结晶生长,还有润滑和封闭阀门的作用。处方中使用混合抛射剂,先加沸点高的 F_{11},有利于药物粒子混悬;装好阀门后再压入低沸点的 F_{12},可减少抛射剂的损失。

3. 乳剂型

【例 13-3】　大蒜油气雾剂

[处方]　大蒜油 10mL,聚山梨酯 80 30g,油酸山梨坦 35g,甘油 250mL,十二烷基磺酸钠 20g,F_{112} 962.5g,蒸馏水加至 1400mL。

[制备]　将大蒜油与乳化剂等混合均匀,在搅拌下加水乳化制成乳剂后,分装于 175 瓶耐压容器中,安装阀门后压入抛射剂,即得。

[注解]　本品为 O/W 型气雾剂,喷射后可形成稳定的泡沫。大蒜油有抗真菌作用,适用于真菌性阴道炎。聚山梨酯 80、油酸山梨坦及十二烷基磺酸钠用作混合乳化剂,甘油用以调节黏度,有利于泡沫的稳定。

13.2　粉　雾　剂

13.2.1　概述

粉雾剂(powder inhalation,PI)是指一种或一种以上的药物经特殊的给药装置给药后以干粉形式进入呼吸道,发挥全身或局部作用的一种给药系统,具有高效、速效、靶向、毒副作用小等特点。粉雾剂由粉末吸入(或喷入)装置和供吸入或喷入用的干粉组成。粉雾剂是在气雾剂的基础上,综合粉体工程学的知识而发展起来的一种新剂型。因其使用方便,药物呈粉状,稳定性好,吸收干扰因素少而日益受到人们的重视。与气雾剂及喷雾剂相比,粉雾剂具有以下特点:① 患者主动吸入药粉,不存在给药协同配合困难;② 无抛射剂,避免使用氟里昂对大气环境的污染和对呼吸道的刺激;③ 药物可以胶囊或泡囊形式给药,剂量准确;④ 不含防腐剂及乙醇等溶媒,对病变黏膜无刺激;⑤ 给药剂量大,适用于多肽和蛋白类药物。粉雾剂的最大优点在于使用时,患者的吸气气流是粉末进入体内的唯一动力,不存在协同困难,降低了药物副作用的发生率,尤其适合老人和儿童使用,而气雾剂吸入给药时,即使经过指导,也约有 30% 的患者不能正确使用。

1. 粉雾剂的分类

粉雾剂按用途可分为吸入粉雾剂、非吸入粉雾剂及外用粉雾剂。

(1)吸入粉雾剂:吸入粉雾剂系指微粉化药物或与载体以胶囊、泡囊或多剂量贮库形式,采用特制的干粉吸入装置,由患者主动吸入雾化药物至肺部的制剂。

(2)非吸入粉雾剂:非吸入粉雾剂系指药物或载体以胶囊或泡囊形式,采用特制的干粉给药装置,将雾化的药物喷至腔道黏膜的制剂。

(3)外用粉雾剂:外用粉雾剂系指药物或与适宜的附加剂灌装于特制的干粉给药装置中,使用时借助外力将药物喷至皮肤或黏膜的制剂。

2. 粉雾剂的装置

自 1971 年英国人 Bell 研制的第一个干粉吸入装置(Spinhaler)问世以来,粉末吸入装置已由第一代的胶囊型(如 Spinhaler、Rotahaler、ISF Haler、Berotec Haler 等)、第二代的泡囊型

(如 Diskhaler)发展至第三代的贮库型(如 Turbuhaler、Spiros 等)。粉雾剂中粒子进入呼吸道后重新分散的力量源于患者的吸力,其分散水平依赖于装置的几何结构。理想的装置结构是较低的压力差就可产生较高的湍流流速,湍流更有利于药物的分散。吸入粉雾剂的装置,应根据主药特性进行选择:需长期给药的宜选择多剂量贮库型装置,主药性质不稳定的则宜选择单剂量给药装置。在设计给药装置时,还应考虑干粉吸湿的问题。

13.2.2 处方

粉雾剂中的药物一般要进行微粉化处理。固体药物微粉由于粒径小,表面自由能大,属于热力学不稳定体系,聚集的趋势非常强。因此,粉雾剂中常根据需要加入一些附加剂(载体)。加入载体后,药物可吸附于载体表面,形成微粒,阻止药粉的聚集;当药物的剂量极小时,载体兼有稀释剂的作用;载体的加入还有利于改善药粉的流动性。药物载体微粒的粒径大小、外观形态、表面电性等因素均可能影响其吸入效果。有些药物剂量较大,本身有较好的流动性,吸入时又可分散成微小粒子,达到吸入治疗的要求,可不加任何附加剂。

常用的载体物质包括乳糖、木糖醇、甘露糖、氨基酸、磷脂等,也可加入少量润滑剂、助流剂以及抗静电剂等以改善粉末的流动性与分散性。但所有附加剂必须无毒、无刺激性。由于常用的载体多为糖类或多元醇类化合物,在呼吸道潮湿的环境中极易吸湿而影响药物的肺部沉积率,因此选择不易吸湿的载体有利于提高肺部沉积率,如有研究表明,乳糖的结晶粉末与沙丁胺醇混合后,其有效肺部沉积率远大于喷雾干燥乳糖。

13.2.3 粉雾剂的制备流程、工艺及其影响因素

粉雾剂应在避菌环境下配制,各种用具须采用适当方法清洁、消毒,操作过程中应注意防止微生物的污染。

粉雾剂的基本工艺流程如下:原料药微粉化→与载体混合→装入胶囊、泡囊或装置中→质检→包装→成品。

药物的微粉化是整个制备过程中的关键。在进行粉雾剂生产时,颗粒间由于摩擦等可产生静电,会引起粉体的流动性、分散性的改变,从而出现聚集等现象。流能磨是一种常用的粉碎方法,最小可以获得 $2\sim3\mu m$ 微粉,但其不能改变药物的表面性质;采用喷雾干燥技术可以获得非结晶结构的球形且粒径更小的药物粒子,球形使药物粒子更易从载体表面分离。

13.2.4 质量评价

《中国药典》2005 年版二部附录 IL 规定粉雾剂应标明:每瓶的装量、主药含量、总喷次、每喷主药含量和贮存条件。吸入粉雾剂的药物颗粒应控制在 $10\mu m$ 以下,大多数应在 $5\mu m$ 以下;非吸入粉雾剂如鼻用粉雾剂粒径一般在 $30\sim150\mu m$ 之间。除另有规定外,粉雾剂应进行以下相应检查:

1. 含量均匀度

胶囊型或泡囊型粉雾剂,照含量均匀度检查法(附录ⅩE)检查,应符合规定。

2. 装量差异

胶囊型或泡囊型粉雾剂应检查该项,方法与要求同胶囊剂。凡规定检查含量均匀度的粉雾剂,一般不再进行装量差异的检查。

3. 排空率

胶囊型或泡囊型粉雾剂照下述方法检查排空率,应符合规定:除另有规定外,取本品 10 粒,分别精密称定,逐粒置于吸入装置内,用每分钟(60±5)L 的气流速率抽吸 4 次,每次 1.5s,称定重量,用小刷或适宜用具拭净残留内容物,再分别称定囊壳重量,求出每粒的排空率,排空率应不低于 90%。

4. 每瓶总吸次

多剂量贮库型粉雾剂照下述方法检查,应符合规定:除另有规定外,取供试品 1 瓶,旋转装置底部,释出一个剂量药物,以每分钟(60±5)L 的气流速率抽吸,重复上述操作,测定标示吸次最后 1 吸的药物含量,检查 4 瓶的最后一吸的药物量,每瓶总吸次均不得低于标示总吸次。

5. 每吸主药含量

多剂量贮库型粉雾剂进行此项检查。除另有规定外,取本品 6 瓶,依法操作,每吸主药含量应为每吸主药含量标示量的 65%～135%,即符合规定。如有 1 瓶或 2 瓶超出此范围,但不超出标示量的 50%～150%,可复试,另取 12 瓶测定,若 18 瓶中超出 65%～135%但不超出 50%～150%的瓶数不超过 2 瓶,亦符合规定。

6. 雾滴(粒)分布

除另有规定外,吸入粉雾剂应检查雾滴(粒)大小分布。照吸入粉雾剂雾滴(粒)分布测定法(附录 XH)检查,雾滴(粒)药物量应不少于每吸主药含量标示量的 10%。

7. 微生物限度

照微生物限度检查法(附录 XI J)检查,应符合规定。

13.2.5　举例

【例 13 - 4】　色甘酸钠粉雾剂

[处方]　色甘酸钠 20g,乳糖 20g,制成 1000 粒。

[制备]　将色甘酸钠用适当方法制成极细的粉末,与乳糖充分混合,分装到空心胶囊中,使每粒含色甘酸钠 20mg,即得。

[注解]　本品为胶囊型粉雾剂,使用时装入相应的装置中,以供患者吸入使用。本品为抗变态反应药,可用于预防各种类型哮喘的发作。处方中乳糖为载体。色甘酸钠在肠道中吸收仅为 1%左右,干粉喷雾吸入时,其生物利用度可达 8%～10%,吸入后 10～20min 血药浓度即达峰值。

13.3　喷　雾　剂

13.3.1　概述

喷雾剂(sprays)系指含药溶液、乳状液或混悬液填充于特制的装置中,使用时借助手动泵的压力、高压气体、超声振动或其他方法将内容物呈雾状物释出,用于肺部吸入或直接喷至腔道黏膜、皮肤起治疗及空间消毒作用的制剂。按用药途径可分为吸入喷雾剂、非吸入喷雾剂及外用喷雾剂;按使用方法分为单剂量和多剂量喷雾剂;按给药定量与否,还可分为定量喷雾剂和非定量喷雾剂。

喷雾剂适用于溶液、乳液、混悬液等的喷射给药,可用于鼻腔、口腔、喉部、耳部和体表等部位。其中以鼻腔和体表的喷雾给药较多见,如抗组胺药、抗交感神经药和抗生素常通过鼻腔喷雾给药来治疗鼻腔的过敏、充血、炎症或感染等;一些局麻药、止痒药、抗菌药或皮肤保护剂等的喷雾剂可用于治疗烫伤或晒伤;含除臭剂、抗菌剂和芳香剂的喷雾剂可用于治疗口臭、喉痛等。喷雾剂也可通过鼻黏膜丰富的毛细血管使药物吸收进入体内,发挥全身治疗作用。

喷雾装置的主要结构为喷射用阀门系统(手动泵),用手压触动器产生压力,使喷雾器内的药液以所需形式释放。其使用方便,仅需很小的触动力即可达到全喷量,适用范围广。目前该装置采用的材料多为聚乙烯、聚丙烯、不锈钢弹簧及钢珠。该装置常用的容器有塑料瓶和玻璃瓶两种,前者一般由不透明的白色塑料制成,质轻但强度高,便于携带;后者一般由透明的棕色玻璃制成,强度较差。喷雾剂装置中各组成部件均应采用无毒、无刺激性和性质稳定的材料制成。喷雾剂无需抛射剂作为动力,无大气污染,生产处方与工艺简单,产品成本较低,可作为非吸入气雾剂的替代形式,具有很好的应用前景。

13.3.2 处方

溶液型喷雾剂药液配制成澄清溶液;乳剂型喷雾剂液滴在介质中应分散均匀;混悬型喷雾剂应将药物细粉和附加剂充分混匀,制成稳定的混悬剂;凝胶型喷雾剂要注意控制介质的黏度,既要保证药液在用药部位的黏膜或皮肤上有足够的滞留时间,又要保证药液的均匀喷射以及药物从介质中有适当的释放速率。吸入喷雾剂的雾滴(粒)大小应控制在 $10\mu m$ 以下,其中大多数应为 $5\mu m$ 以下。

配制喷雾剂时,可按药物的性质和治疗的需要添加如溶剂、助溶剂、抗氧剂、防腐剂、表面活性剂等适宜的附加剂。吸入喷雾剂中所有附加剂均应为生理可接受物质,且对呼吸道黏膜和纤毛无刺激性、无毒性。非吸入喷雾剂及外用喷雾剂中所有附加剂均应对皮肤或黏膜无刺激性。

13.3.3 制备流程、工艺与其影响因素

喷雾剂的制备方法比较简单,药物与附加剂配制好后灌装于适当容器中,装上手动泵即可。

喷雾剂应在避菌环境下配制,各种器具须用适宜的方法清洁、消毒,操作过程中要注意防止微生物的污染。尤其是烧伤、创伤或溃疡用喷雾剂,应在无菌环境下配制。

13.3.4 质量评价

《中国药典》2005 年版二部附录规定喷雾剂应标明每瓶的装量、主药含量、总喷次、每喷主药含量和贮存条件,并规定吸入喷雾剂的检查项目为每瓶总喷次、每喷喷量、每喷主药含量、雾滴(粒)分布、装量差异、装量和微生物限度,对于烧伤、创伤或溃疡用喷雾剂要按规定进行无菌检查。

13.3.5　举例

【例 13－5】　莫米松喷雾剂。

［处方］　莫米松糠酸酯 3g,聚山梨酯 80 适量,蒸馏水适量,制成 1000 瓶。

［制法］　将莫米松糠酸酯用适当方法制成细粉,加入表面活性剂混合均匀,再加入到含防腐剂和增黏剂的水溶液中,分散均匀即得。

［注解］　本品为混悬型喷雾剂,用于鼻腔给药。莫米松糠酸酯是一种皮质激素类抗变态反应药,用于治疗季节性或常年性鼻炎。处方中加入聚山梨酯 80 作为润湿剂有利于药物分散均匀,每次用药前应充分振摇。

【思考题】

1. 气雾剂有什么特点?
2. 气雾剂由哪几部分构成?
3. 抛射剂的种类有哪些? 它在气雾剂中起什么作用?
4. 定量气雾剂的质量评价包括哪些检查项目?
5. 粉雾剂与气雾剂有哪些异同点?

第 14 章

眼 用 制 剂

➡ **本章要点**

本章主要介绍眼用制剂的种类、作用特点和影响药物眼部吸收的因素;对眼用液体制剂的制备工艺和质量评价,以及常见问题与解决办法等作了阐述;介绍了眼膏剂和眼用凝胶剂及其生产概况,并对一些主要的眼用制剂新剂型、新技术及其优缺点作了简要分析。

14.1 概　　述

14.1.1 引言

眼用制剂系指直接用于眼部发挥治疗作用的无菌制剂。

眼用制剂可分为眼用液体制剂(滴眼剂、洗眼剂、眼内注射溶液)、眼用半固体制剂(眼膏剂、眼用乳膏剂、眼用凝胶剂)、眼用固体制剂(眼膜剂、眼丸剂、眼内插入剂)等。用于眼部的药物,多数情况下以局部作用为主,亦有经眼部吸收进入体循环,发挥全身治疗作用的药物制剂。目前,市售眼用制剂 90% 以上为滴眼剂、眼膏剂。

药物通过眼黏膜吸收,有许多优点:眼部给药对多种眼部乃至全身疾病有效,但比注射给药更方便、简单、经济,患者易于接受;可避免肝脏的首过效应等。不过,传统的眼用制剂仍存在许多问题:药液可能的刺激性和毒性,会损伤眼组织,并刺激流泪使药物稀释不能达到有效治疗浓度和接触时间;眼部对药液的容量很小;药物在眼部的停留时间短;一般患者难以接受把眼作为输送药物的器官治疗全身性疾病等。

近年来,眼用凝胶剂、眼用脂质体、眼用植入剂以及眼用药物微粒和纳米粒载体给药系统等的研究已取得突破性进展,许多这类新制剂展现了长效释药、不使用防腐剂、较小的局部和全身毒性等优点。在学习了解传统眼用制剂的同时,需要关注这些新技术的应用。

14.1.2 眼用药物的吸收途径及影响吸收的因素

1. 吸收途径

药物溶液滴入结膜囊内后主要经角膜和结膜两条途径吸收。

角膜厚度为 $500\sim700\mu m$，由 5 层构成，前后弹性膜不具有明显的药物屏障作用，上皮质层、实质层和内皮质层决定药物的吸收，尤其是上皮质层(厚 $50\sim90\mu m$)。角膜对药物的通透性好于皮肤角质层。角膜细胞位于角膜实质层，该层占角膜厚度的 90%。通过角膜吸收的药物，首先进入前房房水，再分布于虹膜、睫状体、晶状体、玻璃体、脉络膜和视网膜等周边组织。散瞳、抗青光眼等的药物须藉此途径进入后才能发挥药效。成人眼球的房水正常约 0.3mL。药物在眼部的表观分布体积大于房水体积。

结膜为一层坚韧的薄而光滑透明、富含血管的黏膜。它覆盖在眼球的前面和眼睑的后面，按所在部位分为睑结膜、球结膜和结膜穹窿。睑结膜紧贴于眼睑内面；球结膜覆盖在眼球的前面，在近角膜处，渐渐变为角膜上皮，在角膜缘处与巩膜结合紧密，其他部分连接疏松易移动；结膜穹窿位于睑结膜与球结膜互相移行处，反折处形成结膜上穹和结膜下穹，当上下睑闭合时，整个结膜形成囊状腔隙，称为结膜囊(图 14-1)。药物经结膜吸收后，通过巩膜可达眼球后部。结膜-巩膜途径是药物进入眼部的最重要的非角膜途径，在新眼用制剂开发中被用作重要的设计通路。通过该途径吸收的药物，将首先进入色素膜和玻璃体，而不是首先进入房水。

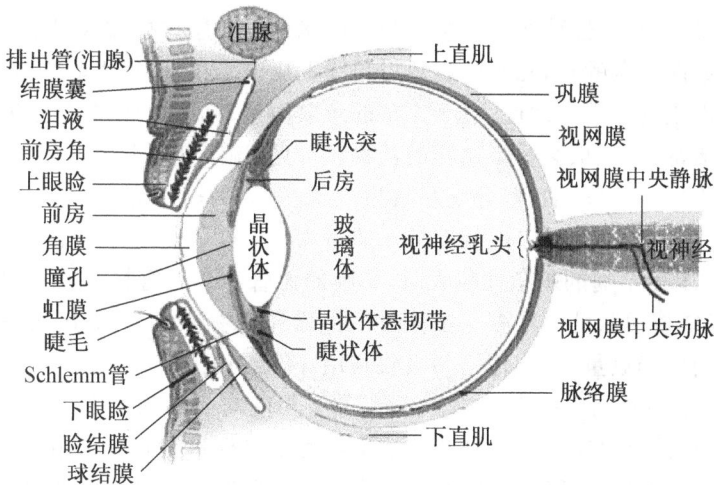

图 14-1 眼球的结构示意图

在正常情况下，当角膜、巩膜、结膜等屏障作用完整时，滴眼液点眼后药物在眼前部如角膜、结膜、巩膜、睫状体和房水中的浓度远大于眼后部如视网膜、脉络膜、晶状体和玻璃体中的浓度，眼后部疾病治疗需要通过注射等其他途径实现。在感染、溃疡、炎症等病理状态或外伤情况下，眼组织的结构完整性和功能发生了变化，可能会大大增加对某些药物的吸收。

2. 影响吸收的因素

(1) 药物从眼睑缝隙的损失：正常眼睛结膜囊所含泪液为 $7\sim10\mu L$，附于角膜前的泪液约为 $1\mu L$。不眨眼时，最大容纳 $30\mu L$，通常眨眼时只能保持 $10\mu L$。而一滴滴眼液约 $50\mu L$(以每毫升 20 滴计)，这样滴入的滴眼液即使不眨眼最多也只有 $20\mu L$ 能保留，眨眼时则只有总共 $10\mu L$

的药液与泪液混合液能保留,绝大部分被流失。即使在结膜囊中与泪液混合的药液,也只有小部分被结膜或角膜吸收,大部分从泪小管排出(比药物吸收速率快100倍)。因此,滴眼液的生物利用度只有1‰~10‰。理想的给药体积是5~10μL,且滴眼剂的药物浓度宜高,大部分眼药的浓度为0.1‰~10‰,有助于提高药物生物利用度。增加滴药次数,也有利于提高和保持眼组织中的药物浓度。因此需要注意,为了达到有效治疗浓度把药物配制成高浓度(常用抗病毒、抗生素滴眼液中的药物浓度是最低抑制浓度的数百到数千倍),这样不仅会加大眼部组织受到药物毒害的可能性,也会增加滴眼液从眼部溢出通过鼻泪管进入鼻咽等部位被吸收后的全身性不良反应,尤其像塞吗洛尔、阿托品、肾上腺素、氯霉素等。其实,塞吗洛尔、氯霉素、妥布霉素等药物具有很高的药理活性,只要有少量进入,就可产生药效。

(2)药物从外周血管消除:药物在进入眼睑和眼结膜的同时也通过外周血管从眼组织消除。眼结膜的血管和淋巴管很多,并且当有外来物引起刺激时,血管扩展,因而透入结膜的药物有很大比例将进入血液,并有可能引起全身性副作用。

(3)药物性质与pH值:药物的pK_a值和药液的pH值决定了药物的溶解度,也决定了其透膜性能。药物本身其他属性确定后,调节滴眼液的pH值是改变药物的溶解度、稳定性、刺激性和药物吸收性能乃至药效的重要方法,应综合考虑,兼顾平衡。

相对分子质量小的水溶性物质和离子,主要通过角膜上皮细胞间隙进入眼内(最大粒径1~2.5nm),其他药物对角膜的透过性受其理化性质、药物浓度和溶液特性(如pH值、渗透压、促渗透剂等辅料)等因素的影响。角膜上皮层和内皮层均有丰富的类脂质,因而非离子型的脂溶性药物易渗入,水溶性药物则易渗入角膜的水性实质层并扩散入房水,较大分子的水溶性药物如青霉素或四环素的盐,几乎难以透过角膜上皮。不过,脂溶性药物进入角膜前须先克服角膜外的水性泪膜的障碍。因此,对于完整的角膜而言,具有良好透过性的是油水双相均有较好溶解度的像氯霉素、毛果芸香碱这样的药物。可见,滴眼液中药物的脂溶性和水溶性之间的相对平衡非常重要。一般,油/水分配系数为2.5~3.0的药物的角膜穿透性能最佳。相对分子质量低于500的物质易于扩散,相对分子质量大于500的物质穿透组织非常难。

(4)刺激性:眼用制剂的刺激性较大时,结膜的血管和淋巴管扩张,不仅增加药物从外周血管的消除,而且能使泪腺分泌增多。泪液过多将稀释药物浓度,并溢出眼睛,从而减少药物在眼部的停留时间和释放量,影响药物的吸收利用,降低药效。

(5)表面张力:滴眼剂表面张力愈小,愈有利于泪液与滴眼剂的充分混合,也有利于药物与角膜上皮接触,使药物易于渗入。适当的表面活性剂有促进吸收的作用。

(6)黏度:普通滴眼液用药后经泪液稀释、冲刷,经非角膜途径吸收或从鼻泪管大量流失,导致药物与眼部组织的接触时间很短(约1~2min),能够透过角膜到达眼球内组织的药物只有很小的一部分,很难达到有效治疗浓度。因此,增加黏度可使药物与角膜接触时间延长,有利于药物的吸收。例如,添加0.5%甲基纤维素(MC)的溶液对角膜接触时间可延长约3倍。常用的增黏剂还有胶原、透明质酸(HA)、聚乙烯醇(PVA)、聚乙二醇(PEG)、聚乙烯吡咯烷酮(PVP)、羟丙基甲基纤维素(HPMC)等,常用浓度一般为0.1%~1.0%,MC和PVA等能够提高泪膜的稳定性。眼用制剂的黏滞性常用动力黏度表示,法定单位是帕斯卡·秒(Pa·s),以前也用泊(Poise,简写为p,1Pa·s的1/10)或厘泊(centipoise,简写为cp或cps,1/100p)表示,1mPa·s就是1cps,此即20℃时纯水的黏度。眼用溶液的合适黏度为4.0~5.0mPa·s。

（7）促渗透剂：与其他透皮透黏膜制剂一样，渗透促进剂有助于提高药物的生物利用度。例如，0.01％EDTA 能显著增加替沙星的角膜透过率；对 β-受体阻滞剂的透皮促进作用，牛磺酸对结膜的作用强于角膜，而癸酸、皂苷则反之。鉴于眼睛的特殊性，必须对促渗透剂的刺激性、毒性有充分的研究和了解，确认安全后才能使用。

设计理想的眼部给药制剂是一项颇具挑战性的任务，眼用液体制剂的设计一方面与同样是液体制剂的注射液类似，另一方面又需要考虑透皮透黏膜制剂设计时需要考虑的透皮吸收和局部生物利用度问题，还要特别关注刺激性控制和对眼睛的正常生理功能可能造成的不良影响以及局部用药的全身毒性。这些不仅在传统滴眼液、眼膏、眼用凝胶制剂设计中需要注意，在新眼用药物传递系统（new ophthalmic delivery system，NODS）研究开发中也同样需要充分关注。

14.2　眼用液体制剂

14.2.1　概述

眼用液体制剂系指供洗眼、滴眼或眼内注射用以治疗或诊断眼部疾病的液体制剂。按其用法可分为滴眼剂、洗眼剂和眼内注射剂。

滴眼剂（eye drops，ophthalmic solution）系指由药物与适宜辅料制成的供滴入眼内的无菌液体制剂，分为水性或油性澄清溶液（真溶液和胶体溶液）、混悬液或乳状液。对于在溶液中不稳定的药物，也可将药物以粉末、颗粒、块状或片状形式包装，另备溶剂，在临用前配成澄清溶液或混悬液。滴眼剂每个容器的装量，除另有规定外，应不超过 10mL。

洗眼剂（eye lotion）系指由药物制成的无菌澄清水溶液，供冲洗眼部异物或分泌液，中和外来化学物质和分泌物的眼用液体制剂。洗眼剂每个容器的装量，除另有规定外，应不超过 200mL。一般应加适当抑菌剂，并在使用期间内均能发挥抑菌作用。

眼内注射溶液系指由药物与适宜辅料制成的无菌澄清溶液，供眼周围组织（包括球结膜下、筋膜下及球后）或眼内注射（包括前房注射、前房冲洗、玻璃体内注射、玻璃体内灌注等）的无菌眼用液体制剂。眼用注射液直接施用于眼周围及眼内组织，可使药液直接作用于前房、虹膜-睫状体、晶状体、玻璃体、视网膜等组织，可在局部达到较高药物浓度，更好地发挥治疗作用。

14.2.2　制备流程与工艺

滴眼液、洗眼液的制备工艺和要求与注射剂类似。眼用液体制剂基本配制过程包括容器的处理、药液的配制、药液除菌过滤和灌封、包装等。

1. 滴眼剂瓶与药液灌装

（1）滴眼剂瓶：用于滴眼剂包装的材料有玻璃、橡胶和塑料。目前普遍采用低密度聚乙烯（LDPE）、聚丙烯（PP）或聚酯（PET）这几种材质的塑料瓶，塑料瓶包装廉价、不易碎、质轻、便于生产过程管理。但塑料会吸附主药和抑菌剂，其中的增塑剂或其他成分也会溶入药液，使药液质量甚至安全性受到影响。因此，滴眼液用塑料瓶应通过相应标准试验规范检验合格后才能选用。以前使用的塑料瓶是由瓶体和盖子两部分组成，俗称两节瓶，两节瓶的瓶身上部有滴嘴,一般用 LDPE 吹塑而成;现在多用三节瓶,即由瓶体(盛药液,取用时的挤压部位)、带滴嘴的瓶塞(盖紧瓶体,控制药液滴出量)和带有与滴嘴完全吻合内塞的瓶盖(旋紧后防止药液泄漏,保护滴嘴)三部分组成,三节瓶的材质可以是 LDPE 或 PET 任何一种。滴眼剂用瓶一般采用透明的塑料瓶,便于可见异物检查,某些药物对光照敏感,需要采用深色瓶或不透明的 LDPE 塑料瓶。LDPE 瓶较软,遇热易变形,一般做成圆瓶;PET 瓶透明,较坚硬,可做成圆形或异形瓶(图 14-2)。

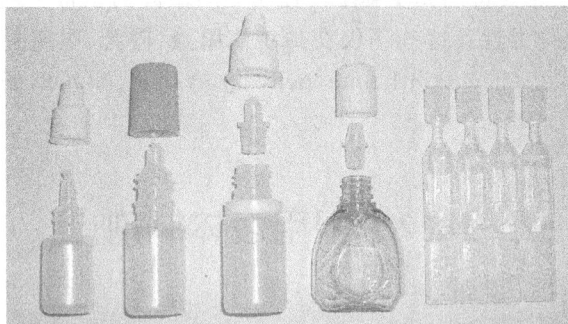

图 14-2 滴眼液用塑料瓶(左侧两个为 LDPE 两节瓶,右侧一排为 BFS 产品,中间两个为三节瓶,扁形的是 PET 瓶,圆形的是 LDPE 瓶)

眼用塑料瓶在十万级洁净条件下生产包装,成品要经环氧乙烷灭菌内外两层包装并检验合格后才能售往制药企业。任何企业生产销售任何材质的滴眼液瓶,都必须先取得企业的药包材生产许可证,相应产品必须有国家食品药品监督管理局颁发的药包材注册证。

(2) 两节瓶的处理和药液灌装:一般可用真空吸灌法(又称减压灌装法)。将已清洗并灭菌的滴眼剂空瓶瓶口向下,排列在一平底盘中,将盘放入一个真空灌装箱内,由管道将已经过滤好的药液从贮液瓶定量地(稍多于实灌量)放入盘中,密闭箱门,抽气使成一定负压,瓶中空气从液面下小口逸出。然后通入洁净空气使其回复常压,药液即灌入瓶中。取出,热熔封口,间歇加热灭菌,即可。考虑到传热的均匀性和塑料瓶的热变形性,一般采用 75～80℃水浴,灭菌 1h,间隔 24h,重复 3 次。生产过程的过滤、灌装在万级洁净区进行,称量、配制、洗瓶在十万级洁净区进行,其他操作在一般生产区进行。

由于两节瓶灌装时瓶子外壁也浸泡在药液中,所以对瓶体的清洁灭菌很重要,但因在对外壁淋洗的过程中无法避免洗涤水(纯化水或注射用水)偶尔渗进瓶内污染药液,故两节瓶灌装的滴眼液一般都要对终产品加热灭菌,也因此它适合那些热稳定药液的灌装。不能加热灭菌的药液,就用三节瓶灌装。滴眼液生产企业购入塑料瓶需要抽样检验理化微生物指标合格后才能用于生产,如果是两节瓶,需要清洗瓶体外壁后才能用于药液灌装,而三节瓶一般直接用于灌装(药液直接注入瓶内,不接触瓶外壁)。目前眼用药包材生产的洁净级别远低于制剂生产的洁净级别,这种不相适应的情况是困扰滴眼剂生产的现实问题,需要尽快规范解决。

(3) 三节瓶的处理和药液灌装:如上所述,目前三节瓶拆包即用,工艺流程与用西林瓶为容器的注射液灌装相似,终产品不需要再加热灭菌。如果三节瓶使用前的抽样检验发现其洁净度或微生物指标不合格,也可以洗涤或灭菌后再用,洗涤的方法类似于注射剂用西林瓶的,灭菌则用环氧乙烷。因三节瓶灌装完成后有两个交接部位(即瓶体与内塞、内塞与瓶盖接合处)的气密性难以完全保障,尤其是塑料瓶加工精度和均一性以及灌装一体机加塞拧盖的精度和均一性都还不能达到很高水平,故容易发生药液泄漏甚至污染,这是需要重视的实际问题。两节瓶因为灌装后采用热熔封口,所以贮存运输过程中的稳定性要高于三节瓶,从这个意义上说,三节瓶并不能完全取代两节瓶。

(4) 吹灌封三合一无菌系统:眼的功能和组织特点,要求眼用制剂均应为无菌制剂,且最好不要添加抑菌剂。因此眼用制剂最好制成单剂量包装,一次性使用。吹–灌–封三合一(blow-fill-seal,BFS)无菌包装系统是实现这一目标的重要武器。BFS 技术使用专门设计制造的联动一体化机械,使制瓶、灌装、封口三种操作均在无菌状态下的同一工位完成,无需洗瓶,大大减少中间环节和污染机会,节约能源;使用 PP、PE 或其共聚物或 PVC/PE 复合膜材料,成排吹灌封而成,成品内在质量高,且稳定可靠,方便使用,具有广阔的发展前景。国内企业已有生产这类成套设备及相应滴眼液,不含防腐剂。

2. 滴眼液的生产工艺流程

(1) 工艺流程图:与注射液类似,参见第 8 章图 8-1 所示,其中除菌过滤和灌装及封头或加塞拧盖在百级洁净区(即新版我国 GMP 的 B 级背景下的 A 级区),目前为局部百级(即在万级洁净区的百级层流罩下灌装),今后要求与注射剂完全相同,即在百级洁净区的层流罩下灌装;称量配制在万级洁净区(即新版 GMP 的 C 级区);其余操作在一般生产区。眼用注射液的制备工艺与小针剂基本相同。以固态形式包装的眼用药物及其专用溶剂,例如白内停、谷胱甘肽等水溶液中不稳定的化学和生物药物,以及拨云散等中药眼用散剂,需要按照眼用制剂无菌要求和相应的制剂规范设计制剂、制剂容器以及生产。

(2) 工艺过程:

1) 药液的配制和过滤:眼用制剂要求无菌,小量配制可在无菌洁净操作柜中进行,工厂大量生产,要按注射剂生产工艺要求进行,保证完全无菌。所用器具于洗净后干热灭菌,或用杀菌剂(用 75% 乙醇配制的 0.5% 度米芬溶液)浸泡灭菌,用前再用注射用水洗净。

眼用液体制剂的配制与过滤与注射剂类同。药物、辅料按照所生产产品工艺规程的具体顺序和操作要求,先用适量注射用水或缓冲液等溶剂溶解(俗称浓配),再与大量溶剂混匀(俗称稀配),必要时加活性炭(0.05%~0.3%)处理。对热稳定的药液,可选择先过滤后加热灭菌(即经滤棒、垂熔球或微孔滤膜过滤至澄清,加溶剂至足量,然后 115℃、30min 热压灭菌),也可以用 0.2μm 微孔滤膜除菌过滤;热不稳定的药液只能用后一方法。眼用混悬剂的配制,先将微粉化药物灭菌,另取表面活性剂(聚山梨酯 80)、助悬剂(如甲基纤维素、羧甲基纤维素钠)等加少量灭菌蒸馏水配成黏稠液,再与主药用乳匀机搅匀,添加无菌蒸馏水至全量。

2) 药液的灌装:用滴眼液灌装一体化机械定量灌装,加塞,拧盖。

以上所有操作均按照相应洁净级别要求,严格避免细菌和微粒污染。

3) 质量检查:检漏,检查可见异物、主药含量,抽样检查微生物等。

4) 贴签、印批、包装,同注射剂。

14.2.3　质量评价

1. 装量

单剂量包装的眼用液体制剂装量,应符合下列规定:取供试品 10 个,分别将内容物倾尽,测定其装量,每个装量均不得少于其标示量。与之类似,多剂量包装的眼用制剂也只检查装量限度,照 2010 版《中国药典》附录的"最低装量检查法"检查,应符合规定。

2. 可见异物

眼用液体制剂的澄明度要求与注射剂类似;一般玻璃容器包装的滴眼剂按注射剂澄明度检查方法检查;用透明塑料容器包装或有色溶液,应在光照度 20003000lx 下,用眼检视,应不得检出可见异物,如检出微细可见异物,应复检,初复试共 40 瓶中合计不得超过 3 瓶被检出小于 2mm 的微细可见异物(点、块状物、短纤维等),否则判为不合格。

3. 渗透压

除另有规定外,滴眼剂应与泪液等渗。等渗可以减少眼用制剂在使用过程中对眼睛的刺激,避免对眼睛的伤害。眼球可适应相当于 0.6%～1.5%氯化钠溶液的渗透压,超过 2%就明显地不适。低渗溶液应采用适宜的等渗调节剂调至等渗,例如氯化钠、硼酸、葡萄糖等。眼球对渗透压的感觉不如对 pH 值的感觉灵敏。滴眼剂的渗透压测定按照《中国药典》二部附录的"渗透压摩尔浓度测定法",与注射剂一样,利用冰点下降原理通过专用渗透压测定仪测定。

4. 无菌

眼用制剂均应为无菌制剂。用于眼部有外伤或手术后的滴眼剂、洗眼剂,以及眼内插入剂、植入剂和眼内注射溶液,必须绝对无菌,应按药典规定进行无菌检查,检查合格后制成单剂量包装,包装于无菌容器内供一次性使用,不得加抑菌剂或抗氧剂或不适当的缓冲剂。对其他目的使用的滴眼剂和洗眼剂,按药典微生物限度法检查,应符合规定。多剂量剂型,应根据需要添加适量的抑菌剂以保证贮存使用过程中无菌,并应按照《中国药典》附录有关抑菌剂效力检查法指导原则的要求,测定制剂在贮存、启用期间的抑菌剂效力。对于某些自身具有良好抗菌活性的药物(如抗生素),抑菌剂效力测定的结果还可以为制剂中是否需要添加其他抑菌剂提供依据。

5. 稳定性

滴眼液等不仅要做制剂贮存期间的理化微生物稳定性检查,还需要测定开启使用后的保质期,重点研究药物暴露空气后的变化,如主药含量变化、抑菌剂有效性变化和药品形态改变(混浊、沉淀、变色、变味、长菌等),取得相应试验数据,并在药品使用说明书中提醒使用者注意开启后的保管方法和有效期,以保证用药安全。多剂量眼用制剂在启用后最多可使用 4 周。

6. 眼用制剂辅料

眼用制剂中根据需要可加入合适的增溶剂、等渗调节剂、缓冲剂、促渗透剂、抑菌剂、抗氧剂、乳化剂、增稠剂、保湿剂和基质材料等辅料(上述第 4 条中禁止使用的除外)。所用辅料相互之间和与药物及包材之间不应有任何配伍禁忌或降低药效,且具有良好释药性能;所用辅料应纯度高、安全性好、无刺激性。

7. 毒性和刺激性

引起眼用制剂对眼的刺激性和毒性的原因是多方面的,除药物本身外,还可能由于微生物污染和制剂不稳定造成制剂霉败变质;或由于制剂的 pH、张力过高或过低,混悬剂或眼膏剂的粒子过粗以及容器材料不适等而引起制剂对眼的刺激性与毒性。眼用药物或制剂中的附加物均不得损害和阻碍眼组织的损伤修复和结膜、角膜上皮细胞的正常生长增殖。对于某些需要长期使用的滴眼液,例如白内障或玻璃体混浊治疗用药,滴眼液中附加剂的安全性需要更全面的评价,例如不仅研究药物和抑菌剂等对眼角膜、结膜和其他组织的可能性损害,还要考查药液对眼部微生态(菌群种类、数量的变化)的影响等。眼部长期给药的眼毒性试验,通常每日给药,共 4 周。除观察全身指标外,还应重点观察给药局部和可能累及的周围组织(包括角膜、虹膜、结膜、晶状体、视网膜、脉络膜等)的反应和病理改变。

在进行眼用制剂的处方设计、剂型研究以及选择包装材料时,应进行眼刺激强度试验。常用家兔眼作为对眼刺激强度的试验模型。试验时可根据兔眼对制剂的反应变化,如结膜的充血、肿大、脱落、水性红肿,角膜的混浊,荧光素钠染色强度等来判断眼用制剂对眼的刺激性和毒性。

制剂的刺激性增大也可能源自塑料瓶,其中的某些成分可溶解在眼用制剂中或与眼用制剂中的成分发生相互作用。因此,在选用容器材料时,要进行易氧化物、重金属等溶出物的测定、环氧乙烷残留检测和异常毒性与眼刺激性试验等,符合要求后才能使用。

另一方面,由于许多眼部用药容易被体内吸收,产生全身的毒副反应,例如治疗青光眼的噻吗洛尔,是一种 β-受体阻滞剂,体内吸收可引起心血管和呼吸系统的毒性。此类因局部用药引起的全身毒副反应,也需要纳入眼用药物毒性评价的范畴。塞吗洛尔、肾上腺素等因此也被设计成前体药物(pro-drug)给药以减少全身毒副反应,并可有效提高药物的眼部生物利用度。

眼用溶液的附加剂也可能对眼组织产生毒害,例如已知抑菌剂苯扎氯铵对角膜上皮细胞等有毒性,因此要尽量不用这类有毒的附加剂。

8. **药物眼部生物利用度**

眼部生物利用度是眼科用药有效性的重要因素。除药物的理化性质和剂型影响眼部生物利用度外,生理因素也很重要。包括蛋白结合、药物代谢和泪液引流在内的生理因素影响药物生物利用度。与蛋白结合的药物其复合物颗粒不能渗透进入角膜上皮。眼用溶液剂在眼内滞留时间太短(由于泪液引流)而无法吸收,与蛋白结合的药物就很快失效。在正常情况下,泪液含 0.6%～2.0% 的蛋白质,包括白蛋白和球蛋白,但病理状态下(如葡萄膜炎)蛋白浓度增加。尽管眼部蛋白结合是可逆的,但眼泪流失使蛋白结合药物和游离药物都会被清除。

眼组织和泪液中含有各种药物代谢降解的酶(如溶菌酶、肝药酶系等)。但迄今为止,药理活性物质对眼部代谢是否影响仅有有限的研究,因此,多数药物还不能完全确定药物代谢对疗效的影响。眼用药物的动物药代动力学研究包括眼部给药全身吸收试验和眼部给药眼局部药动学试验,应参考药物眼部给药全身吸收试验的结果考虑该药眼部使用后潜在的全身毒性大小,进一步对制剂作全身毒性研究评价。

对眼用制剂的质量评价,更多的是从眼睛的特殊性和制剂的安全性角度考虑。上述质量评价对所有眼用制剂都适用。除溶液型滴眼液和洗眼液外,其他眼用制剂如眼用混悬液、眼膏剂、眼用凝胶剂等,不做可见异物检查和渗透压摩尔浓度检查,还须符合各自的其他质量检查指标的要求。

9. **眼用混悬液**

应检查的项目还有粒度和沉降体积比。按照 2010 版《中国药典》附录 ⅠG 进行粒度检查,要求从含有 $10\mu g$ 药物的药液中检出 $50\mu m$ 以上的粒子不得多于 2 个,且不得检出大于 $90\mu m$ 的粒子;沉降体积比要求不小于 0.9。(50mL 药液置于具塞量筒振摇 1min 所测体积 H_0 与静置 3h 后所测混悬物体积 H 之比,H/H_0)

10. **眼膏剂、眼用乳膏剂和眼用凝胶剂**

应均匀、细腻、无刺激性,并易涂布于眼部,便于药物分散和吸收。眼用半固体凝胶在常温时应保持胶状,不干涸或液化,保证能成胶滴,具体产品制定合适的黏度指标,依《中国药典》有关规定检查。

眼膏剂、眼用乳膏剂和眼用凝胶剂应检查的项目还有粒度(与眼用混悬液类似)和金属性异物,检查方法参见《中国药典》附录 I G。

眼用凝胶剂还须检查的项目有含量均匀度,按照《中国药典》附录 X E 检查,应符合要求;一般还应检查 pH 值;原位凝胶还应参照滴眼液的要求进行可见异物检查。

14.2.4 常见问题及解决方法

下述滴眼液中的常见问题,既有生产工艺条件控制的不当,也有制剂设计方面的缺陷,后者更需重视。

1. 浑浊

滴眼液放置一段时间后会有浑浊物的出现,且振摇不会消失。可能有 4 个原因:① 药物溶解度发生变化(例如温度原因)或药物氧化分解聚合等;② 药液 pH 值控制不当或缓冲剂没有起到应有作用,致使药物成分析出;③ 药物或辅料与药包材有相互反应,造成药物成分析出沉淀而导致混浊;④ 药液中抑菌剂失效致使微生物繁殖。

解决办法:第一种情况与药物制剂处方设计有关,需要在设计制剂时严格考察溶解度变化的各种影响因素,选择适宜种类的药物或盐用于滴眼液制剂开发,并选择更适用的抗氧剂、络合剂、稳定剂和增溶剂等,提高药物的稳定性。

第二种情况既有制剂设计方面的原因,也有工艺控制方面的原因,前者见于化学药物,设计时未能充分研究药物溶解度、药物溶液稳定性与 pH,滴眼液刺激性要求与 pH 的关系;后者见于多组分提取物制成的滴眼液,含氨基酸、多肽、多糖、蛋白质的药物组分因处于等电点时溶解度下降而析出,多数药物将 pH 值控制在偏酸性范围(5.0～7.0)利于澄清稳定,合理调节 pH 值或制剂设计时选择缓冲能力较强的缓冲剂即可解决。例如:① pH 值为 5.9～8.0 的磷酸盐缓冲液适用于抗生素(特别是青霉素)、阿托品、麻黄碱、毛果芸香碱、东莨菪碱等滴眼液,与硫酸锌配伍禁用;② 硼酸缓冲液既有缓冲作用,又可增加主药溶解度,还有微弱的抑制细菌和霉菌的作用,增加抗菌药物的疗效,用于抗感染药物如诺氟沙星滴眼液等;另外常用的还有pH6.7～9.1 的硼酸盐缓冲液、吉斐缓冲液(酸性溶液由 1.24％的硼酸与 0.74％的氯化钠组成,碱性溶液为 2.12％的无水碳酸钠溶液,临用时,按比例配制成 pH4.66～8.77 和pH5.0～7.6的醋酸钠-硼酸缓冲液等。

第三种情况多因抑菌剂或表面活性剂选择不当,如季铵盐类的苯扎氯铵(洁尔灭)、苯扎溴铵(新洁尔灭)可能与塑料瓶或药物成分反应而出现混浊,改用别的抑菌剂如羟苯甲酯、羟苯丙酯联用即可解决。

第四种情况比较复杂,因为现有滴眼液用抑菌剂大多数无法达到足够的稳定性,自身浓度会随存放时间延长而不同程度地降低,从而可能不能保证制剂存放和开启使用后的抑菌效果。适于眼用液体制剂的抑菌剂,须具备下述条件:① 抑菌谱广、作用迅速,能广泛地抑制、杀死细菌及霉菌。特别是能迅速杀灭对眼组织损害严重的绿脓杆菌与金黄色葡萄球菌。② 在常用浓度范围内,应对眼组织无毒、无刺激性,不损伤角膜上皮,不引起过敏反应。③ 性质稳定,可与主药和其他辅料配伍使用,与容器无反应,能耐受生产工艺要求,有效期内保持抑菌(杀菌)有效。两种以上的防腐剂联合应用,可发挥协同作用,达到强效、快速的抑菌作用。因此制剂设计时需要筛选安全高效的抑菌剂,并努力朝不使用抑菌剂的单剂量包装方向设计开发滴眼液新药。

常用的兼有抑制细菌和真菌作用的眼用抑菌剂有:① 硝酸苯汞,为白色晶状粉末,在水中溶解度为 1:1500,其有效浓度为 0.002%～0.005%,在 pH6～7.5 时作用最强,且在加热时抑菌效果提高,但热压灭菌条件下会分解(熔点 188℃时分解),与氯化钠、碘化物、溴化物等有配伍禁忌。其他有机汞类抑菌剂存在稳定性或抑菌效果等不足,一般少用;② 苯扎氯铵(一种氯化苯甲烃铵)和苯扎溴铵,常用浓度 0.01%～0.02%,抑菌力强,也较稳定,但与聚乙烯瓶和许多药物成分有配伍禁忌,且对眼组织有毒性;③ 羟苯甲酯(0.05%～0.15%)与羟苯丙酯(0.01%～0.02%),两者无味、安全性好、稳定,联用可发挥协同作用,适用于 pH5～7 的药液,且药液中同时有 2%～5%丙二醇时抑菌效果更佳。类似的联合使用的抑菌剂组合还有苯扎氯铵加依地酸钠(0.25%～0.5%)、苯扎氯铵加三氯叔丁醇(0.35%～0.5%)再加依地酸钠或对羟基苯酯类、苯氧乙醇(0.3%～0.6%)加对羟基苯酯类等。

药液出现可见异物方面的问题,还要从包材和生产环境的微粒控制方面分析解决。

2. 刺激性大

若眼用制剂的刺激性大,不仅给患者增加痛苦,而且由于局部刺激,能使结膜的血管和淋巴管扩张,增加了药物从外周血管的消除,并能使泪腺分泌泪液增多而将药物浓度稀释,并通过泪系统洗刷进入鼻腔或口腔,从而影响药物的吸收利用,降低药效。

刺激性来源于 3 个方面:药物本身、各种辅料和塑料瓶的溶出物,这基本都与制剂设计有关,是新药开发阶段的问题。如果是已上市药品需要改进,必须完成相应的研究试验并向国家提出补充申请,获得批准后才能按照新处方工艺生产药品。也有少数病例反映的滴眼液刺激性与超剂量或其他不当使用有关,也可能与特异性药物过敏有关,需要具体分析。

可通过调节 pH、渗透压和使用缓释辅料减少滴眼剂的刺激性,也可以在制剂设计时考虑添加合适的局部止痛剂,例如三氯叔丁醇,其浓度为 0.5%时本身就可以作为注射液或滴眼液的防腐剂,它的止痛作用温和,与水合氯醛相似,但刺激性较后者小,只适用于弱酸性溶液且不能热压灭菌,也不能与维生素 C、硝酸银和碱性药物配伍。

(1) pH 值:由 pH 值不当引起的刺激性,可增加泪液的分泌,导致药物迅速流失,甚至损伤眼角膜。pH6.0～8.0 时眼睛无不适感,但常因药物溶解度、稳定性、发挥制剂中防腐剂效果以及 pH 值对药物吸收及药效的影响等的原因而将 pH 值控制在 5.0～9.0,此范围一般可以耐受。当 pH 值小于 5.0 或大于 11.4 时,眼睛有明显感觉。过于偏酸时,会凝固眼结膜蛋白质;过于偏碱时,会使眼结膜上皮细胞硬化或膨胀,眼睛耐受(即不适感少些)碱性的能力要比耐受酸性大。有一些药,特别是盐酸匹鲁卡品和重酒石酸肾上腺素,酸性太强,超过泪液的缓冲容量。

(2) 滴眼液与泪液不等渗,也会产生刺激性,但眼球对渗透压的感觉不如对 pH 值的感觉灵敏。有关等渗原理和渗透压的计算,请参见本书 8.7.2 和《中国药典》附录的有关要求。

(3) 黏度:适当增大滴眼剂的黏度可以降低刺激性,延长药物在眼内的停留时间,提高生物利用度,增强药效。双氯酚酸钠滴眼液不加增稠剂时滴眼会有强烈的刺痛感,添加 0.2% HPMC 即可大为缓解刺痛感。但黏度增加会给制剂生产时的除菌过滤带来困难,需要恰当控制。

用羟丙基 β-环糊精等包裹药物,也是降低药物本身刺激性的有效方法,但包裹可能会影响药物释放。

（4）抑菌剂、增溶剂和其他附加剂的控制。这些辅料存在损害眼组织细胞的可能，也会增加刺激性。鉴于眼睛对异物的敏感性，滴眼液中要尽可能少地使用辅料，这一要求有时比对注射剂的要求还要严格，需要在制剂设计时充分考虑。

（5）此外，对滴眼液用的塑料瓶严格控制塑料添加剂的使用，对包材溶出物和安全性进行严格检测试验，也是消除刺激性来源的重要举措。

14.2.5　制剂举例

【例 14 - 1】　氯霉素滴眼液

［处方］　氯霉素（主药）2.5g，氯化钠（渗透压调节剂）9.0g，羟苯甲酯（抑菌剂）0.23g，羟苯丙酯（抑菌剂）0.11g，注射用水加至 1000mL。

［制备］　取羟苯甲酯、羟苯丙酯，加沸注射用水溶解，于 60℃时溶入氯霉素和氯化钠，加注射用水至足量，除菌过滤，灌装即得。

［注解］　（1）氯霉素对热稳定，配液时加热以加速溶解，并可用 100℃流通蒸汽灭菌。

（2）处方中可加硼砂、硼酸做缓冲剂，既可调节渗透压，同时还可增加氯霉素的溶解度，但此处不如用生理盐水为溶剂使药液更稳定及刺激性小。

（3）本品用于治疗沙眼、急慢性结膜炎、眼睑缘炎、角膜溃烂、麦粒肿、角膜炎等。

【例 14 - 2】　醋酸可的松滴眼液（混悬液）

［处方］　醋酸可的松（微晶）（主药）5.0g，吐温-80（表面活性剂）0.8g，硝酸苯汞（抑菌剂）0.02g，硼酸（渗透压调节剂）20.0g，羧甲基纤维素钠（混悬剂）2.0g，注射用水加至 1000mL。

［制备］　取硝酸苯汞溶于处方量 50%的注射用水中，加热至 40～50℃，加入硼酸、吐温80 使溶解，除菌过滤待用；另将羧甲基纤维素钠溶于处方量 30%的蒸馏水中，用垫有 200 目尼龙布的布氏漏斗过滤，115℃热压灭菌 30min，冷至 80～90℃，加已干热灭菌的醋酸可的松微晶，搅匀，保温 30min，冷至 40～50℃，再与硝酸苯汞等溶液合并，加注射用水至足量，混匀，200 目尼龙筛过滤两次，分装即得。

［注解］　（1）醋酸可的松微晶的粒径应在 5～20μm 之间，过粗易产生刺激性，降低疗效，甚至会损伤角膜。

（2）羧甲基纤维素钠为助悬剂，配液前须精制。本滴眼液中不能加入阳离子型表面活性剂，因与羧甲基纤维素钠有配伍禁忌。

（3）硼酸为 pH 与等渗调节剂，因氯化钠能使羧甲基纤维素钠黏度显著下降，促使结块沉降，改用 2%硼酸后，不仅改善降低黏度的缺点，且能减轻药液对眼黏膜的刺激性。本品的 pH 值为 4.5～7.0。

（4）本品用于治疗急性和亚急性虹膜炎、交感性眼炎、小泡性角膜炎、角膜炎等。

【例 14 - 3】　硼酸洗眼液

［处方］　硼酸 20g，羟苯乙酯乙醇溶液（10%）3mL，注射用水加至 1000mL。

［制备］　先取适量注射用水，加热煮沸后加入羟苯乙酯溶液，同时搅拌；再加入硼酸，搅拌使其溶解，过滤，自滤器上添加注射用水至 1000mL，搅匀，除菌过滤，灌封，即得。

［注解］　本品用于眼部碱性化学物质灼伤的冲洗。

14.3　眼膏剂与眼用凝胶剂

14.3.1　眼膏剂

1. 概述

眼膏剂(eye ointments, ophthalmic ointments)系指由药物与适宜基质均匀混合,制成无菌溶液型或混悬型膏状的眼用半固体制剂。与液体制剂相比,眼膏剂的特点是所选用的基质刺激性小、无水和化学惰性,适宜于配制对水分不稳定的药物,如某些抗生素药物常配制成眼膏剂应用;眼膏剂的另一特点是在眼中保留时间长,增加药物与眼的接触时间,因此具有长效作用,并能减轻眼睑对眼球的摩擦,有助于角膜损伤的愈合,因此眼膏剂常用于眼科术后用药及眼部感染。眼膏剂的缺点是有油腻感,基质熔化时,能使视力模糊,病人不太乐意使用,因此较宜夜间使用眼膏剂,白天使用滴眼剂。眼膏剂、眼用乳膏剂和眼用凝胶剂每个包装的装量一般应不超过 5g。

2. 制备流程与工艺

(1)眼膏器具与包装材料处理:眼膏剂属于灭菌制剂,应在清洁、无菌的条件下配制,可在无菌室内或超净工作台配制,对配制间的清洁要求基本上同滴眼液。

眼膏剂的配制用具及包装材料都要进行灭菌处理。配制用具如软膏刀、软膏板、乳钵、量杯、天平等,经 75% 乙醇擦洗,或用水洗净后再用干热灭菌法灭菌。大量生产所用器械,如搅拌机、研磨机、填充器等,应洗净干燥,使用前用 75% 乙醇擦洗。包装用软膏管,洗净后用 75% 乙醇或 12% 苯酚溶液浸泡,应用时用蒸馏水冲洗干净,烘干即可。也有用紫外线灯照射进行灭菌。眼膏剂所用的包装容器紧密,易于防止污染,方便使用,并不应与药物或基质发生理化作用。

(2)眼膏剂的基质:除符合软膏剂的各项要求外,还须选用纯净而极细腻且对眼结膜、角膜均无刺激,同时具有接近体温的熔点或软化温度。常用基质由 8 份黄凡士林、1 份羊毛脂和 1 份液状石蜡混合而成,根据季节与气温不同,可调整液状石蜡的用量,以调节软硬度。基质中羊毛脂有表面活性作用,具有较强的吸水性和黏附性,使眼膏和泪液容易混合,并易附着眼结膜上,基质中药物容易穿透眼膜。基质加热熔合后用绢布等适当滤材趁热过滤,滤液于 150℃ 干热灭菌 1～2h,即得,于密闭、凉处保存。也可将各组分分别灭菌配制。用于眼部手术或创伤的眼膏剂应灭菌或无菌操作,且不得添加抑菌剂或抗氧剂。

(3)眼膏剂的制备:配制眼膏剂时如药物易溶于水且性质稳定,则可用少量灭菌水溶解,然后加适量已灭菌的基质或羊毛脂,研和至水溶液被完全吸收,再加入剩余已灭菌的基质;如药物不溶于水或不宜用水溶解,则先在无菌条件下用适宜的方法研磨成极细粉末,并通过 9 号筛,然后再与少量灭菌液体石蜡或基质研和,最后加入其余基质制成眼膏;在无菌条件下,也可将灭菌后的基质置于蒸汽夹层中保持眼膏基质熔化状态,以无菌操作将药物的细粉加入,再趁眼膏熔化状态时,使不溶性成分分散。在显微镜下观察最大粒子不得超过 50μm。

3. 举例

【例 14-4】　阿昔洛韦眼膏

［处方］　阿昔洛韦 3.0g,注射用水 2mL,眼膏基质加至 100g。

［制法］　取阿昔洛韦,置灭菌乳钵中,加注射用水研成细腻糊状,再分次递加眼膏基质使成全量,研匀,无菌分装,即得。

［注解］　本品用于单纯疱疹性角膜炎治疗。

【例 14-5】　红霉素眼膏

［处方］　乳糖酸红霉素 50 万单位,液状石蜡适量,眼膏基质加至 100g。

［制法］　取注射用乳糖酸红霉素,置灭菌乳钵中研细,加少量灭菌石蜡,研成细腻糊状,然后加入少量灭菌基质研匀,再分次递加剩余基质,研磨均匀即得。

［注解］　(1) 红霉素在干燥状态时较稳定,在水溶液中易失效,故加入液体石蜡研成细腻糊状后再混悬于眼膏制剂中,红霉素遇热(约 60℃)易分解,故所用眼膏基质应冷却后加入。

(2) 本品用于葡萄球菌、链球菌、肺炎球菌感染所致的眼炎及沙眼等。

14.3.2　眼用凝胶剂

1. 概念

凝胶剂(eye gel,ophthalmic gel)是指药物与能形成凝胶的辅料制成的均一、混悬或乳剂型的稠厚液体或半固体。凝胶剂能够较长时间地与作用部位紧密黏附,有较好的生物相容性和患者依从性,使用舒适。为延长作用时间、增加眼部生物利用度、降低毒性,采用高分子亲水性聚合物为基质的眼用凝胶剂作为药物载体近年来已受到医药界的重视。局部应用的由有机化合物形成的凝胶剂为单相凝胶,分水性凝胶和油性凝胶。水性凝胶又分预先已形成的亲水凝胶和在位形成的亲水凝胶。溶胶–凝胶在位转换的过程为:液态(使用前)→溶胶–凝胶转换(使用中)→半固态(使用后)。凝胶体系在眼睛表面形成的转变可以通过温度、pH、离子强度的改变而实现。

生物黏附亲水凝胶材料主要包括合成、半合成以及天然高分子材料,如羟丙纤维素(HPC)、聚丙烯酸类(PAA)、聚乙烯醇(PVA)、高分子量 PEG、聚半乳糖醛酸、木质葡聚糖、葡聚糖等,它们在眼内快速形成凝胶后,与基底膜间形成物理的或化学的结合(如静电、氢键或范德华力等)。此外,透明质酸载水量大并能与细胞膜结合,是性能优良的天然聚合物;壳聚糖能增加溶液黏度,并与黏蛋白阴离子相互作用,降低鼻泪管引流导致的药物清除,延长角膜前药物滞留时间;2% 海藻酸钠溶液的表面张力(31.5mN/m)与角膜黏液的临界表面张力(30~38mN/m)相近,用其制备成的制剂具有良好的润湿性能,从而加强了溶液与基底膜之间的黏附性。但此类型凝胶黏度大,润滑作用较差,易失水和霉变,常需添加保湿剂和防腐剂,且量较其他基质大。

原位凝胶又称在位凝胶(in situ gel),是指高分子材料以溶液或半固体状态给药后,在用药部位对外界刺激发生响应,发生分散状态或构象的可逆转化形成的半固体或液体制剂,是一种更为合理的剂型。按其胶凝机制可分为温度敏感型、pH 敏感型、离子强度敏感型原位凝胶。

温度敏感型原位凝胶是指在贮存温度(冷藏或室温)下为液态,滴入眼中后由于温度的升高使高分子溶液发生相转变,形成凝胶。它是无黏稠性滴眼液,可精确给药,具缓释性,但实验需证明长期使用的眼耐受性,目前国外研究报道最多的是泊洛沙姆。

pH 敏感型原位凝胶是利用 pH 值的不同而发生相转化,溶液在 pH 值低时黏度很低,当与泪液接触(pH 值为 7.2～7.4)后几秒钟内便形成凝胶,发生这种变化的聚合物分子中均含有大量的可解离基团,其胶凝行为是电荷间的排斥作用导致分子链伸展与相互缠结的结果,此类聚合物主要是聚丙烯酸类,以卡波姆为代表。丙烯酸类聚合物具有良好的生物黏附及流变学性质,是制备眼用凝胶的良好辅料。

离子敏感型原位凝胶是某些多糖类衍生物能够与泪液中大量的 Na^+,K^+,Ca^{2+} 等阳离子络合发生构象改变,而在眼中形成凝胶。目前研究最广泛的为低乙酰化结冷胶(Gellan gum,商品名 Gelrite)和海藻酸钠。理想的眼用材料 Gelrite 是一种新型微生物胞外多糖,其凝胶性能比黄原胶更为优越,由 D-葡萄糖、D-葡萄糖醛酸、D-葡萄糖、L-鼠李糖依次通过糖苷键连接而成的高分子糖类化合物。它在水液中形成的阴离子多糖,滴眼后在与泪液中所含阳离子作用形成凝胶,并与眼部接触时间可长达 20h,已成功应用于马来酸噻吗洛尔长效滴眼剂Timoptic XE,FDA 批准了这种药物的眼用凝胶剂上市,每天只需滴眼一次,且全身副作用远小于普通滴眼液。

泊洛沙姆(温度敏感型)在贮存、运输、携带过程中对温度有较高要求(保持在 25℃),而卡波姆(pH 敏感型)滴眼剂具有一定刺激性,只有离子敏感型原位凝胶的稳定性不受环境温度影响,pH 值可调至 7 左右,Gelrite 溶液对眼无上述不适感,已经兔的 Draize 眼刺激试验证明,因而能显著提高患者的顺从性。因此,研究开发离子敏感型或混合型原位凝胶剂很有前景。

亲水凝胶存在的缺点是水溶性药物很容易扩散出,释药时间一般只能达到 12～24h,较植入剂短,且易引起糊视、眼睑起壳流泪、眨眼反射、异物感。

2. 流程与工艺

水凝胶剂的一般制法,药物溶于水者常先溶于部分水或甘油中,必要时加热,过滤;不溶性药物应预先制成粒度符合要求的极细粉,用少量水或甘油研细分散,灭菌。其余处方成分按基质配制方法制成水凝胶基质,过滤并灭菌,再与药物或药物溶液混匀,加注射用水至足量搅匀,无菌灌装即得。除另有规定外,每个容器的装量应不超过 5g。

3. 举例

【例 14-6】　硫酸阿托品眼用凝胶

〔处方〕　硫酸阿托品(主药)10g,羟丙甲基纤维素(凝胶基质)40g,硼砂(渗透压调节剂)10g,硼酸(渗透压调节剂)5g,氯化苯甲烃铵(抑菌剂)0.1g,注射用水加至 1000mL。

〔制法〕　将处方量的羟丙甲基纤维素用适量冷却的注射用水溶胀,过夜。取处方量的硼砂、硼酸加入其中,搅拌均匀,加热制成透明凝胶基质;硫酸阿托品和氯化苯甲烃铵以适量注射用水溶解,加入到上述凝胶基质,混匀;补水至全量,充分搅拌均匀;用 220 目筛布过滤,115℃、30min 热压灭菌,分装即得。

〔注解〕　HPMC 具有较好的内聚性和润滑性,与常用的增黏剂玻璃酸钠相比价格便宜,是一种安全有效、价廉易得且无毒性和无异物反应的眼用药辅料。用冷水溶胀效果更好。

【例 14-7】　硝酸毛果芸香碱眼用原位凝胶(离子敏感型)

〔处方〕　硝酸毛果芸香碱(主药)10g,羟苯乙酯(抑菌剂)0.3g,结冷胶(凝胶基质)4g,甘油(渗透压调节剂)10g,注射用水加至 1000mL。

〔制法〕　按处方量称取结冷胶、羟苯乙酯、甘油分散于适量注射用水中并加热至 90℃,完全溶解后冷却至室温,将硝酸毛果芸香碱用水溶解后加入其中,加注射用水至足量,搅匀,于115℃灭菌 30min,无菌分装即得。

［注解］　结冷胶浓度低于0.1％时，在模拟泪液中不能形成凝胶；结冷胶浓度高于0.8％时，在非生理条件下不能自由流动。当在药物加入后，即使在结冷胶浓度相同的情况下，含药处方较空白处方流动性变差。

14.4　眼用制剂新进展

14.4.1　概述

传统眼用制剂(滴眼剂和膏剂)存在一些明显的缺点，如药物在眼部病变部位停留时间短、吸收欠佳、需要频繁给药等。所以，如何避免药物流失、延长药物作用时间、提高眼部吸收和生物利用度、保持较长时间平稳地释放药物、减少给药次数、消减峰谷现象，减少给药剂量、局部和全身不良反应，是目前眼部给药系统研究的热点问题。近年来眼部给药系统研究在凝胶剂、微粒分散系统、环糊精包合物、插入剂和眼内植入剂、眼用冻干载体系统等方面都取得了很大的进展。但与其他给药途径相比，眼部给药系统的研究进展十分缓慢，不仅因为这些新技术本身还存在大工业化生产的成熟度和成本等问题，更主要原因在于眼部高度的敏感性和独特的生理功能，限制了很多眼部给药剂型的临床应用。

14.4.2　眼用脂质体和眼用微乳

1. 眼用脂质体

脂质体的组成材料为磷脂双分子层膜，类似于生物膜，易与生物膜融合，促进药物对生物膜的穿透性，作为眼部给药系统时，可以克服滴眼液被迅速角膜前消除的缺点，使脂质体沉积于角膜表面，且持续较长时间，并可降低药物毒性反应。可包封水溶性或脂溶性药物，脂溶性药物的包封率比水溶性药物高，而且脂质体中脂溶性药物一般也比较稳定。脂质体与缓冲液制成的滴眼液比较，药物脂质体的释放速率和程度随泪液增多而明显增加，增加脂质体中胆固醇的比例可以减少泪液引起的脂质体渗漏，但与滴眼液比较，渗漏仍明显，说明泪液某些组分将破坏脂质体的稳定性。另外，脂质体还有载药量低、稳定性差、无菌脂质体的大工业生产成本高、技术上有难度等缺点。目前关于脂质体的研究大部分停留在实验阶段，能够投入临床应用的不多。

研究表明，毛果芸香碱脂质体可增加对试验诱导性青光眼的药理作用。由磷脂、胆固醇、硬脂酰胺(7∶2∶2)制成的脂质体，降低眼压和缩瞳作用最明显，且表面带正电性脂质体最理想。用黏膜黏附聚合物包裹的毛果芸香碱的脂质体的体外释放试验证明，可延长其释放时间。

2. 眼用微乳

微乳(microemulsion)是由两种不混溶的液体(油相和水相)及表面活性剂形成的澄清透明的热力学稳定体系，可分为水包油、油包水及双连续型三种结构。眼用微乳具有易于制备、稳定透明或半透明、可过滤灭菌的优点，是一个有发展潜力的药物释放系统。除了具有乳剂的一般特征外，微乳的特点为液滴分布均匀，粒径在10～100nm范围内，提高了难溶性药物的溶解度，且能延长释药时间，提高生物利用度。但微乳所含的表面活性剂量显著高于普通乳状液，约占5％～30％，通常还需加入助表面活性剂，这些添加剂对眼睛的刺激性和毒副作用需要特别重视。

14.4.3　眼用微球和毫微粒制剂

眼用微球(microspheres)和毫微粒(nanoparticles)制剂是利用生物黏附性高分子材料制成囊膜,将固体或液体药物作为囊心物包裹在其中,或将药物溶解或分散在高分子材料基质中而形成的药物传递系统,不同于脂质体通过与细胞膜融合而被吸收,而是通过眼部特定细胞对其摄取或吞噬来完成释药,可以包裹水溶性差的药物,做成长效制剂,或特殊的靶向给药系统。该类制剂眼部给药后,其粒子滞留于眼穹窿处,被包封的药物可以合适的速率释放,极大地提高了药物在眼内的滞留时间,有效克服水溶液易在角膜前清除的缺点,延缓药物释放,提高药物的眼部生物利用度。

1.眼用微球

眼用微球的粒径为 $110\mu m$,因粒子太大会产生异物感或沙砾感,制剂生产时对粒径控制要求较高。制备微球要求所用的聚合物应具备生物可降解、生物黏附和生物相容等特性,常用的有聚乳酸(PLA)、聚乳酸/乙交酯丙交酯共聚物(PLA/PLGA)、壳聚糖、海藻酸、明胶、白蛋白等。已有甲泼尼龙与透明质酸乙酯、毛果芸香碱白蛋白、阿昔洛韦壳聚糖等眼用药物微球的报道。悬浮于甲基纤维素中的胶原和鲸蜡基醇(Lacrisomes)及加入抗生素或环孢菌素的类似微粒系统(Collasomes)可用来代替胶原蛋白罩(参见眼用膜剂)以及玻璃体内注射剂,能有效传递水溶性药物分子,病人耐受性好。美国的抗青光眼产品 Betoptics(倍他洛尔与离子交换树脂结合的混悬型微粒制剂)已上市,国内环丙沙星眼用缓释微粒制剂已进入临床试验。眼用微球制剂可制成滴眼液或眼内注射剂,但无菌微球制剂的工业化生产较困难,生产成本高。

2.毫微粒制剂

毫微粒制剂又称纳米粒制剂,其质点粒径在纳米级($10\sim1000nm$),依据制备工艺和材料的不同可称为纳米球(nanospheres,以高分子材料为骨架,药物分散于其中)或纳米囊(nanocapsules,药物被包裹于高分子聚合物膜中)。有实验证明,眼用纳米囊的效果优于纳米球,可能是纳米囊中的药物溶于油核中,更易渗透进入眼组织。研究表明,纳米粒的生物药剂学特征在炎症组织与正常组织,或制备纳米粒的不同种类高分子材料之间可以存在显著差异,有望据此设计特定的靶向给药系统。脂溶性和水溶性药物都可用纳米粒包封,已报道的药物有黄体酮、阿米卡星、倍他洛尔、卡替洛尔、环孢菌素、美替洛尔和吲哚美辛,产品有 Piloplex(毛果芸香碱微乳)等。纳米粒的应用与脂质体一样,也依然存在稳定性差和无菌化生产困难以及成本高等工业化生产的障碍,此外,还存在粒径和药物释放速率难控制的问题。

3.眼用纳米粒

眼用载药纳米粒具有增加药物黏滞性,克服水溶液易在角膜前消除,延缓药物释放,提高药物的眼部生物利用度的特点。用生物黏附性材料制备药物的纳米粒或纳米囊($10\sim1000nm$)用于眼部后,其粒子滞留于眼穹窿处,被包封的药物可以合适的速率释放,极大地提高了药物在眼内的滞留时间,没有生物黏附性,纳米粒在角膜前消除与水溶液一样快。有实验证明,纳米囊的效果优于纳米粒,可能是纳米囊中的药物溶于油核中,更易渗透进入眼组织,用药后粒子滞留在眼穹窿,被包封的药物以合适的速率释放。纳米粒的应用与脂质体一样,也依然存在稳定性差和无菌化难及成本高等难点。此外,还存在粒径和药物释放速率难控制的问题。

脂溶性和水溶性药物都可用纳米粒包封,已报道的药物有黄体酮、阿米卡星、倍他洛尔、卡替洛尔、环孢菌素、美替洛尔和吲哚美辛。

14.4.4 眼用膜剂

1. 概述

膜剂是一种新剂型,系将药物溶解或均匀分散在成膜材料配成的溶液中,制成薄膜状的药物制剂。眼用膜剂用于眼结膜囊内(即眼结膜穹窿内),其特点是:药物以膜为载体,药膜在眼结膜囊内被泪液逐渐溶解,由于药液黏度大,既不易溢出,也减少了从鼻泪管中流出的损失。因此能使药物在眼结膜囊中维持较久的有效的治疗浓度,解决了滴眼液眼部药物利用度低的问题。我国已有毛果芸香碱膜剂用于青光眼的治疗。在膜剂材料研究方面,利用生物胶原膜作为药物载体的眼用膜剂,是更为理想的药物制剂,其应用前景值得期待。胶原罩是一种外形类似角膜接触镜的半透明柔软薄膜,由猪或牛巩膜提取制成,具有高度亲水性、高度透氧性、可溶解性等特点,是一种新型的眼用药膜。其纤维间隙能容纳药物分子,作为一个"药库"而在较长时间内将药物经由角膜逐渐释放进入眼内,使角膜和房水获得较高药物浓度;胶原也可作为眼用微粒剂的载体。许多膜剂产品也被归类至插入剂(inserts),塞置于结膜穹窿起效;与植入剂不同,后者需要通过手术将药物植入眼内。

2. 眼用膜制剂的分类

根据释药速率特点可分为:① 半定量释药系统:以 PVA 为成膜材料,适用于将水溶性或微粉化的难溶药物制成先快后慢释药(属一级速率过程)的眼用药膜。我国已试制成功这类膜剂,如治疗青光眼的毛果芸香碱膜、肾上腺素膜,抗生素如卡那霉素膜、利福平膜,抗病毒和治疗沙眼的环胞苷膜、酞丁安膜,以及用于散瞳的后马托品膜等,均已取得良好的效果。② 定量释药系统:能使药物在较长时间内定量释出,释药速率比较恒定,基本属于零级速率过程,目前有贮囊型(reservoir device)、蚀解型(erodible device)、渗透泵型(osmotic-pump device)等几种。渗透泵型是将药物装入塑料囊内,囊的一端有一小口,可容药物排出,药囊另一侧室为半渗透囊,内贮渗透活性物质,如葡萄糖、氯化钠等,放入水中后,由于渗透作用,水分向囊内渗入,使药囊内压力增加,促使药物以恒定速率向外排出。蚀解型是将药物与高分子化合物制成药膜,在药物释出过程中,药膜逐渐蚀解。贮囊型是用高分子膜包裹药物,放入水中后,药物从膜内逐渐释出,只要经膜内保持一定含药量,囊外液体经常流动更新,释药速率就能保持稳定。由于眼睛经常瞬目和泪液流动,保持液体不断更新,因此较为适宜。

典型的例子是用于青光眼治疗的 Ocusert,20 世纪 70 年代在美国上市。Ocusert 属于非蚀解型眼用膜剂,呈椭圆状,厚 0.5mm,轴径 5.5mm×13mm,有一个含毛果芸香碱海藻酸盐的药物贮库层,上下由疏水性的乙烯-醋酸乙烯共聚物(ethylene vinyl acetate copolymer,EVA)控释膜覆盖,不含防腐剂。使用时将其置于结膜囊底。最初 7h 内药物释出较快,从第 8h 开始,即可以恒定速率释出,可实现两种不同的恒定释药速率($20\mu g/h$ 和 $40\mu g/h$),维持一周后须取出更换。作为一个青光眼治疗药物,Ocusert 的缩瞳、近视等不良反应很少发生。

14.4.5 眼用植入剂

正如制剂设计一章中所述,植入剂具有缓释、长效等许多优点。对于眼用植入剂而言,它还能克服全身毒性大和玻璃体内半衰期短等缺点。植入剂应用可生物降解的高分子聚合物为膜材料包封药物,膜上制成大小、密度不等的孔道,经孔道释药,药物释完后聚合物基质自行降解,给药量准确,药物不会随泪液流失,不频繁给药,也没有糊视及全身吸收后的副作用,可以经非角膜途径(结膜-巩膜途径)进入眼部,达到靶向给药目的,比水溶液(如滴眼剂)稳定。植入剂的缺点也很明显:眼部植入时患者有时会有异物感,也可能在结膜囊内移动,有时在睡后或揉眼时可能会掉出,有时植入剂可能会随着眼球的运动而移动甚至掉出,有的眼内植入剂需手术植入玻璃体,取出、放入较困难,使用植入剂的患者要适应植入剂,熟悉换药方法,这对于老年人来说是个大问题。

典型的眼用植入剂例子是更昔洛韦眼内植入剂,它属于非蚀解型,每个含主药 6～12mg,直径 2.5mm,主药分别用 10%PVA 和 EVA 包裹,释药速率 1～5μg/h,一次植入玻璃体内后可分别维持药效 4、8、12 个月。用于病毒性视网膜炎治疗。以前此类疾病需进行玻璃体内注射,每周或隔周 1 次,长期反复注射导致眼部各种不良反应。因此,玻璃体内缓释制剂的应用已成为临床研究的热点。

14.4.6　眼用冻干载体系统

眼用冻干载体系统(ophthalmic lyophilisate carrier system,OLCS)是将单剂量的药物溶于或分散于亲水性聚合物(如玻璃酸钠、PVP、HPMC 等)的水溶液中,然后在带手柄的柔性疏水载体(通常是热塑性的塑料制品,如聚四氟乙烯等)膜上冻干,给药时经下眼睑擦拭,冻干物从载体上剥落,黏附于结膜并溶于泪液。它可以输送活性药物、诊断试剂或其他有助于恢复泪液膜结构的辅料到达眼部。它除了能解决眼用药物的稳定性问题外,更重要的是,OLCS 是一种不含防腐剂的药物传递系统,与普通滴眼液相比还有很多优势:通过下结膜囊给药,载药的精度更高,剂量更准确,并能获得较高的眼内生物利用度;贮库效应使大部分药物滞留在结膜穹窿,能延长药物在角膜前的驻留,有助于降低制剂的给药剂量,进而减少毒副反应;因为采用水溶性聚合物,药物释放完后不需要像非蚀解型膜剂或插入剂那样需要定期取出更换(有时不易取出),提高了患者的顺应性。OLCS 很有希望成为新一代眼用制剂。

14.4.7　展望

制备稳定、高效、方便的眼用制剂一直是临床所追求的目标,虽然在实验室研究阶段,很多材料和制剂都表现出很好的效果,但最终能应用于临床并为临床所接受的很少。其主要原因是制剂的稳定性差、无菌化困难,不利于工业化生产,且有些剂型应用不便,不易为患者所接受(如插入剂和植入剂)。综合近年来眼部给药的研究状况,还有很多问题有待解决:① 在保证眼组织不受损害的前提下如何增加药物的吸收;② 如何在常规剂量下促进药物于眼后段的输送;③ 如何在不损伤眼组织的前提下监测药物在眼内的转运和消除的模式;④ 如何有效地制备多肽等生物活性药物的眼用制剂。这些方面均有赖于对更多的眼部给药适用制剂新技术以及眼部药理学、药效学和药动学的深入研究。

【思考题】

1. 眼用制剂有哪些种类? 请举例说明。
2. 你认为滴眼液新药设计需要考虑哪些问题,克服哪些障碍?
3. 滴眼液中药物吸收进入眼睛的主要途径有哪些?

4. 哪些因素会影响药物的眼部吸收？

5. 滴眼液的生产过程主要有哪些主要步骤？请举例说明具体过程。

6. 滴眼液混浊的原因可能有哪些？请举例说明。

7. 滴眼液滴眼后刺痛感会有什么后果？该怎样解决？

8. 眼用凝胶剂有什么特点？请简述一种眼用凝胶剂的制备过程。

9. 眼用新制剂有哪些？请举例说明。

第 15 章

中 药 制 剂

> **本章要点**
>
> 　　中药制剂不同于以化学药为原料而制成的各类制剂,其成分复杂,质量不易控制。它具有多效、多靶点和多成分协同作用的特点。本章主要介绍中药制剂的概念、特点,常见浸出方法及影响因素,常见分离与纯化技术,常用中药制剂与质量控制,对中药制剂的浓缩与干燥技术,浸出工艺与设备及中药新制剂研究开发的程序与方法作一般介绍。

15.1　概　　述

15.1.1　中药制剂及其进展

　　中药制剂是指在中医药理论指导下,以中药材为原料,经过加工制成的各类制剂。

　　中医药有着数千年的历史,是中华民族文化的瑰宝,也是全人类的宝贵遗产。在长期的医疗、生产实践中,中药制剂逐步形成了自己的特色。据不完全统计,目前中药剂型有 40 余种,常用的也有 20 多种,传统剂型有汤、丸、散、膏、酒、丹、露、饮、釉、茶、锭等。

　　中医中药在防病治病、康复保健等方面显示出的独特优势和魅力,以及中药所产生的特有疗效、作用和潜藏着大量药物先导化合物,近 20 年来,备受国内外医药学界的青睐和关注,成为新药研究、保健食品及化妆品研究开发的重要对象。从中成药品种看,1987—1998 年批准中药新药 1065 种。1985—1995 年我国中药一类新药 26 个,其中抗疟药为国际领先水平。2004 年国家基本药物中中成药品种共 11 类 1260 个。从剂型来看,除颗粒剂、胶囊剂、片剂、口服液外,滴丸、微丸、软胶囊、气雾剂、注射剂也逐渐增多,而且巴布剂、缓释制剂等新剂型也在中成药研究中开始尝试。可以说,目前凡是西药有的剂型中药几乎都有。《中国药典》2005 年版一部收载的中药新剂型的种类有片剂、散剂、颗粒剂、口服液、胶囊剂、糖浆剂、浸膏剂、酊水剂、橡胶硬膏、合剂、软膏剂、栓剂、注射剂、滴丸剂、胶丸剂、搽剂、滴鼻剂及气雾剂等 18 种。

在质量控制方面,中药制剂的质量标准和检验方法也有了较大的改进和提高。《中国药典》2005 年版对质量评价指标的选择强调中医药理论的整体观念,突破单一成分控制质量的模式,采用多成分或特征色谱峰群综合控制质量的方法。如丹参中药,除测定丹参酮ⅡA 含量外,还要测定丹参酚酸 B 的含量,以确保药品质量。2000 年开始我国要求对中药注射剂进行指纹图谱的研究。

虽然中成药传统剂型的改进和新药研究开发已取得了很大成就,但总体上看,目前仍处于"从经验开发向现代科学技术开发"的过渡阶段。除少数品种以外,绝大部分中药制剂中是哪些药效物质基础起作用,药物的体内代谢和生物利用度等,往往不太清楚。有些同剂量的制剂如蜜丸,改进后其疗效很难保证等等。

为振兴中医药事业,提高中药产业的国际竞争力,中药制剂的现代化迫在眉睫。在中药制剂的研制与开发中,设计合理的处方,采用现代分析手段、技术、设备以及剂型的现代化改造是药学工作者所面临的历史责任与挑战。

15.1.2　中药制剂的特点

中药制剂多为复方,所含成分极为复杂。它不同于以化学药为原料而制成的各类制剂药效成分明确,制剂质量易于控制。中药制剂中的化学成分往往分成三类,即起主要药效作用的有效成分(如生物碱、总黄酮、苷类等),能增加或缓和有效成分作用、有利于有效成分浸出、增加稳定性的辅助成分(如鞣质、蛋白质、皂苷等)以及影响提取效果、制剂质量、稳定性和外观的无效成分。正是这些复杂的化学成分使中药制剂具有多效、多靶点和多成分协同作用的特点。如白毛藤水浸膏有一定的抗癌作用,若将它们分离纯化,结果发现纯度越高,其抗癌活性越低。同时还具有作用缓和持久、毒性较低等特点。由于中药制剂多成分的复杂性,使不少方剂中各药材所含每一成分在该方剂中的治疗作用及其机理至今尚不太明确;质量标准体系不够完善,质量检测方法及控制技术比较落后。

15.1.3　中药新制剂研究

中药新制剂的研究主要包括选题、设计处方、选择剂型及制备工艺、建立质量标准、制剂稳定性试验、临床前药理和毒理学研究及临床研究。研究中药新制剂的技术要按国家食品药品监督管理局制订的《中药新药研究的技术要求》、《中药、天然药物综述资料撰写的格式和内容的技术指导原则》执行。

1. 立题选方

根据临床需要、市场需求、切实可行、科学创新及效益性的原则进行选题。

(1) 根据临床主治疾病选方:如心脑血管疾病、糖尿病、恶性肿瘤、病毒性疾病(艾滋病)、老年性痴呆症、风湿病、免疫调节剂及健身益寿类等中药的处方。

(2) 从古代医书中筛选及优化:我国古代方剂甚多,有的组分严谨、疗效可靠。选用古代医籍中的有效原处方,保持药味计量不变,或略为加减,再运用现代药学科学技术进行研究,以研制出具有质量标准、疗效更佳的中药新剂型。如治疗冠心病的苏冰滴丸是由宋代古方苏合香丸改制而成。

(3) 从中医药文献中发掘新药:在我国中医药文献、医药期刊以及中医药研究专著中蕴藏着大量为中药新药研究开发有价值的信息。通过收集、整理并结合现代中医药理论研究筛选其中较好的中药秘方和验方,以开发出临床效果好、安全性高的中药新药。

(4) 从民间单验秘方、民族药中开发新药:凡来源可靠,组方合理,临床药效确切,并能用中医药理论阐明组方合理性的民间秘方、验方,可作为选方依据。

(5) 从中成药中开发新药:对市场需求量大、药效肯定的中成药进行二次开发,制成中药新剂型。如安宫牛黄丸制成清开灵注射液,六神丸制成速效救心丸等。

还可以从长期中医临床实践中开发中药新药,利用现代药理学,由已知成分筛选发现新的生物活性新药等途径与方法。

2. 剂型选择

根据防治疾病的需要、用药对象、药物本身性质、服用剂量、生产条件等方面综合考虑剂型选择,并经预试验确定。应充分发挥各类剂型的特点,尽可能选用新剂型。

3. 剂量确定

药物剂量与用药安全有效密切相关,应确定有效剂量和用药安全剂量,既保证药物有效,又保证用药安全。可从以下几方面考虑确定药物的剂量:通过查阅文献资料,给出人的基本参考剂量;分析有效成分含量,制定出一个保证安全有效的剂量;通过药理试验找到能呈现明显药效的剂量,以供参考;最后通过临床观察确定其有效安全剂量。但必须指出的是:剂量的确定,最终要以临床试验为准。

4. 制备工艺选择

工艺选择是否合理关系到制剂的有效性和稳定性,也是新药研究成败和技术水平高低的关键。中药种类繁多,除少数情况可直接使用药材粉末外,一般都需要经过提取处理,以达到三效(高效、速效、长效)、三小(服用剂量小、毒性小、不良反应小)、五方便(生产、贮存、运输、携带、服用方便)的要求。通常应根据处方中药材的有效成分、含量以及存在形式,进行提取、分离、纯化、浓缩及干燥方法研究,然后根据给药途径和剂型,进行中药新制剂的制备工艺研究。

5. 建立质量标准

中药的质量标准与西药不同,它是一个控制标准而不是一个评价标准。由于中药的化学组成和制备工艺复杂,其稳定性和重复性较低,给中药的质量标准研究造成许多困难。另外,许多常用中药材的化学成分尚未研究清楚,所以难以用其中一两种有效化学成分加以阐明。目前以西药质量控制模式建立的质量标准,仅用于其中个别检验项目及规定指标,用以控制中药新制剂的质量标准,以确保药效的一致性和质量稳定性。为了制定正确而合理的中药新制剂质量标准,除制定特征有效成分、总有效成分的含量测定方法外,还应逐步引入药效学指标,真正实现中药的现代化,增强中药制剂在国际医药市场上的竞争能力。

6. 稳定性研究

安全、有效、稳定、使用方便是对药物制剂最基本的要求。其中药物的稳定性则是保证药物制剂安全、有效的前提。中药新制剂在制备和贮存过程中,因受环境因素、处方因素以及工艺因素的影响,发生各种变化,如含量下降、颜色变化、形态变化及药物活性降低,甚至产生或增大毒副作用,影响药物制剂的临床治疗效果,严重者可危及生命安全。因此,药物制剂稳定性研究是新药研究中不可缺少的一个重要环节。

由于许多中药材的活性成分还不清楚,或者仅知道其中一个或几个,而这些已知的活性成分并不一定能体现中药新剂型的全部药理作用。所以选择其稳定性考察指标时,应以中医药理论为指导,结合现代药理学和现代分析技术的研究成果,予以综合考虑,以选择适宜的稳定性考察指标,进行稳定性试验。

15.2 浸出操作与设备

15.2.1 常见浸出方法及影响因素

常用的基本浸出方法有煎煮法、渗漉法、浸渍法、蒸馏法等。近年来大孔吸附树脂分离技术、微波萃取技术和超临界萃取技术等也应用于中药制剂的提取。

1. 煎煮法

煎煮法(decoction)系指以水为溶剂,加热煮沸浸出药材成分的方法。其一般工艺流程如图 15-1 所示。

药材→鉴定、质检→炮制→浸泡→煎煮→提取液

图 15-1 煎煮法一般工艺流程

药材煎煮前一般用水浸泡 30～60min,除中药汤剂另有规定外,煎煮时间一般每次 1～2h,煎煮 2～3 次较为适宜。以乙醇为浸提溶剂时,应采用回流法以免乙醇损失,同时也有利于安全生产。

煎煮法适用于有效成分能溶于水,且对湿热均稳定的药材,是传统汤剂制备的方法,也是制备一部分散剂、丸剂、颗粒剂、片剂及注射剂或提取某些有效成分的基本方法之一。用水煎煮时,除浸出有效成分外,还含有许多杂质,尚有少量脂溶性成分,给纯化带来难度。由于煎煮法符合中医传统用药习惯,故对于有效成分尚未清楚的中药或方剂进行剂型改革时,通常采用该法提取。

2. 浸渍法

浸渍法(maceration)是将药材用定量溶剂,在一定温度下,浸泡提取药材有效成分的一种方法。其一般工艺流程如图 15-2 所示。

药材→鉴定、质检→炮制→浸泡→浸渍→浸渍液

图 15-2 浸渍法一般工艺流程

在室温条件下,一般浸渍 3～5d 或规定时间,过滤,压榨药渣,合并,静置 24h,过滤。此法可直接制得酒剂、酊剂。如将滤液进一步浓缩,可制备浸膏、颗粒剂、片剂等。在 40～60℃浸渍,可缩短浸提时间,由于浸渍温度高于室温,冷却后有沉淀析出,应分离去除。

浸渍法具有简单、易行的特点,适宜于黏性、无组织结构、新鲜及易于膨胀药材的浸出,尤其适用于含遇热易挥发或易破坏有效成分的药材。由于溶剂用量受限,浸出效率较低,故对贵重、有效成分含量较低或需制成较高浓度制剂的药材,不宜采用本法,宜选用重浸渍法(多次浸渍法)或渗漉法。

3. 渗漉法

渗漉法(percolation)是将药材粉末装入渗漉装置中,使加入的溶剂连续渗过药粉、在动态下提取中药有效成分的一种方法。其一般工艺流程如图 15-3 所示。

药材→粉碎→湿润→装筒→浸渍→渗漉→渗漉液

图 15-3　渗漉法一般工艺流程

药材经适当粉碎后,一般加一倍量的溶剂均匀湿润,密封放置 15min 至 6h,使药材粗粉充分膨胀,分次装入底部垫有脱脂棉的渗漉器中,每次装好后均匀压平。松紧程度视中药及浸出溶剂而定。装完中药材,上面盖上滤纸或纱布,并加少量玻璃珠或石块之类的重物,以免加溶剂后使药粉浮起。然后打开渗滤器下口的开关,再慢慢地从渗漉器上部加进溶剂以排除筒内剩余空气,当渗漉液自下口流出时关闭上开关,从而使流出的渗漉液倒入渗漉器内,继续加入溶剂至高出药粉面数厘米为止,然后加盖,放置 24~48h,使溶剂充分渗透扩散,最后打开下口开关,使渗漉液缓缓流出。渗漉速率以药材质地、性质和制备工艺而定,1000g 中药材每分钟一般快速流出为 3~5mL,慢速流出为 1~3mL。流出液达规定量后,静置,过滤即得。若用渗漉法制备流浸膏、浸膏,则宜先收集 85% 初漉液另器保存,续漉液经低温浓缩后与初漉液合并,调整浓度至规定标准。

渗漉法由于浸出溶剂在连续流动过程中形成较大的浓度梯度,使扩散速率加快,故浸出效果优于浸渍法。渗漉法适用于高浓度浸出制剂的制备以及有效成分含量低的药材的提取;但不适用于新鲜、易膨胀及无组织结构药材的浸出。

4. 大孔吸附树脂分离技术

大孔吸附树脂(macroporous absorption resin)分离技术是利用其多孔结构和选择性吸附功能,从中药提取液中分离纯化有效成分的一种新方法,是 20 世纪 60 年代末发展起来的继离子交换树脂后的分离纯化新技术之一。20 世纪 70 年代末开始逐步应用到中草药有效成分的提取分离。现已广泛应用于中药与天然药物中活性成分如黄酮类、苷类、生物碱类等的分离与纯化。

大孔吸附树脂是一类有机高聚物吸附剂,孔径在 100~1000nm 之间。按其表面性质可分为非极性、中极性、极性和强极性几种类型。不同极性、不同孔径的树脂对不同种类的化合物的选择性不同。其分离纯化原理主要就是利用大孔吸附树脂的吸附性和分子筛相结合的原理,从中药提取液中有选择性地吸附住其中的有效成分,去除杂质。

大孔吸附树脂在使用前应先预处理,一般选用甲醇、乙醇或丙酮连续洗涤数次,洗至加适量水至无白色浑浊现象(取 1mL 乙醇液加 3mL 水),再用蒸馏水洗至无醇味。树脂再生一般用 75% 左右乙醇洗脱。

大孔吸附树脂分离受到很多因素的影响,如吸附剂的表面性质(树脂的极性(功能基)和空间结构)、被吸附化合物的平均相对分子质量大小和极性的强弱、洗脱剂的极性、溶液的 pH 值、温度、提取液浓度等因素。

与传统的除杂质方法和工艺相比,采用大孔吸附树脂分离纯化技术,有以下特点:① 缩小剂量,提高中药产品内在质量和制剂水平,如水煎法固形物收率一般为 30% 左右,水煎醇沉法固形物收率为 15% 左右,而大孔吸附树脂固形物收率为 2%~3%;② 减少产品的吸潮性,增加产品的稳定性,经大孔树脂处理可除去大量的糖类、无机盐及黏液质等吸潮性成分;③ 可有效去除重金属,提高用药安全;④ 设备简单且无需静置、沉淀、浓缩等操作,缩短生产周期。

5. 微波萃取技术

微波萃取即微波辅助萃取(microwave-assisted extraction,MAE),是利用微波能的热效应提取中药材中有效成分的一种新技术。1986 年,Ganzler 等报道了微波用于天然产物成分的提取。

微波是频率约在 300MHz300GHz 之间,波长在 1mm～1m 之间的电磁波。微波萃取技术是物料吸收微波能后通过偶极子旋转和离子传导两种方式由内外同时加热,加剧了体系中分子的碰撞频率,使被提取成分容易从药材内部扩散到萃取溶剂中,大大缩短了加热时间,提高了萃取效率。而传统的热处理是以热传导、热辐射等方式进行,温度上升缓慢,提取时间长。微波萃取要求药物含有一定量的水分,尤其适合极性分子的萃取,非极性溶剂则很少或不吸收微波。

微波萃取技术具有选择性高、萃取时间短、溶剂用量少、有效成分收率高等特点,已被应用于药材中黄酮类、生物碱类、蒽醌类、皂苷类等有效成分的提取。

6. 超临界流体萃取技术

超临界流体萃取技术(supercritical fluid extraction,SFE)是利用超临界流体具有特殊溶解性能,对药材中有效成分进行萃取、分离的一种新技术。超临界流体(supercritical fluid,SF)是指在临界温度和临界压强以上,以流体形式存在的物质,兼有气体和液体两者的特点,同时具有液体的高密度和气体的低黏度的双重特性。SF 具有很大的扩散系数,对许多药用成分有很强的溶解性。

超临界流体萃取分离过程的基本原理是利用超临界流体的溶解能力与其密度的关系,即利用压强和温度对超临界流体溶解能力的影响而进行的。在超临界状态下,将超临界流体与待分离的物质接触,使其有选择性地溶解其中的某些成分,然后利用程序升压将不同极性的成分进行分步萃取。当然,对应各压强范围所得到的萃取物不可能是单一的,但可以控制条件得到最佳比例的混合成分,然后借助减压、升温的方法使超临界流体变成普通气体,使被萃取物质分离析出,从而达到分离提纯的目的。

一般用 CO_2 作为超临界流体萃取法提取分离中药与天然药物有效成分的萃取剂,首先将处理过的萃取原料装入萃取釜,排除所有杂质气体后,再将二氧化碳流体从萃取釜底部进入,与被萃取物料充分接触,选择性溶解出所需的化学成分。溶解有萃取物的高压二氧化碳流体经节流阀降压到低于二氧化碳临界压强以下进入分离釜,由于二氧化碳溶解度急剧下降而析出溶质,自动分离成溶质和二氧化碳气体两部分,前者即为目标产物,定期从分离釜底部放出,后者为循环二氧化碳气体,经过热交换器冷凝成二氧化碳液体再循环使用。整个分离过程是利用二氧化碳流体在超临界状态下对有机物有强的溶解度,而低于临界状态下对有机物基本不溶解的特性,将二氧化碳流体不断在萃取釜和分离釜间循环,从而有效地将需要分离提取的组分从原料中分离出来。

超临界 CO_2 萃取法具有提取率高、操作周期短、操作温度低、安全、能耗低、工艺流程简单、无残留溶剂等优点,已在中药有效成分的提取中得到广泛应用。因为目前该法采用的萃取剂均为脂溶性,所以较适合于亲脂性、平均相对分子质量小的物质,对于平均相对分子质量大(一般大于 500)、极性大的化合物提取效率较差,需加改性剂,但大幅度地提高提取压强,给应用带来一定难度。

7. 影响浸出的因素

浸出是指用适当的溶剂和方法使药材中有效成分浸出的全过程,一般包括浸润、渗透、解吸、溶解和扩散等几个相互联系的阶段。浸出受以下因素影响:

（1）浸出溶剂：浸出溶剂的选择与应用对浸出效果的影响较大。理想的浸出溶剂应对药材中有效成分具有较大的溶解度，而对无效成分和有害成分尽可能少溶解。常用浸出溶剂有水、乙醇及其混合溶剂或酸、碱等辅助剂。水对生物碱盐类、苷类、有机酸盐、鞣质、糖类、蛋白质、氨基酸等有较好溶解性能。选用不同比例乙醇与水的混合物可选择性地提取某些成分。一般当乙醇含量在 90％ 以上时，适用于浸提挥发油、有机酸、内酯、树脂等；当乙醇含量在 50％～70％ 时，适用于提取生物碱、苷类等；当乙醇含量在 50％ 以下时，适于浸提蒽醌类化合物等；当乙醇含量大于 40％ 时，能延缓某些苷类、酯类等的水解；另外，当乙醇含量在 20％ 以上时具有防腐作用。

通常加入浸出辅助剂能提高溶剂的浸出效果，或提高制剂的稳定性。如浸出溶剂中加酸，可以促进生物碱的浸出；常用的酸有硫酸、醋酸、枸橼酸等。加碱可以促进某些有机酸的浸出。适宜的溶剂 pH 值也有助于增加制剂中某些成分的稳定性。应用适宜的表面活性剂也能提高药材中化学成分的提取。

（2）药材的粒度：粒度小，扩散面积大，有利于扩散。但粉末过细并不适于浸出，其原因在于过细的粉末吸附性增强，树脂、黏液质等物质溶出较多，亦给操作带来困难。所以药材粉碎度要适宜。

（3）浸出温度：温度升高，扩散速率加快，有利于药材有效成分的浸出。一般药材的浸出在溶剂沸点温度下或接近于沸点温度进行比较有利，但温度提高也会使药材中一些有效成分破坏。因此，在浸提过程中，要适当控制温度。

（4）浓度梯度：浓度梯度是指药材组织内的浓溶液与其外面周围溶液的浓度差。浓度梯度越大，浸出速率越快。

在选择浸出工艺与浸出设备时应以能产生最大浓度梯度为基础。一般连续逆流浸出时平均浓度梯度比一次性浸提大些，浸出效率也较高。在浸提过程中，不断搅拌或浸出液的强制循环等也有助于增加浓度梯度，提高浸出效果。

（5）浸出压力：提高浸出压力有利于加快对组织坚硬药材的浸润过程，使药材组织内更快地充满溶剂而形成浓溶液，使溶质的扩散过程缩短。对组织松软、容易润湿的药材，加大压力对浸出影响不大。当药材组织内充满溶剂后，加大压力对扩散速率也没有什么影响。

（6）新技术的应用：近年来新技术的使用使浸提速率、浸提效果不断提高。如利用胶体磨浸提颠茄和曼陀罗，以制备酊剂，可使浸出在几分钟内完成。利用超声波浸出颠茄叶中的生物碱，可将渗漉法浸出时间，由 48h 缩短为 3h。另外，流化浸出、电磁场浸出、电磁振动浸出及脉冲浸出等方法也都得到较好的浸出效果。

15.2.2 常见浸出工艺及设备

常用的中药浸出工艺及设备有单级浸出工艺与多功能提取器，多级浸出工艺及连续逆流浸出工艺。

1. 单级浸出工艺与多功能提取器

单级浸出工艺是指将药材和溶剂一次性加入提取器中，经一定时间提取后放出浸出液并排出药渣的操作。用水浸提时一般采煎煮法，用乙醇浸出时可用浸渍法或渗漉法等。药渣中乙醇或其他有机溶剂先经回收，然后再将药渣排出。

单级浸出工艺常用多功能提取器。多功能提取器如图 15-4 所示，这类提取器形式较多，常用的是气动活底出渣式提取器。
除主体罐外,还有泡沫捕集器、热
交换器、冷却器、气液分离器、油水
分离器、管道过滤器、温度及压力
检测控制器等附件,可供药材水
提、醇提,提取挥发油和回收药渣
中的溶剂等,适用于渗漉、温浸、回
流、循环浸渍、加压或减压浸出等
浸出工艺。

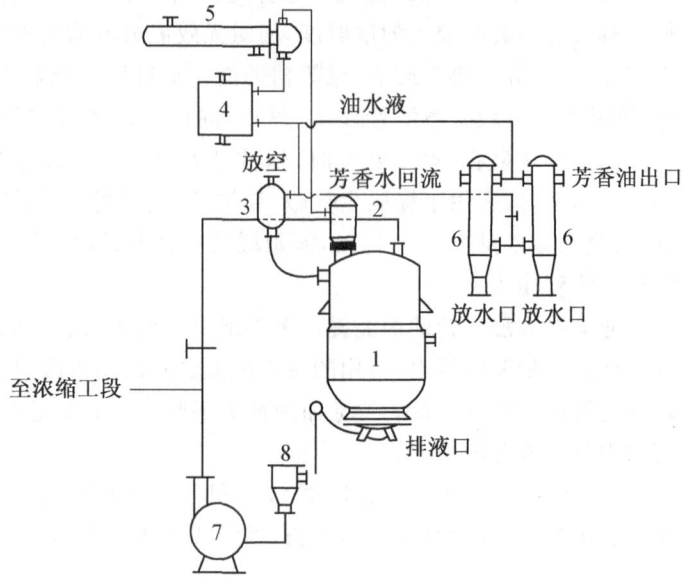

图 15-4　多功能式中药提取器示意图
1. 提取罐　2. 泡沫捕集器　3. 气液分离器　4. 冷却器
5. 冷凝器　6. 油水分离器　7. 水泵　8. 管道过滤器

2. 多级浸出工艺

多级浸出工艺是将药材置于
浸出器后,将一定量溶剂分次加
入,或将药材分别置于一组提取器
中,加溶剂依次浸出至有效成分充
分浸出的浸出工艺,亦称重浸出
法。该工艺的特点在于有效地利
用固液两相的浓度梯度;尽可能减
少药渣吸收浸出液引起的成分损
失,提高浸渍法的浸出效果。

3. 连续逆流浸出工艺

连续逆流浸出工艺是药材与溶剂在浸出器中做相对运动,并连续接触提取。与单级浸出
工艺相比,连续逆流浸出工艺具有浸出效率高、浸出液浓度较高、浓缩单位重量浸出液时消耗
的热能少及浸出速率快等特点。

15.2.3　常见分离与提纯技术

中药材经过以上方法处理后,所得提取物仍然是多种成分的混合物,一般应对提取物进行
分离与纯化,以除去杂质,获得有效成分或有效部位,达到不同类别新药的要求,为不同类别制
剂提供合格的原材料或半成品。

中药提取物中分离纯化技术的基本原理主要是利用混合物中各个成分的溶解度差异、分
配系数不同、平均相对分子质量大小、吸附特性等。常用分离纯化方法有沉降法、过滤法、超滤
法、吸附法等,具体应根据纯化对象的性质采用相应的方法,分离、纯化常交替进行。

由于中药制剂的复杂性,应充分考虑中药药效物质具有多靶点、综合作用的特点,其分离
纯化程度宜随剂型、剂量,对成分特征、药效物质的了解程度,来设计不同的分离纯化方法
与工艺。

1. 中药提取物的分离方法

中药浸出液的分离方法一般有沉降分离法、离心分离法和过滤分离法。

(1) 沉降分离法:沉降分离法是利用固形物与液体介质的密度差异,固形物靠自身重量
自然下沉,用虹吸法吸取上层澄清液,使固体与液体分离的一种方法。中药浸提液经一定时间
的静置冷藏后,固体与液体有效分离,利于上清液虹吸。该法在实际生产中常被采用,但分离

不够完全,往往还需进一步过滤或离心分离,且不适宜固体物含量少、粒子细而轻的料液的分离。

（2）离心分离法：离心分离法是利用混合液中的不同物质密度差来分离中药浸提液的一种方法。离心操作是将待分离的浸提液置于离心机中,借助于离心机高速旋转产生的离心力,使浸提液中的固体与液体,或两者密度不同且不相混溶的液体,产生大小不同的离心力,从而达到分离的目的。在制剂生产中,离心沉降工艺可作为醇沉工艺的替代方法。

离心机的种类较多,根据分离方式、卸料方式、转速不同可分为：过滤式与沉降式离心机；常速、高速与超速离心机等。实际操作中可根据分离目的、药液状态选用。一般常速离心机适用于易分离的混悬滤浆等的分离；高速离心机主要用于细粒子、黏度大的滤浆及乳状液等的分离；超速离心机主要用于微生物及抗生素发酵液、生化制品等的固-液两相的分离。在使用高速或超速离心机操作时,离心管要精密地平衡,并对称地放入转头中。

（3）过滤分离法：过滤分离法是将浸提液通过多孔性介质,使固体粒子被介质截留,而液体通过,从而达到固-液分离的一种方法。过滤分离机理有两种：一是过筛作用,主要借助滤材孔径大小,将大于孔径的固体微粒截留；二是深层过滤作用,借助滤材的过筛作用、范德华力与滤渣的架桥现象,使小于滤材孔径的固体微粒也被截留。有效的过滤必须借助于滤材及滤器的选择与处理,过滤装置与方式、方法的设计,助滤剂的选择与应用等等。由于中药浸出液大多含高分子物质,稠度较大,过滤较困难,如何提高中药浸出或纯化液的滤速是工业生产中迫切需要解决的问题,除选择先进而适宜的过滤设备外,一般可采用以下方法改善或提高滤速：加压或减压过滤；趁热、保温过滤；预滤、粗滤、回滤、精滤结合；使用助滤剂等。

2．中药提取物的纯化方法

中药提取物常用的纯化方法有水提醇沉淀法、醇提水沉淀法、超滤法、大孔吸附树脂法等等。

（1）水提醇沉淀法：水提醇沉淀法是以水为溶剂提取中药有效成分,再用不同浓度的乙醇沉淀除去提取液中杂质的方法。其基本原理是利用药材中有效成分在水和乙醇中的溶解度不同进行分离和纯化。通过水和不同浓度的乙醇交替处理,可保留生物碱盐类、苷类、氨基酸、有机酸等有效成分,除去蛋白质、糊化淀粉、黏液质、油脂、脂溶性色素、树脂、树胶、部分糖类等杂质。一般料液中乙醇含量达到 50%60% 时,可去除淀粉等杂质；当醇含量达 75% 以上时,可去除蛋白质、多糖等,但不能完全除去鞣质、水溶性色素等。基本操作要点是将药材先用水提取,再将提取液浓缩至约每毫升相当于原药材 $1\sim2g$,加入适量乙醇,静置冷藏一定时间,分离除去沉淀,回收乙醇,制成中药制剂。

该法广泛用于中药水提取液的纯化,以降低制剂的服用量,或增加制剂的稳定性和澄明度。该法也可以用于制备具有生理活性的多糖和糖蛋白。

（2）醇提水沉淀法：醇提水沉淀法是以适宜浓度的乙醇提取中药成分,再用水除去提取液中的杂质的方法。其基本原理及操作与水提醇沉淀法基本相同。适用于药效物质为醇溶性或在醇水中均有较好溶解性的药材,可避免药材中大量淀粉、蛋白质、黏液质等高分子杂质的浸出；水处理又可较方便地将醇提取液中的树脂、油脂、色素等杂质沉淀除去。值得特别注意的是,如果药效成分在水中难溶或不溶,则不可采用水沉淀处理,如五味子中的五味子甲素为药效成分,易溶于乙醇而难溶于水,若采用醇提水沉淀法,其水溶液中五味子甲素的含量甚微,而沉淀物中含量却很高。

（3）超滤法：超滤法（ultrafiltration，UF）是膜分离技术之一，是利用选择性透过膜，在外界压力作用下，将中药浸出液中的不同平均相对分子质量物质加以分离的新技术。超滤非对称结构的多空膜孔径为120nm，主要滤除5100nm的杂质。

中药成分复杂并具有多元性，各成分平均相对分子质量不同，选用适宜孔径的超滤膜进行超滤，可通过膜的选择筛分作用将不同组分分开，分离产物可以是单一成分，也可以是某一平均相对分子质量区的多组成分（有效成分或有效部位）。中药成分中有效成分平均相对分子质量多在1000以下，许多无效成分平均相对分子质量较大，如淀粉50万，蛋白质几万50万，多糖20万50万，果胶、树胶15万30万。该法具有操作简单、周期短、能耗低、常温操作、不破坏活性成分、分离效率高且除菌、除热原效果好等特点。

近年来超滤法已用于多种有效成分的提取分离，如银黄酮苷杏、黄芩苷；中药注射剂、口服液的制备，如复方丹参注射液、生脉饮口服液等。

由于中药成分复杂，药液在应用膜分离技术纯化时，必须考虑药液的浓度、pH、膜等一系列问题。膜分离技术在日本的汉方药生产中已有应用，并有产品上市。

（4）大孔吸附树脂法：参见本章第15.2节第15.2.1目相关内容。

15.2.4　常见的浓缩与干燥技术

1. 浓缩

浓缩（concentration）是通过加热的方法，利用气化作用，将挥发性大小不同的物质进行分离，从液体中除去溶剂得到浓缩液的过程。浓缩可通过蒸发、蒸馏来完成。

（1）影响浓缩效率的因素：浓缩的效率常以蒸发器的生产强度来表示，即单位时间、单位传热面积上所蒸发的溶剂或水量。可用下式表示：

$$U = \frac{W}{A} = \frac{K \cdot \Delta t_{\mathrm{m}}}{\Delta H_{\mathrm{V}}} \qquad (15-1)$$

式中：U 为蒸发器的生产强度，$kg/(m^2 \cdot h)$；W 为蒸发量，kg/h；A 为蒸发器的传热面积，m^2；K 为蒸发器传热系数，$kJ/(m^2 \cdot h \cdot ℃)$；Δt_{m} 为加热饱和蒸汽温度与药液沸点之差，即传热温度差，℃；ΔH_{V} 为蒸发时水的气化潜能，kJ/kg。

由式（15-1）可以看出，生产强度与传热温度差及传热系数成正比，与蒸发时水气化潜能成反比。据此，可采用相应的方法，提高浓缩效率。

（2）浓缩方法与设备：根据中药提取液的性质与蒸发浓缩的要求，选择适宜的蒸发浓缩方法与设备。常用的浓缩方法有常压浓缩、减压浓缩和薄膜浓缩。常压浓缩是指在大气压下进行蒸发的过程，如以水为溶剂的提取液多使用敞口倾倒式夹层蒸发锅；而以乙醇为溶剂则应采用蒸馏装置；减压浓缩是在低于大气压下进行蒸发的过程，是在密闭的容器内进行，能防止或减少热敏性物质的分解，设备有减压浓缩装置和真空浓缩罐；薄膜浓缩是使药液在蒸发时形成薄膜，增加气化表面进行蒸发的方法，可在常压、减压条件下连续操作，浓缩速率快、受热时间短，为目前广泛应用的浓缩方法。常用设备有升膜式蒸发器、降膜式蒸发器、刮板式薄膜蒸发器、离心薄膜蒸发器等。

（3）干燥：干燥（drying）是利用热能除去湿物料中所含的水分或其他溶剂，以获得干燥物品的工艺操作。在药剂生产中，新鲜药材除水，原辅料除湿，以及浸膏剂、片剂、颗粒剂等制备过程中均需干燥。干燥的好坏，将直接影响到中药的内在质量。

常用的干燥方法有常压干燥、减压干燥、喷雾干燥、流化床干燥及冷冻干燥等。常压干燥是指在大气压下进行干燥的过程,如烘干法,该法缺点是干燥速率慢,易过热引起有效成分分解。单滚筒式干燥器是将一定稠度物料涂于加热面使之形成薄膜进行干燥的一种设备,具有蒸发面、受热面大的特点,可缩短干燥时间。减压干燥是在低于大气压下进行干燥的方法,该法温度低,蒸发速率快,产品质松易碎,设备有真空干燥箱等。喷雾干燥是将物料液经过雾化器喷成雾状的液滴,与热气流进行热交换,使水分迅速蒸发,在极短时间内,物料干燥成粉末或颗粒的方法,该法特别适合于热敏性物料,得到的产品质量好,易溶解。喷雾干燥技术已广泛应用于制药工业、食品工业等领域。流化床干燥是用热气流使物料形成悬浮流化状态,带走水分的干燥方法,该法受热时间短,传热传质迅速,蒸发面大,干燥速率快,特别适于热敏物料,产品松脆,质地均匀。冷冻干燥是将物料预先冷冻成固体,在低温减压条件下利用冰的升华性能除去水分的一种干燥方法,所得产品多孔疏松,易于溶解,含水量低,一般在 1%～3%,能避免药品因高温而分解变质;但冷冻干燥耗能大、成本高。

15.3　常用中药制剂与质量控制

15.3.1　常用浸出制剂

浸出制剂系指采用适当的溶剂和方法,从药材中浸出有效成分所制成的制剂,可供内服或外用,通常包括汤剂、酒剂、酊剂、煎膏、流浸膏剂与浸膏剂等。近 30 多年来,运用现代科学方法进行了大量的实验研究,在发掘、整理的基础上,使浸出制剂的质量有很大提高。随着天然药物化学的发展,许多药材中的有效成分已经研究清楚,为浸出制剂的质量控制提供了依据。《中国药典》2005 年版一部收载有 15 种浸膏剂。

浸出制剂具有以下特点:① 浸出制剂具有药材所含各种成分的综合作用,有利于发挥药材成分的多效性。浸出制剂与同一药材中提取的单体化合物相比,不仅疗效好,有时能呈现单体化合物所不具有的治疗效果,如阿片酊中含有多种生物碱,有镇痛作用和止泻功能,但从阿片中提取出来的吗啡虽有很强的镇痛作用,却无明显的止泻作用。② 浸出制剂药效比较缓和持久、毒性较低,如莨菪浸膏中的东莨菪内酯,可提高莨菪碱对肠黏膜组织的亲和性,促进其吸收,同时延长莨菪碱在肠管中的停留时间,使莨菪碱作用缓和、毒性低。③ 减少服药量:药材经过提取除去了大部分药材组织和部分无效成分,提高了制剂中的有效成分含量,减少了服药量,同时可增加制剂的稳定性,有利于药效的发挥。

缺点:浸出制剂含有一定量的高分子物质、黏液汁、多糖、鞣酸等杂质,在保存过程中,这些杂质可影响制剂的质量和药效。因此,制备浸出制剂时应尽量除去无效或有害成分,最大限度地保留有效成分,并应制定质量标准。

1. *汤剂*

汤剂(decoction)系指将中药材用水煎煮,去渣取汁制成的液体剂型,亦称"煎剂"。汤剂服用剂量与时间不定或宜冷饮的制剂,又称为"饮",可供内服和外用。汤剂是我国应用最早、最广泛的一种剂型,早在春秋、战国时代已经开始应用。汤剂具有以下优点:能适应中医辨证施治需要,处方组成和用量可随证加减,有利于发挥各药材成分的综合作用;缺点是需临用新配、服用体积大等。

（1）制备方法：汤剂系按照煎煮法制备。一般先在药材中加 3～8 倍的水浸泡适当时间，然后加热至沸，煎煮时间应根据药材成分性质、质地等而定，一般 20～30min，煎煮次数 2～3次，滤取煎出液，合并各次煎液即得。制备时还应注意以下几点：① 先煎药、后下药、包煎药、另煎药、烊化药等均应按照医生规定处理；② 煎药的器具以瓦罐、搪瓷、不锈钢为宜。

（2）汤剂剂型改革：近些年来，随着中医药临床实践和中西医药结合救治危急重症等研究工作的发展，对汤剂进行了剂型改革的探索。如将小青龙汤、小建中汤改成合剂，生脉饮改成注射剂，小柴胡汤、半夏厚补汤研制成喷雾干燥剂等。汤剂剂型的改革，应加强复方群药合煎液和方药单煎液的化学成分研究和药效考察，为汤剂剂型改革、组方、药效物质及制备提供理论依据。

2. 中药合剂

中药合剂系指将药材用水或其他溶剂，采用适宜的方法提取制成的口服液体制剂。单剂量罐装者称为"口服液"。中药合剂是在汤剂基础上改进和发展起来的一种中药剂型，具有能综合浸出药材中多种有效成分、吸收快、剂量小、能较大量地制备和贮存、便于患者服用和携带方便、省去临用煎煮的麻烦等特点。

（1）制备方法：中药合剂的制备工艺与汤剂基本相同，将药材适当加工成片、段或粗粉，按汤剂的制备方法进行浸提，制药企业常用多功能提取罐制备。含有挥发性药材可先用蒸馏法收集挥发性成分，再将其药渣与处方中其他药物煎煮，合并滤液，备用。此外，根据药材有效成分的特点，亦可选用不同溶剂，采用渗漉法、醇提水沉淀法、水提醇沉淀法等方法浸提、净化。根据需要可添加矫味剂和防腐剂。

【例 15 - 1】　四物合剂

［处方］　当归 250g，川芎 250g，白芍 250g，熟地黄 250g。

［制法］　当归和川芎冷浸 0.5h，用水蒸气蒸馏，收集蒸馏液约 250mL，蒸馏后的水溶液另器保存，药渣与白芍、熟地黄加水煎煮 3 次，合并煎液，过滤，滤液与上述水溶液合并，浓缩，加入乙醇，使含醇量达 55％，静置 24h，过滤，回收乙醇，浓缩至相对密度为 1.261.30（5565℃）的清膏，加入上述蒸馏液、苯甲酸钠 3g 及矫味剂适量，加水至 1000mL，过滤，灌封，即得。

［功能与主治］　养血调经。用于血虚所致的面色萎黄、头晕眼花、心悸气短及月经不调。

3. 酒剂

酒剂（medicinal liquor）系指药材用蒸馏酒浸提制成的澄清液体制剂，习惯称为药酒。酒剂多供内服，可加糖或蜂蜜矫味和着色。酒剂常用于风寒湿痹等症，以祛风活血、止痛散淤，但儿童、孕妇、心脏病、高血压患者不宜服用。

（1）制备方法：一般用浸渍法、渗漉法或回流法制备酒剂。《中国药典》2005 年版一部收载国公酒等酒剂 3 种。

1）浸渍法：一般用冷浸法，将中药材加工成片、段、块、丝或粗粉，置适当容器中，加规定量蒸馏酒，密闭浸渍。如无特殊规定，一般需浸渍 14d 以上。吸取上层清夜，压榨残渣，压出液与上清液合并，过滤。也可用多次浸渍法或热浸法或将中药材用布包裹后悬于酒中，密闭浸渍。

2）渗漉法：以蒸馏酒为溶剂，按渗漉法进行，收集渗漉液，静置，过滤，即得。

【例 15 - 2】　三两半药酒

［处方］　当归 100g，炙黄芪 100g，牛膝 100g，防风 50g。

　　［制法］　将以上药材粉碎成粗粉,用渗漉法,以白酒 2400mL 与黄酒 8000mL 的混合液作溶剂,浸渍 48h 后,缓慢渗漉,在漉液中加入蔗糖 840g 搅拌溶解后,静置,过滤,即得。

　　［功能与主治］　益气活血,祛风通络。用于气血不和,感受风湿所致的痹病,症见四肢疼痛、筋脉拘挛。

　　(2)制备注意事项:酒剂按传统制法应放置数月或半年后再分装,使酒剂在贮存期间保持澄清。酒剂用中药材,一般应适当加工,以利于浸出,必要时按规定炮制。

　　4. 酊剂

　　酊剂(tincture)系指药材用规定浓度的乙醇提取或溶解制成的澄清液体制剂,亦可用流浸膏稀释制成。供口服或外用。酊剂的浓度除另有规定外,含有毒剧药品的酊剂,每 100mL 应相当于原药物 10g,其他药物的酊剂,每 100mL 相当于原药物 20g。含毒剧药的酊剂,应对半成品测定其含量后加以调整,使符合规定标准。酊剂应为澄清液体。久贮发生沉淀时,可过滤除去,再测定乙醇含量,并调整乙醇至规定浓度,仍可使用。《中国药典》2005 年版一部收载颠茄酊等酊剂 4 种。

　　(1)制备方法:酊剂可用浸渍法、渗漉法、稀释法和溶解法制备。

　　【例 15-3】　颠茄酊

　　本品为颠茄草经加工制成的酊剂。

　　［制法］　取颠茄草粗粉 1000g,按渗漉法制得稠膏,测定生物碱含量后,加 85％乙醇适量,并用水稀释,使含生物碱和乙醇量均符合规定,静置,俟澄清,过滤,即得。

　　［适应证］　抗胆碱药,解除平滑肌痉挛,抑制腺体分泌。用于胃及十二指肠溃疡,胃肠道、肾、胆绞痛等。

　　(2)制备注意事项:要严格控制原料药材的质量。乙醇浓度应适宜,使有效成分提取完全。在浸渍和渗漉过程中要防止乙醇挥发,以免影响浸出效果。

　　5. 流浸膏剂与浸膏剂

　　(1)流浸膏剂:流浸膏剂(fluid extracts)系指药材用适宜的溶剂提取有效成分,蒸去部分溶剂并调整至规定浓度而制成的液体制剂。除另有规定外,流浸膏剂每 1mL 相当于原药材 1g。流浸膏至少含 20％以上的乙醇,若以水为提取溶剂,其成品中应加 20％~25％的乙醇作为防腐剂,有利于贮存。流浸膏剂久置后易发生沉淀,可过滤除去,然后测定含量,调整至规定标准,仍可使用。流浸膏剂一般多用于配制合剂、酊剂、糖浆剂、丸剂等,也可作为其他制剂的原料。流浸膏剂的制备方法,除另有规定外,多用渗漉法,用不同浓度的乙醇为溶剂进行渗漉。若药材有效成分已知,需做含量测定及含乙醇量测定;如药材有效成分未知,则只做含乙醇量测定。《中国药典》2005 年版一部收载甘草流浸膏等 12 种。

　　【例 15-4】　益母草流浸膏

　　［处方］　益母草 1000g,乙醇适量,水适量。

　　［制法］　取益母草 1000g,切碎,加水煎煮三次,煎液合并,过滤,滤液浓缩至约 500mL,放冷,加入等量的乙醇,搅匀,静置,沉淀,过滤。滤渣用 45％乙醇洗涤,合并洗液与滤液,减压回收乙醇,放冷,过滤,调整乙醇量至规定浓度,并使总体积为 1000mL,静置,俟澄清,过滤,即得。

　　［功能与主治］　活血调经。用于血瘀所致的月经不调、产后恶露不绝,症见月经量少、淋漓不净、产后出血时间过长;产后子宫复旧不全见上述症候者。

(2) 浸膏剂: 浸膏剂(extracts)系指药材用适宜的溶剂提取,蒸去全部溶剂,调整浓度至规定标准而制成的膏状或粉状的固体制剂。除另有规定外,浸膏剂每1g相当于原药材25g。含有生物碱或其他有效成分的浸膏剂,需经过含量测定后用稀释剂调整至规定的规格标准。浸膏剂不含或含极少量溶剂,有效成分含量高且稳定,可久贮存。浸膏剂可用于制备酊剂、丸剂、散剂、片剂、软膏剂、栓剂等的原料。按干燥程度浸膏剂可分为稠浸膏和干浸膏。浸膏剂一般用煎煮法、渗漉法或浸渍法制备。《中国药典》2005年版一部收载甘草浸膏等浸膏剂11种。

【例15-5】 刺五加浸膏

〔处方〕 刺五加1000g,水适量。

〔制法〕 取刺五加1000g,粉碎成粗粉,加水煎煮两次,每次3h,煎煮合并,过滤,滤液浓缩成浸膏50g,即得。

〔功能与主治〕 益气健脾,补肾安神。用于健脾阳虚,体虚乏力,食欲不振,腰膝酸痛,失眠多梦。

6. 煎膏剂

煎膏剂(electuary)系指药材用水煎煮,去渣浓缩后,加糖或蜂蜜制成的稠厚半流体状制剂,又称膏滋。煎膏剂的药效以滋补为主,兼有缓慢的治疗作用。受热易变质及以挥发性成分为主的药材不宜制成煎膏剂。

煎膏剂用煎煮法制备,将药材切成片、段或粉碎成粗末,加水煎煮23次,每次23h,过滤,静置,取上清液加热浓缩至规定相对密度,得清膏,按规定量加入糖或炼蜜,除另有规定外,加炼蜜量不超过清膏量的3倍。收膏即得。煎膏剂应无焦臭味、异味;无糖的结晶析出;稠度适宜。加水稀释,应无焦块、药渣等异物。煎膏剂应密闭阴凉干燥处保存,应防止发霉变质。

【例15-6】 枇杷叶膏

〔处方〕 枇杷叶,水适量,炼糖适量。

〔制法〕 取枇杷叶,加水煎煮三次,煎煮过滤,合并滤液,浓缩成相对密度为1.211.25(80℃)的清膏。每100g清膏加炼蜜200g,加热使其熔化,混匀,浓缩至规定的相对密度,即得。

〔功能与主治〕 清肺润燥,止咳化痰。用于肺热燥咳,痰少咽干。

7. 丸剂

丸剂(pills)是指药材细粉或药材提取物加适宜的黏合剂或其他辅料制成的球形或类球形剂型,主要供内服。丸剂是中药传统剂型之一,其品种在中成药中所占比例最大。《中国药典》2005年版一部收载丸剂221个,占制剂总数的39%。浓缩丸、滴丸等新型丸剂,由于制备简便、剂量小、疗效好等特点,在中药新药开发中受到重视,成为首选剂型之一。常用丸剂有水丸、蜜丸、水蜜丸、浓缩丸、滴丸等;随着制备技术的发展,出现了中药微丸(micropellets)新剂型,如葛根芩连微丸、灯盏花素缓释微丸。

常用的制备方法有泛制法、塑制法和滴制法。泛制法系指在转动的适宜容器中,将中药细粉与辅料交替润色、撒布,不断翻滚,逐渐增大的一种方法。泛制法主要用于水丸、水蜜丸、浓缩丸的制备。塑制法系指中药细粉加适宜的黏合剂混合均匀,制成软硬适宜、可塑性较大的丸块,再依次制成丸条、分粒、搓圆而成丸粒的一种方法。塑制法多用制丸机,用于蜜丸、浓缩丸等的制备。滴制法系指中药提取物或化学物与水溶性基质、非水溶性基质制成溶液或混悬液,滴入与之互不相溶的液体冷凝剂中,收缩冷凝而制成丸剂的一种方法。滴制法用于滴丸剂的制备。

【例 15－7】 知柏地黄丸

［处方］ 知母 40g,黄柏 40g,熟地黄 160g,山茱萸(制)30g,牡丹皮 60g,山药 80g,茯苓 60g,泽泻 60g。

［制法］ 将以上药材粉碎成细粉,过筛,混匀。每 100g 粉末用炼蜜 3550g,加适量的水泛丸,干燥,制成水蜜丸;或加炼蜜 80110g 制成小蜜丸或大蜜丸,即得。

［功能与主治］ 滋阴降火。用于阴虚火旺,潮热盗汗,口干咽痛,耳鸣遗精,小便短赤。

8. 颗粒剂

颗粒剂(granules)系指药材提取物与适宜的辅料或药材细粉制成具有一定粒度的颗粒状制剂。颗粒剂亦称冲剂。颗粒剂是在汤剂和糖浆剂的基础上发展起来的新剂型,保持汤剂特色,克服临用时煎煮不便、服用量大、易霉变等缺点。其制备方法同颗粒剂的制备一节。

【例 15－8】 板蓝根颗粒剂

［处方］ 板蓝根 1400g,蔗糖粉和糊精适量。

［制法］ 取板蓝根 1400g,加水煎煮 2 次,煎液过滤,合并滤液,浓缩至相对密度为 1.20(50℃),加乙醇使含醇量达 60%,静置使沉淀,取上清液,回收乙醇并浓缩成适量,加入适量的蔗糖粉和糊精,制成颗粒,干燥,制成 1000g,即得。

15.3.2 常用中药成方制剂

1. 中药注射剂

中药注射剂(injections)系指药材经提取、纯化后制成的供注入体内的溶液、乳状液及供临床前配制成溶液的粉末或浓溶液的无菌制剂。可用于肌内注射、静脉注射或静脉滴注。中药注射剂是中药传统剂型中出现的新剂型,是对中药剂型的补充和完善。我国中药注射剂的研究最早始于 20 世纪 30 年代末,柴胡注射液是我国工业化生产的第一个中药注射剂品种。到了 70 年代,中药注射剂飞速发展,据统计,文献发表的中药注射剂已达到数百种,仅 1977 年版《中国药典》收载 23 个品种。目前获得国家食品药品监督管理局批准文号的中药注射剂共计 117 个品种。《中国药典》2005 年版一部收载清开灵注射剂、止喘灵注射剂、灯盏细辛注射剂、注射用双黄连(冻干)4 种中药注射剂。

由于中药材质量差异及其原料成分的复杂性,大多数中药注射剂采用水醇法或醇水法简单工艺,其药液中含有数种成分,杂质难以除尽,缺乏严格的质量控制标准和可靠的质量控制方法,以及临床应用不合理,对中药注射剂的澄明度、质量稳定性、临床有效性及安全性带来很大影响。近年来中药注射剂的不良反应时有报道。为科学规范和指导中药、天然药物注射剂的研究工作,保证药品安全、有效、质量可控,2007 年 12 月国家食品药品监督管理局制定并颁发了《中药、天然药物注射剂基本技术要求》,对中药注射剂的原料、辅料、制备工艺、质量标准、稳定性等做出了严格限制。2009 年 1 月又下发了《中药注射剂安全性再评价工作方案》,这将有利于解决长期存在的中药注射剂化学成分复杂、制备工艺落后、质量标准欠缺、稳定性差及临床疗效不确定等一系列问题。

(1)中药注射剂的制备:除中药材的预处理、提取、纯化方法不同外,中药注射剂的制备方法与注射剂基本类同。

1)中药材的预处理:首先必须对所用中药材原料的品种、来源进行鉴别,符合要求后,再进行药材的预处理,如挑选、洗涤、晾干或烘干等。根据提取需要适当粉碎成粗粉。

2）中药材的提取和纯化：对于已知单体有效成分的药材，可根据有效成分的理化性质进行提取、分离、纯化，获得比较纯净的成分，再用适当方法制成注射剂。而对于药材中有效成分尚不清楚（单方或复方），或某一有效部位不能代表原方药效的组方，为了保持原有药效，缩小剂量，应根据处方组成中药物所含成分的基本理化性质，选择合适的溶剂，确定提取、分离、纯化的方法，以最大限度地除去其中的杂质，保留有效成分，最后再制成注射剂。

蒸馏法：适用于处方中含有挥发油或其他挥发性成分的药物。通常将药材粗粉或薄片放入蒸馏容器中，加适量蒸馏水，使充分浸泡，加热蒸馏，经冷凝，收集馏出液即得。必要时，将收集到的馏出液再蒸馏一次，以提高馏出液中挥发性成分的纯度和浓度。但蒸馏时间不宜过长，以免某些挥发性成分被氧化或分解，影响药效。必要时可采用减压蒸馏法，以降低提取温度、缩短提取时间。收集蒸馏液至规定量，即可供配制注射剂用。

水醇法：中药材中大部分有效成分既溶于水又溶于乙醇，利用无效成分在水中和乙醇中溶解度的不同，进行中药有效成分的提取、分离和纯化。根据水、醇加入的顺序不同，水醇法又分为水提取醇沉淀法和醇提取水沉淀法。这两种方法鞣质均不易除尽。水提取醇沉淀法较常用。

双提法：双提法是蒸馏法与水醇法的结合，适合于中药复方中要同时保留药物的挥发性成分和非挥发性成分。一般将蒸馏液和水提取液混合，过滤，再供配制注射剂用。

其他提纯方法有透析法、酸碱法、超滤法、大孔树脂吸附法、有机溶剂萃取法等。

3）配液与过滤：中药材经过提取和纯化后，可按一般注射剂的制备工艺与方法进行操作。以中药有效成分或有效部位作为原料配制注射剂时，所用原料的含量，杂质检查、溶解性能等质量指标应符合相应的要求；以中药总提取物为原料配制注射剂时，除严格规定原药的品种、产地、规格和提取纯化方法外，还应严格规定总提取物中相关指标成分的含量，一般总固体中相关可测成分的量不能低于20％。按照中药注射液的原料成分，其浓度表示方法分别为有效成分 mg/注射液 mL、有效部位 g/注射液 mL、原药材 g/注射液 mL。

4）灌封：中药注射液的灌封包括药液的灌注和容器的封口，灌封操作应在同一室内进行，其生产环境必须符合洁净级别的要求，应达到100级。灌注后立即封口，以免污染。

5）灭菌：灌封后的中药注射剂应及时灭菌。一般中药注射剂从配液到灭菌，应在12h内完成。常用的灭菌方法有热压灭菌，灭菌温度和时间可根据药品的具体情况延长或缩短。凡对热稳定的中药注射剂应采用热压灭菌法灭菌，F_0 值应大于8。

【例 15 - 9】 止喘灵注射液

［处方］ 麻黄，洋金花，苦杏仁，连翘。

［制法］ 将以上药材加水煎煮 2 次，合并煎液，过滤，滤液浓缩至约 150mL，用乙醇沉淀处理 2 次，第一次溶液中含醇量为 70％，第二次溶液中含醇量为 85％，每次均于 4℃ 冷藏放置 24h，过滤，滤液浓缩至 100mL，加注射用水稀释至 800mL，测定含量，调节 pH 值，过滤，加注射用水至 1000mL，灌封，灭菌，即得。

［功能与主治］ 宣肺平喘，祛痰止咳。用于痰浊阻肺、肺失宣降所致的哮喘、咳嗽、胸闷、痰多；支气管哮喘、喘息性支气管炎见上述症候者。

2. 中药眼用制剂

中药眼用制剂（eye preparation）系指由药材提取物制成的直接用于眼部发挥治疗作用的制剂。眼用制剂分为眼用液体制剂（滴眼剂）、眼用半固体制剂（眼膏剂）等。也有以固态药物形式包装，另备溶剂，临用前配成溶液或混悬液的制剂。中药眼用制剂新剂型不断出现，目前常见的有眼用膜剂、眼用凝胶剂等。

眼用液体制剂的质量要求类似于注射剂,对 pH、渗透压、澄明度、无菌等方面都应严格控制。可加入调节渗透压、pH 值、黏度、增加药物溶解度及稳定性的辅料,并可加适宜浓度的抑菌剂和抗氧剂。所用辅料不应降低药效或产生局部刺激。配制眼用制剂的溶剂和附加剂应符合注射剂项下对溶剂和附加剂的规定。眼膏剂应均匀、细腻、易涂布于眼部、对眼无刺激性、无细菌污染。

中药眼用制剂历史悠久,已有记载的眼用中药制剂有 300 余种,在各类制剂中独具特色。由于其用药部位特殊,尤其应该关注其安全性问题,应结合具体品种的临床用药实际,综合考虑原料药、辅料、工艺过程、质量研究及质量标准等。

中药眼用制剂的种类很多,制备方法也各不相同。中药材的提取、分离、纯化可按中药注射剂的处理方法,制剂的制备可按各类西药制剂的制备方法。

【例 15 - 10】　珍视明滴眼液

[处方]　珍珠层粉,天然冰片,硼砂,硼酸。

[制法]　将珍珠层粉加水搅匀,煮沸,每隔 2h 搅拌一次,保温 48h,放冷,过滤,滤液浓缩至适量,放冷,过滤,测定总氮量,待用。硼酸、硼砂加入适量水中,再加氯化钠适量,加热,搅拌使溶,趁热加入适量的苯氧乙醇及上述珍珠层粉提取液,搅匀,加热至 100℃ 并保温 30min,冷却。用适量乙醇使天然冰片溶解,在搅拌下缓慢加入上述溶液中,搅匀,加水至规定量,混匀,过滤,即得。

[功能与主治]　清热解痉,去翳明目。用于肝阴不足、肝气偏盛所致的不能久视、轻度眼胀、眼痛、青少年远视力下降;青少年假性近视、视力疲劳、轻度青光眼见上述证候者。

3. 中药胶囊剂

中药胶囊剂(capsules)系指药材用适宜方法加工后,加入适宜辅料填充于空心胶囊或密封于软质囊材中制成的制剂,主要供口服用,可分为硬胶囊(hard capsules)、软胶囊(soft capsules)和肠溶胶囊(enteric capsules)。

(1) 硬胶囊剂:系指将药材提取物、药材提取物加药材细粉或适宜辅料制成的均匀混合的粉末、细小颗粒、小丸、半固体或液体充填于空心胶囊中制成胶囊剂。

中药材量小的可直接粉碎成粉末或制成颗粒填充于空心胶囊中。药材量大的可经过提取或提取纯化后用适当的方法制成颗粒填充于空心胶囊中。含挥发油等中药的液体成分可用适当的吸收剂吸收后填充于空心胶囊中制备胶囊剂。胶囊剂易受湿度的影响,吸潮后可使胶囊变形、内容物结块,可采用改进药材提取工艺、选择合适的辅料及其用量、薄膜包衣、选择包装材料等措施防止或解决中药固体制剂的吸潮问题。

(2) 中药软胶囊剂:系指将药材提取物、液体药物或与适宜辅料混匀后用滴制法或压制法密封于软质囊材中制成的胶囊剂。中药软胶囊剂的胶囊材料、质量要求和制备方法与一般软胶囊剂相同。中药软胶囊内填充的药物多为中药材挥发油、油性提取物、能溶解或混悬于油的其他中药材成分。《中国药典》2005 年版一部收载有牡荆油胶囊、妇炎净胶囊和龟龄集等 15 种中药软胶囊剂。

(3) 肠溶胶囊剂:系指不溶于胃液,但能在肠液中崩解或释放的胶囊剂。

【例 15 - 11】　安神胶囊

[处方]　酸枣仁(炒)40g,川芎 47g,知母 112g,麦冬 92g,制何首乌 32g,五味子 97g,丹参 130g,茯苓 97g。

[制法]　将酸枣仁、五味子粉碎成细粉;其余川芎等六味,加水煎煮 2 次,合并煎液,过滤,

滤液浓缩成稠膏,低温干燥,粉碎,与上述粉末混匀,制粒,装入胶囊,制成 1000 粒,即得。

4. 中药片剂

中药片剂(tables)系指药材提取物、药材提取物加药材细粉或药材细粉与适宜的辅料混匀压制或用其他适宜方法制成的圆片状或异形片状的制剂,有浸膏片、半浸膏片和全粉片。有口服片剂,如普通压制片、包衣片、咀嚼片、泡腾片、分散片、微囊化片、缓释片;口腔用片剂,如含片、口腔贴片;外用片,如阴道片、阴道泡腾片等。

中药片剂的研究和生产始于 20 世纪 50 年代,它主要从中药单方、复方的汤剂、丸剂、散剂、颗粒剂、胶囊剂等经过剂型改革而制成的。随着中药与天然药物化学、药理学、制剂技术及制药设备的发展,中药片剂的品种、数量不断增加,工艺技术日益改进,片剂的质量逐渐提高。在片剂生产工艺方面逐渐摸索出一套适用于中药片剂生产的工艺条件,如对含脂肪油及挥发油片剂的制备,如何提高中药片剂的硬度、改善崩解度、片剂包衣等逐渐积累经验,使质量不断提高。此外,对中药片剂中药物的溶出速率和生物利用度等方面的研究,已在逐步开展。目前中药片剂已成为品种多、产量大、用途广、质量稳定的中药主要剂型。《中国药典》2005 年版一部收载中药片剂 89 种。

中药片剂制备的一般工艺流程如图 15-5 所示。

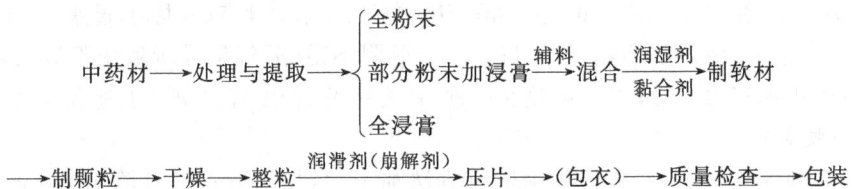

中药材 ⟶ 处理与提取 ⟶ { 全粉末 / 部分粉末加浸膏 ⟶辅料⟶ 混合 —润湿剂 黏合剂→ 制软材 / 全浸膏 }

⟶ 制颗粒 ⟶ 干燥 ⟶ 整粒 —润滑剂(崩解剂)→ 压片 ⟶ (包衣) ⟶ 质量检查 ⟶ 包装

图 15-5 中药片剂制备的一般工艺流程

(1)中药材的处理与提取:中药材的处理与提取可参见本章第 15.2 节。

(2)中药片剂的制备:中药片剂绝大多数采用制粒压片法。根据原料的不同主要分为以下几种类型:① 药材全粉末制粒法,是将全部药材细粉混匀,加适量的黏合剂或润湿剂制成适宜软材,挤压过筛的制粒方法。本法适用于药味少、剂量小、药材细粉具有良好压缩形成性的片剂,如参茸片等。② 浸膏与药材细粉混合制粒,是将处方中部分药材制成浸膏,另一部分药材粉碎成细粉,两者混合后制粒的制粒方法。该法的优点是浸膏起黏合剂作用,药材细粉可起崩解剂作用,与药材全粉末制粒法相比,减少了辅料,操作简单,如牛黄解毒片等。③ 全浸膏制粒,有干浸膏直接粉碎成颗粒压片和用浸膏粉制粒两种。前者是将处方中全部药材制成浸膏,干燥得干燥膏,再制颗粒、压片(浸膏片);后者是将干浸膏先粉碎成细粉,加润湿剂,制软材,再制颗粒的方法。④ 药材有效部位的制粒,药材提取有效部位后干燥,粉碎成细粉,与其他辅料一起制颗粒、压片。也可将有效部位与适量淀粉混合,经干燥后粉碎,加湿润剂,制软材,制颗粒。按操作方法不同,有挤压制粒法、喷雾干燥制粒法、流化床制粒法等。

【例 15 - 12】 复方丹参片

[处方] 丹参 450g,三七 141g,冰片 8g。

[制法] 将丹参用乙醇加热回流 1.5h,提取液过滤,回收乙醇并浓缩至适量,备用;药渣用 50%乙醇加热回流 1.5h,提取液过滤,回收乙醇并浓缩至适量,备用;药渣加水煎煮 2h,煎液过滤,滤液浓缩成适量。三七粉碎成细粉,与上述浓缩液和适量的辅料制成颗粒,干燥。冰片研细,与上述颗粒混匀,压制成 1000 片,薄膜衣,即得。

［功能与主治］　活血化瘀,理气止痛。用于气滞血瘀所致的胸痹,症见胸闷、心前区刺痛;冠心病、心绞痛见上述症候者。

5. 中药软膏剂

中药软膏剂(ointments)系指中药材提取物、药材细粉与适宜基质混合制成的半固体外用制剂。常用的基质可分为油脂性基质、水溶性基质和乳剂型基质。油脂性软膏常称为油膏,乳剂型软膏称为乳膏。中药软膏剂的质量要求及所用基质与西药基本相同,必要时可加入适量保湿剂、防腐剂、抗氧剂或透皮促进剂。软膏剂中如含药材细粉其粒子不得大于 $180\mu m$。用于烧伤或严重创伤的软膏剂应无菌。软膏剂的制备方法有研磨法、熔融法或乳化法,可根据药物和基质的性质、制备量及设备条件选用。

【例 15 - 13】　紫草膏

［处方］　紫草 500g,当归 150g,防风 150g,地黄 150g,白芷 150g,乳香 150g,没药 150g。

［制法］　除紫草外,乳香、没药粉碎成细粉,过筛;其余当归等四味酌予碎断,另取食用植物油 6000g,同置锅内炸枯,去渣;将紫草用水湿润,置锅内炸至油呈紫红色,去渣,过滤。另取蜂蜡适量(每 10g 植物油加蜂蜡 24g)熔化,待温,加入上述粉末,搅匀,即得。

［功能与主治］　化腐生肌,解毒止痛。用于热毒蕴结所致的溃疡,症见疮面疼痛、疮色鲜活、脓腐将尽。

6. 中药栓剂

中药栓剂系指药材提取物或药材细粉与适宜基质制成供腔道给药的制剂。中药栓剂主要有肛门栓和阴道栓。中药栓剂的质量要求、栓剂基质、制备方法等与一般栓剂基本相同。由于药材的性质和提取纯化方法不同,中药栓剂又有其自身的特性。对于油溶性中药提取物,可直接加入已熔化的油脂性基质中,使之溶解,如出现基质熔点降低或栓剂过软时,可加适量石蜡或蜂蜡调节硬度;对于水溶性稠浸膏,可直接加入已熔化的水溶性基质中,用适量羊毛脂吸收后与油溶性基质混合;对于含挥发油的中药,量大时可加入适宜的乳化剂与水溶性基质混合,制成乳剂型栓剂。有强刺激性的中药材不宜制成栓剂。

【例 15 - 14】　保妇康栓

［处方］　莪术油 82g,冰片 75g。

［制法］　将莪术油与 75g 聚山梨脂 80 混匀,冰片用适量乙醇溶解,与上述油溶液混匀。另取聚氧乙烯硬脂酸酯 1551g,置水浴上加热使熔化,加入上述药液,搅匀,灌入栓剂模中,冷却后取出,制成 1000 粒,即得。

［功能与主治］　行气破淤,生肌止痛。用于湿热瘀滞所致的带下病,症见带下量多、色黄、时有阴部瘙痒;霉菌性阴道炎、老年性阴道炎、宫颈糜烂见上述症候者。

7. 中药膜剂与中药涂膜剂

(1) 中药膜剂:系指中药浸膏溶解或混悬于适宜的成膜材料中,经涂膜、干燥、分剂量而制成的薄片状的固体制剂。中药膜剂有口服膜剂、口腔膜剂、眼用膜剂、阴道用膜剂、直肠用膜剂、舌下用膜剂等。具有制备工艺简单,使用、携带方便,能迅速发挥药效,副作用小等特点。缺点是药物容纳量有限,仅适合于用量小的中药材。

制备中药膜剂有三种方法:① 将药材提取物精制成纯化学成分后再与成膜材料制成膜剂;② 将药材提取物或将提取物精制后制成浸膏溶液,再与成膜材料制成膜剂;③ 当药材剂量很小时,可将药材粉碎为极细粉末与成膜材料制成膜剂。

（2）中药涂膜剂：系指药材经适宜溶剂和方法提取或溶解，与成膜材料制成的供外用涂抹，能形成薄膜的液体制剂。具有制备工艺简单，不用裱褙材料，使用方便，对某些皮肤病的治疗有较好效果。

制备中药涂膜剂时需先将中药材制成提取物的乙醇溶液或乙醇丙酮溶液，再加到成膜材料溶液即得。

【例 15-15】 复方土荆皮涂膜剂

［处方］　土荆皮 200g，苦参 100g，水杨酸 30g，苯甲酸 60g，薄荷脑 5g，聚乙烯醇 17-88 60g，加适量乙醇至 1000mL。

［制法］　土荆皮、苦参粉按渗漉法制备，将苯甲酸、水杨酸和薄荷脑加到渗漉液中，搅匀溶解得含药液；另取聚乙烯醇 17-88 加水浸泡使之充分膨胀后，于水浴上加热溶解成均匀的胶浆；在不断搅拌下将含药液缓缓加入到胶浆中，搅匀，添加乙醇至规定量即得。

［功能与主治］　杀虫止痒，用于皮肤疥癣、手癣、足癣等皮肤病。涂于皮肤患处，每日 12 次。

8. 中药贴膏剂

中药贴膏剂是指药材提取物、药材或（和）化学药物与适宜的基质、基材制成的供皮肤贴敷、可产生局部或全身性作用的一类片状外用制剂。中药贴膏剂包括橡胶膏剂、巴布膏剂和贴剂等。

中药橡胶硬膏系指中药材提取物或（和）化学药物与橡胶基质混匀后，涂布于背衬材料上制成的贴膏剂。常用的制备方法有溶剂法和热压法。常用溶剂为汽油、正己烷，常用基质有橡胶、热可塑性橡胶、松香、松香衍生物、凡士林、羊毛脂等。除中药材提取物外，其他操作过程及质量检验与西药硬膏剂相同。主要用于治疗风湿病、气管炎、哮喘、高血压、心绞痛等疾病。

巴布膏剂（巴布剂，cataplasma）系指药材提取物、药材或（和）化学药物与适宜的亲水性基质混匀后，涂布于背衬材料上制成的贴膏剂。常用的亲水性基质有聚丙烯酸钠、羧甲基纤维素钠、明胶、甘油和微粉硅胶等。巴布剂是一种采用现代新材料、新技术制成且使用方便的新型外用贴膏剂，具有强渗透性、透皮吸收快、载药量大、药效持久、透气性好、皮肤刺激性小、可反复粘贴等优点，目前在治疗软组织挫伤、关节炎、骨质增生、腰椎间盘突出、腹腔疾病及癌症等各种疾病引起的疼痛方面取得了令人满意的疗效。复方紫荆消伤膏是国内第一个药准字（三类新药）的巴布剂型外用膏药。

贴剂是指药材提取物或（和）化学药物与适宜的高分子材料制成的一种薄片状贴膏剂，主要由背衬层、药物贮库层、粘胶层及防粘层组成。常用的基质有乙烯-醋酸乙烯共聚物、硅橡胶和聚乙二醇等。

贴膏剂属于经皮吸收制剂，必要时可加透皮促进剂、表面活性剂、保湿剂、防腐剂或抗氧化剂等。

【例 15-16】 葛根芩连巴布剂

［处方］　10％葛根芩连浸膏粉，聚乙烯醇 1g，明胶 2g，羧甲基纤维素钠 0.4g，卡波姆 1g，聚丙烯酸钠 1.5g，甘油/丙二醇 4/6mL，高岭土 4g，水适量。

［制法］　取卡波姆加适量水过夜，充分溶胀，作为Ⅰ相。取聚乙烯醇加水，90℃水浴溶解，过滤溶液，向滤液中加入明胶，60℃水浴加热溶解，并加入氯化铝、柠檬酸、聚乙烯吡咯烷酮，混匀，作为Ⅱ相。取甘油、丙二醇，并加入羧甲基纤维素钠、聚丙烯酸钠、高岭土，磁力搅拌器搅匀后备用，作为Ⅲ相。Ⅰ相与Ⅲ相先混匀，再加入Ⅱ相搅匀，加入葛根芩连浸膏干粉，用三乙醇胺调 pH6～8，低速搅匀，在水浴加热条件下搅拌炼和，快速放入真空干燥箱减压到 -0.8MPa，

25℃排气 1min 后涂布。

9．中药气雾剂与喷雾剂

气雾剂系指药材提取物、药材细粉与适宜的抛射剂共同封装在具有特制阀门装置的耐压容器中,使用时借助抛射剂的压力将内容物喷出呈雾状、泡沫状或其他形态的制剂。其中以泡沫形态喷出的可称泡沫剂。不含抛射剂,借助手动泵的压力或其他方法将内容物以雾状等形态喷出的制剂称为喷雾剂。气雾剂和喷雾剂按内容物组成分为溶液型、乳状液型或混悬型。可用于呼吸道吸入、皮肤、黏膜或腔道给药等。具有速效、定位、稳定、使用方便等特点。

【例 15-17】　麝香祛痛气雾剂

［处方］　麝香 0.33g,红花 1g,樟脑 30g,独活 1g,冰片 20g,龙血竭 0.33g,薄荷脑 10g,地黄 20g,三七 0.33g。

［制法］　取麝香、三七、红花,分别用 50％乙醇 10mL 分三次浸渍,每次 7d,浸渍液合并,过滤,备用;地黄用 50％乙醇 100mL 分三次浸渍,每次 7d,浸渍液合并,过滤,备用;龙血竭、独活分别用乙醇 10mL 分三次浸渍,每次 7d,浸渍液合并,过滤,备用;冰片、樟脑加乙醇 100mL,搅拌使之溶解,再加入 50％乙醇 700mL,混匀;加入上述各浸渍液,混匀;将薄荷脑用适量 50％乙醇溶解,加入上述药液中,加 50％乙醇至总量为 1000mL,混匀,静置,过滤,灌封,封口,充入抛射剂适量,即得。

［功能与主治］　活血祛痰,舒经活络,消肿止痛。用于各种跌打损伤,瘀血肿痛,风湿淤阻,关节疼痛。

15.3.3　质量控制

1．浸出制剂质量控制

浸出制剂所含化学成分复杂,在贮存过程中往往会产生各种物理和化学变化,如固体浸出制剂易引湿、结块,甚至液化,崩解时限延长;液体浸出制剂易长霉发酵,产生沉淀或浑浊,甚至水解等。药材质量、提取方法与技术等均影响浸出制剂的质量,可从以下几个方面检查以控制、提高浸出制剂的质量。

(1)药材质量:药材因产地、收采季节不同,栽培条件和气候差异以及炮制前后等因素不同,其含量的差异相当大,故应对药材的来源、药用部位、产地、品种、采收、加工等进行了解、检查及鉴别,以使药材的质量得以保证。

(2)提取方法与技术:制备方法与制剂的质量密切相关。要根据浸出制剂的种类,选择适宜的提取方法,优选出最佳工艺条件,使有效成分充分浸出。对有效成分未知的药材,严格控制提取工艺条件,以指标成分含量为指标,使提取物的质量得以保证。

(3)鉴别与检查:选择专属、灵敏、快速、简便的鉴别方法,以判断浸出制剂的真实性。常选用理化鉴别和薄层色谱鉴别,检查药材或制剂中可能引入的杂质或与药品质量有关的项目,以控制浸出制剂的质量。

(4)含量测定:① 化学测定法:是指采用化学方法测定已知有效成分或指标成分含量的方法。具体制剂所采用含量测定方法,可参考《中国药典》或有关文献收载的与其相同成分的测定方法,也可以自行研究后建立,但均应做方法学的考察试验。② 生物测定法:本法系指利用药材浸出成分对动物机体或离体组织所发生的反应,确定浸出制剂含量(效价)标准的方法。此法适用于尚无适当化学测定方法的浸出制剂,特别是毒性中药制剂。③ 药材比量法:

本法系指浸出制剂若干容量或重量相当于原中药多少重量的表示方法。该法只有药材质量规格和制备工艺固定,并且严格执行操作规程时,才能体现制剂的质量

（5）含醇量测定：酊剂、酒剂、流浸膏等乙醇含量应符合规定限度。

（6）微生物限度检查：各种非灭菌浸出制剂均应进行细菌数、霉菌数、酵母菌数及控制菌检查。

2. 中药注射剂质量控制

由于中药注射剂原料成分的复杂性,药材品种、产地、所含成分的不确定性,目前,在生产和应用中仍还存在一些问题。中药注射剂的质量控制,除了应进行一般注射剂的质量检查外,还要根据制剂本身的特点,制定有关质量控制的检查项目和检查方法。

中药注射剂检查项目,除应符合《中国药典》2010 版一部附录制剂通则"注射剂"项下要求外,还应建立色泽、pH 值、重金属（汞、铅、镉、铜）、砷盐、炽灼残渣、总固体、草酸盐、钾离子、树脂、蛋白质、鞣质、降压物质、异常毒性检查及刺激、过敏、溶血与凝聚试验等检查项目,注射用无菌粉末应检查水分。此外,有效成分注射剂应对主成分以外的其他成分的种类及含量进行必要的控制。

中药注射剂中有效成分的含量高低直接影响疗效和用药安全。只有建立严格的质量标准和采用科学的测定方法,才能切实保证中药注射剂的质量。2007 年国家食品药品监督管理局制定并颁发了《中药、天然药物注射剂基本技术要求》规定：有效成分制成的注射剂,主药成分含量应不少于 90%；多成分制成的注射剂,所测成分应大于总固体量的 80%,注射剂中含有多种结构类型成分的,应分别采用 HPLC 和（或）GC 等定量方法测定各主要结构类型成分中至少一种代表性成分的含量,此外,应对未测定的其他成分进行研究；注射剂质量标准中的含量测定指标均应规定其含量的上下限；同时要求原料（药材、饮片、提取物、有效部位等）、中间体、制剂均应分别研究建立指纹图谱；还应进行原料、中间体、制剂指纹图谱的相关性研究。指纹图谱的评价可采用相对峰面积、相对保留时间等指标进行评价；也可根据产品特点增加特征峰比例等指标及指纹特征描述,并规定非共有峰数及相对峰面积。通过以上方法和技术将能更好地进行质量控制,提高并保证中药注射剂质量和保持疗效的相对稳定。

【思考题】

1. 中药制剂中一般化学成分有哪几类,各有何作用？

2. 中药制剂具有哪些特点？

3. 分离提纯中药提取物的依据是什么？

4. 简述浸出制剂的质量控制方法。

5. 简述制备浸出制剂常用的浸出方法及适用范围。

6. 简述我国中药制剂生产的现状及发展趋势。

第 16 章

制剂新技术

→ **本章要点**

　　制剂新技术涉及范围广,内容多。本章主要介绍固体分散体的概念、类型、制备方法和质量验证方法;包合物的概念与特点、环糊精的分类、环糊精包合物的制备方法和质量验证方法;微球和微囊的概念、制备方法、药物释放机理、质量控制及评价方法;微乳的概念、微乳与乳剂和胶束的区别;纳米粒的概念、质量控制及评价方法;脂质体的概念、类型;脂质体的制备方法、分离技术、质量控制及评价方法。

16.1　固体分散体技术

16.1.1　概述

　　目前,由高通量药物筛选方法获得的活性物质中约有 40% 是水难溶性的,且许多有潜力的药物因其低溶解度或低渗透性严重影响了在胃肠道的有效吸收,因此,提高难溶性药物的溶解度或溶出速率成为当今药剂学工作者面临的挑战之一。固体分散技术是将药物高度分散在另一种固体载体中的新技术。难溶性药物通常是以分子、胶态、微晶或无定形状态分散在另一种水溶性、难溶性或肠溶性材料中呈固体分散体(solid dispersion,SD)。

　　固体分散体的概念最早是在 1961 年由 Sekiguchi 等提出来的,以尿素为载体材料,用熔融法制备磺胺噻唑固体分散体,口服后吸收及排泄均比口服磺胺噻唑明显加快。固体分散体的作用特点是:① 延缓释药速率:固体分散体技术已经被应用于缓释制剂的产品开发中,通过选用适宜的载体材料(如不溶性聚合物、肠溶性材料、脂质材料等)和适宜的药物与载体材料、致孔剂的配比,可以获得不同释药速率的缓释固体分散体。② 增加难溶性药物的溶解度和溶出速率,提高难溶性药物的生物利用度:难溶性药物不易被机体吸收,在临床应用上受到了一定的限制。难溶性药物制成固体分散体后,药物以分子、胶体、无定形或微晶状态分散在载体中,比表面积增加,溶出速率加快,其口服制剂吸收速率快,提高生物利用度。③ 提高药物的稳定性:不稳定药物制成固体分散体后可以增加稳定性,使制剂的质量易于控制,且可降低成本。

此外,固体分散体不仅可明显提高药物的生物利用度,而且可降低药物的毒副作用。例如,吲哚美辛制成吲哚美辛-PEG6000 固体分散体微丸后,大鼠实验表明,药效相同时吲哚美辛-PEG6000 固体分散体微丸应用剂量只相当市售普通片的一半,因而对大鼠胃的刺激性显著降低。又如双炔失碳酯制成双炔失碳酯-PVP 固体分散体片后,有效剂量小于其市售普通片的一半,生物利用度明显提高。将具有光敏毒性的二氯尼柳制成二氯尼柳-Eudragit RS100 固体分散体,大大降低了二氯尼柳对细胞膜的光敏毒性。

同时,固体分散技术以其独特的优点现已广泛地应用到中药领域,以聚乙二醇(PEG)等作为速效固体分散载体,采用熔融法制备的复方丹参滴丸、苏冰滴丸等是我国中药制剂中对分散体技术的最典型和成功的应用实例。固体分散体技术为中药制剂现代化发展提供了一种较好的解决方案。

16.1.2　固体分散体的类型

按固体分散体中药物的分散状态进行分类,主要有四种类型。

1. 简单低共熔混合物

适当比例的药物与载体材料,在较低的温度下共熔,得到完全混溶的液体,骤冷固化时,可以完全融合而形成固体分散体,此时药物仅以微晶形式分散在载体材料中,为物理混合物,但不能或很少形成固体溶液。当药物与载体以低共熔组成,从熔融体冷却而达到低共熔温度时,药物与载体同时生成晶核,并在形成晶核过程中,两者的分子向各自的晶核扩散,以使晶核长大,但又相互抑制不易长大,而均以微晶析出,形成均匀的微晶分散体系。

2. 固态溶液

药物在载体材料中以分子状态均匀分散,成为一相,此类分散体因具有类似于溶液的分散性质,称为固态溶液(solid solution)。按药物与载体材料的互溶情况,分完全互溶与部分互溶;按晶体结构,分为置换型与填充型。

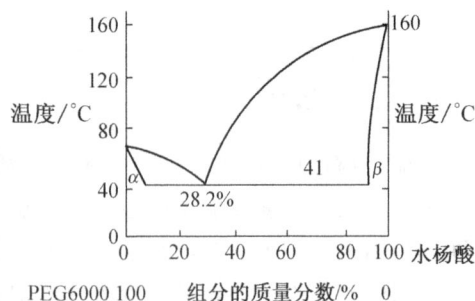

图 16-1　水杨酸-PEG6000 相图

如水杨酸与 PEG 6000 可组成部分互溶的固态溶液。当 PEG 6000 含量较多时,可形成水杨酸溶解于其中的 α 固态溶液;当水杨酸的含量较多时形成 PEG 6000 溶解于水杨酸中的 β 固态溶液(图16-1)。这两种固态溶液在 42℃ 以下又可形成低共熔混合物。

3. 玻璃溶液或玻璃混悬液

药物溶于熔融的透明状的无定形载体中,经骤然冷却,得到透明玻璃状的固体溶液,称玻璃溶液(glass solution),它具有类似玻璃的质脆、透明、没有确定的熔点。常用多羟基化合物作载体。常用的多羟基化合物有枸橼酸、PVP、蔗糖、葡萄糖、木糖醇等。它们有较强的氢键效应,能抑制药物析出结晶。然而,玻璃溶液的晶格能小于固体溶液,所以药物溶出较固体溶液容易。还由于玻璃溶液黏度大,过饱和时析出的结晶仍很小,相对溶出速率就高。当药物和载体间没有相互作用时,其熔融状态下不易互相混溶,就形成玻璃混悬液(glass suspension)。

4. 共沉淀物

共沉淀物(coprecipitates),也称共蒸发物,是由药物与载体材料以适当比例混合形成的非结晶性无定形物。双炔失碳酯(AD)与 PVP 以 1∶8 制成共沉淀物,AD 分子进入 PVP 分子的网状骨架中,药物晶体受到 PVP 的抑制而形成非结晶性无定形物。

上述药物在载体中的分散状态类型,一般情况下并不单独存在,一种固体分散体往往是多种类型的混合物。固体分散体的类型可因载体材料的不同而不同,如联苯双酯与不同载体材料形成的固体分散体,经 X 射线衍射分析证明,联苯双酯与尿素形成的是简单的低共熔混合物,即联苯双酯以微晶形式分散于载体材料中。而联苯双酯与 PVP 的固体分散体中,联苯双酯的晶体衍射峰已消失,形成无定形粉末状共沉淀物。联苯双酯与 PEG 6000 形成的固体分散体中,联苯双酯的特征衍射峰较两者的物理混合物约小一半,认为有部分联苯双酯以分子状态分散,而另一部分是以微晶状态分散。固体分散体的类型还与药物同载体材料的比例以及制备工艺等有关。因此,要得到某种类型为主的分散体,必须从药物和载体的种类、性质、比例以及固体分散体的制法等多方面考虑。

16.1.3　载体材料

固体分散体的溶出速率主要取决于所用载体材料的特性。优良的载体材料应具有下列条件:无毒、无致癌性、无生理活性、不与药物发生化学反应、不影响主药的化学稳定性、不影响药物的疗效与含量检测、能使药物得到最佳分散状态或缓释效果、价廉易得。目前,常用载体材料有水溶性、难溶性和肠溶性三大类。载体材料是调节药物释放速率的重要物质,可选择单一载体或联合使用几种载体,以达到要求的速释或缓释效果。

1. 水溶性载体材料

水溶性载体材料是制备速释型固体分散体的常用材料,包括高分子聚合物、表面活性剂、有机酸、糖类、醇类以及纤维素衍生物等。常用的水溶性载体熔点合适、毒性小,亦能溶于多种有机溶剂,使药物以分子状态分散,且在溶剂蒸发过程中黏度增大,可阻止药物聚集。

(1) 聚乙二醇类:聚乙二醇类(PEG)为结晶性聚合物,具有良好的水溶性(1∶2~3),亦能溶于多种有机溶剂,可使某些药物以分子状态分散,从而阻止药物聚集。其中适合于固体分散体的相对分子质量在 1500~20000,PEG4000 和 6000 是最常用的水溶性载体。它们的熔点低(55~65℃),毒性小,化学性质稳定(但 180℃以上分解),能与多种药物配伍。当药物为油类时,宜用 PEG 12000 或 6000 与 20000 的混合物作载体。采用滴制法成丸时,可加硬脂酸调整其熔点。PEG 也可作缓释固体分散体的载体材料。此类载体材料分散药物的机制如下:在熔融状态下,每个分子的两个平行的螺旋状键展开,如果药物相对分子质量较小(<1000)则进入载体的卷曲链中形成分子分散体,而当药物分子与载体分子大小相近,又没有空间位阻时,则溶质分子可取代溶剂分子,形成分子分散的固态溶液或玻璃溶液,或部分药物聚集成胶体呈微晶状态分散的固态溶液。

(2) 聚维酮类:聚维酮类(PVP)为无定形高分子聚合物,易溶于水和多种有机溶剂,对热稳定,但加热至 150℃变色,对许多药物有较强的抑晶作用,但贮存过程中易吸湿而析出药物结晶。如尼莫地平-PVP 固体分散体,能显著提高尼莫地平的体外溶出速率,但在相对湿度

75％、40℃的环境中放置三个月后,溶出速率又回到原药的水平。在药物－PVP共沉淀物中,药物分子沿着PVP链,以微弱的氢键形式与PVP结合。PVP形成氢键的能力与其平均相对分子质量大小有关,PVP的平均相对分子质量愈小,愈易形成氢键,形成的共沉淀物溶出速率愈高,次序是:PVPk15(平均相对分子质量25000)＞PVPk30(平均相对分子质量60000)＞PVPk90(平均相对分子质量360000)。

(3)表面活性剂类:作为载体材料的表面活性剂大多含聚氧乙烯基,其特点是溶于水或有机溶剂,载药量大,在蒸发过程中可阻止药物产生结晶,是较理想的速效载体材料。常用泊洛沙姆188(Poloxamer 188,即Pluronic F68,普朗尼克)、聚氧乙烯(PEO)、聚羧乙烯(CP)等。例如,应用泊洛沙姆作为载体,并采用熔融法或溶剂法制备固体分散体,可大大提高溶出速率和生物利用度,增加药物溶出的效果明显大于PEG载体。

(4)有机酸类:有机酸类载体材料的平均相对分子质量较小,如枸橼酸、酒石酸、琥珀酸、胆酸及去氧胆酸等,多形成低共熔物,易溶于水而不溶于有机溶剂。灰黄霉素－琥珀酸低共熔混合物比微晶灰黄霉素溶出速率提高4倍,而2.5％灰黄霉素－琥珀酸低共熔混合物比灰黄霉素原粉溶出速率提高30倍。有机酸类载体材料不适用于对酸敏感的药物。

(5)糖类与醇类:常见的作为载体材料的糖类有右旋糖酐、半乳糖及蔗糖等,醇类有甘露醇、山梨醇、木糖醇等。它们的特点是水溶性强,毒性小。因分子中有多个羟基,可与药物以氢键结合生成固体分散体,适用于剂量小、熔点高的药物,尤以甘露醇为最佳。

(6)其他亲水性载体材料:可以作为固体分散体的其他亲水性载体材料有:① 乙烯聚合物类,如聚乙烯醇PVA、聚维酮－聚乙烯醇共聚物PVP-PVA、交联聚维酮PVP-CL,都可用作改善药物溶出速率的载体。② 纤维素衍生物类,如羟丙纤维素(HPC)、羟丙甲纤维素(HPMC)等,它们与药物制成的固体分散体难以研磨,需加入适量乳糖、微晶纤维素等加以改善。

此外,一些亲水性聚合物如微晶纤维素、淀粉、改性淀粉、胃溶性聚丙烯酸树脂,以及微粉硅胶等也经常用作固体表面分散体的载体。

2. 难溶性载体材料

难溶性载体是制备缓释型固体分散体的良好材料,常用载体材料有乙基纤维素(EC)、壳聚糖、Eudragit RL、Eudragit RS及脂质等。难溶性载体材料中常加入一些水溶性物质(如PVP、PEG、十二烷基硫酸钠(SDS)和糖类等)调节药物释放速率。

(1)纤维素类:纤维素类常用材料有乙基纤维素(EC),其特点是无毒、无药理活性,不溶于水,但能溶于有机溶剂,含有羟基能与药物形成氢键,是一种有较大的黏性、载药量大、稳定性好、不易老化的理想载体材料。乙基纤维素通常采用溶剂蒸发法制备用于缓释的固体分散体,如以乙基纤维素为载体制备的硫酸奎尼丁固体分散体具有良好的缓释作用。

(2)聚丙烯酸树脂类:此类载体材料为含季铵基的聚丙烯酸树脂Eudragit(包括E、RL和RS等多种型号),在胃液中可溶胀,在肠液中不溶,不被吸收,对人体无害,因此被广泛地应用于制备具有缓释性的固体分散体。有时为了调节释放速率,可适当加入水溶性载体材料,如PEG或PVP等。如萘普生－Eudragit RL和RS固体分散体,Eudragit RS使萘普生缓慢释放,释放行为符合Higuchi方程;而Eudragit RL可调节释放速率,释放速率常数的对数值与RL所占比例呈线性关系。

(3)壳聚糖:为甲壳类动物外壳的水解产物,属氨基多糖,由于聚合平均相对分子质量大,在水中难溶。近年来研究显示,采用冻干技术将壳聚糖与乙基纤维素联用制备双氯酚酸钠固体分散体效果要优于单用壳聚糖载体材料。

（4）脂质缓释固体分散体及其他类：常用的有胆固醇、β-谷甾醇、棕榈酸甘油酯、胆固醇硬脂酸酯、蜂蜡、巴西棕榈蜡及氢化蓖麻油、蓖麻油蜡等脂质材料，可用作载体制备缓释固体分散体。脂质类载体降低了药物溶出速率，延缓了药物释放，药物溶出速率随脂质含量增加而降低，亦可加入表面活性剂、糖类、PVP 等水溶性材料，以适当提高其释放速率，达到满意的缓释效果。

另有水微溶或缓慢溶解的表面活性剂如硬脂酸钠、硬脂酸铝、三乙醇胺和十二烷基硫代琥珀酸钠等，具有中等缓释效果。此外，也有利用多种难溶性载体材料，如聚-d_1-天冬氨酸和聚甲基丙烯酸甲酯联合使用，制备固体分散体达到较好的缓释作用。

3. 肠溶性载体材料

常用的有邻苯二甲酸醋酸纤维素（CAP）、邻苯二甲酸羟丙甲纤维素（HPMCP，其商品有两种规格，分别为 HP-50 和 HP-55）、羧甲乙纤维素（CMEC）以及聚丙烯树脂（如 Eudragit L、Eudragit S）等，其中 Eudragit L 相当于国内 Ⅱ 号聚丙烯酸树脂，Eudragit S 相当于国内 Ⅲ 号聚丙烯酸树脂。这类固体分散体具有良好的物理化学稳定性，均能溶于肠液中，可用于制备胃中不稳定的药物在肠道释放和吸收、生物利用度高的固体分散体。由于它们的化学结构不同，黏度有差异，释放速率也不相同。其缓释作用主要靠给药后的延迟吸收来实现，而药物吸收延迟决定于制剂通过胃肠道的转运时间。邻苯二甲酸醋酸纤维素（CAP）可与 PEG 联用制成固体分散体，控制释放速率。通过将硝苯地平和邻苯二甲酸羟丙甲纤维素（HP-55）或聚丙烯树脂溶于二氯甲烷和乙醇的混合溶剂中，制得含硝苯地平 7% 的肠包衣固体分散体的颗粒剂。该颗粒剂在胃内不溶解，因而延缓了吸收，能维持有效血药浓度达 8h 以上，是一种具有较高生物利用度的缓释制剂。

4. 其他载体材料

卡波姆（Carbomer）商品名为 Carbopol，现有 907、910、971P、934P、974P、940 等不同交联度规格的品种，可广泛用作生物黏附和缓控释骨架材料。近年来已有将 Carbopol 用作固体分散体缓控释载体材料的报道。有报道用 6 种不同交联度的 Carbopol 分别联合聚氧乙烯（PEO 35000）作混合载体制备非那西丁控释型固体分散体，结果表明，非那西丁固体分散体 60min 释药百分率与氢键形成百分率呈良好线性相关性，因此，可根据不同的要求选用不同交联度的 Carbopol 调节药物的释药速率。

目前，应用固体分散技术制备缓控释制剂时，常选用几种载体形成多元固体分散体体系，以达到稳定、增溶、调节药物释放速率的作用。在选择载体时，若是载体控释体系，则载体种类、平均相对分子质量、联合应用、加入表面活性剂等都影响溶出，此时一般是通过测定药物在载体或混合载体中的溶解度来筛选。

16.1.4　固体分散体的制备方法

药物固体分散体的常用制备方法有熔融法、溶剂法、溶剂-熔融法等，其他还有研磨法，以及药物溶于有机溶剂分散吸附于惰性材料（如 SiO_2）形成粉状溶液等。不同药物采用何种固体分散技术，主要取决于药物的性质和载体材料的结构、性质、熔点及溶解性能等。下面主要介绍前三种常用方法。

1. 熔融法

将药物与载体材料分别粉碎过筛，混匀，用水浴或油浴加热并不断搅拌至完全熔融，也可将载体加热熔融后,再加入药物搅拌至完全熔融,然后在剧烈搅拌下迅速冷却成固体,或将熔融物倾倒在不锈钢板上成薄层,用冷空气或冰水使之骤冷成固体,再将此固体在一定温度下放置变脆成易碎物,放置的温度及时间视不同的品种而定。如药物-PEG类固体分散体只需在干燥器内室温放置1到数日即可,而灰黄霉素-枸橼酸固体分散体需37℃或更高温度下放置多日才能完全变脆。为了缩短药物的加热时间,亦可将载体材料先加热熔融后,再加入已粉碎的药物(60～80目筛)。本法的关键是需由高温迅速冷却,以达到高的过饱和状态,使多个胶态晶核迅速形成而得到高度分散的药物,而非粗晶。本法简便、经济,适用于对热稳定的药物,多用熔点低、不溶于有机溶剂的载体材料,如PEG类、枸橼酸、糖类等。其缺点是熔融过程中药物或载体可能发生分解或蒸发,因此对于不耐热的药物和载体不宜用此法,以免分解、氧化。

熔融法制备固体分散体的制剂,最合适的剂型是直接制成滴丸。将熔融物滴入冷凝液中使之迅速收缩、凝固成丸,即成滴丸,如复方丹参滴丸。常用冷凝液有液状石蜡、植物油、甲基硅油以及水等。在滴制过程中能否成丸,取决于丸滴的内聚力是否大于丸滴与冷凝液的黏附力,冷凝液的表面张力小,丸形就好。

2. 溶剂法

溶剂法亦称共沉淀法或共蒸发法,将药物与载体材料共同溶解于有机溶剂中或分别溶于有机溶剂中后混匀,除去溶剂而得固体分散体。由于熔融法的局限性,使溶剂法在20世纪70年代成为应用更为普遍的制备固体分散体的方法。溶剂法常用的有机溶剂有氯仿、无水乙醇、95%乙醇、丙酮等。本法适用于熔点较高、对热不稳定或易挥发的药物。使用能溶于水或多种有机溶剂、熔点高、对热不稳定的载体材料,如PVP类、半乳糖、甘露糖、胆酸类等。PVP熔化时易分解,采用溶剂法较好。但使用有机溶剂的用量较大,成本高,且有时有机溶剂难以完全除尽,残留的有机溶剂除对人体有危害外,还易引起药物重结晶而降低主药的分散度。采用此法制备固体分散体一般选择水溶性很强的物质为载体,而药物多为难溶性,因此选择合适的共溶剂是一个困难。有报道称,在使用溶剂法制备固体分散体时,将药物溶于有机溶剂中,加入不溶于此溶剂的辅料混匀,挥散溶剂即得固体分散体,这样省去选择药物和载体的共同溶剂,只需选择能溶解药物的溶剂即可。

3. 溶剂-熔融法

先将药物溶于少量的溶剂中,然后将此溶液直接加入已熔融的载体材料中均匀混合,蒸去有机溶剂,按熔融法冷却固化,即得。药物溶液在固体分散体中所占的量一般不超过10%(w/w),否则难以形成脆而易碎的固体。本法适用于液态药物,如鱼肝油、维生素A、D、E等,也可用于受热稳定的固体药物,但仅限用于剂量小于50mg的药物。凡适用于熔融法制备的载体材料均可采用。制备过程中一般不除去溶剂,受热时间短,产品稳定,质量好。但应注意选用毒性小、易与载体材料混合的溶剂。将药物溶液与熔融载体材料混合时,必须搅拌均匀,以防止固相析出。

16.1.5　固体分散体的稳定性

从固体分散体的制备方法来看,无论是熔融法还是溶剂法都改变了药物的物理结构,通常成为无定形、部分无定形或药物的过饱和固态溶液。从热力学上讲,这些状态都是不稳定的,有转化为稳定的药物结晶的趋势。许多文献报道了固体分散体稳定性方面的研究,药物与载体比例不合适、贮存温度过高、湿度过大、存放时间太长,都会使分散体系统的溶出降低。药剂学上将固体分散体长时间贮存后出现硬度变大,析出结晶或结晶粗化,药物溶出度降低的情况称作老化。有报道,利用固体分散体制成的新药因为老化问题的出现而退出市场。

1. 影响稳定性的因素

(1) 药物与载体及其相互作用:药物在载体中的浓度对稳定性影响不大,但贮存期内载体性质的改变有可能引起老化。也有当药物在载体中浓度超过贮存温度下药物在载体中的溶解度时,会出现老化的问题。一些载体在固体分散体中呈热力学不稳定性,也会随时间而变化。

(2) 水分:固体分散体中残留的水分增加了分子迁移率,使其中无定形药物的结晶速率和程度加大。固体分散体与相同组成的其他剂型相比,可能会吸收更多的水分而使药物重结晶,所以在制备和贮存期中注意保持干燥。

(3) 冷却速率:固体分散体的冷却速率对老化现象有显著影响。已有文献报道,缓慢冷却法可以降低固体分散体的老化现象。

2. 提高稳定性的方法

固体分散体中药物分散程度取决于药物在载体中的溶解度。如果药物在载体中的浓度低于其在贮存温度时的溶解度,那么该固体分散体是稳定的。因此,了解贮存温度下药物在载体中的溶解度是必要的。测定溶解度的方法有很多,如利用显微镜法测定固体分散体中药物溶解度,即在液态载体中不断加入药物,用显微镜观察直至出现药物结晶,此时可根据加入的药量确定药物溶解度,由此法求得不同温度下的溶解度,建立溶解度-温度关系式,再求得固体分散体在贮存温度下的溶解度。又如通过测定药物在一种与载体化学结构相似且在较宽温度范围内均保持液态的基质中的溶解度-温度曲线,来估计贮存温度下药物在载体中的溶解度。上述方法均可求得贮存温度下药物在不同载体中的溶解度,从而可优选载体,确定载体中合适的药物浓度,预测固体分散体的稳定性。

提高固体分散体稳定性的方法主要有:① 加入稳定剂,除去碱金属离子以延缓化学反应;② 采用联合载体,调节载体的物化性质;③ 根据药物性质选用最合适的载体。例如,氧噻酮是一酸性药物,选用酸性的枸橼酸或富马酸为载体的固体分散体,高温放置 3 个月后仍能保持较好释放速率。

3. 老化

目前,对老化机制尚无统一认识。有研究推测,老化机制可能与释药机制紧密联系,即:若是载体控释体系,老化是由载体性质的改变引起的;若是药物控释体系,则老化是因药物在贮存期内的重结晶、结晶粗化或晶型改变所致。老化与药物浓度、载体材料、分散技术、贮存条件等诸多因素有关,其中载体的选用是否恰当是影响稳定性的首要因素。溶解度参数法是合理选择载体材料的一种简单、实用的办法。如果两种物质溶解度参数差值(D)相近,则两者容易互溶。一般固体分散体中当药物与载体的 D 值为 1.6~7.5 时,熔融时药物与载体可完全混溶;当 D 值为 7.4~15.0 时,液态时部分互溶;当 D 值大于 15.9 时,则完全不混溶。D 值越小越容易制成固体分散体。已有文献报道,利用不同载体制备布洛芬固体分散体,经计算布洛芬同PVP、泊洛沙姆 188 的 D 值分别为 1.6、1.9,显示 PVP、泊洛沙姆 188 与布洛芬具有可混溶性,实验结果显示,它们均形成了固体分散体;而布洛芬同麦芽糖、山梨醇、木糖醇的 D 值分别为 18.0、17.3、16.3,实验显示,它们均不能形成固体分散体。由上可知,溶解度参数法不仅可作为固体分散体选择单一载体的依据,同时也可作为选择联合载体的重要指标,使选择载体从过去盲目预试选择走向了科学计算优化选择之路,对于增加固体分散体的稳定性具有一定的指导意义。

16.1.6 速释与缓释原理

1. 速释原理

（1）药物的分散状态：药物在固体分散体中所处的状态是影响药物溶出速率的重要因素之一。药物以分子状态、胶体状态、亚稳定态、微晶态以及无定形态在载体材料中存在，载体材料可阻止已分散的药物再聚集粗化，有利于药物溶出。

1）增加药物的分散度：难溶性药物溶出速率慢，根据 Nernst-Noyes-Whitney 方程可说明其主要原因，表面积是可变量，是影响溶出速率的主要因素。固体分散体增加难溶性药物的溶出速率主要是增加了药物的分散度，因为固体分散体内的药物呈极细的胶体和超细微粒，甚至以分子状态存在，这样使药物的溶出速率更快。药物在用 PEG 类作载体材料时，由于材料的平均相对分子质量大（PEG 4000、6000、12000 或 20000），分子由两列平行的螺旋链所组成，经熔融后再凝固时，螺旋的空间造成晶格的缺损，这种缺损可改变结晶体的性质，如溶解度、溶出速率、吸附能力以及吸湿性等。当药物的平均相对分子质量≤1000 时，可在熔融时插入螺旋链中形成填充型固态溶液，即以分子状态分散，这种固体分散体的溶出速率最高、吸收最好。

2）形成高能状态：含有高能状态形式的药物分散系统是提高溶出速率的另一个因素。亚稳态结晶分子能量越高，溶出越快。如果采用熔融法制备固体分散体，由于从高温骤冷，黏度迅速增大，分散的药物难以聚集、合并、长大，有些药物易形成胶体等亚稳定状态。共沉淀物（或称共蒸发物）中药物一般为无定形，也是一种高能状态。当载体材料为 PVP、甲基纤维素或肠溶材料 Eudragit L 等时，药物可呈无定形分散。这些亚稳态或无定形态的药物，溶解度和溶出速率都较其他晶体状态为大。药物由于所处分散状态不同，溶出速率也不同，分子分散时溶出最快，其次为无定形，而微晶最慢。

（2）载体材料对药物溶出的促进作用：

1）载体材料可提高药物的可润湿性：分散系中增加溶出的又一因素是载体增加了药物的可湿性。在固体分散体中，药物周围被可溶性载体材料包围，使疏水性或亲水性弱的难溶性药物具有良好的可润湿性，遇胃肠液后，载体材料很快溶解，药物被润湿，因此溶出速率与吸收速率均相应提高，如氢氯噻嗪-PEG6000、吲哚美辛-PEG6000 或双炔失碳酯-PVP、利血平-PVP 等固体分散体。具有表面活性的载体如胆酸类、胆甾醇类可增加药物颗粒的可湿性。而非表面活性载体如枸橼酸、尿素易溶于水，紧紧地围绕在药物粒子周围，使药物不易凝结和聚集，增加与水的接触，提高药物的可湿性。

2）载体材料保证药物的高度分散性：当药物分散在载体材料中，由于高度分散的药物被足够的载体材料分子包围，使药物分子不易形成聚集体，故保证了药物的高度分散性，加快药物的溶出与吸收。

3）载体材料对药物有抑晶性：载体材料可阻止已分散的药物再聚集粗化。如药物和载体材料 PVP 在溶剂蒸发过程中，由于氢键作用、络合作用使黏度增大。载体材料能抑制药物晶核的形成及成长，使药物成为非结晶性无定形态分散于载体材料中，得共沉淀物。

2. 缓释原理

药物采用水不溶性材料、肠溶性材料、脂质材料为载体制成的固体分散体均具有提高生物利用度和使药物具有缓释的作用。其缓释原理是载体材料形成网状骨架结构，药物以分子或微晶状态分散于骨架内,药物的溶出必须首先通过载体材料的网状骨架扩散,故释放缓慢。释药机制类似于骨架型制剂缓、控释原理,符合 Higuchi 方程、一级过程和零级过程。如以 EC 为载体材料的固体分散体中含药量愈低、固体分散体的粒径愈大、EC 黏度愈高,则溶出愈慢、缓释作用愈强。这是由于 EC 黏度越大,水分渗透越难所致。如将水溶性药物盐酸氧烯洛尔用 EC 作为载体材料,加入适量的羟丙纤维素(HPC)制成固体分散体,其缓释作用非常明显。这是由于 HPC 膨胀后,在 EC 骨架内对药物扩散起最大的阻碍作用,HPC 量少时阻碍作用较小,HPC 量太大时,EC 骨架容易蚀解,导致药物一起溢出。此时 HPC 相当于水溶性致孔剂,可增加渗透,调节药物释放速率,获得理想的缓释效果。

16.1.7　固体分散体的验证

固体分散体中药物分散状态的鉴别是质量验证的首要项目。固体分散体中药物分散状态有呈分子状态、亚稳定态及无定形态、胶体状态、微晶或微粉状态。目前一般采用物理分析方法来鉴别这些状态,如差示热分析法、差示扫描量热法、X‑射线衍射法、红外光谱测定法、核磁共振谱法、显微镜观察法等。

1. 差示热分析法

差示热分析法(differential thermal analysis,DTA)又称差热分析,是使试样和参比物在程序升温或降温的相同环境中,测量两者的温度差随温度(或时间)的变化关系。DTA 谱图的横坐标为温度 T(或时间 t),纵坐标为试样与参比物之温差 $\Delta T = T_a - T_r$,所得到的 $\Delta T\text{-}T$ 曲线称差示热分析曲线,又称差热曲线。在曲线中出现差热峰或基线突变的温度与测试物的转变温度或测试物反应时吸热或放热有关。若固体分散体为测试物,主要测试其是否有药物晶体的吸热峰,或测量其吸热峰面积的大小并与物理混合物比较,可考察其药物在载体中的分散程度。DTA 的基本结构见图 16-2 所示。

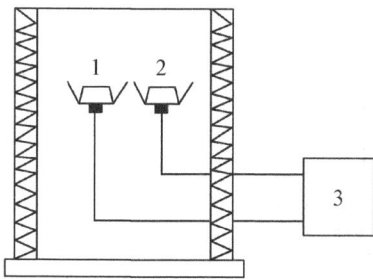

图 16-2　DTA 基本结构示意图
1. 参考池　2. 样品池　3. 温差检测器

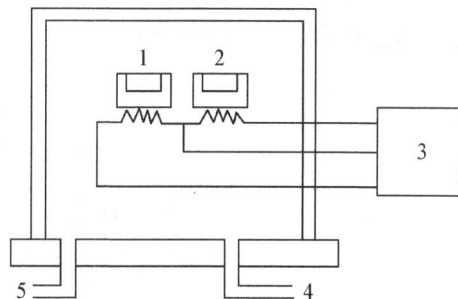

图 16-3　DSC 基本结构示意图
1. 参考池　2. 样品池　3. 热量补偿器　4. 进口气　5. 出口气

2. 差示扫描量热法

差示扫描量热法(differential scanning calorimetry,DSC)又称为差动分析,是使试样和参比物在程序升温或降温的相同环境中,用补偿器测量使两者的温度差保持为零所必需的热量对温度(或时间)的依赖关系。DSC 的热谱图的横坐标为温度 T,纵坐标为热量变化率 dH/dt,得到的 $dH/dt\text{-}T$ 曲线中出现的热量变化峰或基线突变的温度与测试物的转变温度相对应。差动分析仪与差热分析仪的结构相似,由控温炉、温试控制器、热量补偿器、放大器、记录仪组成。其主要部分的结构示意见图 16-3 所示。

DSC 与 DTA 的不同之处是要使试样与参比物的温差保持为零,采用热量补偿器以增加电功率的方式迅即对参比物或试样中温度低的一方给予热量的补偿,做功的多少即为试样的吸放热变化,通过记录下的 DSC 曲线直接反映出来,从而可以从谱图的吸放热峰的面积得到定量的数据。固体分散体中若有药物晶体存在,则有吸热峰存在;药物晶体存在越多,吸热峰总面积越大。

3. X-射线衍射法

X-射线衍射法(X-ray diffraction)系当能量在 $10\sim50keV$(相应波长为 $25\sim120pm$)范围的 X-射线射入晶体后,迫使原子周围的电子做周期振动,产生相应新的电磁辐射,发生所谓的 X-射线散射现象,由于 X-射线的互相干涉和互相叠加,因而在某个方向得到加强,就出现了衍射现象。粉末衍射法广泛应用于晶体材料的定性分析,作为一种"指纹"鉴定法来辨认结晶材料的化学组成。由于每一种物质的结晶都有其特定的结构,其粉末衍射图也都有其特征,犹如每个人都有特征的指纹那样,所以 X-射线衍射法可用于鉴别物质。鉴别固体分散体时,若有药物晶体存在,则在衍射图上就有这种药物晶体的衍射特征峰存在,可定性地鉴别固体分散体中药物分布情况。X-射线粉末衍射仪的主要结构见图 16-4 所示。

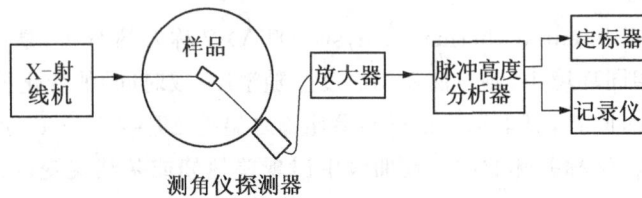

图 16-4　X-射线衍射仪的基本结构示意图

在硫酸奎尼丁-EC 固体分散体的 X-射线衍射图中,硫酸奎尼丁在 $8.2°$、$16.3°$、$18.8°$、$20.9°$ 及 $21.5°$ 有强的晶体特征衍射峰(图 16-5),它与 EC 的物理混合物仍有这些峰,而形成固体分散体后这些峰均消失,说明药物是以无定形存在于固体分散体中。

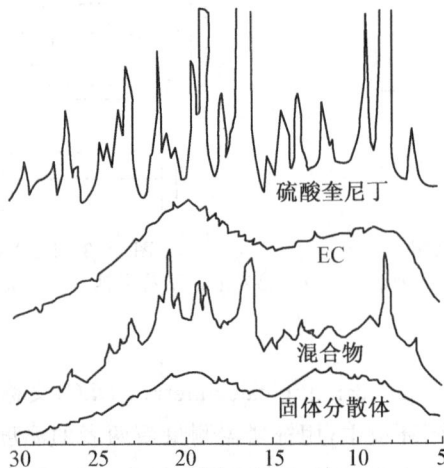

图16 5　硫酸奎尼丁-EC 固体分散体的 X-射线衍射图

4. 红外光谱法

红外光照射到物质分子后能激发分子内原子核之间的振动和转动能级的跃迁。中红外区（400～4000cm^{-1}）是大多数化合物的化学键振动能级的跃迁区域，由此产生的分子振动光谱即为红外吸收光谱。红外光谱法主要用于确定固体分散体中是否有复合物形成或其他相互作用，若没有相互作用，固体分散体的红外图谱应与其物理混合物红外图谱相同。在形成复合物或有强氢键作用时，药物和载体的某些吸收峰将会消失或产生位移。布洛芬-PVP 共沉淀物红外光谱图表明，布洛芬及其物理混合物均于 1720cm^{-1} 处有强吸收峰，而共沉淀物中吸收峰向高波数位移，强度也大幅度降低，这是由于布洛芬与 PVP 在共沉淀物中以氢键结合。

5. 核磁共振谱法

核磁共振谱法主要用于确定固体分散体中是否有分子间或分子内相互作用。醋酸棉酚-PVP固体分散体，将醋酸棉酚：PVP(1：7)固体分散体及固体分散体经重水交换后分别测定核磁共振谱，发现醋酸棉酚图谱中 δ15.2 有一个共振尖峰，这是由分子内氢键产生的化学位移。当利用 PVP 形成固体分散体后，δ15.2 峰消失，但在 δ14.2 和 δ16.2 出现两个钝型化学位移峰，与重水交换后消失。这是 PVP 对醋酸棉酚氢键磁场干扰而出现的自旋分裂现象，提示 PVP 破坏醋酸棉酚分子内氢键，从而形成了醋酸棉酚与 PVP 的分子间氢键，即形成了固体分散体。

药物与载体材料制成的固体分散体中，由于固体分散体在贮存过程中存在老化等问题，因而稳定性的检查以及与药物分散状态密切相关的溶出度或溶出速率的体外试验和体内的生物利用度试验均是评价固体分散体的必要项目。

6. 溶解度及溶出速率

溶出速率测定法有多种，但基本方法大致可以归纳为两大类：搅拌法与流室法。2005 年版《中国药典》二部收载了三种方法：第一法(用转篮和 1000mL 溶出杯)、第二法(用搅拌浆和 1000mL 杯)、第三法(用搅拌浆和 250mL 溶出杯)。药物制成固体分散体后，溶解度和溶出速率会发生变化。难溶性药物制成固体分散体后，溶出速率一般会比原药快，如葛根素磷脂复合物与聚乙烯吡咯烷酮 PVP(质量比为 1：3)共沉淀物胶囊在人工胃液和 pH6.8 磷酸盐缓冲液中的累积溶出度明显高于物理混合物及磷脂复合物。实验结果表明，PVP 共沉淀物大大提高了葛根素磷脂复合物的体外溶出。用水不溶性聚合物、肠溶性材料、脂质材料制成的固体分散体中药物则是扩散或从骨架中缓慢释放，具有提高生物利用度的作用，而且具有药物缓释长效作用。

16.2　包合技术

16.2.1　概述

包合物(inclusion complexes)是指一种药物分子被全部或者部分包合进入另外一种物质的分子腔隙中而形成的独特形式的络合物。制备包合物的方法称为包合技术。在包合物中具有包合作用的外层分子称为主分子(host molecules)，被包合在主分子空间中的小分子物质称为客分子(guest molecules, enclosed molecules)。包合物根据主分子的构成可分为多分子包合物、单分子包合物和大分子包合物；根据主分子形成空穴的几何形状又分为管形包合物、笼形包合物和层状包合物，见图 16-6 所示。管状包合物是由一种分子构成管形或筒形空洞骨架,另一种分子填充其中而成。层状包合物是客分子存在于主分子的某一层间,如药物与某些表面活性剂能形成胶团,某些胶团的结构属于层状包合物。笼状包合物是客分子进入由几个主分子构成的笼状晶格中而成,其空间完全闭合。

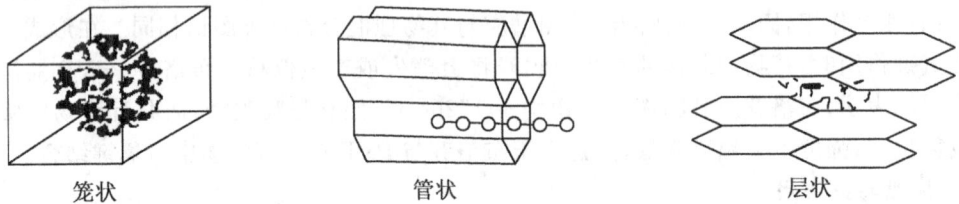

笼状　　　　　　　　　　管状　　　　　　　　　　层状

图 16-6　包合物基本类型

具备包合性能的物质主要有环糊精、环糊精衍生物和尿素等,其中以环糊精的研究和应用为最多、最典型。本节将以环糊精为重点介绍包合技术。

1886 年 Mylius 首先经 X-射线衍射发现了苯二酚可形成笼状结构,某些挥发性化合物可被包合在其中形成包合物,随后去氧胆酸-脂肪酸、尿素-辛醇、樟脑-硫脲的包合物等陆续被报道。1984 年环糊精包合物被发现,使得包合技术在药剂研究领域中日趋活跃,在药剂学中得到了广泛应用。药物与环糊精形成包合物后,其物理化学和生物药剂学性质,如稳定性、挥发性、溶解性、分散性等均会发生相应的改变,具体的优点体现在如下几方面:

(1) 溶解度增大:增加药物的溶解度有利于药物制剂的制备。

(2) 稳定性提高:药物形成包合物之后活性基团能够受到保护,减少药物因氧化、遇热、光照或者其他化学环境而产生的分解及降解,药物稳定性提高。

(3) 液体药物(如挥发油)粉末化,可防止挥发性成分挥发:对于一些液体药物,环糊精包合能够实现药物的固体化,固体化的药物更有利于制剂的制备和应用。

(4) 掩盖药物的不良气味或味道:对于一些存在不良气味的药物,包合后能够对药物的气味进行掩盖,使患者顺应性增加。

(5) 改善药物的吸收,提高药物的生物利用度:环糊精本身可以作为渗透促进剂,改善局部给药的吸收,增加经皮给药、黏膜给药、眼部给药等给药方式的药物透过量,从而改善药物吸收,提高药物的生物利用度。同时,对于一些因为生物利用度太低而被淘汰的活性物质而言,进行环糊精包合,存在重新被开发成药物的可能。

(6) 降低药物的刺激性与毒副作用:包合物一方面减少了给药剂量,另一方面能够降低游离药物浓度,因此药物的毒副反应和刺激性大大降低。

(7) 环糊精包合类似于微型胶囊,释药缓慢,副反应低。

另外,环糊精包合物是一种制剂工艺而不是一种制剂,药物制成环糊精包合物后可再制成其他剂型,如颗粒剂、胶囊剂、片剂、注射剂等。

16.2.2　包合材料

1. 天然来源的环糊精

包合物中的主分子物质称为包合材料,能够作为包合材料的有环糊精、胆酸、淀粉、纤维素、蛋白质、核酸等。在药物制剂中目前最常用的包合材料是环糊精。

环糊精(cyclodextrin,CD)是淀粉在没有水分子参与的情况下,用嗜碱性芽孢杆菌经培养得到的环糊精葡萄糖转移酶(cyclodextrin glucanotransferase)作用后形成的产物,是由 612 个 D -葡萄糖分子以 α - 1,4 -糖苷键连接的环状低聚糖化合物,为水溶性的非还原性白色结晶性粉末。

天然来源的环糊精主要有 α - CD、β - CD、γ - CD 三种,分别由 6,7,8 个葡萄糖分子构成,β - CD 结构见图 16-7 所示。环糊精的立体结构为上宽下窄,两端开口环状中空圆筒形,其俯视图见图 16-8 所示,孔穴的开口处呈亲水性,空穴的内部呈疏水性。对酸不太稳定,易发生酸解而破坏圆筒形结构,但对碱、热和机械作用都相当稳定。环糊精与某些有机溶剂共存时,能形成复合物而沉淀,可以利用环糊精在溶剂中溶解度不同而进行分离。三种环糊精的空穴内径与物理性质都有较大的差别,见表 16-1 所示。

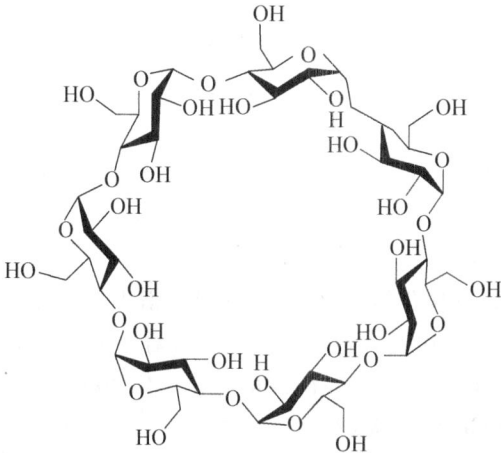

图 16-7　β-环糊精结构图

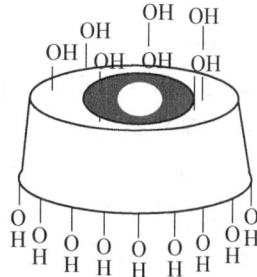

图 16-8　环糊精结构俯视图

表 16-1　三种环糊精的基本性质

项　目	α - CD	α - CD	α - CD
葡萄糖单体数	6	7	8
平均相对分子质量	973	1135	1297
分子空穴(nm)(内径)	0.45~0.6	0.7~0.8	0.85~1.0
分子空穴(nm)(外径)	14.6±0.4	15.4±0.4	17.5±0.4
空穴深度(nm)	0.7~0.8	0.7~0.8	0.7~0.8
$[\alpha]_D^{25}(H_2O)$	+150.5±0.5°	+162.5±0.5°	+177.4±0.5°
溶解度(20℃)(g/L)	145	18.5	232
结晶形状(水)	针状	棱柱状	棱柱状

三种环糊精中,α - CD 分子腔内径稍小,β - CD、γ - CD 的空穴大小更有利于容纳客分子,因此较适合包合药物。γ - CD 由于价格昂贵,限制了其使用。β - CD 水中溶解最小,最易从水中析出结晶,且溶解度随着温度升高而增大,有利于包合物的制备,因此最为常用。β - CD 在不同温度和溶剂中的溶解度见表 16-2、16-3 所示。

表 16-2　β - CD 在不同温度时的溶解度(g/L)

温度(℃)	溶解度(g/L)
20	18.5
40	37
60	80
80	183
100	256

环糊精为碳水化合物,进入机体形成直链低聚糖,参与代谢,无积蓄作用,动物试验证明β-CD因分子大、亲脂性弱,口服只有少量经胃肠道吸收,在结肠段被微生物降解为可吸收的糖,快速代谢为二氧化碳和水,因此口服β-CD无毒。但口服β-CD大于16g可引起软便和腹泻,可能与其增加了体内重要亲脂性物质的排泄,或增溶并吸收了胃肠道中的脂溶性毒物有关。

表 16-3　β-CD 在不同混合溶剂中的溶解度(g/L)

水与有机溶剂的比例	有机溶剂	温　度	
		25℃	45℃
1:0	甲醇	18.5	40
	乙醇	18.5	40
	丙醇	18.5	40
	乙二醇	18.5	40
1:1	甲醇	3.0	12
	乙醇	16	41
	丙醇	17	53
	乙二醇	7	21
0:1	甲醇	<1.0	<1.0
	乙醇	<1.0	<1.0
	丙醇	<1.0	<1.0
	乙二醇	10.4	121

2. 环糊精衍生物

环糊精衍生物即在天然来源的环糊精上引入取代基,破坏环糊精分子内的氢键,改变其理化性质,使其可以选择性地容纳不同的客分子。近年来研究最多的是对β-CD的分子结构进行修饰。β-CD衍生物种类繁多,主要有甲基化或烷基化衍生物、羟烷基化衍生物、分枝化衍生物、磺烷基醚化衍生物等几大类。

常引入的能增加环糊精溶解度的基团有:甲基、羟丙基、羟乙基、葡糖基、磺丁基等。在β-CD中引入这些基团后,水溶性显著提高,得到水溶性环糊精衍生物。如葡糖基(用G表示)取代后的β-CD,其中G-β-CD、2G-β-CD溶解度(25℃)分别为970、1400g/L,比β-CD提高数十倍,羟丙基-β-CD(HP-β-CD)的溶解度也大于600g/L。以水溶性环糊精衍生物作为包合材料,可提高难溶性药物的溶解度,促进药物的吸收,降低溶血活性,还可供注射用,其中HP-β-CD已被美国药典收载为注射用辅料。二甲基-β-CD(DM-β-CD)可溶于水及有机溶剂,其水溶性(25℃)是β-CD的26倍,在乙醇中溶解度是β-CD的15倍。DM-β-CD的澄清溶液在加热时会产生沉淀,冷却后又可溶解。β-CD分子间氢键是其水溶性小并具肾毒性的主要原因,但DM-β-CD注射给药时仍有肝肾毒性,小鼠急性毒性试验β-CD的LD_{50}为450mg/kg而DM-β-CD的LD_{50}为200mg/kg,且刺激性也较大,故不能用于注射与黏膜给药。

用乙基取代β-CD分子中羟基的H可得到疏水性环糊精衍生物,水中溶解度降低,取代程度愈高,产物溶解度愈低。乙基-β-CD微溶于水,可用作水溶性药物的包合材料,以降低水溶性药物的溶解度,使其具有缓释性。

此外,环糊精的种类对药物性质会产生不同的影响。如麦芽糖基-β-CD能延缓胰岛素在溶液中的聚集,而硫酸基-β-CD则会加速胰岛素的聚集,而磺丁基醚-β-CD(SBE-β-CD)对胰岛素热力学性质的改变取决于其丁基的取代度,取代度低,胰岛素的聚集减缓,取代度高则胰岛素的聚集加快。

16.2.3　包合过程与药物释放

1. 包合物形成原理

环糊精包合物形成的过程,即客分子插入环糊精的空穴中的过程。包合物能否形成及是否稳定,主要取决于环糊精主分子和药物客分子结构的大小和两者的极性,体现在以下几方面:

（1）环糊精能和与其空穴形状和大小相适应的药物形成稳定的包合物。一般来说，被包合的有机药物应符合下列条件之一：药物分子的原子数大于 5；如具有稠环，稠环数应小于 5；药物的平均相对分子质量在 100400 之间；水中溶解度小于 10g/L，熔点低于 250℃。无机药物大多不宜用环糊精包合。

（2）药物也可通过分子上的某些基团或侧链插入环糊精的空穴形成包合物。由于环糊精空穴内为疏水区，疏水性或非解离型药物或药物的疏水部分易进入而被包合，极性药物或亲水部分可嵌在空穴口的亲水区。

蛋白质和多肽类药物多具有较大的平均相对分子质量，具有亲水性，因此较难进入环糊精容积有限的疏水空腔，但可借助其肽链上的疏水芳香基团与环糊精嵌合。研究表明，环糊精对蛋白的包合仅发生在局部暴露的疏水性侧链上，通过影响三维空间结构抑制生物大分子之间的疏水作用，从而改善其化学和生物学特性。

（3）形成包合物的驱动力主要来自环糊精空腔中水分子的释放。环糊精疏水性空腔中的水分子难于充分生成氢键，处于高能状态，药物的疏水部分进入环糊精空腔内取代高能水，系统的能量降低有利于环糊精包合物的形成。

药物与环糊精通常以 1:1 物质的量比形成包合物，包合物在水中溶解时，整个包合物被水分子包围使溶剂化较完全，形成稳定的单分子包合物。但包合物中主分子和客分子的比例一般为非化学计量，这是由于客分子的最大填入量虽由客分子的大小和主分子的空穴数决定，但这些空穴并不一定完全被客分子占据，主、客分子数之比可以变动。

2. 包合物中药物的释放

药物被环糊精包合是物理过程，不发生化学反应，药物仍保持原有性质和作用。药物嵌入环糊精筒状结构内形成超微粒分散物，因而释药缓慢。溶液中包合物与客分子药物呈平衡状态存在，其稳定性与包合物的稳定性相对应。若向包合物的水溶液中加入其他客分子或有机溶剂，由于发生竞争，原客分子可被取代出来。因此在体内，血液或组织液中的其他成分可将包合物中的药物置换出来，导致药物的释放。其次，环糊精在体内被酸或微生物降解为直链的糖，而使药物被释放出来。

16.2.4　制备工艺

1. 制备工艺

环糊精包合物的制备方法大致分为两种，一种是在环糊精饱和水溶液中，加入含药物的溶液，借助外力使包合物形成，达到平衡后除掉水分得到包合物；另一种是环糊精不溶解，仅在少量的水中捏合，药物在无溶剂条件下直接加入其中，借助外力使包合物形成。目前环糊精包合物的具体制备方法常用的有以下几种，多肽和蛋白质药物制备环糊精包合物需要在适宜的缓冲溶液中进行。

（1）饱和水溶液法（重结晶法或共沉淀法）：药物用适宜的少量溶媒溶解后，加到环糊精的饱和水溶液中，在一定温度下借助外力混合（搅拌或振荡）一定时间，通常都在 30min 以上，使药物与环糊精形成包合物，冷却，使包合物析出。在水中溶解度大的药物，包合物仍可部分溶解于溶液中，此时可加入某些有机溶剂，以促使包合物析出。将析出的包合物过滤，根据药物的性质，选用适当的溶剂洗净、干燥即得。此法亦可称为重结晶法或共沉淀法。

（2）研磨法：取 β-CD 加入 25 倍量的水研匀，加入药物（难溶性药物应先溶于有机溶剂中),于一定温度下充分研磨成糊状物,低温干燥后,再用适宜的有机溶剂洗净,干燥即得。工业化生产时采用胶体磨,比手工研磨法或快速搅拌法快速、简便。

(3)超声波法:将药物加入环糊精饱和水溶液中溶解,混合后立即放入超声波破碎仪或超声波清洗机超声,选择合适的强度,超声一定时间,将析出沉淀过滤、干燥即得包合物。采用超声法制备包合物所需时间短,操作简便,适合工业化生产。

此外,包合物的干燥方法,还可采用冷冻干燥法、喷雾干燥法、旋转蒸发法。

除制备方法外,环糊精的种类、药物与环糊精的配比、时间、温度、溶媒等因素影响着包合效果。

2. 制备实例

采用研磨法、饱和水溶液法、超声波法制备尼群地平-β-环糊精包合物,方法如下:

(1)研磨法:精密称取尼群地平(NTD)0.446g,用少量丙酮溶解;精密称取β-CD 5.0g,置研钵中,加入50mL水,边研磨边缓缓加入NTD溶液,研磨70min后,置冰箱中冷藏12h,抽滤,用少量丙酮快速洗去未包合的尼群地平,滤渣于60℃的烘箱中干燥,研细即得。

(2)水饱和溶液法:称取7.2g β-CD置于三颈瓶中,加蒸馏水,在70℃下制成饱和溶液,恒温。另取2.5g尼群地平溶于适量丙酮中,在不断搅拌下缓慢滴加到β-CD饱和溶液中,持续搅拌30min,蒸发挥散丙酮,再冷却至室温下,敞口搅拌4h。置冰箱中冷藏12h,析晶,抽滤,用少量丙酮快速洗涤,在60℃下干燥即得。

(3)超声波法:称取适量β-CD制成饱和溶液置于锥形瓶内,置于超声波仪器中震荡,另取对应适量的NTD溶于少量的丙酮中,滴加入有β-CD饱和溶液的锥形瓶。超声制备一定时间后,挥发丙酮,冷却,置冰箱内冷藏12h,析晶,抽滤,用少量丙酮快速洗涤,在60℃下干燥即得。

各法制备的包合物,利用显微观察、X-衍射法、紫外分光光度法来鉴定及研究其性质,结果表明超声波法制备的包合收率最优。包合后的药物比原料药的溶解性增强了10.5倍,光稳定性增强3.7倍,其性质的改善,有助于其制剂生物利用度的提高。

16.2.5 包合物的验证

1. 包合效果的评价

包合效果决定着包合工艺的优劣,可由载药量、包封率等指标评价,计算方法可参见微球或微囊的载药量和包封率的计算公式。

2. 包合验证

对于包合物而言,包合工艺完成之后要验证药物与环糊精是否形成了包合物,通常根据药物形成包合物后性质和结构状态的改变用特定的方法进行验证,常用的方法有相溶解度法、扫描电镜法、核磁共振法、圆二色谱法、热分析法及紫外分光光度法等。

(1)相溶解度法(phase solubility diagram):难溶性药物包合后溶解度增大,通过测定药物在不同浓度的环糊精溶液中的溶解度,绘制溶解度曲线,即以药物浓度为纵坐标,环糊精浓度为横坐标做相溶解度图,可以判断包合物是否形成,并获得包合物的溶解度。

(2)核磁共振法:通过核磁共振可以从核磁共振谱上原子的化学位移的大小来推断包合物是否形成,一般对含有芳香环的药物,采用[1]HNMR,对于不含芳香环结构的药物采用[13]CNMR。

（3）圆二色谱法：有些具有光学活性的药物,其组成平面偏振光的左旋和右旋圆偏振光的吸收系数不相等,称圆二色性,若将它们吸收系数之差对波长作图可得圆二色谱图,可用于测定分子的立体结构。包合物形成与否主要通过圆二色谱图中曲线的形状改变来判断。

（4）热分析法：包括差示热分析法和差示扫描量热法。试样发生某些物理或者化学变化时,将放热或吸热,使试样温度暂时升高或者降低,DTA 曲线上出现放热峰或者吸热峰,分别测定药物、环糊精、包合物的 DTA 曲线,对照三者的曲线,根据曲线上的吸收峰和温差变化来判断包合物是否形成。根据测量方法,差示扫描量热法分为功率补偿型和热流型。其测得的曲线称为差示扫描量热曲线(DSC 曲线),通过比对药物、环糊精、包合物的 DSC 曲线来判断是否包合。

（5）荧光光度法：荧光物质被包合后,其荧光色谱中的峰位置会发生偏移,可据此判断是否包合。

（6）紫外分光度法：通过包合前后紫外吸收峰的峰高和位置,可判断包合物是否形成。

此外,还可用 X-射线衍射法、红外光谱法、薄层色谱法进行验证,对比包合前后的图谱差异,以确定包合物是否形成。

16.3　微球和微囊的制备技术

16.3.1　概述

微球(microsphere)是指药物分散在高分子材料中形成的球状或类球状骨架实体。微囊(microcapsule)是利用天然的或合成的高分子材料(称为囊材)作为囊膜壁壳,将固态药物或液态药物(称为囊心物)包裹而成的直径在 $1 \sim 250 \mu m$ 的药库型微小胶囊。微型胶囊的制备过程称为微型包囊术,简称微囊化(microencapsulation)。微球和微囊的结构见图 16-9 所示。微囊和微球的粒径属微米级,有许多共同之处,在一些文献中两者不加区别。

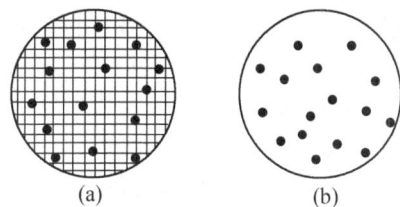

图 16-9　微球与微囊结构示意图
（a）微球　（b）微囊

微球和微囊是目前生物技术药物缓控释制剂最常用的载药体系,将生物技术药物制成微球或微囊后可以达到以下目的：

（1）掩盖药物的不良气味及口味：有报道,利用微球和微囊包载大蒜素、鱼肝油、氯贝丁酯、生物碱及磺胺药物等,可掩盖这些药物的不良气味及口味。

（2）提高药物的稳定性：微球或微囊能够在一定程度上隔绝光线、湿度和氧的影响,一些不稳定药物制成微球或微囊,可防止药物降解,如易氧化药物 β-胡萝卜素、易水解药物阿司匹林制成微球化或微囊化制剂,可提高药物的化学稳定性。易挥发的药物(如挥发油等)制成微囊能够防止挥发,可提高制剂的物理稳定性。

（3）防止药物在胃肠道内失活,减少药物对胃肠道的刺激性：如尿激酶、红霉素在胃肠道失活,氯化钾对胃刺激性大,微囊化可克服这些不良反应。

（4）使液态药物固态化：便于制剂的生产、贮存和使用,如油类、香料和脂溶性维生素等。

（5）减少药物的配伍变化：如阿司匹林与氯苯那敏配伍后阿司匹林降解加速，分别制球或包囊后得以改善。

（6）延缓或控制药物释放：采用缓释、控释材料将药物制成微球或微囊后，可以延缓药物的释放，延长药物作用时间，达到长效目的，如复方甲地孕酮微囊注射剂、美西律微囊骨架片等。

（7）使药物浓集于靶区：抗癌药物制成微球或微囊后，可将药物浓集于肝或肺部等靶区，减少不良反应，提高疗效，利用抗体等修饰化的微球或微囊可以达到主动靶向的目的。

（8）将活细胞或活性生物材料包囊，从而使其具有很好的生物相容性和稳定性。

16.3.2　载体材料

微球或微囊的处方主要由载体材料、主药和稳定剂等几部分组成，其中载体材料的选择是处方设计的核心，对微球或微囊的成型与功能起关键作用。载体材料应具备如下条件：

（1）良好的生物相容性；

（2）体内可降解成无毒物质排出体外；

（3）较高的包封率及载药量，可以增加药物的稳定性，降低其毒副作用；

（4）具有靶向性的微球或微囊，其载体材料应能增加药物的定向性和在靶区的滞留性，对于依靠偶联抗体来实现主动靶向的微球或微囊，其材料对于抗体具有可偶联性；

（5）能与药物配伍，不影响药物的药理作用及含量测定；

（6）具有符合要求的黏度、渗透性、亲水性、溶解性等特性。

1. 载体材料

微球或微囊的载体材料按来源可分为天然高分子材料、合成高分子材料和半合成高分子材料。

（1）天然高分子材料：天然高分子材料性质稳定、无毒、成膜性或成球性较好，因此是目前常用的载体材料。

1）淀粉：淀粉主要是从稻、小麦、玉米、马铃薯中得到的一种多糖类颗粒，一般系由支链淀粉（占 80%～90%）和直链淀粉（占 10%～20%）组成。常用的是玉米淀粉和马铃薯淀粉，其粒径介于 10～100μm 之间，前者粒径较小。淀粉虽易吸水，但并不潮解，在空气中较稳定，与大多数药物不起作用，可保持其稳定性。

2）明胶：明胶一般约含 16% 水分，0.5% 以下的脂肪和灰分，平均相对分子质量 10 万左右。明胶为两性化合物，在酸性溶液中以阳离子存在而带正电荷，在碱性溶液中以阴离子存在而带负电荷。碱法明胶等电点为 4.7～5.2，酸法明胶等电点为 7～9。明胶在等电点时的许多物理性质如黏度、渗透压、表面活性、溶解度、透明度、膨胀度等均最小，而胶胨的熔点最高。

3）白蛋白：系从人或动物血液中分离提取而得，变性后无抗原性，是一种较理想的微球或微囊载体材料。

4）阿拉伯胶：阿拉伯胶是阿拉伯胶树上的自然渗出物，经干燥而得的白色细粉或略呈球形的小粒或碎块。相对分子质量为 22 万～30 万，具有高分子电解质特性，不溶于醇，能在二倍量的冷水中缓慢溶解。阿拉伯胶的主要缺点是易于染菌，从而导致发霉、酸败。另外，阿拉伯胶中含有氧化酶，可能会影响某些药物稳定性。

5）海藻酸及其盐类：海藻酸是从海藻中得到的多聚物，由 D-甘露糖醛酸和葡萄糖醛酸组成，常用盐类为海藻酸钠。海藻酸钠是一种亲水胶体，为棕色或黄白色粉末，溶于水后形成黏稠性凝胶,常用浓度为 2.5%。海藻酸钠能与少量醇、甘油、湿润剂和碱金属碳酸盐的溶液配伍,在 pH4.5～10.0 之间稳定。少量的可溶性钙盐如葡萄糖酸钙、酒石酸钙和枸橼酸钙能使溶液变稠,成为稳定凝胶。低浓度的碱土金属和重金属离子能使海藻酸钠溶液变厚或凝固,高浓度则可使之沉淀。

6) 壳聚糖:壳聚糖在酸性条件下为一种线性高分子电解质,溶液具有一定的黏度,因含有游离氨基,从而成为带正电荷的离子。壳聚糖氨基属于一级氨基,氨基上的氢较活泼,在中性介质中能与醛或酸酐等形成希夫碱,其交联产物不易溶解,性质很稳定。由于它有良好成球性、生物相容性且在体内可被溶菌酶等酶解成低聚糖,近几年在药物缓释载体材料中的应用研究日益广泛。

天然来源壳聚糖具有来源广泛、价格低廉等特点,但由于来源、品种等方面的不同,导致其在纯度和理化特性上有较大的差别,作为制剂辅料,会明显影响其质量控制。另一方面,作为骨架材料,此类材料还需经化学或物理方法交联,这可能在不同程度上导致聚合物或药物发生变性或被破坏,使微球质量变化或用药后引起免疫反应或其他不良作用。因此近年来这类聚合物的应用逐渐减少,而采用化学合成的可生物降解聚合物则成为微球骨架材料的主要来源。

(2) 合成高分子材料:合成高分子材料作为微球或微囊载体时有如下优势:① 通过规范的化学聚合工艺,能很好控制产品质量和保证质量重现性;② 作为微球骨架材料,可通过改变单体的摩尔比或改变平均相对分子质量和黏度等参数,调节聚合物的降解速率,控制药物在体内外的释放速率;③ 可大批量生产,成本较低。

筛选合适的聚合物对微球或微囊的研发至关重要,如应选择均聚物(homopolymer)还是共聚物(copolymer)。共聚物是由许多不同单体组成的聚合物。根据单体排布方式不同,共聚物可分为 4 类:无规共聚物(random copolymers)、交替共聚物(alternating copolymers)、接枝共聚物(graft copolymers)、嵌段共聚物(block copolymers)。另一个需注意的问题是聚合物热力学属性,例如玻璃化转变温度(T_g)和熔点(T_m),在温度低于 T_g 时,聚合物以无定形玻璃态存在;当温度高于 T_g 时,聚合物空间体积增大,支链分子沿主链分子方向运动增强,使聚合物骨架内包埋的药物迁移速率加快。设计微球或微囊时通常需考虑许多聚合物的理化性质(表 16-4)。

表 16-4　影响聚合物选择、制剂及其特性的有关因素

影响因素	举　例
聚合物的化学结构	由相同单体构成的均聚物或由不同单体构成的共聚物
聚合物的安全性与生物相容性	是否通过注册成为药用辅料
相对分子质量	重均相对分子质量 M_w,数均相对分子质量 M_n
相对分子质量分布	可用多分散系数(M_w/M_n)表示
分子结构	线性聚合物,支链聚合物,交链网状结构
立体异构	顺式立体结构,反式立体结构,非立体结构
次级结构	螺旋型结构,β-折叠结构
晶型	无定形,半晶型,晶型
热转化温度	熔点(T_m),玻璃化转变温度(T_g)
离子化作用	可解离的侧链,主链端基

微囊常用的合成高分子材料有以下几类：聚酯类（polyester）、聚酸酐类（polyanhydride）、聚原酸酯类（polyorthoesters）、含磷聚合物类（phosphorns-containing polymers）、水凝胶类（hydrogels）等。此外还有其他类型，如聚酰胺（polyamides）、聚氰基丙烯酸酯［poly（cyanoacrylates）］、泊洛沙姆（poloxamer）、聚氨基酸［poly（amino acid）］等。这些种类的合成高分子材料有的是能够生物降解的（如聚酯类），有的则不能生物降解（如聚酰胺），非生物降解的高分子材料常用作栓塞微球的载体材料。在所有的合成高分子材料中聚酯类是迄今研究最多、应用最广的可生物降解合成高分子。聚酯类聚合物结构中都含有共同的链段结构（图16-10），其中 R 为不同基团。

聚酯类中最常用的两类材料为丙交酯-乙交酯共聚物（polylactide-co-glycolide，PLCG）与聚乳酸-羟基乙酸共聚物（polylactide-co-glycolic acid，PLGA）（图 16-10）。

虽然一般资料都将 PLGA 与 PLCG 统称为聚乳酸-羟基乙酸，但两者在结构与理化性质上有区别。严格地说，PLGA 是以羧酸封端的，而 PLCG 是以酯基封端的。羧基封端的共聚物有较高的极性，亲水性较强，降解时间也较短，而酯基封端的共聚物极性较低，亲水性较差，降解时间也较长。当包封含有正电荷部分的药物时，PLGA 包封率往往要比 PLCG 高，

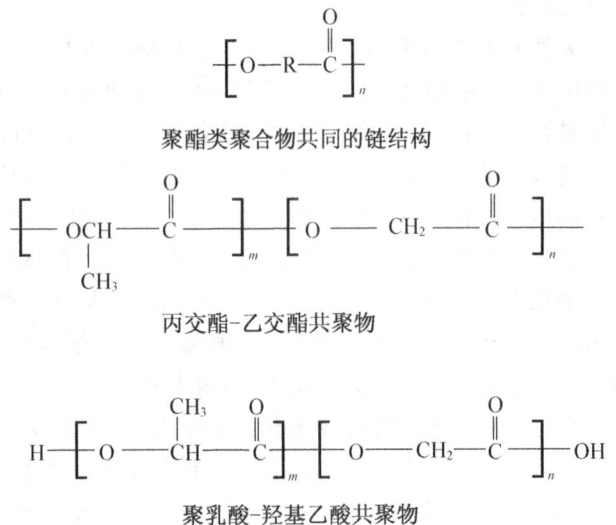

图 16-10 PLCG 与 PLGA 结构式

这是因为在水性介质中，PLGA 的羧基（带负电荷）易与药物中的正电荷发生静电结合，形成的复合物降低了药物在水中的溶解度的缘故。

近年来生物可降解嵌段共聚物成为研究热点。生物可降解嵌段共聚物通过调节嵌段组成比例或加入符合要求的新嵌段来调控其物理、化学性质，具有良好的生物相容性。随着研究的不断深入，它正越来越多地被用作多种药物释放体系的载体，包括生物技术药物，如蛋白质、多肽、抗原等。嵌段共聚物由多个同聚物片段组成，为末端连接结构。根据组成片段连续排布方式不同，可分为 4 类：① AB 型二嵌段共聚物，它是最简单的嵌段共聚物，由一种同聚物片段 A 与另一种同聚物片段 B 连接而成；② ABA 型三嵌段共聚物，由 B 片段的二末端分别与 A 片段连接而成；③（AB）$_n$ 型多嵌段共聚物，由 A、B 片段多次连接形成；④ 星型嵌段共聚物，拥有多个功能臂的同聚物 A 与片段 B 呈星形连接。

目前虽然已有很多聚合物材料应用于药物释放体系，但生物可降解嵌段共聚物作为药物释放载体材料有许多独特优点：① 在蛋白质、多肽类聚合释放体系中（如微球），体系表面的破坏会导致药物突释或不完全释放，引入两亲性嵌段共聚物后，可修饰系统，避免突释及不完全释放现象；② 可通过改变共聚物性质，如嵌段比例、嵌段长度等调控药物释放速率，以根据治疗或人体功能调节要求设计药物释放时间，满足短期和长期治疗等用途的要求；③ 嵌段共聚物由疏水性片段与亲水性片段嵌合而成，具有两亲性，其亲水性可提高难溶性药物溶解度，

疏水性可提高疏水性药物包封率及细胞膜脂质双分子层对药物的通透性;④ 在体内降解为无毒性单体,有很好的生物相容性,具有较高安全性。

(3) 半合成高分子材料:制备微球或微囊的半合成高分子材料多是纤维素的衍生物,如羧甲基纤维素、甲基纤维素、乙基纤维素、羟丙甲纤维素、丁酸醋酸纤维素等。这些高分子材料的主要特点是毒性小、黏度较大、成盐后溶解度好,其中的乙基纤维素常用作非生物降解的栓塞微球的载体材料。

2. 稳定剂

许多研究表明,在蛋白质溶液中添加保护剂,能有效地保持其活性。这些保护剂一般是一些亲水性的多羟基糖类或表面活性剂,它们之所以能在蛋白质药物的生产过程中起到稳定蛋白质活性的作用,可能是因为它能改变水溶液的表面张力,继而引起表面自由能的改变;另一种可能的机理是氢交换理论,一些多羟基类物质能替代水的作用,在蛋白质周围固定蛋白质的天然空间构象。在蛋白质类药物微球中应用较多且效果较好的保护剂主要有海藻糖、环糊精、聚乙二醇、吐温、BSA 等。

3. 制备过程中常用的溶剂

微球或微囊的制备过程中常用的溶剂见表 16-5 所示。

表 16-5　制备微球或微囊常用溶剂的物理性质

性　　质	溶　剂		
	二氯甲烷	乙酸乙酯	乙　醇
分子式	CH_2Cl_2	$C_4H_8O_2$	C_2H_6O
相对分子质量	84.93	88.11	46.07
密度(25℃)/g·cm^{-3}	1.3	0.89	0.79
黏度(25℃)/×100^{-3}Pa·s	0.404	0.426	1.1
沸点/℃	39.6	77.1	78.4
溶剂在水中的溶解度(质量分数)/%	1.85	6.79	100(混溶)
水在溶剂中的溶解度(质量分数)/%	0.15	3.4	100(混溶)
挥发速率(设乙酸正丁酯挥发速率为1)	14.5	3.9	2

16.3.3　制备原理与工艺

1. 相分离法

相分离法是制备药物微球或微囊的主要工艺之一。目前已知界面大小、膜的多孔性、扭曲度、厚度与结构等对质量都有影响,但此工艺仍然存在一些问题,如普遍存在的微球或微囊聚集和粘连问题。从目前的研究结果来看,相似的工艺所得微球或微囊在粒径分布范围及释放曲线方面有很大的差异,这说明工艺过程某些方面控制不严,或者是由于反应对有些条件过分敏感,这些条件的微小变化都可引起明显的效果差异。

(1) 基本原理:相分离法是在药物与材料的混合溶液中,加入另外一种物质或不良溶剂,使材料的溶解度降低,自溶液中产生一个新相(即凝聚相),这种制备微球或微囊的方法,称为相分离法,可分为单凝聚法、复凝聚法、溶剂-非溶剂法和改变温度法。

单凝聚法系采用一种高分子材料（如明胶或 CAP）加入凝聚剂（降低溶解度）使之凝聚成球/囊,这时凝聚相为高黏度、半流动的凝胶。凝胶是可逆的,一旦解除凝聚的条件,就会发生解凝聚而使微球或微囊消失。得到满意的微球或微囊后,通过固化成型即可。

复凝聚法使用两种带相反电荷的高分子材料作为复合材料,如明胶与阿拉伯胶（CMC 或 CAP 等多糖）、海藻酸盐与聚赖氨酸、海藻酸盐与壳聚糖、海藻酸与白蛋白、白蛋白与阿拉伯胶等（图 16-11）。

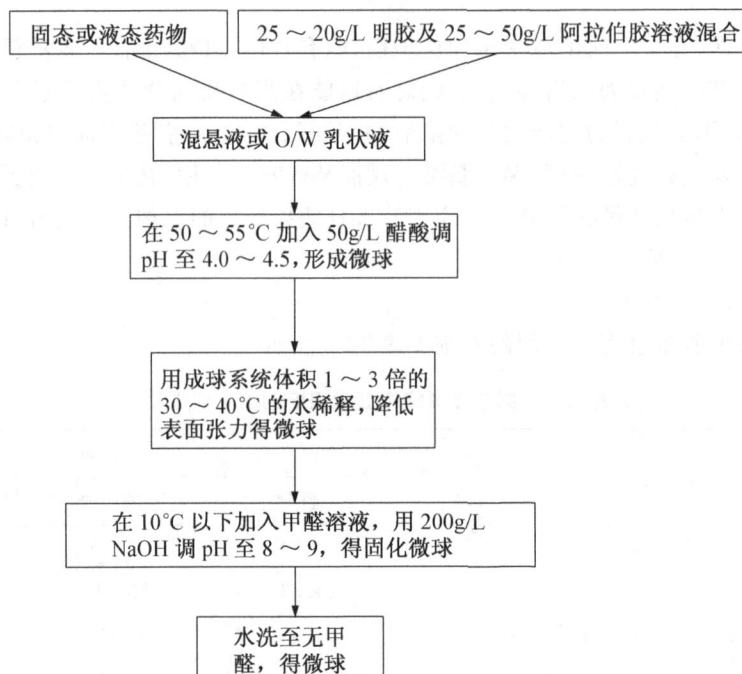

图 16-11 以明胶-阿拉伯胶为囊材的复凝聚法制备微球工艺流程图

溶剂-非溶剂法是在材料溶液中加入一种对材料不溶的溶剂（即非溶剂）,引起相分离,而将药物包裹成球/囊。药物可以是固体或液体,但必须在溶剂和非溶剂中均不溶解,也不起反应。若使用疏水性材料,要用有机溶剂溶解,疏水性药物可与材料混合溶解,若药物是亲水性的,不溶于有机溶剂,则可混悬在材料溶液中。加入争夺有机溶剂的非溶剂使材料的溶解度降低而从溶液中析出,形成微球或微囊,过滤,除去有机溶剂即得微球或微囊。

相分离法制得的微球或微囊直径一般在 $2\sim250\mu m$ 之间。另外可以先用相分离法制备空白微球或微囊,然后将药物用吸收或吸附的方法载入空白微球或微囊。

（2）制备工艺:相分离法的工艺基本步骤可归纳为以下三步:

1）在高分子材料溶液中,将药物溶解或者分散成混悬液或乳状液。

2）通过降低温度、调节 pH 或加入脱水剂、非溶剂等凝聚剂的方法,降低高分子的溶解度,使高分子材料从溶液中析出,形成新的凝聚液滴。

3）固化成微球或微囊。

2. 液中干燥法

从乳状液中除去分散相-挥发性溶剂以制备微球或微囊的方法称为液中干燥法,亦称溶剂挥发法。

液中干燥法的干燥工艺包括两个基本过程：溶剂萃取过程（两液相之间）和溶剂挥发过程（液相和气相之间）。按操作方法不同，可分为连续干燥法、间歇干燥法和复乳法，前两种方法多应用于 O/W 型、W/O 型、O/O 型复乳，而复乳法则常应用于 W/O/W、O/W/O 型复乳。它们都要先制备高分子材料的溶液，乳化后材料溶液成为乳状液中的分散相，与连续相不宜混溶，但应注意材料溶剂在连续相中应有一定的溶解度，否则，萃取过程无法实现。在连续干燥法及间歇干燥法中，如果所用的材料溶剂也能溶解药物，则制得的是微球或微囊，否则得到的就是微囊，复乳法制得的一般都是微囊。连续干燥法的基本工艺流程见图 16-12 所示。

如材料的溶剂与水不混溶，则多用水作连续相，加入亲水性乳化剂（如极性的多元醇），可制成 O/W 型乳状液；也可用高沸点的非极性液体如液状石蜡作连续相，制成 O/O 型乳状液。如材料的溶剂能与水混溶，则连续相可用液状石蜡，加入油溶性乳化剂（如 Span80 或 Span85），制成 W/O 型乳状液。根据以上连续相的不同，液中干燥法又可分别称为水中干燥法及油中干燥法。

用 O/W 型乳状液的连续干燥法，即将溶解有聚合物材料的有机溶液分散至药物水溶液中形成 O/W 型乳状液，在不断地搅拌下，有机溶剂挥发，形成聚合物微球或微囊。用这种方法制备的微球或微囊，使亲水性强的药物容易从内油相中扩散至外水相中，致使载药量低、突释效应强。这种方法的缺点是所得微囊（球）表面常有药物的微晶体，这往往是造成突释的主要原因。如果控制干燥速率，使溶剂缓慢挥发，也可得到满意的微球或微囊。

采用间歇干燥法可明显减少药物微晶体的出现。其基本工艺流程与连续干燥法的差异在"连续蒸发除去材料的溶剂"一步。如果连续相为水，将连续干燥法中的这一步改为"蒸发除去部分材料的溶剂→用水代替乳状液中的连续相→进一步除去材料的溶剂"，最后分离得微囊（球），即为间歇干燥法。

在间歇干燥法工艺中，蒸发除去部分溶剂后，已初步形成微球或微囊，再用水代替连续相，水对材料的溶剂起迅速萃取作用，可使材料析出，从而在分散相与水的界面形成较坚固的薄膜，该膜可阻止分散相内的药物向外扩散，但尚容许材料的溶剂扩散，继续萃取材料的溶剂，这样药物便不易在界面析出微晶体，从而可以制得较为满意的微球或微囊。

若连续干燥法或间歇干燥法用水作连续相，则不宜制备水溶性药物的微球或微囊，这是因为微球或微囊中的药物易进入水相而降低药物包封率和载药量，此时可考虑不用水而改用 O/O 型乳状液。但是用 O/O 型乳状液药物却可能在微球或微囊表面形成微晶体，或者仍有药物进入连续相，因为所用亲油性乳化剂会增大水溶性药物在连续相中的溶解度。另外，用 O/O 型乳状液可产生新的缺点，如所用的连续相在分离时未完全除尽，则所得微球或微囊的流动性就不会太好。而复乳法可克服以上缺点，复乳法工艺流程见图 16-13 所示。

复乳法也可用于油溶性药物，先制成 O/W 型乳状液，再分散在另一油相得 O/W/O 型复乳，蒸发除去水后，即可分离出具有水溶性膜的微球或微囊（图 16-14）。

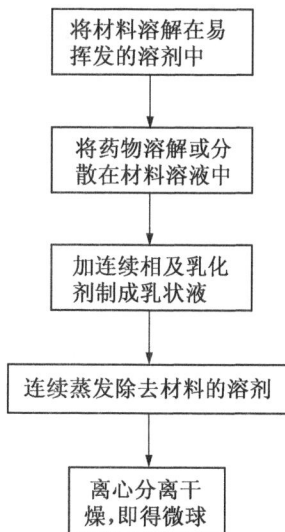

图 16-12　连续干燥法的基本工艺流程图

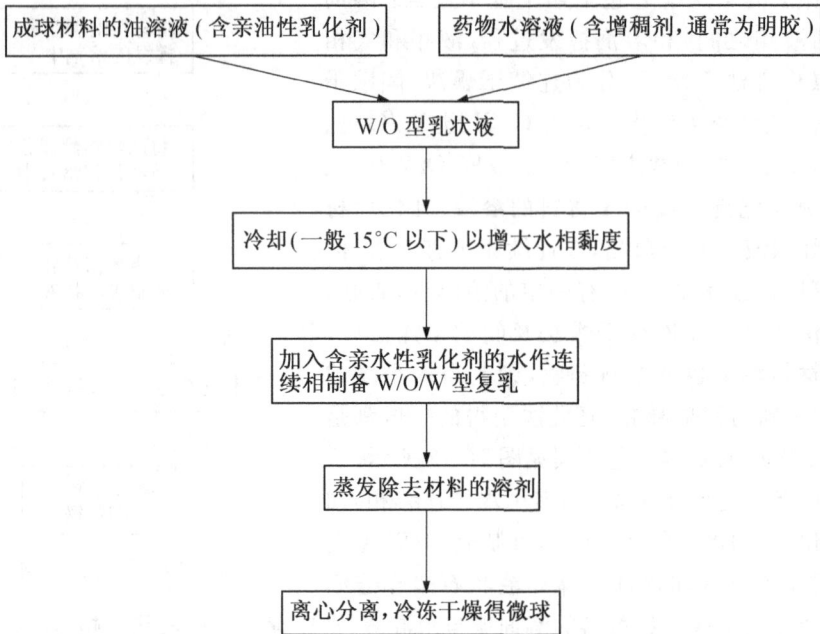

图 16-13 复乳法工艺流程图

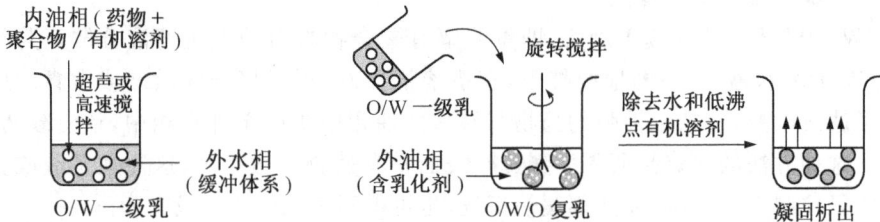

图 16-14 复乳法制备微球或微囊示意图

3. 缩聚法

本工艺系将单体或高分子通过聚合反应或缩合(交联)反应产生囊膜或基质,从而制成微球或微囊。

(1)乳化缩聚法:乳化缩聚法首先要制得 W/O 型乳状液,然后加化学交联剂进行固化。

1)聚乙烯醇微球或微囊:用不同浓度的戊二醛与聚乙烯醇(PVA)在含稳定剂的液状石蜡中制成 W/O 型乳状液,再用酸催化可得交联聚乙烯醇微球或微囊。

2)淀粉微球或微囊:以甲苯、氯仿、液状石蜡为油相,Span60 为乳化剂,将 20% 的碱性淀粉分散在油相中,形成 W/O 型乳状液,然后升温至 50~55℃,加入适量交联剂环氧丙烷,反应数小时后,去除油相,再分别用乙醇、丙酮多次洗涤干燥,得白色粉末球状微球或微囊,粒径范围为 2~50μm。

(2)界面缩聚法:界面缩聚法亦称界面聚合法,是先使连续相中的聚合物单体聚集在囊心物与连续相的界面上,然后单体再聚合成膜,或通过交联剂进行缩合反应在界面成膜,此法主要用于制备微囊。

1)二胺或亚胺缩聚法:例如,分散相中含有 1,6-己二胺和碱(如硼砂),连续相是对二甲苯酰氯的环己烷氯仿溶液,当两者相互混合搅拌时,1,6-己二胺和对二甲苯酰氯将在两相的界面上接触并迅速发生缩聚反应,所生成的聚酰胺几乎完全沉积于液滴界面,即包裹囊心物形成球状膜壳型微囊。由于上述缩聚反应在碱性条件下进行,所以只适用于对碱稳定的药物。

采用新的乳化技术可制备粒径分布很窄的聚酰胺微囊,即分散相用氮气加压通过管状的微孔玻璃膜(孔径分别为 1120nm、720nm、520nm)成滴后,进入流动的分散介质中。分散相是含 0.1mol/L 二乙烯二胺、0.1mol/L 碳酸钠、10g/L 葡聚糖(T-500)及适量氯化钠的水溶液,分散介质则是含 10%(体积分数)的山梨醇倍半油酸酯的环己烷溶液。在形成的 W/O 型乳状液中加入溶有 0.2g 对苯二甲酰氯的 20mL 混合溶剂(氯仿/环己烷体积比 1∶4),使界面缩聚,离心 5min,微囊用环己烷洗涤,在表面活性剂存在下转入水中,再用水反复洗涤即得。

2)蛋白质缩聚法:蛋白质用苯二甲酰氯进行界面交联,亦可制备微囊。将 12mL 人血清白蛋白(HSA)、小牛纤维蛋白原或卵白蛋白的溶液(pH=9.8),其中 HSA 和卵白蛋白浓度均为 200g/L,小牛纤维蛋白原浓度为 60g/L,分别加到 60mL 混合溶剂中(氯仿/环己烷体积比 1∶4),再加 80mL 苯二甲酰氯作为交联剂。搅拌 30min 后,加水稀释终止反应,将微囊用混合溶剂洗几次,使之混悬在混合溶剂中。再依次用 2%聚山梨酯 95%乙醇溶液、95%乙醇和水洗涤。最后用碱性羟胺处理,将囊膜中的酯键和酸酐键裂解,即得微囊。

又如,天冬酰胺酶微囊的制备:取 L-天冬酰胺酶及天冬氨酸溶于人体 O 型血红蛋白液(比酶更易与二甲酰氯反应并且结合到壁膜中)和 pH=8.4 硼酸盐缓冲溶液中,加 1,6-己二胺碱性硼酸钠溶液,置反应瓶中,再加混合试剂(环己烷、氯仿、司盘 85,摇匀),置 4℃冰浴搅拌,加入对苯二甲酰氯,继续搅拌,最后加入混合溶剂再搅拌,显微镜下观察已形成微囊后,立即转入离心管中离心,倾去上清液,加入分散液(吐温 20 加蒸馏水),搅拌,加入蒸馏水再搅拌,倾去上清液,即得平均粒径为 20μm 的微囊。

4. 低温喷雾提取法

这是一种较新的制备微球或微囊的方法。其操作步骤为:将蛋白质、多肽及其稳定剂的粉末或冻干品和生物可降解聚合物的二氯甲烷溶液均匀混合,混悬液经一喷头以雾状喷至冰冻的乙醇溶液中,后者界面封以液氮。在-70℃温度下,乙醇将微球或微囊中二氯甲烷不断抽提,最后经过滤除去乙醇,干燥待用。此方法药物包封率较高,但仪器复杂,成本昂贵。

低温喷雾提取法制备设备为超声雾化-低温萃取(cryogenic process)装置(图 16-15)。本装置微囊化分 4 个步骤:① 分散;② 乳浊液(或混悬液)超声雾化;③ 冷冻条件下介质萃取成囊;④ 固液分离。

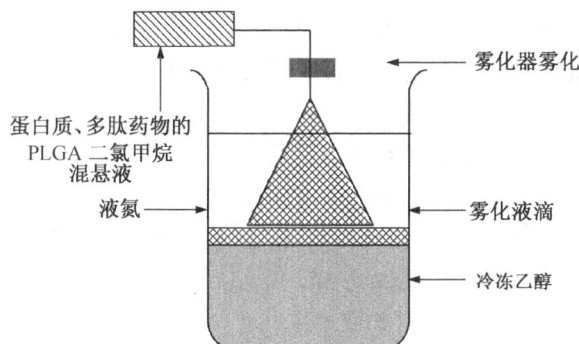

图 16-15　超声雾化-低温萃取制备蛋白质、多肽微球或微囊示意图

5. 超临界流体技术

（1）原理与特性：物质达到一定的临界温度和临界压力以上形成的流体称为超临界流体（supercritic fluid, SCF）。SCF 兼有气体和液体的优点，其特殊的物理性质使 SCF 成为一种优良的溶剂，其特性包括：① 具有良好的溶解、渗透性能，表面张力远远低于液体；② 介电常数：随压力增大而急剧增大，有利于溶解低挥发性物质；③ 密度与液体相近，比一般气体大两个级别，有利于溶质的相转移，在临界点附近，温度、压力的微小变化能使其密度发生显著变化，有利于人为控制条件，得到预期特性颗粒；④ 黏度比液体小一个数量级，扩散系数比液体大两个数量级，类似于普通气体，因而有较好的流动性和传质性。

超临界流体技术基本原理：在形成 SCF 的条件下，使溶质充分溶解成饱和溶液，降低压力至过饱和，使溶质微粒均匀成核，制备出的微粒具有粒径分布窄、结晶度高、表面圆整等，同时还能提高药物的化学纯度，降低溶剂残留量。由于 SCF 具有巨大的可压缩性，可以通过调节压力、温度，方便对溶液的过饱和度进行调节，以控制粒径尺寸在一定范围内。另外，通过控制不同的生产条件，微粒的晶型纯度也能达到很高水平。

（2）超临界流体技术制备微球或微囊的分类与方法：超临界流体技术制备微球或微囊常用的有超临界溶液快速膨胀过程（rapid expansion of supercritical solution, RESS）和超临界反溶剂过程（supercritical antisolution, SAS）两种方法。SAS 法又可分为气体反溶剂法（gas antisolution, GAS）、气溶胶溶剂萃取法（aerosol solvent extraction system, ASES）、SCF 提高溶液分散法（solution-enhanced dispersion by supercritical fluids, SEDS）等。

超临界溶液快速膨胀过程（RESS）是 SCF 经过微细喷嘴的快速膨胀过程，RESS 法适用于任何能形成超临界溶液的溶剂-溶质体系。该法是将溶质直接溶于超临界流体（SCF）中形成的超临界溶液体系，在膨胀过程中，压力、温度的突然降低使溶质溶解度降低，形成过饱和溶液，析出大量微球或微囊。由于此过程在瞬间完成，因此整个流体均匀成核，形成平均粒径小而均匀的微球或微囊。

气体反溶剂法（GAS）是将溶质先溶解在某种有机溶剂中，然后将此溶液与 SCF 混合。由于有机溶剂可溶于 SCF 而溶质不溶，于是溶质析出形成微球或微囊。由于液态 CO_2 可溶解于有机溶媒中，故先将药物与高分子材料溶解在有机溶媒中，当将此溶液与液态 CO_2 混合后，载有药物的高分子材料析出而形成微球或微囊。溶液和反溶剂的接触可通过梯度添加 SCF 到溶液中称为 GAS 法，或者借助喷嘴将溶液喷入流动的反溶剂中称为气溶胶溶剂萃取法（ASES）。由于通常作为反溶剂的 CO_2 不能与水互溶，所以上述 GAS 和 ASES 法均不能溶于含水的体系而发展了 SEDS 法。SEDS 是将水溶液与 SCF 通过同轴的喷嘴同时引入，使溶液与流体高度混合，一并喷入微球或微囊生成器制得微球或微囊。

超临界流体技术（SCF）是最近发展起来的一门新兴技术，在颗粒和微球或微囊制备方面的应用正处于研究开发阶段，其主要优点有以下几个方面：① 其使用的 SCF-CO_2 安全、无毒、无污染，被称为"绿色工艺"；② 生产过程温和，适用于热敏性、怕撞击、易改变的生物活性药物（如蛋白质）的微粉化和控缓释微球或微囊的制备；③ 生产条件易控，可方便得到亚微米级、纳米级的均匀颗粒，改变生产条件，可控制粒径范围。其研究正日渐深入，并逐渐向产业化发展。

6. 乳剂-微球互变型缓释注射剂制备技术

乳剂-微球互变型缓释注射剂制备技术原理系将可生物降解聚合物溶解于能与水互溶的有机溶媒中，并加入药物和表面活性剂，混合均匀组成第Ⅰ相（O_1 相）；由 Span80 和 Miglyol

812(一种精制的椰子油,含 C_8C_{10} 混合甘油三酯)组成第 II 相(O_2 相)。两相乳化形成内相为含微小液滴的 O_1/O_2 乳剂。后者经注射后,体液中的水(不良溶媒)可渗透进入乳剂,使内相聚合物发生相分离,析出沉淀形成固体微球,药物能经微球聚合物骨架缓慢地向外释放。该技术可以应用于原位成型给药系统(injectable *in situ* forming drug delivery system),或称原位注射给药系统,注射给药后能够在用药部位(原位)形成药物贮库,达到延缓药物释放的目的。

有报道,采用乳剂-微球互变型缓释注射剂制备技术开发了供齿科治疗牙周炎用的盐酸米诺环素(Minocycline Hydrochloride)缓释注射剂,商品名为Periocline(中国商品名为派丽奥"PERIO")。制剂外观似膏状物,使用时经特殊的注射器注射到牙龈部位的牙周袋内,周边的体液容易渗透进膏体内使聚合物沉淀成微粒,粒径分布范围为 $1300\mu m$(图 16-16)。微粒能均匀分布于牙周袋每个角落,可缓释药物达一周,用于治疗敏感菌所致的牙周炎。该缓释注射剂已进入中国市场,临床应用反映良好。

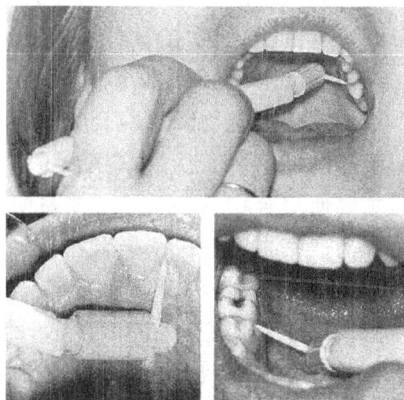

图 16-16 Periocline(PERIO)使用示意图

7. 制备实例

(1)β-榄香烯海藻酸钙-壳聚糖微囊的制备:在 2% 海藻酸钠溶液 10mL 中加入碳酸钙粉末 1.5g,搅匀,再加入 β-榄香烯 0.1g,得均匀的 O/W 型乳液。将乳液倒入含 1.5% 司盘 80 的液体石蜡中,搅拌(300r/min)10min,分散成均匀的 O/W/O 型复乳。搅拌下将液体石蜡(含冰醋酸 0.6mL)5mL 倒入复乳中,在酸性环境下分解出的 Ca^{2+} 可引发凝胶化反应使海藻酸钠液滴固化形成 β-榄香烯海藻酸钙凝胶微球。静置 40min 分层,分取下层沉淀加入 1% 吐温 80 溶液 10mL,搅匀后用尼龙筛网过滤,重复 2 次,收集 β-榄香烯海藻酸钙凝胶微球。

配制含 0.5% 壳聚糖的醋酸缓冲液,用氢氧化钠溶液调 pH 至 5.5。加入如上所得的凝胶微球,反应 5~10min,过滤,置氯化钠溶液 20~40mL 中终止反应,用尼龙筛网过滤,收集沉淀物得微囊。

(2)壳聚糖磁性微球的制备:将适量的改性 Fe_3O_4 纳米粒和用乙酸(体积分数为 2%)溶解的壳聚糖溶液加入 250mL 三口烧瓶中,超声分散,并将烧瓶放置于 40℃ 的恒温水浴中,在氮气保护下搅拌。加入适量乳化剂司盘 80 和吐温 80,滴加沉淀剂(硫酸钠)溶液进行沉淀聚合 4h。停止反应后,用超纯水及乙醇离心充分洗涤,冷冻干燥得到壳聚糖磁性微球。

16.3.4 药物释放机理

1. 微球或微囊中药物的释放机理

微球或微囊中药物的释放机理主要有三种:扩散、囊壁及材料的溶解、囊壁及材料的消化与降解。

(1)扩散:药物经囊壁或载体材料(或其中的孔隙)扩散进入介质,该过程属于物理过程。在体内,体液向微球或微囊中渗透并逐渐使药物溶解,经囊壁或材料(或其中的孔隙)扩散出来。也有理论认为,药物释放首先是已溶解在囊壁中的药物发生短暂的快速释放,形成突释效应,然后囊心物溶解成饱和溶液而扩散出微球或微囊。

　　(2)囊壁或载体材料的溶解:囊壁或载体材料溶解的速率主要取决于囊壁或载体材料的性质、体液的体积、组成、pH 以及温度等,不涉及酶的作用,亦属于物理化学过程。

　　(3)囊壁或载体材料的消化降解、水解或酶解:囊壁或载体材料的消化与降解是微球或微囊在体内酶的作用下的生化过程,当微球或微囊进入体内之后,囊壁/材料在相关酶的作用降解成为体内代谢产物,使药物释放出来。但在实际情况下,在聚合物降解之前,药物已经开始释放,这可能与药物扩散有关。

　　2. 影响药物释放的因素

　　用合成的可生物降解聚合物作载体材料的微球或微囊,在降解之前,药物早已开始释放。如对聚酯的降解研究认为,聚酯最初阶段的降解为水解,以后酶解和水解才同时发生。酶解开始时主要使聚合物的相对分子质量降低,后来微囊才开始失重。释药的最初阶段主要靠扩散,此后释药速率主要取决于聚合物的降解(蚀解)。例如,明胶微囊的释药机制包括酶的作用,囊壁的水合(膨胀)、降解,药物的解吸、扩散等。因此,微球或微囊的释药特性受到许多因素的影响,包括:① 与药物有关的因素,如药物的解离常数、药物在聚合物相及水相的溶解度、扩散能力和分配系数、药物的粒径和多晶型等;② 与载体材料有关的因素,如聚合物的相对分子质量或平均相对分子质量、结晶度、交联度、多孔性、孔隙的弯曲度、膨胀特性及降解特性、囊壁的厚度、聚合物基质的几何形状及尺寸、水合界面厚度等;③ 其他因素,如载药量、增塑剂、填充剂、稀释剂、扩散剂、介质的 pH 值等。这些因素比较复杂,许多尚未深入研究。下面以微囊为例,对影响其释药的常见因素作进一步分析。

　　(1)微囊的粒径:在囊壁材料和厚度相同的条件下,一般微囊粒径愈小则表面积愈大,释药速率也愈大。也有研究表明,微囊粒径增大时释药速率也增高,其解释是大的囊心物在制备微囊时未能包封完全。

　　(2)囊壁的厚度:囊壁材料相同时,囊壁愈厚释药愈慢。也可以说,囊心物与囊材的质量比愈小,释药愈慢。增大药物与囊材比例会增大药物含量,提高释药速率。

　　(3)囊壁的物理化学性质:不同的囊材形成的囊壁具有不同的物理化学性质。孔隙率较小的囊材,形成的微囊释药慢。例如,用明胶形成的囊壁具有网状结构,孔隙很大,药物嵌入网状孔隙中,释放较快;聚酰胺形成的囊壁孔隙较小,药物释放比明胶慢得多。常用的几种囊材形成的囊壁释药速率的顺序如下:明胶>乙基纤维素>苯乙烯-马来酐共聚物>聚酰胺。

　　复合囊材亦有不同的释药速率,如磺胺噻唑微囊化时,以明胶-海藻酸钠形成的囊壁释药最快,明胶-果胶形成的囊壁释药最慢。

　　(4)药物的性质:药物的溶解度与微囊中药物释放速率有密切关系。在囊材等条件相同时,溶解度大的药物释放较快。药物在囊壁与水之间的分配系数反映了水中溶解度大小,故亦影响释放速率。因此使药物缓释的方法之一,是将药物先制成溶解度较小的衍生物,或缓释型固体分散体,然后再微囊化。

　　(5)附加剂的影响:加入疏水性物质(如硬脂酸、蜂蜡、十六醇以及巴西棕榈蜡等)作附加剂,能够延缓药物释放。

　　(6)工艺条件:成囊时采用不同的工艺条件,对释药速率也有影响。如其他工艺相同,仅干燥条件不同,则释药速率也不同。冷冻干燥或喷雾干燥的微囊,其释药速率比烘箱干燥的微囊大。

　　(7)pH 的影响:在不同 pH 条件下微囊的释药速率也可能不同。如以壳聚糖-海藻酸盐为囊材的尼莫地平微囊,在 pH7.2 时释药速率明显快于 pH1.4 时,这是由于囊材中的海藻酸盐在 pH 较高时可以缓慢溶解以致微囊破裂。

(8) 溶出介质离子强度的影响:在不同离子强度的溶出介质中微囊释放药物的速率也不同。

3. 生物降解聚合物的降解机理

(1) 生物降解聚合物控制药物释放的类型:

1) 降解控释系统:本系统利用表面降解聚合物,药物均匀分散于骨架中,通过聚合物由外及里地降解释放药物。

2) 扩散控释系统:均匀分散于骨架中的药物在聚合物生物降解过程中从骨架中通过扩散过程而释放。

3) 扩散控释贮库系统:聚合物包裹药物而形成的膜控型贮库系统,药物通过聚合物膜扩散而释出,控释膜在药物完全释放后才逐步降解。

(2) 生物降解聚合物控制释药的机理:药物的释放受到聚合物降解方式以及药物在聚合物中扩散的影响。所以,生物降解聚合物的主要释药机理可以分为两类,即降解控释机理和扩散控释机理。

1) 降解控释机理:药物均匀分布在降解聚合物中形成的整体系统,当降解速率高于扩散速率时,释药速率主要与降解速率有关。如果该聚合物的降解仅在表面进行,则药物释放速率受到控释系统表面积/体积比以及形状的影响。如果该聚合物的降解方式为本体降解,则其降解速率与控释系统的表面积/体积比无关,在降解开始阶段,释药速率比较慢,随着聚合物的迅速溶解,释药速率大大加快。

2) 扩散控制机理:① 整体分散系统,假定降解速率远小于扩散速率时,药物释放主要以扩散方式进行,降解聚合物组成的整体系统可以用 Higuchi 方程表示释药速率。与不溶蚀聚合物不同的是,药物在本体降解聚合物中的扩散系数以及溶解度并非常数。在本体降解时随着降解的发生,聚合物的相对分子质量减小而溶解度增加,扩散系数亦随之改变,改变程度与聚合物不稳定键断裂数有关。但是渗透系数随时间延长有一定程度的增加,这又使释药速率得到了一些补偿。所以,视聚合物本体降解的快慢,生物降解聚合物的扩散控释整体系统的释药速率随时间变化可能降低、可能保持恒定,也可能会升高。② 贮库系统,以降解聚合物制备的扩散贮库系统可能较整体系统具有更多的优点。只要聚合物控释膜在有效释药时间不发生明显的溶蚀,就能取得稳定的释药速率,在预定时间内聚合物降解并从体内消除。

(3) 生物降解聚合物对药物释放及包封率的影响:

1) 载体材料的浓度:有研究认为,微球载体材料聚乳酸(PLA)的浓度影响成球过程中 PLA 的沉积速率,PLA 浓度越高,沉积速率越慢,微球结构越疏松,释药速率越快,有研究发现聚合物在载体溶液中的浓度降低,包封率也随之降低。

2) 相对分子质量:聚乳酸(PLA)的相对分子质量与其玻璃相变温度(T_g)有关,低相对分子质量的 PLA 相变温度低,导致药物释放加快。相对分子质量低的乳酸-羟基乙酸共聚物(PLGA)微球的粒径大于高相对分子质量的微球,这可能与载体浓度、黏度以及相对分子质量的改变有关。此外,低相对分子质量的 PLGA 微球表面光滑且无明显的药物结晶。药物从 PLA 微球中释放快于 PLGA 微球,将低相对分子质量的 PLA 与高相对分子质量的 PLGA 以适当比例混合,释药则介于 PLA 和 PLGA 微球之间,随着低相对分子质量 PLA 在混合载体中比例的增加,突释效应逐渐加重。

3）载体材料的组成：研究表明，乳酸-羟基乙酸共聚物（PLGA）中羟基乙酸（GA）的含量增加，降解加快。通过调节乳酸（LA）/羟基乙酸（GA）的配比可控制载体的降解时间，借以与药物的释放时间保持同步。

4）载体其他性质的影响：有人研究了用 W/O/W 法制备重组人骨形态发生蛋白-2（rhBMP-2）的 PLGA 微球时载体的相对分子质量、LA/GA 比例及其酸值对药物包封率的影响，结果表明，其影响作用大小依次为：载体酸值＞相对分子质量＞LA/GA 比例，其中，载体的酸值越大，包封率越高。

5）聚合物的交联度：对于以不稳定交联键水解为基础的生物降解性控释系统而言，聚合物的交联度必然对体系的释药性能产生一定的影响。例如，^{125}I 标记的牛血清白蛋白从与 N-乙烯基吡咯酮交联的富马酸聚酯中的释放就呈现出显著的交联度依赖性，在低交联度时，聚合物迅速膨胀并水解，药物很快释出，而在高交联度时，聚合物吸水膨胀减慢，降解和药物释放也相应减慢，因此，影响生物降解聚合物交联度的各种因素（如交联剂的种类和用量）非常重要。

4. 微球或微囊的释药模型

微球或微囊中药物的溶出过程比较复杂，可以通过表面蚀解、骨架扩散、整体崩解、水合膨胀、解离扩散及解吸附等若干途径进行。影响药物释放的因素也有很多，如药物在微球或微囊中存在的状态、载体材料的类型和数量、微球或微囊的大小和其致密程度、交联的程度、药物分子的大小和浓度、添加剂的存在、药物与载体材料相互间的作用以及释放环境等。下面以微球为例，介绍几种常用的药物释放模型。

（1）一级速率方程：药物均匀分布或呈分子态分布在微球基质中，释放过程多用以下公式表示：

$$F = 1 - \frac{6}{\pi^2} \sum_{n=1}^{n=\infty} \frac{1}{n} e^{n^2 k_r t} \tag{16-1}$$

式中：F 为药物的释放分数；k_r 为释放速率常数，$k_r = \pi^2 D/r$；D 为微球中药物的扩散系数；r 为微球的半径。

（2）平面模式理论：假设微球中的药物是均匀分散或部分溶解于载体材料中形成骨架型而不是集中于核心的贮库型，在载体材料不溶时药物的释放符合 Higuchi 骨架释药公式，其前提是：① 药物均匀分散于骨架中，骨架中药物浓度 C_O 比药物溶解度 C_S 大得多，即 $C_O \gg C_S$，且骨架与溶出介质界面的药物浓度为 0；② 固体药物首先从表面溶出，待其溶出完全后，再溶出下一层药物。

Higuchi 骨架释药可用以下公式表示：

$$M_t = A[D_t C_S (2C_O - C_S)]^{1/2} \tag{16-2}$$

当 $C_O \gg C_S$ 时，公式 16-2 可简化为公式 16-3。

$$M_t = A(2C_O D C_S t)^{1/2} \tag{16-3}$$

对于药物不均匀分散的骨架，可用 $D\epsilon/T$ 代替 D，ϵC_s 代替 C_s。其中，D 为扩散系数；ϵ 为骨架孔隙率；T 为骨架曲度；A 为微球表面积；M_t 为 t 时间内药物的释放量。

（3）球型模式理论：以上述模式为基础，Higuchi 进一步建立了具有均匀和非均匀性溶蚀性整体微球的释药公式。假设 $C_O \gg C_S$ 且达到稳态，则可用公式 16-4 表示。

$$1 - 3(r'/r_0)^2 + 2(r'/r_0)^3 = B_t \tag{16-4}$$

式中：$B_t = 6DC_S/(C_O \times r_0^2)$；$r_0$ 为微球半径；r' 为残留微球半径；r'/r_0 代表药物残留分数。

（4）双相模式理论：尽管有些微球中药物的释放可以用 Higuchi 方程以及一些改进公式来描述，但是，尚有些微球仍然无法用此类公式描述药物的释放行为。例如，蛋白微球中的药物释放机制就不很清楚，许多因素如微球的溶胀、水合、降解、蚀解以及与蛋白结合等使药物释放机制变得复杂，这时仅用扩散模式来解释是不够的。蛋白微球中药物的释放具有双相特征，开始释放快，药物从微球表面出来，然后释放减慢，两相均符合一级速率方程，即释放速率与微球中残留的药量成正比，可用公式 16-5 表示。

$$M_t = A \times \exp(-\alpha t) + B \times \exp(-\beta t) \tag{16-5}$$

式中：M_t 为微球中残留的药量；A、B 为常数；α、β 为药物释放速率常数。

也有两相均为零级释药的药物。另外还有其释药特征是三相的，首先为快速释药相，其次是骨架溶胀中间相，第三相为慢速释药相，这主要是由于溶胀以及微球中残留药量的减少而造成的。

16.3.5　质量评价

1. 微球或微囊形态、粒径大小及其分布

微球或微囊粒径的大小影响其在体内的分布，不同粒径的微球或微囊具有不同的体内分布特征，一般粒径在 $1\sim7\mu m$ 的微球或微囊的主要靶器官是肝和脾，粒径大于 $12\mu m$ 主要蓄积于肺。粒径越均匀越好，因此粒径大小及其分布是此类制剂的一项极为重要的考察指标。其主要标准为：形态球形、外形圆整、表面光滑、粒径分布较窄。微球或微囊的粒径及其分布的测定方法有筛析法、电子显微镜法、光学显微镜法、超速离心法、沉降法、库尔特计数法、激光粒度仪法及空气透过法。用这些方法测定的粒子的粒径范围各不相同，适用对象也不一样，常用的是光学显微镜法、电子显微镜法和库尔特计数法。

常采用跨度（span）评价微球或微囊的粒径分布，其定义式为：

$$\text{span} = (D_{90}\% - D_{10}\%)/D_{50}\% \tag{16-6}$$

式中：$D_{90}\%$、$D_{50}\%$、$D_{10}\%$ 分别指低于一定百分率的微球或微囊粒径值，span 越大，粒径分布越宽。

不同微球或微囊制剂对粒径有不同的要求，如用于制备注射剂的微囊，其粒径应符合药典中混悬型注射剂的要求，并提供粒径及其粒度分布实验数据。

用于微球或微囊粒径测定的光学显微镜测定方法是：取试样置载玻片上（必要时用甘油或液状石蜡稀释），直接观测至少 500 个微球或微囊，并将微球或微囊粒径范围划分为若干单元（如 $5\sim10$、$10\text{--}15$、$15\sim20\mu m$ 等），即可求得微球或微囊的平均粒径及其粒度分布。例如，左炔诺孕酮微囊的粒径测定时，每批观测 600 个粒子（共 3 批），结果求得算术平均径为 $18.8\mu m$，其中小于 $5\mu m$ 的占总质量的 0.5%，在 $10\text{--}40\mu m$ 之间的占总质量的 95% 以上，符合正态分布。

2. 载药量与包封率

载药量（drug-loading rate）是指单位质量或单位体积微球所负载的药量，其中能释放的药量为有效载药量，除药物与基质发生不可逆结合外，载药量可看成是微球的含药量。通常微球的载药量比脂质体高，蛋白微球中水溶性药物的含量可达到冷冻干燥载体质量的 35%，水不溶性药物使用微型混悬或乳化方法也可达到高的载药量。微球或微囊制剂的实用性在很大程

度上取决于其中药物的含量。微球或微囊中药物含量越低,所需微球或微囊量越大,而当微球或微囊量太大时,常对给药造成极大困难。

微球或微囊的载药量可由以下公式求得:

$$载药量=\frac{载药系统（如微球、微囊、脂质体或纳米粒）中所含药物的质量}{载药系统的总质量}\times100\%\quad(16-7)$$

包封率(entrapment rate)的计算可由以下公式 16-8 求得,若得到的是分散在液体介质中的颗粒(如微囊、微球、脂质体或纳米粒)应通过适当方法(如凝胶柱色谱法、离心法或透析法)进行分离后测定,按公式 6-9 计算包封率,包封率一般不得低于80%。

$$包封率=\frac{载药系统（如微球、微囊、脂质体或纳粹粒）中包封的药量}{载药系统中包封与未包封的总药量}\times100\%\quad(16-8)$$

$$包封率=\frac{载药系统中包封与未包封的总药量-液体介质中未包封的药量}{载药系统中包封与未包封的总药量}\times100\%\quad(16-9)$$

一般而言,微球或微囊的包封率越大越好。影响微球或微囊载药的主要因素如下:

(1) 药物与基质的相互作用:药物与基质结合的程度越大,潜在的载药量也愈大,而结合为不可逆化学键时,药物实质上是不能利用的,主要存在以下几种相互作用:① 药物与基质的电性作用。如蛋白微球在等电点时,非极性药物嵌入量增加。② 药物在基质与溶剂中的分配作用。药物于基质/溶剂中分配系数大,载药量高,分配系数小,载药量低,并随溶剂用量增加而下降。

(2) 药物的稳定性:药物在制备过程中不稳定(水解、氧化、光分解和热分解或聚合等)载药量低,因此制备过程中必须严格控制温度、pH,要注意避光并且缩短制备时间。

(3) 药物与基质的比例:药物比例增大载药量升高,反之载药量下降。但必须注意,最大载药量时不应有药物结晶析出。

3. 含量测定

微球或微囊进行含量测定时,一般采用溶剂提取的方法。溶剂的选择原则,主要应使药物从制剂中最大限度地溶解出来并且最少的溶解载体材料,而且溶剂不应该干扰药物的含量测定。必要时也可以对微球或微囊先进行破坏,然后对药物进行溶剂提取。例如,用明胶为囊材制备的微囊,常用胃蛋白酶或胰酶消化使膜破坏,再进行含量测定,并用超声波进行处理,能够解决溶剂提取不完全的问题,使主药回收率显著提高。又如用明胶-阿拉伯胶复凝聚法制备的微囊,可采用皂化法破坏胶质囊膜。需要注意的是,微球或微囊的破坏方法必须经过验证,否则会影响含量测定的准确性。此外,为提高测定结果的可靠性,每次测定需取三个以上样品的平均值。

微球中药物含量测定前常用处理方法如下:

(1) 易降解的微球,如白蛋白微球、明胶微球等,取一定体积或质量的微球置于(0.1mol/L)氢氧化钠溶液或含蛋白酶的水溶液中,进行碱或酶消化至澄清,即可用于含量测定;

(2) 难降解的微球且所载药物水溶性低时,可用适宜的有机溶剂(适度乙醇、异丙醇、乙醇胺等)进行回流提取或溶解微球,再取样用 HPLC、UV 等方法对药物进行定量分析,含量测定常以空白微球为对照。

微囊中药物含量测定前常用处理方法如下:

(1) 含挥发油类药物微囊的含量测定方法:通常采用提油法,如牡荆挥发油微囊片的含量测定,样品颗粒首先用人工肠液在 37℃ 水浴中消化,使油完全释放,然后用蒸馏法或索氏提取器提取挥发油,计算出每片所含挥发油。

(2) 有机溶剂提取法:此法应用较广,根据所包裹药物的性质,可选用不同种类的有机溶剂提取药物。常用的溶剂为乙醚、三氯甲烷、甲醇、二氧六环等。如鹤草酚微囊的含量测定,先用消化酶消化明胶与阿拉伯胶,显微镜下观察微囊膜完全消失,再用三氯甲烷提取主药鹤草酚,因为鹤草酚在三氯甲烷中溶解度大,提取后用紫外分光光度法测定含量。

(3) 水提取法:被包囊药物如果是水溶性的,常采用水提取主药。如美西律微囊中慢心律为无色结晶性粉末,易溶于水,用硬脂酸和乙基纤维素为囊材,采用喷雾冻凝法制备微囊,主药用水提取液进行含量测定。

4. 突释效应和体外释药动力学

《中国药典》指导原则中规定微球或微囊不应有突释效应,即在开始 0.5h 内的释放量应低于 40%。为了掌握微球或微囊中药物的释放规律、释放时间以及奏效部位,需要对微球或微囊的体外释药动力学进行测定。下面以微球为例介绍常用的释药测定技术。

(1) 膜扩散技术:将微球混悬于少量介质中,经渗析膜将其与释放介质分开,药物扩散至释放介质中,定时测定介质中药物量。

(2) 动态渗析技术(dynamic dialysis system):在膜扩散技术基础上,在渗析膜内外加以搅拌,使溶出介质处于动态,保证微球在渗析膜内的药物浓度与释放体系中的药物浓度趋于平衡。动态渗析系统装置见图 16-17 所示。在渗析膜(即透析袋)内放微球 100mg,同时加入一定量(一般 5~15mL)的缓冲液,膜外容器放 50mL 释放介质,温度 37℃,搅拌速率 100r/min。利用此种渗析膜,还应同时进行未微球化的原料药的释药试验,以考察膜本身是否有控释作用。

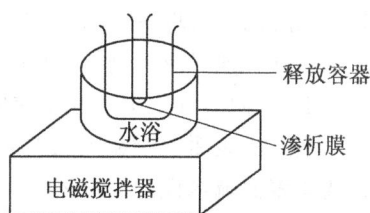

图 16-17　动态渗析系统装置

(3) 连续流动测定技术(continuous-flow systerm):这是将微球置于装有少量释放介质的滤池中,滤池底部装有大面积滤器。新的释放介质不断补充进入滤池,释放介质连续过滤后流经监测系统,测定药物浓度。搅拌是为了保证微球在释放介质中成混悬状态,避免滤孔堵塞。常用装置如图 16-18 所示。释放管为带夹套的玻璃柱,夹管内充满 37℃ 的恒温水,恒温水通过循环泵供给。将样品置于玻璃棉上,释放介质通过蠕动泵以一定的流速(5.5mL/h)进入玻璃柱,浸泡样品,释放出的药物自接收管分次收集,测定释放液的浓度,计算释放药量。

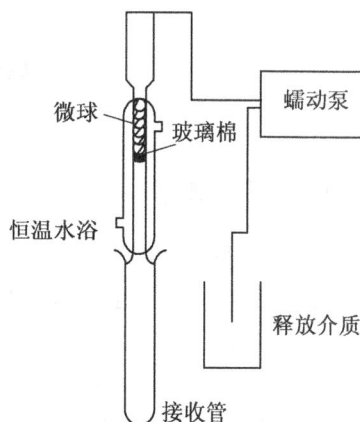

图 16-18　连续流动系统装置

(4) 定时取样技术:将微球置大体积释放介质中,定时取样,经过滤或离心方法使微球与释放介质分离,测定介质中药物的浓度。

(5) 桨法:可参照《中国药典》中释放度测定法中的桨法进行。

5. 体内分布试验

体内分布试验常用同位素标记法,具体操作为:将含放射性 ^{99}Tc、^{3}H、^{125}I 和荧光素等标记药物的微球或微囊注射(口服或插管导入)后进行全身扫描或处死动物,对各脏器组织进行含量分析。

6. 稳定性考察

微球或微囊的稳定性考察,按新药有关规定,应进行温度(40℃、60℃)、湿度(75％RH、92.5％RH)与光照(4000lx)等项为期 10d 的影响因素试验(不带包装)。关于温度范围,固体药物国外一般控制在 60℃以下的温度下进行。同时还应进行常规加速试验,即在 40℃与相对湿度 75％的条件下,按市售包装加速试验 6 个月,定期取样检测有关质量指标。微球或微囊产品质量检查应包括外观、粒度、含量、色谱检查降解产物、释放度等项,同时应进行留样观察试验。

7. 有机溶剂的残留

残留在微球中的有机溶剂可以导致毒性和副作用。当工艺中采用有机溶剂时,应测定有机溶剂的残留量,并不得超过药典规定的残留溶剂限度。

8. 表面特性

微球或微囊的表面特性对其制备、注射途径和体内处置都很重要。例如微球的表面电位会影响微球的清除率和聚集部位,通常带负电荷的微球大多被肝摄取,而带正电荷的微球则首先聚集于肺,然后到达脾。同样,微球表面的疏水性及对大分子物质的吸附作用也很重要,一般说来,静脉给予微球或微囊后,血液成分首先被吸附到这些微粒的表面(称调理作用),血液成分被吸附的难易取决于微球或微囊表面的性质,主要是其疏水性,然后微球或微囊被网状内皮系统有选择地摄取。例如,具亲水性表面的微粒吸附免疫球蛋白后,可使之具疏水性而易于被巨噬细胞吞噬,反之疏水性微粒则不需调理过程就能被巨噬细胞所摄取。常用电泳仪测定微球或微囊的表面电位和应用放射性标记物质测定血液成分被微球或微囊吸附的情况。对微球或微囊表面疏水性的测定还没有一致的方法,有待进一步探讨,有人利用接触角来测量,但也有人认为用层析法测定溶解度、油水两相的分配更恰当。

9. 生物相容性和生物降解性

根据微球或微囊制剂的应用特点,制定相关的生物相容性和生物降解性检测方法。

16.4 微乳制备技术

16.4.1 概述

1943 年,Hoar 和 Shculmna 首次报道了与大量表面活性剂和助表面活性剂(一般为中等链长的醇)混合能自发地形成透明或半透明的体系。1959 年,有人才首次命名这种体系为"微乳状液"或"微乳"。自 20 世纪 70 年代起,人们已将其广泛应用于日用化工、三次采油、酶催化等方面。微乳是一种新型的药物释放载体,除了具有乳剂的一般特性之外,还具有透明、稳定吸收、靶向释药等特点,并提高了药物疗效,降低了毒副作用,临床应用价值日益提高,具有很大的发展前景。

微乳(microemulsion,ME)是由油相、水相、表面活性剂及助表面活性剂在适当比例下自发形成的一种透明或半透明的、低黏度的、各相同性且热力学稳定的油水混合体系。微乳一般由表面活性剂和助表面活性剂共同起稳定作用。微乳粒径一般在 10100nm 范围内,属于胶体分散系统。微乳乳滴多为球形,大小较均匀,外观为透明液体,经加热或离心也不能使之分层,多属于热力学稳定体系,近年来受到国内外学者的广泛关注。

油水混合体系除了微乳和普通乳外,还有亚微乳(submicroemulsion)。亚微乳粒径在 $100\sim1000nm$ 之间,也称亚纳米乳,外观不透明,呈混浊或乳状,稳定性也不如微乳,虽然可热压灭菌,但加热时间太长或数次加热也会分层。由于亚微乳粒径介于微乳与普通乳之间,故其稳定性也介于微乳与普通乳之间。

微乳有 3 种基本结构类型:① 油包水(W/O)型微乳:细小水相颗粒分散在油相中,表面覆盖一层由表面活性物质(表面活性剂与助表面活性剂)分子构成的单分子膜。分子的非极性端朝向油相,极性端朝向水相,可以和多余的油相共存;微乳与油相之间的界面张力远小于水油间的界面张力,因此可以延长水溶性药物的给药时间,起到缓释作用。② 水包油(O/W)型微乳:其结构与 W/O 型微乳相反,可以和多余的水相共存;可增加亲脂性药物的溶解度。③ 双相连续型微乳:当油水两相比例适当时会形成双连续型微乳,即任一部分的油相在形成液滴被水相包围的同时,也可与其他油相一起组成油连续相,包围介于油相的水滴。由表面活性物质组成的界面不断波动使双连续相微乳也具各相同性。微乳的 3 种基本结构如图16-19所示。

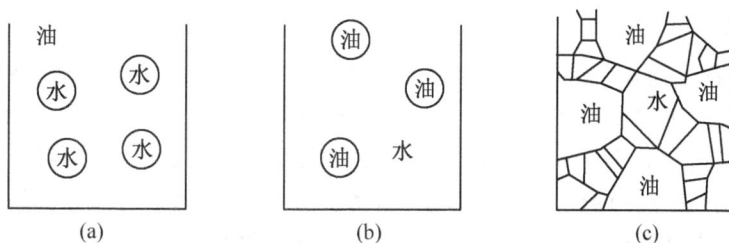

图 16-19　单相微乳结构示意图
(a) W/O 型微乳　(b) O/W 型微乳　(c) 双连续型

微乳与传统的乳剂和胶束溶液在成分和结构上有很多相似之处,在宏观上微乳与普通乳状液有着根本的区别:普通乳状液是热力学不稳定体系,分散相质点大,不均匀,外观不透明,靠表面活性剂或其他乳化剂维持动态稳定;而微乳是热力学稳定体系,分散相质点很小,外观透明或近似透明,经高速离心分离不发生分层现象。含有增溶物的胶团溶液也是热力学稳定的均相体系。因此在稳定性方面,微乳更接近胶团溶液。从分散相质点大小看,微乳正是胶团和普通乳状液之间的过渡物,因此它兼有胶团和普通乳状液的性质。表 16-6 列出了普通乳状液、微乳和胶团溶液的一些性质比较。

表 16-6　微乳与普通乳状液、胶团溶液的性质比较

性　质	普通乳状液	微　乳	胶团溶液
外　观	不透明	透明或近乎透明	透　明
粒子大小	大于 $0.1\mu m$,一般为多分散体系	$0.010.10\mu m$,一般为单分散体系	一般小于 $0.01\mu m$
粒子形状	一般为球形	球形	稀溶液中为球形,浓溶液中可呈各种形状

续　表

性　质	普通乳状液	微　乳	胶团溶液

热力学稳定性	不稳定,用离心机易于分层	稳定,用一般的离心机不能使之分层	稳定,不分层
透光性	不透明,乳白色	透明或半透明,可有乳光	透明,可有乳光
表面活性剂用量	少,一般不需助表面活性剂	多,通常需加助表面活性剂	浓度大于 CMC 即可
与油、水混溶性	O/W 型与水混溶,W/O 型与油混溶	与油、水在一定范围内混溶	能增溶水或油直至饱和

微乳作为药物载体可用于口服液体制剂、经皮给药制剂、鼻腔给药制剂、眼用制剂和注射剂中,主要具有以下几个优点:① 呈各向同性的透明液体,热力学稳定,且可以过滤,易于制备和保存;② 可同时增溶不同脂溶性的药物;③ 药物分散性好,利于吸收,可提高药物的生物利用度;④ 可延长水溶性药物的释药时间;⑤ 对于易水解的药物,采用油包水型微乳,可提高药物的稳定性,延长其释放时间,具有靶向性;⑥ 低黏度,注射时不会引起疼痛;⑦ 鼻腔给药的微乳可以提高脑靶向性或达到全身治疗作用;⑧ 眼部给药的微乳能增加药物在角膜的滞留时间,减少给药次数。

微乳也存在着一些缺点:① 关于微乳的一些理论尚不成熟和完善,给微乳的研制带来一定的理论指导难度,需要科技工作者们的进一步探讨和研究;② 微乳制备需要大量的表面活性剂,一般占体系油量的 5%～30%,增加了药用微乳特别是注射微乳的毒性;③ 微乳注射剂中,所采用的油相有些在药剂学中不能被接受,制备药用微乳的组分要求无毒,无刺激性,具有生物相容性,因此更低毒性的表面活性剂、助表面活性剂和油相等新材料的开发成为一个需待解决的问题;④ 一些微乳特别是 W/O 型微乳,并不能被水溶液大量稀释,否则由于稀释时各相比例改变而导致微乳破坏。微乳经口服或注射后,被大量的胃液或血液稀释,粒径变大而转变为乳剂。因此,如何保持微乳的性质和粒径稳定是一个关键的问题。

微乳是一种药物的新型载体,可作为速释、缓释及靶向给药系统,提高药物的生物利用度,降低毒副作用,且具有很大的发展潜力,因而微乳已愈来愈受到人们的重视并得到广泛的应用。

(1) 微乳口服给药制剂:微乳作为口服给药的载体,最突出的优点是可以提高难溶性药物或蛋白质类大分子药物口服制剂的生物利用度。口服给药后可经淋巴吸收,从而克服了首过效应以及大分子药物通过胃肠道上皮细胞膜的障碍,因而药物可以直接被机体利用,多数情况下其吸收比片剂或胶囊剂更迅速,更有效。该剂型很适合儿童和不能吞服固体药剂的病人服用。

(2) 微乳经皮给药制剂:微乳不但可以提高载药量和稳定性,延长药物的作用时间,增加生物利用度,而且由于微乳表面张力较低,容易润湿皮肤,使角质层的结构发生变化,增加角质层脂质双层流动性,破坏其水性通道,降低角质层的屏障作用,药物易于穿透角质层被人体吸收,还可以减少药物的全身毒副作用,使用药更加安全。表面活性剂的浓度和微乳粒子大小影响微乳中药物透皮吸收。

(3) 微乳注射给药制剂:微乳具有热力学稳定性,可过滤除菌和热压灭菌;黏度较低,可以将水难溶性的药物制成微乳注射给药,减少注射时的疼痛;微乳可以增加药物的稳定性;由于微乳的特殊结构,药物被包封于乳滴中,然后药物进行缓慢释放,所以注射用微乳有一定的缓释和靶向作用。此外还有注射体积小、容易制备、稳定性好、避免药物降解等优点。

（4）微乳眼部给药制剂：滴眼剂是眼部给药的最常用剂型，但由于眼角膜屏障、泪液稀释和鼻泪管消除等原因，造成大量药物损失，即使未损失药物由于在眼角膜前区的滞留时间短，使得药物在眼部的吸收差，生物利用度低。而将药物制备成微乳滴眼剂，由于微乳存在特殊的结构，正好弥补了上述不足，使微乳稳定，易灭菌。

（5）微乳鼻腔给药制剂：因鼻腔的黏膜细胞上有许多小绒毛，大大增加了药物吸收的有效表面积，药物吸收后直接进入体循环，无肝脏首过效应，加之鼻上皮细胞下有许多毛细血管和丰富的淋巴网，结合微乳本身固有的特殊结构而制成的鼻腔给药微乳，可以增加药物的溶解度，促进药物吸收，提高药物的生物利用度，并通过鼻腔给药而起到全身治疗作用，还可为脑部疾病的治疗提供一条新途径。此外，给药方便，以滴入或喷入方式给药，病人可自行完成。

（6）微乳在药剂学中的其他应用：微乳除了可以作为上述多种途径给药的载体外，在药剂学中还可利用微乳技术来制备固体脂质纳米粒（solid lipid nanoparticles，SLN）。有人采用微乳化技术，将脂质材料甘油单硬脂酸酯与混合乳化剂（硬脂酸聚烃氧 40 酯和泊洛沙姆（7∶3））以 1∶6 的配比制备维甲酸固体脂质纳米粒（SLN），兔离体皮肤试验表明，维甲酸 SLN 混悬液注射 8h 后累积渗透量比维甲酸乳膏高得多，说明维甲酸 SLN 混悬液的透皮作用优于其乳膏剂。

16.4.2 载体材料

1. 表面活性剂

表面活性剂是一种能大大降低油水两相间的界面张力，改变体系的表面状态，从而产生润湿或反润湿、乳化或破乳、分散或凝聚、起泡或消泡及增溶等系列作用的化学物质。常用表面活性剂的类型见本书第 4 章的相关内容。

表面活性剂的选择决定于所形成微乳的特性和使用目的，如亲水亲油平衡（HLB）值为 4～7 的表面活性剂可形成 W/O 型微乳，HLB 值为 9～20 的表面活性剂则可形成 O/W 型微乳。大部分微乳的形成需要有表面活性剂和助表面活性剂的共同参与，以促进微乳体系的稳定。但是有一些表面活性剂无需使用助表面活性剂，在适宜条件下亦能形成微乳，并且受 pH 值的影响较小。

目前采用较多的表面活性剂有双链离子性表面活性剂（如磺化琥珀酸二辛酯钠和溴代双二十八烷基铵）、单链非离子性表面活性剂（烷基聚氧乙烯醚）、脱水山梨醇脂肪酸酯衍生物、聚氧乙烯脂肪酸醚、聚氧乙烯壬基酚醚和烷氧酰胺等。

2. 助表面活性剂

助表面活性剂的作用是与表面活性剂形成表面界面膜，降低表面活性剂分子之间的排斥力，调节表面活性剂的 HLB 值。因此，选择合适的助表面活性剂可以使微乳的形成速率加快，制得的液滴更均匀。助表面活性剂必须在油相和界面上都达到一定的浓度，对分子链要求较短，毒性较小，常为中链的醇类和适宜的非离子表面活性剂，如正丁醇、乙二醇、丙二醇、甘油和聚甘油酯等。

3. 附加剂

（1）防腐剂：微乳是很多微生物生长的良好环境，故除了控制原料的质量及制备条件外应加入防腐剂。常用的防腐剂有苯甲酸、苯甲酸钠、对羟基苯甲酸酯类及山梨醇、苯扎溴铵等。

（2）抗氧剂：制备微乳时所用的油或油溶性药物及表面活性剂如磷脂等均易发生氧化，故微乳中常需加入抗氧剂。水相中的抗氧剂可选用亚硫酸盐类、抗坏血酸等，油相中的抗氧剂常选用没食子酸丙酯、抗坏血酸棕榈酸酯、叔丁基对羟基茴香醚（BHA）、二叔丁基对甲酚（BHT）等；以磷脂为表面活性剂时，常用维生素 E 为抗氧剂。

（3）矫味剂：为了掩盖微乳中油的不良味道，口服微乳中常加入矫味剂，如蔗糖、糖精钠、甜菊甙等。

16.4.3　微乳形成机理

关于微乳的形成机理有很多种理论，大致有如下几种：

1. 混合膜理论

1955 年，Sehulman 和 Bowcott 提出吸附单层是第三相或中间相的概念，并由此发展到混合膜理论：作为第三相，混合膜具有两个面，分别与水和油相接触。正是这两个面分别与水、油的相互作用的相对强度决定了界面的弯曲及其方向，因此决定了微乳体系的类型。由于加入助表面活性剂，能在油水两相之间进行分配，促进表面活性剂在油水之间形成稳定的界面膜，并使油水两相界面扩大形成微乳，助表面活性剂的重要贡献就是使界面的柔性得到改善。混合膜理论认为微乳成乳条件是：在油/水界面有大量表面活性剂和助表面活性剂混合物的吸附，使得界面具有高度的柔性。

2. 瞬时负界面张力形成机理

该理论认为：油/水界面张力在表面活性剂的存在下会大大降低，一般为几个 mN/m，这样低的界面张力只能形成普通乳状液。但在助表面活性剂的存在下，由于产生了混合吸附，界面张力会进一步下降至超低（10^{-5}～10^{-3} mN/m），甚至产生瞬时负界面张力（$r<0$）。由于负界面张力是不能存在的，因此体系将自发扩张界面，使更多的表面活性剂和助表面活性剂吸附于界面使其含量降低，直至界面张力恢复至零或微小的正值。这种由瞬时负界面张力而引起的体系界面自发扩张的最终结果就是形成了微乳体系。如果微乳发生聚结，则界面面积缩小，会产生负界面张力，从而对抗微乳的聚结，这就解释了微乳的稳定性。

负界面张力机理虽然可以解释微乳的形成和稳定，但因为负界面张力无法实测，所以这一机理缺乏实验基础。

3. 增溶理论

此理论认为，微乳是油相和水相增溶于胶束或反胶束中溶胀到一定粒径范围（10～100 nm）内形成的，增溶作用是微乳自发形成的原因之一。关于非离子型表面活性剂微乳的进一步研究表明，混合膜并非微乳形成的必要条件，只要选用结构适宜的非离子型表面活性剂和一定温度，不加入助表面活性剂，只要使胶束具有合适的大小，就足以增溶足够量的不混溶液相，也能形成微乳。但此理论无法解释为何只要表面活性剂的浓度大于临界胶束浓度即可产生增溶作用，而此时并不产生微乳。

4. 热力学理论

从热力学角度研究微乳成乳条件，认为微乳形成需要自由能的多少，取决于表面活性剂降低的油水界面张力和体系熵的变化，当熵变化使自由能成为负值时，可以自发形成微乳。

16.4.4　制备工艺

1. 微乳制备工艺的研究方法

微乳自发形成无需外界做功,主要靠该体系中各种成分的匹配。为了找出这种匹配关系,目前采用相转换温度(PIT)、盐度扫描法、HLB 值等方法。

(1) 盐度扫描法:盐度扫描法主要用于研究离子型乳化剂形成微乳的条件,形成机制主要是由于电解质可降低包围在乳化剂极性端周围的离子氛围厚度,从而降低乳化剂分子极性端之间的排斥力,在形成微乳时可使乳化剂更多地分布于油水界面膜上或油相。而由非离子型表面活性剂形成的溶液中由于乳化剂带有较少的电荷,所以电解质对非离子型表面活性剂形成的微乳的相行为影响不如对离子型表面活性剂形成的微乳的相行为影响明显。盐度扫描法是固定乳化剂和助乳化剂的浓度,研究不同浓度的电解质对形成微乳时相行为的影响。如果体系中盐度由低至高增加,往往会得到三种状态,即 Winsor I(O/W 型微乳和剩余油达到平衡状态)、Winsor II(W/O 型微乳和剩余水达到平衡状态)、Winsor III(双连续型与剩余油和剩余水达到平衡状态)。这是因为当体系中的盐量增加时,水溶液中的表面活性剂和油受到"盐析"作用而析离,同时盐压缩微乳的双电层,斥力下降,液滴容易接近发生聚集。含盐量增加,使 O/W 型微乳进一步分层,导致微乳中油滴密度下降而上浮,从而形成油相。

对于扫描法,若改变组成中其他成分,如改变油或醇的含碳数也能造成三种结构类型微乳之间的相互转换。

(2) 相变温度法:相变温度法是指温度对乳化剂在溶液中分布的影响,研究在某温度下乳化剂、助乳化剂及相应的油相形成微乳的相行为以及温度对其相行为的影响。对于离子型乳化剂主要表现在影响其亲水亲油平衡值,以及乳化剂分子之间的静电排斥力和吸引力,从而影响乳化剂在油、水及油水之间的分布。如十二烷基硫酸钠在 300K 时有利于其在水相中分布,高于或低于此温度有利于其在油相和油水之间分布。对于非离子型乳化剂,温度可以破坏乳化剂和水形成的氢键,从而影响其亲水亲油平衡值,甚至从亲水性乳化剂转变为亲油性乳化剂,或反之。通常温度对非离子型乳化剂的影响大于对离子型乳化剂的影响。

(3) HLB 法:药剂学中研究微乳的首选方法是根据表面活性剂的亲水亲油平衡值(hydrophile-lipophile balance,HLB)来研究微乳的相态。微乳主要由油、水、表面活性剂及助表面活性剂组成。在工艺研究中首先应根据油的性质和欲构成微乳的类型选择合适的乳化剂。一般认为 HLB 值在 4~7 的表面活性剂可形成 W/O 型微乳,在 14~20 可形成 O/W 型微乳,在 7~14 时根据工艺条件可形成可转相的微乳。其次选择合适的助表面活性剂。助表面活性剂的作用可能是与表面活性剂形成复合界面膜,通过助表面活性剂的引入可降低表面活性剂的相互排斥力及电荷斥力,从而使复合凝聚膜具有良好的柔顺性。

通常离子型表面活性剂的 HLB 值很高,需要加入中等链长的醇作为助表面活性剂或加入 HLB 低的非离子型表面活性剂进行复配,经过试验得到各种成分间的最佳比例。非离子型表面活性剂可根据其 HLB 值对温度很敏感(在低温时亲水性强,在高温下亲油性强)的特点进行确定。随着温度的升高,含非离子型表面活性剂的体系会出现各种类型的微乳。当温度恒定时可通过调节非离子型表面活性剂的亲水基和亲油基的比例达到所要求的 HLB 值。

2. 微乳制备方法

(1) 基于相图的自发乳化法:制备微乳的第一步是确定处方。组成其处方的必需成分通常是油、水、表面活性剂和助表面活性剂。当微乳体系各成分确定后,可通过三元相图找出微乳相形成区域,从而确定微乳成分的用量。其次制备微乳。从相图中确定合适的处方后,将各成分按比例混合即可制得微乳。在此过程中,各成分的加入顺序不会影响微乳的形成。通常制备 W/O 型微乳比 O/W 型微乳容易。如先将亲水性表面活性剂同助表面活性剂按要求的比例混合,在一定温度下搅拌,再加入一定量的油相,混合搅拌后,用水滴定浑浊液至透明,即得 W/O 型微乳。制备 O/W 型微乳时,可将选定表面活性剂以 10%20% 的量溶于油相中,再将此油相在搅拌下加入到适量的水相中去,最后用根据相图计算得知的助表面活性剂剂量加入到以上混合物中,可得透明的 O/W 型微乳。微乳中的油、水仅在一定比例范围内混溶,在水较多的某一范围内形成 O/W 型微乳,在油较多的某一范围内形成 W/O 型微乳。

(2) 转相乳化法:先将 O/W 型表面活性剂在油相中溶解或熔化,然后在缓慢搅拌下以微射流方式将预热的水相加入热的油相中,随着水相体积的增加,连续相从油相转变为水相,从而制得 O/W 型微乳,此法称为转相微乳法。在该体系的相变过程中,当仅向溶解有表面活性剂的油相加入少量水时,体系从表面活性剂的增溶油溶液转变成表面活性剂-油-水液晶,在继续加水稀释时,则形成由乳化剂及水组成的连续相、油分散其中的凝胶状乳剂,进一步加水则水成为连续相,最终得到 O/W 型微乳。若油相的比例一直大于水相且选择 W/O 型乳化时,则形成 W/O 型微乳。如果按上述方法将油相加入水相且选用 W/O 型表面活性剂时,则是 O/W 型微乳转变成 W/O 型微乳。因此转相乳化法成乳的先后过程为增溶、液晶形成、凝胶状初乳形成以及最终形成 O/W 型微乳。用转相乳化法制备的微乳的稳定性与液滴大小和表面活性剂的 HLB 值及用量有关。

(3) 相转变温度(phase inversion temperature,PIT)乳化法:聚氧乙烯型非离子型表面活性剂的 HLB 值在温度的影响下可发生改变而导致制备的微乳转相,当温度升高时,聚氧乙烯链与水分子之间的氢键被破坏,溶解度下降,原有的乳化性质发生变化而使 O/W 型转变成 W/O型或使 W/O 型转变成 O/W 型。利用此特点,在转相温度进行微乳化时,可得到比较理想的微乳。在高于相转变温度时形成 W/O 型微乳,在低于相转变温度时形成 O/W 型微乳,而低于相转变温度时的油-水界面张力最低,因此在该温度进行微乳化,可得到非常细小的分散液滴,从该温度冷却形成 O/W 型乳剂,最适表面活性剂的 PIT 值应高于微乳贮存温度 2060℃;而 W/O 型微乳的最适表面活性剂的 PIT 值低于贮存温度 1040℃,这样制得的微乳在放置期间就不宜发生转相。

(4) 机械法:为减小表面活性剂用量增大而产生的毒性,并获得理想粒径的微乳,必须使用高压乳匀机等设备供能进行乳化。一般需进行两步乳化:第一步,用高速混合器制得粗乳;第二步,用高压乳匀机乳化。乳化前冷却粗乳十分必要,因为高压乳匀机对粗乳的进一步分散会使温度升高。

目前比较有效的乳化设备是高压均化器和微射流乳化器。有人用高压均化器调制微乳,发现使用其他乳化装置不能调制的微乳,通过使用高压均化器则成为可能;并且,由于高压均化器的使用,表面活性剂的用量大幅减少。微射流乳化器是利用微射流乳化技术,采用连续式混合、分散、乳化的办法,制得相体积稳定、粒子细微均一的精细微乳,同常规乳化技术相比,可以大大降低乳化剂、分散剂的投入量,只需最低限度加热。除高压乳匀机(如 EmulsiFlex-C5 和 EmulsiFlex-C160)外,近年一些新型的设备(如微射流器、纳米机、用于实验室研究的微型挤压器(LiposoFast Extruder)等)也被用于制备微乳。这些设备使用方便,制备快捷,并可根据需要调整工艺条件以满足对制剂粒径大小的要求。

3. 制备实例

(1) 葛根素微乳：将吐温 80 和甘油各 20g,加入油酸乙酯 1.6g,涡旋混匀,得空白微乳浓缩液,加入葛根素 12g,充分溶解后加水至 100mL,涡旋混匀,超声 2min,即得淡黄色、透明、澄清的微乳。

注：微乳制备过程中往往须加入较高浓度的表面活性剂,以降低液滴表面张力,得到粒径较小的乳滴。而大量表面活性剂可能对机体产生不良反应。本试验选用的非离子型表面活性剂吐温 80 的毒性、刺激性和溶血性均较小,制品中用量约为 20%。

(2) 丹参酮微乳：称取 50mg 丹参酮溶于 5g 注射用油中,称取 1g 普罗尼克 F_{68}、0.5g 豆磷脂和 2g 甘油溶于适量的注射用水中,电磁搅拌下将前者缓慢滴加入后者,搅拌 120min,将溶液在 3000W 功率下超声 10min,加水至 100mL。微乳用滤膜(孔径=800nm)过滤,用超级纳米机匀化,100mPa(n=3),即得淡红色透明胶体溶液。

注：本品采用超声-高压乳匀法制备,平均粒度达到 50nm 以下且分布范围窄。在 4℃ 和室温两种条件下留样观察 90d,丹参酮微乳未见分层、絮凝、合并和破裂,外观、pH 值均无明显改变。

(3) 尼莫地平微乳注射液：称取尼莫地平 40mg 溶于 0.8g IPM 中,加入聚氧乙烯氢化蓖麻油 60(Cremophor RH60)4.2g 和乙醇 1.4g,混匀,磁力搅拌下缓缓滴加注射用水至 80mL 时,加入注射用活性炭,吸附 30min,过滤脱炭,补加注射用水至 100mL,灌封于安瓿中,115℃ 热压灭菌 30min,即得。

注：尼莫地平在水中的溶解度低(0.002g/L),而在油(可供注射用)中的溶解度较大,能满足载药的要求,将其制成微乳后溶解度明显增大(0.4g/L),为水中溶解度的 200 倍,表明微乳可明显提高尼莫地平的溶解性,避免了常规注射剂的制备中加入大量的助溶剂而带来的不良反应。微乳是一些水及油均难溶药物的理想载体。

(4) 喷昔洛韦微乳：称取油酸 5g,Cremophor EL 20g,乙醇 30g,搅拌使混合均匀,加水至 100mL,搅拌并平衡 30min 得澄清的空白微乳;在空白微乳中加入 0.5g 喷昔洛韦,搅拌得澄清的喷昔洛韦微乳。

注：① 喷昔洛韦具有难溶性,在水或乙醇中微溶,在乙醚或氯仿中几乎不溶,因此药物本身的皮肤渗透性能较差。微乳作为透皮药物载体,能够使被包容的药物分散度提高,并且微乳的结构能够改变药物的亲和,有利于药物进入并突破角质层的屏障作用,同时微乳中的成分具有渗透促进剂的作用,可增大药物透皮速率和透皮量,维持恒定的有效血药浓度;② 制备微乳选用的油相(油酸)可改变脂质黏度,经由角质层的亲脂结构,插入皮肤的神经酰胺中,增加神经酰胺类脂的流动性,促进药物渗透;③ 表面活性剂和助表面活性剂既可以增大药物溶解度,产生较高的浓度梯度,又会影响角质层的脂质排列,有利于药物透皮;④ 微乳中的水与皮肤产生水合作用,引起角质层细胞膨胀而导致脂质双层结构的破坏,增加其流动性,破坏角质层水性通道,从而增加透皮药量。

16.4.5　质量评价

微乳给药系统有口服、注射、透皮吸收等多种给药途径,其质量评价指标尚无统一标准。下列评价微乳物理稳定性的方法,可用于评定微乳的质量。

1. 微乳的形态

微乳体系平衡后液滴的表面张力近似为 0,所以其微观形态应为圆球形,可通过电镜观察其微观形态确定微乳体系形成与否及是否达到平衡。

2. 测定微乳的粒径大小与分布

微乳粒径大小及其分布是评价微乳稳定性的最重要性质之一。微乳粒径大小均匀,在 10~100nm 范围内。在对微乳作长期留样观察或加速试验时,在不同时间取样测定微乳大小,可以通过测定粒径分布的变化情况对贮存期内微乳稳定性作出评价,若微乳的粒径随时间的延长而增大或粒径分布发生改变,说明微乳不稳定。

3. ζ电位

ζ电位是评价微粒分散体系物理稳定性的重要指标之一,是表示带电微粒间相互作用大小的重要特性参数,来源于组成微乳膜的物质的解离,在一定程度上反映了相同电荷微粒间斥力与异电荷微粒间的引力(范德华力)达到平衡时的相对能态的高低,过高或过低都不利于微粒的物理稳定性。一般认为,ζ电位在 ±(20~25)mV 范围内微粒分散体系较稳定。

4. 电导率

W/O 型微乳的电导率较低而 O/W 型微乳的电导率较高,从而通过电导率仪测定微乳系统的电导率值,可以用来判断微乳类型。

5. 黏度和折光率

黏度和折光率可以区别或检查微乳的纯杂程度。微乳的折光率用阿贝折光仪测定。微乳的黏度用旋转式黏度计测定,微乳的黏度对其应用特别是注射方式给药有一定影响,黏度过大不利于制备和使用。

6. 微乳的鉴别

微乳的鉴别可采用染色法、离心法和电导法。① 离心法:采用 4×10^3 r/min 离心 30min,观察是否分层或是否维持澄清,如仍维持澄清可判为微乳。② 染色法:利用油溶性染料苏丹红和水溶性染料亚甲蓝在微乳中红色或蓝色的扩散快慢来判断微乳的类型,若红色扩散快于蓝色则为 W/O 型微乳,反之为 O/W 型微乳。③ 电导法:在开始时含水量较低,随含水量增大,溶液的电导率上升加快,此时形成的是 W/O 型微乳,其连续相为油相;当溶液电导率随含水量的增加缓慢上升,并有明显的拐点出现,且溶液的黏度增大时,形成的为凝胶或液晶结构;当含水量足够大时,溶液的电导率达到最大值;在含水量超过一定值时,电导率开始下降,因为在此区域,含水量的增加使微乳液滴浓度降低,相当于稀释作用,此时连续相为水相,形成的是 O/W 型微乳。

7. 稳定性研究

稳定性考察是微乳的基础研究之一。微乳粒径与其稳定性密切相关,且与其治疗和安全性有关,在制备微乳制剂时要依据用药目的和给药途径,选择适宜粒径。由于微乳是由表面活性剂组成的系统,所以具有昙点的问题。若温度升高超过了该体系中表面活性剂的昙点,则微乳体系变浑浊,表面活性剂从中析出;当温度降低至室温,该体系重新变澄清,这也说明微乳只要在组分比例适当的情况下,就可以自发形成,不需要外界做功。通常考察项目为粒径、外观、澄明度及主药的含药量。

8. 影响微乳稳定性的因素

(1) 表面活性剂:表面活性剂在液滴周围形成稳定的薄膜,以防止液滴聚合而形成微乳。表面活性剂的 HLB 值和用量适宜与否,对微乳稳定性起着至关重要的作用。

(2) 分散相的浓度:一般微乳的分散相含量小于 50% 或大于 74% 时,微乳容易转相或破裂。

（3）贮存条件：贮存温度是影响微乳稳定性最重要的因素之一，温度越高，粒径变化越大。贮存时间的延长也会使微乳逐渐趋向不稳定。

（4）成品的粒度：微乳成品粒度若细腻而均匀，则微乳稳定；反之，则不稳定。

此外，乳化时的温度、机械力、时间、内外相和表面活性剂的混合顺序等均对微乳的稳定性有影响。

16.5　纳米粒制备技术

16.5.1　概述

纳米粒是指用适宜的高分子材料制成的粒径通常在 10～100nm 范围内的胶体分散系统。一般所说的纳米粒包括纳米球（nanosphere）和纳米囊（nanocapsule），广义上的纳米粒包括药质体（pharmacosome）、脂质纳米球（lipid nanosphere）、纳米乳（nanoemulsion）和聚合物胶束（polymer micelle）。其中药质体与脂质纳米球均以磷脂为主要载体材料，药质体是指药物通过共价键与脂质结合，在介质中由于溶解性质的改变而自动形成的胶体分散体系；脂质纳米粒是以植物油为基质，外层包被脂质材料形成的纳米球。本节主要对纳米球、纳米囊、脂质纳米球和药质体进行介绍。

过去有人将粒径在 100～1000nm 的亚微球（submicrosphere）和亚微囊（submicrocapsule）也归入到纳米粒的范围内，亚微球和亚微囊与纳米粒相比在物理稳定性和体内分布等方面存在很大的差异。《中国药典》2005 年版二部附录明确规定了纳米囊和纳米球的粒径范围在 10～100nm 之间。

纳米粒均属于胶体分散体系，作为药物载体时，胶体载药系统与其他载药系统相比具有一定的优势，其组织透过性、靶向性好，粒径在 10～100nm 的胶体体系可作为一种理想的静脉注射的药物载体，也可以供口服或者其他给药途径。纳米粒作为药物载体时具有以下优点：

（1）改善难溶性药物的吸收利用，提高药物的生物利用度：纳米粒制剂能改善难溶药物的吸收利用，提高生物利用度，在一定程度上扩大了药物的应用范围。

（2）增加药物对血-脑屏障或生物膜的穿透：许多药物本身水溶性很强，难以透过血-脑屏障和进行生物膜的穿透，制成纳米粒制剂并进行表面修饰之后可以明显增加药物的血-脑屏障的穿透，提高药物的脑内浓度，改善对脑部疾病的治疗。

（3）纳米粒可以实现定位释药：用特定的材料制备的纳米粒可以实现药物的定位释放，如用丙烯酸树脂制备的结肠定位释放纳米粒等。

（4）增强药物的靶向性：纳米粒本身具有淋巴系统的靶向性，用亲脂性材料进行表面修饰之后，更有利于被淋巴细胞吞噬。纳米粒表面连接单克隆抗体和免疫亲和素后靶向性更高。

（5）延长药物的体内循环时间：用亲水性高分子材料（如 PEG 等）对纳米粒修饰后，纳米粒在体内能够躲避网状内皮系统的捕获，使药物在体内获得长时间的体内循环，适宜于抗肿瘤药物、抗寄生虫药物等。

（6）可包裹生物大分子药物：纳米粒制剂有利于生物大分子药物的吸收、体内转运、体内稳定性和靶向性，可用于口服、注射、吸入等多种给药途径，适用于多肽、DNA、核苷酸、基因等各种治疗用生物大分子药物。

16.5.2 材料

制备纳米粒的材料基本上与制备微粒的材料相同，其中常用的有：

(1) 聚酯类：主要有聚乳酸(PLA)、聚丙交酯(PL)和乳酸羟基乙酸共聚物(PLGA)。其中聚丙交酯为丙交酯的开环高分子聚合物，通常也称作聚乳酸。三种材料均能在体内生物降解。

(2) 聚氰基丙烯酸烷酯：为氰基丙烯酸烷酯在温和条件下聚合而成，体内易降解，但存在一定的毒性。聚氰基丙烯酸丁酯和聚氰基丙烯酸异丁酯毒性较低，应用研究较多。

(3) 两亲性嵌段共聚物：分子中同时具有亲水和亲油基团，亲油基团形成核芯，可以包裹脂溶性药物，亲水基团通常是柔性链，能形成紧密的防护层，增强纳米粒的稳定性。常用的有：① 聚氧乙烯单甲醚与乳酸/丙交酯缩聚而成的 PEO-β-PLA 嵌段共聚物；② 聚乙二醇与 α-氰基丙烯酸酯缩聚而成的 PEG-α-ACA 嵌段共聚物；③ 两亲性聚氨酯。

(4) 离子型嵌段共聚物：分子中含有相反电荷，在水中能够自发组装成纳米粒或胶束。

(5) 磷脂：主要用作药质体和脂质纳米球的制备。

(6) 其他：有报道聚氨基酸类材料也可以用于纳米粒的制备。

16.5.3 制备工艺

1. 纳米球和纳米囊的制备

纳米球和纳米囊的制备技术与微球或微囊的制备技术基本相似，主要有乳化聚合法、天然高分子乳化交联/凝聚法、液中干燥法、溶剂非溶剂法、复乳法、盐析法、混悬液法等，这些方法在微粒的制备方法中大部分已经提及，此处就不再赘述。值得注意的是，由于与微粒的制备材料和制备原理基本相似，在纳米粒的制备过程中容易发生粒径过大的现象，所以在制备过程中要注意对制备工艺的优化和对各种制备条件的精确控制。

2. 脂质纳米球的制备

脂质纳米球为脂质材料包被植物油内核形成的胶体分散体系，体系内部全为油相和亲脂成分，所以易溶于水的药物一般不适于制备成为脂质纳米球。油水皆难溶的药物，只能吸附在液滴的表面，为了能使吸附量达到最大，可以在乳化完成后加入药物。对于脂溶性高的药物，一般在乳化之前将药物溶解到油中，再加入磷脂。

纳米球的早期制备采用喷雾干燥法、超声法、高速匀浆法等方法，用这些方法制备的纳米粒中常存在粒径较大的粒子，并且超声容易产生铁屑污染。在高压均质技术出现以后，脂质纳米粒的制备主要依赖于高压均质技术。

(1) 薄膜超声法：超声分散法制备纳米粒的缺点主要是得到的粒子较大，制备时需要预先对处方和工艺进行优化筛选并对制备条件进行严格的控制。另外，超声探头产生的金属碎屑污染也是这种制备方法的一个缺点。

(2) 熔融乳匀法：将脂质材料、药物和辅料在高温下熔融混合(温度要高于脂质材料的熔点)，经过匀化处理形成初乳，初乳在高压均质机的作用下高压均质，冷却后即得，反复高压均质几次，可以降低纳米粒的粒径，提高粒径的均一度。此法的主要缺点是不适合温度敏感的药物，制备过程中的高温会导致药物的降解。另外，用这种方法制备的脂质纳米球存在药物从脂质中结晶析出的现象，这是因为药物在高温条件下进入脂质材料中，冷却后药物在脂质材料中呈现过饱和,药物会在脂质纳米球的表面析出。

(3)冷冻乳匀法:先将药物溶解或者分散在熔融的脂质材料中,用液氮或者干冰使脂质材料迅速冷却,将冷冻后的脂质材料用研磨的方法(球磨机等)粉碎到微米级,然后将微米级的脂质材料分散到乳化剂中,最后进行多次的高压均质处理(处理时的温度应低于脂质材料的熔点),即得。这种方法适用于热不稳定的药物,整个制备过程中要对温度进行控制,使温度一直低于脂质材料的熔点。此种方法与熔融乳匀法相比不存在药物结晶析出的缺点,但是粒径相对较大。另外,使用高压均质机存在使生物大分子药物和脂质降解与失活的可能性,需要加以注意。

(4)乳化-溶剂挥发法:将脂质材料溶解在水不溶性的有机溶剂中,加入含乳化剂的水相在高压均质机中乳化形成 O/W 型纳米乳,挥发除去内相的有机溶剂,即得。用此种方法制得的脂质纳米球粒径较小,但制备过程中使用有机溶剂,溶剂残留问题难以解决。

(5)纳米乳法:先在熔融的低熔点脂质材料中加入乳化剂、助乳化剂与水在 60～70℃ 混合搅拌形成纳米乳,再倒入冰水中冷却稀释,即得。

3. 药质体的制备

药质体的制备首先要得到具有两亲性的前体化合物,一般采用药物与脂质分子进行酯化反应的方式获得。得到前体药物后主要通过薄膜分散法、注入法、高压匀化法、乳剂沉淀法制备药质体。

(1)薄膜分散法:将亲脂性前体药物与表面活性剂溶解于有机溶剂中,减压蒸发除去有机溶剂,前体药物形成薄膜,薄膜在不断搅拌的条件下加入蒸馏水进行分散,也可以用超声仪进行超声分散。

(2)注入法:将亲脂性的前体药物溶于有机溶剂中,用微量注射器将溶液注入到不断搅拌的蒸馏水中,即得。

(3)高压匀化法:将熔融的脂质前药加入到溶有表面活性剂的高温水相中,震荡形成乳剂,乳剂用高压均质机高压匀化一段时间,然后用水浴缓慢冷却,即得。

(4)乳剂沉淀法:脂质前药溶解于有机溶剂中,与含有乳化剂的水相乳化形成 O/W 型微乳,蒸发除去有机溶剂,乳滴形成药质体纳米粒。

4. 制备实例

(1)磁性阿霉素聚氰基丙烯酸正丁酯纳米粒的制备:按 1.05:2 的摩尔比精确称取 1.80g $FeCl_2 \cdot 4H_2O$、4.70g $FeCl_3 \cdot 6H_2O$,溶于 85mL 去离子水中,加入 10mL 溶有 250mg 正癸酸的丙酮,用搅拌器以 800r/min 搅拌 15min,形成均相稳定的微乳,再于 1000r/min 的搅拌状态下逐滴加入 25% 氨水 10mL,最后在 5min 之内加入 30mL 溶有 2.0g 正癸酸的丙酮,在 80℃ 不断搅拌下使晶体生长 30min,形成稳定的水基磁流体,自然缓慢冷却到室温,用电子天平精确称量 1.50g 右旋糖酐-70 溶于 20mL 去离子水中,加入 10mg 盐酸阿霉素,搅拌至完全溶解,加入 1mL 吐温 80,用超声分散,并加入 5mL Fe_3O_4 磁流体溶液,1000r/min 搅拌 15min,最后逐滴加入 1.2mL 用 CH_2Cl_2 溶解的聚氰基丙烯酸正丁酯,加完后在室温下继续 1000r/min 搅拌 4h,将所得溶液用 300 目尼龙网过滤,室温下静置。

(2)尼卡地平核壳型纳米囊的制备:

1)聚电解质壳层的核壳式纳米粒的制备:取 2.8g 三聚氰胺和 6g 甲醛,60℃ 水浴下电动搅拌 30min 至反应完全,形成预聚物。将 0.45g 聚乙烯醇(PVA)在 60℃ 水浴电动搅拌下溶于 90g 超纯水中,并加入醋酸溶液,调节 pH 值至 4.5。在 60℃ 水浴下,将预聚物加入到 PVA 溶液中,电动搅拌 30min,超声 15min,再冰浴 1h,得到三聚氰胺甲醛(MF)悬浮液。将所得悬浮液 4000r/min 离心,水洗,重分散,重复 3 次,得到 MF 粒子,5℃保存。

取 10mL 约 2.0% 的 MF 悬浮液加入浓度为 1g/L 的海藻酸钠溶液(含 0.5mol/L 的 NaCl,用 HAc 调 pH 值至 4 左右)50mL,缓慢搅拌 20min,4000r/min 离心,水洗,重分散,重复上述操作 3 次以除去未吸附的海藻酸钠。再加入到 1g/L 的明胶溶液(含 0.5mol/L 的 NaCl,用 HAc 调 pH 值至 4 左右),具体过程与海藻酸钠吸附类似。重复上述步骤,分别交替吸附海藻酸钠和明胶 5 次,即得到包裹了 5 层海藻酸钠/明胶的 MF 粒子。

2) 空核纳米囊的制备:将得到的核壳结构纳米粒悬浮液加入到 pH1.2 的盐酸溶液中,缓慢搅拌 30min,除去 MF 模板,4000r/min 离心取沉淀物,重复上述操作,至溶液澄清。沉淀用水洗,离心,重分散,至溶液 pH 为中性,得到空核纳米囊。

3) 载药纳米囊的制备:将空核粒子的悬浮液加入到 50mL 的尼卡地平溶液中,保持所需温度,缓慢振荡 1h,即得载药纳米囊。

(3) 小檗碱固体脂质纳米粒的制备:

1) 微乳法:将 16mg 硬脂酸(油相)在 80℃ 水浴熔化,加入处方量的盐酸小檗碱、8mg 卵磷脂(乳化剂)、24mg 无水乙醇(助乳化剂)和双蒸水制成外观透明、热力学稳定的 O/W 型微乳,然后在搅拌条件下将微乳分散于 2～3℃ 冷水中,即可形成固体脂质纳米粒分散体系。

2) 旋转蒸发薄膜超声分散法:精密称取处方量的盐酸小檗碱、硬脂酸于茄型烧瓶中,然后加入二氯甲烷使其充分溶解后再加入卵磷脂,将烧瓶放在超声清洗器上超声使药品完全溶解后再经旋转蒸发仪 40℃ 减压蒸除去二氯甲烷,可看见在烧瓶上形成一层淡黄色半透明的薄膜,将烧瓶放在真空干燥箱中隔夜干燥后,加入吐温 80 溶液进行乳化,再用带探头的超声细胞粉碎机超声得淡黄色半透明液体,经 0.45μm 微孔滤膜过滤后分装于西林瓶中,即得小檗碱固体脂质纳米粒。

(4) 阿昔洛韦药质体的制备和性质:

1) 前药的合成:取琥珀酰阿昔洛韦(1.6g,5mmol)、二环己基碳二亚胺(1.0g,5mmol)、对二甲胺基吡啶(0.1g,1mmol)、单硬脂酸甘油酯(5.4g,15mmol)加二甲基甲酰胺-四氢呋喃(50mL,1:1),密闭、室温搅拌 2d。过滤,滤液减压蒸除大部分溶剂,剩余液加至饱和碳酸氢钠溶液(200mL)中,过滤,滤饼用异丙醇重结晶,所得白色粉末状固体用氯仿溶解,上硅胶柱,以氯仿-甲醇(8:1)为洗脱液进行分离,收集含琥珀酰阿昔洛韦单硬脂酸甘油酯的洗脱液,减压蒸除溶剂,得类白色粉末状的琥珀酰阿昔洛韦单硬脂酸甘油酯前药。

2) 药质体的制备:离心管中加入 25℃ 的水 2mL,剧烈振荡下以 0.1mL/min 的速率注入前药的四氢呋喃溶液 1mL,所得混悬液经 0.45μm 滤膜过滤,滤液于 37℃ 水浴减压除去四氢呋喃,常压继续水浴(<50℃)浓缩至浓度达 10mg/mL 以上,得药质体混悬液。

电镜观察结果表明,药质体类球形或椭球形粒子,粒径约 100nm。粒子易聚合成团,可能是由于表面能较大及膜融合的原因,粒子团表观粒径约几百纳米。药质体混悬液经 0.22μm 滤膜过滤,滤液用光散射仪(氦氖激光器,632.8nm,22mW)测定测得平均粒径为 83.2nm。同一样品于 100℃ 加热 30min 后再次测定,测得平均粒径为 161.4nm。结合电镜观察结果,粒径较大的粒子可能是粒子团,说明加热可促进粒子聚合或融合。ζ 电位(25℃)为 −31.3mV,表明药质体表面带负电荷。

16.5.4　纳米粒制剂工艺的关键技术

1. 纯化

因为多数纳米粒是供注射用的,所以对纳米粒的混悬液的纯化十分重要。在纳米粒混悬液中可能带有如下潜在的毒性物质:有机溶剂、表面活性剂、残留的单体、聚合反应启动剂(initiator)及聚合物的多聚体等。微米级的聚合物聚集体一般可用垂熔滤器过滤除去。有机溶剂,特别是含氯有机溶剂,必须除去。多数表面活性剂也是潜在的毒性物质。迄今为止,FDA 仅认可在注射剂中加入 Poloxamer 188 及吐温 20、吐温 40、吐温 80。一般认为由聚合法制备的纳米粒中含有残留单体,必须除去。分离游离药物与纳米粒键合的药物也需要纯化,常用的纯化方法为凝胶过滤、透析、减压蒸发及超滤。有研究用逆流过滤法对用盐析法制备的PLA 纳米粒进行了精制。在用此法时,待精制的流体在滤膜面上垂直而过以防止在滤器上结团,可用再生纤维素或聚烯烃类薄膜作滤膜。在实际应用中,用泵将纳米粒粗混悬液抽入过滤器中,将含有可溶性杂质的滤液除去,混悬液在滤器中连续循环几次,同时以与过滤速率相同的速率向装液桶中补加蒸馏水,使纳米粒保持在混悬液中,这种纯化方法的优点是速率快(12g纳米粒所需时间不超过 3h),粒径大小不会改变,加大膜面积就可以扩大过滤规模。

2. 灭菌

纳米囊和纳米球常用于制备注射剂,这种注射剂含有生物降解材料,灭菌可引起纳米囊和纳米球不稳定。目前常用的灭菌方法有煮沸灭菌、过滤灭菌、辐射灭菌或无菌操作等,根据具体情况选择适当的方法。例如,两性霉素 B 的 PLA 纳米球,经煮沸灭菌 30min 出现絮凝现象,而两性霉素 B 的胆固醇纳米球同样煮沸却无此现象,经扫描电镜观察亦未见纳米球形态的变化,可以采用煮沸灭菌。目前,γ 辐射灭菌和无菌操作是实用的方法。通常,γ 辐射不会引起平均粒径的变化,但必须注意有时会引起防腐剂和增稠剂的分解,并使聚合物进一步交联和平均相对分子质量增大。过滤灭菌不会引起其理化性质任何变化,对不黏稠、粒径较小的纳米球系统较适合,但须注意滤膜孔径的大小。纳米粒的热原及菌检一般按药典法来进行。菌检是用膜过滤后,将该膜在培养液中进行培养来进行,热原检查则通过给兔静脉注射纳米粒样品后测其体温升高来进行。

3. 冷冻干燥

纳米球于水溶液中不稳定,因其聚合物材料易发生降解,从而引起纳米球形态变化和聚集,也可能引起药物泄漏和变质。将纳米球冷冻干燥,可明显提高其稳定性,通常冷冻温度应低于纳米球与水共存的低共熔点 1020℃、10Pa 压强下冷冻干燥 2490h。

为避免冻干后纳米球聚集和粒径变化,常先加入冷冻保护剂,如葡萄糖、甘露醇、乳糖、NaCl 等,在冷冻时促进大量微小冰晶生成,或使冻干品呈疏松状态,以利纳米球保持原形态并易于在水中再分散。据报道,NaCl 可能与有些药物产生沉淀或引起聚集,不利于一些载药纳米粒的冷冻干燥。

冻干品的贮存稳定性可在不同温度下贮存观察,如于 35℃、1525℃条件放置 3 个月观察,应无外观形态变化,再分散性好,如出现团块的萎缩,则贮存条件不合适。也应考察冻干前后粒径、包封率是否变化,对多肽、蛋白类药物纳米球,应考察冻干是否引起药物失活。

4. 贮存

纳米球贮存稳定性一般较差,贮存条件与所用材料有关,如聚 ϵ-己内酯纳米球溶液和聚

乳酸纳米球溶液可室温贮存 1 年,而聚丙交酯-乙交酯(75︰25 或 50︰50)纳米球溶液以 4℃
贮存为宜。两性霉素 B 的 PLA 纳米球于 37℃贮藏 3 个月后扫描电镜观察其形态,发现纳米
球形状不规则且变大(粒径由 79nm 变为略小于 1μm),4℃贮存数月后发现纳米球聚集,说明
其贮存稳定性差。两性霉素 B 的胆固醇纳米球溶液于 37℃贮存 3 个月后测定平均粒径,由贮
存前的 103nm 变为 339nm;于 4℃贮存 1 年以上平均粒径变为 327nm,说明该纳米球溶液的贮
存稳定性不高。经冻干处理后,于室温放置 1 月,用扫描电镜观察其形态无变化,故以冷冻干
燥后贮存为宜。

16.5.5　质量评价

1. 一般的质量评价

(1)物理特性:用来描述纳米粒理化特性的主要参数有粒度分布(包括粒径和多分散
性)、表面电荷(ζ电位)等。粒度分布及表面电荷等理化性质的测定很重要,因为其能够影响
纳米粒的载药性、体内分布、靶向性及稳定性,是评价纳米粒十分重要的质量参数,并为实验设
计和研究工作提供依据与指导。

1)外观形态:对于纳米粒的形态观察,一般用透射电镜(transmission electron
microscopy,TEM)或扫描电镜(scanning electron microscopy,SEM)。用透射电镜观察时,一
般取样品溶液适量,经超速冷冻离心后,取沉降物,加少量蒸馏水混合分散,用 1.5%的磷钨酸
负染后滴于镀膜后的电镜制样铜网上,自然干燥后放入透射电镜观察形态并拍摄照片。若采
用扫描电镜,则将少量胶体溶液涂布于载玻片上,自然干燥、乙醇脱水、喷金后方能观察、拍照。

2)粒径大小及粒径分布范围:可以直接用测微尺随机测量电镜照片上的粒子粒径,经放
大倍数折算后得粒子直径及其分布,一般每张照片的测量数目不少于 500 个。另外,可以直接
将一定量的样品溶液加入样品池,用激光粒度分析仪测定粒径及分布。光子相关光谱(photon
correlation spectroscopy,PCS)也是常用的方法之一。后两者并不是像电镜一样直接测量粒
径,而是属于光感应方法,通过测光强等光效应参数进而折算出粒子的大小。

3)ζ电位:ζ电位的测定方法通常用"U"形管电泳法。取胶体溶液适量于透析袋中,用蒸
馏水透析,多次换水至电导值低于一定阈值后移入"U"形管中,以相同电导值的氯化钾溶液为
辅助液,插入铂电极,接通稳压电源,调节电压电泳一定时间后,测量溶胶移动距离。根据溶胶
移动方向判断微粒电性,并按一定公式计算ζ电位。另外,ζ电位可以用仪器直接测量,如采
用激光多普勒测定仪等。

4)内部结构:对纳米粒结构的分析可以用 X-射线衍射和热分析技术,如差示扫描量热
(DSC)、差示热分析(DTA)、热解重量分析(TGA)等。相对分子质量可以用凝胶渗透色谱等
进行测定。NP 表面的疏水性可以用疏水作用色谱直接测定。对于固体脂质纳米粒(SLN)来
讲,除了测定粒度分布和ζ电位外,还必须检测其结晶程度以及共存的其他胶体结构(胶束、脂
质体、超冷熔融物等)。前者以 DSC 或 X-射线衍射仪进行测定,后者用核磁共振(NMR)或电
子自旋共振(ESR)技术等。

(2)载药量和包封率:测定液体介质中纳米粒载药量和包封率时,冻干品应分散在液体
介质后再测定。对于载药纳米粒的胶体溶液,通常用超速离心、超滤等方法先分离纳米粒,然
后用适当的溶剂溶解聚合物,再用 HPLC、UV 等方法对药物进行定量分析。当然,先测总药
量再测上清液或滤液中的游离药量,然后相减也可以。对于干燥的纳米粒产品,可以直接加入

适当溶剂溶解聚合物,再用适当溶剂对药物进行萃取后定量分析。

纳米粒的载药量和包封率计算见公式 16－7 和公式 16－8。计算得到的载药量既包括包埋、镶嵌在其中的药物,也包括吸附在表面的药物。纳米粒贮存一定时间后再测定包封率,可以计算贮存后的渗漏率。纳米粒的载药量和包封率越高,且渗漏率越低,则纳米粒越稳定。

(3)突释效应和体外释药行为:研究纳米粒制剂的体外释药先要了解载药纳米粒的释药行为。纳米粒释药的机制主要有:表面药物的解吸附、药物经骨架或聚合膜扩散、聚合物材料的溶蚀或降解而释药及扩散和溶蚀或降解相结合等方式。体外溶出可以了解药物的释药速率、持续时间、释放规律,并可推断释药机理,用累积溶出量对时间进行拟合,可得到释药动力学方程,寻找与体内相关的体外参数,作为制剂质量控制的指标。设计时以最大限度模拟体内条件为基础。根据具体的体内释放环境的不同,溶出介质采用不同 pH 的缓冲液或蒸馏水。《中国药典》指导原则中规定纳米粒不应有突释效应,即在开始 0.5h 内的释放量应低于 40％。

体外释药动力学的研究方法包括:利用人工或生物膜的扩散技术、透析袋扩散技术、超速离心、超滤、离心超滤技术等。透析袋扩散技术是最常用的方法,透析袋可以很好地将纳米粒与释放介质(生理盐水或具有适宜 pH 的缓冲液)分离。将 5mL 纳米粒的水分散物及 5mL 释放介质装入透析袋中,置于盛有一定量溶出介质的具塞容量瓶中。将容量瓶放入(37±1)℃的恒温水浴中恒速振荡,定时取样,同时补液,用 UV 等测定样液中药物含量。在动态膜透析法中,须扎紧透析袋两端,悬置于盛有释放介质的具塞量瓶中,保持漏槽状态。体外释药的研究还可以用"给室"和"受室"分开(用人工或生物膜)的扩散技术。在这种方法中,动力学研究不是在完美的漏槽条件下进行的,因为膜的阻滞作用,受室中测得的药量并没有反映真实的释药量。

通过各种方法测得的释药数据要分别按单指数函数、双指数函数、Higuchi 模型等拟合,综合评价拟合情况后选出具有最佳拟合效果的函数模型,进而能够计算出释药动力学参数。体外释药的研究对体内的药代动力学及生物药剂学研究具有十分重要的意义。

(4)符合有关制剂通则的规定:纳米粒制剂除应符合上述要求外,还应符合有关制剂通则的规定。

2. 脂质纳米球质量评价的特殊性

脂质材料性质复杂,一种脂质材料往往存在多种晶型,而且脂质材料具有滞后现象和过冷态等动力学现象。在脂质纳米球的制备过程中,制得的脂质纳米球往往属于过冷液体状态,脂质材料的晶型会逐步转变成亚稳态晶型和稳态晶型,脂质材料晶型的改变可能会把药物逐步挤出其晶格而在表面析出形成晶体。混合脂质材料的应用可以延缓脂质向稳态晶型的转变,但是所制得的脂质纳米粒的缓释效果会降低,有些药物本身就是结合在脂质纳米球的表面,缓释作用也降低。这些特殊性决定了脂质纳米球在质量评价方面的特殊性,需要对脂质的晶型、结构改变进行测定。

脂质纳米球在贮存过程中能够向更为稳定的状态发生转变,一般是从过冷熔融态到亚稳定晶型再到稳定晶型的转变。在这个过程中脂质的载药量会有所降低,药物可能会发生逐步析出。当脂质纳米球的粒径较小而且存在乳化剂时,这种变化会比较缓慢。差示扫描量热分析(DSC)可以通过测定熔点和熔融热函对脂质的结构作出评价,X－射线衍射可测定脂质晶格质点的距离。核磁共振(NMR)可以用来监测脂质过冷熔融态或固态。另外,脂质纳米球胶体分散体系可能发生突然的胶凝现象,影响脂质纳米球的体内、体外评价结果,在进行评价时要注意。

16.5.6　应用

1. 多肽和蛋白质类药物的递送载体

随着分子生物学及其技术的发展,多肽类药物显示出优于传统药物的治疗效果,但多肽类药物有其固有的缺点:① 口服时易被胃肠道内的蛋白水解酶降解,所以必须注射给药;② 生物半衰期极短,所以需要重复注射给药;③ 多数多肽类药物不易通过生物屏障。这些缺点限制了它们的临床应用,而纳米递送载体可以较好地克服这些缺点。

更令人感到兴奋的是,纳米递送载体可使多肽类和蛋白质类药物的口服给药有效。一种理论认为,纳米囊通过胃部输送到肠腔,由于其超微小体积,可被肠道黏膜吸收并进入肠壁,由于有纳米囊的保护,在肠腔中,胰岛素可免遭蛋白水解酶的破坏,在肠壁缓慢地释放出来。还有学者认为,纳米囊通过门静脉被转运到肝脏,受调理后,立即被肝脏的 Kuppffer 细胞和脾脏的巨噬细胞摄取,这些细胞再分布的过程可能很缓慢,所以胰岛素从纳米囊释放的过程也很缓慢。

2. 抗原或疫苗的递送载体

表面修饰的纳米粒能够使蛋白抗原的表面充分暴露,同时能使抗原结构更趋稳定,在兔体内能引起强烈的、特异的免疫反应,而常规佐剂仅能勉强成功地引起免疫反应。由于纳米递送载体能保护抗原并能促进派伊尔小结的摄取,因此用于口服免疫制剂应该相当有效。粒度大小和所用的聚合物材料直接影响免疫效果。

3. 核苷酸的递送载体

用纳米递送载体输送核苷酸有许多优越性,如:① 能保护核苷酸,防止降解;② 有助于核苷酸转染细胞,并可起到定位作用;③ 能够靶向输送核苷酸。无论在缓冲液还是在细胞培养基中,结合在纳米粒上的寡核苷酸都具有对抗核酸酶的作用,防止了核苷酸的降解,并且通过细胞对纳米粒的吞噬作用增加了寡核苷酸进入细胞内的量,同时增加其在细胞内的稳定性。

有研究报道,制备表面连有细胞配体运铁蛋白的明胶纳米粒,与 DNA 形成凝聚体,发现纳米粒可以与 98% 的 DNA 相结合。凝聚体中 DNA 的电泳流动性没有受到明胶纳米粒的影响,并且纳米粒保护 DNA,使其不被脱氧核糖核酸酶 I 所分解。被纳米粒包裹的 DNA,具有较强的细胞转染作用。

4. 免疫调节剂、抗肿瘤药和抗病毒药的递送载体

纳米递送载体最有发展的应用之一是用作抗肿瘤药物的输送系统。细胞活性的加强和肿瘤内脉管系统的衰弱导致静脉内纳米粒的聚集。已有研究报道,包载抗肿瘤药物的纳米粒延长了药物在肿瘤内的存留时间,减慢了肿瘤的生长,与游离药物相比延长了患肿瘤动物的存活时间。由于肿瘤细胞有较强的吞噬能力,肿瘤组织血管的通透性也较大,所以静脉途径给予的纳米粒可在肿瘤内输送,从而可提高疗效,减少给药剂量和毒性反应。通过对纳米粒的修饰,可以增强其对肿瘤组织的靶向特异性,如 PEG 修饰等。

5. 眼科药物的递送载体

载药纳米粒的胶体悬液滴眼后,能使药物经角膜的吸收增加,作用增强、延长,非角膜的吸收减少,副作用减少。有学者制得阿昔洛韦的壳聚糖纳米粒,并与市售阿昔洛韦滴眼液进行了比较试验(图 16-20),在体外释放试验中,与市售阿昔洛韦相比具有明显的缓释作用(市售阿昔洛韦因为处方中含有玻璃酸钠,也具有一定的缓释作用),2h 时阿昔洛韦滴眼液释放约 80%,而阿昔洛韦壳聚糖纳米粒仅有不到 60%的释放。在生物利用度实验中分别测定阿昔洛韦纳米粒和市售阿昔洛韦滴眼液给药后阿昔洛韦在家兔眼内房水中的浓度,结果显示,纳米粒给药后的阿昔洛韦浓度明显高于普通滴眼液,两者均在 1h 达到最大浓度,统计学分析结果表明,C_{max} 有显著性差异($P<0.05$)。由此可见,阿昔洛韦壳聚糖纳米粒较市售滴眼液具有更高的生物利用度。

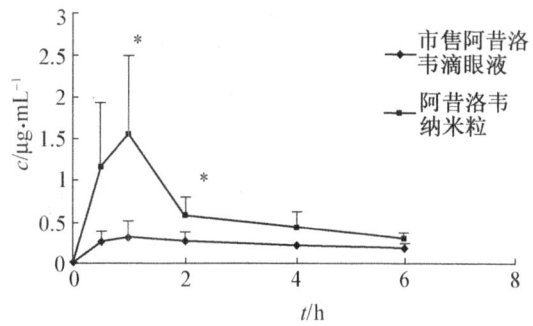

图 16-20　市售阿昔洛韦滴眼液和阿昔洛韦纳米粒家兔眼部给药后房水中的阿昔洛韦浓度

6. 中枢神经系统药物的递送载体

众所周知,血-脑屏障(blood-brain barrier, BBB)的存在限制了药物或用于基因治疗的核苷酸片段进入脑内,使其不能发挥有效的治疗作用。如何使药物更容易通过 BBB 已是神经系统疾病治疗的难题。

通过研究发现纳米粒包载药物之后,有助于药物通过血-脑屏障,其机制可能包括:① 胞吞作用:载药纳米粒易于穿过 BBB,可能与脑毛细血管内皮细胞低密度脂蛋白(LDL)受体介导的胞吞作用有关,LDL 受体既能结合载脂蛋白 B(ApoB),又能结合载脂蛋白 E(ApoE),纳米粒的摄取与 ApoE 密切相关。② 被动扩散:当药物溶解于内皮细胞脂溶性细胞膜时,药物可通过被动扩散穿过 BBB 进入脑内。在 BBB 能否发生被动扩散,主要取决于药物的脂溶性、表面电荷、相对分子质量以及在 BBB 两侧形成的药物浓度梯度等。③ 抑制泵回作用:载药纳米粒易于透过 BBB 还可能与抑制 P-糖蛋白的泵回作用有关。在脑毛细血管内皮细胞膜上的 ATP 依赖性 P-糖蛋白能将药物泵回 BBB 外。表面活性剂(如聚山梨酯 80)可抑制这种 P-糖蛋白的泵回作用,从而促进药物透过 BBB。④ 缝隙扩张:聚合物纳米粒能使大脑内皮细胞连接处的缝隙张开,以便载药纳米粒顺利透过 BBB,进入脑内。⑤ 溶解细胞膜聚合物纳米粒具有表面活性剂效应,能溶解脑内皮细胞膜,使药物易于通过 BBB。

有些中枢系统疾病(如炎症反应、脑肿瘤、帕金森病等),BBB 的通透性会有不同程度的增加,这种增加更有利于纳米粒介导药物穿透血-脑屏障。

另外,中枢神经系统疾病多属于慢性疾病,需要长期给药,纳米粒的缓释作用可以降低用药的频率,提高患者的顺应性。

7. 其他应用

纳米粒除了用作药物和基因载体,在其他方面的用途也越来越广泛。纳米粒包裹造影剂或放射性物质(如放射性的碘、铟、锝等)已经在对肿瘤和身体其他部位的定位中用作显影剂。将可生物降解的天然高分子(蛋白质、多糖等)与低沸点液体或难溶气体,采用先进的声振交联微球技术,可以制备出新型静脉注射无创型、体内稳定和贮存稳定性强、心肌显影效果良好的心肌造影材料。该造影材料具有以下特点:① 无创性,可静脉注射;② 体内稳定性强,使左心腔及心肌均满意显影;③ 直径均一性好、浓度高、贮存稳定性强;④ 具有类似红细胞在人体的血流动力学特点;⑤ 无生物活性,对人体无毒副反应。经静脉心肌声学造影剂具有广泛的用途,可以估算冠状动脉阻塞后危险心肌面积和梗死面积,可以用于负荷超声心动图判断缺血心肌和存活心肌,还可以用于解剖病理结构的鉴别。

16.6 脂质体制备技术

16.6.1 概述

脂质体(1iposomes)是一种由排列有序的脂质双分子层组成的囊泡,具有类似生物膜双分子层的近晶型液晶结构。早在 20 世纪 60 年代初,英国学者 Bangham 和 Standish 发现,将磷脂分散在水中时能自然形成多层囊泡,每层均为脂质的双分子层,囊泡中央和各层之间被水相隔开,后来将这种具有类似生物膜结构的双分子层结构囊泡称为脂质体。

脂质体最早是指天然脂类化合物悬浮在水中形成的具有双层封闭结构的囊泡,现在也可以由人工合成的磷脂化合物来制备。随着膜模拟化学的发展,人们在水溶液中用超声等方法处理表面活性剂分子,也获得了与脂质体结构相同的囊泡(vesicle),一般称为表面活性剂囊泡,由于结构相同,常与脂质体一起研究。

自 20 世纪 60 年代 Rahman 等首先将脂质体作为药物载体应用后,脂质体作为生物可降解和生物相容性药物载体显示出多方面优点,如提高药物疗效、改善药物理化性质和降低药物毒性等。随后人们研究了脂质体的各种制备方法,并对脂膜的生物过程和膜结合蛋白进行了研究。由于未充分了解脂质体体内分布和清除的机制,早期研究遇到多种问题,如脂质体药物制剂在体内不稳定、循环时间短等。80 年代末期,随着对脂质体体内分布的生理学机制、脂质-药物和脂质-蛋白质相互作用的理解的深入,脂质体研究取得较大进展,研制出可提高体内外稳定性、改善生物分布和优化系统循环滞留时间的脂质体。1988 年,第一个脂质体包封的药物在美国进入了临床试验。1995 年,第一个抗癌药物脂质体——阿柔比星脂质体——获得美国 FDA(Food and Drug Administration)批准。

近年来,随着脂质体技术的不断发展和脂质体作用机制的逐步阐明,脂质体各方面的研究和应用取得了很大的发展。目前,脂质体已应用于研究蛋白质与生物膜的相互作用、生物膜中离子的转运、药物与膜受体的作用、酶催化活性模拟、包载药物、基因转移等多个方面。

脂质体是具有多种功能的靶向性药物载体,包封范围很广,亲脂性成分和亲水性成分都可以被包封。但有两类物质,一类是在水相和有机相均不溶解的物质,另一类是在水相和油相中的溶解度都很大的物质,由于它们极易渗漏,所以难以被包封。由于磷脂是生物膜的组成成分,生物体内存在分解酶,很容易代谢,所以脂质体具有对人体毒性小、体内可降解、生物相容性好等特点。此外,脂质体还具有制备工艺简单、体内可实现药物靶向分布、延长药物作用时间、增加药物的体内外稳定性、降低药物毒性、增强药理作用等特点。

16.6.2 组成与分类

1. 脂质体的组成

脂质体的主要成分是磷脂,如磷脂酰胆碱、磷脂酰丝氨酸、磷脂酰乙醇胺等。不同的磷脂均能独自或以一定的物质的量的比形成脂质体。磷脂分子中含磷酸基团的部分具有强烈极性,称为亲水的极性头部或头基(head group),而磷脂分子中的两个长碳氢链具非极性,称为疏水的非极性尾部或尾基(tail group)。由于这种典型的双亲分子特性,使脂质体具有亲油亲水性(图 16-21)。

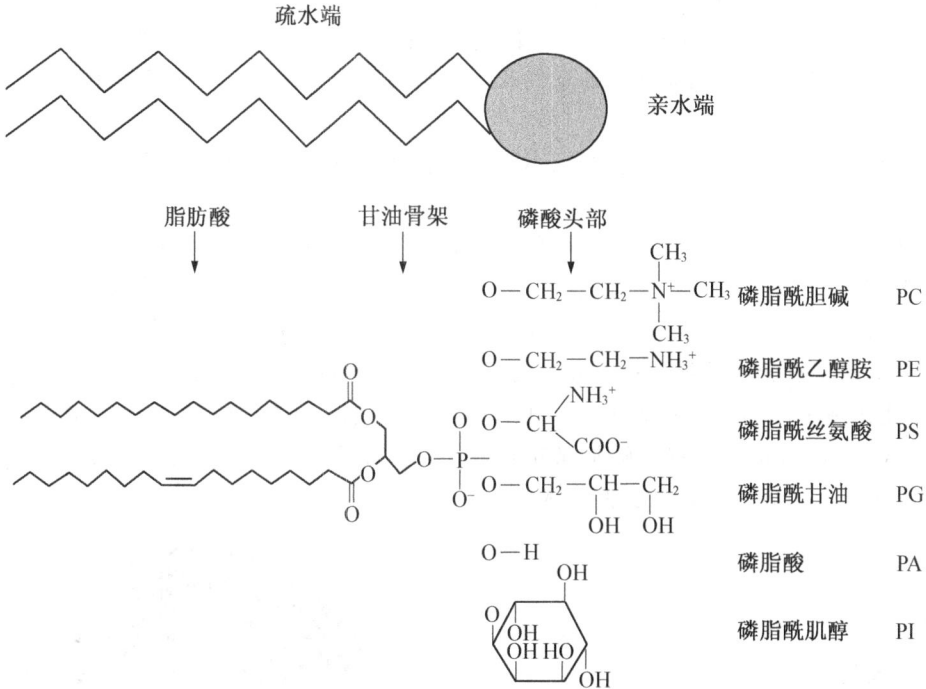

图 16-21　常见磷脂的分子结构

脂质体与由表面活性剂构成的胶团(micelle)不同,后者是由单分子层组成的。胶团增溶的溶液用肉眼观察,呈透明状,而脂质体是以磷脂和胆固醇等构成的双分子层微囊,因浓度和粒径不同,溶液呈透明至乳白色。制备脂质体常用的材料如下:

(1) 中性磷脂(neutral phosphalipids):天然来源的中性磷脂主要有磷脂酰胆碱(phosphatidyl choline,PC,亦称卵磷脂)、神经鞘磷脂(sphingomyelin,SM)、磷脂酰乙醇胺(phosphatidyl ethanolamine,PE)等;合成的卵磷脂有:二棕榈酰磷脂酰胆碱(dipalmitoyl phosphatidyl choline,DPPC)、二硬脂酰磷脂酰胆碱(distearoyll phosphatidyl choline,DSPC)、二肉豆蔻酰磷脂酰胆碱(dimyristoyl phosphatidyl choline,DMPC)等。

(2) 负电荷磷脂(negatively-charged phosphalipids):负电荷磷脂又称酸性磷脂,如磷脂酸(Phosphatidic acid,PA)、磷脂酰甘油 (phosphatidyl glycerol,PG)、磷脂酰肌醇(phosphatidyl inositol,PI)、磷脂酰丝氨酸(phosphatidyl serine,PS)、二棕榈酰甘油磷脂(dipalmitoyl phosphatidyl plycerol,DPPG)等。

(3) 正电荷磷脂(positivity-charged lipids):正电荷磷脂均为人工合成产品,目前常用的正电荷脂质有硬脂酰胺(sterylamine,SA)、胆固醇衍生物等,制成的脂质体称为正电荷脂质体或阳性脂质体,可作为荷负电物质的传递载体,特别适用于蛋白质、多肽和寡核苷酸类物质、脱氧核糖核酸(DNA)、核糖核酸(RNA)等,所以在基因治疗方面有独特应用。

（4）胆固醇、大豆甾醇及其葡萄糖苷：胆固醇本身并不形成双分子层结构，但它能以很高的比例参与到磷脂膜中，它与磷脂的物质的量比可达 1∶1 甚至 2∶1。加入胆固醇可改变磷脂膜的相变温度，从而影响膜的通透性和流动性。在高于相变温度时，胆固醇导致膜的通透性和流动性下降，在低于相变温度时，胆固醇的加入则引起膜的通透性和流动性增加，因此有人认为胆固醇具有稳定磷脂双分子层膜的作用。

大豆甾醇葡萄糖苷（SG）是从提炼豆油的大豆残渣中分离出来的甾醇葡萄糖苷的混合物，大豆甾醇及其葡萄糖苷对脂质体膜稳定性及药物靶向性两方面具有明显的作用。

2. 脂质体的类型

根据脂质体的结构特点、荷电性质、不同用途和制备方法等，脂质体有不同的分类方法。

（1）按脂质体的结构分类：

1）单室脂质体：如图 16-22 所示，单室脂质体又分为小单层脂质体（small unilamellar vesicles，SUV）、大单层脂质体（large unilamellar vesicles，LUV）和中等大小单层脂质体（intermediate-sized unilamellar vesicles，IUV）三种。小单层脂质体是具有脂质双分子层的最小单位，其大小根据介质的离子强度和膜的脂质组成不同而不同。一般在生理盐水中，单纯由蛋黄卵磷脂组成的脂质体直径约 15nm，由 DPPC 组成的脂质体直径约 25nm。大单层脂质体是指直径大于 1000nm 的由单层磷脂双分子层膜组成的脂质体。中等大小单层脂质体指的是直径在 100～1000nm 之间的单层脂质体。

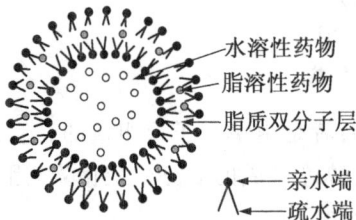

图 16-22　单室脂质体结构示意图

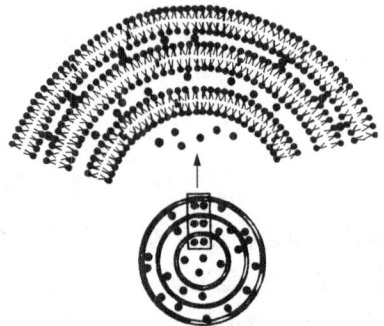

图 16-23　多室脂质体（三层）结构示意图

2）多室脂质体（multilamellar vesicles，MLV）：如图 16-23 所示。这些脂质体大小范围较宽，一般直径 100～1000nm 不等，组成 MLV 的磷脂双分子层有五层或更多，层数较少的有时也称少层脂质体。

3）多囊脂质体（multivesicular liposomes，MVL）：1983 年 Sinil K 等首次采用复乳法制备出一种不同于传统的脂质体结构，称为多囊脂质体（multivesicular liposomes，MVL）。如图 16-24 所示，多囊脂质体是由许多非同心的囊泡构成，每个囊泡包裹着被装载的药物。由于药物是被不连续的囊泡包裹，因此具有缓释作用。多囊脂质体典型粒径范围为 $5\sim50\mu m$，远大于传统脂质体，其载药量也较传统脂质体高。

（2）其他分类：脂质体还可以按照脂质体荷电性质分成：① 中性脂质体；② 负电性脂质体；③ 正电性脂质体。或者按照脂质体性能分成：① 一般脂质体；② 特殊性能脂质体。或者按照用途和给药途径分成：① 肺部吸入脂质体；② 静脉滴注脂质体；③ 口服给药脂质体；④ 眼部用药脂质体；⑤ 黏膜给药脂质体；⑥ 外用脂质体、经皮给药脂质体；⑦ 肌注和关

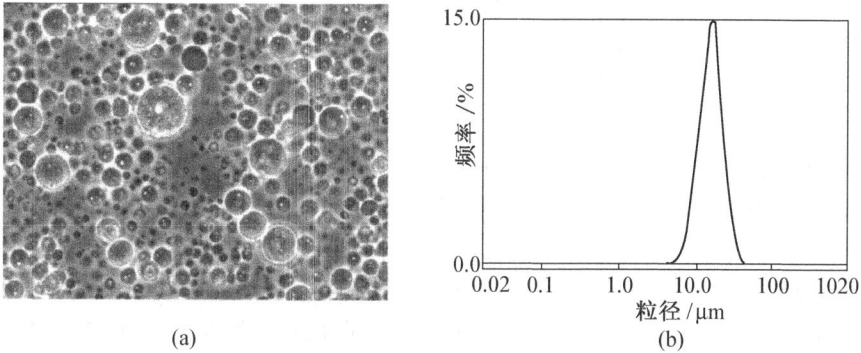

图 16-24　多囊脂质体显微结构(a)和粒径分布(b)(放大 400 倍)

节腔、脊髓腔、肿瘤内等局部注射用脂质体；⑧ 免疫诊断用脂质体；⑨ 基因工程、生物工程用脂质体。

脂质体的外形除了常见的球形、椭球形外，还会有长管状结构，直径变化从几十纳米到零点几个毫米，而且各种大小和形状的结构可以共存。

16.6.3　制备工艺

目前脂质体制备方法颇多，这里将常用的方法分述如下。

1. 机械分散法

机械分散法就是利用机械方法增加脂质膜表面积，将机械能转化成表面能的过程，这种转变的完全程度取决于药物的性质、机械能方式和强度。采用此类方法一般都形成多层脂质体，包封在脂膜内的水相容积仅占总容积的很小部分，约 5%～10%，因此不太适于包封水溶性药物。而对脂溶性药物，其包封率甚至可高达 100%。根据具体实施过程，机械分散法可分为高速乳匀法、超声波分散法、粉末床研磨法、喷雾干燥法、加压挤出法(french press extrusion) 和离心法。

现结合离心法说明机械分散法制备脂质体的原理。如图 16-25 所示，含磷脂和胆固醇的有机溶剂加入到水溶液中，在超声作用下分散为小水滴。磷脂、胆固醇吸附在水滴表面形成一层单分子膜，生成油包水(W/O)微乳。微乳转移到缓冲水溶液上后，有机溶剂中多余的磷脂、胆固醇在缓冲液的油水界面迅速生成一层单分子膜，在离心力作用下，油相中的小水滴穿过油水界面的单分子膜并被其包围，在水相中形成脂质体。

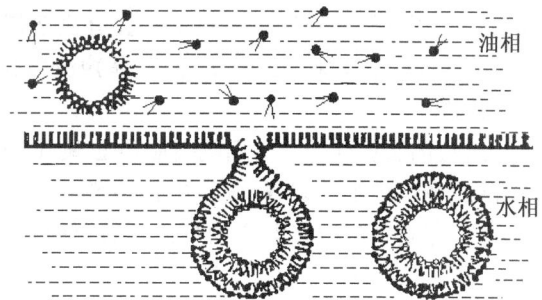

图 16-25　脂质体形成原理图

机械分散法操作简单、重现性好，不需要凝胶过滤、透析、浓缩等操作，可用较高类脂浓度来制备大容积的脂质体，包封率比较高。

举例：超声波分散法制备低平均相对分子质量肝素纳米脂质体：取适量磷脂、胆固醇溶于无水乙醇，与含药磷酸盐缓冲液混合，将此混悬液进行超声(80W)处理一定时间，0.45μm

微孔滤膜过滤,即得低平均相对分子质量肝素纳米脂质体。

2. 薄膜法

薄膜法是将类脂和脂溶性药物混合溶于有机溶剂中,通入氮气或减压去除有机溶剂,使脂类在容器底壁上形成薄膜,然后加入含水溶性药物的缓冲液使脂质膜水化,吸水膨胀、弯曲封闭形成脂质体,可挤压通过 0.20.6μm 的聚碳酸脂滤膜除去粒径大的脂质体和胶团,通过各种分散方式使载药脂质体粒径分布均匀后即得。根据不同的分散方式又可将薄膜法分成以下几种:

(1) 薄膜-超声法:薄膜-超声法制备过程如图 16-26 所示,将用薄膜法制成的大多层脂质体以超声方式处理,根据所采用超声的时间长短而获得粒径 0.25～1.00μm 的小单层脂质体。超声方法有两种,即探针法和水浴法。探针法是在脂质脱落后将探头浸入脂质溶液并且在探头和瓶塞之间通入氮气,进行超声波处理。此方法适用于少量脂质悬液。水浴法是将用薄膜法制得的多层脂质体移入锥形瓶,注满氮气,并用石蜡封闭,然后将锥形瓶放入水浴中进行超声波处理。该方法比探针法处理条件温和,脂质变性可能性小。采用薄膜-超声法制得的脂质体小而均匀,适合于包封生物活性物质和蛋白质,但包封率不高。

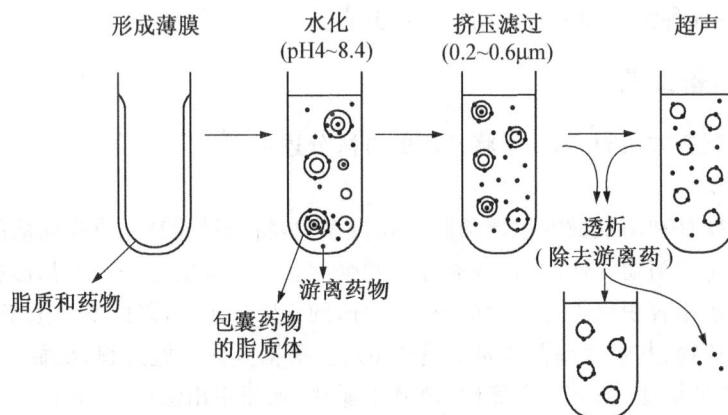

图 16-26 薄膜-超声法制备脂质体示意图

薄膜-超声法制备 pH 敏感脂质体:将磷脂和 DC-胆固醇(物质的量的比为 6∶4)溶解在乙醇中,置于茄形瓶,减压旋转蒸发除去有机溶剂,制得脂质膜。加入 0.01mol/L 磷酸盐缓冲液(pH 5.4),系统在氮气保护下,经过超声分散溶解,过滤,无菌分装,干燥,密封,即得 pH 敏感脂质体。

胰岛素的脂质体:二棕榈酰磷脂酰胆碱(DPPC)和二棕榈酰磷脂酰乙醇胺(DPPE)(1∶1,质量分数)在氯仿中混匀,氩气流中使溶剂蒸干,容器内形成类脂薄膜,加入 pH 8.0 的胰岛素缓冲液,在氩气流中将混合物分散,超声处理,得到多室脂质体,凝胶过滤除去未包封的胰岛素,得粒径为 50～250nm 的脂质体。

(2) 薄膜-分散法(film dispersion method):将用薄膜法制备的大小不一的脂质体通过振摇、搅拌、混旋、匀化、挤压过滤等分散方式制成粒径均匀的脂质体。所使用的设备为:磁力搅拌器、旋转蒸发器、液体快速混合器、微流态化器混合室、组织捣碎机、高压乳匀机、微孔滤膜或滤器(孔径 0.1～1μm)等。

举例:薄膜法制备水飞蓟宾脂质体:取豆磷脂、胆固醇、水飞蓟宾适量,加入一定比例的甲醇-氯仿混合溶媒及其他辅料,使其溶解至溶液澄清,利用真空泵在不断旋转振摇下,蒸发除去混合溶媒,使脂质以薄膜状沉集于瓶的内壁。真空干燥数小时,使残留溶剂挥发殆尽,再加入一定量的 0.9% NaCl 水合介质,旋转水合 2h 得水飞蓟宾脂质体混悬液。恒温摇床 25℃ 振摇 1h,超声 10min,使其充分水合,即得。

薄膜-旋转法制备包封 ^{125}I–IL–8 反义寡核苷酸脂质体:Chol,DOPE,OA 按一定物质的量的比混合,溶于 630μL 氯仿/甲醇有机溶剂混合液(2∶1 体积分数),置于圆底瓶中,旋转蒸发直至脂质体沉积于瓶壁上,加入缓冲液 1.5mL 及 1mL ^{125}I–IL–8 液,继续旋转直至形成脂质体混悬液。

薄膜-挤压过滤法制备包封重组人表皮生长因子的脂质体:将 PC、DPPC、Chol 和 DOPE-PEG 溶于氯仿中,通过旋转蒸发法使脂类在容器底壁上形成薄膜,充入氮气饱和 30min,以 pH 6.5 的缓冲液水化,挤压通过 0.4μm 和 0.2μm 的聚碳酸酯微孔滤膜进行整粒后即得。

薄膜-挤压过滤法制备能够逃避体内网状内皮细胞吞噬的阿霉素隐形脂质体:将磷脂酰胆碱(100μmol)、胆固醇和聚乙二醇–二硬脂酰磷脂酰乙醇胺(PEG-DSPE)以物质的量的比 55∶40∶5 精确称重后溶于氯仿,加入适量二叔丁基对甲酚(BHT)置梨形瓶内,减压除去溶媒得脂质薄膜。加入 10mL 120mmol/L 硫酸铵溶液,60~65℃ 水浴超声 10min 得到空白脂质体混悬液。以 600nm,400nm 和 200nm 聚碳酸酯微孔滤膜连续挤压过滤三次,使其平均粒径减小到 100nm。脂质体混悬液在 5% 的葡萄糖液中透析除盐四次,转入梨形瓶内,60℃ 水浴加热,加入同温含阿霉素的磷酸盐缓冲液,间歇振摇梨形瓶 30min,即得阿霉素隐形脂质体。

(3)薄膜-喷雾干燥法:先以薄膜法制成脂质体混悬液,然后采用喷雾干燥法将此混悬液制备成干燥的粉末。本法干燥时间短,成本低,适用于工业化生产。

3. 逆相蒸发法(reverse-phase evaporation vesicles,REV)

此法最初由 Szoka 提出,系将磷脂等膜材溶于有机溶剂(如氯仿、乙醚等)中,加入待包封药物的水溶液进行短时超声,直至形成稳定的 W/O 型乳剂。然后减压蒸发除去有机溶剂,达到胶态后,滴加缓冲液,旋转帮助器壁上的凝胶脱落,然后在减压下继续蒸发,制得水性混悬液,再结合匀化、超声、挤压过滤等方法使脂质粒径均一。未包封的药物利用凝胶色谱法或超速离心法除去。此法适合于包封水溶性药物,可获较高包封率。

用逆相蒸发法制备更昔洛韦脂质体:取一定量的胆固醇、卵磷脂、吐温 80,溶于一定量的氯仿中,与一定量更昔洛韦溶液(pH6.8 的 PBS 为溶剂)混合(药量与脂材质量比为 1∶12,胆固醇与卵磷脂质量比为 1∶5,吐温与脂材质量比为 1∶15,有机相与水相体积比为 1∶2.5),置于超声仪上,在最大功率下超声 10min 使成均匀乳液,在 60℃ 的水浴温度下,用旋转蒸发仪进行中速减压蒸发,除去有机溶剂,得乳白色混悬液,依次过中速滤纸和 0.45μm 的微孔滤膜,即得更昔洛韦脂质体。制得的更昔洛韦脂质体包封率为 43.24%。因为水溶性高的药物所制得的脂质体包封率一般较小,更昔洛韦可以溶于水,这一包封率已比较理想。

用逆相蒸发法制备 5–FU 脂质体:取适量磷脂、胆固醇和维生素 E、维生素 C 共溶于有机溶剂氯仿中,将药物缓冲液加入到氯仿混合液中,超声形成均匀反相乳(反相乳为油包水型,与通常所指的水包油型乳相反),置于 250mL 茄形瓶中,减压挥干反相乳中的有机溶剂,直至最终形成脂质体。

4. 复乳法

本法由 Matsumoto 等首先报道,是指将少量水相与较多量的磷脂油相进行乳化(第 1 次),形成 W/O 的反相胶团,减压除去部分溶剂,然后加较大量的水相进行(第 2 次)乳化,形成 W/O/W 型复乳,减压蒸发除去有机溶剂,即得脂质体,包封率为 20%～80%。另有改良复乳法,是将油水两相混合后,边乳化边蒸发有机溶剂,制成的脂质体包封率较高。

采用复乳法制备载药脂质体:按物质的量的比为 7:2:1 取 PC、CH 和 PA,溶于有机溶剂,加入一定的药物溶液,置于高速组织捣碎机(10000r/min)中乳化 3min,加入 PBS(pH7.0)再一次高速乳化(8000r/min)得乳状液,在减压通氮条件下,除去有机溶剂,即得载药脂质体。

5. 熔融法

熔融法是将磷脂、表面活性剂加少量水相溶解,胆固醇熔融后与之混合,然后滴入 65℃ 左右的水相溶液中保温制得。该法不使用有机溶剂,比较适合于工业化生产。如黄芪多糖脂质体就是用本法制备的。

高速乳匀法制备 pH 敏感脂质体:将大豆磷脂与 DC-胆固醇加热熔融后,搅拌下分别溶于 pH5.4 的 0.01mol/L 热磷酸盐缓冲液中,加入高速组织匀浆机 5000r/min 处理 5min,再经过微孔滤膜,得脂类溶液,旋转蒸发器干燥,即得 pH 敏感前体脂质体。

6. 注入法(solvent injection)

本法系将类脂质和脂溶性药物溶于有机溶剂(油相)中,然后把油相匀速注射到恒温在有机溶剂沸点以上的水相(含水溶性药物)中,搅拌挥干有机溶剂,乳匀或超声得到脂质体。所得成品大多为单室脂质体,少量为多室脂质体,粒径绝大多数在 $2\mu m$ 以下。注入法常用溶剂有乙醚、乙醇等。根据溶剂不同可分为乙醚注入法和乙醇注入法。

乙醚注入法制备阿奇霉素脂质体:准确称取适量的阿奇霉素、蛋黄卵磷脂和胆固醇,溶于无水乙醚,所得的类脂溶液缓慢匀速地注入到恒温 40℃ 的水相中,边搅拌边除去乙醚。注入完毕后,继续恒温搅拌至乙醚完全除尽,得到乳白色阿奇霉素脂质体混悬液。

采用乙醇注入-高压均质法制备司帕沙星脂质体:精确称取大豆磷脂和胆固醇,溶于适量无水乙醇中,所得的类脂溶液缓慢匀速注入恒温 55℃ 的葡萄糖酸司帕沙星的糖溶液[质量分数为 10% 的糖溶液,m(蔗糖):m(甘露醇)=2:3]中。油相(含有脂质的乙醇溶液)被大量的水相(司帕沙星盐糖溶液)稀释,油相在水相中不溶,从而迅速形成小的脂质体颗粒,继续恒温搅拌至乙醇完全除尽,得到司帕沙星脂质体混悬液,高压均质使粒径达到要求,并冷冻干燥制备成司帕沙星脂质体冻干粉。

7. 冷冻干燥法

冷冻干燥法分为常规冷冻干燥法(freeze-drying method)、重建冻干法(dried-reconstituted vesicles,DRV)和冻结融解法(freeze-thawing sonication method,FTS)三种。

常规冷冻干燥法(冻干法)系利用高速匀化等手段将脂质高度分散在水溶液或磷酸盐缓冲液中,加入支持剂进行冷冻干燥,最后分散到含药的水性介质中,形成脂质体。此法尤适用于对热不稳定的药物。冷冻温度、时间和冻结保护剂(cryoprotectant)等因素对于脂质体的包封率和稳定性有影响。

重建冻干法是先制备空白的脂质膜或小单层脂质体,加入将被包封的水溶性药物、磷酸盐缓冲液和冻干支持剂,超声或振荡使其重新水化、融合,获得较高包封率的脂质体,然后一起冻干。与前体脂质体制法不同的是重建冻干法没有载体,用这种方法制得的脂质体通常是单层或少层的,约 $1\mu m$ 或更小。对低平均相对分子质量的药物,冻干前的稀释将影响最终的包封率,增加 Na^+ 或 KCl 浓度将使包封率增加,而增加糖的浓度将使包封率下降,可能是由于这些糖起冰冻保护作用,阻止膜的破裂和融合,而此过程正是该法中必要的有利步骤。重建冻干法的优点是,对水溶性药物具有较高的包封率外,制备脂质体的过程中没有剧烈的制备条件,适合于具有生物活性的水溶性药物。

冻结融解法(冻融法)制备脂质体是先采用超声法制备未包封药物的小单层脂质体,冷冻前将待包封的药物加入,快速冷冻,由于冰晶的形成,使脂质体膜破裂,形成冰晶片层与破碎的脂膜共存状态。然后缓慢融化,暴露出的脂膜互相融合重新形成脂质体。可以短时间(1530s)超声,有助于加速脂膜互相融合成新的粒径均匀的脂质体。在缓慢融化过程中,由于药物与脂质接触紧密,利用药物浓度梯度和磷酸盐浓度梯度,可得到具有较高包封率的脂质体。冻融法优点:制备方法简单,可采用粗磷脂制备脂质体,制得的脂质体有较低的渗透性,在溶液中稳定。冻融法制备脂质体必须避免糖类、高分子电解质及高电荷强度离子如二价阳离子,因为它们会干扰冻融过程,降低包封率。

另一种略作改变的冻融技术是使用低渗缓冲液渗析法来代替最后的超声处理。先将一定浓度的盐溶液与小单层脂质体混合,反复冰冻-熔融几次,再加入低渗缓冲液,在冰晶融化的同时脂质体膨胀,由于渗透压差异使脂质体破裂,当它们再度相互融合时即形成大量的直径为 $10\sim50\mu m$ 的大脂质体。该法可以使用任何比例的磷脂组成,加入负电荷脂质可以达到相当高的包封容积,较使用中性磷脂包封容积增加一倍。

利用常规冷冻干燥法制备空白脂质体:蛋黄卵磷脂(EPC)、胆固醇(CH)和高分子表面活性剂(P)按质量比 4∶1∶2,即 EPC、CH 等脂溶性成分用少量乙醇溶解,加热至 70℃ 左右,然后加入水相 pH7.2 磷酸盐缓冲液不断搅拌,再于匀浆机上以 15000r/min 的速率匀化 3 次,加入支持剂,取 1mL 分装于西林瓶中,进行冷冻干燥。冷冻干燥后的样品充氮气密封贮存。

羟基喜树碱冻干脂质体的制备:取大豆磷脂 375mg、胆固醇 22.5mg 和羟基喜树碱 20mg,热水浴中溶于无水乙醇中,减压旋转蒸除无水乙醇,使溶质在瓶壁形成一层均匀的脂质薄膜,加入乙醚适量使脂膜完全溶解,再倒入 pH6.8 的磷酸盐缓冲液(含 2% 泊洛沙姆 F-68 和甘露醇适量作为冻干保护剂)中,在高速剪切机中形成 O/W 型乳剂(1000r/min,3min);再于 35℃ 减压旋转蒸至无醚味,即得羟基喜树碱脂质体溶液。按每瓶 2mL 分装至冻干瓶中,-40℃ 预冻 10h,-25℃ 保持 8h,-10℃ 保持 6h,-5℃ 保持 6h,25℃ 保持 2h,出箱,加塞,得羟基喜树碱冻干脂质体。

冻融法制备载药脂质体:精密称取一定比例的磷脂、胆固醇等于茄形瓶中,用适量氯仿溶解,将少量含有药物的磷酸缓冲液加入上述有机相中,超声使成均匀乳,旋转蒸发仪上减压除尽有机溶剂,使成凝胶,涡流振荡间隔减压蒸发,得白色均匀脂质体溶液,用缓冲液定容至刻度,4℃ 冰箱贮存。将所制备的脂质体置冰箱冷冻后室温融化,重复 3 次后冻干可明显提高脂质体包封率。

8. 表面活性剂处理法(detergent removal)

表面活性剂处理法又称去污剂分散法,利用表面活性剂与磷脂分子相连,掩蔽了磷脂分子中的疏水部分,磷脂通过表面活性剂介导与水相密切接触形成混合胶团(mixed micelles)。它是由数百个化合物分子组成,其形状和大小依赖于表面活性剂的化学性质、浓度和有关的脂质成分等。混合胶团通过离心法、凝胶过滤法、稀释、Bio-beads 吸附或透析法等方法去除表面活性剂后自发形成中等大小的单层脂质体(30~180μm)。此法来自重组膜技术,适用于各种类脂的混合物和包封酶及其他生物高分子,但不适于由单一酸性磷脂所组成的脂质体。

表面活性剂分三类:离子型(阴、阳离子)表面活性剂、两性表面活性剂、非离子型表面活性剂。常用的有：胆酸钠和脱氧胆酸钠、辛基-β-糖苷（alkylglycoside）和 Triton X。

表面活性剂处理法的关键技术是从预制备的混合胶团中除去表面活性剂，并自发形成单层脂质体。此法适合于制备脂溶性蛋白质类药物的脂质体，可将蛋白质嵌入双层脂膜中间，包封率最高可达到 100%。另外，该方法通过控制除去表面活性剂的操作条件，可以改变粒径，并可获得高度均一粒径的脂质体。该方法的缺点是脂质体药物形成过程中有药物的漏出和稀释，并且脂质体药物形成后，难以去除微量的表面活性剂，因此这个方法一般不作为脂质体的主要制备方法。

9. 前体脂质体的制法

前体脂质体制法又名载体沉积法，系将极细的水溶性支持剂（氯化钠、甘露醇、山梨醇、果糖、乳糖、葡萄糖、泡沸颗粒等）微粉或药粉分散于脂质体膜材的有机溶媒中，采用改进的旋转蒸发器（即将一热电偶安置于烧瓶内壁就能有效地控制干燥温度），在减压和搅拌的条件下回收有机溶媒，将脂质吸附于水溶性载体上，即得粉体状态的前体脂质体。前体脂质体与水接触时，脂质溶胀而载体迅速溶解，在水相中形成多层脂质体。在载体吸附脂质的过程中，干燥温度是控制脂质颗粒粒径及分布均匀性的关键。

由于上述方法是利用实验室中的旋转蒸发仪进行的，不宜大规模生产，因此有人尝试用流化床制备前体脂质体。将适量的水溶性支持剂置于流化床上，通空气或氮气使载体材料处于流化状态，将脂质材料溶于稀醇中形成类脂质溶液，控制适宜的进风流量、进风温度和进液流速，使喷到载体材料的表面类脂质溶液形成一定厚度的脂质膜，得到流动性好的脂质体颗粒。

利用前体脂质体制法制备低分子肝素脂质体：将水溶性甘露醇微粉分散于脂质体膜材的无水乙醇溶液中，在减压和搅拌的条件下回收乙醇，即得粉体状态的前体脂质体。该前体脂质体固体粉末与含低分子肝素的水混合，即得到含低分子肝素的脂质体制剂。

前体脂质体制法制备抗乙肝 iRNA 前体脂质体：将抗乙肝 iRNA 提取液加入水溶性载体中混匀后，置冷冻干燥器干燥，干燥后的冻干粉加入一定量大豆磷脂、胆固醇的乙醇溶液并不断搅拌，然后用旋转蒸发器减压蒸馏除去溶剂抽至粉固态，即得抗乙肝 iRNA 前体脂质体。加水混匀后用苏丹Ⅲ染色，显微镜观察可见红色球形脂质体。

10. 钙融合法（calcium induced fusion）

在磷脂酰丝氨酸（phosphatidylserine，PS）所构成的单层脂质体中加入钙离子，使之相互融合成蜗牛壳形圆桶状，加入络合剂 EDTA，除去钙离子，即产生大单层脂质体，直径在 200～1000nm 之间。这种方法限于磷脂酸、磷脂酸甘油、磷脂酰丝氨酸等酸性磷脂。特点是形成的单层脂质体大，条件缓和，可包封 DNA、RNA 和酶等生物大分子。

钙融合法制备反义寡核苷酸[125]I-IL-8 脂质体：在机械分散法的基础上，取 0.5mL 所制备的脂质体溶液，加入 1.5μL 钙溶液，迅速混合，37℃孵育 60min。加入 12.5μL EDTA，剧烈振荡，37℃孵育 15min，室温继续孵育 30min，即得反义寡核苷酸[125]I-IL-8 脂质体。

11. 联合方法

在实际制备脂质体过程中往往多种方法联合应用效果更好。例如，利用逆相蒸发法与钙融合法联合制备包封[125]I-IL-8 反义寡核苷酸脂质体：在 0.5mL 用逆相蒸发法制备的脂质体中加入 125μL 钙溶液，37℃孵育 60min，加入 12.5μL EDTA，剧烈振荡，37℃孵育 15min，室温继续孵育 30min，即得反义寡核苷酸[125]I-IL-8 脂质体。利用薄膜法与逆相蒸发法联合制备同样脂质体，也取得较好结果。

16.6.4　主动载药与分离技术

1. 脂质体的主动载药技术

在脂质体制备中，根据脂质体载药的方式不同，可将其分为被动载药和主动载药两大类。被动载药(passive loading)技术不是采用跨膜梯度进行载药。主动载药(active loading)技术又称遥控包封装载技术，是利用一些两亲性的弱酸或弱碱能够以电中性的形式跨越脂质双层，但其离子形式却不能跨越脂质双层的原理来实现的，常用的有 pH 梯度法和硫酸铵梯度法。

例如用脂质体通过包裹酸性缓冲盐(如柠檬酸缓冲盐)，然后用碱把外相调成中性，建立脂质体内外的 pH 梯度。药物在外相的中性 pH 环境下以亲脂性的中性形式存在，能够透过脂质双层膜，而在脂质体内水相中被质子化转化成离子形式，不能再透过脂质双层回到外水相。另外也可以包裹硫酸铵，通过硫酸铵梯度诱导产生 pH 梯度。因为中性的氨分子(NH_3)穿过双层膜的速率远大于硫酸根(SO_4^{2-})的跨膜速率，所以当一个氨分子离开脂质体时，就会在脂质体的内水相中留下一个质子，由此产生了 pH 梯度，使药物逆硫酸铵梯度载入脂质体。

对于弱碱性药物通常采用 pH 梯度法、硫酸铵梯度法等，对于弱酸性药物可采用醋酸钙梯度法等。现以 pH 梯度法和硫酸铵梯度法为例，介绍如下：

(1) pH 梯度法：将脂质用适量氯仿溶解，于旋转薄膜蒸发器上除去氯仿，制备磷脂膜。加入柠檬酸缓冲液(pH2.5)水化磷脂膜，振摇，搅拌，超声波处理，制备脂质体。将所得脂质体依次通过 0.8、0.65、0.45、0.3、0.22μm 微孔滤膜，进行整粒。在整粒后的脂质体中加入药液，超声振荡至水化液呈均匀浅乳白色。用 1mol/L Na_2HPO_4 将 pH 值调至 7，于 55℃水浴保温 10min，冷却至室温，即得载药脂质体。

有人利用柠檬酸缓冲液制备了内水相为酸性、平均粒径为 170nm 的脂质体，当其他条件不变而内水相柠檬酸浓度由 10mmol/L 上升到 100mmol/L 时，阿霉素的包封率由 24% 升高到 98% 以上。Hwang 等利用 pH 梯度法制备胰岛素脂质体，被荧光素异硫氰酸盐标记的胰岛素(FITC-insulin)包封率最高达 50%，而传统逆相蒸发法制备的胰岛素脂质体包封率最高仅为 20%。

(2) 硫酸铵梯度法：将脂质用少量乙醇溶解(1g 脂质用 5～10mL 乙醇)，加入 3% 硫酸铵水溶液，搅拌 10min 水化后，于探头式超声波仪上进行超声，得到脂质体。将脂质体装于透析袋中，于 100 倍体积的 9% 蔗糖液中进行透析，每隔一定时间更换透析液，共 3 次，总时间为 24h。收集透析后的脂质体，过 0.22μm 微孔滤膜进行整粒。取此空白脂质体，加入药液，于 55℃水浴孵化 10min，冷却后测定包封率。

硫酸铵梯度法制备能够逃避体内网状内皮细胞吞噬的阿霉素隐形脂质体：将磷脂酰胆碱(PC)100μmol，胆固醇∶聚乙二醇-二硬脂酰磷脂酰乙醇胺(PEG-DSPE)∶二叔丁基对甲酚(BHT)物质的量比为 55∶40∶5 放于茄形瓶中，加入氯仿溶解，旋转蒸发器上减压干燥成脂质膜，加入 10mL 120mmol/L 硫酸铵溶液，水浴 60～65℃超声 10min，形成脂质体混悬液。将脂质体连续通过孔径 600nm，400nm 和 200nm 聚碳酸酯膜，重复 3 次，使脂质体粒径变小，平均粒径约 100nm。将此脂质体混悬液放于 5% 葡萄糖液中透析 4 次，转入另一个茄形瓶中，60℃水浴加热。盐酸阿霉素溶于适量的磷酸盐缓冲液中，加热至 60℃，加入到上述脂质体混悬液中，60℃水浴间歇振摇 30min，即得阿霉素隐形脂质体。

2. 脂质体的分离技术

分离脂质体的方法，较常用的有葡聚糖或琼脂凝胶过滤、透析法、超速离心法等。

（1）透析法(dialysis)：透析法是除去未包封药物的一种简单和常用的方法，该法适于除去小分子的药物，不适用于除去大分子的药物。透析法的优点是不需要复杂昂贵的设备，能除去几乎所有游离药物。透析过程是缓慢的，在室温条件下，不断更换外部介质（透析袋外面的洗涤液）在 10～24h 内可以除去 95％以上的脂质体中游离的药物。应注意在透析过程中，所用的洗涤液的渗透压与脂质体混悬液的渗透压应相同，否则会引起脂质体的体积变化，导致被包封的药物泄漏。由于游离药物的内外浓度有一个平衡的问题，普通透析法难以除尽游离药物，会造成很大的误差，可应用动态透析法，使透析袋或透析管内外形成尽可能大的浓度梯度，这种分析方法可分析的药物浓度上限达 5mg/mL。

（2）离心法：通过改变离心速率可以分离各种类型脂质体混悬液中游离的药物。离心力的大小由脂质体的大小以及分散体的聚集状态来决定。较大的脂质体在 2000~4000r/min 可起到分离作用，而较小的脂质体则要用超速离心机才能分离游离的药物，非常小的脂质体（约 10nm 以下）需要用冷冻超速离心的方法才能将游离的药物分开。显然，本法只适用于分离少量的小脂质体。

为了完全除去游离药物，常常需重复悬浮和多次离心。使脂质体下沉所需的离心力取决于脂质体的大小，在某种程度上还取决于混悬液的絮凝状态。如果脂质体小且分布窄，就需要高速离心及冰冻条件。低速（2000~4000r/min）离心只能使大脂质体沉降。

显然，对于大量脂质体利用高速冰冻离心是极其耗能和昂贵的，因此此法不适于分离小脂质体。对于比较大的脂质体，低速离心可缩短操作时间，并且可同时将较稀的脂质体悬液浓缩到所需浓度。为了避免脂质体遭到破坏，必须注意保证重复混悬介质的渗透压与脂质体混悬液的渗透压相一致。

（3）凝胶柱层析分离法：凝胶柱层析分离法又称为凝胶渗透层析技术，是一种柱层分级法，当溶质分子（被分离的物质）在一个流动液体中通过多孔粒子固定床时，这些填料本身有很多小孔，较大的脂质体渗过细孔的比例较少，因此比它小的分子更易从柱上洗脱，其结果是，粒径大的先从柱中流出，粒径小的后流出。利用这种技术可以将脂质体（粒径大）和游离药物（粒径小）分开。

凝胶柱层析分离法广泛应用于从脂质体悬液中分离除去未包封药物，也可用于对混悬液中的脂质体大小进行分组，这一技术在实验室中很有效且快速。在大规模生产上，虽然也可用凝胶过滤来纯化，但技术较困难且价格昂贵。另外，脂质体被洗脱介质稀释后可能需要增加浓缩步骤。

柱层析填料常用葡聚糖（如 Sephadex G-50），其步骤与常规方法一致。但必须指出：① 在葡聚糖表面存在着能与脂质体膜结合并相互作用的微小部位。虽然这种作用不影响脂质体在凝胶柱上的流动特征，但仍可导致少量脂质的损失，使膜的不稳定性增加，从而导致膜渗透性的改变及包封物质的渗漏。这种现象在脂质浓度较低的情况下应特别予以注意，一般可通过加大脂质体样品上柱量或用空脂质体预先将柱子饱和来解决。通常使用 20mg 脂质制成的小单层脂质体可饱和 10g 凝胶；② 若凝胶颗粒太细，较大的脂质体可能被滞留在凝胶柱上，因此对多层脂质体宜选用中粗级的凝胶（粒径大小为 50~150μm），而对小单层脂质体则可用任何级别的凝胶。

柱层析法可用于测定包封率，首先应测定柱回收率，然后精密量取定量的脂质体稀释液（C_t）上样，定量收集初洗脱液，测定药物含量 C_L，则包封率 $W\% = (C_t - C_L)/C_t \times 100\%$。当测定总含药量时需要用特殊的物质破坏脂质体的类脂双分子层，使其中的药物全部释放出来，可应用强力乳化剂 OP 或细胞膜穿透剂 Triton X-100 等。

（4）超过滤技术法：超过滤技术是最近发展起来的一种分离方法，是用离心超滤器分离脂质体。供试品在转速 5000r/min 离心 8min 后，完全达到分离目的。此法较方便、快速，且重现性好，适于生产中进行质量控制。

16.6.5　质量评价

随着脂质体在临床上的广泛应用，脂质体制剂的质量控制显得尤为重要。《中国药典》2005 年版二部附录的ⅪⅩ E 微囊、微球与脂质体制剂指导原则中明确规定，此类制剂在生产过程与贮藏期间的检查应控制以下项目：

1. 有害有机溶剂的限度检查

在生产过程中引入有害有机溶剂时，应按药典附录中残留溶剂测定法测定，凡未规定限度者，可参考人用药品注册技术要求国际协调会（International Conference on Harmonization，ICH），否则应制定有害有机溶剂残留量的测定方法与限度。

2. 形态、粒径及其分布的检查

（1）形态观察：脂质体可采用光学显微镜观察，粒径小于 $2\mu m$ 的需用扫描或透射电子显微镜观察，均应提供照片。

（2）粒径及其分布：应提供粒径的平均值及其分布的数据或图形。测定粒径有多种方法，如光学显微镜法、电感应法、光感应法或激光衍射法等。测定不少于 500 个的粒径，由计算机软件或公式 16-10 求得算术平均径。

$$d_{av} = \sum_{i=1}^{n} (n_i d_i) / \sum_{i=1}^{n} n_i = (n_1 d_1 + n_2 d_2 + \cdots + n_n d_n)/(n_1 + n_2 + \cdots + n_n) \qquad (16-10)$$

脂质体的粒径分布数据，常用各粒径范围内的粒子数或百分率表示；有时也可用跨距表示，跨距愈小分布愈窄，即粒子大小愈均匀。跨距计算公式如下：

$$跨距 = (D_{90} - D_{10})/D_{50} \qquad (16-11)$$

式中：D_{10}、D_{50}、D_{90} 分别指粒径累积分布图中 10%、50%、90% 处所对应的粒径。

（3）载药量或包封率的检查：脂质体必须提供载药量或包封率的数据，脂质体的载药量和包封率的计算见公式 16-8 和公式 16-9。

（4）突释效应或渗漏率的检查：药物在脂质体中的情况一般有 3 种，即吸附、包入和嵌入。在体外释放试验时，表面吸附的药物会快速释放，称为突释效应。开始 0.5h 内的释放量要求低于 40%，若脂质体产品分散在液体介质中贮藏，应检查渗漏率，渗漏率可用下式计算：

$$渗漏率 = \frac{产品在贮藏一定时间后渗漏到介质中的药量}{产品在贮藏前包封的药量} \times 100\% \qquad (16-12)$$

（5）脂质体氧化程度的检查：脂质体含有的磷脂容易受氧化，这是脂质体突出的问题。在含有不饱和脂肪酸的脂质混合物中，磷脂的氧化分 3 个阶段：单个双键的偶合、氧化产物的形成、乙醛的形成及键断裂。因为各阶段产物不同，氧化程度很难用一种试验方法评价。《中国药典》2005 年版二部指导原则采用氧化指数为指标。

氧化指数的测定原理：由于氧化偶合后的磷脂在波长 230nm 左右具有紫外吸收峰而有别于未氧化的磷脂。测定脂质体的卵磷脂时，其氧化指数应控制在 0.2 以下。具体方法是：将磷脂溶于无水乙醇配成一定浓度的澄清溶液，分别测定在 233nm 及 215nm 波长下的吸光度,由公式 16-13 计算氧化指数。

$$氧化指数 = A_{233nm}/A_{215nm} \tag{16-13}$$

(6) 符合有关制剂通则的规定:脂质体制剂除应符合上述指导原则的要求外,还应分别符合有关制剂通则(如片剂、胶囊剂、注射剂、眼用制剂、透皮贴剂、气雾剂等)的规定。若脂质体制成缓释、控释制剂,则应符合缓释、控释制剂指导原则的要求。

(7) 靶向制剂评价:靶向制剂应提供靶向性的数据,如药物体内分布数据及体内分布动力学数据等。

16.6.6　应用

应用脂质体技术制成的药物制剂,可以克服普通制剂的缺点,并具有以下特点:

(1) 可以采用温和的制备条件,避免使用加热、有机溶剂等使酶、蛋白质和肽类药物失活,并制得药物包封率较高的脂质体制剂。

(2) 脂质体保护了被包封的酶、蛋白质和肽类等药物,增加其抗诱变效应,使其稳定性增强,并且脂质体还保护了这类药物免受体内酶的分解而使其在体内的半衰期延长。

(3) 降低药物的毒副作用,尤其可减轻酶、蛋白质和肽类等药物产品中污染源及异体蛋白引起的包括发热、皮疹,甚至过敏性休克、死亡等急性过敏反应,以及形成血栓或出血等不良后果。

(4) 提高机体的免疫功能,与药物产生协同作用。

(5) 改变药物的体内分布,使药物具有器官靶向性。

(6) 脂质体与细胞发生吸附、融合、脂交换、被细胞内吞等将包封的药物直接带入细胞,使药物具有细胞靶向性,从而提高治疗指数或提高生物利用度。

脂质体作为生物技术药物载体,其应用范围也越来越广,归纳起来主要有以下几个方面:

(1) 抗肿瘤药物的载体:脂质体对淋巴系统的定向性和对癌细胞的亲和性,加上脂质体的靶向性、长效性、增加药物稳定性和降低药物毒副作用等优点,使得脂质体成为抗肿瘤药物的首选载体,如 IL-2 脂质体、L-天门冬酰胺酶及 TNF-2 脂质体等。

(2) 抗菌药物、抗病毒药物的载体:由于脂质体与生物细胞膜亲和力强,能够停留在肝和脾等网状内皮系统丰富的组织细胞内,而许多致病菌正是存在于网状内皮系统中,因此将抗生素包裹在脂质体内可提高抗菌效果。如两性霉素 B 脂质体能够在保持其抗真菌和霉菌感染的治疗优势的同时明显降低毒性,目前已有多种两性霉素 B 脂质体制剂上市。抗病毒药物制成脂质体,可显著提高抗病毒疗效,降低用量和毒副反应。

(3) 疫苗佐剂和载体:自从 Allison 等 1974 年首次报道脂质体的免疫佐剂效应以来,脂质体因其生物可降解性、巨噬细胞靶向性和生物相容性等特点,越来越多地应用于新型疫苗研究中,如用于鼻腔接种的灭活鼠疫菌脂质体疫苗和流感病毒核蛋白脂质体疫苗。

(4) 酶和多肽类药物的载体:酶和多肽类药物都是生物大分子,其共同特点是在生物体内不稳定,易于被蛋白水解酶降解,因而在生物体内的半衰期较短,而且绝大部分不利于口服给药。利用脂质体作为酶和多肽类药物的载体,可将外源性的酶和多肽导向人体的特定部位,防止其失活,提高其稳定性。

(5) 免疫激活剂:脂质体是目前极少数可能用于人类的无毒性免疫激活剂之一。在免疫学试验中,一些非肠道给药或经肠道给药的脂质体能够有效地将抗原引入细胞从而使动物抵抗疾病。脂质体与抗原的物理连结是其有效性的必要条件,此外,脂质体本身的结构,主要可能是它的类脂样结构起到抗原贮库的作用。脂质体的一些结构特征如大小、双层膜流动性、表面电荷以及抗原处置于脂质体中的式样和脂质与抗原的质量比等因素也都可影响其激活性能,但其处方组成因所用的抗原和使用的途径而异。

（6）基因工程、基因治疗中的应用:脂质体载体(liposome vector)作为非病毒载体(non-viral vector)应用于基因工程和基因治疗中,具有很多优点: ① 不需包装细胞、制备省时、滴度也不受限制,并且可对质粒或其他形式核酸进行快速分析;② 对基因大小或核酸类型不限制;③ 免疫原性低,急性毒性小,机体无前存免疫力,对受者比较安全;④ 可具有特异靶向性,能转移至非分裂期细胞并有效表达;⑤ 制备方便且重复性好,具有完全人工合成及可大规模生产的可行性,因此较简单和廉价。

【思考题】

1. 试述固体分散体的特点和类型。

2. 固体分散体载体材料有哪些?

3. 试述固体分散体的制备方法。

4. 试述固体分散体的速效原理。

5. 包合物技术的优点有哪些?

6. 试述包合物的形成原理及药物释放机理。

7. 包合物的验证方法有哪些?

8. 将药物微囊化的目的是什么?

9. 可用作微球或微囊制备的材料有哪些类型?

10. 简述微球或微囊制备方法和微球或微囊中药物释放的机制。

11. 试比较微乳与普通乳状液、胶团溶液的性质。

12. 微乳作为新型给药载体,可用作哪些方面的药物载体,有何优点使其愈来愈受到重视并得到广泛的应用?

13. 简述微乳的制备方法及质量评价指标。

14. 简述纳米粒的概念。

15. 试述纳米粒质量评定方法。

16. 试述脂质纳米球的制备方法。

17. 简述纳米粒作为药物递送载体的应用领域。

18. 按脂质体的结构特点、荷电性质、不同用途和制备方法等分类,脂质体的类型有哪些?

19. 试述脂质体的制备方法。

20. 脂质体的质量评价指标有哪些?

第 17 章

缓释、控释制剂

➡ **本章要点**

　　缓释、控释制剂具有可较持久地输送药物,减少服药次数,血药浓度平稳,避免或减少峰谷现象,提高药物的疗效、安全性和患者的顺应性等特点。本章主要介绍缓释、控释制剂的概念和特点;设计缓控释制剂时应考虑的问题;口服缓控释制剂的制备技术和工艺;缓控释制剂的体外释放度评价、体内过程评价和体内外相关性;口服定时释药系统的概念与特点,口服定位释药系统的分类。

17.1 概　　述

　　普通制剂通常需一日给药(口服、注射等)几次,不仅使用不便,而且血药浓度波动幅度较大。血药浓度处于高峰时,可能产生副作用,甚至中毒;低谷时可能在治疗浓度以下而不能显效。为了克服普通制剂的这些缺点,20 世纪 50 年代国外开始进行缓释、控释制剂的研究开发工作。由于该制剂具有可较持久地输送药物,减少用药频率,降低血药浓度的峰谷现象,提高药物的疗效、安全性和患者的顺应性等优点,所以缓释、控释制剂研究发展十分迅速。

17.1.1 缓释、控释制剂的定义

　　《中国药典》2005 年版分别对缓释、控释制剂下了定义:缓释制剂(sustained-release preparation)系指在规定介质中,按要求缓慢地非恒速释放药物,其与相应的普通制剂比较,给药频率比普通制剂少一半或给药频率比普通制剂有所减少,且能显著增加患者顺应性的制剂。控释制剂(controlled-release preparation)系指在规定介质中,按要求缓慢地恒速或接近恒速释放药物,其与相应的普通制剂比较,给药频率比普通制剂少一半或给药频率比普通制剂有所减少,血药浓度比缓释制剂更加平稳,且能显著增加患者顺应性的制剂。国外对缓释、控释制剂名称的表示没有严格统一,有时也不严格区分,常用名有 extended release、timed-release、 slow-release、prolonged-release 等。为了方便起见,本章将缓释与控释制剂一起讨论。缓控释制剂按给药途径有各种形式,如口服缓控释制剂、注射缓控释制剂、植入用缓控释制剂、经皮给药缓控释制剂等。本章主要讨论口服缓控释制剂。

17.1.2　缓释、控释制剂的特点

缓释、控释制剂与普通制剂相比较具有以下特点:

（1）对半衰期短的或需要频繁给药的药物,可以减少服药次数。为了达到有效治疗浓度,普通制剂一般需要多次给药,频繁者一日用药可达 4 次以上,使用不方便。制成缓释或控释制剂可使药物缓慢释放,延缓吸收,一日给药 1 次就能维持长时间的治疗效果,提高了病人服药的顺应性,特别适用于需要长期服药的慢性疾病患者,如心血管疾病、心绞痛、高血压、哮喘等患者。

（2）维持平稳的血药浓度,避免或减小峰谷现象。普通口服制剂给药后药物释放迅速,吸收快,达峰时间短,维持作用时间短,血药浓度峰谷波动较大,常发生峰浓度超出最低中毒浓度,而谷浓度低于最低有效浓度。缓释或控释制剂可控制药物缓慢释放,使其吸收时间延缓,维持疗效时间延长,血药浓度峰谷波动减小,减少毒副作用发生率,提高治疗效果。

（3）可减少用药的总剂量,因此可用最小剂量达到最大药效。

（4）可减少药物对胃肠道的刺激性。某些对胃肠道刺激性大的药物,通过释药速度的控制,可降低在胃肠道的局部浓度,防止或减轻因刺激胃肠道黏膜所产生的恶心、呕吐等副作用。

需要指出的是,尽管缓释、控释制剂有其优越性,但并不是所有药物都适合,如剂量很大（>1g）、半衰期很短（<1h）或很长（>24h）、不能在小肠下端有效吸收的药物等,一般情况下,不适于制成口服缓控释制剂。对于口服缓控释制剂,一般要求在整个消化道都有药物的吸收,因此具有特定吸收部位的药物（如维生素 B_2）制成口服缓控释制剂的效果不佳。

17.1.3　缓释、控释制剂的类型

缓释、控释制剂的种类比较多,但主要有以下几种:

（1）骨架型缓释、控释制剂:包括亲水凝胶骨架片、生物溶蚀性骨架片、不溶性骨架片。

（2）膜控型缓释、控释制剂:包括微孔膜包衣片、肠溶膜控释片、膜控释小片、膜控释小丸等。

（3）渗透泵控释片:包括单室渗透泵片、双室渗透泵片等。

（4）经皮给药系统:包括膜控释型、黏胶分散、骨架扩散型和微贮库型。

（5）避孕给药系统、植入剂、眼用控释膜剂:如左炔诺孕酮子宫给药系统、孕酮植入剂等。

（6）脉冲式释药系统或自调式释药系统:如硫酸沙丁胺醇定时释药系统等。

17.2　缓释、控释制剂的释药原理和方法

缓控释制剂主要有骨架型和贮库型两种。药物以分子或结晶状态均匀分散在骨架材料中,则形成骨架型缓控释制剂;利用包衣技术将药物包裹在高分子聚合物膜内,则形成贮库型缓控释制剂。两种类型的缓控释制剂所涉及的释药原理主要有溶出、扩散、溶蚀、渗透压或离子交换作用。

17.2.1 溶出原理

口服固体药物制剂后,药物在胃肠道内经历崩解、分散和溶出过程才能通过上皮细胞膜吸收进入体内。因此可通过限制药物的溶出速度而使药物显示出缓释的性质。根据 Noyes-Whitney 的溶解扩散理论,溶出速度(dC/dt)可用下式表示:

$$dC/dt = kS(C_s - C)$$ (17 - 1)

从式(17 - 1)可知,通过减小药物的溶解度和固体药物的表面积,可降低药物的溶出速率,达到缓慢释放药物的目的。具体方法有下列几种:

(1) 制成溶解度小的盐或酯:例如青霉素普鲁卡因盐的药效比青霉素钾(钠)盐显著延长。醇类药物经酯化后水溶性减小,药效延长,如睾丸素丙酸酯、环戊丙酸酯等。一般以油注射液供肌内注射,药物由油相扩散至水相(液体),然后水解为母体药物而产生治疗作用,药效可延长 2~3 倍。

(2) 与高分子化合物生成难溶性盐:鞣酸与生物碱类药物可形成难溶性盐,例如 N -甲基阿托品鞣酸盐、丙咪嗪鞣酸盐,其药效比母体药显著延长,鞣酸与增压素形成复合物的油注射液(混悬液),治疗尿崩症的药效长达 36~48h。海藻酸与毛果芸香碱结合成的盐在眼用膜剂中的药效比毛果芸香碱盐酸盐显著延长。胰岛素注射液每日需注射 4 次,与鱼精蛋白结合成溶解度小的鱼精蛋白胰岛素,加入锌盐成为鱼精蛋白锌胰岛素,药效可维持 18~24h 或更长。

(3) 控制粒子大小:药物的表面积减小,溶出速率减慢,故难溶性药物的颗粒直径增加可使其溶出减慢。例如,超慢性胰岛素中所含胰岛素锌晶粒较粗(大部分超过 $10\mu m$),故其作用可长达 30h;含晶粒较小(不超过 $2\mu m$)的半慢性胰岛素锌,作用时间则为 12~14h。服用微粉化的阿司匹林(比表面积为 $808cm^2/g$)8h 后排泄到尿中水杨酸的量为 203.4mg,而服用相同剂量的未微粉化阿司匹林(比表面积为 $80.3cm^2/g$),8h 后尿中水杨酸的量仅为 149.9mg,其血药浓度也有明显差异。

17.2.2 扩散原理

受扩散控制的缓释、控释制剂,药物首先溶解成溶液后再从制剂中扩散出来进入体液,其释药受扩散速率的控制。在扩散控制药物释放体系中,根据材料形成的膜或骨架的性质不同,有通过包衣膜扩散(药库型)和通过聚合物骨架扩散(骨架型)两种情况。

1. 通过包衣膜扩散

(1) 水不溶性膜:在这类制剂中,药芯被不溶于水的聚合物均匀包衣,如乙基纤维素包制的微囊或小丸。制剂中药物分子经溶解、分配后,通过包衣膜上聚合物链间存在的孔隙进行扩散释放(图 17 - 1)。其释放速率符合 Fick's 第一定律,公式如下:

$$\frac{dM}{dt} = \frac{ADK(C_s - C_t)}{L}$$ (17 - 2)

式中: dM/dt 为释放速率; A 为面积; D 为扩散系数; K 为药物在膜与囊芯之间的分配系数; L 为包衣层厚度; C_s 为固体药物的溶解度; C_t 为 t 时刻药物在介质中的浓度。若 A、L、D、K 与 $(C_s - C_t)$ 保持恒定,则释放速率就是常数,系零级释放过程。若其中一个或多个参数改变,就是非零级释放过程。

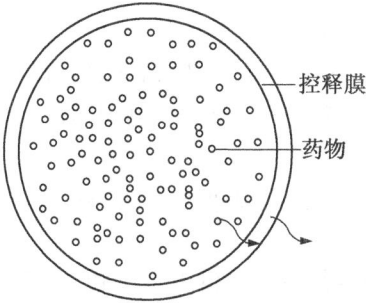

图 17-1　水不溶性包衣膜控制药物释放

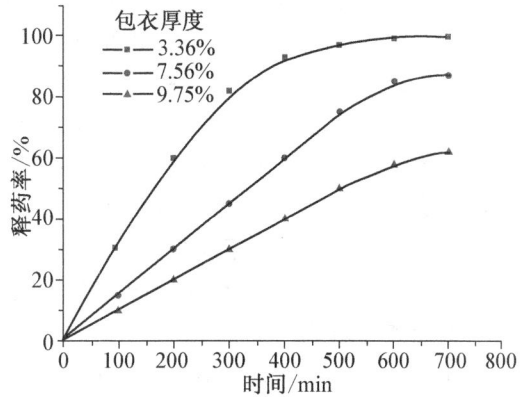

图 17-2　布洛芬包衣颗粒的释放曲线

（2）含水性孔道的膜：乙基纤维素与甲基纤维素混合组成的膜材具有这种性质，其中甲基纤维素起致孔作用。其释放速率可用下式表示：

$$\frac{dM}{dt} = \frac{AD(C_s - C_t)}{L} \qquad (17-3)$$

式中各项参数的意义同前。与式 17-2 比较，式 17-3 中少了 K，这类药物制剂的释放接近零级速度过程。

与恒定速度释放药物有关的因素包括：① 包衣膜中聚合物与致孔剂的比例。若制剂中药物浓度固定，则增加致孔剂的含量，药物释放率增加，因而通过选择合适的膜致孔剂，有可能达到恒速释放药物的目的。② 包衣膜的厚度。一般情况下膜的厚度增加，药物释放速率减小，如图 17-2 所示。③ 硬度。硬度增加，药物释放延缓。此类制剂中同时存在扩散控制和溶出控制，但只要包衣材料选择适当，则以扩散控制为主。

2. 通过聚合物骨架扩散

在骨架型缓控释制剂中，药物分散在不溶性骨架材料中，药物释放速率取决于药物在骨架材料中的扩散速率。该类制剂中药物的释放可用修正的 Higuchi 方程表示：

$$Q = \frac{D_e}{\gamma}\left[(2C/V - \varepsilon C_s)t\right]^{\frac{1}{2}} \qquad (17-4)$$

式中：Q 为单位面积在 t 时间的释放量；D_e 为药物扩散系数；ε 为骨架的孔隙率；C_s 为药物在释放介质中的溶解度；C 为固体制剂中的药物浓度；γ 为骨架中微细孔道的扭曲系数；V 为水合骨架的有效容积。

公式 17-4 基于以下假设：① 药物释放期内药物释放保持稳态；② $C \gg C_s$，即存在过量的溶质；③ 保持绝佳的漏槽状态；④ 药物颗粒比骨架小得多；⑤ D_e 保持恒定；⑥ 药物与骨架材料没有相互作用。

如要求骨架给药系统中的药物缓释、控释，按式 17-4，应从处方或工艺方面减小 D_e、C 和（或）增大 γ，以降低在 t 时间内单位面积的积累释放量 Q。

假设方程右边除 t 外都保持恒定，则式 17-4 可简化为：

$$Q = kt^{1/2} \qquad (17-5)$$

式中：k 为释放速率常数。式 17-5 表明：药物的释放量与 $t^{1/2}$ 成正比。

上述两种通过扩散方式释药的缓释、控释制剂各有特点。药库型缓释、控释制剂可获得零级释药，且释药速度可通过不同性质的聚合物膜加以控制。其缺点是该类制剂中所含药量比常规制剂大得多，因此，任何制备过程的差错或损伤都可使药物贮库破裂而导致毒副作用。骨架型缓释、控释制剂中药物的释放特点是不呈零级释放，药物首先接触介质，溶解，然后从骨架中扩散出来，显然，骨架中药物的溶出速率必须大于药物的扩散速率。这一类制剂的优点是制备容易，可用于释放相对分子质量大的药物。

利用扩散原理达到缓控释作用的方法，包括包衣、增加黏度以减小扩散系数、制成不溶性骨架片、微囊和乳剂等。

（1）包衣：将药物与适宜辅料混合压成片芯或制成小丸，然后用不溶性聚合物（如乙基纤维素）包衣，聚合物中加入少量的水溶性致孔剂，当制剂与胃肠液接触时可以产生微孔将药物释放出来。改变聚合物包衣膜的结构，可调节释药速率。

（2）增加黏度以减少扩散速率：增加溶液黏度以延长药物作用的方法主要用于注射液或其他液体制剂。如 1％的 CMC 用于盐酸普鲁卡因注射液可使其作用延长至约 24h。

（3）制成水不溶性骨架型片剂：将药物与疏水性材料，如高级脂肪酸、醇、单（双）硬脂酸甘油酯、硬脂酸或其镁盐混匀，以有机溶媒作润湿剂或用低浓度的乙基纤维素乙醇液作黏合剂，制备软材、湿粒干燥、压片。疏水性高分子材料为阻滞剂，可延缓药物的溶出。水溶性药物较适于制备这类片剂，难溶性药物释放太慢。

（4）制成微囊：使用微囊技术制备控释、缓释制剂。微囊膜为半透膜，在胃肠道中，水分可渗透进入囊内，溶解药物，形成饱和溶液，然后扩散于囊外的消化液中而被机体吸收。通过增加扩散膜的厚度来减慢药物向体液扩散的速度，从而达到延缓药物释放的目的。

（5）制成乳剂：将水溶性药物制成 W/O 乳剂型注射剂注入体内后，水相中的药物向油相扩散，再由油相分配到体液，因此可产生长效作用。

17.2.3 溶蚀与扩散、溶出结合

事实上，释药系统不可能只存在单一的溶出或扩散机制，只不过在多数情况下因其释药机制大大超过其他过程，以致可以简单地将释药系统归类于溶出控制型或扩散控制型。某些骨架型制剂，如生物溶蚀型骨架系统、亲水凝胶骨架系统，不仅药物可从骨架中扩散出来，而且骨架本身也在不断溶蚀。当聚合物溶解时，药物扩散的路径和路径长度都会改变，形成移动界面扩散系统，因此释药过程比较复杂。此类系统的优点在于材料经生物溶蚀后可不再残留于体内，缺点是由于影响因素多，释药动力学较难控制。

17.2.4 渗透压原理

利用渗透压原理制成的控释制剂，能均匀恒速地释放药物，且释药速率不受胃肠道可变因素（蠕动、pH 值、胃排空时间等）的影响，比骨架型缓控释制剂更为优越。口服渗透泵片剂的片芯由水溶性药物和水溶性聚合物或其他辅料制成，外面用水不溶性的聚合物（如醋酸纤维素、乙基纤维素或乙烯-醋酸乙烯共聚物等）包衣，成为半透膜壳，水可渗透通过此膜，药物不能。一端壳顶用适当方法（如激光）开一细孔，如图 17-3 所示。当片剂与水接触后，水即通过半透膜进入片芯，使药物溶解成为饱和溶液，由于半透膜内外渗透压的差别，药物饱和溶液由

细孔持续流出，其量与渗透进的水量相等，直到片芯内的药物溶尽。

当片芯中药物未被完全溶解时，释药速率以恒速进行；当片芯中药物浓度逐渐低于饱和浓度时，释药速率逐渐以抛物线式缓慢下降至零。控制水的渗入速率可控制药物的释放速率，而水的渗入速率取决于膜的通透性和片芯的渗透压。式 17 - 6 表示水分通过半透膜向片内渗透的速率，可以定量描述因渗透压作用而产生的体液转运。

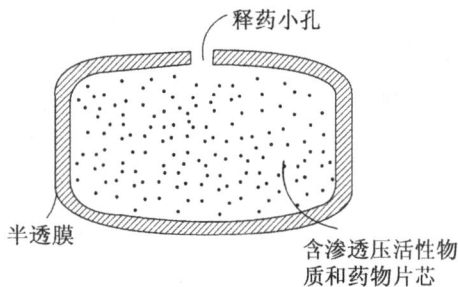

图 17-3　渗透泵片示意图

$$\frac{\mathrm{d}V}{\mathrm{d}t} = \frac{KA}{L}(\Delta\pi - \Delta p) \qquad (17-6)$$

式中：$\mathrm{d}V/\mathrm{d}t$ 为渗透泵吸取水的体积速率；K、A 和 L 分别为膜对水的渗透系数、半透膜的面积和厚度；$\Delta\pi$ 为渗透压差；Δp 为流体静压差。

渗透泵内只要存在药物，泵内药物溶解释放速率就能近似维持恒定，其释药速率 $\mathrm{d}m/\mathrm{d}t$ 可用下式表示：

$$\frac{\mathrm{d}m}{\mathrm{d}t} = C\frac{\mathrm{d}V}{\mathrm{d}t} \qquad (17-7)$$

式中：C 为渗透泵内药物溶液的浓度。当释药小孔大小适宜时，Δp 很小，与 $\Delta\pi$ 相比可忽略不计；渗透泵内药物溶液的浓度等于药物饱和溶解度（C_s），合并上述两式即得：

$$\frac{\mathrm{d}m}{\mathrm{d}t} = \frac{KA}{L} \cdot \Delta\pi \cdot C_s \qquad (17-8)$$

因 $\Delta\pi$、K、A 和 L 都为常数，只要渗透泵内药物维持饱和溶液状态，释药速率就是恒定值，即以零级速率释放药物。

渗透泵型片剂释药行为不受介质环境 pH 值、酶、胃肠蠕动、食物等因素影响，即使胃肠道内容物及黏液包裹了体系表面，药物仍能同样释放，故体内外释药相关性好。该制剂技术含量高、研制成功率较高、开发周期较短，易于实现工业化生产。

17.2.5　离子交换作用

离子交换树脂技术广泛应用于化学工业领域，20 世纪 50 年代起，离子交换树脂开始用于延缓药物释放。含有药物的离子交换树脂，其药物释放仅与环境中离子有关，由于皮下和肌肉等部位的离子浓度比较恒定，所以该类缓控释制剂较适合在这些部位应用。虽然胃肠道中的离子浓度易受食物、饮水等的影响，但口服给药系统也仍常用此技术控制药物释放。

树脂由水不溶性交联聚合物组成，其聚合物链的重复单元上含有可供交换的阳离子和阴离子基团，药物可通过与离子交换而结合于树脂上。当载药树脂和含有适当电荷离子的溶液接触时，药物分子即被交换，并扩散到溶液中，其交换及扩散过程可用下式表示：

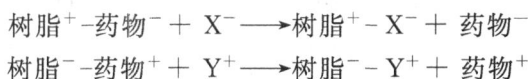

$$树脂^+ - 药物^- + X^- \longrightarrow 树脂^+ - X^- + 药物^-$$
$$树脂^- - 药物^+ + Y^+ \longrightarrow 树脂^- - Y^+ + 药物^+$$

X^- 和 Y^+ 为体液中的离子，交换后，游离的药物从树脂中扩散出来。药物从树脂中扩散出来的速率受扩散面积、扩散路径长度和树脂刚性的控制。阳离子交换树脂与有机胺类药物的盐交换,或阴离子交换树脂与有机羧酸盐或磺酸盐交换,即成药树脂。只有解离型的药物才适用于制成药树脂。离子交换树脂的交换容量比较少,所以剂量大的药物不适于制备药树脂。在药树脂外面包衣,还可制成混悬型缓控释制剂。

通过离子交换作用释放药物也可以不采用离子交换树脂,如阿霉素羧甲基葡聚糖微球,以 $RCOO^- NH_3^+ R'$ 表示,在水中不释放,置于 $NaCl$ 溶液中,则释放出阿霉素阳离子 $R'NH_3^+$,并逐步达到平衡:

$$RCOO^- NH_3^+ R' + Na^+ Cl^- \longrightarrow R'NH_3^+ Cl^- + RCOO^- Na^+$$

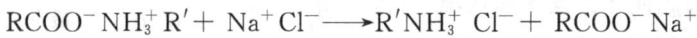

由于阿霉素羧甲基葡聚糖微球在体内与体液中的阳离子进行交换,阿霉素逐渐释放,发挥作用。

17.3 缓释、控释制剂的设计

缓释、控释药物制剂的最终疗效由药物本身的性质、胃肠道的生理环境和缓、控释系统的特性等三个基本因素决定。因此,设计特定药物的缓控释制剂首先必须对该药物作全面的研究,包括药物理化性质、药理学、药代动力学以及生理学特征,同时也必须考虑给药系统的特点、制备工艺以及影响其性能的主要因素,有时还需要考虑制剂大量生产可能出现的问题。然后根据临床治疗需要,应用药动学原理对制剂的释药时间、释药速率进行合理设计,使制剂具有较平稳的血药浓度和较长的疗效。

17.3.1 影响口服缓释、控释制剂设计的因素

1. 药物的理化性质

(1)水溶性:一般而言,水溶性较大的药物比较适合制成缓释、控释制剂。药物在吸收部位必须以溶液状态存在,才能被吸收进入体液中。如果药物在胃肠道中溶解度有限,则会影响其吸收和生物利用度。虽然降低药物溶解度可以得到长效作用,但也可能由于药物吸收少而达不到治疗浓度。

对于溶解度小于 $0.01mg/mL$ 的难溶性药物,一般不宜制备成缓释、控释制剂。设计缓释制剂时,对药物溶解度要求的下限已有文献报道为 $0.1mg/mL$。但难溶性药物可以应用固体分散技术,将部分药物分散于水溶性载体内再与其他骨架材料和其余部分药物混合制成骨架片,达到释药时间长而吸收好的目的。如果以高分子材料包衣作为控制释放,则药物的溶解度必须加以考虑。

(2)油/水分配系数和分子大小:当药物口服进入胃肠道后,必须转运通过各种生物膜才能达到靶位产生治疗作用。由于这些膜为脂质膜,药物的分配系数对其能否有效地透过膜起决定性的作用。分配系数过高的药物,其脂溶性太大,药物能与脂质膜产生强结合力而不能进入血液循环中;分配系数过小的药物,透过膜较困难,从而造成其生物利用度较差。因此具有适宜分配系数的药物不仅能透过脂质膜,而且能进入血液循环中。

分子大小影响着药物的扩散性能,下式描述了两者之间的关系:

$$\lg D = -S_{\mathrm{m}}\lg M + K_{\mathrm{M}} \qquad\qquad (17-9)$$

式中：D 为扩散系数；M 为相对分子质量；S_{m} 和 K_{M} 为与介质有关的常数。通常相对分子质量为 $150\sim400$，在柔性聚合物中，其扩散系数为 $10^{-8}\,\mathrm{cm^2 \cdot s^{-1}}$。

（3）稳定性：口服药物在胃肠道中要经受酸和碱的水解和酶降解作用，所以药物在胃肠道中的稳定性对于设计口服缓释、控释制剂十分重要。如在胃酸环境中不稳定的丙胺太林和普鲁苯辛，可采用保护手段，将其设计成定位释药系统，使药物在小肠内释放，避开胃酸环境。对于在小肠生理环境下不稳定或经肠壁代谢的药物，不适于设计成缓释、控释制剂和定位释药系统，应考虑改变给药途径。

（4）药物的蛋白结合：多数药物能与存在于胃肠道和血浆中的蛋白发生结合，形成的结合物可延缓药物的吸收和达到靶位的时间，使药物产生长效作用。对于蛋白结合率高的药物，在设计缓释、控释制剂时应考虑药物与蛋白结合的影响。

（5）剂量大小：一般 $0.5\sim1.0\mathrm{g}$ 的单剂量是口服制剂的最大剂量，此对缓释制剂同样适用。随着制剂技术的发展和异型片的出现，目前上市的口服片剂中已有很多超过此限，但作为口服的制剂，其大小仍有一定限制，应以便于吞服为原则。

2. 药理学性质

在设计缓释、控释制剂时，要充分调查、谨慎考虑药物的局部刺激性、有效剂量与治疗指数等药理学性质。对于治疗指数（TI）小的药物在设计时应注意血药浓度的波动性，稳态血药浓度的峰谷比值应小于 TI，此类药物最好是零级释药。TI 小且有效剂量很小的药物还应严格控制制备工艺以减少批间及批内差异。

3. 药动学性质

（1）生物半衰期：药物的半衰期和药物的作用时间，是设计缓释、控释制剂时必须考虑的因素。口服缓控释制剂的目的就是要在较长时间内使血药浓度维持在治疗有效血药浓度范围内，因此，药物必须以与其消除速率相同的速率进入血液循环。对半衰期短的药物制成缓控释制剂后可以减少用药频率，但对半衰期很短的药物，则其释药速率需要很大，要维持缓释作用，单位药量必须很大，必然使剂型本身增大。一般情况下，半衰期 $<1\mathrm{h}$ 的药物，如呋塞米等不适宜制成缓控释制剂。半衰期长的药物（$t_{1/2}>24\mathrm{h}$），如华法林，因其本身已有药效较持久的作用，故也不采用缓控释制剂。此外，大多数药物在胃肠道的运行时间是 $8\sim12\mathrm{h}$，因此药物吸收时间很难超过 $8\sim12\mathrm{h}$，如果在结肠有吸收，则可能使药物释放时间增至 24h。

（2）体内吸收：药物的吸收特性对缓控释制剂设计影响很大。制备缓控释制剂的目的是对制剂的释药速率进行控制，以控制药物的吸收。因此，释药速率必须比吸收速率慢。假定大多数药物和制剂在胃肠道吸收部位的运行时间为 $8\sim12\mathrm{h}$，则吸收的最大半衰期应近似于 $3\sim4\mathrm{h}$；否则，药物还没有释放完，制剂已离开吸收部位。一般而言，在胃肠道整段或较长部分都能吸收的药物是制备缓释、控释系统的良好候选药物，有特定吸收部位的药物（如维生素 $\mathrm{B_2}$）通常制成胃肠道滞留型缓释、控释制剂，以延长药物吸收时间。口服后吸收不完全或吸收无规律的药物，例如季铵盐类、双香豆素、庆大霉素、卡那霉素以及地高辛等药物不适宜制成缓释制剂。

（3）组织分布：药物分布是影响药代动力学的一个重要因素，通过研究药物的体内分布特点和影响其分布的因素，可以设计出具有良好缓控释作用的药物制剂。影响药物在组织分布的主要因素是药物与组织结合及与血液中蛋白结合。一般情况下，被结合的这部分药物可视为无活性,而且也不能透过生物膜,但结合的药物可缓慢分离出游离药物,所以具有长效的性质。虽然较高的结合率能显著延长药物的作用时间,但易造成药物在体内的积累,一般不宜制成缓释系统。

(4)药物代谢:吸收前有代谢作用的药物,制成缓释制剂后,生物利用度会降低。在设计口服缓释、控释制剂时,对药物的代谢应考虑以下两个方面:① 长期服用后,能诱导或抑制代谢酶合成的药物,不适于制成缓释或控释系统,因为难以控制和维持平稳的血药浓度;② 经肠壁代谢的药物或具首过效应的药物,也不宜制成缓释或控释制剂。但是如果这类药物代谢过程恒定且可以预测,则仍有可能制成合理的缓释或控释制剂。

4. 生理学特征

缓释、控释制剂中药物在体内释放和吸收的过程,常会受到胃肠排空、肠蠕动、黏膜表面积、有效吸收部位、特殊吸收部位、食物的性质和量等生理因素的影响。胃肠排空和肠道的蠕动可以影响药物的转运时间和药物的释放速率;食物则常延缓药物的吸收;制剂在胃肠道滞留的时间限制了制剂的释药时间。由于影响胃肠道排空的因素很多,口服控释制剂的最佳释药时间很难确定,一般认为12h是口服控释制剂的最大释药时间。这样可避免在12h后残留在制剂中的药物进入粪便或被肠内细菌降解。

17.3.2　缓释、控释制剂的设计

1. 药物的选择

缓释、控释制剂一般适用于半衰期短的药物($t_{1/2}$为2～8h),如维拉帕米($t_{1/2}$为2.5～5.5h)、普萘洛尔($t_{1/2}$为3.14.5h)、茶碱($t_{1/2}$为3～8h)、伪麻黄碱($t_{1/2}$为6.9h)、吗啡($t_{1/2}$为2.28h)等。

半衰期小于1h或大于12h的药物,一般不宜制成缓释、控释制剂,但个别情况例外,如硝酸甘油半衰期很短,因其剂量不大,也可制成每片2.6mg的缓释片。虽然地西泮半衰期长达32h,但也有其缓释制剂产品上市。其他如剂量很大、药效很剧烈以及溶解吸收很差的药物、剂量需要精密调节的药物,一般也不宜制成缓释或控释制剂。抗生素类药物,由于其抗菌效果依赖于峰浓度,宜制成脉冲式给药系统。

2. 设计要求

(1)生物利用度:缓释、控释制剂的AUC应不低于普通制剂的80%。若药物吸收部位主要在胃与小肠,宜设计每12h服一次;若药物在结肠也有一定的吸收,则可考虑每24h服一次。为了保证缓释、控释制剂的生物利用度,除了根据药物在胃肠道中的吸收速率、控制适宜的制剂释放速率外,主要在处方设计时选用合适的材料以达到较好的生物利用度。

(2)峰浓度(C_{max})与谷浓度(C_{min})之比:缓释、控释制剂的C_{max}应明显降低,达峰时间(T_{max})明显延长,稳态时C_{max}/C_{min}应小于普通制剂。根据此项要求,一般半衰期短、治疗指数窄的药物,可设计每12h服一次,而半衰期长或治疗指数宽的药物则可24h服一次。若设计零级释放剂型,如渗透泵,其峰谷浓度比显著低于普通制剂,此类制剂血药浓度平稳。

3. 缓释、控释制剂的剂量计算

缓释、控释制剂的剂量,一般根据普通制剂的剂量决定。如普通制剂一天给药4次,每次50mg,可制成一天给药2次的缓释制剂,一般每次剂量为100mg。如欲得到理想的血药浓度时间曲线,缓释、控释制剂的剂量应该应用药代动力学参数,根据需要的治疗血药浓度和给药间隔设计。

（1）仅含缓释或控释部分，无速释部分的剂量计算

1）缓释或控释制剂零级释放：在稳态时，为了维持血药浓度稳定，要求体内消除的速度等于药物释放的速度。设零级释放速度常数为 k_r^0，体内药量为 X_b，消除速度常数为 k，则 $k_r^0 = X_b k$，因 $X_b = C_{ss} V$，故 $k_r^0 = C_{ss} V k$，V 为表现分布体积，C_{ss} 为有效浓度。若要求维持时间为 T，则缓释或控释剂量 X_m 可用下式计算：

$$X_m = C_{ss} V k T \tag{17-10}$$

【例 17-1】　已知某药 $k = 0.2 \text{h}^{-1}$，$V = 10 \text{L}$，$C_{ss} = 4 \text{mg/mL}$，$T = 12 \text{h}$，求缓释或控释剂量。

解　$X_m = C_{ss} V k T = 4 \times 12 \times 0.2 \times 10 = 96 (\text{mg})$

2）缓释制剂一级释放：在稳态时 $X_m k_{rl} = C_{ss} V k$，故

$$X_m = C_{ss} V k / k_{rl} \tag{17-11}$$

式中：k_{rl} 为一级释放速度常数。

（2）既有缓释或控释部分，又有速释部分零级释放的剂量计算

为了很快达到有效血药浓度，需要给予速释剂量 X_i。如果同时给予一个普通剂量 X 作为速释剂量，则在以速释剂量释放药物的同时，亦以维持剂量释放药物。如图 17-4 所示，曲线 1 是给予一个普通剂量 X 后的血药浓度曲线，曲线 2 是给予维持剂量 X_m 后的血药浓度曲线，曲线 3 是同时给予速释剂量 X 与维持剂量 X_m 后的血药浓度曲线，该曲线的开始部分药物浓度已超出了期望的水平，因此不能以普通剂量作为速释剂量。设达峰时间为 t_{max}，则速释剂量的校正方法为：

$$X_i = X - k_r^0 t_{max} \tag{17-12}$$

校正后的速释剂量 X_i 所产生的血药浓度曲线如图 17-4 中的曲线 4，此剂量加维持剂量得到了期望的血药浓度曲线，如曲线 5。

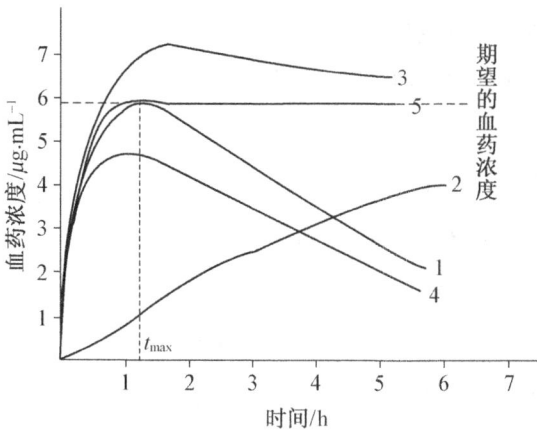

图 17-4　控释制剂的速释剂量与维持剂量
　　　　所产生的血药浓度时间曲线

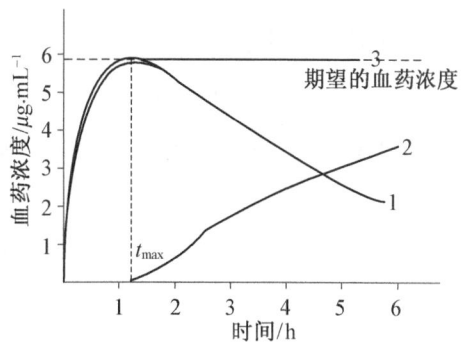

图 17-5　维持剂量滞后释放的控释制
　　　　剂血药浓度曲线

药物按一级动力学消除，药物的消除速率 $R = kVC$，为了维持治疗血药浓度水平，要求 $k_r^0 = R$。若维持剂量不在给药以后马上释放，而在速释部分的达峰时开始释放，则可避免给药

开始阶段血药浓度较高的矛盾,如图 17-5 所示。曲线 1 为速释部分所产生的血药浓度曲线,曲线 2 为维持剂量所产生的血药浓度曲线,而曲线 3 是控释制剂所产生的血药浓度曲线。

控释制剂的总剂量为速释剂量与缓释剂量之和:

$$X_{\mathrm{tot}} = X - k_{\mathrm{r}}^{0} t_{\mathrm{max}} + k_{\mathrm{r}}^{0} T \tag{17-13}$$

或

$$X_{\mathrm{tot}} = X_{\mathrm{i}} + k_{\mathrm{r}}^{0} T \tag{17-14}$$

【例 17-2】 某药物常规给药方法为每天给药 4 次、每次 20mg,现欲研制每天给药 2 次的控释制剂,试设计剂量(已知 $k = 0.3 \mathrm{h}^{-1}$, $k_{\mathrm{a}} = 2.0 \mathrm{h}^{-1}$, $V = 10 \mathrm{L}$, $F = 1$)。

根据常规给药的剂量与给药间隔,计算多次给药的平均稳态血药浓度,可认为其为需要达到的血药浓度。

$$\overline{C}_{\mathrm{ss}} = \frac{FX_0}{kV\tau} = \frac{1 \times 20}{0.3 \times 10 \times 6} = 1.11 (\mathrm{mg/L})$$

$$X_{\mathrm{b}} = \overline{C}_{\mathrm{ss}} \times V = 1.11 \times 10 = 11.10 (\mathrm{mg})$$

$$k_{\mathrm{r}}^{0} = kX_{\mathrm{b}} = 0.3 \times 11.1 = 3.33 (\mathrm{mg/h})$$

$$X_{\mathrm{m}} = k_{\mathrm{r}}^{0} T = 3.33 \times 12 = 39.96 (\mathrm{mg})$$

如该药的体内过程符合一室模型,产生期望的血药浓度所需的速释部分剂量可用下式计算:

$$C = \frac{Fk_{\mathrm{a}} X_{\mathrm{i}}'}{(k_{\mathrm{a}} - k)V} (\mathrm{e}^{-k t_{\mathrm{max}}} - \mathrm{e}^{-k_{\mathrm{a}} t_{\mathrm{max}}})$$

$$t_{\mathrm{max}} = \frac{2.303}{k_{\mathrm{a}} - k} \lg \frac{k_{\mathrm{a}}}{k} = \frac{2.303}{2.0 - 0.3} \lg \frac{2.0}{0.3} = 1.12 (\mathrm{h})$$

$$1.11 = \frac{1 \times 2.0 \times X_{\mathrm{i}}'}{(2.0 - 0.3) \times 10} (\mathrm{e}^{-0.3 \times 1.12} - \mathrm{e}^{-2.0 \times 1.12})$$

$$X_{\mathrm{i}}' = 15.52 (\mathrm{mg})$$

如控释部分与速释部分同时释药,则速释剂量校正为:

$$X_{\mathrm{i}} = X_{\mathrm{i}} - k_{\mathrm{r}}^{0} t_{\mathrm{max}} = 15.52 - 3.33 \times 1.12 = 11.79 (\mathrm{mg})$$

该制剂的总剂量为:

$$X_{\mathrm{tot}} = X_{\mathrm{i}} + X_{\mathrm{m}} = 11.79 + 39.96 = 51.75 (\mathrm{mg})$$

如果控释部分是在速释部分释放后血药浓度达峰值时释放,则

$$X_{\mathrm{i}} = X_{\mathrm{i}}' = 15.52 (\mathrm{mg})$$

$$X_{\mathrm{m}} = k_{\mathrm{r}}^{0} (T - t_{\mathrm{max}}) = 3.33 \times (12 - 1.12) = 36.23 (\mathrm{mg})$$

$$X_{\mathrm{tot}} = 15.52 + 36.23 = 51.75 (\mathrm{mg})$$

4. 缓控释制剂的辅料

辅料是调节药物释放速率的重要物质。制备缓控释制剂,需要使用适当的辅料,使制剂中药物的释放速度和释放量达到治疗要求,确保药物以一定速度输送到病患部位并在组织中或体液中维持一定浓度,获得预期疗效,减小药物的毒副作用。辅料与剂型的发展有密切的联系。对于常规剂型、缓控释制剂及透皮吸收制剂,甚至靶向给药系统,越来越显示出辅料的重

要作用。

缓控释制剂中多以高分子化合物作为阻滞剂(retardants)控制药物的释放速度。其阻滞方式有骨架型、包衣膜型和增黏作用等。

骨架型阻滞材料有：

(1) 溶蚀性骨架材料，常用的有动物脂肪、蜂蜡、巴西棕榈蜡、氢化植物油、合成蜡、硬脂酸丁酯、硬脂醇、单硬脂酸甘油酯、丙二醇-硬脂酸酯和十八烷醇等，可延滞水溶性药物的溶解、释放过程。

(2) 亲水凝胶骨架材料，可分四类：① 纤维素衍生物，如甲基纤维素、羟乙基纤维素、羟乙基甲基纤维素、羟丙基纤维素、羟丙基甲基纤维素、羟甲基纤维素和羟甲基纤维素钠等；② 非纤维素多糖，如葡萄糖、壳多糖、脱乙酰壳多糖和半乳糖甘露聚糖等；③ 天然胶，如果胶、海藻酸钠、海藻酸钾、琼脂、刺槐豆胶、爪耳树胶和西黄蓍胶等；④ 乙烯基聚合物或丙烯酸聚合物等，如聚乙烯醇和聚羟乙烯 934 等。

(3) 不溶性骨架材料，有乙基纤维素、聚甲基丙烯酸酯(Eu RS,Eu RL)、无毒聚氯乙烯、聚乙烯、聚丙烯、聚氧乙烯、聚硅氧烷、乙烯-醋酸乙烯共聚物、硅橡胶等。

为了调节释药速率可在处方中加入电解质(如氯化钠、氯化钾或硫酸钠等)、糖类(如乳糖、果糖、蔗糖或甘露糖醇等)和亲水凝胶(如羟丙甲基纤维素、羟甲基纤维素钠或西黄蓍胶等)。

包衣膜阻滞材料有：① 不溶性高分子材料，如乙基纤维素等；② 肠溶性高分子，如纤维醋酸酯、丙烯酸树脂 L、S 型、羟丙甲纤维素酞酸酯和醋酸羟丙甲纤维素琥珀酸酯(HPMCAS)等。主要利用其在肠液中的溶解特性，在适当部位溶解。

根据药物被动扩散吸收规律，增加黏度可以减慢药物扩散速度，延缓其吸收。增稠剂是一类水溶性高分子材料，溶于水后，其溶液黏度随浓度而增大，因此其常用于液体缓释制剂。常用的增稠剂有明胶、聚维酮、羧甲基纤维素、聚乙烯醇、右旋糖酐等。

控释或缓释制剂，就材料而言，有许多相同之处，但它们与药物的结合或混合的方式或制备工艺不同，可表现出不同的释药特性。应根据不同给药途径、不同释药要求，选择适宜的阻滞材料和适宜的处方与工艺。

17.4　缓释、控释制剂的处方和制备工艺

17.4.1　骨架型缓释、控释制剂

骨架型缓控释制剂是指药物和一种或多种惰性固体骨架材料通过压制或融合等特定工艺制成的固体制剂，具体有片剂、微丸、颗粒剂等形式。药物以分子或结晶状态均匀分散在骨架中，骨架起贮库作用，主要用于控制制剂的释药速率。不同的骨架型缓控释制剂的工艺过程是不同的，多数骨架型缓控释制剂可用常规的生产设备、工艺制备，也有用特殊的设备和工艺制备的，例如微囊法、熔融法等。药物和骨架材料共同构成的骨架可以单独作为制剂使用，也可以构成其他制剂的一部分。骨架型缓释制剂按骨架材料的性质可以分为：亲水性凝胶骨架制剂、溶蚀性骨架制剂、不溶性骨架制剂和离子交换树脂骨架制剂等。

1. 亲水性凝胶骨架片

(1) 特点：亲水性凝胶骨架片释药速率表现为先快后慢，口服后片剂表面药物大量溶出，使血药浓度迅速达到治疗浓度，而后缓慢释放用于维持治疗浓度，不需要另加速释部分。该类片剂口服后其释药速率受胃肠道的生理因素、pH 值变化及胃肠蠕动速率等影响较小。该片剂生产工艺简单，一般片剂生产的设备即可满足要求。释药速率可通过调节骨架的组成，改变可变凝胶层，方便地获得具有理想释药特性的处方。该片剂极少发生崩解，引起药物突释，血药浓度迅速升高，所以服用安全。该片剂组成均匀，处方组成和生产工艺有微小改变也不会对药物的释放性能产生重大影响。

(2) 制备方法：该片剂制备方法大致分为两种：一种为将高分子骨架材料加入适量的稀释剂(如乳糖)中，再加入药物混匀，制颗粒压片；另一种是将高分子骨架材料加入适量的稀释剂(如乳糖)，制颗粒，再加入药物压片。由于亲水性高分子材料黏度大，因而不能采用普通湿法制粒工艺，可使用混合设备将各种成分干粉混匀后添加水或有机溶媒(不加黏合剂)制颗粒。此外，也可采用粉末直接压片法。

【例 17 - 3】 盐酸丁咯地尔缓释片

[处方] 盐酸丁咯地尔 600mg，乙基纤维素(EC)20mg，羟丙基甲基纤维素(HPMC，K100M)100mg，乳糖 10mg，硬脂酸镁 8mg。

[制法] 原辅料均先粉碎，过 100 目筛。称取处方量原料药，采用等量递加法将原料药与辅料 1(部分 HPMC 和 EC)初步混合，过筛法混匀。加入适量黏合剂制软材，过 24 目标准筛制粒，于 5060℃干燥 2h，过 20 目筛整粒，得干颗粒 A。将干颗粒 A 与辅料 2(剩余的 HPMC 和 EC)混合，加入适量黏合剂制软材，过 18 目标准筛二次制粒，于 5060℃干燥 2h，过 16 目筛整粒，得干颗粒 B。采用外加法加入相当于干颗料总量 1％的硬脂酸镁，混匀。用椭圆异型冲模于重型单冲压片机上压片，包衣，40℃条件下老化 8h，即得盐酸丁咯地尔缓释片。

【例 17 - 4】 双氯芬酸钾缓释片

[处方] 双氯芬酸钾 75mg，乙基纤维素(EC)10mg，羟丙基甲基纤维素(HPMC，K4M)80mg，乳糖 28mg，微晶纤维素 5mg，硬脂酸镁 2mg。

[制法] 分别按处方量称取已过 100 目筛的双氯芬酸钾原料药及辅料适量，过筛混匀三次。加入适量黏合剂制软材，过 24 目标准筛制粒，于 50℃干燥 1h，过 24 目标准筛整粒；外加法加入相当于干颗粒总重 1％的硬脂酸镁并混合均匀；用 8mm 浅凹冲模于单冲压片机上压片，即得。

2. 溶蚀性骨架片

(1) 特点：溶蚀性骨架片是以惰性蜡质、脂肪酸及酯类等微骨架材料，与药物一起制成的片剂。该类片剂是由固体脂肪或蜡的逐渐溶蚀，通过孔道扩散与蚀解控制药物的释放。在该类片剂组成中除骨架材料外，常加一些致孔剂来调节释药速率。胃肠道的 pH 值和消化酶对该类片剂的释药速率影响较大。

(2) 制备方法：有三种常用的制备方法：① 凝固法：采用熔融技术，即将药物和辅料直接加入熔融的蜡质中，温度控制在略高于蜡质熔点(即约 90℃)，熔融的物料铺开冷凝、固化、粉碎，或者倒入一旋转的盘中制成薄片，再研磨过筛形成颗粒，也可采用喷雾凝聚技术。② 水分散法：将溶蚀性骨架材料-药物混合物喷洒或滴于水中，收集在水面上形成的颗粒即可。以水分散法制备的各种溶蚀性骨架片的释药速率均较快，这可能与药物颗粒的表面和骨架内部包藏有水分有关。③ 热混合法：将药物与十六醇在玻璃化温度 60℃混合，团块用玉米朊醇溶液制粒。此法制得的片剂释放性能稳定。

【例 17-5】 氨茶碱缓释片

〔处方〕 氨茶碱 345g，单硬脂酸甘油酯 1550g，微晶纤维素 102.9g，硬脂酸镁 6g。

〔制法〕 取单硬脂酸甘油酯在水浴上熔融，边搅拌边慢慢加入氨茶碱与微晶纤维素的混合物（已过 60 目筛），在继续搅拌下让其慢慢冷却。刮下凝结物，过 14 目筛制粒，加硬脂酸镁压片即得氨茶碱缓释片（片重 600mg，∅12mm）。该缓释骨架片药物释放速率随处方中微晶纤维素与单硬脂酸甘油酯的比例增大而加快。

【例 17-6】 硝酸甘油缓释片

〔处方〕 硝酸甘油 0.26g（10%乙醇溶液 2.95mL），硬脂酸 6.0g，十六醇 6.6g，聚维酮（PVP）3.1g，微晶纤维素 5.88g，微粉硅胶 0.54g，乳糖 4.98g，滑石粉 2.49g，硬脂酸镁 0.15g。

〔制法〕 ① 将 PVP 溶于硝酸甘油乙醇溶液中，加微粉硅胶混匀，加硬脂酸与十六醇，水浴加热到 60℃，使之熔化。将微晶纤维素、乳糖、滑石粉的均匀混合物加入上述熔化的系统中，搅拌 1h；② 将上述黏稠的混合物摊于盘中，室温放置 20min，待成团块时，用 16 目筛制粒。30℃干燥，整粒，加入硬脂酸镁，压片。本品 12h 释放 76%。开始 1h 释放 23%，以后释放接近零级。

3. 不溶性骨架片

（1）特点：不溶性骨架片常用不溶于水或水溶性极小的高分子聚合物、无毒塑料等微骨架材料来制备。口服后，胃肠液渗入骨架孔隙，药物溶解并通过骨架中错综复杂的极细孔径的通道，缓慢向外扩散而释放。在药物的整个释放过程中，骨架最终整体随粪便排出体外。该类制剂可供口服和舌下给药。由于难溶性药物自骨架内释放速率很慢，所以仅水溶性药物才考虑制成此类骨架片。大剂量的药物也不宜制成此类骨架片。骨架材料的性质和用量、药物的性质及其在处方中的含量、药物颗粒的大小、含水量、辅料的性质、片剂大小以及工艺过程等因素均能影响该类骨架片内药物的释放。此类片剂有时释放不完全，大量药物包含在骨架中。

（2）制备方法：制备方法很多，但通常采用的是将药物与不溶性骨架材料一起先制成颗粒，而后再压制成片。常用的方法有以下几种：① 采用有机溶媒（如乙醇、丙酮、二氯甲烷和异丙醇等）为润湿剂制颗粒。② 在骨架材料的有机溶液中添加其他聚合物（如聚乙烯吡咯烷酮等）为润湿剂制备颗粒。③ 将药物溶于含骨架材料的溶液中，将溶媒蒸发后即得药物在骨架材料中的固体分散体，粉碎制粒后压片。④ 采用溶于有机溶媒的骨架材料溶液（如乙基纤维素的乙醇溶液）或将部分高分子材料溶于有机溶媒为黏合剂制备颗粒。⑤ 在药物颗粒中加入一定量的骨架材料粉粒，混合均匀后压片。⑥ 将药物溶于有机溶媒作为润湿剂制备颗粒。

【例 17-7】 双氯灭痛不溶性骨架片

〔处方〕 双氯灭痛 40mg，乙基纤维素 50mg，羟丙基甲基纤维素 20mg，十八醇 30mg，乳糖 10mg。

〔制法〕 取双氯灭痛、乙基纤维素、羟丙基甲基纤维素、十八醇和乳糖混合均匀，以乙醇为润湿剂制软材，过 20 目筛制粒，45℃干燥，整粒即得。

【例 17-8】 茶碱骨架缓释片

取一定量的乙基纤维素和羟丙基甲基纤维素，用适量乙醇和水溶胀，与茶碱一起混匀制成软材，过 16 目筛制粒，60℃干燥，过 12 目筛整粒后，加入 1%的硬脂酸镁，压片即得。处方中乙基纤维素为骨架材料,羟丙基甲基纤维素为致孔剂。片剂口服后由于乙基纤维素在胃肠液中不溶,而羟丙基甲基纤维素为水溶性,其在胃中逐渐溶解,致使片中形成错综复杂的孔道,茶碱经孔道缓缓向体液扩散。

4. 骨架型微丸

(1) 特点:骨架型微丸与骨架片所采用的材料相同,同样有亲水性凝胶骨架型、溶蚀性骨架型和不溶性骨架型三种微丸。其中亲水性凝胶骨架型微丸,常通过包衣获得更好的缓控释效果。在处方中加入致孔剂、表面活性剂可调节药物的释药速率。

(2) 制备方法:骨架型微丸的制备方法比包衣微丸简单,根据处方性质,可采用旋转滚动制丸法(泛丸法)、挤压-滚圆制丸法、离心造粒法、流化制丸法和喷雾干燥法等制备。

【例 17 - 9】 美沙芬缓释微丸

[处方] 乙基纤维素 100mg,羟丙基甲基纤维素 100mg,蜂蜡 20mg,聚乙烯吡咯烷酮 5mg。

[制法] 首先将蜂蜡在水浴中熔化,将药物粉末倒入熔融的蜂蜡中混匀,室温干燥后,用研钵将其研碎,过 40 目筛,然后将药粉倒入无水乙醇溶解的乙基纤维素中。将混匀好的羟丙基甲基纤维素和聚乙烯吡咯烷酮倒入其中,过 14 目筛制粒,在 50 ℃干燥箱中干燥,过 40 目筛整粒。

美沙芬是水溶性药物,制备缓释微丸时采用了疏水性辅料,蜂蜡只起初次包裹药物的作用,通过体外释放度实验发现,缓释微丸形成了乙基纤维素不溶性骨架,释药先快后慢,这是由于最初表面的药物润湿后迅速溶解于介质,而采用的亲水性高分子材料羟丙基甲基纤维素则形成凝胶层,药物从水化的凝胶层向外扩散。制备的美沙芬缓释微丸的体外释药时间长达11h,表面光滑,有一定的坚韧度,释药规律符合 Higuchi 方程。

5. 药树脂缓释片

含药物的离子交换树脂简称为药树脂,药树脂缓释片是指将药树脂与适宜的辅料混合,经压制而成的片剂。含酸性基团的阳离子交换树脂可与碱性药物如生物碱或其他胺类药物结合成药树脂,而含碱性基团的阴离子交换树脂则可与酸性药物如乙酰水杨酸、巴比妥酸衍生物等生成药树脂。

药树脂的制备方法有两种:将药物反复流经含有离子交换树脂层析柱的动态交换法;将离子交换树脂浸泡在药液内放置一定时间的静态交换法。当药物与树脂结合后,用蒸馏水或去离子水洗涤树脂、干燥。然后将干燥的药树脂颗粒用乙基纤维素等高分子材料包衣,再与适宜的辅料混合,压制成药树脂缓释片。药树脂仅适用于可解离的药物,如麻黄碱、阿托品、烟酸等。

6. 胃内漂浮型滞留片

(1) 特点:胃内漂浮型滞留片由药物和一种或多种亲水性高分子材料及其他辅料(如助漂剂和发泡剂等)制成,实际上是一种不崩解的亲水性凝胶骨架片。该制剂口服接触胃液后,表面水化形成凝胶,体积膨胀,密度减小而能漂浮于胃液上,因而在胃排空时,不会与胃内食物一同由幽门排至小肠,可使药物在胃内滞留 5~6h。药物在缓慢释放的同时,还能提高主要在十二指肠和小肠上部吸收的药物的生物利用度。

(2) 制备方法:与一般压制片基本相同,但以不经制粒、全粉末直接成型为宜,因为如采用制颗粒法,将破坏干粉所具有的孔隙,影响制剂的密度和水化漂浮。压片时,压力不宜太大,否则制剂密度增大,影响漂浮性能。

【例 17 - 10】　核黄素磷酸酯钠胃内漂浮缓释片

〔处方〕　核黄素磷酸酯钠 21.4mg，甲基纤维素（4000cps）70mg，甘露醇 25mg，羟甲基纤维素钠 110mg，羟丙基甲基纤维素（4000cps）60mg，聚乙烯吡咯烷酮 20mg，乙基纤维素（10cps）80.6mg，滑石粉 10mg，硬脂酸镁 3mg。

〔制法〕　将核黄素磷酸酯钠与羟甲基纤维素钠混合后，用 10% 聚乙烯吡咯烷酮的乙醇溶液作黏合剂制粒。剩余辅料除滑石粉、硬脂酸镁外，混匀后用干法制粒。然后将两种颗粒混匀，加润滑剂压片。压片压力以 4~6kg/cm^2 为宜，不可超过 10kg/cm^2。本品与同剂量的胶囊作对照，其生物利用度比对照品提高了 23.5%。

7. 生物黏附片

生物黏附片系采用具有生物黏附性的聚合物作为辅料制备的片剂，该制剂能黏附于生物黏膜，缓慢释放药物并由黏膜吸收以达到治疗目的。可应用于口腔、鼻腔、眼眶、阴道及胃肠道特定区段。生物黏附片既可安全有效地用于局部治疗，也可用于全身。口腔、鼻腔等局部给药可使药物直接进入大循环而避免首过效应。常用的舌下片，其药物是在唾液中溶解后才被吸收，而口腔黏附片中的药物则是直接由黏膜吸收，从而为改善药物的释放和吸收提供多种可能性。

常用的生物黏附性高分子聚合物有卡波普（carbopol）、羟丙基纤维素、羧甲基纤维素钠等。

【例 17 - 11】　硫酸吗啡颊黏膜片

〔处方〕　硫酸吗啡 3g，羟丙基甲基纤维素 4.2g，卡波普 - 934 16.8g，硬脂酸镁 0.24g。

〔制法〕　将羟丙基甲基纤维素与卡波普 - 934 的混合，加硫酸吗啡和硬脂酸镁混匀，直接压片（∅12mm），在药片一面涂上不透水的聚丙烯酸树脂包衣液，室温干燥即得。

17.4.2　膜控型缓释、控释制剂

膜控型缓释、控释制剂是指通过包衣膜来控制和调节药物释放速率和行为的一类释药系统。该类制剂主要适用于水溶性药物。成膜材料的性质、包衣膜中的添加组分以及制备方法和工艺均影响膜控型缓控释制剂的释药行为。

用包衣技术制成的缓控释制剂的衣膜不是单一、纯粹的实体，包衣材料不可能单独包衣形成具有一定通透性和机械性能的衣膜。包衣材料必须用最佳包衣处方配成包衣液，包衣液一般由包衣材料、增塑剂和溶剂（或分散介质）组成，有时还要根据膜的性质和需要适当加入致孔剂、着色剂、抗黏剂和遮光剂等。《美国药典》2004 年版（USP27/NF22）收载了三种具有膜控功能的包衣材料，即醋酸纤维素、乙基纤维素和甲基丙烯酸共聚物。由于这三种包衣材料最经受得住时间和气候规律变化的考验，所以几十年来一直受到普遍关注和应用。

膜控型缓控释制剂的包衣实质上就是薄膜包衣，因此可以采用薄膜包衣常用的方法进行。包衣锅滚转包衣法、空气悬浮流床包衣法和压制包衣法等常用于膜控型缓控释片剂的包衣，而微丸和颗粒等小剂量分散的剂型则多采用空气悬浮流床包衣法。

膜控型缓控释制剂除渗透泵制剂外，还有微孔膜包衣片、膜控释小片、膜控释微丸和肠溶膜控释片等多种类型。

【例 17 - 12】　双氯芬酸钠乙基纤维素水性分散体包衣片

① 片芯的制备：将双氯芬酸钠 5.0g，乳糖 12.0g 分别过 100 目筛，混匀，以 10%PVP 乙醇液为黏合剂，制软材，过 30 目筛制颗粒，60℃烘干，加硬脂酸镁 0.12g，压片。

② 水性包衣液的配制：以癸二酸二丁酯为增塑剂，加入假胶乳中，中速搅拌 6h，经水适当

稀释后为包衣液。

③ 包衣片的制备：取一定量的片芯，称重后置中速转动的实验室用包衣锅内，用喷枪包衣，热风干燥，包衣至一定程度后取出，恒温干燥，即得双氯芬酸钠乙基纤维素水性分散体包衣片。

17.4.3　渗透泵型控释制剂

渗透泵型控释制剂是以渗透压作为释药动力，以零级释放动力学为特征的一种释药系统。渗透泵型控释制剂由半透膜、药物、渗透压活性物质和推动剂（助渗剂）等组成。常用的半透膜材料有醋酸纤维素、乙基纤维素、丙酸纤维素等。渗透压活性物质起调节药室内渗透压的作用，其性质和用量常关系到零级释药时间的长短，常用乳糖、果糖、蔗糖、葡萄糖、甘露糖的不同混合物。推动剂为亲水性聚合物，能吸水膨胀，产生推动力，将药物推出释药小孔。常用者有相对分子质量为 3 万500 万的聚羟甲基丙烯酸烷基酯，相对分子质量为 1 万～36 万的 PVP 等。

由于渗透泵型控释制剂具有零级释药特征，其释药行为不受介质环境的 pH、胃肠蠕动和食物等因素的影响以及体内、外释药相关性较好等特点，成为迄今为止口服控释制剂中较为理想的一种。渗透泵型控释制剂的形式多种多样，主要有单室和双室渗透泵片，如图 17－6 所示。

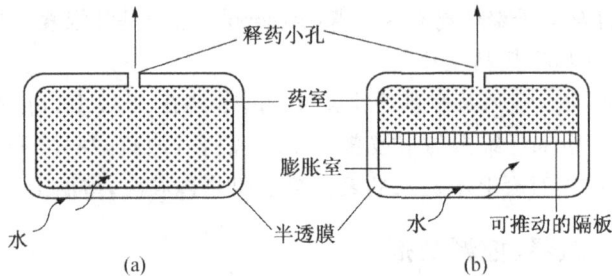

图 17-6　渗透泵片构造和释药示意图
（a）单室渗透泵片　（b）双室渗透泵片

1. 单室渗透泵片

单室渗透泵片由药物与渗透压活性物质或其他辅料制成的片芯，外包一层控制半透膜，然后用激光在包衣膜上打一小孔而制成的渗透泵片。此种渗透泵片在水性环境内经渗透可形成一个均室，在渗透压的作用下，药物溶液通过释药小孔持续泵出。其流出量与渗透进入膜内的水量相等，直到片芯的药物溶尽。

【例 17－13】　阿替洛尔渗透泵片

［处方］　① 片芯处方：阿替洛尔 25mg，NaCl 100mg，聚环氧乙烷（M_r 5×10^5）58.3mg，聚环氧乙烷（M_r 2×10^5）66.7mg，硬脂酸镁适量。

② 包衣液处方（用于每片含 250mg 的片芯）：乙基纤维素 10g，PEG400 3.0mL，95％药用乙醇 500mL。

［制法］　① 片芯制备：将阿替洛尔与过 100 目筛的各种辅料混合均匀，加入适量的水制软材，以 16 目筛制粒，在 50℃下干燥 4h，用 14 目筛整粒，加入硬脂酸镁作为润滑剂，压片得到每片含药 25mg、重 250mg 的片芯。② 包衣：将乙基纤维素、适量 PEG400 溶于 95％药用乙醇中，磁力搅拌 12h，过 200 目滤布得包衣液。将制得的片芯置于包衣锅中包衣，包衣锅转速 30r/min，锅内温度 30℃。包衣后在 50℃下干燥 24h。③ 打孔：在包衣片一侧打一孔径为 400μm 的释药小孔即得。

2．双药室隔膜式渗透泵片

该制剂中隔膜将泵体分为两室,每室都含有药物和渗透活性物质似两个渗透泵,每室具有一个释药孔。这种泵最适合用于有配伍禁忌的难溶性药物。

【例 17-14】　盐酸肼苯达嗪-富马酸美多洛尔渗透泵片

片芯组成:药库Ⅰ:盐酸肼苯达嗪 500mg,甘露醇 208mg,羟丙基甲基纤维素 8mg,硬脂酸 8mg;药库Ⅱ:富马酸美多洛尔 190mg,聚乙烯吡咯烷酮 10mg,硬脂酸镁 3mg。

将Ⅰ和Ⅱ两组分[除硬脂酸(镁)以外]分别混匀后用适量 70% 乙醇湿润制粒,50℃ 干燥,Ⅰ中加入硬脂酸,Ⅱ中加入硬脂酸镁。

取Ⅰ275mg 压成片芯,将固体醋酸纤维素 100mg 压在片芯上作为隔膜,再将Ⅱ 200mg 压制在隔膜上即得双库渗透核心。再以醋酸纤维素-羟丙基甲基纤维素(58∶15)为膜材,以二氯甲烷-甲醇(4∶1)为溶剂,包成厚度为 152.4μm 的半透膜衣,最后在渗透泵片的两面用激光束打一个直径为 254μm 的孔即得。其在体内以零级速率释药,盐酸肼苯达嗪为 2mg/h,富马酸美多洛尔为 13mg/h。

17.4.4　植入给药系统

植入给药系统(implantable drug delivery system,IDDS),又称皮下植入控释制剂,是经手术植入皮下或经针头导入皮下的控制释药制剂。释放的药物经皮下吸收直接进入血液循环起全身作用,避开首过效应,生物利用度高。植入控释制剂的给药剂量比较小、释药速率慢而均匀,成为吸收的限速过程,故血药水平比较平稳且持续时间可长达数月甚至数年。但是,需要医生进行植入和取出手术,给使用的患者带来一定的痛苦。

皮下植入控释制剂按其释药机制可分为膜控释型、骨架控释型、渗透压驱动释放型、机械泵控释型等。主要用于避孕、抗风湿、抗癌、抗肿痛、降血糖、麻醉药拮抗剂等。

【例 17-15】　甲地孕酮皮下植入控释制剂

取硅橡胶管,外径 2.4mm,内径 1.57mm,长 3mm,一端用硅橡胶黏合剂封口,装入甲地孕酮结晶至满,再用同样的黏合剂将另一端封口,得形状如细长胶囊的皮下植入控释制剂,用环氧乙烷灭菌即得。

硅橡胶为无毒、无刺激、生物相容性好的载体材料,用于甾体激素植入给药,还可提高其生物活性。本品皮下植入的作用时间是皮下注射的 7～13 倍,是口服的 11～27 倍,较皮下注射还可避免在组织中产生严重的蓄积作用。

17.5　缓释、控释制剂体内、体外评价

缓控释制剂的质量研究与常规制剂相似,但由于缓控释制剂的特征是使药物定时、定量地按设计要求释放,所以体外释放速率和体内吸收速率的测定比普通剂型更为重要,是缓控释制剂质量标准中最主要的质量控制指标。

17.5.1　体外释放度评价

1．释放度试验方法

《中国药典》2005 年版规定缓控释制剂的体外药物释放度试验可采用溶出度仪进行,常用

的方法有：第一法(转篮法)、第二法(浆法)和第三法(小杯法)，实验装置及操作详见《中国药典》2005 年版附录 ⅩD。

2. **释放介质**

一般情况下，水性介质(水、0.1mol/L 盐酸或 pH3～8 的缓冲液)为首选溶出介质。对于难溶性药物，可选用水性介质加适量表面活性剂(如十二烷基硫酸钠等)或非挥发性有机溶剂(如丙二醇)以满足"漏槽条件"，一般要求不少于形成药物饱和溶液量的 3 倍，并脱气。

在释放度测定中，常用人工胃液、人工肠液、0.1mol/L 盐酸、pH6.8 的磷酸盐缓冲液或pH4～8 的缓冲液等。为了模拟体内情况，可将人工胃液和人工肠液交替使用，即第 1～2 小时先用人工胃液，然后换成人工肠液。也有采用梯度介质法，每小时末更换一半的介质，即第1 小时取出一半量的人工胃液，加入等量人工肠液，第 2 小时末再取出一半的混合介质，再加入等量人工肠液，如此继续，pH 值由低至高，以模拟人体胃至小肠消化液 pH 值的变化情况。

3. **温度和搅拌速率**

温度可以影响药物的溶解度和溶解速率，在释放度测定中，常选用体温(37±0.5℃)为标准，比较符合体内情况。

为了模拟胃肠道的运动，体外释放测定中规定了搅拌的速度和强度，常用 50r/min、75r/min 和 100r/min。

4. **取样时间**

《中国药典》2005 年版对取样时间的规定如下：除肠溶制剂外，体外释放速率试验应能反映出受试制剂释药速率的变化特征，且能满足统计学处理的需要，释药全过程的时间不应低于给药的间隔时间，累计释放量要求达到 90% 以上。在制剂的质量研究中，应以累计释放量对时间作出释药曲线图，制订出合理的取样时间。除另有规定外，从释药曲线图中应至少选出 3个取样时间点，第一点为开始的取样时间点(0.5～2h，累计释放量约 30%)，用于考察药物是否有突释；第二点为中间的取样时间点(累计释放量约 50%)，用于确定释药特征；最后的取样时间点(累计释放量＞75%)，用于考察释药量是否基本完全。大多数口服缓控释制剂，胃肠道的有效吸收时间为 8～12h。因此在开发研制新的口服缓释、控释制剂时，体外释放度测定往往测到 8～12h，取样点应在初期设置多些，而在末期设置少些。但有些药物在结肠末端甚至直肠上部中仍可以被吸收，这样的药物在制成一天给药一次的释药系统时，其体外释放度的测定往往可以测到 14～18h。

5. **释药模型的拟合**

缓释制剂的释药数据可用一级方程(式 17 - 15)和 Higuchi 方程(式 17 - 16)等拟合，即

$$\ln(1 - M_t/M_\infty) = -kt \tag{17-15}$$

$$M_t/M_\infty = kt^{1/2} \tag{17-16}$$

控释制剂的释药数据可用零级方程(式 17 - 17)拟合，即

$$M_t/M_\infty = kt \tag{17-17}$$

以上公式中，M_t 为 t 时间的累计释放量；M_∞ 为释放完全时的累计释放量；M_t/M_∞ 为 t 时间的累计释放百分率。以相关系数(r)最大而均方误差(MSE)最小的为拟合结果最好。

17.5.2 体内评价

缓控释制剂经体外试验后，还应进行体内试验来评价其能否在体内达到预期的血药浓度

及其维持时间。缓控释制剂的体内评价方法目前仍采用与评价普通制剂类似的药代动力学方法。此部分内容在《中国药典》2005 年版中都有明确规定，此处不再赘述。

17.5.3 体内外相关性

缓控释制剂要求进行体内外相关性试验，它应反映整个体外释放曲线与整个血药浓度-时间曲线之间的关系。只有当体内外具有相关性，才能通过体外释放曲线预测体内情况。

体内外相关性可归纳为 3 种：① 体外释放与体内吸收两条曲线上对应的各个时间点应分别相关，这种相关简称点对点相关；② 应用统计矩分析原理建立体外释放的平均时间与体内平均滞留时间之间的相关，由于能产生相似的平均滞留时间可有很多不同的体内曲线，因此体内平均滞留时间不能代表体内完整的血药浓度-时间曲线；③ 将一个释放时间点（$t_{50\%}$、$t_{100\%}$）与一个药代动力学参数（如 AUC、C_{max} 或 t_{max}）之间单点相关，但它只说明部分相关。

《中国药典》2005 年版的指导原则中缓控释制剂体内外相关性系指体内吸收相的吸收曲线与体外释放曲线之间对应的各个时间点回归，得到直线回归的相关系数符合要求，即可认为具有相关性。

1. 体内-体外相关性的建立

（1）体外累积释放率-时间的释放曲线：如果缓控释制剂的释放行为随外界条件变化而变化，就应该制备两种供试品（一种比原制剂释放更慢，另一种更快），研究影响其释放快慢的外界条件，并按体外释放度试验的最佳条件，得到体外累积释放率-时间的释放曲线。

（2）体内吸收率-时间的吸收曲线：根据单剂量交叉试验所得血药浓度-时间曲线的数据，对在体内吸收呈现单室模型的药物，可换算成吸收率-时间的体内吸收曲线，体内任一时间药物的吸收率 F_a（%）可按以下 Wagner-Nelson 方程计算：

$$F_a = (C_t + kAUC_{0t})/(kAUC_{0\infty}) \times 100\% \qquad (17-18)$$

式中：C_t 为 t 时间的血药浓度；k 为消除速率常数。

双室模型药物可用简化的 Loo-Rigelman 方程计算各时间点的吸收率。

2. 体内-体外相关性检验

当体外药物释放为体内药物吸收的限速因素时，可利用线性最小二乘法回归原理，将同批试样体外释放曲线和体内吸收曲线上对应的各个时间点的释放率和吸收率回归，得直线回归方程。如果直线的相关系数大于临界相关系数（$P < 0.01$），那么可确定体、内外相关。

17.6 口服定时和定位释药系统

17.6.1 口服定时释药系统

定时给药系统（chronopharmacologic drug delivery system）又称智能给药系统，就是根据人体的一些生理功能（如血压、心率、某些激素分泌等）具有生物节律变化特点，按照生理和治疗的需要而定时定量释药的一种新型给药系统。定时给药系统具有普通制剂或缓释制剂不可比拟的优点,它可以根据患者发病的节律性,提前服药,使服药时间与释药时间有一个与生理周期相匹配的时间差,预防发病,降低药物的不良反应,且不易产生耐受性,患者治疗的顺应性提高,是现代药剂学研究的热点之一。据文献报道,该系统的其他名称有脉冲释药(pulsed/pulsatile release)、定时钟(time clock)、闹钟(alarm clock)和时控-突释系统(time controlled explosive system)等。

按照制备技术的不同,可将口服定时给药系统分为渗透泵定时释药系统、包衣定时给药系统和柱塞型定时释药胶囊等。

1. 渗透泵定时释药系统

渗透泵定时释药系统是将药物制成片芯,用半渗透性包衣材料包衣后用激光在膜上开一释药小孔,借渗透压控制药物释放的一类定时释药制剂。

【例 17 - 16】 盐酸维拉帕米渗透泵片

[处方]　① 片芯:盐酸维拉帕米 198.0mg,聚氧乙烯(相对分子质量 300000)100.7mg,聚乙烯吡咯烷酮(K29～32)16.5mg,NaCl 13.2mg,硬脂酸镁 1.7mg。

② 渗透物层:聚氧乙烯(相对分子质量 700000)80.9mg,NaCl 22.0mg,羟丙基甲基纤维素(E - 5)5.0mg,Fe_2O_3 1.0mg,硬脂酸镁 0.5mg。

[制法]　按处方压制片芯和渗透层后,外层用醋酸纤维素、羟丙基甲基纤维素和PEG3350包衣。这样制备的维拉帕米定时控释片在服药后间隔特定的时间(5h)以零级形式释放药物。

临床实践表明,高血压患者在凌晨醒来时,体内的儿茶酚胺水平增高,因而易发生心血管意外事件(心肌梗死、心血管猝死),故最佳给药时间为清晨三时左右。盐酸维拉帕米渗透泵片晚上临睡前服用,次日清晨可释放出一个脉冲剂量的药物,十分符合该病节律变化的需要。

2. 包衣定时给药系统

(1) 膜包衣技术

1) 膜包衣定时爆释微丸:定时爆释系统(time-controlled explosion system)是用外层膜和膜内崩解物质控制水进入膜,使崩解物质崩解而胀破膜的时间来控制药物的释放时间。这种微丸结构分为 4 层,从里到外依次为丸芯、药物层、膨胀剂层和水不溶性聚合物外层衣膜。当水分通过外层衣膜向系统内渗透时接触膨胀剂,一旦水化膨胀剂的膨胀力超过外层衣膜的抗张强度时,膜开始破裂,触发药物释放。如甲氧氯普胺定时爆释微丸为多层包衣制剂,其丸芯是蔗糖丸,在丸芯上首先包药物,再将崩解剂低取代羟丙纤维素包于药物层外,最外层用乙基纤维素作控释膜。研究表明,控释膜的厚度控制其释药时滞的长短,膜厚 $20\mu m$,释放时滞为 1h,膜厚 $25\mu m$,释放时滞为 2h,膜厚 $30\mu m$,释放时滞为 3h。动物体内动力学研究证实了该制剂在体内也具有定时释药作用。

2) 薄膜包衣片:可采用普通片薄膜包衣技术制成。

【例 17 - 17】 硫酸沙丁胺醇定时释药系统

[处方]　硫酸沙丁胺醇 4.8m,乳糖 61.2mg,聚乙烯吡咯烷酮 3mg,玉米淀粉 30mg,硬脂酸镁 1mg。

[制法]　按处方制粒后压成直径为 5.5mm、片重为 100mg 的片芯;将巴西棕榈蜡(3.5%)、蜂蜡(1.5%)、吐温 80(0.5%)、HPMC(5%)和去离子水(93.5%)制成混悬液,采用

普通薄膜包衣技术片将片芯包衣即得。

研究表明,此释药系统的释药时滞与受试者体内正常生理条件(如 pH、消化状态及释药时的解剖生理位置)无关,平均 3.5h 后药物在 30min 内快速释出。用 γ-闪烁扫描法分析,发现其在体内释药时滞约为体外的 2 倍,而药芯的崩解时限平均为 41min。

(2)压制包衣技术:压制包衣技术系将药物片芯包压一层具有控制释放作用的聚合物膜层。该技术的关键在于能够得到紧密且具有通透性的聚合物包衣层。根据压制层材料可将压制包衣脉冲片分为半渗透型、溶蚀型和膨胀型三类。半渗透型脉冲制剂的包衣材料主要是蜡类和致孔剂。溶蚀型脉冲制剂的常用材料为低黏度羟丙基甲基纤维素。膨胀型脉冲压制包衣片选用的材料主要有高黏度的羟丙基甲基纤维素、羟乙基纤维素等。

3. 柱塞型定时释药胶囊

柱塞型定时释药胶囊由水不溶性胶囊壳体、药物贮库、定时塞和水溶性胶囊帽组成。根据柱塞的组成材料不同,可分为膨胀型、溶蚀型和酶可降解型等(图 17-7)。当定时脉冲胶囊与水性液体接触时,水溶性胶囊帽溶解,定时塞遇水即膨胀,脱离胶囊体,或溶蚀,或在酶作用下降解,使贮库中药物快速释出。如马来酸氯苯尼拉敏含酶定时释药胶囊,该体系为一非水溶性聚丙烯胶囊,内容物为药物和甘露醇,胶囊口上加盖一酶可降解塞,再盖一水溶性乙基纤维素胶囊帽,10%乙基纤维素醇溶液封口。释药时间由塞的酶降解速率决定。当胶囊与水性介质接触时,底物在酶的作用下分解,柱塞溶解后药物释放出来。

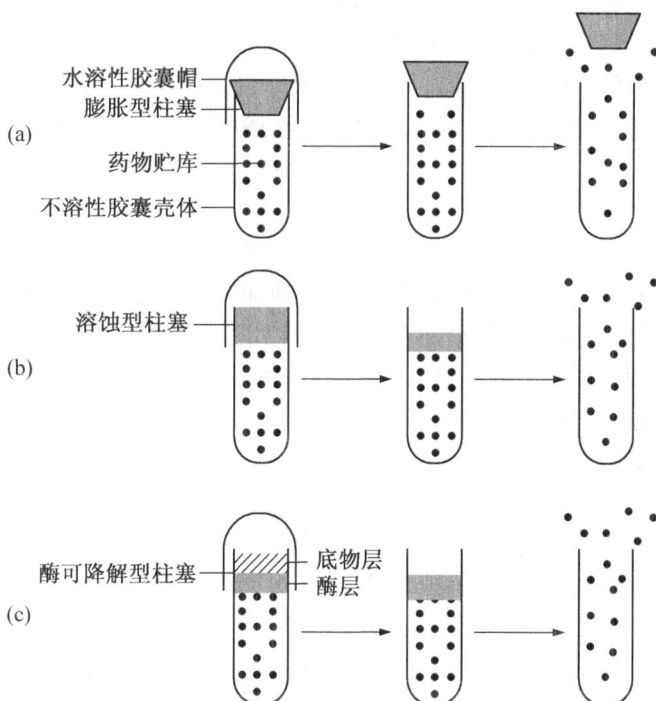

图 17-7 膨胀型(a)、溶蚀型(b)和酶可降解型(c)定时柱塞胶囊

17.6.2 口服定位释药系统

口服定位释药系统(oral site-specific drug delivery system)是指利用制剂的物理化学性

质以及胃肠道局部 pH 值、酶、制剂在胃肠道的转运机制等生理学特征制备的能使药物于胃肠道的特定部位释放的给药系统。口服定位释药系统的特点有：① 改善药物在胃肠道的吸收，避免其在胃肠生理环境下失活，如蛋白质、肽类药物制成结肠定位释药系统；② 治疗胃肠道的局部疾病，可提高疗效，减少剂量，降低全身性副作用；③ 改善缓释、控释制剂因受胃肠运动影响而造成的药物吸收不完全、个体差异大等现象。根据药物吸收部位与胃肠道不同病灶部位，口服定位释药系统分为胃定位释药系统、小肠定位释药系统和结肠定位释药系统三种。

1. 胃定位释药系统

胃定位释药系统主要是口服胃滞留给药系统（oral stomach-retained drug delivery system），对于易在胃中吸收的药物（如弱酸性药物）或在酸性环境中溶解的药物，在小肠上部吸收率高的药物（如维生素 B_2）和治疗胃、十二指肠溃疡等疾病（如胃炎、胃癌、十二指肠溃疡）的药物适宜制成此类制剂。制成口服胃滞留给药系统后可使药物在胃内排空速率降低，滞留时间延长，与胃黏膜接触面积增大，接触时间延长。口服胃滞留制剂常见有以下三种类型：① 胃内漂浮型（见第 17.4 节）；② 胃内膨胀型：在胃内迅速膨胀至无法通过幽门进入肠道，从而滞留在胃内释药；③ 胃壁黏附型：利用生物膜黏附性聚合物与胃黏膜之间的静电或氢键作用，延长胃内滞留时间。

2. 口服小肠释药系统

为了防止药物在胃内失活或对胃产生严重刺激性或将药物输送至某一特殊部位（如治疗溃疡性肠炎），可将药物制成口服小肠迟释制剂。此类释药系统口服后，在胃内保持完整，进入小肠后，能按设计要求释放药物，达到速释和缓释的目的。这类制剂的设计主要基于小肠的生理特征（小肠的 pH 梯度和转运时间）。可利用胃和小肠之间的 pH 差异，选用适宜 pH 范围溶解的聚合物，达到定位释药。也可利用释药系统在小肠内相对稳定的转运时间，通过改变释药系统时滞的长短控制药物释放时间及释放位置。

3. 口服结肠定位释药系统

口服结肠定位释药系统（oral colon-specific drug delivery system，OCDDS）是指用适当方法，使药物口服后避免在胃、十二指肠、空肠和回肠前端释放药物，运送到回盲肠部后释放药物而发挥局部和全身治疗作用的一种给药系统，是一种定位在结肠释药的制剂。结肠部位由于代谢酶少、药物转运时间长、药物吸收时可避免首过效应，因而可提高药物生物利用度，尤其适用于在胃肠道上段易降解的蛋白质和多肽类药物的口服给药。另外，OCDDS 可提高结肠局部药物浓度，有利于结肠局部病变（如 Crohn's 病、结肠癌、溃疡性结肠炎、结肠癌和结肠性寄生虫等）的治疗。

OCDDS 的设计主要基于结肠的以下生理特征：① 结肠液 pH 值高（6.5～7.5 或更高）；② 物质口服后转运到结肠时间长（约 5h）；③ 结肠中菌群丰富，某些细菌可产生用于 OCDDS 设计的偶氮还原酶和糖苷酶；④ 大量水分在结肠吸收，内容物黏度增加而使肠腔压力较大。

根据结肠的生理特征设计的 OCDDS 主要有以下几种类型：

（1）pH 敏感型 OCDDS：利用在结肠较高 pH 值环境下溶解的 pH 敏感的高分子聚合物包衣制成结肠迟释制剂，使药物在结肠部位释放而发挥疗效。有时可能因为结肠病变或细菌作用，其 pH 低于小肠，使药物在结肠不能充分释药，因此此类系统可与时控型系统结合，以提高结肠定位释药的效果。常用的包衣材料为 Eudragit S100 或 L100、醋酸纤维素酞酸酯、邻苯二甲酸-壳聚糖、半合成琥珀酸-壳聚糖等。

（2）时控型 OCDDS：利用控制释放技术使药物在胃、小肠不释放，而到达结肠开始释放，达到结肠定位给药的目的。此类 OCDDS 由药物贮库和外面包衣层或控制塞组成，包衣或控制塞可在一定时间后溶解，溶蚀或破裂，使药物从贮库内芯中迅速释放而发挥疗效。

（3）酶解型 OCDDS：利用含偶氮键的前药（如柳氮磺胺吡啶、奥沙拉嗪等）、偶氮聚合物（如 2-羟乙基甲基丙烯酸、甲基丙烯酸和甲基丙烯酸甲酯形成的共聚物）或糖苷聚合物（果胶、瓜尔胶、α-淀粉、壳聚糖等）包衣或制成的骨架可被结肠细菌产生的酶降解而达到结肠定位释药。

（4）压力控制型 OCDDS：利用结肠肠腔较大的压力使 OCDDS 崩解释放药物。如 Muraoka 等将明胶胶囊的内表面包上乙基纤维素层，药物溶于栓剂基质中填于胶囊中制成压力控制型 OCDDS。口服该制剂后，明胶层立即溶解，栓剂基质在体温下触化，胶囊变形为外层包衣乙基纤维素球。由于胃肠道上部蠕动均匀且含较多水分，乙基纤维素球具有足够的流动性，不受肠压影响。而在结肠，由于结肠对水的重吸收，使肠腔内容物黏度增加，肠压增加，导致乙基纤维素球崩解，药物随即释放。

【思考题】

1. 简述缓释、控释制剂的含义与特点。
2. 简述缓释、控释制剂的设计要求。
3. 简述亲水性凝胶骨架片的特点。
4. 简述渗透泵控释片的释药原理。
5. 简述胃内漂浮型滞留片的特点。
6. 简述口服定位释药系统的含义与特点。

第 18 章

靶向给药系统

➡ **本章要点**

　　理想的靶向给药系统(靶向制剂)应具备定位浓集、控制释药以及载体无毒且可生物降解三个要素。本章重点介绍靶向给药系统的概念及分类;靶向给药系统的靶向性评价方法;靶向给药系统的常用载体;具有特殊性能脂质体的种类及靶向微球制剂的种类。

18.1 概　　述

18.1.1 概念

　　1960 年以后药物制剂设备和工艺技术得到飞速发展,药物制剂逐步从传统单一的剂型和工艺方法发展成为融合多学科的理论和实践的技术学科,逐步形成了现代药物制剂模式。随着人们对药物制剂在体内作用机制和靶点研究的深入,现代药物制剂发展从时间上可以分为多个阶段。虽然研究者对不同阶段有各自的描述方法,但各个阶段的发展实际上是连续和相互重合的,不能人为地截然分开。

　　目前所说的靶向给药系统(targeting drug delivery system,TDDS)亦称靶向制剂,主要指第二代和第三代药物传递系统,系利用载体使药物通过局部给药或全身血液循环时能够选择性地浓集定位于靶组织(target tissue)、靶器官(target organ)、靶细胞(target cell)或细胞内结构的给药系统。

　　靶向给药系统按照所递送的药物到达靶部位的精度分为四个级别:一是特异性地分布于特定的靶器官;二是靶向于器官的特殊部位(如病变组织);三是靶向于病变细胞;四是靶向于病变细胞内的特殊结构。

18.1.2 特点

　　靶向给药系统的最重要特点是能够实现药物在靶部位的浓集并产生治疗作用,所以典型的靶向给药系统包含三个元素,即药物、递送载体、靶向识别物质或机制。目前成功地运用于药物在体内的靶向递送载体有生物相容性聚合物、微囊、微球、细胞、纳米粒和脂质体等。靶向识别物质主要包括一些内源或外源性的蛋白质、多肽、多糖、糖蛋白等,靶向识别可以发生在器官水平、特定器官的特定分子水平,甚至发生在一些细胞的个别典型组成部分上,如细胞表面抗原等。靶向识别机制主要包括物理、化学、生物学机制。

　　靶向给药系统可以解决药物在其他制剂给药时遇到的问题,包括:药剂学方面的药物稳定性低或溶解度小;生物药剂学方面的药物生物利用度低或生物稳定性(酶、pH 值等)差;药物动力学方面的药物半衰期短、分布面广而缺乏特异性;临床方面的药物治疗指数低、存在解剖屏障或细胞屏障等。

　　靶向给药系统的给药可以实现药物在靶标部位的浓集,从而解决许多全身给药产生的问题,诸如:药物分布于全身部位;药物对局部病灶缺乏特定性;大剂量的全身给药才能实现病灶局部的高浓度;药物高剂量引起的全身毒性和其他副反应等。因此,靶向给药系统有利于提高药物疗效,降低毒副作用,提高药品的安全性、有效性、可靠性,增加患者的顺应性。

18.1.3　理想靶向给药系统的要求

　　靶向给药系统不仅要求药物到达特定部位的靶组织、靶器官、靶细胞甚至细胞内的结构,而且要求有一定浓度的药物且滞留相当时间,以便发挥药效,而载体应无遗留的毒副作用。因此,理想靶向给药系统应具备三个要素:定位浓集、控制释药、载体无毒且可生物降解。目前靶向给药系统已广泛应用于肿瘤治疗、基因治疗、定位释药、蛋白和多肽类药物的研究中。

18.2　靶向给药系统的分类和靶向性评价

18.2.1　传统分类

　　在靶向给药系统的分类上,存在着很多种方法,传统的分类方法是根据药物载体靶向聚集的机制不同,将靶向给药系统分为三类:被动靶向给药系统、主动靶向给药系统和物理化学靶向给药系统。

1. 被动靶向给药系统

　　被动靶向给药系统(passive targeting drug delivery system)又称自然靶向给药系统,是指载药微粒被单核-巨噬细胞系统的巨噬细胞(尤其是肝的 Kupffer 细胞)摄取,通过正常生理过程运送至肝、脾等器官。被动靶向的微粒经静脉注射后,在体内的分布首先取决于微粒的粒径大小,一般大于 $7\mu m$ 的微粒通常被肺的最小毛细血管床以机械过滤方式截留,被单核白细胞摄取进入肺组织或肺气泡。粒径小于 $7\mu m$ 的微粒一般被肝、脾中的巨噬细胞摄取,200400nm的纳米粒集中于肝后迅速被肝清除,小于 10nm 的纳米粒则缓慢积集于骨髓。除粒径外,微粒表面性质对分布也起着重要作用。

　　单核-巨噬细胞系统对微粒的摄取主要由微粒吸附血液中的调理素和巨噬细胞上的有关受体完成。吸附调理素的微粒黏附在巨噬细胞表面,然后通过内在的生化作用(内吞、融合等)

被巨噬细胞摄取。微粒的粒径及其表面性质决定了吸附哪种调理素成分及其吸附的程度，也就决定了吞噬的途径和机制。

2. 主动靶向给药系统

主动靶向给药系统（active targeting drug delivery system）是应用修饰后的药物载体，将药物定向地运送到靶区浓集发挥药效。主动靶向给药系统有多种形式，有的载药微粒经表面修饰后，不被巨噬细胞识别，有的连接有特定的配体可与靶细胞的受体结合，有的连接单克隆抗体成为免疫微粒。载药微粒通过这些方法避免被巨噬细胞摄取，防止在肝内浓集，改变其在体内的自然分布而到达特定的靶部位。此外，亦有将药物修饰成前体药物形成主动靶向给药系统，这些前体惰性药物在特定靶区被激活而发挥作用。一般地，微粒要通过主动靶向到达靶部位而不被毛细血管（直径 $47\mu m$）截留，粒径不应大于 $4\mu m$。

3. 物理化学靶向给药系统

物理化学靶向给药系统（physical and chemical targeting drug delivery system）是利用某种物理化学方法使载药微粒在特定部位发挥药效。例如，应用磁性材料与药物制成磁导向制剂，在足够强的体外磁场引导下，通过血管到达并定位于特定靶区；或使用对温度敏感的载体制成热敏感制剂，在热疗的局部作用下，使热敏感制剂在靶区释药；也可利用对 pH 敏感的载体制备 pH 敏感制剂，使药物在特定的 pH 靶区内释药。利用包载抗肿瘤药物的栓塞微球阻断肿瘤组织的血供和营养，起到栓塞和靶向化疗的双重作用，也可属于物理化学靶向。

18.2.2　其他分类

近年来，靶向给药系统发展迅速，有学者在已有的三大类别基础上，结合靶向给药系统在体内的生物效应机制，对靶向给药系统进行了更加详细的划分，具体分为：局部靶向给药系统、物理机械靶向给药系统、生物物理靶向给药系统、生物化学靶向给药系统、生物特异性靶向给药系统和复合靶向给药系统（图 18-1）。

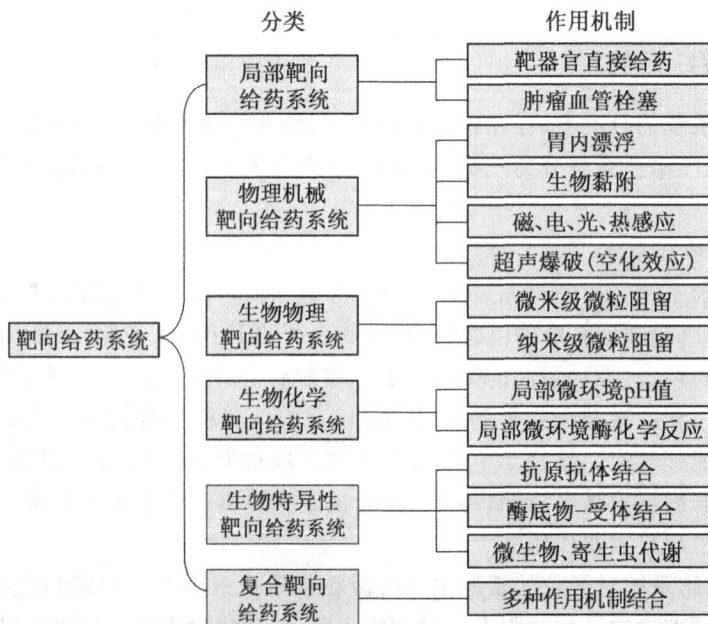

图 18-1　靶向给药系统的分类

　　局部靶向给药系统是指将药物系统施予靶区,药物局限在靶区释放并起作用,这类靶向给药系统的局限性是相对而言的,已有报道的这类靶向给药系统有眼科给药制剂、宫内给药制剂、血管栓塞微球或微囊等。

　　物理机械靶向给药系统是指给药体系进入机体之后,利用载体的特性(力学性质、黏附性、磁性、电性和智能性),通过体外的机械操纵,使药物集中于靶区释放。已有报道的这类靶向给药系统有胃内漂浮制剂、生物黏附制剂、磁性制剂和纳米机器人(智能靶向)等。

　　生物物理靶向给药系统是依据机体不同的组织对微粒的阻留不同而建立的靶向给药载体,主要有微米和纳米级分散系,以静脉注射为例,$7\sim12\mu m$ 的微粒可以被肺机械性地滤阻摄取,$0.5\sim5\mu m$ 的微粒可以被肝、脾等组织丰盈的网状内皮系统截留,$50\sim100nm$ 的微粒可以进入肝实质细胞,小于 $50nm$ 的微粒能到达骨髓。微粒表面电荷、疏水性对这类制剂的靶向性具有很大的影响。

　　生物化学靶向给药系统是指给药系统的释药和效应过程与体内的特殊化学环境相关。例如,胃溶、肠溶和结肠靶向给药系统是依据消化道内各段 pH 值的不同,利用 pH 敏感材料设计而成的。另外,pH 敏感脂质体是利用癌变组织的组织间液的 pH 值比正常组织低的原理制成并且实现肿瘤组织的靶向的。但是一般病理细胞的代谢与正常细胞相比相差很小,而且病理阶段不同差别也不同,生物化学靶向给药系统的设计存在很大的困难。

　　生物特异性靶向给药系统是利用生物大分子与药物进行化学结合,形成结合物。结合物进入机体之后生物大分子引导药物靶向于靶细胞。引导物一般采用与细胞表面能够特异性结合的生物大分子,例如抗体(尤其是单克隆抗体)等,或者是引导物与药物的结合体能被病变组织产生的特异酶酶解,使药物恢复活性,这被称为酶敏感靶向给药系统。这类制剂目前存在很多问题,如抗体等大分子本身成本昂贵、大分子与药物的结合率低、结合后药物活性可能丧失等。

　　复合型靶向给药系统是将两种或者两种以上的技术复合起来设计靶向给药系统,例如抗体微粒体系(免疫微球、免疫脂质体等)、磁性微粒体系(磁性微球、磁性纳米粒等)、热敏微粒体系(热敏脂质体)、pH 敏感热敏脂质体(pH 敏感脂质体)、免疫磁性微粒等。

18.2.3　靶向性评价

　　对靶向给药系统进行靶向性评价的主要目的是量化药物在靶部位的浓集程度。一般用以下三个参数来衡量靶向给药系统的靶向性:

　　1. 相对摄取率 r_e

$$r_e = (AUC_i)_p / (AUC_i)_s \qquad (18-1)$$

式中:AUC_i 为由浓度-时间曲线求得的第 i 个器官或组织的药时曲线下面积;脚标 p 和 s 分别表示药物制剂及药物溶液。r_e 大于 1 表示药物制剂在该器官或组织有靶向性,r_e 愈大靶向效果愈好;r_e 等于或小于 1 表示无靶向性。

　　2. 靶向效率 t_e

$$t_e = (AUC)_{靶} / (AUC)_{非靶} \qquad (18-2)$$

式中:t_e 表示药物制剂或药物溶液对靶器官的选择性。t_e 值大于 1 表示药物制剂对靶器官比某非靶器官有选择性;t_e 值愈大,选择性愈强;药物制剂的 t_e 值与药物溶液的 t_e 值相比,说明药物制剂靶向性增强的倍数。

3. 峰浓度比 C_e

$$C_e = (C_{max})_p / (C_{max})_s \tag{18-3}$$

式中：C_{max} 为峰浓度，每个组织或器官中的 C_e 值表明药物制剂改变药物分布的效果，C_e 值愈大，表明改变药物分布的效果愈明显。

18.3 常用的靶向性修饰剂

近年来，人们通过分析特定的病变组织和正常组织之间的区别来寻找作为靶向给药系统的修饰剂，理想的靶向修饰剂应无免疫原性、性质稳定、价格低廉。以下介绍几种常用的靶向性修饰剂。

1. 叶酸

叶酸(folacin,folic acid or folate)是一种广泛存在于绿色蔬菜中的 B 族维生素，又叫维生素 B_9。叶酸主要通过受体介导途径胞吞进入细胞，研究发现叶酸复合物也可经此途径胞吞进入细胞，并且该途径具有以下特点：不破坏复合物、有利于亲水性药物进入细胞内、有饱和性，是一种向细胞内传送药物的较好的靶向性修饰剂。

研究表明，多数肿瘤细胞表面上的叶酸受体，在数量和活性上均比正常细胞大得多。叶酸受体在卵巢癌、宫颈癌、子宫内膜癌、乳腺癌、结肠癌等人体肿瘤细胞表面高度表达，而正常组织很少有叶酸受体高度表达。通过对叶酸受体的研究发现，它有潜力作为抗肿瘤治疗靶点，能被几种治疗途径利用，如化疗、免疫治疗、放射治疗和基因治疗；同时体内和体外实验显示，它也能为肿瘤显像提供靶点，用于肿瘤诊断。细胞表面的叶酸受体可辅助细胞的内吞作用。因此可以用叶酸来修饰抗肿瘤药物的靶向给药系统，增强对肿瘤细胞的靶向性。为躲避巨噬细胞的吞噬，尚可以对DNA/载体进行表面修饰，添加聚苯乙烯、聚乙二醇(PEG)、聚左旋赖氨酸(PLL)、聚乙烯亚胺(PEI)等(图 18-2)。

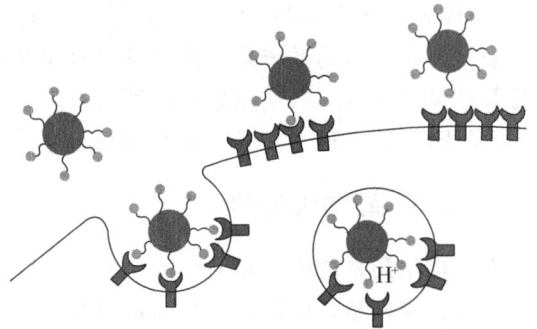

图 18-2 叶酸受体介导的细胞内吞途径示意图

2. 半乳糖

一些特定组织和细胞表面有糖类特定的受体，因此利用某些糖类特定的受体可以作为靶向给药系统的修饰剂。例如，去唾液酸糖蛋白受体(asialoglycoprotein receptor, ASGPR)，又称为肝细胞半乳糖受体，仅存在于哺乳动物的肝细胞膜上，能特异识别末端糖基为 D-半乳糖或 N-乙酰-D-半乳糖胺的糖蛋白，是目前了解最透彻的肝细胞受体。因此通过半乳糖与ASGPR 之间的相互作用，可以主动靶向于肝细胞，这也是目前应用比较多的一种药物或基因的肝靶向递送方法。有报道在金属蛋白酶的底物肽上接入具有亲水性的聚乙二醇链段，再将其整合进半乳糖化的脂质体，形成 Gal-PEG-PD-脂质体复合物，它可以很好地躲避肝细胞的快速清除，是一种"隐形"的具有肝癌细胞系识别功能的靶向递送系统。Gal-PEG-PD-脂质体复合物利用聚乙二醇的亲水性和空间屏蔽作用,可以长时间停留在循环系统中,而不被正常肝细胞摄取。在肝癌细胞周围有肿瘤细胞分泌的高浓度基质金属蛋白酶,这些金属酶可以水解 Gal - PEG - PD -脂质体复合物中的底物肽,从而解除聚乙二醇的空间位阻效应,暴露脂质体表面的半乳糖残基,使脂质体被肝癌细胞识别和摄取,达到肝癌细胞特异的靶向给药目的。

半乳糖残基修饰复合物作为药物载体具有以下优点:分子大小适中,既可透过生物学屏障,又不被网状内皮系统清除;能够选择性进入肝脏细胞;载药量大;无免疫原性等。因此,半乳糖残基修饰复合物已广泛应用于肝靶向给药系统的研究中。

3. 穿膜肽

正常细胞的细胞膜只允许少数脂溶性、非极性或不带电的小分子跨膜自由扩散。外源性生物大分子药物的跨膜问题一直是限制抗原、抗体、酶、反义寡核苷酸及重组多肽或蛋白质类药物在临床上广泛应用的瓶颈。1988 年,Green 等首次报道 HIV -Ⅰ的反式激活蛋白 Tat 具有跨过多种细胞膜的作用。随后,一系列能够通过耗能或非耗能形式跨过多种细胞膜的两亲性小分子多肽(其长度一般不超过 30 个氨基酸)被命名为穿膜肽(cell-penetrating peptides,CPPs)。CPPs 可分成三类:蛋白质来源 CPPs、典型 CPPs 和合成 CPPs。蛋白质来源 CPPs 通常为母体转导蛋白的无效部分序列,也被称作蛋白转导区或膜转导序列。典型 CPPs 的序列包括两亲性 α 螺旋结构,或模仿已知 CPPs 结构。合成 CPPs 一般为嵌合肽,包括不同来源的亲水区和疏水区。

不同 CPPs 并不具有共同的氨基酸序列区。所有 CPPs 共有的两点是带正电荷和两亲性。所有已知的 CPPs 在生理 pH 条件下均带正电,而且包括 17%～20%带正电荷的氨基酸。研究发现,穿膜肽不仅自身能透过多种细胞膜,而且还可有效携带比其相对分子质量大 100 倍的外源性疏水大分子进入活细胞,并对宿主细胞没有显著毒副作用。

由于 CPPs 的上述特点及作用机制,所以广泛应用于穿透血 - 脑屏障(blood-brain barriers,BBB),靶向脑部肿瘤及其他脑部疾病。与其他运输载体相比,穿膜肽具有其优越性:① 广谱、高效、快速、操作简单;② 在一定范围内对作用温度、时间及浓度不敏感;③ 不受组织特异性的限制;④ 在一定浓度范围内不会造成细胞损伤,似乎不具有明显的免疫原性、抗原性和致炎性;⑤ 某些穿膜肽,如 TAT 蛋白,能穿透血-脑屏障,有望解决大分子药物进入脑部发挥疗效的问题。此外,穿膜肽还可能解决物质进入细胞的定位问题,比如说它能有效运载物质透过不同细胞的细胞膜并定位于细胞浆或细胞核,同时对运载的物质没有明显的大小限制。据报道,穿膜肽不但能够携带物质进入真核细胞,还能运载肽核酸(PNA)等物质进入细菌体内。到目前为止,穿膜肽能够运载蛋白多肽、外源基因、脂质体和无机分子等物质有效进入细胞内,这使得穿膜肽不但能用于研究各种生物分子的活性、作用机理,还能被利用来开发新型的蛋白药物和基因药物。

4. 转铁蛋白-转铁蛋白受体系统

转铁蛋白-转铁蛋白受体(transferrin receptor,TfR)系统可以作为治疗基因或药物的定向运输载体,用于扩散的恶性肿瘤的治疗中。目前,药物经转铁蛋白-转铁蛋白受体系统介导通过血-脑屏障进入脑内发挥药效的给药途径的研究越来越受到重视。人转铁蛋白受体(hTfR)是 Ⅱ 型膜蛋白,是一类非血红素铁离子结合糖蛋白,通过结合和内化将血浆中的转铁蛋白(TF)摄取入细胞。转铁蛋白受体在所有有核细胞中都有表达,但表达水平各异。在分裂活跃的细胞上表达水平很高,如在肿瘤细胞上每个细胞能达到 10 000~100 000 个分子,而在非增殖细胞上很少表达甚至检测不到表达。TfR 还是血-脑屏障的内源性膜受体,存在于脑部毛细血管内皮,这为脑部肿瘤的治疗提供了有效靶向和通过血-脑屏障的途径。

5. Arg-Gly-Asp 肽

由精氨酸(Arg)、甘氨酸(Gly)和天冬氨酸(Asp)组成的短肽 Arg-Gly-Asp 肽简称 RGD 肽(R 代表精氨酸,G 代表甘氨酸,D 代表天冬氨酸),为血小板膜糖蛋白 GPⅡb/Ⅲa 特异性配基,具有对血栓部位活化血小板的趋向性,能与血小板纤维蛋白原(Fg)片断特异性结合,黏附于血栓表面。而纤维蛋白原(Fg)Aa 链的第 95~98 和 572~575 位氨基酸残基在血小板活化后与 Fg 特异结合是血栓形成的最后共同通路,因此人工合成的 RGD 肽类物质,通过与 Fg 竞争性抑制血小板积聚,黏附于血栓表面。另外,RGD 序列能与新生血管内皮血管所表达的 $\alpha_v\beta_3$ 整合素特异性结合,所以可利用 RGD 序列靶向肿瘤从而抑制肿瘤生长。

6. 凝集素

凝集素(lectin)是一种特异识别并结合蛋白或脂质上糖复合物的蛋白质或糖蛋白。凝集素分子具有两个以上糖基结合位点,具有结合特异糖基的特点,而且凝集素-糖基的相互作用在生物体中广泛存在,因此可将凝集素用于药物给药系统靶向性修饰剂。许多细胞表面的蛋白质和脂质被糖基化,这些糖基位点能够被特异的凝集素识别并结合。为数不多的糖基组合就能够产生很多不同的化学结构(糖基序列)。由于机体的不同部位或同部位不同细胞类型表达的糖基序列不同,非正常的细胞(转化或癌变)与正常细胞表达的糖基序列不同,因此以凝集素作为靶向修饰剂,可将药物载体定位靶向到特定的组织细胞。凝集素-糖基的特异相互作用除了将凝集素靶向结合到特定细胞外,还可将信号传导到细胞内以诱导细胞的内吞或胞吞转运。此外,有一些细胞上表达凝集素,因此可将糖基作为靶向头基,介导药物载体的靶向递送。

7. 生物素-亲和素系统

生物素-亲和素系统(BAS)是 20 世纪 70 年代末发展起来的一种新型生物反应放大系统,具有灵敏度高、特异性高、稳定性高等特点,被广泛用于生物医学各领域。近年来,BAS 介导的肿瘤导向治疗成为肿瘤治疗的最新研究热点之一。亲和素(avidin,Av)是一种来源于蛋清的糖蛋白,相对分子质量约 66000,等电点约 10,由四个完全相同的亚基组成,每个亚基可通过色氨酸与生物素分子中的咪唑酮环结合。亲和素与生物素的亲和力非常高(k_d 为 10^{-15} mol/L),远高于抗原-抗体的亲和力(k_d 为 10^{-11} mol/L),两者结合快且不可逆,并可在较长时间内保持高度稳定性。近年有研究应用生物素修饰抗肿瘤药物微球,对体外培养的肿瘤细胞具有显著的抑制作用。

18.4 靶向给药系统的载体

18.4.1 脂质体

脂质体(liposome)作为传统药物载体已取得了显著进展,近年来由于生物技术的飞速发展,设计合理的脂质体应用于生物技术药物已成为新的挑战。随着高亲和力和特异性配体的不断开发和功能性高分子材料的发展,目前已开发研制出许多具有高治疗指数或特殊功能的新型靶向脂质体。

1. 温度敏感脂质体

温度敏感脂质体(thermosensitive liposome)又称热敏脂质体,是指利用升温手段使局部温度高于脂质体相变温度,脂质膜由"凝胶态"转变到液晶结构,其磷脂的脂酰链紊乱度增大导致包封的药物释放速率亦增大,从而实现药物的靶向传递。自从 Yativn 等 1978 年首次发表有关 DPPC 脂质体的温度敏感作用和它可能作为热靶向药物载体至今,热敏脂质体结合肿瘤热疗方法一直是脂质体的研究热点。热敏脂质体除了应用于抗肿瘤药物的载体外,已被尝试用于大分子物质和抗生素的靶向递送。

2. pH 敏感脂质体

pH 敏感脂质体(pH-sensitive liposome)是一种具有细胞内靶向和控制药物(如基因、核酸、肽、蛋白质)释放的功能性脂质体。制备原理:pH 值低时 pH 敏感脂质体的脂肪酸羧基的质子化引起六方晶相(非相层结构)的形成,导致膜融合,达到细胞内靶向和控制药物释放的目的。如图18-3 所示,pH 敏感脂质体与细胞膜靶位受体结合后,在酸性条件下,即在核内体(endosome)形成后几分钟内,进入溶酶体之前,pH 从 7.4 减至 5.3~6.3 左右时,pH 敏感脂质体膜发生结构改变,促使脂质体膜与核内体/溶酶体膜的融合,将包封的物质导入胞浆及主动靶向病变组织,避免网状内皮系统的清除。制成 pH 敏感脂质体可在一定程度上避免溶酶体降解并增加包封物摄取量和稳定性,有效地将包封物转运到胞浆。

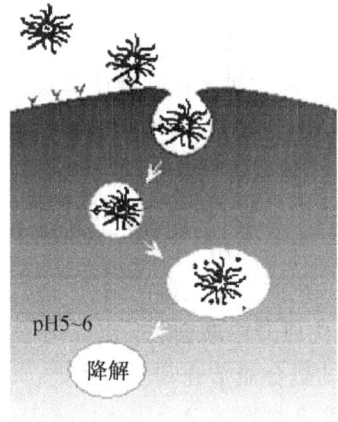

图 18-3　pH 敏感脂质体作用原理图

尽管此类脂质体的体外实验获得了成功,然而体内脂质体的稳定性和 pH 敏感性等很多问题尚需完善,因此目前尚未开发出应用于临床的 pH 敏感脂质体制剂。

3. 受体介导脂质体

受体介导脂质体是在脂质体分子上连接一种识别分子,即所谓的配体,通过与靶细胞表面的与配体分子相对应的受体分子的相互作用将药物靶向至靶位,实现脂质体的主动靶向。目前应用的受体有低密度脂蛋白(LDL)受体、半乳糖受体、叶酸受体、转铁蛋白受体、甘露糖受体、白介素-2(IL-2)受体和血管活性肠肽(VIP)受体等。

配体修饰脂质体靶向体系作为药物载体有着很好的前景,但还需考虑如下问题:① 脂质体在体循环中需滞留足够长的时间,使它有足够长的时间作用于靶向器官和组织;② 靶位和非靶位受体的密度应有足够差异,靶向细胞的配体和受体结合需有足够的专一性;③ 配体修饰脂质体在体内需有足够的稳定性。

配体修饰脂质体通过受体介导的内吞作用主动运载药物至靶位,增加了药物靶向的特异性,减少了对非靶组织器官的损伤,提高了疗效,是一种具有广阔发展前景的新型脂质体。

4. 掺入糖脂的脂质体

掺入糖脂的脂质体又称多糖被覆脂质体,将糖脂链的一部分用棕榈酰或具有适当间隔基的胆甾醇基取代得到糖类衍生物,再与含药脂质体混合,在适当的条件下孵育,即得到掺入糖脂的脂质体。这种脂质体可改变其在组织内的分布,且稳定性好。脂质体表面结合上天然或人工合成的糖脂或糖蛋白,将改变脂质体在体内的分布,起到对局部组织的靶向作用。

可用作掺入糖基的物质有唾液糖蛋白、N-十八酰二氢乳糖脑苷、神经节苷岩藻糖、半乳糖、甘露(聚)糖衍生物、右旋糖酐、支链淀糖、出芽短梗孢糖(CHP)等。这类脂质体的优点在于不仅能明显增强脂质体在血液中的稳定性,而且通过改变糖基可以改变脂质体的组织分布,如表面带有半乳糖残基或葡萄糖残基的脂质体易被肝实质细胞所摄取。

5. 免疫脂质体

免疫脂质体(immunoliposome)又称为抗体介导型脂质体,是单克隆抗体(McAb)修饰的脂质体的简称。Torchilin 等最早报道这类脂质体。近年来,应用杂交瘤技术成功地获得单克隆抗体(McAb),由于单克隆抗体具有高纯度、高特异性的特点,因此用单克隆抗体修饰脂质体制成免疫脂质体作为药物释放载体,可选择性地作用于抗原阳性的癌细胞,提高了局部药物浓度,减少对正常细胞的毒性,延长药物血中的半衰期。免疫脂质体在肿瘤治疗中研究的最多,可以用作肿瘤化疗或生物治疗的载体。

化疗是肿瘤治疗的手段之一,但化疗药物在杀死或抑制肿瘤细胞的同时,对正常组织的毒副作用也较大。以免疫脂质体作为这些药物的载体,可以改变其传递和释放方式,提高疗效,减少毒副作用。

抗体与脂质体的结合方法有:① 吸附法:单纯地在脂质体混悬液中加抗体使之被吸附;② 脂质蛋白融合法:将以化学键结合有脂肪的抗体蛋白加到脂质体中,通过与脂质体脂质部分的融合而结合到脂质体上,又称抗体衍生化法;③ 交联法,或称脂质交联剂衍生化法:利用交联剂将抗体结合到脂质体表面上,就是将脂质体用交联剂衍生化后再与抗体或衍生化后的抗体共价结合。

虽然免疫脂质体在体外试验获得成功,但要进入临床使用还面临着一些尚待解决的问题,主要问题有:① 抗体的异源性问题。目前采用的单抗多为鼠源性,体内多次给药易产生针对鼠抗体 Fc 段的抗体,影响疗效。② 抗体的靶向性。抗体在体外的高度特异性并不意味着交联物在体内实现高选择性的结合。③ 血液中抗原的封闭作用。④ 制备大量高纯度抗体比较困难,价格较高。⑤ 抗体与脂质体的交联技术有待完善。

用免疫脂质体治疗肿瘤是近些年来兴起的研究新领域,是涉及基础理论较多的一项新技术,通过生物医学相关学科研究者的密切合作,它在肿瘤治疗中的应用前景会越来越广阔。

6. 磁性脂质体

磁性脂质体进入体内后在体外磁场的作用下引导药物在体内定向移动和定位集中的靶向给药。由于药物以受控的方式从载体中释放,然后在肿瘤组织的细胞或亚细胞水平上发挥药效作用,故对正常组织无太大影响。

磁性脂质体通常由铁磁性物质、抗癌药物及脂质体等组成。其中磁性载体材料在磁性脂质体中主要起导向和定位作用,而这种作用必须通过外加磁场才能实现。因此,为保证磁性脂质体的有效性、安全性和靶向性,磁性载体材料应具备严格条件:粒径应在 $10\sim20\text{nm}$,最大不超过 100nm;进入体内的超微细磁粒子,应有较大的磁导率和磁感应强度,外加磁场则应有适宜磁场强度,以达到导向和定位目的,并控制到需要的释放速度;应具有最大的生物相容性和最小的抗原性;磁性载体材料应本身无毒、可降解,降解物无毒,并能在一定时间内排出体外;应具有足够的载药能力、一定的机械强度和期望的给药速度。

7. 长循环脂质体

长循环脂质体(long circulating liposome)又称长效脂质体,利用在脂质膜中掺入表面活性剂或对类脂进行修饰等手段,延长脂质体在血流中的稳定时间,从而延长其包封药物的作用时间。常用的制备手段有:利用聚乙二醇(PEG)或神经节苷酯(GM$_1$)等天然或合成的聚合物修饰类脂;用键合的亲水性聚合物给脂质体包衣;将具有聚合能力的官能团加入类脂分子中形成稳定的聚合膜脂质体;在磷膜中掺入 PEG、吐温 80、胆固醇或豆固醇(β-谷甾醇和油菜甾醇的总称)等物质来延长脂质体体内半衰期;磷脂上连接抗体、蛋白质或肽等避免被非特异性吞噬的配体。

目前研究较多的是立体/空间稳定型脂质体,常用的修饰物有聚乙二醇(PEG)和神经节苷酯(GM$_1$)。GM$_1$ 价格昂贵,合成和提取都较困难,不适合大量应用。PEG 的惰性屏蔽作用能够逃脱机体免疫系统的防御攻击,故又称为隐蔽性脂质体(stealth liposome),它主要被肝脾以外组织的巨噬细胞清除。

8. 柔性脂质体和柔性囊泡

柔性脂质体(flexible liposome)作为一种新型的药物载体,可以使小分子及大分子药物如多肽类或蛋白质成功地穿透皮肤或黏膜,进入体循环。通过在脂质体的双分子层中加入不同的附加剂(如胆盐、吐温类和司盘类)可显著影响脂质体的性质和功能,使制得的脂质体具有充分的柔性。与普通脂质体不同,柔性脂质体在作为亲水性蛋白质的透皮给药载体时,该类脂质体受角质层水合所产生的渗透压的影响能发生变形而被"挤入"角质层,因而显著增加药物的经皮渗透,其原因可能是由于胆酸钠插入磷脂双分子层中,增加了磷脂分子间距离,扰乱磷脂酰基链的顺序,使其流动性增加的结果。

除了柔性脂质体外,目前研究的具有脂质体样结构、能增加透皮作用的新型柔性囊泡主要有三种:传递体(或称柔性纳米脂质体,transfersome)、乙醇脂质体(ethosome)、非离子表面活性剂囊泡(niosome)。组成材料见表 8-1 所示。

表 8-1　柔性囊泡类型和主要材料

类　　型	主要材料
传递体	卵磷脂,胆酸钠
乙醇脂质体	卵磷脂,乙醇
非离子表面活性剂囊泡	非离子表面活性剂

9. 聚合膜脂质体

聚合膜脂质体是将具有聚合能力的官能团加入类脂分子中作为单体,通过共价键的形式使类脂聚合,形成稳定的聚合膜脂质体。聚合膜脂质体克服了常规脂质体易于聚合或融合、有效期短等缺点,可显著提高其稳定性,降低粒子的融合与聚集,使脂质体中药物渗漏显著降低,延长有效期。目前常用含丁二炔基团的卵磷脂制备聚合膜脂质体。

另外,还有许多化学合成聚合物磷脂被连接上抗体、蛋白质或肽等配体,由它们制备的脂质体既可避免被非特异性吞噬,又可达到特异性靶位,是更为有效的长循环药物载体,应用范围更为广泛。

10. 超声波敏感脂质体

包含氟碳类惰性气体的脂质体可以应用于超声诊断学中作为超声造影剂(ultrasound contrast agents,UCA),一方面可以提高血中背向散射回声信号,增强超声对比效果,另一方面可以作为一种能携带微粒穿过内皮层进入靶组织的非创性载体,可增加靶组织的药物浓度和基因表达量。运用超声波破坏含有气体的脂质体可在特定组织释放药物或治疗基因。

目前,体内基因转染的方法均存在较大的局限性。但是最近,国内外学者研究发现,脂质体超声造影剂可作为一种新型的体内基因转染载体。将表面黏附或内部包裹有目的基因的超声造影剂经静脉注射后,在靶器官或组织给予一定条件的超声照射,可明显提高体内局部组织细胞的基因转染和表达,有望成为一种安全、简便、高效、具有一定靶向性的体内基因转染新方法。

11. 其他新型脂质体

融合(fusogenic)脂质体作为非病毒载体(non-viral vector)应用于基因治疗中。通过模拟某些病毒(例如 HIV 或 Sendai 病毒)在中性 pH 值时可与细胞膜融合的现象,人们在制备脂质体时加入可在膜上形成可逆的六角形结构的融合剂,如聚乙二醇、甘油、聚乙烯醇或重组病毒胞膜、病毒蛋白等即可制得融合脂质体。

光敏脂质体是将光敏物质和药物包封在脂质体内,用来进行光学治疗,当在一定波长的光照射时,脂质体膜与囊泡物质间或脂质体之间发生融合作用而释放药物。

为了达到靶向高效的给药目的,常常将多种新型脂质体技术综合利用。例如,将葡聚糖磁珠(dextran magnetite,DM)插入温度敏感脂质体中构成温度敏感磁性脂质体。将磁性脂质体连接上免疫抗体,并用酰肼包衣使其稳定,制备出具有磁性定位和抗体导向的双重优点的磁性免疫脂质体。

随着对脂质体分布机制了解的深入和高亲和力、特异性配体的不断开发,大量生产靶向脂质体制剂已成为可能。在体内血液和组织中具有特效功能(如胞浆递药所需的 pH 敏感性、DNA 细胞核内递药所需的核膜识别能力)的生物膜传感器的发展,也使得载药脂质体将来不仅能成功地将药物递送到靶细胞,而且能进入到靶细胞的选择性细胞器上。

18.4.2 微粒

微粒(microparticales)是指一类粒径在微米级的载药粒子,包括微球(microsphere)和微囊(microcapsule)。微球是指药物分散在高分子材料中形成的球状或类球状骨架实体。微囊是利用天然的或合成的高分子材料(称为囊材)作为囊膜壁壳,将固态药物或液态药物(称为囊心物)包裹而成的直径在 $1\sim250\mu m$ 的药库型微小胶囊。目前靶向微粒制剂主要应用在微球制剂上,如:磁性微球、热敏感微球、pH 敏感微球、血管栓塞微球。

1. 磁性微球

磁性微球与磁性脂质体类似,药物被包覆或修饰于具有生物可降解性的磁性微球上,并通过一个外加磁场将药物定位于病变部位,使制剂集中于靶部位附近,而对周围其他正常组织无毒副作用。早在 20 世纪 70、80 年代就有利用包裹磁性颗粒的变性白蛋白作为药物载体的研究。磁性微球制剂的显著优点是导向方法较简单,控制导向也较容易(图 18-4)。目前磁性微球常用的骨架材料有白蛋白、聚多糖、淀粉、磷脂酰胆碱、乙基纤微素、聚丙交酯等。为了提高其稳定性,有时加入其他成分,

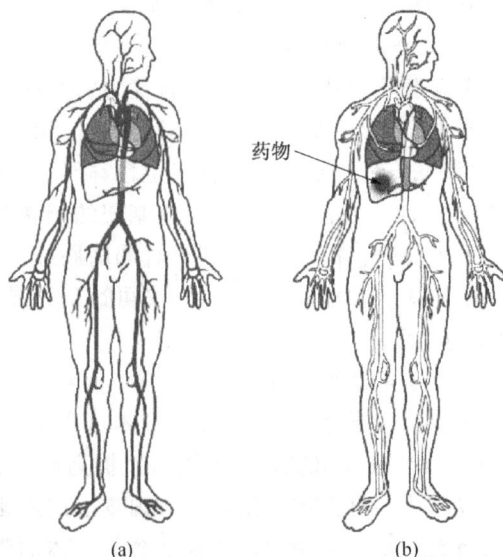

药物

(a) (b)

图 18-4 全身给药与磁性微球靶向给药对比效果图
(a) 全身给药 (b) 磁性微球靶向给药

如胆固醇等。磁性微球的粒径一般在 $10\sim100nm$，直径过大容易导致微管栓塞，不易排出体外，直径过小则不易被截留。经修饰、吸附或包覆的药物在外加磁场作用下集中于病变部位，并通过扩散和渗透作用使药物得以缓释（图 18-5）。

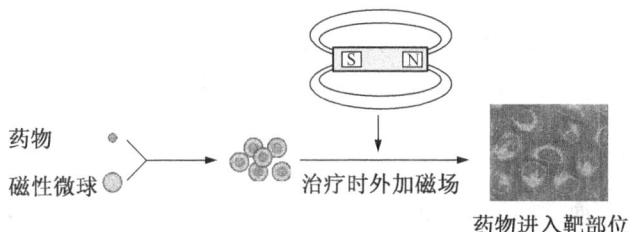

图 18-5　磁性微球靶向给药系统示意图

　　目前，磁性微球对一些离表皮较近的实体瘤如乳腺癌、膀胱癌、食管癌、皮肤癌，甚至肝癌、肺癌等均显示出了临床治疗的优越性，特别是应用外加磁场提高了药物在病灶部位的浓度，这不但增强了疗效，而且还大大降低了药物的毒副作用，具有广阔的发展前景。然而，目前药物磁性微球仍处于基础研究阶段，存在以下问题亟待解决：

　　（1）与高分子材料有良好相容性的超顺磁性磁纳米粒研究不足，如何制备生物相容性好、饱和磁化强度高、稳定性好的磁粒子对磁性药物制剂的磁靶向性至关重要。

　　（2）影响磁性药物制剂的制备工艺参数多，又存在交互作用。有关磁性药物制剂制备工艺参数对制剂表面形态、药物包封率、药物释放特性、磁响应性等相关关系研究仍有很大不足，难以在性能上控制磁性药物制剂的质量。优化制备条件，建立制备参数与性能的表征关系，是高性能磁性药物制剂应用的前提。

　　（3）传送定位问题：磁性药物制剂在生物体内定位受多种因素的影响，如生物体内复杂血管中介质的黏性与流动速率、不同靶位血管的管径、外磁场作用于磁性药物制剂的磁力以及制剂自身的磁性能和粒径大小等，在磁性药物制剂靶向定位时应考虑这些因素的影响。

　　2. 热敏感微球

　　热敏感微球由对温度较为敏感的材料制备而成。通过改变温度可以控制热敏感微球的释药方向与速率（图 18-6）。

　　泊洛沙姆（Pluronic）是聚氧乙烯-聚氧丙烯-聚氧乙烯共聚物（PEO-PPO-PEO），生物相容性极好。已有很多研究利用泊洛沙姆聚合物骨架作为温度敏感性材料，根据温度变化释药。在较高温度下，泊洛沙姆的 PPO 嵌段疏水性增加并使泊洛沙姆链间的分子间疏水相互作用增强，最终导致链节断裂。

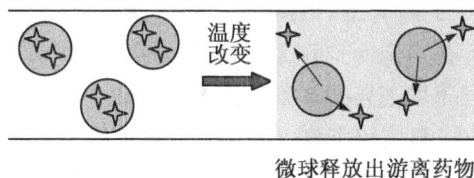

图 18-6　热敏感微球释药示意图

　　3. pH 敏感微球

　　pH 敏感微球释药原理类似于热敏感微球，由对 pH 敏感的载体材料制备而成，可以在体内特定 pH 的靶区释放药物。例如，采用聚（N-异丙基丙烯酰胺-合-甲基异丁烯酸-合-甲基丙烯酸）为 pH/热敏聚合物制备的载 DNA 口服黏附微球。此微球在 pH1.2 的胃液中不溶，但在 pH6.8 和 7.4 的肠液中迅速溶解,所包裹的 DNA 在小肠或结肠中几乎完全释放。

4. 栓塞微球

栓塞微球通过外科手术或者介入等手段植入血管,能够阻断靶区的血液供应,又在靶区释放药物,从而起到栓塞和靶向化疗的双重作用。

肿瘤的栓塞化疗疗效高,手术微创,药物毒副作用小,已成为现代肿瘤综合治疗的重要组成部分。将适宜的抗癌药物制成化疗栓塞微球,将为恶性肿瘤的介入治疗提供一种新型的介入栓塞化疗剂。

5. 主动靶向微球

主动靶向是指通过周密的生物识别设计,如抗体识别、受体识别、免疫识别等将药物导向特异性的靶标。

近年来免疫微球研究较热。免疫微球是抗体抗原被包裹或吸附于聚合物微球上而具有免疫活性的微球。它的应用很广,不仅可用于抗癌药物的靶向给药,还可以用来标记和分离细胞。免疫微球可结合细胞特异性配体,或结合单克隆抗体来实现靶向给药。

微球结合细胞特异配体实现靶向。细胞表面具有特异性受体,若用特异性配体修饰微球表面,就可以使微球导向细胞,从而改变微球的生物分布。例如糖、外源凝集素、半抗原和抗体等细胞表面标记物,都可以用来修饰微球表面。

微球结合单克隆抗体实现靶向。结合单克隆抗体后,也可以使微球对细胞表面的抗原决定簇有靶向性作用。例如,将抗 T 淋巴细胞的单克隆抗体共价结合到聚甲基丙烯酸酯微球上,再与人外周血单核细胞温育,发现形成的免疫微球与 T 淋巴细胞明显结合。将多克隆抗体 IgG 结合到微球上也得到类似结果。

18.4.3 超声造影剂

超声造影剂是一类具有封闭结构的微米级含气微泡,这些微泡能够有效改善超声成像对比质量,有利于区分正常和非正常状态,从而及早分辨病变区形态和类型。成功研制的高质量微泡,不仅推动了临床超声诊断学的发展,也逐渐在治疗方面和药物靶向递送方面彰显应用潜力。近年来随着生物纳米技术的发展,超声造影剂微泡的粒径也不仅仅局限于微米级,而是已经发展到了纳米级,纳米级微泡具有比普通微泡更小的粒径,更强的体内稳定性以及强烈的吸附作用。

1. 超声造影剂特点

超声造影剂作为药物载体而言,具有许多其他药物载体所不具有的优势:① 结合超声造影技术的超声造影剂给药系统可以实现可视化,通过超声造影可以跟踪药物在体内的转运过程;② 利用超声波爆破超声造影剂微泡可以实现药物定位定时的释放;③ 超声造影剂微泡在爆破时产生空化效应和声孔效应,这两种效应能够造成靶位的组织、血管和细胞产生一些可逆性通道,有利于药物渗透进入到靶位的组织、血管和细胞中,实现药物的靶向递送;④ 纳米级的超声造影剂可以穿出微血管内皮间隙进入细胞,药物递送效率更高,并且具有分子影像的作用。

目前超声造影剂微泡的成膜材料有脂质、白蛋白、表面活性剂等,其中磷脂在安全性和生物相容性方面占有绝对的优势,应用最广泛。

2. 超声造影剂靶向治疗的方式

超声造影剂结合药物在超声条件下实现靶向治疗主要有以下三种形式:

(1) 破坏毛细血管壁到达靶部位或直接破坏靶组织:通过静脉注射或动脉给药后,运用低频高强度超声施加于病变照射敏感区域。以微泡运载药物的形式,进入血液循环,当微泡在毛细血管中被超声波破坏时,气泡直径的变化可以导致毛细血管破裂,携带着的药物或者治疗基因就由血管破裂处到达靶组织。

(2) 直接通过毛细血管壁到达靶部位:微泡破裂引起微血管细胞膜通透性增加,释放出来的基因和药物穿过内皮间隙进入组织细胞内,增加药物浓度,增强基因转染,增加疗效并减小副作用。有人实验,体外培养大鼠肺动脉平滑肌细胞加入微泡后用超声辐照 20s,电镜观察证实,平滑肌细胞的细胞膜形态结构可见大小不等、数量不一的小孔,呈"弹坑样"或"火山口样",导致细胞膜通透性明显增加。

(3) 靶向结合大血管壁:实现在大血管的治疗性作用,关键在于使微泡贴近血管壁。如果微泡的破坏和药物释放在血管中进行,药物将在血流中释放,实现血管外给药的可能性很小。因此,有学者提出将血管作为靶部位。研究发现,接受超声照射的微泡可以聚集甚至在血管靶表面聚集成层,当在靶表面呈高密度聚集时,微泡对超声波有更强的抵抗力。实验证实,使用低频非破坏性超声波可以将微泡推向血管壁,当微泡接近靶血管壁时,高频超声可以用来破坏微泡,使药物释放和沉积。

在靶向性方面,普通的微泡作为药物和基因的载体经历的是一个被动靶向的过程,可通过在其表面连接靶向载体来构成主动靶向载体。制备靶向性超声造影剂的关键是将靶向配合基或特异性配体(多为蛋白分子)连接到微泡上,连接方式有三种,如图 18-7 所示。

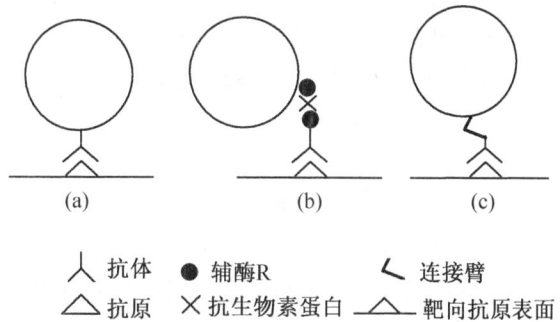

图 18-7　靶向配合基与微泡表面连接方式示意图
(a) 直接连接　(b) 通过抗生物素蛋白-辅酶 R 桥
(c) 通过可弯曲的连接臂

3. 超声造影剂的靶向治疗应用

(1) 溶栓应用:超声本身具有一定的溶栓效果,但是单纯的经皮超声溶栓技术,需要使用较高频率的声波,容易引起出血,造成组织损伤。低频超声具有良好的组织穿透性,结合超声造影剂进行靶向溶栓,对凝血块是溶解作用而不是将其击成碎片,有利于血栓的治疗。近年研究发现,空化泡崩溃时形成的局部高温高压可使微泡破裂部位出现局部温度上升、毛细血管破裂、血管新生及重构等一系列生物学效应,也有利于助溶血栓作用。

(2) 肿瘤治疗:超声介导的超声造影剂能促使肿瘤滋养血管破裂而引起肿瘤退变,其机制可能为微泡造影剂在肿瘤内被超声破坏后,通过空化效应使肿瘤及其周围组织中的微小血管管壁破损,产生裂隙和空洞,激活内源或外源性凝血机制,诱发肿瘤新生血管的血栓形成,从而切断作用区域内肿瘤血液供应途径,使肿瘤坏死。另外,超声造影剂还可以包载抗肿瘤药物,超声造影剂爆破时药物在肿瘤组织定位释放,实现抗肿瘤药物对肿瘤的靶向治疗。

(3) 基因递送:超声波介导的基因递送研究目前成为基因治疗研究的热点。应用超声微泡进行基因递送的报道最早出现在 1996 年。随着超声造影剂的应用,这种技术得到了普及。

将很少量微泡注射于靶向部位的血流上部,微泡流经靶向部位时进行超声,即得到超声影像。当超声影像图证明超声准确定位于靶向部位时,增加超声强度,即可使微泡产生破裂空化作用,增加血管的通透性,为黏附于微泡附近的基因物质提供通道。

18.4.4 树状大分子

树状大分子(dendrimers)又称为树状聚合物或树状高分子,是一种由多官能基内核出发,向外重复生长,高度支化的三维大分子。如图18-8所示,典型的树状大分子由三个主要的结构组成:引发核、单体重复单元和端基,它们之间既相互独立,又相互关联、控制着整个分子的尺寸、形状、拓扑结构和表面特性等。常见的引发核有氨、乙二胺、季戊四醇、芳环结构和糖苷结构等。以引发核为起始中心,由两种反应单体交替在外面接枝,每完成两步反应增长一代(generation,G)。由中心引发核出发向外,合成时反应每循环1次,代数就增加1,记作G1.0、G2.0等。

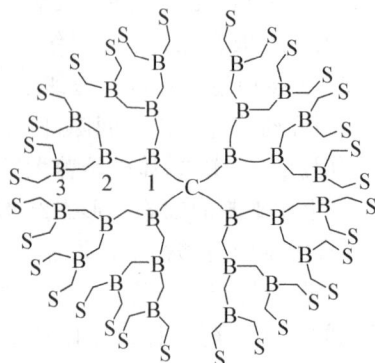

图 18-8 树状大分子示意图
(C:引发核;B:单体重复单元;S:端基)

一般来说,低代数的树状大分子是开放的结构,可以充分伸展,但随着代数的增长,由于空间位阻的作用,其整体结构逐渐呈现球形,内部存在空腔。树状大分子的分子结构中包括非极性的核和极性的外壳,内部结构呈疏水性,外表面呈亲水性,故又被称为"单分子胶束"。与传统胶束不同的是,其树枝状结构不依赖于溶液浓度,即无临界胶束浓度。

1. 树状大分子特点

由于树状大分子中有理想的分支结构和大量的官能团存在,这些结构在不同程度上影响着其在固态和液态时的物理性质,因而具有其他大分子所没有的一些独特的特点,如可在分子水平上精确合成确定代数,具体如下:

(1)纳米级尺寸:一种真正意义上的纳米级分子,如G2.0~G7.0聚酰胺-胺树状大分子的直径介于2.0~8.0nm之间;

(2)单分散性:相对分子质量单一,相对分子质量的大小及分布均能控制,使其药物代谢动力学行为的重现性良好;

(3)黏度低:在流变学性质上,其黏度随代数的增加(一般为第四代)会出现一个极大值,而线型聚合物的黏度一般随相对分子质量的增加而增加,且树状大分子比相应的线型聚合物的黏度低得多;

(4)外层可带有多种官能团,其可控的多价性可以使一些药物分子、靶向基团及增溶基团以确定的方式附着在其外周;

(5)溶解性:其溶解性与表面基团有很大关系,当表面基团为亲水性基团时,易溶于极性溶剂,若为亲油性基团,则易溶于非极性溶剂;

(6)反应活性:当外部端基具有很高的反应活性时,如氢键,树状大分子可以和质子溶剂之间表现出不寻常的氢键作用;

(7)包络性质:树状大分子内部有空穴和亲水性的官能团,且其内部空间较分散,可以包裹一些小分子的物质,利用这个性质可以将树状大分子用作药物递送载体;

（8）靶向性：树状大分子外层端基数量巨大，接上靶向基团可以高效地直达病变部位。

由于上述特点，使得树状大分子在药物载体、基因转染、表面活性剂、感光材料、纳米材料、膜材料以及催化等方面具有潜在的广泛用途。

2. 树状大分子作为药物载体的特点

树状大分子作为药物载体应用时，具有明显的优势：① 无免疫原性，不会引起细胞的免疫反应；② 无遗传毒性且细胞毒性低，能适时降解且降解产物无毒性；③ 纳米级的粒径使其更容易透过血管壁或细胞膜等生物屏障，在实现药物释放的同时不会造成血栓的形成；④ 分子结构中特殊的表面形状、树枝状结构及表面可带有正电荷，这些特点使其具有结合、浓缩和将药物有效转运到多种细胞的能力，具有可包裹药物分子的巨大空腔，载药量高；⑤ 可包裹不稳定或难溶性药物，增加其稳定性或提高其溶解度和生物利用度，并控制药物释放；⑥ 分子结构外表面端基官能团比同类聚合物具有更高的化学反应性，可以连接各种药物、抗体、半糖、脂质体、基因等。经适当修饰后可增加其在体内的循环时间，还可与靶向基团连接实现靶向给药。所有树状大分子的这些优点都为其作为药物载体提供了得天独厚的条件，它可以实现真正意义上的纳米给药，因此成为众多化学家和药物学家研究的热点。

树状大分子作为药物载体主要具有以下多方面的作用：① 树状大分子可增加难溶药物的溶解性，便于制剂提高生物利用度；② 树状大分子具有特殊的表面形状、树枝状结构及表面正电荷，可在其外层接上靶向基团，或通过结构修饰使其具有缓释、靶向的作用；③ 树状大分子这类非病毒载体没有免疫原性，不会引起细胞的免疫反应，利用其包裹作用可保护基因类药物免受酶的降解到达细胞内，有望作为生物药物载体。

3. 树状大分子靶向药物载体的构建

树状大分子可作为新型药物载体与药物形成纳米级微粒给药系统，其与药物的结合方式可分为以下两大类：

（1）药物结合于树状大分子的内部结构中（包括静电作用、疏水作用以及氢键作用），可称为包合物；

（2）药物结合在树状大分子表面（静电作用及化学键合），可称为复合物。

上述两种结合方式包括：① 药物包含在树状大分子结构内部的空穴中（图 18-9a）；② 药物包埋于树状大分子形成的网络空隙中（图 18-9b）；③ 药物以不稳定的化学键与树状大分子表面相连接（图 18-9c）；④ 通过稳定的化学键与树状大分子表面相结合（图 18-9d）。树状结构及其特殊的表面形态，使树状大分子具有结合、浓缩药物和基因，并将其有效转运至多种细胞的能力。

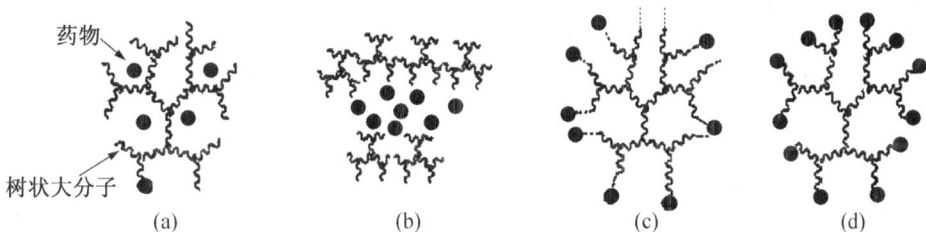

图 18-9　药物和树状大分子结合方式的示意图

树状大分子的靶向性递送药物主要依靠对末端基团的修饰来实现，这种修饰包括形成体内特异性降解基团、改变表面电荷以及附着细胞特异性配体、抗体、小肽等靶向分子等。

例如,有研究者通过酰化反应将叶酸连接到第 5 代聚酰胺-胺型树状大分子上,再用羟基等亲水性基团修饰末端的氨基,然后将抗肿瘤药甲氨蝶呤(MTX)通过酯键连接到树状大分子上。结果发现,该复合物在水溶液和磷酸盐缓冲液(PBS)中温育 2.5h 后无释放。甲氨蝶呤与树状大分子通过酯键连接,酯键在生理条件下稳定,在细胞溶酶体酸性环境中通过水解而释放药物。甲氨蝶呤结合树状大分子后,既增加了水溶性,也提高了稳定性。该学者分别用此复合物及未用叶酸修饰的复合物与叶酸受体阳性表达的 KB 细胞孵育 1.5h 后发现,达到半数有效浓度(IC_{50})所需的量分别是 0.3 和 $1.0\mu mol/L$,说明肿瘤细胞的活力与其表面的叶酸受体密切相关。而叶酸受体介导的靶向系统可降低药物用量,提高疗效,也可减轻对正常细胞的损伤。

4. 存在的问题

对于树状大分子作为药物载体的研究尚处于积极的探索与积累阶段,报道,许多性质、机制还属未知,有待深入全面的研究。在实际发展中,树状大分子还有如下方面问题有待改善:

(1)需要研究出简单、易操作、可大规模合成树形大分子的新方法,正是由于合成方法的局限性,限制了其性能的研究和工业化生产。

(2)虽然树形大分子的毒性很低,但毒性依然存在,应该采用化学修饰的方法来进一步减少其毒性。

(3)在树状大分子的结构、树状大分子与药物分子之间的关系上还应该加强研究,弄清楚这些问题,就有助于发展载体技术。

(4)尽管树状大分子作为药物载体可以成功捕获和释放药物,然而对于药物释放机制和如何控制药物释放还需深入研究。

(5)在基因治疗技术中,树状大分子作为基因载体的研究还不多,这方面也需要大力发展。

目前国外已有商品化的聚酰胺-胺、PPI 树状大分子以及聚酰胺-胺部分水解得到的体外基因转染剂 PolyFect。而国内由于缺少一些先进的仪器和检测设备等,受客观实验条件的限制,对树状大分子作为药物载体的研究尚浅。但随着生物医学、材料科学等多学科之间的相互交叉和相互渗透,树状大分子的前景绝对是乐观的,它必将会成为一种很有潜力的药物和基因载体应用于医药领域。

18.4.5 纳米粒

近年来,随着纳米科技和医用高分子材料的研究进展,纳米粒作为靶向药物载体成为研究热点,在细胞分离和药物靶向治疗方面有着潜在的广阔应用前景。纳米粒(nanoparticles)是指用适宜的高分子材料制成的粒径通常在 10100nm 范围内的胶体分散系统。一般所说的纳米粒包括纳米球(nanospheres)和纳米囊(nanocapsules),广义上的纳米粒还包括药质体(pharmacosomes)、脂质纳米球(lipid nanosphere)、纳米乳(nanoemulsion)和聚合物胶束(polymer micelle)。

纳米粒具有天然的被动靶向作用,载药纳米粒大多数经脉管给药以达到药物靶向的目的,但事实上,血管内注射纳米粒一般难以主动作用于靶位,纳米粒可被从血流中迅速清除并被网状内皮系统(RES)摄取。RES 为来自骨髓的巨噬细胞的统称,主要分布于肝 Kupffer 细胞,其次是脾、骨髓等。RES吞噬纳米粒的机制为：纳米粒进入循环后被血浆调理素（补体和免疫球蛋白）吸附，RES系统对这种调理素具有特异的识别能力，进而将其吞噬。巨噬细胞的吞噬作用，对于与RES有关的疾病无疑是有益的，可借此达到靶向给药的目的。另外，由于纳米粒对血-脑屏障内皮细胞的黏附，会导致脑中药物浓度的升高。

但是多数疾病并不发生在与RES有关的系统中。因此，如何减少或避免纳米粒载体在体内对吞噬细胞的趋向性，及延长其在体内的循环时间成为近年来的一个研究热点。如长循环纳米粒降低了药物对RES的靶向性，实际上增加了对病变部位的靶向性，宏观的效果是明显地改善疗效。

欲使载药纳米粒达到靶向给药目的，可采用以下几种方法：

（1）降低网状内皮系统的摄取活性：由于网状内皮系统的摄取，致使许多纳米粒集中在肝及脾脏。可以采取包衣的方法来降低RES强大的摄取作用，比如用亲水性物质（如PEG）对纳米粒进行包衣已证明是一种有希望的方法。

（2）体外磁性导向：通过制备磁性纳米粒，可以抑制网状内皮系统的吞噬作用，减少肝、脾的被动靶向。研究证实，施加的磁场时间越长、强度越高，越有利于磁性纳米粒在靶区的定位。从目前研究的情况看，磁性纳米粒一般为核壳结构，由两部分组成：具有导向性的核层（磁核）和具有亲和性、生物相容性的壳层。磁核主要由纳米级的金属氧化物组成，而壳层主要由两类物质组成，一类是合成高分子，另一类是生物高分子。根据不同的应用，磁性纳米粒的包裹形式可以有3种：① 核-壳结构，即由金属氧化物（如铁、钴、镍等氧化物）组成核，高分子材料作为壳层；这种结构是以磁核为芯部，可以直接在高分子外层连接所需携带的药物、抗体等；② 壳-核结构，即将高分子材料作为芯部，外面包裹磁性材料；③ 壳-核复合结构，即外层和内层均为高分子材料，高分子材料组成壳层；或将高分子材料作为核，磁性材料作为壳层。除此之外，也可做成夹心式结构，即外层和内层为高分子材料，中间为磁性材料。有研究表明，将药物结合于磁性淀粉纳米粒中，可以利用外加磁场引导磁性淀粉纳米粒在体内定向移动和集中，达到定向作用于靶组织的目的，不仅能明显增加抗肿瘤的有效治疗指数，还能减少或消除全身毒性。

（3）对纳米粒进行包衣：鉴于消化道酶对生物技术药物的破坏、降解、失活，可将惰性的高分子材料如纤维素、葡聚糖凝胶制成颗粒后包衣或者制成微丸后再进行包衣，以保护生物药物供口服使用。在用作包衣材料的物质中，聚丙烯酸及其衍生物的酯类在体液中溶胀，不被机体吸收，对人体无害，且具有pH依赖性，它的多种类型和不同用量对药物释放的速率影响各不相同，是目前研究最多的。另外，在穿透性能差的聚丙烯酸及其衍生物的酯类中也可以加入一些水溶性物质，如PVP、PEG等，增加穿透性，以调节药物的释放，达到人们所需要的速率。

（4）用抗体或配体包衣的纳米粒：利用抗体-抗原、配体-受体特异修饰可以实现纳米粒主动靶向的目的。例如，用连接非还原糖末端配体的载体材料制成的纳米粒，其中的非还原糖末端配体可以与肝实质细胞膜上的去唾液酸糖蛋白受体特异性结合，可以实现纳米粒的主动肝靶向。又如，用叶酸偶联的白蛋白作为材料制成的叶酸偶联白蛋白纳米粒可通过细胞膜上叶酸受体介导途径，主动靶向叶酸受体丰富的肿瘤细胞。

药质体是药物与脂质通过共价键结合后分散在介质中形成的胶体分散体系。药质体中的药物在作为活性成分的同时本身也是载体材料的一部分，参与纳米粒的组成。药质体一个最大的优点就是稳定性高，能够避免药物在传递过程中的渗漏。药质体静脉注射后，一般被网状内皮系统吞噬，药质体粒径控制在100nm以下时，药质体可以到达血管外的炎症部位和肿瘤组织。

脂质纳米粒是以植物油为基质,包裹脂质材料制成的纳米粒。脂质纳米粒与脂质体具有一定的区别,在组成方面,脂质纳米粒由植物油、类脂和水组成,区别于脂质体的类脂和水成分;脂质纳米粒的膜结构为单室单层膜,区别于脂质体的单/多室单/多层膜结构;脂质纳米粒只适宜于脂溶性强的药物,而脂质体适宜包裹大多数的水溶性或脂溶性药物;脂质纳米粒在稳定方面比脂质体的稳定性更好,制剂可以进行高温灭菌,室温条件下能够保持 2 年的稳定。脂质纳米粒能被许多激活的炎症细胞所吞噬,如巨噬细胞、中性粒细胞、血管内皮细胞、肿瘤细胞、肝 Kuppffer 细胞、脾巨噬细胞、T 淋巴细胞等。脂质纳米粒对血管壁尤其是炎症部位血管壁亲和力较高,能在动脉粥样硬化血管、高血压血管壁上沉积。因此,脂质纳米粒可以应用于吞噬系统疾病、肿瘤和炎症的靶向治疗。

18.4.6 靶向乳剂

靶向乳剂(targeting emulsion)是指用乳剂作为载体输送药物并将药物定位于靶部位的分散体系。靶向乳剂的靶向作用与脂质体相似,靶向性与乳滴的大小、表面电荷、处方组成以及给药途径有关。外相不同时,靶向乳剂的给药途径和靶向性不同。外相为水相时,靶向乳剂可以进行静脉、皮下、肌内、腹腔注射和口服给药等多种给药途径;而以油相为外相时,仅能用于非静脉途径给药。

外相为油相的乳剂经肌内、皮下、腹腔注射后主要靶向于临近的淋巴器官。载药的外相为油相的乳剂能够局部治疗淋巴系统肿瘤,并且可以抑制肿瘤细胞进入淋巴系统进行转移。此种乳剂是一种很好的输送药物进入到淋巴系统的载体。

另外,可以对靶向乳剂进行表面修饰来提高靶向性能。例如,利用 PEG 修饰的月桂酸酯作为表面活性剂制备了长循环薏苡仁油微乳,PEG 链保护微乳免受网状内皮系统的吞噬和破坏,实现长循环。将肿瘤细胞高度表达的血管内表皮生长因子受体 VEGF-2(KDR)的抗体连接到微乳的表面,制备了肿瘤血管靶向的长循环薏苡仁油微乳。分薏苡仁油微乳组、长循环薏苡仁油微乳组、单克隆抗体组、肿瘤血管靶向长循环薏苡仁油微乳组四组进行了大鼠体内的抗肿瘤实验,实验结果显示:肿瘤血管靶向长循环薏苡仁油微乳组大鼠的肿瘤重量和肿瘤抑制率等指标均明显优于其他三组。

18.4.7 大分子载体系统

大分子材料可以多种形式应用于多种靶向给药系统。例如,壳聚糖、丙烯酸树脂、偶氮聚合物、果胶等大分子可以做结肠靶向给药系统的载体材料,其靶向原理包括 pH 敏感、被结肠特异酶降解等;各种水溶性的蛋白质也是一类应用很广泛的载体材料,在抗肿瘤药物的靶向给药系统应用较多,其靶向机制主要是蛋白质与特异受体结合实现靶向;许多合成大分子材料还可以与药物通过共价键结合,依靠溶酶体的吞噬、抗体或激素结合以及特异性的糖残基集合来实现靶向作用;另外,抗体作为一种生物大分子,在靶向载体方面有很多的应用,抗体本身具有强细胞毒性和生物活性,能够特异性地识别肿瘤细胞,与药物交联后形成的靶向给药系统体外研究表明靶向性良好,但是抗体与药物交联后在体内可能影响抗体的特异性,使其特异性降低,交联物还可能受到非特异性摄取的影响,使靶向性降低。

【思考题】

1. 简述靶向给药系统的分类。
2. 靶向性评价的指标是什么？
3. 列举 3 种常用的靶向性修饰剂。
4. 简述 pH 敏感脂质体和磁性微球靶向递送药物的原理。
5. 简述超声造影剂和树状大分子作为药物靶向递送载体的优点。
6. 简述脂质纳米粒与脂质体的区别。

第 19 章

经皮给药新制剂

> **本章要点**
>
> 经皮吸收制剂具有避免口服给药的首过作用及胃肠灭活、维持恒定的血药浓度或药理效应、长效、用药方便的特点。该类制剂多为贴剂或贴片,也有少数软膏剂、硬膏剂、涂剂和气雾剂。本章主要介绍贴剂(贴片)的组成与分类、促进药物经皮吸收的方法、药物经皮渗透的研究方法、经皮吸收制剂常用的材料及经皮吸收制剂的制备,对经皮吸收制剂的特点、药物经皮吸收的过程及影响经皮吸收的因素、经皮吸收制剂的质量评价作一般介绍。

19.1 概　　述

经皮给药制剂系指通过皮肤用药,药物在皮肤局部起作用,或经过皮肤吸收后进入皮肤下各层组织或全身血液循环后起作用的一类制剂,包括软膏剂、硬膏剂、涂剂和气雾剂、贴剂或贴片(patchs)。通常意义上的经皮给药制剂即指贴剂。

贴剂系指可粘贴在皮肤上,药物可产生全身性或局部作用的一种薄片状制剂,分为皮肤局部作用贴剂和透皮贴剂。皮肤局部作用贴剂,也称皮肤局部传递系统(dermal delivery systems,topical drug delivery systems)或皮肤治疗系统(dermal therapeutic systems,DTS),主要在皮肤局部或局部皮肤下各层组织中发挥作用。透皮贴剂,也称透皮药物传递系统(transdermal drug delivery systems,TDDS)或透皮治疗系统(transdermal therapeutic systems,TTS),系指药物从特殊设计的装置释放,经过皮肤吸收进入全身血液循环的控释剂型。

贴剂在生产与贮藏期间应符合下列有关规定:① 贴剂所用的材料和辅料应符合国家标准的有关规定,无毒、无刺激性、性质稳定、不与药物起作用;② 贴剂根据需要可以加入表面活性剂、保湿剂、乳化剂、防腐剂或抗氧剂等,透皮贴剂还可以加入透皮吸收促进剂;③ 贴剂的外观应完整光洁,应用面积应均一,冲切口应光滑,无锋利的边缘;④ 药物可以溶解在溶剂中,填充入贮库中,药物贮库中不应有气泡,应无泄漏,药物混悬在制剂中时必须保证混悬、涂布均匀;⑤ 压敏胶涂布应均匀,当用有机溶剂涂布时应按照《中国药典》2005 版二部附录Ⅷ P 残留溶剂测定法检查;⑥ 采用乙醇等溶剂时应在包装中注明,过敏者慎用。⑦ 贴剂的释放度、含量均匀度、黏附力等应符合要求;⑧ 除另有规定外,贴剂应密封贮存;⑨ 贴剂应在标签中注明每贴所含药物剂量、总的作用时间和药物释放的有效面积。

19.1.1　经皮吸收制剂的特点

皮肤用药治疗各类疾病具有悠久的历史,我国古代即有关于通过皮肤给药以达到内病外治的方法记载。压敏胶材料学、体内药物分析学、与生物药剂学相关的工业和技术的发展,促进了现代经皮吸收制剂的飞速发展。自 1981 年美国上市第一个 TDDS 东莨菪碱贴剂(Transderm-Scop)以来,出现了很多具有全身治疗作用的经皮吸收制剂,迄今在国际市场上上市的品种已达 10 余种,包括东莨菪碱贴剂、硝酸甘油贴剂、可乐定贴剂、雌二醇贴剂、芬太尼贴剂、烟碱贴剂、睾酮贴剂、雌二醇炔诺酮贴剂、利多卡因贴剂、周效乙炔雌二醇复方贴剂、奥昔布宁贴剂、司来吉兰贴剂等。国内对 TDDS 的研究和开发也取得了很大进展。东莨菪碱、硝酸甘油、雌二醇、可乐定、芬太尼等药物的 TDDS 已获准生产,还有不少正在研制中,但与发达国家相比还存在比较明显的差距。

与常用的普通剂型(如口服片剂、胶囊剂或注射剂等)相比,TDDS 具有许多优点:① 可避免口服给药可能发生的肝脏首过作用及胃肠道因素的干扰和破坏;② 维持恒定的血药浓度,避免峰谷现象,减少毒副作用;③ 延长作用时间,减少给药次数;④ 使用方便,可随时中断或恢复治疗,提高患者的顺应性,更适合于不宜口服的患者;⑤ 个体差异小。TDDS 也有其不足之处,由于皮肤屏障的作用,通常只适于药效强的药物;对皮肤可能有刺激性、过敏性等;此外,TDDS 的生产工艺和条件也较复杂。

19.1.2　经皮吸收制剂的组成与分类

透皮贴剂有背衬层、有(或无)控释膜的药物贮库、黏胶层及临用前需除去的防粘层。透皮贴剂通过扩散而起作用:药物从贮库中扩散出来,直接进入皮肤和大循环,若有控释膜和黏胶层则通过上述两层进入皮肤和大循环。透皮贴剂的作用时间由其药物含量及释药速率所决定。

透皮贴剂通常含有外侧的覆盖层(即背衬层),该层支撑含有活性成分的制剂,活性成分不能透过,通常水也透不过;其面积可以和制剂本身一样大或更大,若比制剂大,则超过制剂的部分涂有压敏胶,以保证贴剂和皮肤的紧密贴附。在制剂的药物释放面覆盖保护性的防粘层,作用是避免 TDDS 在使用前黏胶层受破坏或污损,该层在使用前除去;当除去时,应不会引起制剂(骨架或贮库)及黏胶层的剥离。

透皮贴剂可以为单层或多层的固体或半固体骨架,骨架的组成或结构决定活性成分向皮肤的扩散模式。骨架也可以含有压敏胶以确保制剂与皮肤的紧密接触。透皮贴剂可以为半固体的贮库,在贮库一侧有控制药物从制剂中释放和扩散的控释膜,压敏胶可以涂于膜的部分或全部表面,或涂于背衬膜的外周。

经皮吸收制剂可分为以下三类:

1. 膜控释型

膜控释型 TDDS(membrane moderated type TDDS)的基本结构如图 19-1 所示,主要由背衬层、药物贮库、控释膜层、黏胶层和防粘层(保护层)五部分组成。Transderm-Nitro(硝酸甘油)、Transderm-Scop(东莨菪碱)、Estraderm(雌二醇)、Catapres-TTS(可乐定)均为该种类型的 TDDS。

背衬层通常由软铝塑材料或其他非渗透性聚合物薄膜(如聚苯乙烯、聚乙烯、聚酯等)组成;药物贮库可以采用多种方法和材料制备,可将药物分散在压敏胶中涂布而成,也可将药物混悬在对膜不产生渗透的黏稠流体(如硅油)或半固体软膏基质中,或直接将药物溶解在适宜的溶剂中等;控释膜由微孔膜或无孔膜组成,较常用的膜材有乙烯-醋酸乙烯共聚物、聚丙烯等;黏胶层可以用各种压敏胶(如丙烯酸酯类、聚异丁烯类或硅橡胶类等);防粘层通常为硅纸、塑料或金属材料。膜控释型 TDDS 的释药速率与控释膜的结构、组成、膜孔大小、膜的厚度、药物在其中的渗透系数以及黏胶层的组成和厚度有关。

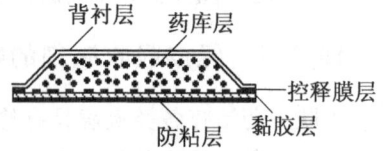

图 19-1　膜控释型 TDDS 结构示意图

2. 骨架扩散型

骨架扩散型 TDDS(matrix diffusion type TDDS)的基本结构如图 19-2 所示,主要由背衬层、药物骨架层、黏胶层和防粘层(保护层)组成。Nitro-Dur(硝酸甘油)为该种类型的 TDDS,其骨架为聚乙烯醇、聚维酮和羟丙基纤维素等形成的亲水性凝胶。

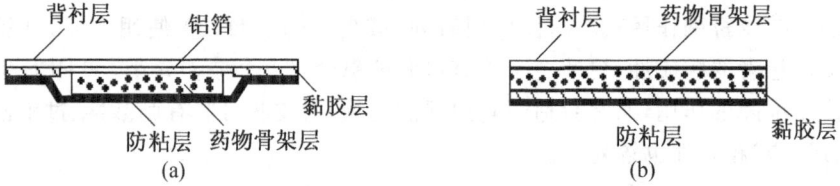

图 19-2　骨架扩散型 TDDS 结构示意图
(a) 外周黏胶层　(b) 固态多层结构

药物溶解或均匀分散在亲水或疏水的聚合物骨架中,然后将该含药骨架按剂量分成固定面积大小及一定厚度的药膜,再与黏胶层、背衬层及防粘层复合。黏胶层可涂布在与药膜复合的背衬层(图 19-2a)或直接涂布在药膜表面(图 19-2b)。骨架扩散型 TDDS 的释药速率符合 Higuchi 方程。

3. 黏胶分散型

黏胶分散型 TDDS(adhesive dispersion type TDDS)的基本结构如图 19-3 所示,主要由背衬层、含药黏胶层和防粘层(保护层)组成。

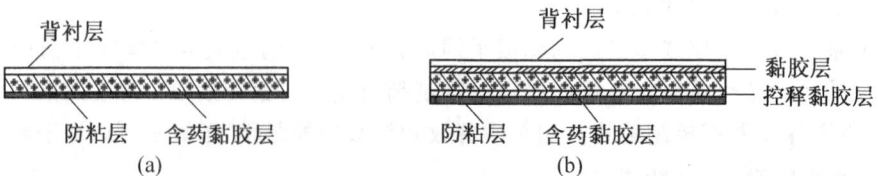

图 19-3　黏胶分散型 TDDS 结构示意图
(a) 单层黏胶层　(b) 多层黏胶层

药库层和控释层均由黏胶组成,有单层黏胶层和多层黏胶层结构。将药物分散或溶解在黏胶中,均匀涂布在不渗透的背衬层上,即为单层黏胶层结构(图 19-3A)。为了增强黏胶层与背衬层间的黏结强度,通常先在背衬层上涂布与之亲和性强的不含药黏胶层,然后覆上含药黏胶层,再覆上具有控释能力的黏胶层,即为多层黏胶层结构(图 19-3B)。随释药时间延长,药物扩散通过的黏胶层厚度不断增加,释药速率逐渐下降,这可以通过将黏胶层药库按照一定的浓度梯度制成含不同药量及致孔剂的多层黏胶层而加以解决,保证给药速率的恒定。Deponit(硝酸甘油)即按该法制备。

19.1.3　药物经皮吸收过程

1. 皮肤的结构与生理

皮肤是 TDDS 唯一的给药途径,是影响药物吸收及治疗效果的重要因素。皮肤的自然渗透性不能满足大多数药物的治疗要求,因此,皮肤的结构与生理是 TDDS 设计的基础。

皮肤的结构如图 19-4 所示,可以简单地分为 3 个主要层次:表皮层(epidermis)、真皮层(dermis)和皮下脂肪组织(subcutaneous tissue)。表皮由外向内可分五层:角质层(stratum corneum)、透明层(stratum lucidum)、颗粒层(stratum granulosum)、棘层(stratum spinosum)和基底层(stratum basale,或称为生发层,stratum germinativum),后 4 层统称为活性表皮(active epidermis,或称为生长表皮,viable epidermis)。此外,皮肤中还有毛发(hair)、汗腺(sweat gland)和皮脂腺(sebaceous gland)等附属器。

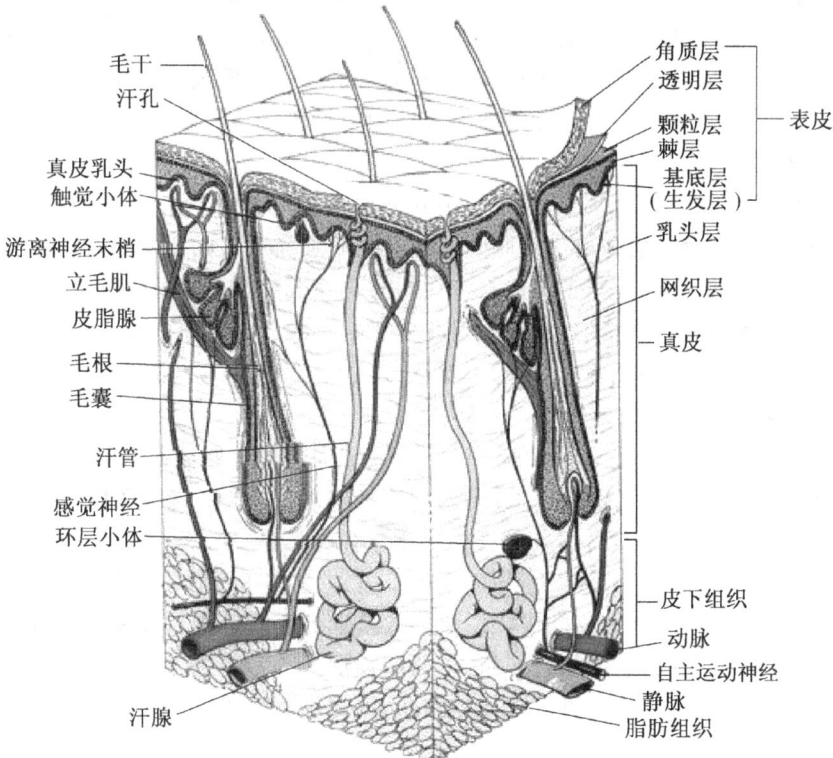

图 19-4　皮肤结构图

（1）角质层：角质层由 $12\sim20$ 层无生命活性的扁平角质细胞构成，厚 $15\sim20\mu m$，是药物渗透的主要屏障。角质细胞膜是由大量的蛋白质（主要是角蛋白）、非纤维蛋白和少量的脂质相互镶嵌形成的致密结构；细胞间质是由类脂和水形成的脂质双分子层结构。通常认为角质层对脂溶性较强的药物的屏障作用较小，而对相对分子质量较大的药物、极性或水溶性较大的药物的屏障作用较大。

（2）活性表皮：活性表皮介于角质层和真皮之间，由活性细胞组成，厚度为 $50\sim100\mu m$。细胞膜是类脂双分子层，细胞内主要为水性蛋白质溶液，水分含量高，约占 90%。药物较易通过，但可能成为脂溶性药物的渗透屏障。

（3）真皮：真皮厚 $1\sim2mm$，为由纤维蛋白形成的疏松结缔组织，其间有少量脂质与纤维蛋白相互交叉，含水量约为 30%。真皮中分布有丰富的毛细血管和毛细淋巴管、毛囊及汗腺。因此，从表皮转运来的药物可迅速向全身转移，不形成屏障。

（4）皮下组织：皮下组织是一种脂肪组织，其间分布有皮肤血液循环系统、汗腺及毛囊。与真皮组织类似，药物在其中能迅速移除，通常不成为药物吸收的屏障。

（5）皮肤附属器：皮肤附属器包括汗腺、毛发、皮脂腺。汗腺、毛孔和皮脂腺从皮肤表面一直到达真皮层底部。皮脂腺大多与毛孔并存，开口于毛囊上部。毛囊、汗腺和皮脂腺的总面积占皮肤总面积的 1% 以下，在大多数情况下不成为主要的吸收途径，但大分子药物和离子型药物可通过该途径转运。

2. 药物在皮肤内的转运

（1）药物在皮肤内的扩散：药物透过皮肤吸收进入血液循环主要有以下两条途径：

1）表皮途径：是药物经皮吸收的主要途径。药物透过角质层和表皮进入真皮，然后被毛细血管吸收进入全身血液循环。在此途径中，药物可以穿过角质细胞到达活性表皮，亦可以穿过角质细胞间到达活性表皮。由于角质细胞途径的扩散阻力大，因此角质细胞间是主要的扩散通道。药物通过被动扩散方式透过。

2）皮肤附属器途径：药物通过毛囊、汗腺和皮脂腺等附属器吸收。虽然药物透过皮肤附属器的速率比透过表皮快，但是由于皮肤附属器在皮肤表面所占的比例很小，因此大多数情况下不是药物吸收的主要途径。对于一些水溶性的大分子药物、离子型药物和多功能团的极性化合物，由于很难通过富含类脂的角质层，因此皮肤附属器成为主要的吸收途径。在经皮离子导入过程中，皮肤附属器是离子型药物的主要通道。

（2）皮肤的贮库作用与代谢作用

1）皮肤的贮库作用：药物进入皮肤后，可能与角质层的类脂或角蛋白结合，也可能与真皮或活性表皮的其他蛋白质结合等，也可能分配溶解在组织中，使药物在皮肤中产生蓄积，形成贮库。贮库作用是 TDDS 设计时需要考虑的因素。

2）皮肤的代谢作用：皮肤中含有一些代谢酶，主要存在于活性表皮中。这些代谢酶可能对药物产生首过作用，但是由于皮肤中代谢酶的数量远低于肝脏中代谢酶的数量，因此对多数药物的经皮吸收不会产生明显的首过作用。此外，皮肤上寄生着的微生物亦有可能使药物发生降解。利用皮肤的代谢作用可以设计前体药物，以促进药物透皮吸收。

19.1.4 影响药物经皮吸收的因素

影响药物经皮吸收的主要因素有药物的理化性质、给药系统的理化性质和生理因素等。

1. 药物的理化性质

(1) 药物的溶解度和分配系数：药物的油/水分配系数是影响药物透皮吸收的重要因素。皮肤的角质层具有亲脂性，活性表皮和真皮具有亲水性。通常脂溶性药物较水溶性药物或亲水性药物易于透过皮肤角质层，但脂溶性太强的药物难以透过活性表皮和真皮，因此既有亲脂性又有亲水性的药物容易透过皮肤吸收。通常药物的辛醇/水分配系数的对数值（$\lg K_{辛醇/水}$）在 1～4 间较为理想。药物的溶解度越大，形成的浓度梯度越大，越容易透过皮肤吸收。通常药物在水和类脂中的溶解度应大于 1g/L。

(2) 分子大小：药物分子越小越容易透过皮肤角质层扩散。药物分子在角质层中的扩散系数随分子增大而减小，近似地遵循 Stokes-Einstein 定律。通常药物的相对分子质量以小于 600 为宜。

(3) 熔点：熔点低的药物容易透过皮肤吸收。通常熔点在 200℃ 以下为宜。

(4) 分子形式：大多数药物是有机弱酸或有机弱碱，当以分子形式存在时易于透过皮肤，而离子型的药物不易透过皮肤。

2. 给药系统的理化性质

(1) 剂型：通常药物越容易从剂型中释放，则经皮渗透速率越高。

(2) pH：pH 能影响离子型药物的解离和在皮肤中的转运。表皮为弱酸性环境（pH4.2～5.6），而真皮的 pH 值约为 7.4，可根据药物的 pK_a 值对 TDDS 介质的 pH 作相应调节，增加分子型药物的比例，从而提高其经皮渗透。

(3) TDDS 中药物的浓度：药物在皮肤中的扩散属于被动扩散，其推动力是皮肤两侧的浓度梯度。提高 TDDS 中药物的浓度，可以提高药物的经皮渗透速率。但对于溶解度已经较高的药物或浓度较高的 TDDS，则提高浓度意义不大。

3. 生理因素的影响

(1) 种族与个体差异：不同种族人皮肤的渗透性存在差异，如黑人皮肤的密度与细胞的层数比白人大，对药物渗透的阻力较大。人与动物皮肤的渗透性有很大差异。不同种族动物间也存在很大差异，通常家兔、小鼠、无毛小鼠皮肤的渗透性较大，其次为大鼠、豚鼠、猪、狗、猴、猩猩等。

药物的经皮渗透还存在个体差异，与年龄、性别等多种因素有关，老人和男性皮肤的渗透性较儿童、女性低。

(2) 部位差异：一些药物的经皮渗透具有部位选择性，这是由于不同部位角质层的厚度及生化成分有差异，附属器的密度有差异。人体不同部位皮肤渗透性的大致顺序是：足底和手掌＜腹部＜前臂＜背部＜前额＜耳后和阴囊。如东莨菪碱 TDDS 的最佳用药部位为耳后。

(3) 皮肤的水合作用：角质层中的角蛋白能与水结合，称为水合作用。水合作用可使角质细胞膨胀，降低其结构的致密程度；细胞间的亲水性物质也可发生水合而使其结构疏松；这些均有利于药物的渗透。角质层含水量大于 10% 时，皮肤即出现一定程度的水合，皮肤柔软而不显干燥。含水量达 50% 以上时，药物的渗透性可增加 5～10 倍。水合作用对水溶性药物的促透作用显著大于脂溶性药物。

(4) 皮肤的状况：当皮肤角质层受损时，其屏障功能减弱，药物的渗透增加。药物在有湿疹、溃疡或烧伤等创面上的渗透可增加数倍至数十倍。如氢化可的松在正常皮肤的渗透量仅为给药量的 1%～2%，而除去角质层后，渗透量增加至 78%～90%。某些皮肤疾病（如牛皮癣、硬皮病、老年角化病等)导致皮肤角质层变得致密,药物的渗透减少。皮肤的温度升高会使药物的渗透速率加快,如当温度从 10℃上升到 40℃时,阿司匹林在离体人皮肤的渗透性提高 15 倍。

19.2 促进药物经皮吸收的方法

开发 TDDS 的前提是药物的透皮速率能维持全身或局部有效浓度。在一般情况下,只有极少数药物能符合要求;对大多数药物而言,皮肤是一道难以通透的屏障,其透皮速率满足不了治疗要求,因此必须寻找方法以提高药物的透皮速率。促进药物经皮吸收的方法包括经皮吸收促进剂、前体药物、物理学方法和微粒载体等。最常用的方法是应用经皮吸收促进剂。将药物制成具有较大透皮速率的前体药物是一种可行的化学方法。近来有研究应用离子导入、超声波导入、电致孔导入和微针等物理学方法以促进水溶性大分子药物的经皮吸收。近年来采用脂质体、纳米粒、微乳等微粒载体促进药物的经皮渗透也被广泛研究。

19.2.1 吸收促进剂

经皮吸收促进剂(penetration enhancers)是指能够加速药物穿透皮肤的物质。它们能可逆地降低皮肤的屏障性能,但不损害皮肤的其他功能。经皮吸收促进剂主要作用于角质层细胞间的脂质双分子层而产生促透作用。理想的经皮吸收促进剂应具备以下条件:① 对皮肤及机体没有药理作用、无毒、无刺激性、无过敏性;② 使用后立即起作用,去除后皮肤能恢复正常的功能;③ 不会引起体内水分和营养物质通过皮肤损失;④ 不与药物及其他附加剂发生作用;⑤ 无臭、无色。

常用的经皮吸收促进剂包括以下几类:① 醇类,如乙醇、丙二醇、月桂醇等;② 二甲基亚砜及其类似物,如二甲亚砜、二甲基甲酰胺等;③ 脂肪酸及其酯类,如油酸、亚油酸、月桂酸、乙酸乙酯等;④ 月桂氮䓬酮及其同系物;⑤ 表面活性剂;⑥ 吡咯酮类;⑦ 胺类,如尿素;⑧ 萜烯与植物挥发油,如薄荷醇、樟脑、柠檬烯、桉树脑等;⑨ 环糊精类,如 β-环糊精、羟丙基-β-环糊精等。

1. 醇类

短链醇(如乙醇、丙醇、丁醇等)在经皮给药制剂中用作溶剂,不仅可以增加药物的溶解度,而且可以促进药物的经皮渗透。如乙醇对雌二醇有较强的促透作用,以 70%乙醇为溶剂的雌二醇饱和溶液的透皮速率比饱和水溶液大 20 倍,上市的 Estraderm 中即含有乙醇。

长链脂肪醇在适当的溶剂中可促进很多药物的经皮吸收。长链脂肪醇能与角质层细胞间类脂作用,增加其流动性,从而增大药物的透皮速率。

丙二醇在经皮给药制剂中常用作溶剂、潜溶剂、保湿剂和防腐剂,还可作为促进剂;但单独作为促进剂时效果不佳,常与其他促进剂合用,在增加药物及促进剂溶解度的同时发挥促透作用。如丙二醇+2%氮酮、丙二醇+15%癸基甲基亚砜、丙二醇+5%油酸三种组合均可明显提高氢化可的松的经皮渗透。

2. 二甲基亚砜及其类似物

该类吸收促进剂有二甲基亚砜(DMSO)、癸基甲基亚砜(DCMS)、二甲基甲酰胺(DMF)和二甲基乙酰胺(DMA)等。

DMSO 为无色透明油状液体,吸水性强,可与水及多种极性或非极性有机溶剂(乙醇、丙酮、氯仿、乙醚等)相混溶,是应用较早的吸收促进剂,促透作用较强。DMSO 的促透作用机制与浓度有关,高浓度时(>60%)主要是通过置换角质层脂质双分子层中的结合水,使其膨胀且流动性增加,较低浓度时(<20%)则是通过与角质层细胞膜中的蛋白质结合,使蛋白质的构型发生可逆性的变化;此外,DMSO 增加药物的溶解度也是其发挥促透作用的重要因素。DMSO的缺点是有皮肤刺激性和恶臭,长期大量使用可以引起严重的皮肤刺激性,甚至全身毒性等。美国 FDA 已经不允许在制剂中使用 DMSO。DMF 和 DMA 的刺激性较 DMSO 小,但其促透作用也较小。

为了克服 DMSO 的缺点,将 DMSO 中的甲基用癸基取代后制得的 DCMS 是 FDA 批准的一种新型亚砜类吸收促进剂。DCMS 在低浓度时即具有促透作用,对极性药物的促透效果优于非极性药物,常用浓度是 1%～4%。如 1%DCMS 水溶液对 5-氟尿嘧啶的增渗倍数为 200 倍。

3. 脂肪酸及其酯类

在适当的溶剂中,一些脂肪酸对很多药物的经皮吸收具有促进作用。脂肪酸与皮肤中脂肪酸的结构相似,能与角质层细胞间类脂作用,增加其流动性,从而增大药物的透皮速率。促透作用与碳链长度、双键数目有关。

油酸是应用较多的一种吸收促进剂,为无色油状液体,微溶于水,易溶于乙醇、乙醚、氯仿和油类等。油酸能促进许多药物的经皮吸收。当油酸与乙醇、丙二醇等配伍时,可提高它们的促透作用。如在丙二醇中加 2%油酸,可使阿昔洛韦的渗透系数增加 140 倍。其他应用的还有亚油酸、月桂酸、肉豆蔻酸。

乙酸乙酯对某些药物具有很好的促透作用,如应用乙酸乙酯或乙酸乙酯的乙醇溶液为溶剂,能成百倍地提高雌二醇、氢化可的松、氟尿嘧啶及硝苯地平在大鼠皮肤的渗透速率。

肉豆蔻酯异丙酯(isopropyl myristate,IPM)也是常用的吸收促进剂。IPM 可破坏角质层脂质排列的有序性,使其流动性增加;还可增加溶解度,影响药物在给药系统与皮肤间的分配。IPM 与其他吸收促进剂合用可产生协同作用,如 IPM 与吡咯酮类合用可大大降低后者的起效浓度,减少毒性。

4. 月桂氮草酮及其同系物

月桂氮草酮(laurocapram,又称为氮酮),由美国尼尔森研究中心开发,国外商品名为 Azone,化学名为 1-十二烷基-氮杂草-2-酮,为无色澄清油状液体,不溶于水,能与醇、酮、低级烃类混溶。目前国内已大量生产。

月桂氮草酮常用浓度为 1%～10%。其促透作用与浓度有关,如对 5-氟尿嘧啶的最佳浓度为 4.1%,而对双氯芬酸钠的最佳浓度为 3%。在最佳浓度以下,随浓度增加,药物的透皮吸收增加,而在最佳浓度以上,则产生抑制作用。

月桂氮草酮对生物膜的类脂具有特异的溶解作用,一般认为主要作用于角质层细胞间的脂质双分子层,增加双分子层的流动性,降低相转变温度,从而促进药物通过细胞间扩散。月桂氮草酮对亲水性药物的促透作用比亲脂性药物强。与其他吸收促进剂合用时效果更佳,如与丙二醇、油酸等都可混合使用。

月桂氮草酮发挥促透作用存在时滞,如对甲硝唑的促透作用在使用 10h 后才出现;但是一旦发生作用后,维持时间较长,即使除去后,仍能持续数日。

除月桂氮草酮外,目前尚有系列同系物正在开发之中,月桂氮草酮是由极性基团吡咯酮和非极性结构长链烷烃所形成,这两部分基团为其发挥促透作用所必需,通过改变亲水基团的极性及亲油基团的链长可能得到一系列新的促进剂。

5. 表面活性剂

表面活性剂可以渗透进入皮肤,与皮肤成分发生作用,改变其渗透性能。通常阴离子型表面活性剂的促透作用较强,阳离子型表面活性剂次之,非离子型表面活性剂最弱。应用最多的是十二烷基硫酸钠。

表面活性剂的促透作用与其浓度密切相关,当浓度超过临界胶束浓度(CMC)时,胶束将药物增溶于其中,使药物的热力学活性降低,从而降低了药物的透皮速率;低浓度时,表面活性剂能乳化皮肤表面的脂质,与细胞间类脂发生作用使类脂流动性增加,还可能与角蛋白发生作用,从而增加药物的透皮速率。

(1)阴离子型表面活性剂:阴离子型表面活性剂能渗透进入皮肤,与细胞间类脂发生作用,导致脂质双分子层的流动性增加或脂质移除、细胞蛋白骨架结构改变。渗透量与其结构(特别是碳链长度)有关,如10个或12个碳原子烃链的促透作用比14、16或18个碳原子烃链的强。应用较多的是十二烷基硫酸钠,它可促进氯霉素、萘普生和纳洛酮等的经皮渗透。1.5g/L的十二烷基硫酸钠能使溴吡啶斯的明透过离体人皮肤的速率增加200倍。十二烷基硫酸钠的促透作用受给药系统 pH 的影响,在低 pH 条件下,十二烷基硫酸钠以酸性皂形式存在,油/水分配系数和热力学活性均增加,易于与皮肤发生作用。当十二烷基硫酸钠与聚乙二醇共同存在时,两者的相互作用使渗透能力减弱。

(2)阳离子型表面活性剂:阳离子型表面活性剂对皮肤的刺激性较大,应用没有阴离子型表面活性剂广泛,但也能增加一些化合物(如钠离子、钾离子、纳洛酮等)的经皮渗透。阳离子主要与角质层的蛋白发生作用。

(3)非离子型表面活性剂:非离子型表面活性剂的刺激性最小,但其促透作用也较差,这可能与它们的 CMC 较低和缔合数较高有关。非离子型表面活性剂能增加皮肤脂质的流动性,常用的为聚山梨酯类,如聚山梨酯80能增加氢化可的松、氯霉素和利多卡因的经皮渗透。聚山梨酯类的促透作用与其分子结构及所用的溶剂有关。如以丙二醇为溶剂,当没有表面活性剂存在时,随丙二醇浓度的增加,氢化可的松的透皮速率下降;有聚山梨酯20存在时,则随丙二醇浓度增加,氢化可的松的透皮速率加快。在丙二醇浓度为40%和60%时,随聚山梨酯中的脂肪酸链碳原子数从12增加至18,氢化可的松的透皮速率相应提高。

(4)磷脂:磷脂是两性离子型表面活性剂,能形成水包油型乳剂。磷脂能促进一些药物的经皮渗透,如在药物的丙二醇混悬液中加1%的卵磷脂,可使布那唑嗪 24h 透过裸鼠皮肤的量从 0.13mg 增加到 7.3mg,茶碱的透过量从 0.97mg 增加到 11.88mg,硝酸异山梨醇的透过量从 4.0mg 增加到 18.31mg。

6. 吡咯酮类

吡咯酮及其衍生物应用范围较广,对极性、半极性化合物均有促透作用。与 DMSO 及 DMF 类似,低浓度时吡咯酮类可选择性地分配进入角质蛋白,高浓度时在影响脂质双分子层流动性的同时还促进药物分配,但需注意用量较大时对皮肤有刺激性。2-吡咯烷酮和 N-甲基吡咯烷酮有较强的促透作用,能促进激素类、咖啡因、布洛芬、阿司匹林等的经皮渗透。

7. 胺类

尿素可增加角质层的水合作用,增加类脂的流动性,与皮肤长期接触可使角质溶解。通常尿素作为吸收促进剂时浓度较低。

8. 萜烯与植物挥发油

一些含萜类的挥发油具有较强的穿透能力,并且能刺激皮下毛细血管的血液循环。它们能改变角质层脂质双分子层结构,增加其流动性,还可增加药物在其中的分配。近年来对中药促透剂已有大量研究,使用的中药促透剂包括薄荷(包括薄荷脑、薄荷醇、薄荷油)、龙脑(冰片)、桉叶油、枫香油、当归挥发油、丁香挥发油、川芎提取物、桂皮油等。

9. 环糊精类

环糊精包合物将药物包封之后,使药物的溶解度和在皮肤角质层的分配系数增加,从而促进药物在皮肤中扩散。用作吸收促进剂的环糊精主要有 β-环糊精、羟丙基-β-环糊精、二甲基 β-环糊精,二甲氧基-β-环糊精等。

19.2.2　前体药物

前体药物(prodrugs)是利用皮肤或体内酶的代谢作用,将药物进行结构改造,制成具有很好的透皮特性的衍生物,透皮过程中或进入体内后,经生物转化生成原来的活性母体药物。对于亲水性药物,可将其制成脂溶性大的前体药物,以增加其在角质层内的溶解度;而对于强亲脂性的药物,可以引入亲水性基团以利于其从角质层向活性皮肤组织分配。前体药物设计中常用的修饰基团有烷酰氧甲基、烷基、胺、醇及羧酸的酰化等。有研究者将纳曲酮制成乙酸酯、丙酸酯、丁酸酯、戊酸酯、己酸酯和庚酸酯 6 种前体药物,体外经皮渗透实验结果显示,在透皮过程中前体药物几乎完全被代谢,主要以母体药物形式纳曲酮出现在接受液中。前体药物的渗透速率是纳曲酮的 2~7 倍。他们还进行了部分前体药物贴片在乳猪的体内经皮吸收实验,结果显示,达稳态时,纳曲酮、乙酸酯、丙酸酯、己酸酯的血中纳曲酮浓度分别为 4.2、25.2、16.0 和 8.3ng/mL,乙酸酯、丙酸酯适合经皮给药。

19.2.3　物理方法

物理方法特别适用于使用吸收促进剂难以奏效的药物,如离子型药物以及多肽、蛋白质等大分子药物。

1. 离子导入法

离子导入法(iontophoresis)是通过在皮肤上施加适当的电场,使离子型药物通过皮肤进入机体的一种经皮给药的物理促透方法。在电场作用下,阳离子型药物在阳极处透过皮肤,阴离子型药物在阴极处透过皮肤,中性分子则可通过电渗作用透过皮肤。

离子导入法具有以下特点:① 具有经皮给药的优点;② 为全身性的透皮给药装置,特别适合于离子型和大分子多肽类药物;③ 可以通过调节电流大小控制药物透皮速率及释药速率,消除血药浓度的峰谷现象;④ 可以实现程序化给药;⑤ 通过调节电流强度就能实现个体化给药;⑥ 给药装置体积小,可制成便携式。当与生物传感器配合使用时,可以根据患者的自体信号调节给药速率。目前,国外已经有反向离子导入仪商品(Glucowatch)上市,可以对血糖浓度进行无损伤地自动检测;Alza 公司开发的 E-TRANS 技术用于芬太尼透皮给药,E-TRANS 是一种以电池为动力、信用卡大小的贴剂。

离子导入法的促透机制包括:① 电场的作用:在电场作用下,离子型药物通过导电性通道皮肤附属器进入皮下微循环系统。② 溶剂对流作用:又称为电渗作用,在生理 pH 下,皮肤相当于一个带负电荷的多孔膜,当施加电压时即会产生电渗现象。电渗流具有方向性,与皮肤所带电荷、电极极性以及所转运分子的性质有关。在生理 pH 下,阳离子比阴离子获得更大的动量,在阳离子移动方向产生净体积流;与此同时,离子的迁移导致皮肤两侧产生浓度极化现象和净体积流,结果产生渗透压差,成为药物扩散的又一种驱动力。③ 电流诱导作用:当皮肤上施加电流时,皮肤上的电流密度可能很低,但皮肤中孔道处的电流密度可以很大,导致皮肤结构发生改变,使皮肤的通透性增加。

影响离子导入有效性的因素有:

(1) 电学因素

1) 电流强(密)度:理论上,离子型药物的透皮速率与电流强度成正比。有研究表明,应用 0.1、0.2 和 0.3mA 的离子导入时,盐酸普鲁卡因的增渗倍数分别为 34、64 和 97 倍。实际中,加大电流强度会相应增大皮肤的刺激性,甚至损害皮肤。通常离子导入用的直流电流密度在 $0.6mA/cm^2$ 以下,人体皮肤的痛阈约为 $0.5mA/cm^2$。

2) 电流方式:当使用连续直流电时,皮肤会产生极化电流,使离子导入的效率降低。改用脉冲电流,通过选择适当的波形、频率和占/空比,可消除皮肤的极化现象,提高离子导入效率。

3) 离子导入电极:合适的电极材料可减少离子导入中在阳极或阴极产生新的竞争离子。如铂电极在水溶液中发生电化学反应产生 H^+,OH^-,不仅改变电极周围的 pH,还与药物离子产生竞争。Ag/AgCl 电极的电化学反应不产生 H^+ 和 OH^-,可以控制电解和电极溶液的 pH,因此被广泛应用。

4) 通电时间:在通常情况下,电流应用时间越长,离子导入效果越好。但直流电的连续长时间应用会导致皮肤极化,最终使药物渗透量下降。有研究者考察了通电时间对醋酸去氨加压素(DDAVP)抗利尿作用的影响,结果表明,外加电场 1h 时,DDAVP 可持续透皮 9h;随着离子导入时间的延长,DDAVP 的作用时间增加很小。

(2) 药物因素

1) 分子大小:离子导入的经皮渗透速率一般随着药物相对分子质量的增大而减少。但也有例外,如有人在研究低聚核苷酸的经皮离子导入时发现,有一些核苷酸的渗透速率并不随药物分子的增大而减少。

2) 解离性质:离子导入主要是针对离子型药物,药物的解离状态对离子导入效率有很大影响。通常,药物的导电性能越好,离子导入效率越高;相同浓度时,一价离子在电场中的迁移比多价离子快,离子导入效率更高。

3) 分子的极性:中性分子可在电渗流作用下透过皮肤,但分子的极性对其导入效率有较大的影响。如醇类离子导入透皮速率增加的比例随碳链长度增加而降低,极性越大,离子导入效率越高。

4) 药物浓度:在离子导入过程中,药物浓度越高,离子数量越多,导入的药物量也越多。对于水中溶解度小的药物,可以通过将其溶解在其他溶剂中,且在该溶剂中能发生解离,以提高药物的导入效率。

(3) 药物贮库因素

1) 药物贮库的组成:药物贮库可以制成干片状、凝胶状或溶液型,贮库类型可能影响离子导入的效率。有人研究了降钙素的离子导入,应用溶液型贮库时,pH4.2 比 pH7.4 更有效;而应用干片状贮库时,两个 pH 下的作用相同。

2) 介质 pH:介质的 pH 影响药物的解离状态,最佳 pH 应为药物主要以一价阳离子存在时的 pH。介质的 pH 还会影响皮肤表面的电荷密度和电性，导致皮肤的穿透性、电渗流方向、电渗流大小发生改变，从而影响离子导入效率。

3）离子强度：为了增加导电性或维持稳定的 pH，常常加入其他离子，这些外加离子与药物离子产生竞争，降低药物离子的迁移数，从而降低药物离子导入的效率。因此，在能保证足够导电性或缓冲容量的前提下，应尽量降低缓冲液的离子强度或盐的浓度。

2. 电致孔导入法

电致孔导入法（electroporation）是在皮肤上外加一个瞬时的高压电脉冲，在角质层脂质双分子层产生暂时的、可逆的亲水性孔道，药物通过形成的孔道，穿过皮肤而被吸收。

电致孔导入法具有以下优点：① 采用瞬时高压电脉冲，形成暂时的、可逆的孔道，对皮肤无损伤；② 药物经皮渗透无时滞，起效快；③ 以脉冲方式给药，有利于实现程序化给药；④ 可与离子导入合用，以提高离子导入的效率。电致孔导入法与离子导入法的不同之处主要在于离子导入主要作用于药物，电致孔导入则直接作用于皮肤，离子导入应用在皮肤上的电压较低。影响电致孔导入的因素较多，如脉冲电压、脉冲数、脉冲时间、脉冲频率、脉冲波形、脉冲使用的时间、电极的极性等。目前电致孔导入法尚处于起步阶段，距离临床实用还有相当大的距离。

3. 超声波导入法

超声波导入法（phonophoresis，sonophoresis）是指药物分子在超声波的作用下，通过皮肤进入组织。

超声波导入法的优点有：① 可避开肝和胃肠道的首过作用；② 无痛感，使用方便，可望代替传统的注射给药，可达到长效作用；③ 可以实现脉冲式释药，实现给药的最优化；④ 超声波对皮肤渗透性的影响是可逆的，一段时间后皮肤可恢复其屏障功能。目前已有微型化的剂型（Sontra 公司），特别适于大分子药物的经皮给药以及体内血糖测定。

超声波可以是脉冲的，也可以是连续的；通常使用的频率为 20kHz，强度为 $0\sim4W/cm^2$。超声波导入法的机制包括超声波引起的皮肤空化作用和致热作用，在超声波作用下，角质层细胞产生空化作用，造成脂质结构排列无序化，同时可将大量的水透入无序化的脂质区域形成水性通道，使药物快速扩散通过；超声波导致皮肤温度升高亦有利于药物的经皮吸收。影响超声波促透效率的因素有超声波的频率、强度、暴露时间和药物性质等。

4. 微粉超音速经皮给药法

微粉超音速经皮给药（transdermal powdered delivery）装置由液氢管、阀门、塞膜、药物微粉腔和超音速喷口等几部分组成，当阀门打开后，液氢迅速膨胀，形成强大的高压气流，将塞膜冲破，药物微粉被高速压入皮肤表层。粉末透入皮肤的深度与粉粒的密度、粒径和粒子的速度有关。这种给药装置国外已有商品（PowderJact）。现已有利多卡因、前列地尔、乙肝疫苗、肿瘤疫苗等商品。

5. 微针法

微针法（microneedles）是通过在硅片上进行深度蚀刻而成的一种微针阵列，每 mm^2 约有 50 针，3mm×3mm 有 400 针，每根针长约 150μm。足够穿透皮肤角质层，但不足以触及神经，所以不会有疼痛感觉。国外已有商品，如 Macroflux，Macroflux 技术适合大分子药物的给药。

此外，还有激光导入法、电磁场导入法等。尽管物理方法具有许多优点，但目前只有少数品种上市。由于价格昂贵，实际应用范围有限，很难成为常用的促进药物经皮吸收的方法。

19.2.4　微粒载体

近年来,微粒载体作为促进药物经皮吸收的方法得到迅速发展。目前研究较多的是脂质体、传递体、醇质体、非离子型表面活性剂囊泡、微乳等。

1. 脂质体

脂质体(liposomes)作为经皮给药的载体,具有以下优点:① 脂质体的类脂可与角质层的脂质发生作用,增加脂质的流动性,促进药物渗透;② 脂质体通过增加难溶性药物的溶解度使局部药物浓度增加,从而增加药物扩散的驱动力,促进药物渗透;③ 脂质体可使角质层湿润,水合作用增强,角质细胞间结构发生改变;④ 脂质体的成分通常为体内固有成分,无毒,对皮肤无刺激性,可生物降解;⑤ 脂质体可降低局部应用药物的全身吸收,使药物集中于皮肤局部,提高其局部生物利用度。目前已有皮肤局部应用的脂质体制剂上市,如益康唑脂质体凝胶剂。

2. 传递体

传递体(transfersomes)亦称为柔性纳米脂质体,系具有高度变形能力,并能以皮肤水化压力为动力,高效穿透比其自身小数倍的孔道的类脂聚集体。通过在脂质体的磷脂成分中加入胆酸钠、去氧胆酸钠等表面活性剂,使其类脂膜具有高度的变形能力,将小分子及大分子药物(如多肽类或蛋白质)成功地转运进入体循环。有研究报道,胰岛素传递体透皮给药后可显著降低糖尿病小鼠的血糖水平,$0.5 \sim 1.0 IU/$鼠即可产生明显的降血糖作用,与胰岛素腹腔注射效果相近;但注射组给药 3h 后血糖浓度开始上升,作用时间短,而传递体组在给药 5h 后血糖浓度仍有下降趋势,作用时间较长。

传递体具有以下特点:① 传递体经皮渗透的驱动力是渗透压差;② 传递体的膜具有高度变形性;③ 传递体透过角质层时产生多次变形;④ 传递体与水分子具有相同的渗透效率;⑤ 传递体穿过皮肤后其组成不变;⑥ 传递体主要在角质层细胞间进行转运;⑦ 传递体经皮渗透不存在种属及部位差异。

3. 醇质体

醇质体(ethosomes)是一种乙醇含量很高的($20\% \sim 50\%$)柔性脂质体,具有膜流动性较高、易于变形穿透皮肤屏障的特点。乙醇一方面可改变角质层类脂分子的紧密排列状况,增加类脂流动性,另一方面高浓度的乙醇使醇质体膜的柔性和流动性增强,使之在传递过程中发生变形,增强渗透能力。此外,在传递过程中醇质体还可能与角质层的脂质发生融合后释放药物。

4. 非离子型表面活性剂囊泡

非离子型表面活性剂囊泡(niosomes)系用非离子型表面活性剂构成与脂质体类似的单室或多室双分子层囊泡。由于应用非离子型表面活性剂代替脂质体中的磷脂,克服了磷脂不稳定、来源不一和费用高的问题。非离子型表面活性剂囊泡一方面可与皮肤角质层紧密接触,吸附并融合到皮肤表面,使该处的药物热力学活度梯度提高,作为药物的渗透推动力,另一方面囊泡进入角质细胞间脂质中,破坏角质层的屏障作用;此外,囊泡中的表面活性剂可作为吸收促进剂,这些综合作用的结果是使药物的经皮吸收增加。

5. 微乳

微乳(microemulsions)是由水相、油相、表面活性剂和助表面活性剂按适当比例自发形成的一种透明或半透明的热力学稳定的溶液体系。微乳可以通过增加药物溶解度以提高浓度梯度,增加角质层脂质双分子层流动性,破坏角质层中的水性通道,以完整结构经由毛囊透过皮肤,或药物从微乳中析出后透皮吸收,从而增加药物的经皮渗透。

19.3 药物经皮渗透的研究方法

为了确保 TDDS 的安全性、有效性并达到所要求的控释目的,必须对药物的经皮渗透性能进行全面的研究,药物透皮速率的研究是 TDDS 开发的关键,是筛选药物、经皮吸收促进剂和系统组成材料的依据。药物经皮渗透的过程复杂,影响因素较多,通过考察各种条件下影响药物渗透的因素,以模拟体内条件,可以预测药物经皮吸收进入体内的动力学过程。经皮渗透研究的方法、实验装置与材料多种多样,正确的研究方法、合适的实验装置与材料是保证研究结果的前提。

19.3.1 体外经皮渗透的研究方法

体外经皮渗透实验是 TDDS 开发研究中必不可少的环节,体外经皮渗透研究的目的是了解药物在皮肤内的渗透过程,研究影响经皮渗透的因素以及筛选 TDDS 的处方组成等。

1. 实验装置

渗透扩散池是体外经皮渗透实验的基本装置。渗透扩散池种类较多,但基本的结构是由一个供应室(donor cell)和一个接受室(receptor cell)组成的双室装置,皮肤样品、TDDS 或其他膜材料固定在两个室之间,供应室内可装药液,接受室内装接受介质。常用的渗透扩散池有立式、水平式及流通式三类。

设计扩散池时应考虑以下因素:① 扩散池的材料应不吸附药物,通常为玻璃;② 使用、清洗及安装方便;③ 供应室与接受室内都有很好的搅拌,且可控制温度;④ 供应室内的挥发性药物及介质应不挥发;⑤ 接受室的容积适当,以便在实验过程中维持漏槽条件,接受介质应与皮肤紧密接触,不残存气泡,亦不形成屏障层,观察与采样方便;⑥ 皮肤夹在供应室与接受室之间,其屏障层不会受到损害。

(1) 立式扩散池:立式扩散池中用得比较多的是 Franz 扩散池(图 19-5),由上、下两个磨口玻璃容器对合而成,皮肤固定在中间。上面的室是供应室,下面的室是接受室。接受室的一侧有一个向上倾斜的取样管,用于取样、补充接受介质或排除气泡。接受室外有夹套,可通恒温水以保持接受室恒温;接受室底部需放置磁力搅拌器。Franz 扩散池主要用于贴剂、软膏的体外渗透研究,亦可用于实验过程中供应室药物浓度基本不变(如饱和溶液)的透皮速率测定。

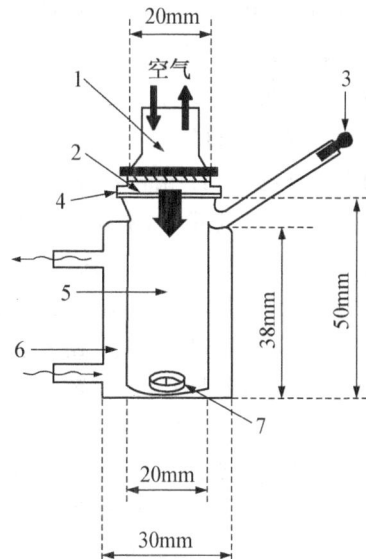

图 19-5 Franz 扩散池

1. 供应室 2. 透皮给药系统 3. 取样口
4. 皮肤 5. 接受室 6. 水浴夹层
7. 星形搅拌子

（2）水平式扩散池：水平式扩散池中常见的为 Valia-Chien 扩散池（图 19-6），由两个对称的玻璃室组成，皮肤固定在两个室之间，两个室均为全封闭状态，底部有凹陷用来放置搅拌子，温度由水浴夹层控制。每个室都装满液体，皮肤的两面一直浸在介质中，若介质为水，则能使皮肤水化，导致药物经皮速率增大。Valia-Chien 扩散池可用于测定药物通过皮肤（或膜）的渗透速率、渗透系数（或扩散系数）；在两室中放入电极，则可用于离子导入的研究。

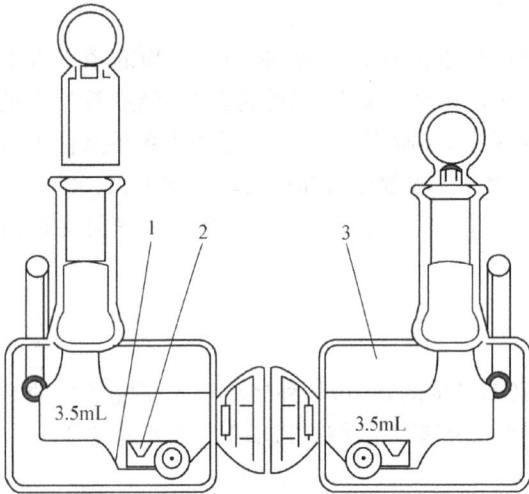

图 19-6　Valia-Chien 扩散池
1. 搅拌平台　2. 搅拌子　3. 恒温水浴夹层

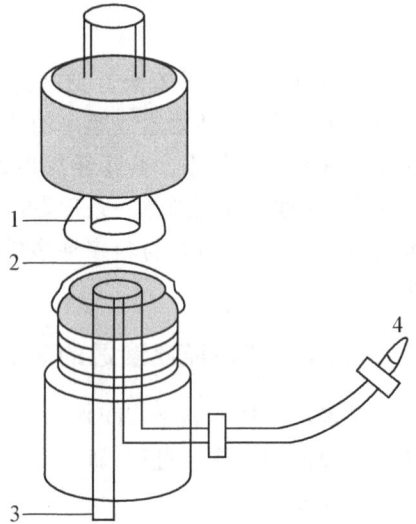

图 19-7　Rafenrath 流通扩散池
1. 供应室　2. 接受室　3. 接受介质入口
4. 接受液出口

（3）流通扩散池：具有代表性的流通扩散池是一种微量流通扩散池，图 19-7 为其中的一种。采用恒流蠕动泵将接受介质以一定速率流经接受室，使接受室保持漏槽条件，该装置特别适合于溶解度小的药物。流通扩散池可与自动检测装置连接，连续测定药物浓度。

2. 皮肤模型

（1）皮肤的选择：

1）聚合物薄膜：聚合物薄膜稳定性好，批间均匀程度好，使用方便。用于 TDDS 研究的聚合物薄膜有大孔膜、纳米孔膜和无孔膜三类，目前使用的聚合物薄膜材料主要有矿物油润浸的聚丙烯、乙烯-醋酸乙烯共聚物。由于聚合物薄膜与皮肤的结构相差甚远，因此作为体外经皮渗透研究模型很难反映复杂的扩散过程和各种相互作用。

2）动物皮肤：人体皮肤无疑是体外经皮渗透研究最理想的皮肤样品，在−20℃以下贮存的新鲜皮肤，使用时间可维持数月乃至一年。但人体皮肤的合法来源很困难，因此常需用动物皮肤代替。与人体皮肤比较，大多数动物的角质层厚度较薄，毛孔密度高，通透性较人体皮肤大。实验室常用动物（如家兔、大鼠和豚鼠）的皮肤通透性比人体皮肤大，乳猪和猴的皮肤一般近似于人体皮肤。实验室应用较多的是无毛小鼠、大鼠，由于大鼠皮肤使用方便，容易得到且与人体皮肤较为相近，因此在透皮吸收研究中发挥着重要作用。乳猪是良好的动物模型。

（2）皮肤的处理：人体皮肤和无毛动物无需脱毛处理，其他一些有毛动物的皮肤用前需去除毛发。由于硫化钠溶液等脱毛剂的碱性较强，会影响皮肤的通透性，所以不可用于经皮渗透实验。通常使用剃毛的方法去除毛发，但必须注意应不损伤角质层，去毛后的皮肤应立即用生理盐水淋洗,除去脂肪层后备用。

若动物皮肤很薄(如无毛小鼠皮肤),可以使用全皮,但当皮肤较厚(如猪或人体皮肤)时,用全皮进行实验的结果可能与体内吸收有较大的差异。

在体外经皮渗透研究中,有时需要对药物在皮肤各层组织中的渗透特性进行研究,因此需要分离获得表皮或角质层,或制备无角质层皮肤。

(3) 皮肤的保存:体外经皮渗透研究中使用的皮肤最好是新鲜的皮肤,但有些皮肤不能随时获取(如人体皮肤),因此需要保存。贮存条件应该不影响皮肤的通透性或代谢活性。可将皮肤置于含有抗生素的生理盐水或组织培养液中于 4℃ 贮存,也可采用低温冷冻贮存或冷冻干燥贮存。

3. 扩散介质

(1) 接受介质:在实际使用 TDDS 时,药物透过皮肤后可迅速吸收进入毛细血管床转运。在体外经皮渗透研究中,由于皮肤内毛细血管床的作用已被破坏,因此使用的接受介质必须能够保证漏槽条件。

最简单的接受介质是生理盐水和 pH7.4 的磷酸盐缓冲液;在长时间的透皮实验中,可酌情加入少量不影响测定的防腐剂(如 0.005%～0.01% 庆大霉素、0.02% 叠氮化钠等)抑菌。当药物在接受介质中的溶解度很小时,为了维持有效的浓度梯度,可在接受介质中加入一些无生理活性的成分以增加药物的溶解度,如一些醇类或非离子型表面活性剂等,其中较为常用的为 20%～40% 聚乙二醇 400 生理盐水。

(2) 供应液:对于大多数药物,可选择其饱和水溶液作为供应液,并加入数粒固体药物结晶以维持饱和状态。对于水中溶解度很大的药物,可使用高浓度溶液。应注意的是,在整个渗透实验过程中,供应液的浓度应至少为接受液浓度的 10 倍以上。当药物的溶解度太小时,可采用其他一些溶剂系统(如丙二醇、乙醇的水溶液等),但这些溶剂本身可能具有促透作用。

4. 温度控制

皮肤温度的变化会影响药物的透皮速率,皮肤温度每上升 10℃,渗透系数可提高 3～10 倍。

大多数体外经皮渗透实验装置通过水浴夹层来控制温度。通常认为渗透扩散池夹层水浴的温度应使皮肤表面温度接近生理温度 32℃,直立式扩散池的水浴温度维持在 37℃,而水平式扩散池夹层水浴温度应为 32℃。

5. 体外经皮渗透实验

(1) 方法:将装配好的扩散池装置进行体外经皮渗透实验,在不同的时间间隔取样,同时补充等量的空白接受介质。样品用 0.45μm 的微孔滤膜过滤后用适当的分析方法测定药物浓度,计算药物累积经皮渗透量、稳态经皮渗透速率及渗透系数。

(2) 数据收集及结果处理:对于水平扩散池装置,在保持简单的恒定浓度差(ΔC),或供应室浓度不发生严重耗竭的情况下,并且假定静止的扩散层不会限制皮肤扩散的速度,实验结果可用渗透系数(permeation coefficient)表示。对于 Franz 扩散池,获得的数据不能转换为渗透系数,但可给出一个适当的图像,反映在给定时间内有多少药物通过皮肤屏障,用于比较不同处方中药物在皮肤的通透性。

通常以累积经皮渗透量对时间作图(图 19-8),当皮肤(或膜)两侧的浓度差不变或很接近时,药物透过皮肤(或膜)进入接受室的速率达到稳态(或伪稳态),只要皮肤内药物累积量不大,则该稳态速率与渗透系数存在如下关系:

$$J_s = \frac{\mathrm{d}M}{\mathrm{d}t} = PC_0 \qquad\qquad (19-1)$$

式中：J_s 是稳态经皮渗透速率，$\mu g/(cm^2 \cdot h)$；M 是累积经皮渗透量，$\mu g/cm^2$；C_0 为药物的饱和浓度，$\mu g/mL$；P 为渗透系数，cm/h。

J_s 就是药物累积经皮渗透量-时间曲线的直线部分的斜率。

将图 19-8 中曲线的直线部分延伸与时间轴相交，得截距，即可估算滞后时间（lag time，T_L）。对于通透性不受水力学层影响的简单均匀膜或假设皮肤为均匀膜，滞后时间 T_L 与药物在膜（或皮肤）内的扩散系数有以下关系

$$T_L = \frac{h^2}{6D} \qquad\qquad (19-2)$$

式中：T_L 为滞后时间，h；h 是皮肤厚度，cm；D 是药物在膜（或皮肤）内的扩散系数，cm^2/h。

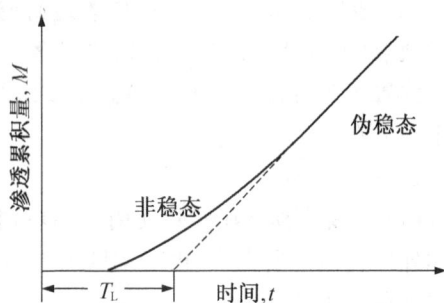

图 19-8　药物累积渗透量-时间曲线

药物的渗透系数可由稳态速率求得，由式 19-1 得

$$P = \frac{J_s}{C_0} \qquad\qquad (19-3)$$

$$P = \frac{DK}{h} \qquad\qquad (19-4)$$

式中：K 为分配系数（对于皮肤，为角质层与其外的溶液的分配系数；对于聚合物膜，为聚合物膜对其外的溶液的分配系数）。

渗透系数和滞后时间可用于表征皮肤通透性。

19.3.2　体内经皮吸收的研究方法

虽然体外经皮渗透实验能提供有用的资料，但与体内吸收存在差异，因此在进行经皮给药制剂的开发过程中还需进行体内研究。

通常经皮给药制剂中药物的剂量较小，吸收进入体内的量少，血药浓度低，因此体内经皮吸收研究必须应用高灵敏度的分析检测方法，常用的检测手段有 HPLC、放射性同位素标记、放射性免疫分析等。

1. 生物利用度测定

可用血药法、尿药法和血药加尿药法测定经皮给药制剂的生物利用度。

受试者分别给予经皮给药制剂和静脉注射药物，测定一系列时间的血药浓度，根据血药浓度时间曲线下面积（AUC）计算生物利用度。

$$药物吸收量 = CL \cdot AUC_{TTS} \qquad\qquad (19-5)$$

式中：AUC_{TTS} 为经皮给药制剂给药后测得的 AUC；CL 是药物的总清除率，可由静脉注射一个剂量（D_{iv}）后测得的 AUC 计算：

$$CL = \frac{D_{iv}}{AUC_{iv}} \qquad\qquad (19-6)$$

$$F = \frac{吸收量}{剂量} = \frac{CL \cdot AUC_{TTS}}{D_{TTS}} = \frac{AUC_{TTS}}{D_{TTS}} \cdot \frac{D_{iv}}{AUC_{iv}} \tag{19-7}$$

式中：D_{TTS} 为经皮给药制剂的剂量。

2. 微透析法

微透析法是将一支薄的具有半透性的透析管植入组织中，模仿毛细管的作用，透析后测定透析液中的药物浓度，可反映细胞外液的药物浓度。微透析法是经皮给药，尤其是局部经皮给药药动学研究的一种新手段。

19.4 经皮吸收制剂的制备

19.4.1 经皮吸收制剂常用材料

1. 骨架材料

骨架型 TDDS 是以高分子材料作为骨架的。形成骨架的高分子材料应不与药物发生作用；对药物扩散的阻力不应太大，使药物具有适当的释放速率；骨架应稳定，且能稳定地吸留药物；对皮肤应没有刺激性，最好能黏附于皮肤上；在高温高湿条件下，仍能保持完整的结构与形态。

许多天然或合成的高分子材料都可作为骨架材料，如疏水性的聚硅氧烷和亲水性的聚乙烯醇，将它们制成均质的小圆片状的药物贮库后粘贴在背衬材料上。

2. 控释膜材料

通常 TDDS 的控释膜是聚合物薄膜，可分为均质膜和微孔膜。均质膜常用的高分子材料有乙烯-醋酸乙烯共聚物和聚硅氧烷等；微孔膜常用聚丙烯等。药物释放的速率由聚合物大分子链间的间距（或称筛孔尺寸）控制。

(1) 乙烯-醋酸乙烯共聚物：乙烯-醋酸乙烯共聚物（ethylene vinylacetat，EVA）是目前 TDDS 中最常用的高分子材料，具有较好的亲水性，生物相容性好，无毒、无刺激性，柔软性好，性质稳定，易于加工成型，机械性能好，是 FDA 批准可用于人体的一种高分子材料，但耐油性差。目前已有数种以 EVA 为控释膜的 TDDS 商品。工业上应用吹塑法制备 EVA 控释膜，通常厚度为约 $50\mu m$，少量制备时亦可用溶剂浇铸法或热压法。可根据药物的性质以及所需的释放速率，选用不同醋酸乙烯含量的 EVA。

(2) 硅橡胶：硅橡胶（silicone rubber）具有优良的生物相容性，无毒、无过敏性，渗透性好，易于加工成型，机械强度高，已广泛用作膜材料。

(3) 聚丙烯：常用的微孔膜是由聚丙烯（polypropylene，PP）拉伸形成的微孔薄膜。PP 薄膜的透明性好，强度好，耐热性、耐化学药品能力强，透气性和透湿性均较聚乙烯小得多。东莨菪碱 TDDS（transderm-Scop）中的控释膜就是聚丙烯微孔膜。

国外亦有以醋酸纤维素膜作为微孔膜的研究报道。此外，也可用核径迹微孔膜（核孔膜），但成本较高。

3. 压敏胶

压敏胶（pressure sensitive adhesive，PSA）是压敏性胶黏剂的简称，系指在轻微压力下即可实现粘贴,同时又容易剥离的一类胶黏材料。PSA 是 TDDS 的关键材料,确保 TDDS 的释药面能与皮肤紧密接触,还可作为药库且起控释作用。PSA 选择适当与否,决定产品的成败。

作为药用压敏胶材料,应适合用于柔软、伸缩性强以及多皱褶的皮肤表面,应无刺激性、无致敏性,与药物相容,具防水性能等。

经皮给药制剂中常用的压敏胶有三类,包括聚异丁烯类压敏胶、丙烯酸酯类压敏胶和硅橡胶压敏胶。

(1) 丙烯酸酯类压敏胶:丙烯酸酯类压敏胶(acrylic PAS)无色透明,性质稳定,耐热性好,广泛地应用于透皮贴剂,是目前用得最多的透皮贴剂压敏胶。丙烯酸酯类压敏胶的关键组分是由第一单体、第二单体和官能团单体三者共聚而成。第一单体是玻璃化温度(T_g)较低,并且具有柔性的丙烯酸酯类(如丙烯酸-2-乙基己酯、丙烯酸丁酯),用于提高压敏胶的黏附性;第二单体较少,是 T_g 较高的组分(如甲基丙烯酸甲酯或醋酸乙烯),用于提高压敏胶的内聚力;官能团单体,可提供极性(如丙烯酸),用于化学交联以改进内聚力。

丙烯酸酯类压敏胶可分为溶液型和乳液型两类。溶液型压敏胶通常由 30%～50% 的丙烯酸酯共聚物和有机溶剂(如乙酸乙酯、醇类或酮类)组成,胶层无色透明,稳定性好;对各种膜材的涂布性能和密着性能均较好,初黏性和剥离强度亦很好,但黏合力和耐溶剂性能较差,高温时更差。乳液型压敏胶是以水为分散介质,丙烯酸酯单体发生乳液聚合后加入增稠剂及中和剂等得到的产品。该类压敏胶相对分子质量大,由于不含有机溶剂,因此生产安全性好;但是其中的乳化剂具有软化剂的性质,而且由于是水性乳剂,因此不宜久置,且需避免染菌。乳液型压敏胶不能很好地润湿聚乙烯和聚酯等低能表面基材,可通过加入丙二醇、丙二醇单丁醚等润湿剂加以改善。

(2) 聚异丁烯类压敏胶:聚异丁烯类(polyisobutylene,PIB)为具有黏性的一类人工合成橡胶,性质很稳定,耐热性、抗老化性好,与植物油、动物油和化学试剂不发生反应;溶于烃类溶剂,对水的渗透性很低;通常用于溶液型压敏胶。PIB 适合于多种膜材,但对极性膜材的黏性较弱,可通过加入一定量的树脂或其他增黏剂以提高黏性。

相对分子质量低的聚异丁烯为黏性半流体,可用于其他胶黏剂中作为增黏剂、软化剂、增柔性剂、湿润剂等。相对分子质量高的聚异丁烯可作为压敏胶的高强度骨架。各种相对分子质量的 PIB 合用或添加适量的附加剂可调节其使用性能。

聚异丁烯类压敏胶的胶液中,除了基本材料聚异丁烯外还有以下一些组分:① 增黏树脂:用于提高压敏胶的界面黏合强度和增塑性能,如低分子聚异丁烯树脂;② 软化剂:用于降低压敏胶的黏度,便于多成分分散,改善浸润性能,同时还能提高低温时的初黏力以及手感性能,如润滑油脂、液状石蜡等;③ 防老剂:用于抑制压敏胶的老化,如天然橡胶、增黏树脂;④ 填充剂:用于降低成本,增加内聚强度等,如氧化锌、二氧化钛等。

(3) 硅橡胶压敏胶:硅橡胶压敏胶由相对分子质量低的硅树脂与线性聚二甲基硅氧烷流体缩合而成,两者形成的硅氧烷键,既可调节黏性,又可调节内聚强度;两者的比例对粘贴性能有很大影响,硅氧烷含量增加压敏胶的柔软性和黏性,树脂用量增加则得到黏性较低且易于干燥的压敏胶。

硅橡胶压敏胶的 T_g 低,柔性很大,表面能很低,适合于多种膜材,对极性基材的润湿能力强,不引起皮肤刺激性;透气性、透湿性好,耐水、耐高温、耐低温,性质稳定,通常使用其烃类溶液,是较好的压敏胶材料,但价格较高。

4. 其他材料

(1) 背衬材料：背衬材料起支持药库或压敏胶的作用，通常为厚度 0.1～0.3mm 的薄膜，对药物、胶液、溶剂、湿气和光线等应有较好的阻隔作用，不与药物发生作用，耐水、耐有机溶剂，药物在其中不扩散；应柔软舒适，且有一定强度。常用由铝箔、聚乙烯（或聚丙烯）等膜材复合而成的多层复合铝箔，既可提高机械强度及封闭性，又适合热合、黏合等工艺。其他可作为背衬材料的还有聚对苯二甲酸二乙酯（PET）、高密度聚乙烯、聚苯乙烯等。

(2) 防粘材料：主要用于保护 TDDS 在使用前黏胶层不受破坏或污染。防粘材料与压敏胶的亲和性应小于压敏胶与控释膜的亲和性，以防止压敏胶从药库或控释膜上转移到防粘材料上。通常使用相对分子质量适中、不含极性基团的聚合物膜材，如聚乙烯、聚苯乙烯、聚丙烯、聚碳酸酯等，亦可使用表面用石蜡或甲基硅油处理过的光滑厚纸。

(3) 贮库材料：贮库材料必须使药物能适当地扩散和释放，不与药物发生化学反应，载药量大，与人体皮肤有相容性。可选用天然或合成聚合物，可使用单一材料，也可使用由多种材料配制而成的软膏、水凝胶、溶液等，较为常用的有卡波姆、聚维酮、羟丙甲纤维素和聚乙烯醇等；此外，压敏胶和骨架膜材也可作为贮库材料。

19.4.2 经皮吸收制剂的制备

根据经皮吸收制剂的类型与组成不同，有三种主要的制备方法，包括涂膜复合工艺、充填热合工艺和骨架黏合工艺。涂膜复合工艺是将分散有药物的高分子材料（压敏胶）溶液涂布于背衬层上，加热烘干以蒸发有机溶剂，可依次涂布第二层或多层膜，最后覆盖上防粘层。充填热合工艺是在背衬层与控释膜之间定量地充填药物贮库，再热合封闭，最后覆盖上涂有黏胶层的防粘层。骨架黏合工艺是将药物分散在骨架材料中，模制或挤压成带状，切割或冲压成型后粘贴于背衬层上，再与涂有压敏胶的防粘层黏合。

1. 涂膜复合工艺

涂膜复合工艺用于黏胶分散型 TDDS 的制备，基本生产工艺流程如图 19-9 所示。

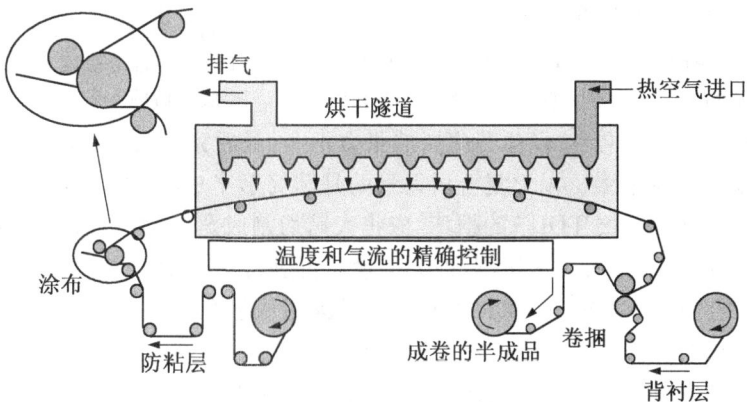

图 19-9 涂膜复合工艺流程图

(1) 基质液的制备：基质液由聚合物原料液、增黏树脂、软化剂、防老剂、填充剂等组成。通常将药物制成溶液或以晶体形式吸附在惰性固体上再加入基质液中。含药的基质液应均匀、洁净，最好过滤（视情况而定），送入下一生产工序时，应检查药物的含量和黏性。若要制备多层系统，可设计多种基质液。

(2) 涂布工艺：涂布工序由特殊设计的涂布机完成。涂布机由三个基本单元组成，包括涂布装置、干燥隧道和黏合设备，此外，还有卷绕机等辅助单元（图 19-9）。

在送入涂布车间前，基质液应先用压缩空气除尘。在涂布过程中，基质液被均匀地涂布在防粘层上；在加热段，有机溶剂受热蒸发并通过引风机除去。当进行多层涂布时，通常从接触皮肤那层开始涂布，再依次涂布其余各层。

(3) 干燥工艺：将已涂布有基质的防粘层或基材通过一定长度的干燥隧道进行干燥。干燥隧道的温度应根据药物稳定性而定，如制备硝酸甘油贴剂时温度不能超过 54℃，否则硝酸甘油易挥发。最好应用自动控制和记录装置系统对干燥隧道的每一个部分进行监视，记录温度、气流速率、有机溶剂在空气中的百分比、转轮的速率和基材的张力。注意干燥过程中室内空气的有机溶剂含量不得超过爆炸极值的 50%。

(4) 收卷工艺：基材经过涂布和干燥隧道后到达卷绕架，而后被卷紧。由于基质具有黏性，因此收卷时必须特别小心，以免损害基质。有两种卷绕方法：① 直接卷绕法：该法要求基材的两个表面必须具有不同剥离力的防粘性，以防止卷绕时基材反面与胶黏性物质黏合；② 间接卷绕法：在干燥后的黏胶层面上覆盖一层居间防护性箔片，再进行卷绕；该法防粘效果更为可靠，但成本高。

(5) 层合工艺：当制备多层结构的 TDDS 时，必须有层合工艺（图 19-10）。涂布工艺从接触皮肤的表层开始，最后到背衬层。表层上覆盖一层防粘基材，该基材在层合开始时被撕开分离除去，之后第二层被层合到除去防粘基材第一层表面，如此依次层合各层。最后经过两个滚筒反向挤压（一个滚筒包有橡皮，另一个滚筒是表面抛光的钢质滚筒），注意调整线压力大小适度，避免挤压压力太大（易破坏各层结构）或压力太小（各层间的黏合力很弱）。层合时，应保持涂

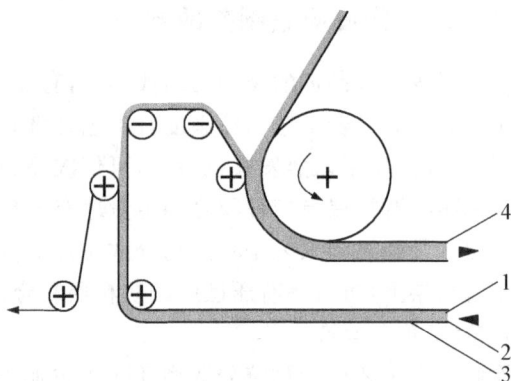

图 19-10　层合工序
1. 多层系统的中间产品（已涂布上胶料，其两侧有防粘基材，可撕开）　2. 部分成层胶带　3. 可撕开的防粘基材　4. 层合后的产品

布机所有单元的转动速率同步，以免基底层的张力不一，最后完成收卷工序。

(6) 切割、分剂量和包装：以上复合后得到的是圆筒形半成品，对于多层膜结构的 TDDS，为了避免由于重量过大导致 TDDS 的损坏，应将大筒切割成宽度为所设计 TDDS 宽度的小卷筒，然后按规定的面积进行第二次切割（即分剂量），再进行单剂量包装。

(7) 涂布工艺生产的 GMP 要求：根据国家对医用压敏贴膏生产的 GMP 要求，TDDS 的生产除了要符合片剂等普通制剂生产的 GMP 要求外，还需特别考虑以下几个方面：① 车间内部需安装安全和应急设施；② 应使用快速喷射自动清洗装置，确保涂布装置不留沉积物；③ 设备需在有覆盖的条件下操作（包括清洗），以避免灰尘；④ 胶液应在低温下特殊保管，避免污染。

2. 充填热合工艺

充填热合工艺用于膜控释型 TDDS 的制备，基本生产工艺流程如图 19-11 所示。

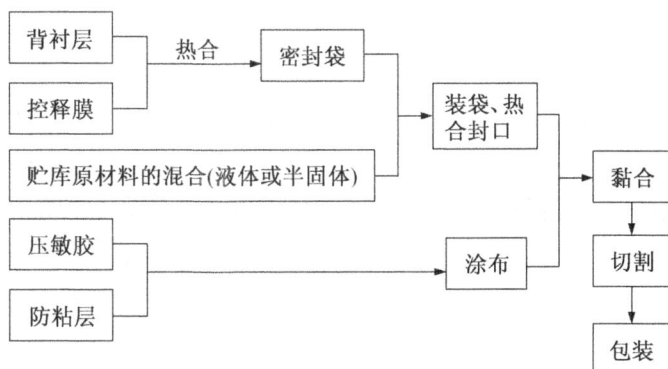

图 19-11　充填热合工艺流程图

　　先将背衬层和控释膜热合形成一边开口的密封袋,用抽空鸭嘴器打开后,通过定量注射泵填充入混合好的贮库组成物,再热合封口,该密封后的贮库装置通过脱气水、染料水或特殊气体,进行密封性和泄漏性检测,再覆盖上涂有压敏胶的防粘层。

　　3. 骨架黏合工艺

　　骨架黏合工艺用于骨架扩散型 TDDS 的制备,基本生产工艺流程如图 19-12 所示。

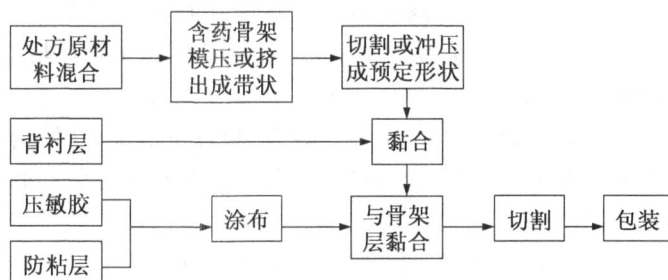

图 19-12　骨架黏合工艺流程图

19.4.3　经皮吸收制剂的质量评价

　　经皮吸收制剂的评价分为两部分,即体外评价和体内评价。体外评价包括含量(及含量均匀度)测定、体外释放度检查、体外经皮渗透性测定、黏附性能检查和微生物限度检查等,其中体外释放度和体外经皮渗透性测定是 FDA 规定需进行的。含量以及含量均匀度检查,可根据药物的性质,参照药典规定制定相应标准。体内评价主要包括生物利用度测定和体内外相关性研究。

　　1. 经皮吸收制剂的释放度测定法

　　对于经皮吸收制剂,药物首先要从 TDDS 中释放至皮肤表面,才能透过皮肤吸收进入体内发挥作用,药物的释放速率与 TDDS 的透皮速率和疗效有关。释放速率是 TDDS 重要的质量指标。需要注意的是,如果皮肤是吸收的限速屏障,则 TDDS 的释放度仅仅用于控制产品质量。

　　根据《中国药典》2005 年版二部附录 ⅩD 的规定,透皮贴剂释放度测定所用的搅拌桨、容器按溶出度测定法(附录 ⅩC 第二法),但另有网碟组成其桨碟装置,该结构又称为夹层贴剂支架法。网碟用于放置贴剂,其结构见图 19-13 所示。该法可避免溶出杯底部存留死体积。

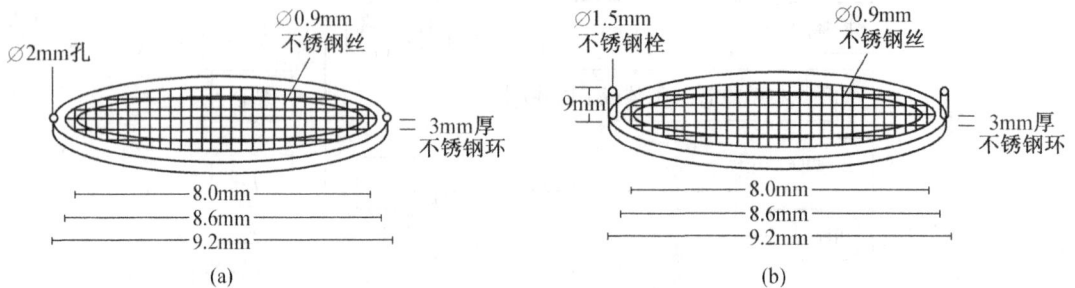

图 19-13 放置贴剂的网碟结构
(a) 上层网碟 (b) 下层网碟

2. 黏附性能

透皮吸收制剂必须有足够的黏附性才能牢固地粘贴于皮肤表面,黏附性是透皮吸收制剂的重要性质之一,直接影响药品的安全性和有效性。通常可用持黏力、剥离强度和初黏力作为评价贴剂黏附性的指标。

(1) 初黏力:初黏力系指压敏胶与皮肤轻轻地快速接触时表现出的对皮肤的粘接能力,即通常所谓的手感黏性。通常采用滚球斜坡停止法测定(《中国药典》2005 年版二部附录ⅩⅫ)。将一钢球滚过平放在倾斜板上的黏性面,根据供试品黏性面能够粘住的最大钢球的尺寸,评价其初黏性的大小。

(2) 持黏力测定:TDDS 在剥离时不应有压敏胶残留在皮肤上,在使用中不应出现滑移。持黏力表示压敏胶内聚力的大小,即压敏胶抵抗持久性剪切外力所引起的蠕变破坏的能力。可采用平板牵引试验测定压敏胶的持黏力。方法是:彻底清洗试验板和加载板并仔细擦干,将供试品平行于板的纵向粘贴在紧挨着的试验板和加载板的中部,用压辊在试样上滚压,室温放置 20min 后固定于试验架;记录测试起始时间,达到规定时间后卸去重物,测出试样下滑的位移量,或记录试样从试验板上脱落的时间,时间越长表示压敏胶的持黏力越大。

(3) 剥离强度:TDDS 应保证对皮肤有足够的粘贴力,但在移除时又不损伤皮肤。剥离强度表示压敏胶粘接力的大小。通常采用 180°剥离试验测试,方法是:将贴剂背面用双面胶固定在试验板上,用胶黏带将供试品固定于倾斜板上,必要时,也可以用胶黏带沿供试品上下两侧边缘加以固定,使供试品平整地贴合在板上。将供试品黏胶层与洁净的聚酯薄膜粘接,然后用压辊在供试品上来回滚压,以确保粘接处无气泡存在。在室温下放置 20~40min 后,将聚酯薄膜自由端对折 180°,把薄膜自由端和试验板分别上、下夹持于试验机上,使剥离面与试验基线保持一致,试验机以下降速度(300±10)mm/min 连续剥离,自动记录绘出剥离曲线,并检查平板上有无压敏胶残留。拉力越大,表示剥离黏性越大。

为了符合使用要求,贴剂应保持以下关系:黏基力(胶黏剂与基材间黏附力)>胶黏剂的持黏力>黏着力(胶黏剂与皮肤间的黏附力)>初黏力。

3. 生物利用度试验

透皮吸收制剂的生物利用度试验方法与一般制剂相同。在大多数情况下,在规定用药时间内,仅有部分药物从 TDDS 释放并吸收,剩余的药物随 TDDS 使用后被丢弃。过量的药物可保证 TDDS 在用药时间内浓度梯度恒定,从而维持预先设计的释药速率,如对于每 24h 用药 1 次的标示量为 25mg 的硝酸甘油 TDDS,大约只有 5mg 被吸收。若不扣除剩余的药物量,则由标示量计算得到的生物利用度通常比口服或注射相同量药物时低很多。因此,对 TDDS 的评价应更多地注重其延效作用、减少血药浓度波动性和副作用、增加患者用药顺应性等方面。

19.5　举　　例

19.5.1　硝酸甘油贴剂(nitroglycerine patch)

硝酸甘油是一种有效治疗与预防心绞痛的药物,常以片剂舌下给药后经黏膜吸收。由于半衰期非常短(仅为 3min),需频繁给药;当血药浓度较高时,患者出现头痛、头胀等副作用,并且有较强的首过作用,口服后的首过作用为 60%。硝酸甘油的缓释片和硝酸甘油软膏也都需要一日用药多次,使其在临床上的广泛应用受到限制。

硝酸甘油的相对分子质量为 227,微溶于水,具有较强的亲脂性,有适宜的油/水分配系数($\lg K_{正辛醇/水}$ 为 2.05),这些理化性质使之成为研究经皮给药制剂的典型代表。目前硝酸甘油 TDDS 的类型很多,不同厂家有不同结构的产品上市。商品有 Transderm-Nitro(膜控释型 TDDS)、Nitro-Dur(骨架扩散型 TDDS)、Nitrodisc(微贮库型 TDDS)、Deponit(胶黏分散型 TDDS)。

以下介绍一种膜控释型 TDDS(Transderm-Nitro)的制备工艺,该系统采用液体填充密封袋法制备。

处方:

单剂量面积:5、10、20 或 30cm²

含药量:2.5mg/cm²

规定释放时间:2.5、5、10、15mg/d

贮库处方:硝酸甘油、乳糖、胶态二氧化硅、医用硅油

背衬层:铝塑复合膜

控释膜:乙烯-醋酸乙烯共聚物膜

胶黏剂:硅橡胶压敏胶

防粘层:硅化氟碳聚酯薄膜

制法:先将硝酸甘油与乳糖混匀,胶态二氧化硅与硅油混匀,再将两者混匀,备用。另将胶黏剂涂布于防粘层后再与控释膜层合,再将该复合膜(控释膜面)与背衬层热合成一边开口的密封袋。用抽空鸭嘴器打开密封袋后,将上述配好的贮库组成物用定量注射泵按单剂量填充入其中,然后密封。该系统中 92% 的硝酸甘油存在于贮库层,8% 在硅橡胶压敏胶层。

以下介绍上述 4 种硝酸甘油贴剂(Transderm-Nitro、Nitro-Dur、Nitrodisc 和 Deponit)的体内外研究状况。

1. 体外释放

应用 Franz 扩散池,以 20%PEG400 为释放介质,HPLC 法测定释放液中药物浓度,进行

体外释放动力学的研究,4 种硝酸甘油 TDDS 的体外释放曲线如图 19-14 所示。

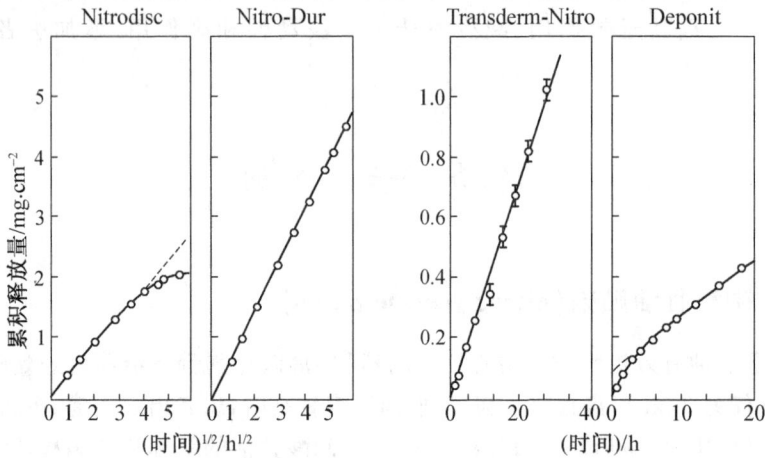

图 19-14   4 种硝酸甘油 TDDS 的体外释放曲线

2. 体外经皮渗透

应用 Franz 扩散池,以 20％PEG400 为接受介质,将硝酸甘油贴片固定在无毛小鼠或人体皮肤的角质层上,进行经皮渗透试验,测定药物的透过量,累积经皮渗透量-时间曲线见图 19-15 所示。

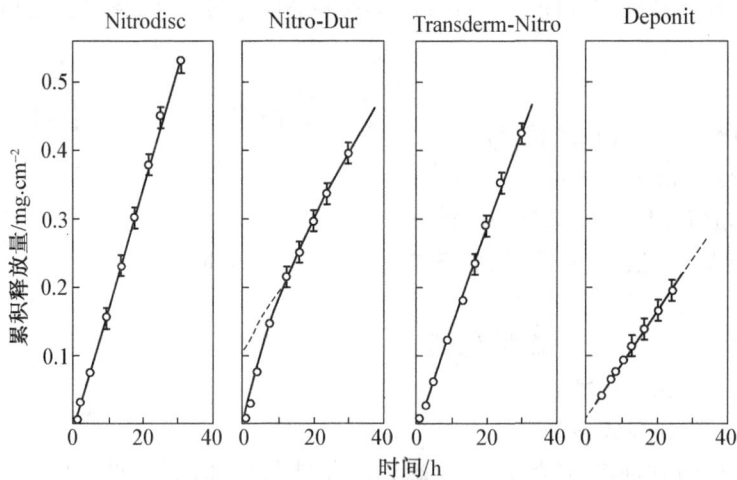

图 19-15   4 种硝酸甘油 TDDS 的累积经皮渗透量-时间曲线

由图 19-15 可见,硝酸甘油通过皮肤的渗透过程均为零级动力学过程。Nitrodisc 的渗透速率最大,与纯硝酸甘油的渗透速率无统计学差异;Nitro-Dur 前 12h 的渗透速率较大,之后速率下降;Transderm-Nitro 的渗透速率比纯硝酸甘油的渗透速率降低 30％;Deponit 的渗透速率最低。

3．体内药动学研究

健康受试者局部应用 4 种贴剂后的血药浓度-时间曲线见图 19-16。

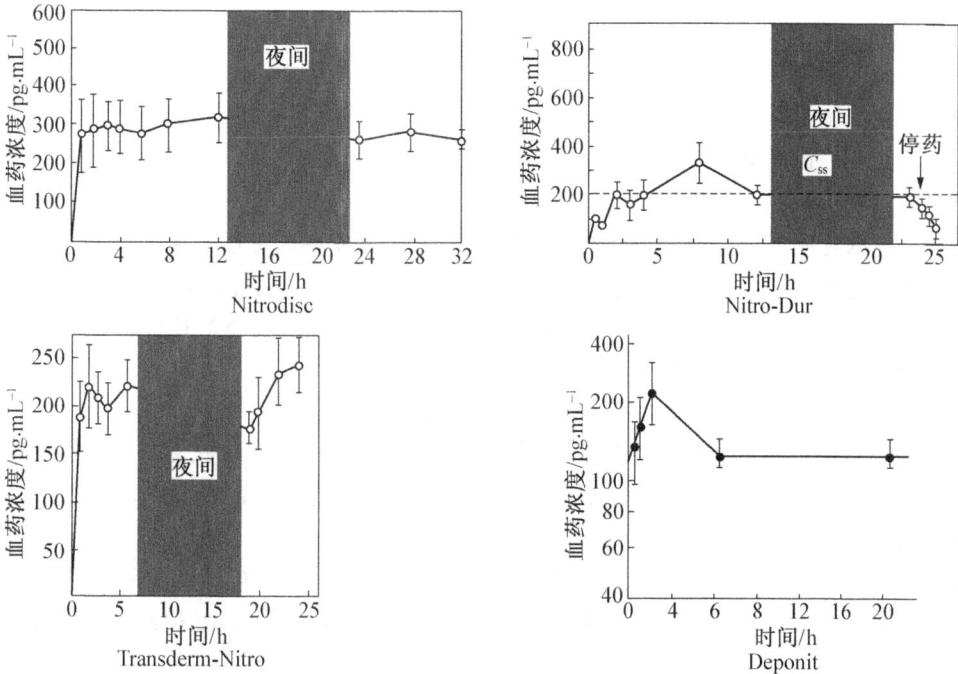

图 19-16　4 种硝酸甘油经皮给药系统的血药浓度-时间曲线

由图 19-16 可见，16cm^2 的 Nitrodisc 贴用后，1h 达峰浓度，且在 32h 内保持该水平，平均稳态血药浓度为(280.6±18.7)pg/mL；Transderm-Nitro 贴用后 24h 的平均稳态血药浓度为(209.8±22.87)pg/mL；20cm^2 的 Nitro-Dur 贴用后 24h 的平均稳态血药浓度为(201.4±60.7)pg/mL；16cm^2 的 Deponit 贴用后 24h 的平均稳态血药浓度为(125±50)pg/mL，可见 4 种贴剂的达峰时间均在 1～2h，且保持稳态血药浓度至少 24h。

19.5.2　东莨菪碱贴剂(scopolamine patch)

东莨菪碱为 M 胆碱受体阻断药，临床上用于防治晕车、船、飞机等晕动病所致头晕、恶心、呕吐等症状，效果良好。常用剂量为每 6h 给药 1 次，每次口服 0.2～0.3mg；但口服给药时，有催眠、目眩、意识不清、记忆障碍、口渴等副作用，且药效持续时间短。通过控制给药速率，使血药浓度保持在一定水平，可避免副作用。

东莨菪碱剂量小，半衰期短，相对分子质量小，油/水分配系数适宜，对皮肤无刺激性，适合经皮给药，因此成为第一个经皮给药系统的药物。

东莨菪碱贴剂(Transderm-Scop)是厚 0.2mm、接触面积为 2.5cm^2 的圆形物。由背衬层、药物贮库层、控释膜及黏胶层组成。其中含有 1.5mg 东莨菪碱，可以恒定速率持续释药 3d，释放 1mg 东莨菪碱；黏胶层中含有 200μg 的首剂量，可使药物在用药部位达到饱和，迅速达到稳态血药浓度；而后控释膜使药物持续释放，以维持血药浓度恒定。

处方：   药库层   黏胶层
　东莨菪碱   15.7   4.6g
　聚异丁烯(MML‑100)   29.2g   31.8g
　聚异丁烯(LM-MS)   36.5g   39.8g
　液状石蜡   58.4g   63.6g
　氯仿   860.2mL   360.2mL
　背衬层：铝塑复合膜
　控释膜：微孔聚丙烯膜

制法：称取药库层和黏胶层各组分，分别溶解，制成药库层和黏胶层基质液。将药库层基质液涂布在 65μm 厚的背衬层上，烘干，制成约 50μm 厚的药库层；将黏胶层基质液涂布在 200μm 厚的硅纸上，干燥，制成约 50μm 厚的黏胶层；然后将 25μm 厚的控释膜复合到药库层上，再将黏胶层复合到控释膜的另一面，切成 1cm² 的圆型贴片。

以下介绍该贴剂的体外经皮渗透试验研究：

给药部位对渗透性的影响：将东莨菪碱贴剂在不同部位的人体皮肤上进行体外经皮渗透性试验，结果见图 19-17，其渗透的顺序为：耳后＞背部＞胸部＞胃部＞前臂＞大腿部，而且个体差异也很大。

药物浓度与 pH 对渗透性有影响：东莨菪碱的累积经皮渗透量随药物浓度的增加而增大，随 pH 的增加而增大。当 pH9.6 时，药物完全以游离碱状态存在，累积经皮渗透量达到最大(图 19-18)。

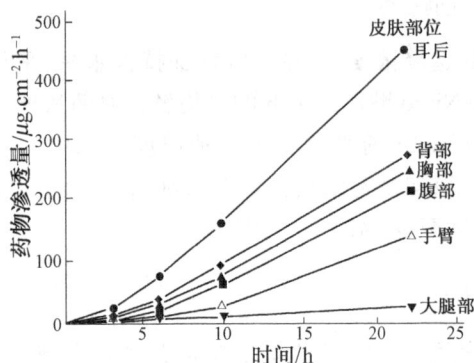

图 19-17　东莨菪碱在人体不同部位皮肤的体外渗透性

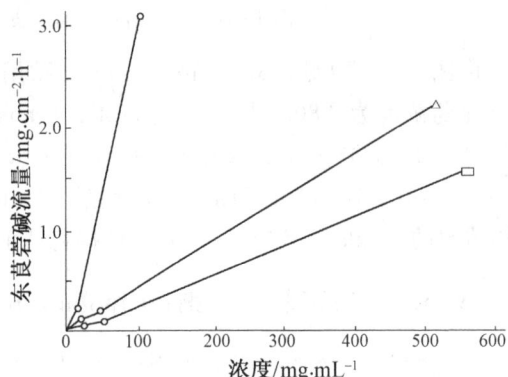

图 19-18　药物浓度和 pH 对东莨菪碱在人体皮肤经皮渗透量的影响

19.5.3　可乐定贴剂(colonidine patch)

可乐定为强效降压药，对各种类型的高血压都有降压效果，还可用于偏头痛的防治和开角型青光眼的治疗。可乐定常用的剂型是注射剂和片剂，口服时的初始剂量为每日 3 次，每次 0.075～0.15mg，以后逐渐增加，维持剂量为每日 0.15～1.2mg。可乐定常见的副作用是口干、嗜睡、乏力、便秘、心动徐缓等，通过控制血药浓度可以减少这些副作用。

可乐定的相对分子质量为 230.1，具有一定的水溶性，亲脂性较强；体内半衰期为 6h，表观分布体积是 3.45L/kg；通常对皮肤无刺激性，因此适于制成经皮给药系统。

可乐定透皮贴剂(Catapres-TTS)属于膜控释型 TDDS，应用后能持续 7d 恒率释药。该系统厚 0.2mm,面积分 3.5、7.0 和 10.5cm² 三种,给药速率分别为每天 0.1、0.2 和 0.3mg;由背衬层、药物贮库、控释膜、黏胶层和防粘层组成。

处方:

	药库层(%)	黏胶层(%)
可乐定	2.9	0.9
聚异丁烯(MML‐100)	5.2	5.7
聚异丁烯(LM‐MS)	6.5	7
液状石蜡	10.4	11.4
庚烷	75	75
胶态二氧化硅	适量	适量

背衬层:聚酯膜

控释膜:微孔聚丙烯膜

防粘层:硅化纸

制法:称取药库层处方各组分,将液状石蜡和庚烷置于匀浆机中,以 5000～10000r/min 搅拌 10min,加入聚异丁烯,低速混合使完全溶解,再将可乐定粉粒均匀混悬在其中制得药库基质液。将药库基质液均匀涂布在 $100\mu m$ 厚的背衬层上,自然干燥过夜,再于 60℃烘 15min,制得厚约 $50\mu m$ 的药库层。另称取黏胶层处方各组分,同法制备黏胶层基质液,并均匀地涂布在 $125\mu m$ 厚的硅化纸上,制得厚 $50\mu m$ 的黏胶层。将 $25\mu m$ 厚的控释膜复合于黏胶层上,再将药库层复合于控释膜的另一面,切成面积为 1.1cm² 的圆块。

以下介绍该贴剂的一些体内外研究结果:

可乐定贴剂体外释放试验结果显示,最初 24h 的释放速率快,之后保持恒速释放,释放速率为 $3.02\mu g/(cm^2 \cdot h)$;体外经皮渗透的时滞为 3.5h,然后达到稳态,渗透速率为 $2.43\mu g/(cm^2 \cdot h)$,该系统是由皮肤控释。

可乐定贴剂为周效制剂,经皮给药后第 3 天达到稳态,降压作用最佳;贴剂除去后,8h 内仍保持稳态,之后渗透速率下降。

有研究比较了贴剂面积、敷贴部位与血药浓度的关系,贴剂面积越大,稳态血药浓度越高;但敷贴部位对血药浓度无影响,药效不因用药部位变化而变化。

该贴剂释药速率为 0.1mg/d 时与一天口服 0.1mg 片剂 2 次的血药浓度相当,但贴剂的血药浓度平稳,血压控制稳定。

19.5.4　妥洛特罗透皮贴剂 (tulobuterol patch)

目前市售的平喘药物主要有甾体类、茶碱类、β 受体激动剂等的支气管扩张剂和抗过敏药物。出于减轻副作用和速效的目的,甾体类、β 受体激动剂的吸入剂型和黄嘌呤类的口服缓释制剂已被临床广泛使用。目前开发的第三代 β 受体激动剂,尽管具有作用持久的优点,但由于剂量极低,一旦血药浓度过度上升将引起副作用;制成吸入剂后,若使用量不准确,则可能导致猝死等,其开发前景受到影响。经皮吸收制剂的出现为此类药物的开发使用提供了一条新的途径。妥洛特罗的相对分子质量为 227.73,$\lg K_{异辛醇/水}$ 为 1.03,熔点为 91.6℃,具有脂溶性,性质稳定,因此符合 TDDS 的候选条件。

处方:妥洛特罗 1mg/cm²

　　　丙烯酸酯压敏胶适量

制法：将药物分散在压敏胶液中制成基质液，按涂膜复合工艺将基质液涂布到防粘层上，干燥后与背衬层复合制成连续性的贴剂，然后经过切割包装而成。

本品属于黏胶分散型 TDDS（图 19-3A），药物混悬分散在黏胶层中。药物过量释放的可能性低，便于根据面积调整用量；此外，部分药物以结晶状态存在于黏胶层中，作为贮库，使黏胶层中的药物浓度长时间保持恒定，并向皮肤持续释放。该贴剂可降低血药浓度峰值，有可能减轻心房振颤和心悸等副作用；在 24h 内药效稳定，且能维持有效血药浓度（图 19-19）。

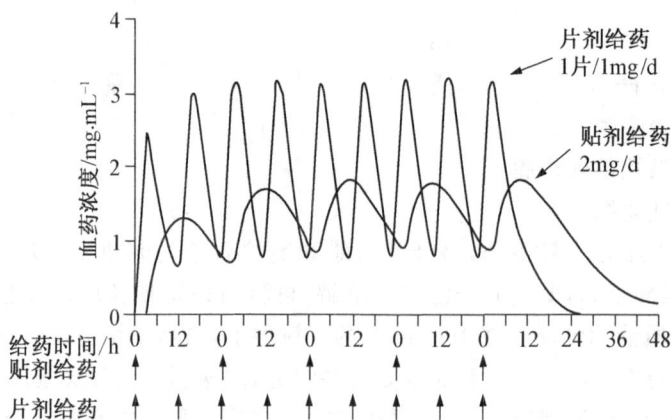

图 19-19　妥洛特罗贴剂与片剂血药浓度-时间曲线

【思考题】

1. 何谓经皮吸收制剂，有何特点？

2. 经皮吸收制剂可分为哪几类？

3. 影响药物经皮吸收的因素有哪些？

4. 药物经皮吸收的途径有哪些？

5. 哪些因素会影响离子导入的有效性？

6. 传递体作为促进经皮吸收的微粒载体有何特点？

7. 试述经皮吸收制剂的常用材料并举例。

8. 常用的吸收促进剂可分为哪几类？

9. 制备贴剂的方法有哪几类？

第 20 章

生物技术药物制剂

→ **本章要点**

随着分子生物学、免疫学和现代生物技术的迅猛发展,生物技术药物已经成为当前新药研究开发中最有前景的、发展最快的重要领域之一。本章重点介绍生物技术药物的概念及分类、导致蛋白质或多肽类生物技术药物不稳定性的原因、生物技术药物制剂非注射给药系统的分类、生物技术药物制剂的评价方法。对生物技术药物制剂目前研究的热点作一般叙述。

20.1 生物技术药物概述

20.1.1 生物技术药物的概念

生物技术或称生物工程(biotechnology),是应用生物体(包括微生物、动物细胞、植物细胞)或其组成部分(细胞器和酶),在适宜条件下生产有价值的产物或进行有益过程的技术。现代生物技术主要包括基因工程、细胞工程、酶工程、发酵工程(微生物工程)与生化工程。

生物技术药物是指利用现代生物技术研制的药物,也称作生物工程药物。

20.1.2 生物技术药物的分类

生物技术药物的分类有三种方法:按药物的来源和制造方法分类;按药物的化学本质与特性分类;按照药物的生理功能和用途分类。

1. 按药物的来源和制造方法分类

(1) 人体组织来源:这类药物疗效好、基本无副作用,但来源有限。例如,从死者的垂体中提取生长激素(somatotoropin/growth hormone,GH),从妊娠妇女与绝经妇女尿液中可制备绒毛膜促性腺激素,来源少。此类来源的药物诸如人血液制品、人胎盘制品、人尿制品等。

（2）动物组织来源：许多生物技术药物来源于动物脏器。虽然近年来，从植物、微生物来源的生物技术药物逐年增加，但动物来源的生物技术药物仍占较大比重。这部分药物来源丰富、价格低廉、可以批量生产，但由于种属差异，要进行严格的药理毒理等安全性实验。

（3）植物组织来源：植物组织中具有药物功能的物质种类繁多，结构复杂，既含有小分子天然有机化合物，又含有多种生物大分子活性物质。这里主要指来源于植物组织的生物大分子，如蛋白质、多糖、核酸及脂类等。

（4）微生物来源：应用微生物发酵法生产生物技术药物是一个重要途径。利用微生物发酵法生产的生物技术药物有许多类，如抗生素、氨基酸、维生素、酶等。土壤中的微生物是生物活性分子（尤其是抗生素）的重要来源。

（5）海洋生物来源：海洋生物技术药物的药源来自海洋药用生物，尤其集中在海洋微生物，如微藻、细菌、真菌等。海洋微生物具有生物多样性、生长环境特殊性和结构特异性，因此有利于寻找新的先导化合物，发现新的药物。

（6）现代生物技术来源：现代生物技术产品是指来自细菌、酵母、昆虫、植物、哺乳动物等各种表达系统，通过细胞培养，或重组 DNA 技术，或转基因技术制备生产的药物。现代生物技术产品主要包括多肽类、蛋白质类、核酸类药物等。自从 1982 年美国 Lily 公司将世界第一个基因工程药物（重组人胰岛素）投放市场以来，已经有 100 多个生物技术药物上市。生物技术医药产业蓬勃发展。利用现代生物技术生产生物技术药物将是今后生物技术药物的最重要来源。

（7）化学合成或半合成来源：应用化学合成或半合成方法已能生产如氨基酸、多肽、核酸降解物及其衍生物等小分子生物技术药物，并且能够通过结构改造使药物达到高效、长效和专一性的目的。这类药物进行进一步化学修饰可以提高稳定性、降低毒性等。

生物技术药物虽然可按照药物的来源和制造方法进行分类，但是许多实际应用的生物技术药物是由几种来源和制造方法相结合生产出来的。

2. 按药物的化学本质与特性分类

按化学结构与特性分类有利于比较药物的结构与功能的关系，方便阐述分离制备方法和检验方法。

按此分类主要有：① 氨基酸及其衍生物类，如可防治肝炎、肝坏死和脂肪肝的蛋氨酸，可用于防治肝昏迷、神经衰弱和癫痫的谷氨酸；② 多肽和蛋白质类；③ 酶与辅酶类，酶类药物按功能又可分为消化酶（如胃蛋白酶、胰酶、麦芽淀粉酶）、消炎酶（如溶菌酶、胰蛋白酶）、心血管疾病治疗酶（如激肽释放酶扩张血管降血压）等，辅酶类药物在酶促反应中具有传递氢、电子和基团的作用，现已广泛用于肝病和冠心病的治疗；④ 核酸及其降解物和衍生物类；⑤ 糖类；⑥ 脂类，包括不饱和脂肪酸、磷脂、前列腺素以及胆酸类等；⑦ 细胞生长因子类；⑧ 生物制品类。

目前已经上市的生物技术药物按化学结构分类主要是蛋白质和多肽药物、核酸药物、多糖药物。

（1）蛋白质或多肽类生物技术药物

1）细胞因子类：细胞因子（cytokine）是由细胞分泌的具有生物活性的小分子蛋白质的统称。在很多情况下，多种免疫细胞间的相互作用是通过细胞因子介导的。细胞因子的种类繁多，生物学作用各异，可分为白细胞介素、干扰素、肿瘤坏死因子、集落刺激因子、生长因子和趋化性细胞因子等六类。

① 白细胞介素：白细胞介素（interleukin, IL）最初是指由白细胞产生又在白细胞间发挥

作用的细胞因子,虽然后来发现白细胞介素可由其他细胞产生,也可参与其他细胞的相互作用(如造血干细胞、血管内皮细胞、纤维母细胞、神经细胞、成骨和破骨细胞等),但这一名称仍被广泛使用着。

② 干扰素:干扰素(interferon,IFN)是最先发现的细胞因子,因其具有干扰病毒感染和复制的能力而得名。根据来源和理化性质,可将干扰素分为 α、β 和 γ 三种类型。IFN-α/β 主要由白细胞、成纤维细胞和病毒感染的组织细胞产生,也称为 I 型干扰素。IFN-γ 主要由活化T 细胞和 NK 细胞产生,也称为 II 型干扰素。

③ 肿瘤坏死因子:肿瘤坏死因子(tumor necrosis factor,TNF)是 Garwell 等在 1975 年发现的一种能使肿瘤发生出血坏死的物质。肿瘤坏死因子分为 TNF－α 和 TNF－β 两种,前者主要由活化的单核-巨噬细胞产生,抗原刺激的 T 细胞、活化的 NK 细胞和肥大细胞也分泌TNF－α。TNF－β 主要由活化的 T 细胞产生,又称淋巴毒素(lymphotoxin,LT)。具有生物学活性的 TNF－α/β 为同源三聚体分子。

④ 集落刺激因子:在进行造血细胞的体外研究中,发现一些细胞因子可以刺激不同的造血干细胞在半固体培养基中形成细胞集落,这类因子就被称为集落刺激因子(colony-stimulating facter,CSF)。集落刺激因子能够刺激多能造血干细胞和不同发育分化阶段的造血干细胞进行增殖分化。

⑤ 生长因子:生长因子(growth factor,GF)是一些对机体不同细胞具有促生长作用的细胞因子,包括胰岛素样生长因子(IGF-1)、转化生长因子－β (TGF-β)、表皮细胞生长因子(EGF)、血管内皮细胞生长因子(VEGF)、成纤维细胞生长因子(FGF)、神经生长因子(NGF)、血小板源的生长因子(PDGF)等。其中 EGF 和 FGF 已获批准上市,一般用于烧伤。

⑥ 趋化性细胞因子:趋化性细胞因子(chemokine)是一个蛋白质家族,此家族由十余种结构有较大同源性、相对分子质量多为 8000～10000 的蛋白组成。具有对中性粒细胞、单核细胞、淋巴细胞、嗜酸性粒细胞和嗜碱性粒细胞的趋化和激活活性。

2) 激素类:激素是由内分泌腺或特异细胞产生的含量极少的一类生物分子,经血液循环到靶组织,作为一种化学信使或信号分子引发专一的生理效应。根据其化学结构可以将激素分为多肽蛋白质激素、类固醇激素和氨基酸类激素三类。重组激素类药物指的是多肽蛋白质激素。蛋白质类激素,如重组人胰岛素(recombinant human insulin),是第一个经 FDA 批准上市的基因重组药物,用于治疗糖尿病。重组人生长激素(hGH)于 1985 年上市,用于治疗侏儒症。此外还有多肽类激素药物,如重组人甲状旁腺激素、重组促胰岛素分泌素以及降钙素、生长抑素、胸腺素、缩宫素和加压素等。

3) 凝血因子类与血液代用品:血液是人体的重要组成部分,在机体代谢中起着至关重要的作用,大量失血将造成严重代谢障碍,甚至危及生命。

基因工程凝血因子类药物目前在国际上已经注册了三个品种:重组人凝血因子 Ⅷ(recombinant human coagulation factor Ⅷ,rFⅧ)、重组人凝血因子 Ⅸ(recombinant human coagulation factor Ⅸ,rFⅨ)和重组激活的人凝血因子 Ⅶ(activated recombinant human coagulation factor Ⅶ,rFⅦa)。1984 年,由美国基因技术公司和遗传研究所成功克隆出 FⅧ 基因,推动了 FⅧ 结构及其体外表达的研究。

人血液代用品(human blood substitutes)是指具有携氧扩容功能的人工溶液,必须具备来源充足,无毒性,无免疫原性,并具有良好的流变学性质,较长的循环持留时间和正常的生理代谢途径等特点。血液代用品主要有血红蛋白类和红细胞类。血红蛋白类替代品是以血红蛋白为基质的携氧剂(HBOC)。但是由于血红蛋白在体内保留时间短、易迅速凝集而导致肾毒副作用、过高的氧亲和力以及纯化过程中残留红细胞碎片等因素阻碍了其在临床上的使用。

目前，红细胞替代品的开发主要包括制备万能型红细胞和通过造血干细胞体外培养获得定型红细胞。万能红细胞可以通过两种途径获得：一是用合适的工具酶将红细胞表面的抗原全部或将 A、B 型红细胞表面糖链上比 O 型血红细胞多余的糖分子切除，使得 A、B、O 糖链结构变得一致，从而制备出 O 型(万能型)血细胞。另一种方法是用甲基聚乙二醇(mPEG)等高分子聚合物将红细胞膜上的抗原封闭，使其转变为无免疫原性的万能型红细胞。

造血干细胞具有自我更新和多向分化的能力，在适当条件下，造血干细胞可以分化生成各系定向祖细胞，然后分化增殖生成血细胞母细胞，最终发育成为各种具专一功能的成熟血细胞。目前，国外利用造血干细胞体外扩增技术已成功在体外培养干细胞制备出具有正常生理功能的定型红细胞。

4) 溶栓类药物与治疗用酶：急性心肌梗死等血栓栓塞性疾病的致残率和病死率都很高，严重威胁人类的生命健康。溶栓是治疗血栓性疾病安全、有效的手段。目前国内外已有多种溶栓药物批准应用于临床。占主导地位的有两类溶栓药物，一是"纤维蛋白选择性"溶栓药物，该类药物首先与体内纤维蛋白溶酶原结合，在纤维蛋白的存在下激活纤维蛋白溶酶原转变为纤溶酶，其对血栓内纤溶酶原的作用大于血浆中游离的纤维蛋白酶原。这类药物主要有组织型纤溶酶原激活剂(tissue-type plasminogen activator，t-PA)、单链尿激酶型纤溶酶原激活剂(SCUPA)和葡激酶等。另外一类是"非纤维蛋白选择性"溶栓药物，包括链激酶(streptokinase，SK)、尿激酶(urokinase，UK)和甲酰化纤溶酶原-链激酶激活剂复合物(APSAC)等。其中，t-PA 可以高效特异地与血栓中的纤维蛋白结合，从而激活纤溶酶原，形成纤溶酶，水解纤维蛋白，溶解血栓。t-PA 比链激酶、尿激酶等定位更精确，一般不会因水解正常血液中的纤维蛋白原、凝血因子等而导致全身出血。

现有溶栓药物仍有一定的局限性，如出血、再梗死、药物半衰期短等。随着分子生物学等相关学科和技术的快速发展，对现有溶栓药物结构和功能将有更加深入的了解，在此基础上将出现一些新型溶栓药物(如突变体、嵌合体等)，这些新型溶栓药物不仅具有优于传统溶栓药物的治疗效果，而且可以克服传统溶栓药物出血的危险性等一些缺陷。现在已有许多新型溶栓药物正在研发中，如重组 t-PA 突变体、重组葡激酶、重组纤溶酶原激活剂的突变体、导向型溶栓药物等。

5) 抗体药物：抗体(antibody)是由免疫原(抗原)免疫动物，由动物体内产生的可与响应的抗原结合的免疫球蛋白。利用抗原和抗体之间具有高度特异性的识别和结合作用，可以将抗体用于某些抗原导致的疾病的治疗，降低、去除或中和抗原的毒性作用，由此产生了抗体药物。

抗体药物可以是人源抗体及动物来源的抗体。按照抗体的构成、组成成分以及来源等方面的不同可以将抗体药物分为多克隆抗体、单克隆抗体、嵌合抗体、人源化抗体、修饰抗体。

① 多克隆抗体：多克隆抗体(polyclonal antibody)一般是使用抗原免疫动物产生的，由于抗原具有多种抗原决定簇，最后从血清中获得的是含有多种抗体的混合物。多克隆抗体可以用于一般的抗原检测和被动免疫治疗。但由于这种抗体成分不均一，现在临床上已很少使用。

② 单克隆抗体：由识别一种抗原决定簇的细胞克隆所产生的均一性抗体，称之为单克隆

抗体(monoclonal antibody,McAb)。单克隆抗体由于具有特异性高、均一性好、亲和力强、效价高、血清交叉反应少、质量易于控制等优点,自问世以来就被广泛地应用于疾病的诊断和治疗,如抗肿瘤、抗器官移植排斥反应、抗感染等。但是一般单克隆抗体半衰期较短、价格昂贵,这些缺陷阻碍了它们的进一步应用。

③ 嵌合抗体:在同一抗体分子中含有不同来源的抗体片段,经哺乳动物细胞表达后所获得的抗体。嵌合抗体用于人体时的免疫原性大大降低。嵌合抗体是第一种基因工程抗体,构建嵌合抗体时可对抗体的亚类进行变换,提高抗体免疫治疗的效果。嵌合抗体在人体内相比鼠源单克隆抗体生物半衰期长,介导细胞毒性所需的抗体浓度低。嵌合抗体已经应用于抗肿瘤、感染等疾病的治疗,如治疗黑色素转移瘤。

④ 人源化抗体:用基因工程的方法,将鼠单克隆抗体除重链、轻链的互补决定区(CDR)以外的基因全部置换成人抗体的基因,称为 CDR 移植抗体或改型抗体或人源化抗体(humanized antibody)。人源化抗体在人体内的生物半衰期与人抗体类似。

⑤ 修饰抗体:修饰抗体(modified antibody)是将放射性核素、生物毒素、毒性极强的合成药物或抗生素等共价结合至抗体分子上所得到的抗体药物。它利用抗体的特异性将药物、放射性核素、生物毒素等带至靶细胞所在部位,从而达到治疗的目的,其中与生物毒素共价结合的抗体又称为免疫毒素。

6) 疫苗:传统疫苗大致可以分为:① 活的或减毒的细菌;② 死的或灭活的细菌;③ 活的减毒病毒;④ 灭活病毒;⑤ 毒素;⑥ 病原体衍生抗原。

基因工程疫苗是使用 DNA 重组技术克隆并表达保护性抗原基因,利用表达的抗原产物或重组体本身制成的疫苗。基因工程疫苗包括基因工程亚单位疫苗、基因工程载体疫苗、基因缺失活疫苗、核酸疫苗等,如艾滋病疫苗、乙肝疫苗等。其中核酸疫苗也称基因疫苗,属于核酸药物的范畴。

新型疫苗除了基因工程疫苗外,还有合成肽疫苗、遗传重组疫苗等。

7) 重组可溶性受体和黏附分子药物:细胞受体是指细胞表面与各种配体特异性结合的大分子,一般为糖蛋白。细胞受体一般由膜外区、跨膜区和膜内区三部分构成。重组可溶性受体药物就是针对受体的膜外区部分,利用基因工程技术表达受体的膜外区,使其保留与相应配体结合的能力,但不具有信号转导能力,因此可溶性受体与细胞表面受体竞争配体,从而可以起到阻断细胞表面受体的作用。

目前主要有细胞因子受体、免疫球蛋白受体、补体受体、抗原受体等类型的可溶性受体药物。其中细胞因子受体中的肿瘤坏死因子受体研究较早。第一个被 FDA 批准上市的重组可溶性受体药物是重组可溶性 TNF 受体,用于治疗顽固性类风湿关节炎。

细胞黏附分子(cell adhesion molecules,CAM)是由细胞产生、介导细胞与细胞间或细胞与基质间相互接触和结合的分子的统称。黏附分子也大多为糖蛋白。黏附分子通过与细胞表面分子或基质分子的相互结合,介导细胞-细胞、细胞-基质之间的黏附。黏附分子参与了细胞的信号转导、生长、分化、运动以及炎症、血栓形成、肿瘤转移等一系列重要的生理和病理过程。采用基因工程技术表达可溶性的黏附分子可以阻断细胞表面黏附分子介导的黏附作用,从而可以治疗那些因黏附分子功能异常导致的疾病。

(2) 核酸类药物:核酸类药物包括核酸疫苗、反义核酸药物和小干扰核酸药物,其中核酸疫苗又包括 DNA 疫苗和 RNA 疫苗,反义核酸药物包括反义 DNA、反义 RNA 和核酶等。

另外,由于近十几年来基因治疗技术的飞速发展,基于病毒载体和非病毒载体的基因治疗药物取得了很大的进展。按用途来看,反义寡核苷酸药物也归属于基因治疗药物。

1) 核酸疫苗:核酸疫苗(nucleic acid vaccine)也称为基因疫苗,分为 DNA 疫苗和 RNA 疫苗两种;由于 RNA 容易降解,不易保存,所以核酸疫苗主要指 DNA 疫苗。核酸疫苗虽然与传统疫苗相比具有显著优越性,如免疫效果可靠、不存在毒力回升危险、可制成 DNA 多价疫苗、制备简单、使用方便等,但核酸疫苗作为新一代疫苗尚有许多问题有待解决,如使用后质粒 DNA 是否会随机整合入染色体等安全性问题。1995 年美国 FDA 就批准了世界上第一例 DNA 疫苗,即治疗性艾滋病 DNA 疫苗进行人体 I、II 期临床试验。我国于 2004 年批准第一个艾滋病 DNA 疫苗进入 I 期临床试验,2006 年治疗性双质粒乙肝 DNA 疫苗也进入了 II 期临床试验。

2) 反义核酸药物:能与特定的 DNA 或 RNA 以碱基互补配对的方式结合,并阻止其转录和翻译的短核酸片段,称为反义寡核苷酸(antisense oligonucleotide),包括反义 DNA、反义 RNA、核酶(ribozyme)及三链寡核苷酸等。利用这一技术研制的药物称反义药物,通常指反义寡核苷酸。

核酶是能够催化生化反应的核酸类物质,又称催化 RNA。它们具有水解酶、激酶、氨基乙酰转移酶等各种酶促活性。目前核酶有发夹核酶、锤头核酶、内含子、核糖核酸酶 P(RNase P)、环形 RNA 核酶等类型。除了 RNA 核酶以外,现在人们也发现了一些具有催化活性的 DNA 分子,可以将之称为 DNA 核酶。

反义寡核苷酸的稳定性和生物利用度是影响其功能的两大主要因素。在体内生理条件下,反义寡核苷酸很容易被各种核酸酶降解,其半衰期很短。而且反义寡核苷酸的负电性使得其难于同带相同电荷的靶细胞接触,也不利于通过细胞膜进入细胞内。因此,必须通过化学修饰等手段以提高其稳定性和利用度,增加对核酸酶的抗性。

3) 小干扰 RNA 药物:RNA 干扰(RNA interference,RNAi)最初是指动物体内双链 RNA(double-stranded RNA,dsRNA)介导的对基因表达的阻抑作用,特征是产生约 21 个氨基酸的小分子双螺旋 RNA,故又称小分子阻抑性 RNA(small interfering RNA,siRNA),并作为指导序列介导对同源序列的 mRNA 降解。后来,人们发现 RNA 干扰与多种物种的基因沉默现象有关,还参与调节基因表达与细胞分化。

RNAi 可以直接用于疾病相关基因的抑制,达到治疗疾病或预防的目的,可用于抑制癌基因的表达、敲除点突变激活的癌基因、抑制基因扩增等。

4) 基因转移载体:应用于基因治疗的基因转移载体目前可以分为病毒载体和非病毒载体两种。

目前约 85% 的基因治疗临床项目采用的是病毒载体,其中主要是腺病毒(Adv)载体和腺相关病毒(AAV)载体。我国已有多种腺病毒类基因治疗药物进入了临床前或临床研究阶段,腺病毒载体的装载容量大大增加,可达 36kb,同时细胞毒性和免疫原性大幅减弱。腺相关病毒也是一种重要的病毒载体,安全性较好、宿主范围广、免疫原性弱,并且可以整合进宿主染色体长期稳定表达外源基因。目前,腺相关病毒载体主要应用于治疗遗传性疾病和难以治愈的慢性疾病、囊性纤维化、血友病等。

基因治疗用非病毒载体主要有裸 DNA、脂质体载体等。其中裸 DNA,类似于 DNA 疫苗,但与 DNA 疫苗在携带的功能基因上有所差异。DNA 疫苗携带的基因是特异性编码抗原多肽或蛋白质的基因,导入机体后表达的抗原诱导机体产生免疫应答,以达到预防和治疗的目的。而裸 DNA 携带的基因是具有治疗意义的基因,表达出的是具有治疗作用的多肽和蛋白质。裸 DNA 质粒具有易于制备、宿主反应弱、不整合至宿主染色体中等特点。虽然其存在体内转染效率和表达量低、持续时间短等缺陷,但在某些疾病的治疗中仍具有优越性。美国已批准血管内皮细胞生长因子(VEGF)裸 DNA 作为治疗局部缺血引起的心血管疾病的基因治疗药物进入临床试验。

(3) 多糖类药物:多糖是生物体内除蛋白质和核酸外重要的生物信息分子。越来越多的研究结果发现,人的生命过程几乎都与糖链有关,如细胞间通讯、识别和相互作用,细胞的运动和黏附,病原与宿主细胞的作用等。因为糖链携带生物信息,在细胞表面的分子识别过程中起着决定性的作用。

多糖是自然界中含量最丰富的生物聚合物,几乎存在于所有的生物中。多糖作为药物的最大特点是毒副作用小。动物来源的多糖如肝素、硫酸软骨素、透明质酸、硫酸皮肤素等已在临床上应用多年。来源于真菌的多糖,如香菇多糖、云芝糖肽、裂褶菌多糖,来源于海洋生物的多糖也都正在临床上使用。

均多糖、杂多糖、肽聚糖以及多糖衍生物或复合物均具有抗肿瘤活性,目前香菇多糖、裂褶菌多糖、云芝多糖 K 已应用于癌症的免疫治疗。

利用结构较复杂的多糖具有抗原性这一性质可以制备相应的多糖疫苗。目前在临床上应用的主要有预防脑炎的 Meningococcal AC 型多糖疫苗和 ACY－W135 型疫苗、肺炎链球菌多糖疫苗、流感嗜血杆菌 Hib 多糖疫苗等。

3. 按生理功能和用途分类

(1) 治疗药物:治疗疾病是生物技术药物的主要功能。生物技术药物尤其对于疑难杂症,如肿瘤、艾滋病、心脑血管疾病等的治疗效果有着其他药物不可比拟的优势。

(2) 预防药物:许多疾病,尤其是传染性强的疾病预防比治疗更为重要。因此,以预防为主的方针是我国医疗卫生工作的重要政策。常见的预防性生物技术药物有疫苗、菌苗、类毒素以及冠心病防治药物。

(3) 诊断药物:大部分的诊断试剂来自生物技术药物。诊断用药有体内(注射)和体外(试管)两大使用途径。生物技术药物作为诊断试剂具有速度快、灵敏度高、特异性强的特点,如免疫诊断试剂、单克隆抗体诊断试剂、酶诊断试剂、器官功能诊断药物、放射性核素诊断药物和基因诊断药物等。

(4) 其他生物医药用品:生物技术药物应用广泛,已经拓展到如生化试剂、保健品、化妆品、食品、医用材料等各个领域,并产生了一系列新产品。

20.2　生物技术药物制剂现状

20.2.1　生物技术药物制剂概述

生物技术的崛起极大地促进了生物技术药物的发展。1982 年第一个基因工程药品重组人胰岛素上市,标志着生物技术制药产业的兴起。虽然之后的各种生物技术药物不断进入市场,但是,生物技术药物制剂学方面的研究还是相对比较落后。在药物新剂型和新的给药途径方面没有实现实质性的突破,用药途径单一。调查显示,美国的生物技术产品中 90% 的蛋白质和多肽类药物为注射用药,而以其他形式存在的生物药品则很少(图 20-1)。

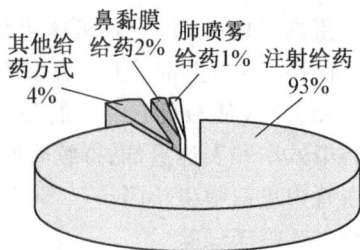

图 20-1　生物技术药物给药方式比例

与传统的小分子有机药物相比,生物大分子尤其是蛋白质或多肽类生物技术药物,大多具有稳定性差的特点,因此生物技术药物制剂研究较为困难。

1. 蛋白质和多肽的稳定性

生物技术药物大多是蛋白质或多肽类生物技术药物,蛋白质的基本组成单位是氨基酸,10个以上的氨基酸组成多肽。

(1)蛋白质和多肽的不稳定性:蛋白质大分子化合物是一种两性电解质,相对分子质量大,质点大小为 1100nm,达到胶体质点范围,在水中表现出亲水胶体的性质。蛋白质大分子形成的复杂而特定的空间构象,表现出特异的生物学功能。一些理化因素可以使蛋白质分子的空间构象发生改变或破坏,造成蛋白质和多肽的不稳定性。以下是导致蛋白质和多肽化学不稳定与物理不稳定性的原因:

蛋白质和多肽的化学稳定性包括脱氨、氧化、水解、二硫键交换、外消旋作用、β 消除等。

1)脱酰胺反应:在脱酰反应中,Asn/Gln 残基水解形成 Asp/Glu。在 Asn‐Gly 结构中的酰胺基团更易水解,位于分子表面的酰胺基团也比分子内部的酰胺基团易水解。

2)氧化:多肽溶液易氧化的主要原因包括溶液中有过氧化物的污染和多肽的自发氧化。在所有的氨基酸残基中,Met、Cys 和 His、Trp、Tyr 等最易氧化,氧分压、温度和缓冲溶液对氧化反应也有影响。

3)水解:多肽中的肽键易水解断裂,由 Asp 参与形成的肽键比其他肽键更易断裂,尤其是 Asp‐Pro 和 Asp‐Gly 肽键。

4)形成错误的二硫键:二硫键之间或二硫键与巯基之间发生交换可形成错误的二硫键,导致三级结构改变和活性丧失。

5)消旋:除 Gly 外,所有氨基酸残基的 α 碳原子都是手性的,易在碱催化下发生消旋反应。其中 Asp 残基最易发生消旋反应。

6)β‐消除:β‐消除是指氨基酸残基中 β 碳原子上基团的消除。Cys、Ser、Thr、Phe、Tyr 等残基都可通过 β‐消除降解。在碱性 pH 下易发生 β‐消除,温度和金属离子对其也有影响。

物理稳定性是指生物技术药物分子丧失三级结构或二级结构、自身凝聚、从溶液中沉淀出来等,即发生变性、吸附、聚集或沉淀现象。变性一般都与三级结构以及二级结构的破坏有关。在变性状态,多肽往往更易发生化学反应,活性难以恢复。在多肽变性过程中,首先形成中间体。通常中间体的溶解度低,易于聚集,形成聚集体,进而形成肉眼可见的沉淀。在某些情况下,蛋白质会吸附到储存容器上,从而降低了溶液中蛋白质药物的浓度,甚至造成活性丧失。

物理和化学的不稳定性都将导致生物活性丧失,某些情况下还会产生毒性。蛋白质和多肽类药物不稳定的原因见图 20-2 所示。

(2)提高蛋白质和多肽类药物稳定性的途径:提高蛋白质或多肽类生物技术药物的稳定性可以通过以下途径实现:

1）定点突变：通过基因工程手段替换引起多肽不稳定的残基或引入能增加多肽稳定性的残基,可提高多肽的稳定性。

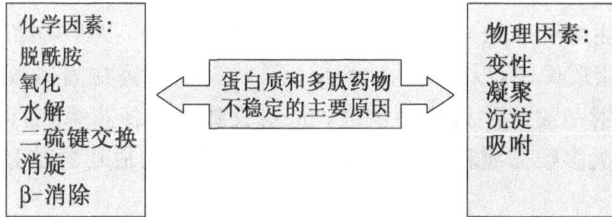

图 20-2　影响蛋白质药物生物活性的物理和化学因素

2）化学修饰：多肽的化学修饰方法很多,目前应用最多的是聚乙二醇(PEG)修饰。PEG是一种水溶性高分子化合物,在体内可降解,无毒。PEG 与多肽结合后能提高热稳定性,抵抗蛋白酶的降解,降低抗原性,延长体内半衰期。选择合适的修饰方法和控制修饰程度可保持或提高药物生物活性。

3）添加剂：通过加入添加剂,如糖类、多元醇、明胶、氨基酸和某些盐类,可以提高多肽的稳定性。糖和多元醇在低浓度下迫使更多的水分子围绕在蛋白质周围,因而提高了多肽的稳定性。在冻干过程中,上述物质还可以取代水而与多肽形成氢键来稳定多肽的天然构象,而且还可以提高冻干制品的玻璃化温度。此外,表面活性剂(如 SDS、Tween、Pluronic)能防止多肽表面吸附、聚集和沉淀。

4）冻干：多肽发生的脱酰胺、β-消除、水解等一系列化学反应都需要水的参与,水还可以为许多反应提供溶液环境。随着水含量的降低,多肽的变性温度逐步升高,因此冻干处理有利于提高蛋白质和多肽药物的稳定性。

2. 生物技术药物制剂的特点

由于蛋白质和多肽的相对分子质量大,而且稳定性差的特点使生物技术药物制剂具有如下特点：① 由于结构关系,蛋白质或多肽类生物技术药物一般稳定性较差,在酸碱环境中容易破坏,在体内酶存在的条件下极易失活;② 这类药物相对分子质量大,还经常以多聚体形式存在(多聚体可能有利于其结构的稳定),稳定性差,所以很难透过胃肠道黏膜的上皮细胞层,吸收很少;③ 一般不能口服给药,常用的只有注射给药一种途径,对于长期给药的患者来讲,很不方便,甚至是非常痛苦的;④ 此类药物的体内生物半衰期很短,注射给药后从血中消除很快,在体内的作用时间短,没有充分发挥其应有的药理作用。

20.2.2　生物技术药物制剂种类

研发生物技术药物新剂型和制剂新技术已成为现代药剂学的热点,并在多种新剂型、新技术上取得了长足的进步。在注射给药途径方面,如缓控释微球、埋植剂、脂质体、原位微球等剂型均取得了一系列进展;而在非注射给药途径方面,如口服、鼻腔、肺部、颊膜、直肠、透皮、眼、阴道等途径给药的新技术、新剂型的研究开发也非常活跃,进展迅速,成果显著。尤其是近几年纳米技术、PEG 化等新技术的出现更是促进了蛋白质或多肽类生物技术药物的临床应用,拓展了其应用领域。

1. 注射给药系统

由于生物技术药物的结构、性质特点,注射途径仍然是其主要的给药形式,而且以冻干剂为主。普通冻干型注射剂的疗效虽然肯定,但由于其生物半衰期短、清除率高、需要长期频繁给药等缺点,因此缓释型注射剂和非注射途径给药是目前的研究热点。

(1) 缓控释型注射剂:制备缓控释型注射剂的主要手段有:① 采用 PEG 修饰,减缓药物体内消除速率;② 在注射液中加入透明质酸等高分子聚合物,以提高黏度,延缓药物扩散速率;③ 将药物包裹在脂质体中,以延缓药物释放;④ 将药物包裹在固体微粒或骨架材料中,制备控释微球或微囊注射剂或可注射型埋植剂;⑤ 制成脉冲式释药系统,以控制药物释放。控释微球注射剂适用于大多数需缓释给药的药物,其中研究较为成功的是 LHRH 类似物注射微球和疫苗注射微球。

(2) 脉冲式程序释药型注射剂:脉冲式程序释药型注射剂的制备基本原理是以聚乳酸-羟基乙酸共聚物(polylactide-co-glycolic acid,PLGA)为载体材料,通过改变丙交酯与乙交酯的比例以及药量,制得可以在不同时间分次释药的不同类型微球(释药间隔模拟免疫接种程序),再进一步制成注射剂。

2. 非注射给药系统

生物技术药物非注射给药系统有益于增加患者的顺应性(compliance),目前研究报道的非注射给药系统有以下几种,具体内容参见本书相关章节。

(1) 黏膜给药系统

1) 鼻腔给药系统:蛋白质或多肽类生物技术药物的鼻腔给药系统是目前非注射给药系统中最有前途的给药途径之一。目前已有一些蛋白质或多肽类生物技术药物的鼻腔给药制剂上市并用于临床,主要剂型有滴鼻剂、喷鼻剂等。这些药物是:LHRH 激动剂布舍瑞林(buserelin)、去氨加压素(desmopressin,即 1-deamino-β-D-arginine-vasopressin, DDAVP)、降钙素(calcitonin)、催产素(oxytocin)、asopressin(商品名 Postacton)、胰岛素(商品名 Nazlin)等。提高蛋白质或多肽类生物技术药物鼻腔吸收的方法包括应用吸收促进剂和酶抑制剂,或者制成微球、纳米拉、脂质体、凝胶剂等,以延长药物局部滞留时间以增加吸收。鼻腔给药系统当前存在的主要问题是有些相对分子质量大的药物透过性差、生物利用度低,有些药物制剂存在吸收不规则,且产生局部刺激性、对纤毛运动的妨碍以及长期给药所引起的毒性,因而使应用受到了限制。随着制剂处方与工艺的改进,这类给药系统的发展前景看好。

2) 肺部给药系统:蛋白质或多肽类生物技术药物的肺部给药系统是目前制药领域内重点研究和攻关的方向之一。肺部巨大的表面积、单层上皮细胞的结构和可以避免首过效应的特点,特别是非侵犯性给药的优势,为高效地递送蛋白质及多肽等大分子药物提供了途径。自从 1925 年德国首次将胰岛素气雾剂运用于糖尿病患者后观察到血糖的全面下降以来,蛋白多肽类药物肺部吸入给药技术已成功地应用于制药领域中。市场上已有肺部给药的蛋白多肽药物:重组脱氧核酸酶(deoxyribonuclease)。目前,已有近 30 个蛋白质或多肽类生物技术药物的肺部给药制剂进入了临床Ⅰ、Ⅱ期的研究,包括亮丙瑞林、人生长激素、白介素-2、GM-脑脊液、G-脑脊液等,其中由美国 Pfizer 公司申报的肺部给药粉雾剂(粒径<5μm)于 2006 年获得批准生产。

3) 口腔给药系统:口腔给药的特点是给药方便,口腔黏膜有部分角质化,因此对刺激的耐受性较好,药物吸收后可经颈静脉、上腔静脉直接进入全身循环,从而避免药物的胃肠道破坏或肝脏的首过效应。美国基因公司的胰岛素口腔喷雾剂采用 SDS、水杨酸钠、DETA、磷脂等作为吸收促进剂,其生物利用度接近 10%。

4) 直肠给药系统:直肠给药系统是一类在直肠释药的制剂。由于直肠内水解酶的活性比胃肠道低,而且 pH 接近中性,所以药物经直肠给药后破坏较少,可以直接进入全身血液循环。对于生物技术药物,如低分子肝素等,直肠给药能避免肝脏的首过效应,提高生物利用度,从而成为一种新的令人关注的给药途径。

(2) 口服给药系统:口服给药途径是生物技术药物最热门的研究开发方向之一,据报道,27％的被调查的国外制药公司已开展了蛋白和多肽药物口服给药研究。大分子药物的口服给药存在着很多困难,主要表现在以下几个方面:蛋白质或多肽类生物技术药物相对分子质量大,而且常以多聚体形式存在(如胰岛素在锌离子存在下可形成六聚体),不易通过胃肠黏膜;胃肠道中存在各种蛋白酶和肽酶,可将蛋白质或多肽类生物技术药物水解成为氨基酸或二、三肽;胃肠道的酸碱环境也可能使蛋白多肽药物变性;即使有部分吸收,还有肝脏的首过效应。目前研究的重点放在如何提高生物膜通透性和抵抗蛋白酶降解这两个方面,已有环孢菌(环肽)口服制剂用于临床的报道,有报道称国外公司成功开发了胰岛素口服活性制剂和降钙素口服制剂。

(3) 经皮给药系统:一般认为皮肤是一个防御和排泄的器官,能抵御外来物质侵入机体和防止体内水分与营养成分的丧失。由于相对分子质量大和亲水性强,多肽、蛋白质等生物技术药物几乎不能透过皮肤角质层亲脂性屏障,因此,生物技术药物的经皮给药的可行性长期以来一直受到怀疑。但是,近年来,由于离子电渗技术引入到透皮吸收领域以及脉冲式经皮离子电渗治疗系统的问世,使大分子蛋白质或肽类药物(如加压素和胰岛素等)经皮给药的设想得以实现,为肽类和蛋白质类生物技术药物的进一步发展提供了良好的前景。这些技术包括超声导入技术、离子导入技术、电致孔技术、经皮粉末给药技术、传递体技术、激光技术等。

20.2.3　生物技术药物制剂存在的问题和研究热点

随着生物技术的发展,多肽类和蛋白质药物制剂的研究与开发,已成为医药工业中一个重要的领域,同时也给药物制剂带来了新的挑战。由于生物技术与化学药物在理化性质、生物学性质和药物性质等方面有很大区别,如蛋白质、多肽类药物在常温下稳定性差,在体内易降解,半衰期短,极易变性,因此如何将这类药物制成安全、有效、稳定的制剂是一大难题。例如,降钙素基因相关肽是治疗高血压的有效药物,但该药物很不稳定,虽然早已开发,但由于存在稳定性问题,至今仍未能成为商品。另一方面,这类药物对酶很敏感又不容易透过胃肠道黏膜,故只能注射给药,单一的给药途径及频繁给药次数不仅给患者造成了诸多的不便,同时也不能满足日益增长的生物技术药物的临床应用需求。因此,研究开发生物技术药物的释药新技术与新剂型既是现代药剂学具有挑战性的任务,也是现代药剂学研究的一个热点领域。这包括探讨在各种给药途径条件下,多肽类药物、蛋白类药物、疫苗、基因药物等与生理环境、疾病状态,以及剂型与药物、剂型与机体的相互作用,寻找影响该类药物吸收、跨膜转运、稳定性和剂型设计的客观规律,获得切实可行的给药方案,设计有效、稳定、安全和使用方便的生物技术药物新制剂。生物技术药物制剂目前的研究热点主要集中于以下几方面:

1. 增加生物技术药物的吸收和提高稳定性

相比化学药物,生物技术药物的相对分子质量大、对细胞膜的穿透性差,因此增加生物技术药物的吸收和提高稳定性成了制剂学首先要解决的问题。增加吸收的方法主要有:① 结构修饰和前体药物技术;② 添加适宜的吸收促进剂;③ 添加适宜的酶抑制剂;④ 运用医学工程新技术(如离子导入法、电致孔法、超声法等)。提高稳定性的方法有点突变、化学修饰、加入酶抑制剂、加入糖类或多元醇等稳定剂、冻干处理等,其中以选用合适的酶抑制剂与给药系统的关系最为密切。

2. 基因治疗递送系统的研究

迄今为止,基因治疗能否成功应用的关键仍取决于基因转导(gene transfer)的载体和方法的效率。因此,寻求转染率高、靶向性强、安全性好的基因递送系统(载体)和方法已成为基因治疗研究中的重点和难点。同时,在控制载体粒径、延长循环时间、增加对靶细胞的有效识别,以及外源基因在细胞质中的保护措施、制备材料对细胞的毒性等方面的问题也有待于解决。

3. 微粒载体药物制剂

将药物包埋、溶解或吸附于微粒载体进行递送可提高药物的稳定性、降低毒副反应,并具缓释性及靶向性。微粒载体递送系统具有多种形式,目前研究最多的是脂质体、微球或微囊、微乳、高分子胶束、纳米粒、纳米囊等。这一领域的研究与高分子材料科学的结合十分密切,也与医学、临床治疗学、病理学、血液化学等联系密切。高分子科学在微粒载体药物制剂研究中不仅指导新材料的探索,也指导着微粒系统的制备理论及技术的探索。

4. 生物技术药物制剂的评价

生物技术药物制剂的评价分为体外溶出和体内吸收、分布、代谢、清除(ADME)过程以及药效学和临床试验。从理论上讲,体内试验和临床研究才是评价药物递送系统最根本的和可靠的依据,但其工作量巨大且费用高,所以通常只能借助于体外试验方法进行评价,甚至用于检验和控制产品质量。目前最大的问题是体外溶出规律与体内释放过程的相关性未能很好地建立起来,导致体外评价结果对药物制剂实际应用的指导意义不大;对体内 ADME 过程中药物从递送系统中溶解、扩散及向作用靶点传递的机理缺乏足够认识;药效学试验多依赖动物实验,耗时、耗力且费用太高。

5. 高效、优质辅料的选择

随着科学技术的发展,优质、多功能药用辅料也得到了充分的发展,从而使生物技术药物制剂的新剂型与新技术也得到进一步的开发与应用。高效、优质辅料对于制剂性能的改良、生物利用度的提高及药物的缓、控释等都有非常显著的作用。为适应现代化的生物技术药物剂型和制剂的发展,药用辅料必须向安全性、功能性、适用性、高效性、经济性等方向发展,并在实践中不断得以广泛应用。

6. 应用多学科新理论、新技术和新方法深入研究与剂型和制剂相关的重要问题

生物技术药物制剂中的许多创新思维和重大进展来源于其他学科的发现,产生于其他学科的交叉和融合。其他学科的发展对扩大生物药剂学的理论、知识和技术范畴,推动生物药剂学科的发展具有实际意义。因此,应积极开展有前沿性的、能指导剂型及制剂设计的物理药剂学和生物药剂学的研究工作。

20.3 生物技术药物制剂的评价方法

1. 制剂中药物的含量测定

制剂中蛋白质类药物的含量测定可根据处方组成确定,如紫外分光光度法和反相高效液相色谱法常用于测定溶液中蛋白质的浓度,但必须进行方法的适用性试验,在处方中其他物质不干扰药物测定的前提下,将蛋白质类药物制剂溶于 1.0mol/L 氢氧化钠溶液中后采用

292nm 波长条件下的紫外分光光度法测定。也可采用反相高效液相色谱(RP-HPLC)、离子交换色谱(IEC)与分子排阻色谱(size exclusion chromatography,SEC)测定。

2 制剂中药物的活性测定

蛋白质类药物制剂中药物的活性测定是评价制剂工艺可行性的重要方面,活性测定方法有药效学方法(如细胞病变抑制法)和放射免疫测定法。其中药效学方法又分为体外药效学方法和体内药效学方法。体外药效学方法是利用体外细胞与活性蛋白质多肽的特异生物学反应,通过剂量(或浓度)效应曲线进行定量(绝对量或比活性单位),该方法具有结果可靠、方法重现性好的特点,是制订药物制剂质量标准最基本的方法。体内药效学方法是直接将药物给与动物或者人体之后观察药效学反应,从而对药物的药效进行评价,这种方法药效确切,能够反映药物的确切作用。在新药研究中,体内药效学研究是必做项目。放射免疫测定法是建立在蛋白质类药物的活性部位与抗原决定簇处在相同部位时实施的一种方法,否则活性测定会产生误差。此外,也可采用十二烷基硫酸钠-聚丙烯酰胺凝胶电泳(SDS－PAGE)法测定蛋白质类药物活性。

3 制剂中药物的体外释药速率测定

测定控缓释制剂中蛋白质类药物的体外释药速率时考虑到药物在溶出介质中不稳定,多采用测定制剂中未释放药物量的方法。

缓释制剂中药物的体外释放速率受到制剂本身、释放介质、离子强度、转速、温度等多种因素的影响。其中制剂本身的影响因素主要集中在药物、聚合物、制备工艺和附加剂等几个方面。

药物对体外释放的影响:药物对体外释放的影响主要包括药物的载药量和稳定性两个方面。一般地,在缓控释载药量大的情况下,容易出现突释现象。同时,药物的稳定性也极大地影响药物制剂在体外的释放,稳定性差的蛋白多肽类药物容易在制剂内部变性聚集成为不溶性物质,影响药物的体外释放。

聚合物对制剂体外释放的影响:聚合物的组成、相对分子质量、结构和与药物的相互作用均能影响制剂的体外释放。这同时也就意味着我们可以通过改变聚合物的这些性质来改变药物的释放,以满足药物的释放要求。

附加剂对药物释放的影响:生物技术药物制剂中常需要加入一些附加剂以保持制剂的稳定性,这些附加剂对药物的体外释放也存在一定的影响。如在制备微球时加入的一些非离子型表面活性剂可以增加微球的亲水性能,使药物的体外释放速率增加。

4. 制剂的稳定性研究

蛋白质类药物制剂的稳定性研究应包括制剂的物理稳定性和化学稳定性两个方面,物理稳定性研究应包括制剂中药物的溶解度、释放速率以及药典规定的制剂常规指标的测定,化学稳定性包括药物的聚集稳定性、降解稳定性和生物活性测定。检测手段根据不同药物的特性选择光散射法、圆二色谱法、电泳法、分子排阻色谱法和细胞病变抑制法等。

5. 体内药动学研究

由于蛋白质类药物剂量小,体内血药浓度检测的灵敏度要求高,常规体外检测方法不能满足体内血药浓度测定,此外,药物进入体内后很快被分解代谢,因此选择合适的检测方法是进行体内药动学研究的关键。对于非静脉给药的缓控释制剂的体内药动学试验可考虑选择放射标记法测定血浆中药物的量,该方法灵敏度高,适合多数蛋白质类药物体内血药浓度的测定。

如果药物血药浓度与药效学参数呈线性关系,也可用药效学指标代替血药浓度进行体内吸收和药动学研究。

6. 刺激性及生物相容性研究

生物技术药物的刺激性与相容性实验的原则和方法与其他类型药物制剂基本相同,我国食品药品监督管理局(State Food and Drug Administration,SFDA)药品注册管理办法规定,皮肤、黏膜及各类腔道用药需进行局部毒性和刺激性试验,各类注射(植入)途径给药剂型除进行局部毒性和刺激性试验外还需进行所用辅料的生物相容性研究,以确保所用辅料的安全性。

【思考题】

1. 简述生物技术药物的概念。

2. 按照化学本质与特性的分类,生物技术药物可以分为哪几类?

3. 蛋白质和多肽类生物技术药物不稳定的原因有哪些?如何提高这类生物技术药物的稳定性?

4. 生物技术药物制剂目前存在哪些问题,研究热点集中于哪些方面?

5. 生物技术药物制剂的评价方法主要包括哪些项目?

参 考 文 献

[1] 崔福德. 药剂学. 第 6 版. 北京：人民卫生出版社,2008

[2] 陆彬. 药剂学.北京：中国医药科技出版社, 2003

[3] 张兆旺.中药药剂学. 第 2 版. 北京：中国中医药出版社,2007

[4] 国家药典委员会.中国药典.2005 年版. 北京：化学工业出版社, 2005

[5] 吴镭,平其能.药剂学发展与展望.北京：化学工业出版社,2002

[6] 周建平,霍美蓉.现代药剂学研究新进展.中国药科大学学报,2007,38(2)：97

[7] 周建平.药剂学进展.南京：江苏科学技术出版社,2008

[8] Baillie,TA. Metabolism and toxicity of drugs, two decades of progress in industrial drug metabolism. Chemical Research in Toxicology,2008, 21(1)：129—137

[9] 张建平.药物设计缺陷的法律分析.中国新药与临床杂志, 2007,26(2)：141—147

[10] 陈彬华,文彬. QbD 理念在药品研发、生产、质量控制过程中的应用.上海医药,2008,29(10)：446—447

[11] Davis AM,Riley RJ. Predictive ADMET studies, the challenges and the opportunities. Curr Opin Chem Biol,2004,8：378—386

[12] 胡晋红.现代给药系统的理论和实践.第 2 版.北京：人民军医出版社,2004

[13] [美]Shargel L, Wu-Pong S, Yu ABC.应用生物药剂学与药物动力学.第 5 版.李安良,吴艳芬主译.北京：化学工业出版社,2006

[14] 张志荣.药剂学.北京：高等教育出版社,2007

[15] 崔福德,陆彬,张强,等. 药剂学. 第 5 版. 北京：人民卫生出版社, 2006

[16] 屠锡德,张钧寿,朱家璧,等.药剂学. 第 3 版. 北京：人民卫生出版社,2002

[17] 张强,武凤兰. 药剂学. 北京：北京大学医学出版社,2005

[18] 毕殿洲,平其能,邹立家,等. 药剂学.第 4 版. 北京：人民卫生出版社,2001

[19] 国家食品药品监督管理局.关于开展注射剂类药品生产工艺和处方核查工作的通知.国食药监办[2007]504 号,2007

[20] 王优杰,冯怡,徐德生.药物掩味技术的研发进展与应用.中国药学杂志,2006,41(19)：1444—1448

[21] 刘襄河,周艳萍,王琨,等. 蛋白多肽类药物的药代动力学及研究进展.安徽医药,2009,13(7)：715—719

[22] 陆明. 表面活性剂及其应用技术. 北京：兵器工业出版社,2007

[23] 刘蜀宝. 药剂学. 郑州：河南科学技术出版社,2007

[24] 张强,武凤兰. 药剂学基础. 北京：中国医药科技出版社,2001

[25] [英]R·C· 罗,[美]P·J· 舍斯基,[英]P·J· 韦勒.药用辅料手册.第 4 版.郑俊民主译.北京：化学工业出版社,2005

[26] 苏德森,王思玲.物理药剂学.北京：化学工业出版社,2007

[27] 朱爱民.流体力学基础.北京：中国计量出版社,2004

[28] 罗杰英,王玉蓉,张自然,等.现代物理药剂学理论与实践.上海：上海科学技术文献出版社,2005

[29] 张汝华.工业药剂学.北京：中国医药科技出版社,1999

[30] Graham Cole,John Hogan and Michael Aulton. 片剂包衣的工艺和原理. 郑俊民译. 北京：中国医药科技出版社,2001

[31] 李亚琴,周建平. 药物制剂工程. 北京：化学工业出版社,2008

[32] 缪德骅,邓海根,姜蓉. 药品生产质量管理规范实施指南. 北京：化学工业出版社,2001

[33] 白慧良,李武臣,叶瑛瑛. 药品生产验证指南. 北京：化学工业出版社,2003

[34] 徐荣周. 药物制剂生产工艺与注解. 北京：化学工业出版社,2008

[35] 顾学裘. 药物制剂注解. 北京：人民卫生出版社,1983

[36] Sarfaraz KN. Handbook of pharmaceutical manufacturing formulations：sterile product. New York：CRC Press,2004

[37] 胡向青,杜青. 滴丸剂的研究进展. 药学进展,2004,28(12)：537—541

[38] 陈庆龙,张景良. 利巴韦林颗粒剂的制备工艺改进. 中国医院药学杂志,2007,27(3)：386—387

[39] 王胜浩,林芳,韩锦文,沈文照. 预胶化淀粉制备阿昔洛韦胶囊的体外溶出和生物利用度. 中国医药工业杂志,1998,29(5),213—216

[40] 方晓玲. 药剂学. 北京：人民卫生出版社,2007

[41] 徐荣周,缪立德,薛大权,等. 药物制剂生产工艺与注解. 北京：化学工业出版社

[42] 潘卫三. 工业制剂学. 北京：高等教育出版社,2006

[43] 沈宝亨,沈国海,王雪,等. 现代制剂生产关键技术. 北京：化学工业出版社,2006

[44] 李彩文,陈宝泉,骆红琴. 硝酸咪康唑乳膏的处方筛选及其质量控制. 天津理工大学学报,2007,23(5)：43—45

[45] 何光明,施震,孟君,等. 复方酮康唑软膏的制备及临床应用. 中国医院药学杂志,2001,21(11)：663—665

[46] 郑俊民. 药用高分子材料学. 第 3 版. 北京：中国医药科技出版社,2009

[47] 瞿天莉,吴德芹. 甲硝唑凝胶的制备及质量研究. 药学进展,1999,23(6)：354—355

[48] 洪清,袁曦,林功舟,等. 复方地塞米松鼻用凝胶的制备与质量控制. 中国医院药学杂志,2005,25(7)：638—639

[49] 杜士明,陈永顺,周本宏. 新型栓剂的研究. 中国药房,2008,19(16)：1259—1261

[50] 金方,谢保源. 呼吸道给药的新剂型——粉雾剂. 国外医学·药学分册,1996,23(1)：1—6

[51] 王平,陈桂良. 我国药用气雾剂 CFC 替代的现状和思考. 中国医药工业杂志,2008,39(1)：860—865

[52] 陈美婉,张媚媚,吴传斌. 药用抛射剂含氯氟烃代用品的研究进展. 国际药学研究杂志,2008,35(3)：209—212

[53] 田治科,潘一斌,黄雅琴. 吸入粉雾剂给药装置的研究进展. 中国药业,2005,14(1)：23—24

[54] 彭名炜,徐长金. 实用药剂学. 北京：北京科学技术出版社,2005

[55] 孙海燕,栾瑞玲,沙红玉,等. 缓释眼用制剂的研究及应用. 山东医药杂志,2005,45(5)：67—68

[56] Ali Y, Lehmussaari K. Industrial perspective in ocular drug delivery. Adv Drug Del Rev, 2006, 58(11)：1258—1268

[57] Basavaraj KN, Manvi FV, Manjappa AS. In situ-forming hydrogels for sustained ophthalmic drug delivery. J Controlled Rel,2007, 122(2)：199—134

[58] Sanjeeb KS, Fanhima D, Krishnakumar S. Nanotechnology in ocular drug delivery. Drug Discovery Today,2008,13(3—4)：144—151

[59] Livia B, Maria H, Marianna B, et al. Gels and liposomes in optimized ocular drug delivery：Studies on ciprofloxacin formulations. Int J Pharm,2007, 343(1—2)：34—40

[60] 苏华,李莉,张玉红,等. 眼用冻干载体系统的研究进展. 中国药业,2009,18(2)：18—20

[61] 庄越,曹宝成,萧瑞祥. 实用药物制剂技术. 北京：人民卫生出版社,1999

[62] 刘志东,李佳玮,高秀梅. 渗透促进剂在眼用制剂中的应用. 中国新药杂志,2007,16(18)：1463—1466

［63］卢艳花.中药有效成分提取分离技术.北京：化学工业出版社，2005

［64］陈菁菁,李向荣.大孔吸附树脂分离纯化桑叶总黄酮及其动力学研究.浙江大学学报（医学版），2006,35(2)：219

［65］李淑莉,刘振丽,宋志前.超滤法在中药制剂纯化工艺中的应用研究进展.中药材,2003,26(12)：898

［66］Aguiar MMG, Rodrigues JM, Cunha AS. Encapsulation of insulin-cyclodextrin complex in PLGA microspheres：a new approach for prolonged pulmonary insulin. J Microencapsul,2004,21(5)：553—564

［67］Kreuter J. Nanoparticulate systemsfor brain delivery of drugs. Adv Drug Deliv Rev, 2001, 47：65—81

［68］Lockman PR, Mumper RJ, Khan MA, et al. Nanoparticle technology for drug delivery across the blood-brain barrier. Drug Dev Ind Pharm, 2002, 28：1—13

［69］Matilainen L, Larsen KL, Wimmer R, et al. The effect of cyclodextrins on chemical and physical stability of glucagon and characterization of glucagon/gamma-CD inclusion complexes. J Pharm Sci,2008,97(7)：2720—2729

［70］Rodrigues JM, Lima KD, Jensen CED, et al. The effect of cyclodextrins on the in vitro and in vivo properties of insulin-loaded poly (D, L-lactic-co-glycolic acid) microspheres. Artificial Organs,2003,27(5)：492—497

［71］Shukla A, Janich M, Jahn K, et al. Microemulsions for dermal drug delivery Studied by dynamic light scattering：detect of interparticle interactions in oil-in-water micoremulsions. Pham Sci, 2003,92(4)：730—738

［72］Sun W, Xie C, WangH, et al. Specific role of polysorbate 80 coating on the targeting of nanoparticles to the brain. Biomaterials, 2004, 25：3065—3071

［73］Tavornvipas S, Tajiri S, Hirayama F, et al. Effects of hydrophiliccyclodextrins on aggregation of recombinant human growth hormone. Pharm Res, 2004, 21 (12)：2369—2376

［74］陈庆华,张强.药物微囊化新技术及应用.北京：人民卫生出版社,2008

［75］邓杰英.脂质体技术.北京：人民卫生出版社,2007

［76］吴梧桐.现代生化药学.北京：中国医药科技出版社,2002

［77］杨祥良.纳米药物.北京：清华大学出版社, 2007

［78］毕殿洲.药剂学.第4版.北京：人民卫生出版社,2001

［79］朱盛山.药物新剂型.北京：化学工业出版社,2003

［80］周建平.药剂学.北京：化学工业出版社,2004

［81］梁文权.生物药剂学与药物动力学.第3版.北京：人民卫生出版社,2007

［82］Ueda S, Hata T, Asakura S, et al. Development of a novel drug release system, time-controlled explosion system(TES). I. Concept and design. J Drug Target, 1994, 2(1)：35—44

［83］郭涛,周侥平,隋因,等.硫酸沙丁胺醇脉冲片的制备及体外释放度研究.中国药学杂志,2000,35(6)：388—390

［84］刘夏妹.压制包衣零级药物释放体系.国外医学·药学分册,1985,15(1)：63

［85］Krögel I, Roland B. Evaluation of an enzyme-containing capsular shaped pulsatile drug delivery system. Pharm Res, 1999, 16(9)：1424—1429

［86］李颖寰,朱家壁.口服定位释药系统.国外医药·合成药、生化药、制剂分册,2002,23(4)：225—227

［87］Muraoka M, Hu ZP, Shimokawa T, et al. Evaluation of intestinal pressure-controlled colon delivery capsule containing caffeine as a model drug in human volunteers. Journal of Controlled release, 1998,52(12)：119—129

［88］陆彬.药物新剂型与新技术.第2版.北京：人民卫生出版社,2005

［89］Park JH, Kwon S, Nam JO. Self-assembled nanoparticles based on glycol chitosan bearing 5β-cholanic acid for RGD peptide delivery. Journal of Controlled Release,2004,95：579—588

[90] Liu ZL，Ding Z，Yao KL. Preparation and characterization of polymer coated core-shell structured magnetic microbeads. J Magnetism Mate,2003,265(1)：98—105

[91] Lee JI, Yoo HS. Biodegradable microspheres containing poly（ε-caprolactone）-Pluronic block copolymers for temperature-responsive release of proteins. Colloids and surfaces B Biointerfaces,2008,61：81—87

[92] Fundueanu G,et al. Cellulose acetate butyrate-pH/thermosensitive polymer microcapsules containing aminated poly（vinyl alcohol）microspheres for oral administration of DNA. European Journal of Pharmaceutics and Biopharmaceutics,2007,66：11—20

[93] Gref R，Couvreur N，Barratt G，et al. Surface-engineered nanoparticles for multiple ligand coupling. Biomaterials,2003,24(24)：4529

[94] Rodrigues JS，Santos-magalh NS，Coelholc BB，et al. Novelcore（polyester）-shell（polysaccharide）nanoparticles：protein loading and surface modification with lectins. J Controlled Release,2003,92(122)：103—112

[95] 赵应征,鲁翠涛,梅兴国.基因物理靶向递送技术.国际药学研究杂志,2008,35(1)：39—45

[96] Caminade AM，Laurent R，Majoral JP. Characterization of dendrimers. Adv Drug Deliv Rev, 2005, 57(15)：2130—2146

[97] 郑畅,乔明曦,鄢璐,等.树状大分子作为新型药物载体的研究进展.药学学报,2007, 42(9)：926—928

[98] 葛常辉,王善菊,朱正美.Lewis Y 拟糖脂脂质体探针的制备及免疫活性检测.军事医学科学院院刊,2000,24(3)：204—207

[99] 黎维勇,宋波,陈华庭.新型阿霉素热敏脂质体的研制.中国医院药学杂志,2005,25(5)：439—441

[100] 韩永龙,王建明,李士峰,等.中药透皮吸收促进剂研究进展.中医药信息,2007,24(2)：23—26

[101] Stinchcomb AL，Swaan PW，Ekabo O，et al. Straight-chain naltrexone esters prodrugs：diffusion and concurrent biotransformation in human skin. J Pharm Sci, 2002, 91：2571

[102] 许东航,廖国娟,梁文权,等.盐酸普鲁卡因经皮离子导入的研究.中国现代应用药学,1999,16(5)：18

[103] Nakakura M，Kato Y，Ito K. Prolongation of antidiuretic response to desmopressin acetate by iontophoretic transdermal delivery in rats. Biol Pharm Bull, 1997, 20(5)：537

[104] Brand RM，Wahl A，Iversen PL. Effects of size and sequence on the iontophoretic delivery of oligonucleotides. J Pharm Sci,1998,87(1)：49

[105] Santi P，Colombo P，Bettini R，et al. Drug reservoir composition and transport of salmon calcitonin in transdermal iontophoresis. Pharm Res, 1997, 14(1)：63

[106] 卞生杰,赵会英,丁平田,等.胰岛素传递体经小鼠和家兔活体透皮吸收的初步评价.沈阳药科大学学报,2000,17：324

[107] 郑俊民.经皮给药新剂型.北京：人民卫生出版社,2006

[108] 潘卫三.新药制剂技术.北京：化学工业出版社,2004

[109] Allen LV，Popovich NG，Ansel HC. Ansel's pharmaceutical dosage forms and drug delivery systems. 8th Ed. Philadelphia：Lippincott Williams & Wilkins, 2005

[110] 梅兴国.生物技术药物制剂基础与应用.北京：化学工业出版社,2004

[111] 凌沛学,王凤山.生物药物研究进展.北京：人民卫生出版社,2004

[112] 王旻. 生物技术与生物药物-蛋白质药物与基因药物.北京：化学工业出版社,2006

[113] 梅兴国.药物新剂型与制剂新技术.北京：化学工业出版社,2007

[114] 胡显文,马清钧.生物制药产业发展现状与趋势分析.生物技术产业,2007(1)：16—31

[115] 王军志.生物技术药物研究开发和质量控制.第 2 版. 北京：科学出版社,2007

[116] 郭涛. 药物研究与开发.北京：人民卫生出版社,2007

[117] 汤仲明,刘秀文,宋海峰.生物技术药物药代动力学.北京：化学工业出版社,2004

图书在版编目(CIP)数据

药剂学/李向荣主编. —杭州：浙江大学出版社，
2010.2(2022.1 重印)

高等院校药学与制药工程专业规划教材

ISBN 978-7-308-07321-9

Ⅰ.药… Ⅱ.李… Ⅲ.药剂学－医学院校－教材　Ⅳ.R94

中国版本图书馆 CIP 数据核字（2010）第 008832 号

药　剂　学

李向荣　主编

丛书策划	阮海潮　樊晓燕
责任编辑	阮海潮(ruanhc@zju.edu.cn)
封面设计	俞亚彤
出版发行	浙江大学出版社
	（杭州市天目山路 148 号　邮政编码 310007）
	（网址：http://www.zjupress.com）
排　　版	杭州大漠照排印刷有限公司
印　　刷	浙江新华数码印务有限公司
开　　本	787mm×1092mm　1/16
印　　张	35
字　　数	896 千
版 印 次	2010 年 2 月第 1 版　2022 年 1 月第 4 次印刷
书　　号	ISBN 978-7-308-07321-9
定　　价	79.00 元
